最新简明

# 肿瘤临床实践指南

主　编　廖子君　宋张骏　姚俊涛

陕西新华出版传媒集团

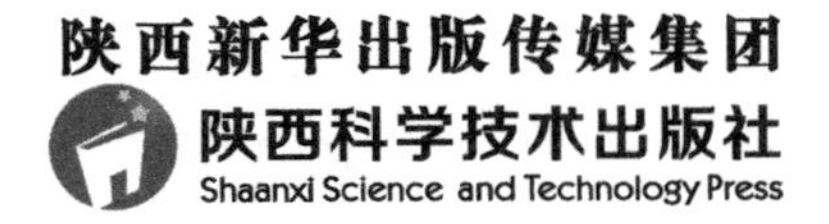

**图书在版编目（CIP）数据**

最新简明肿瘤临床实践指南/廖子君，宋张骏，姚俊涛主编．—西安：陕西科学技术出版社，2017.4
ISBN 978－7－5369－6956－8

Ⅰ．①最…　Ⅱ．①廖…②宋…③姚…　Ⅲ．①肿瘤－诊疗－指南　Ⅳ．①R73－62

中国版本图书馆 CIP 数据核字（2017）第 049401 号

**最新简明肿瘤临床实践指南**

| | |
|---|---|
| **出 版 者** | 陕西新华出版传媒集团　陕西科学技术出版社<br>西安北大街 131 号　　邮编 710003<br>电话（029）87211894　传真（029）87218236<br>http：//www.snstp.com |
| **发 行 者** | 陕西新华出版传媒集团　陕西科学技术出版社<br>电话（029）87212206　87260001 |
| **印　　刷** | 虎彩印艺股份有限公司 |
| **规　　格** | 889mm×1194mm　16 开本 |
| **印　　张** | 37 |
| **字　　数** | 600 千字 |
| **版　　次** | 2017 年 4 月第 1 版<br>2017 年 4 月第 1 次印刷 |
| **书　　号** | ISBN 978－7－5369－6956－8 |
| **定　　价** | 216.00 元 |

# 编 委 会


**顾　问：** 南克俊

**主　编：** 廖子君　宋张骏　姚俊涛

**副主编：** 吴剑秋　赵　征　杨怡萍　王玉珍　雷光焰　郭亚焕　阮之平

**编写者：**（以姓氏笔画为序）

王玉珍（陕西省肿瘤医院）
王国庆（陕西省肿瘤医院）
王淑红（西安交通大学第一附属医院）
邓智平（陕西省肿瘤医院）
冯继锋（江苏省肿瘤医院）
田　涛（西安交通大学第一附属医院）
龙　婧（西安医学院）
师建国（第四军医大学肿瘤研究所）
刘理礼（第四军医大学唐都医院）
阮之平（西安交通大学第一附属医院）
吴剑秋（江苏省肿瘤医院）
余国政（陕西省肿瘤医院）
宋张骏（陕西省肿瘤医院）
李春燕（陕西省肿瘤医院）
李丽娜（陕西省肿瘤医院）
李　旭（陕西省肿瘤医院）
李　量（陕西省肿瘤医院）
张彦兵（陕西省肿瘤医院）
张　茜（陕西省肿瘤医院）
张　曦（陕西省肿瘤医院）
陈文娟（陕西省肿瘤医院）
陈　勇（西安医学院）
易平勇（湖南省肿瘤医院）
郑　琪（陕西省肿瘤医院）
杨怡萍（陕西省肿瘤医院）
姚俊涛（陕西省肿瘤医院）
南克俊（西安交通大学第一附属医院）
南　媛（陕西省肿瘤医院）
赵　征（陕西省肿瘤医院）
徐　瑞（陕西省肿瘤医院）
郭亚焕（陕西省肿瘤医院）
郭　卉（西安交通大学第一附属医院）
聂　磊（陕西省肿瘤医院）
梁　民（陕西省咸阳市第一医院）
韩丽丽（西安交通大学第二附属医院）
雷光焰（陕西省肿瘤医院）
廖子君（陕西省肿瘤医院肿）
薛兴欢（西安交通大学第二附属医院）
薛　妍（第四军医大学西京医院）

# 前　　言

众所周知，恶性肿瘤是当今威胁人类健康和生命的最主要疾病之一。就世界范围而言，其年发病率与死亡率仍在持续上升，尤其是发展中国家更为显著。然而，虽然肿瘤本身对人体可产生严重危害，但目前我国肿瘤检查不合理、诊断不准确与治疗不规范的现象仍较普遍，这对肿瘤患者本人、家庭、社会与国家而言都是一种危害，这种危害程度绝不亚于肿瘤本身对人体造成的损害。因此，在目前肿瘤尚不能彻底治愈的情况下，肿瘤临床医生严格遵守肿瘤诊疗规范而最大限度地延长患者生存期，提高生活质量，科学合理使用医疗资源等就显得尤为关键。

美国国家癌症综合治疗网络（National Comprehensive Cancer Network，NCCN）是由21个世界上最有领导地位的美国癌症治疗中心组成的非盈利性组织，如田纳西州癌症中心、休斯敦德州大学附属Anderson癌症中心、内布拉斯加州医院UNMC Eppley癌症中心、密西根大学癌症综合治疗中心、斯坦福癌症综合治疗中心、纽约Memorial Sloan-Kettering癌症中心、芝加哥西北大学Robert H Lurie癌症综合治疗中心、约翰霍普金斯Sidney Kimmel癌症综合治疗中心、西雅图Fred Hutchinson癌症研究中心和西雅图癌症治疗联盟、洛杉矶希望之城癌症中心等。这个组织所颁布的《肿瘤诊疗指南》是目前世界上公认的、最权威的、广泛使用的肿瘤诊疗标准，且每年均根据新公布的临床试验数据而不断更新。我国目前不论《肿瘤诊疗规范》还是《专家共识》均主要依据《NCCN指南》，基本与国际接轨。

纵观多种信息，尽管目前我国有一些《规范》《共识》，但内容分散，多数版本陈旧，使用不便。目前尚无一本较全面、系统、权威介绍，编写简明的肿瘤最新临床实践指南的书籍。因此，编者以美国最新《NCCN指南》为主要参考资料，结合我国的《规范》《共识》，编写了《最新简明肿瘤临床实践指南》一书。该书涵盖了41种恶性肿瘤（包括青少年与青年成人肿瘤、老年肿瘤）、8个肿瘤相关问题（如成人癌痛全程管理、化疗诱导的呕吐预防与治疗、癌症和化疗诱导的贫血、癌症相关性疲劳、癌症患者忧伤管理、肿瘤相关性静脉血栓、肿瘤相关性感染预防与治疗）、4个附件，基本可满足临床工作需要。

该书引用国际最新进展资料，采取独特的编写方式，以充分满足读者方便使用，一目了然为目的。编者认为，该书实为肿瘤各学科临床医生，尤其是一、二线医生不可多得的一本参考书籍。

盖因国际临床试验数据的不断涌现而使《规范》或《指南》不断更新，且资料浩瀚，加之编者水平有限、时间仓促，定有诸多瑕疵与缺陷，诚望读者不吝赐教，以便今后不断修订再版。

编　者

2017年3月

# 目　　录

## 第一章　中枢、头颈部肿瘤

# 第二章 胸部肿瘤

# 第三章　消化系肿瘤

## 第四章 泌尿生殖系肿瘤

## 第五章　淋巴造血系肿瘤

## 第六章　其他肿瘤

## 第七章　肿瘤相关问题

# 第一章　中枢、头颈部肿瘤

## 第一节　中枢神经系统肿瘤

据估计，2014 年，美国有 23 380 例原发性恶性脑肿瘤和其他中枢神经系统肿瘤，约有 14 320 例死亡。最近 30 年，原发性脑肿瘤发病率逐渐上升，特别是老年人。转移性中枢神经系统肿瘤发生率愈来愈高，估计是原发性脑肿瘤的 10 倍，20%～40% 其他部位的肿瘤患者可发生脑转移。

### 一、成人低级别浸润性幕上星形细胞瘤/少突神经胶质瘤（除外纤维性星形细胞瘤）

**表 1　初始治疗与辅助治疗**

<table>
<tr><th>影像学表现</th><th>临床判断</th><th>手术治疗</th><th colspan="2">辅助治疗</th><th>随访</th></tr>
<tr><td rowspan="4">MRI 诊断为原发脑肿瘤</td><td rowspan="2">可最大安全地切除</td><td rowspan="2">最大安全地切除</td><td>低危</td><td>· 观察<br>· 或分割外照射<br>· 或化疗（2B 类）</td><td rowspan="4">MRI 检查每 3～6 个月 1 次，连续 5 年，其后至少每年 1 次</td></tr>
<tr><td>高危</td><td rowspan="2">· 放疗＋PCV 方案化疗（1 类）<br>· 或放疗＋替莫唑胺辅助治疗（2B 类）<br>· 或放疗＋同步替莫唑胺辅助治疗（2B 类）</td></tr>
<tr><td>不易获得最大安全切除</td><td colspan="2">· 部分切除<br>· 或开放性活检<br>· 立体定向穿刺活检</td></tr>
<tr><td colspan="4">观察</td></tr>
</table>

**表 2　复发病变的治疗**

<table>
<tr><td rowspan="4">低级别病变复发或进展</td><td rowspan="2">既往进行过分割外照射</td><td>可以再切除则切除</td><td rowspan="2">化疗</td><td rowspan="2">疾病进展</td><td rowspan="2">· 考虑更换化疗方案<br>· 或在经选择的患者中考虑适型放疗，特别是既往放疗后无进展生存时间（progression－free survival，PFS）超过 2 年的患者，或既往照射部位以外出现新的靶病灶的患者，或复发病灶很小和几何学上适合的患者<br>· 或姑息治疗/最佳支持治疗</td></tr>
<tr><td>不能再切除</td></tr>
<tr><td rowspan="2">既往没有进行分割外照射</td><td colspan="3">可以再切除则切除</td><td rowspan="2">· 分割外照射<br>· 或放疗＋化疗<br>· 化疗（2B 类）</td></tr>
<tr><td colspan="3">不能再切除</td></tr>
</table>

## 二、间变性胶质瘤/胶质母细胞瘤

表3　检查、治疗与病理类型

<table>
<tr><th colspan="2">影像学表现</th><th>临床判断</th><th>外科治疗</th><th>病理诊断</th></tr>
<tr><td rowspan="2">MRI提示高级别胶质瘤</td><td rowspan="2">如果可行，多学科讨论治疗计划</td><td>对影像学已证实的病灶进行完整且最大安全地切除</td><td>最大安全地切除 ± 卡莫司汀片（BCNU）（2B类），MRI检查</td><td rowspan="2">· 间变性少突神经胶质瘤<br>· 间变性少突星形细胞瘤<br>· 间变性星形细胞瘤<br>· 间变性胶质瘤<br>· 胶质母细胞瘤</td></tr>
<tr><td>不易进行最大安全地切除</td><td>· 立体定向活检<br>· 或开放性活检<br>· 部分切除（切除后MRI检查）</td></tr>
</table>

表4　间变性胶质瘤：病理、辅助治疗与随访

<table>
<tr><th>病理</th><th>辅助治疗</th><th>随访</th></tr>
<tr><td>1p19q编码缺失：间变性少突神经胶质瘤/间变性少突星形细胞瘤</td><td>· 分割外照射联合PCV方案新辅助或辅助化疗（1类）<br>· 或分割外照射联合替莫唑胺化疗<br>· 或PCV方案或替莫唑胺化疗（2B类）</td><td rowspan="3">放疗后2～6周进行MRI复查，其后每2～4个月1次，连续2～3年，随后减少次数</td></tr>
<tr><td>1p19q编码单一或没有缺失：间变性少突神经胶质瘤/间变性少突星形细胞瘤/间变性星形细胞瘤</td><td>· 分割外照射<br>· 或分割外照射联合替莫唑胺化疗<br>· 或PCV方案或替莫唑胺化疗</td></tr>
<tr><td>体能状态差的间变性胶质瘤患者（KPS < 60）</td><td>· 分割外照射（首选大分割或标准分割）<br>· 或PCV方案或替莫唑胺化疗（2B类）<br>· 或姑息治疗/最佳支持治疗</td></tr>
</table>

表5　胶质母细胞瘤

<table>
<tr><th>病理</th><th colspan="2">体能状态</th><th>辅助治疗</th><th>随访</th></tr>
<tr><td rowspan="4">胶质母细胞瘤患者服用或没有服用卡莫司汀</td><td rowspan="2">年龄≤70岁</td><td>好的体能状态（KPS≥60）</td><td>脑部标准聚集放疗 + 同步、辅助替莫唑胺（1类）</td><td rowspan="4">放疗后2～6周进行MRI复查，其后每2～4个月1次，连续2～3年，随后减少次数</td></tr>
<tr><td>体能状态差（KPS < 60）</td><td>· 脑部标准或大分割聚集放疗<br>· 或替莫唑胺<br>· 或姑息治疗/最佳支持治疗</td></tr>
<tr><td rowspan="2">年龄 > 70岁</td><td>好的体能状态（KPS≥60）</td><td>· 单用大分割脑部放疗（1类）<br>· 或脑部标准聚集放疗 + 同步、辅助替莫唑胺<br>· 大分割脑部放疗 + 同步、辅助替莫唑胺<br>· 或替莫唑胺</td></tr>
<tr><td>体能状态差（KPS < 60）</td><td>· 大分割脑部放疗<br>· 或替莫唑胺<br>· 或姑息治疗/最佳支持治疗</td></tr>
</table>

表 6 复发病变的治疗

<table>
<tr><td rowspan="4">以下病变复发：<br>· 间变性少突神经胶质瘤<br>· 间变性少突星形细胞瘤<br>· 间变性星形细胞瘤<br>· 间变性胶质瘤<br>· 胶质母细胞瘤</td><td colspan="2">检查与判断</td><td colspan="2">治疗</td></tr>
<tr><td colspan="2">病变弥散或多发</td><td colspan="2">· 如果体能状态差，姑息治疗/最佳支持治疗<br>· 或全身化疗<br>· 或对大病灶进行外科治疗<br>· 或对胶质母细胞瘤进行电场治疗（2B 类）</td></tr>
<tr><td rowspan="2">局部复发</td><td>可切除</td><td>· 切除 + 卡莫司汀<br>· 单纯切除</td><td rowspan="2">· 如果体能状态差，姑息治疗/最佳支持治疗<br>· 或全身化疗<br>· 或考虑再放疗<br>· 或对胶质母细胞瘤进行电场治疗（2B 类）</td></tr>
<tr><td>不可切除</td><td>—</td></tr>
</table>

## 三、成人颅内和椎管内室管膜瘤（除外室管膜下瘤）

表 7 检查与治疗

<table>
<tr><th>影像学表现</th><th>临床判断</th><th>外科治疗</th><th>病理</th></tr>
<tr><td rowspan="2">MRI/CT 对比增强诊断为原发脑肿瘤</td><td>可最大范围切除</td><td>最大安全切除</td><td rowspan="2">· 颅内室管膜瘤<br>· 间变性室管膜瘤<br>· 脊髓瘤</td></tr>
<tr><td>不易最大范围切除</td><td>· 立体定向穿刺活检<br>· 或开放活检<br>· 或部分切除</td></tr>
</table>

表 8 颅内室管膜瘤

<table>
<tr><th>病理</th><th>术后分期</th><th colspan="2">辅助治疗</th></tr>
<tr><td rowspan="3">室管膜瘤：最大安全切除术后状态</td><td rowspan="3">脑与脊髓对比增强 MRI 检查，考虑脑脊液（CSF）分析</td><td>肿瘤全部切除，脊髓 MRI 检查阴性，CSF 检查阴性</td><td>· 考虑有限的局部分割外照射<br>· 或观察（如果病变位于幕上）</td></tr>
<tr><td>肿瘤部分切除，脊髓 MRI 检查阴性，CSF 检查阴性</td><td>有限的局部分割外照射</td></tr>
<tr><td>肿瘤全部或部分切除，有证据显示转移（脑、脊髓或脑脊液）</td><td>全脑全脊髓放疗</td></tr>
<tr><td rowspan="2">间变性室管膜瘤：最大安全切除术后状态</td><td rowspan="2">脑与脊髓对比增强 MRI 检查，脑脊液（CSF）分析</td><td>肿瘤全部或部分切除，脊髓 MRI 检查阴性，CSF 检查阴性</td><td>有限的局部分割外照射</td></tr>
<tr><td>肿瘤全部或部分切除，有证据显示转移（脑、脊髓或脑脊液）</td><td>全脑全脊髓放疗</td></tr>
<tr><td rowspan="2">室管膜瘤或间变性室管膜瘤：立体定向或开放活检或部分切除后状态</td><td rowspan="2">考虑再次手术以完全切除：脑与脊髓对比增强 MRI 检查，脑脊液（CSF）分析</td><td>脊髓 MRI 检查阴性，CSF 检查阴性</td><td>有限的局部分割外照射</td></tr>
<tr><td>有证据显示转移（脑、脊髓或脑脊液）</td><td>全脑全脊髓放疗</td></tr>
</table>

表 9 椎管内（脊髓）室管膜瘤

<table>
<tr><th>病理</th><th>术后分期</th><th colspan="2">辅助治疗</th></tr>
<tr><td rowspan="3">室管膜瘤：最大安全切除术后状态（病理分级Ⅰ、Ⅱ级）</td><td rowspan="3">脑与脊髓对比增强 MRI 检查，考虑脑脊液（CSF）分析</td><td>肿瘤全部切除，脊髓 MRI 检查阴性，CSF 检查阴性</td><td>观察</td></tr>
<tr><td>肿瘤部分切除，脊髓 MRI 检查阴性，CSF 检查阴性</td><td>有限的局部分割外照射</td></tr>
<tr><td>肿瘤全部或部分切除，有证据显示转移（脑、脊髓或脑脊液）</td><td>全脑全脊髓放疗</td></tr>
<tr><td rowspan="2">间变性室管膜瘤：最大安全切除术后状态</td><td rowspan="2">脑与脊髓对比增强 MRI 检查，脑脊液（CSF）分析</td><td>肿瘤全部或部分切除，脊髓 MRI 检查阴性，CSF 检查阴性</td><td>有限的局部分割外照射</td></tr>
<tr><td>肿瘤全部或部分切除，有证据显示转移（脑、脊髓或脑脊液）</td><td>全脑全脊髓放疗</td></tr>
</table>

表 10 随访、复发

<table>
<tr><th>随访</th><th>复发</th><th>临床分期</th><th>治疗</th><th>进展后的治疗</th></tr>
<tr><td rowspan="2">脑和脊髓（如果最初时为阳性）每 3～4 个月进行 1 次 MRI，连续 1 年，然后每 4～6 个月 1 次，连续 2 年，其后每 6～12 个月 1 次</td><td rowspan="2">脊髓或脑复发</td><td rowspan="2">脑与脊髓 MRI 检查，脑脊液（CSF）分析</td><td>如果既往没有放疗，则手术联合外照射</td><td rowspan="2">· 放疗<br>· 或考虑再放疗<br>· 或考虑化疗<br>· 或姑息治疗/最佳支持治疗</td></tr>
<tr><td>如果既往没有放疗，且不能手术，则外照射</td></tr>
</table>

## 四、成人髓母细胞瘤和幕上原始神经外胚层瘤（PENT）

表 11 影像学检查与治疗

<table>
<tr><th>影像学表现</th><th>临床判断</th><th>外科治疗</th></tr>
<tr><td rowspan="2">原发脑肿瘤对比增强 MRI 检查</td><td>可最大安全切除</td><td>最大安全切除</td></tr>
<tr><td>不易进行最大安全切除</td><td>· 立体定向活检<br>· 或开放活检<br>· 或部分切除</td></tr>
</table>

表 12 术后分期与辅助治疗

<table>
<tr><th></th><th>术后分期</th><th>辅助治疗</th></tr>
<tr><td rowspan="2">脑与脊髓对比增强 MRI 检查，脑脊液（CSF）分析</td><td>一般复发风险：<br>· 没有转移证据（脑、脊髓、CSF、颅外）<br>· 小体积的残留病灶（增强病灶 $<1.5cm^2$）<br>· 典型的或结缔组织增生</td><td>· 全脑全脊髓放疗<br>· 全脑全脊髓放疗联合化疗后再进行化疗</td></tr>
<tr><td>高复发风险：<br>· 不能切除或肿瘤残留 $>1.5cm^2$<br>· 或神经轴内外扩散<br>· 或大细胞/间变性髓母细胞瘤<br>· 或幕上原始神经外胚层瘤（PNET）</td><td>全脑全脊髓放疗和放疗后的化疗</td></tr>
</table>

表 13　随访

<table>
<tr><th>随访</th><th>分期</th><th colspan="2">临床分期</th><th>手术</th><th>进展后的治疗</th></tr>
<tr><td rowspan="2">脑部 MRI：<br>· 每 3 个月 1 次，连续 2 年；然后每 6 个月 1 次，连续 3 年；然后每年 1 次<br>· 当有临床表现时，对既往有脊髓病变的患者每年进行 1 次脑部及脊髓 MRI 检查</td><td rowspan="2">复发</td><td rowspan="2">· 脑部及脊髓 MRI 检查<br>· CSF 分析<br>· 骨扫描，胸部、腹部和盆腔 CT，骨髓活检</td><td>脑部局部复发</td><td>最大安全切除</td><td>· 切除后，化疗和/或追加放疗，如立体定向放疗（SRS）<br>· 或高剂量化疗联合自体干细胞移植</td></tr>
<tr><td>广泛扩散</td><td colspan="2">· 化疗<br>· 或姑息治疗/最佳支持治疗，包括局部放疗（如果有症状）</td></tr>
</table>

## 五、原发中枢神经系统（CNS）淋巴瘤

表 14　通过组织学诊断

<table>
<tr><td rowspan="3">脑部 MRI 提示淋巴瘤</td><td rowspan="3">· 对脑部病灶进行活检<br>· 如果安全、不会延迟诊断或治疗，可考虑 CSF 取样（15 ~ 20mL 脑脊液以提高诊断率）<br>· 如果可能，在诊断前可使用类固醇进行初始治疗</td><td>确诊为原发性中枢神经系统（CNS）淋巴瘤</td></tr>
<tr><td>活检没有确诊为原发性中枢神经系统淋巴瘤</td></tr>
<tr><td>其他中枢神经系统肿瘤</td></tr>
</table>

表 15　病变范围、评估、诱导治疗及巩固治疗

<table>
<tr><th>病变范围</th><th>评估</th><th>诱导治疗</th><th colspan="2">巩固治疗</th></tr>
<tr><td rowspan="2">确诊为原发性中枢神经系统淋巴瘤</td><td rowspan="2">· 裂隙灯眼睛检查<br>· 如果安全，腰椎穿刺<br>· 如果有症状或 CSF 检查阳性，进行脊髓 MRI 检查<br>· HIV 检测<br>· 全血细胞学检查，电解质全套<br>· 全身 CT 或 PET - CT 扫描<br>· 骨髓活检（2B 类）<br>· 对于年龄 > 60 岁男性考虑睾丸超声<br>· 当有临床症状可类固醇初始治疗</td><td>以高剂量甲氨蝶呤为基础的化疗方案：<br>· 如果 CSF 阳性或脊髓 MRI 检查阳性，考虑脊髓腔内化疗（2B 类）<br>· 如果眼睛检查阳性，考虑对眼球进行放疗或眼内化疗（2B 类）</td><td colspan="2">如果完全缓解，考虑：<br>· 高剂量化疗联合造血干细胞解救或更换其他化疗方案（方法）<br>· 低剂量 WBRT 如果没有达到完全缓解，考虑更换其他化疗方案（方法）<br>· 最佳支持治疗</td></tr>
<tr><td colspan="2">或如果患者不适宜化疗，则进行全脑放疗（WBRT）：<br>· 如果眼睛检查阳性，考虑对眼球进行放疗<br>· 如果 CSF 阳性或脊髓 MRI 检查阳性，考虑脊髓腔内化疗 + 局部脊髓放疗</td><td>随访</td></tr>
<tr><td rowspan="2">活检没有确诊为原发性中枢神经系统淋巴瘤</td><td>既往使用过类固醇</td><td colspan="3">当疾病进展时，停用类固醇，并再次活检</td></tr>
<tr><td>既往没有使用过类固醇</td><td colspan="3">采用其他中枢神经系统检查方法进行诊断或再次活检</td></tr>
</table>

表 16 随访、复发与治疗

<table>
<tr><th>随访</th><th colspan="2">复发或难治性 CNS 淋巴瘤</th><th>治疗</th></tr>
<tr><td rowspan="5">· 脑部 MRI：<br>每 3 个月 1 次连续 2 年；每 6 个月 1 次连续 3 年；然后每年 1 次，至少连续 5 年<br>· 对既往脊髓有病变的患者，当有临床症状时，脊髓影像学与脑脊液同时检查<br>· 对既往眼睛受侵的患者，当有临床症状时，进行眼科检查</td><td>既往进行过 WBRT</td><td colspan="2">· 考虑化疗（全身和/或脊髓腔内）<br>· 或考虑高剂量化疗联合干细胞解救（2B 类）<br>· 或姑息治疗/最佳支持治疗</td></tr>
<tr><td rowspan="2">既往进行过以高剂量甲氨蝶呤为基础的化疗而没有放疗</td><td>既往治疗缓解时间较长（≥12 个月）</td><td>· 重复高剂量甲氨蝶呤治疗<br>· 或更换其他化疗方案<br>· 或姑息治疗/最佳支持治疗</td></tr>
<tr><td>既往治疗没有反应或缓解时间较短（<12 个月）</td><td>· WBRT<br>· 或侵袭部位放疗 ± 化疗<br>· 或考虑高剂量化疗联合干细胞解救（2B 类）<br>· 或姑息治疗/最佳支持治疗</td></tr>
<tr><td rowspan="2">既往高剂量化疗联合干细胞解救</td><td>既往治疗缓解时间较长（≥12 个月）</td><td>· 考虑高剂量化疗联合干细胞解救<br>· 或其他全身治疗<br>· 或最佳支持治疗</td></tr>
<tr><td>既往治疗没有反应或缓解时间较短（<12 个月）</td><td>· WBRT<br>· 或姑息治疗/最佳支持治疗</td></tr>
</table>

## 六、原发性脊髓瘤

表 17 影像学表现与外科治疗

<table>
<tr><th colspan="3">影像学表现</th><th>临床表现</th><th>外科治疗</th></tr>
<tr><td rowspan="5">MRI 检查发现硬膜内病灶</td><td rowspan="4">硬膜内、脊髓内</td><td rowspan="2">MRI 明确显示病变局限</td><td>无症状</td><td>观察，或最大安全切除</td></tr>
<tr><td>有症状</td><td>最大安全切除</td></tr>
<tr><td rowspan="2">MRI 不能明确显示浸润</td><td>无症状</td><td>观察，或活检</td></tr>
<tr><td>有症状</td><td>活检</td></tr>
<tr><td>硬膜内、脊髓外</td><td colspan="3">见（表 18）</td></tr>
</table>

表 18 影像学表现、病理、临床表现、辅助治疗

<table>
<tr><th>影像学表现</th><th>病理</th><th>临床表现</th><th>辅助治疗</th></tr>
<tr><td rowspan="5">硬膜内、脊髓内肿瘤，MRI 明确显示病变局限</td><td>室管膜瘤</td><td></td><td></td></tr>
<tr><td>浸润性胶质瘤</td><td></td><td></td></tr>
<tr><td rowspan="3">其他组织学亚型：<br>· 毛细胞型星形细胞瘤<br>· 血管母细胞瘤，考虑对 von Hippel-Lindau 综合征进行筛查</td><td>影像学证实完全切除</td><td>观察</td></tr>
<tr><td rowspan="2">部分切除或活检</td><td>无症状：观察</td></tr>
<tr><td>有症状：放疗</td></tr>
<tr><td rowspan="3">硬膜内、脊髓内肿瘤，MRI 不能明确显示浸润</td><td>低级别胶质瘤</td><td colspan="2">无症状：放疗，或观察； 有症状：见前</td></tr>
<tr><td>间变性胶质瘤</td><td colspan="2"></td></tr>
<tr><td>胶质母细胞瘤</td><td colspan="2"></td></tr>
<tr><td rowspan="3">硬膜内、脊髓外肿瘤</td><td rowspan="2">孤立性；或多发性：考虑多发性神经纤维瘤、神经鞘瘤</td><td colspan="2">无症状：随访</td></tr>
<tr><td colspan="2">有症状：最大安全切除；切除后病理：脑膜瘤；其他亚型：外周神经鞘瘤，黏液乳头型室管膜瘤</td></tr>
<tr><td>软脑膜转移</td><td colspan="2"></td></tr>
</table>

表 19　复发的治疗

| 随访 | | 复发 | 复发的治疗 |
|---|---|---|---|
| 对硬膜内、脊髓内肿瘤或硬膜内、脊髓外肿瘤观察或最大安全切除患者的管理 | 连续 MRI 监测 | 出现新的症状或症状恶化或影像学证实疾病进展 | · 再切除<br>· 或如果手术不可能，放疗<br>· 或再放疗（包括立体定向放疗）<br>· 或如果手术、放疗不可能，化疗 |

## 七、脑膜瘤

表 20　表现与治疗

| 表现 | | | 肿瘤大小 | 治疗 |
|---|---|---|---|---|
| 影像学诊断：<br>· 硬脑膜基底肿块<br>· 均匀对比增强<br>· 硬脑膜尾部<br>· 脑脊液分析 | 通过影像学诊断为脑膜瘤或可能为脑膜瘤，考虑活检/切除，如果诊断有疑问考虑生长抑素扫描 | 无症状 | 肿瘤较小（＜3cm） | · 观察（首选）<br>· 如果可行，且不影响潜在的神经功能，则手术切除，术后如果为 WHO Ⅲ级则放疗，如果为 WHO Ⅱ级考虑放疗<br>· 或如果手术对神经功能有潜在影响，则放疗 |
| | | | 肿瘤较大（≥3cm） | · 如果可行则行手术切除；如果术后病理级别为 WHO Ⅲ级，则放疗；对切除或不能完整切除的 WHO Ⅱ级或不能完整切除的 WHO Ⅰ级患者考虑放疗<br>· 或观察 |
| | | 有症状 | 肿瘤较小（＜3cm） | · 如果可行则行手术切除；如果术后病理级别为 WHO Ⅲ级，则放疗<br>· 或放疗 |
| | | | 肿瘤较大（≥3cm） | · 如果可行则行手术切除；如果术后病理级别为 WHO Ⅲ级，则放疗；对切除或不能完整切除的 WHO Ⅱ级或不能完整切除的 WHO Ⅰ级患者考虑放疗<br>· 或放疗 |

表 21　随访、复发

| 随访 | 复发 | | 治疗 |
|---|---|---|---|
| WHO 病理分级Ⅰ和Ⅱ，或不能切除脑膜瘤者：第 3 个月、6 个月、12 个月进行 1 次 MRI 检查，其后每 6～12 个月进行 1 次，连续 5 年；然后每 1～3 年 1 次 | 疾病复发 | 如果可行，手术切除 | 初始放疗或再放疗 |
| | | 如果不能手术，可能进一步放疗 | 放疗 |
| | | 如果不能手术，不能进一步放疗 | 化疗 |
| | | 没有临床症状 | 观察 |

## 八、脑转移瘤

表 22　有限的转移灶（1~3 个）检查

| 临床表现 | 检查 | | |
|---|---|---|---|
| MRI 显示 1~3 个转移灶 | 既往有肿瘤病史 | 如果考虑 CNS 病灶诊断问题 | 立体定向或开放活检/切除或部分切除 |
| | | 怀疑 CNS 外的肿瘤 | 对 CNS 外的肿瘤进行活检或切除 |
| | 既往没有肿瘤病史 | ·胸部 X 线/CT<br>·腹部/盆腔 CT<br>·如果有 2~3 个病灶和没有发现原发灶，考虑全身 FDG-PET<br>·有临床指征时，考虑其他检查 | 立体定向或开放活检/切除 |

表 23　有限的转移灶（1~3 个）治疗

| 临床表现 | | 治疗 |
|---|---|---|
| 全身治疗疗效很差的广泛性病变 | | 考虑最佳支持治疗/姑息治疗，或全脑放疗（WBRT） |
| 新近诊断，或全身病变稳定，或有合理的全身治疗方法 | 可切除 | 外科切除，随后 WBRT（1 类），或立体定向放疗（SRS）（2B 类），或 SRS + WBRT（对 1 个转移灶为 1 类），或单用 SRS |
| | 不可切除 | WBR 和/或 SRS |

表 24　有限的转移灶（1~3 个）：随访、复发、治疗

| 随访 | 复发 | | 治疗 |
|---|---|---|---|
| MRI：2~3 个月 1 次，连续 1 年，然后有临床症状时再检查 | 疾病复发；疾病病变 | 既往仅进行过手术 | 手术切除，或单次或分割立体定向放疗，或 WBRT，或考虑化疗 |
| | | 既往进行过 WBRT 或 SRS | 手术切除，或单次（2B 类）或分割立体定向放疗，或考虑化疗 |
| | 疾病复发；脑部其他部位病变 ± 局部复发 | 1~3 个病灶 | 手术切除，或单次或分割立体定向放疗，或 WBRT，或考虑化疗 |
| | | >3 个病灶 | WBRT 或考虑化疗 |
| 全身病变进展，全身治疗方法有限，体能状态差 | 既往没有进行 WBRT | | 姑息治疗/最佳支持治疗或 WBRT |
| | 既往进行过 WBRT | | 姑息治疗/最佳支持治疗，或如果以前放疗有效则再放疗 |

表 25　多个转移灶（>3 个）

| 临床表现 | | 检查 | 治疗 | |
|---|---|---|---|---|
| CT 或 MRI 显示多个转移灶（>3 个） | 既往有肿瘤病史 | 如果考虑 CNS 病灶诊断问题 | 立体定向或开放活检/切除或部分切除 | |
| | 既往没有肿瘤病史 | 怀疑 CNS 外的肿瘤 | 对 CNS 外的肿瘤进行活检或切除 | |
| | | ·胸部 X 线/CT<br>·腹部/盆腔 CT<br>·如果有 2~3 个病灶和没有发现原发灶，考虑全身 FDG-PET<br>·有临床指征时，考虑其他检查 | 没有其他容易进行的活检方法 | 立体定向或开放活检/切除 |

**表 26　多个转移灶（>3 个）：随访、复发治疗**

<table>
<tr><th>随访</th><th colspan="2">复发</th><th>治疗</th></tr>
<tr><td rowspan="2">MRI：每 3 个月 1 次，连续 1 年，然后有临床指征时检查</td><td rowspan="2">疾病复发</td><td>全身病变进展，全身治疗方法有限</td><td>姑息治疗/最佳支持治疗或再放疗</td></tr>
<tr><td>全身性疾病稳定或适当全身治疗方法选择</td><td>手术，或再放疗，或化疗</td></tr>
</table>

**表 27　软脑膜转移：检查、诊断**

<table>
<tr><th></th><th>检查</th><th>诊断</th><th>风险评估</th></tr>
<tr><td rowspan="2">症状和体征提示软脑膜转移</td><td rowspan="2">·体格检查及仔细的神经系统检查<br>·如果准备进行放疗和/或鞘内化疗的患者可进行脑和脊髓 MRI 检查<br>·CSF 检查<br>·神经轴成像</td><td rowspan="2">CSF 肿瘤细胞阳性，或影像学检查支持临床发现，或已有恶性肿瘤患者的症状、特征、脑脊液检查提示肿瘤</td><td>预后差：<br>·KPS<60<br>·多个病灶，严重的、明显的神经损伤<br>·全身广泛转移，且几乎没有治疗方法选择<br>·巨大的 CNS 病变<br>·脑病变</td></tr>
<tr><td>预后良好：<br>·KPS≥60<br>·没有明显的神经损伤<br>·极小的全身病变<br>·如果有必要，有适当的全身治疗方法选择</td></tr>
</table>

**表 28　软脑膜转移：风险状态、治疗**

<table>
<tr><th>风险状态</th><th>治疗</th></tr>
<tr><td>预后差：<br>·KPS<60<br>·多个病灶，严重的、明显的神经损伤<br>·全身广泛转移，且几乎没有治疗方法选择<br>·肿块巨大的 CNS 病变<br>·脑病变</td><td>对有症状的病变考虑分割外照射放疗＋姑息治疗/最佳支持治疗</td></tr>
<tr><td>预后良好：<br>·KPS≥60<br>·没有明显的神经损伤<br>·极小的全身病变<br>·如果有必要，有适当的全身治疗方法可选择</td><td>对大肿块、有症状的病变累及野进行放疗</td></tr>
</table>

**表 29　软脑膜转移：初始治疗**

<table>
<tr><td rowspan="4">强烈建议 CSF 流动扫描检查</td><th colspan="4">初始治疗</th></tr>
<tr><td>脑脊液流动正常</td><td colspan="2">如果疾病稳定或使用高剂量甲氨蝶呤（如果为乳腺癌或淋巴瘤），或全脑全脊髓放疗（CSI）（如果为乳腺癌、白血病或淋巴瘤），考虑放置脑室导管和皮下容器以进行脑脊液内诱导化疗，4～6 周</td><td>即使放置了脑室导管/容器，也应从腰椎穿刺评价 CSF</td></tr>
<tr><td rowspan="2">脑脊液流动不正常</td><td rowspan="2">使用高剂量甲氨蝶呤（如果为乳腺癌或淋巴瘤），或对病灶累及野进行分割外照射或 CSI（如果为乳腺癌、白血病或淋巴瘤）</td><td rowspan="2">复查 CSF 流动扫描</td><td>流动正常：见上述处理</td></tr>
<tr><td>流动不正常：见表 28</td></tr>
</table>

**表30　软脑膜转移：诱导后的治疗**

<table>
<tr><td>CSF细胞学检查阴性</td><td colspan="3">持续脑脊液内化疗1月</td><td rowspan="2">维持鞘内化疗和每个月进行1次脑脊液细胞学检查</td></tr>
<tr><td rowspan="3">CSF细胞学检查阳性</td><td rowspan="2">疾病稳定或改善，以及没有临床或影像学检查证实的软脑膜病变进展的患者</td><td rowspan="2">持续脑脊液内化疗4周；或在脑脊液复查之前，考虑更换脑脊液内化疗药物，治疗4周</td><td>细胞学检查阴性或持久的细胞学检查阳性，但患者病情稳定</td></tr>
<tr><td>持续细胞学检查阳性和临床或影像学检查证实软脑膜病变进展</td><td rowspan="2">对有症状的病变部位进行放疗，或全身化疗，或姑息治疗/最佳支持治疗</td></tr>
<tr><td colspan="2">有临床或影像学检查证实的软脑膜病变进展的患者</td><td>考虑更换脑脊液内化疗药物</td></tr>
</table>

**表31　脊柱转移瘤：临床表现、检查、治疗**

<table>
<tr><th>临床表现</th><th colspan="2">检查</th><th>治疗</th></tr>
<tr><td rowspan="4">已经诊断为肿瘤的患者或近期发现可疑的脊柱转移瘤</td><td>无症状（偶然发现）</td><td>· 全身影像学检查（即PET、CT、MRI、骨扫描）<br>· 如果改变治疗方案则进行活检</td><td>· 观察（定期影像学复查）<br>· 对于无症状性硬脑膜病变患者，可选择手术/局部放疗或化疗</td></tr>
<tr><td rowspan="3">有症状：严重的，新出现的，或疼痛加重，或神经症状</td><td rowspan="3">脊柱MRI检查（在有神经症状时应紧急检查）</td><td>没有肿瘤</td></tr>
<tr><td>脊髓受压</td></tr>
<tr><td>没有脊髓受压</td></tr>
</table>

**表32　脊柱转移瘤：临床表现、治疗、辅助治疗**

<table>
<tr><th colspan="2">临床表现</th><th>治疗</th><th>辅助治疗</th></tr>
<tr><td>没有肿瘤</td><td></td><td colspan="2">对疼痛和/或神经症状发生原因进行评价</td></tr>
<tr><td>脊髓受压</td><td>使用类固醇</td><td colspan="2">手术后放疗（1类），或初始放疗，或无脊髓病变且对化疗敏感的肿瘤（如淋巴瘤、生殖细胞肿瘤、骨髓瘤）进行初始化疗</td></tr>
<tr><td rowspan="2">没有脊髓受压</td><td>骨折或脊柱不稳定</td><td>外科固定术或脊柱加固</td><td>随后放疗</td></tr>
<tr><td>没有骨折或脊柱不稳定</td><td>放疗（首选），或化疗（化疗敏感性肿瘤）</td><td>在下列情况下考虑手术或SRS：<br>· 放疗期间病情恶化<br>· 顽固性疼痛<br>· 肿瘤进展</td></tr>
</table>

**表33　脊柱转移瘤：随访**

<table>
<tr><th>随访</th><th colspan="2">临床表现（临床症状或MRI表现）</th><th>对复发或进展性病变的治疗</th></tr>
<tr><td rowspan="2">MRI/CT：治疗后每1～3个月1次，然后当有临床症状时，3～6个月1次</td><td rowspan="2">局部进展或疾病复发</td><td>如果以前进行过放疗或手术联合放疗</td><td>考虑手术或SRS，如果复发考虑再放疗</td></tr>
<tr><td>如果进行过化疗</td><td>考虑放疗</td></tr>
</table>

## 九、脑和脊髓肿瘤全身治疗原则

表 34　全身治疗药物与方案（1）

| 分类 | | 药物与方案选择 |
| --- | --- | --- |
| 成人低级别浸润性幕上星形细胞瘤/少突神经胶质瘤（除外纤维性星形细胞瘤） | 辅助治疗 | PCV 联合方案（环已亚硝脲 + 丙卡巴肼 + 长春新碱）（1 类） |
| | | 替莫唑胺 |
| | 低级别病变复发或进展 | 替莫唑胺 |
| | | 洛莫司汀或卡莫司汀 |
| | | PCV 联合方案 |
| | | 以铂类为基础的联合化疗 |
| 间变性胶质瘤 | 辅助治疗 | 替莫唑胺或 PVC 方案化疗再序贯放疗 |
| | | 替莫唑胺联合同步放疗，替莫唑胺 $75mg/m^2/d$ |
| | 复发的治疗 | 替莫唑胺 |
| | | 洛莫司汀或卡莫司汀 |
| | | PCV 方案联合化疗 |
| | | 贝伐珠单抗 |
| | | 贝伐珠单抗 + 化疗 |
| | | 伊立替康，卡莫司汀/洛莫司汀，替莫唑胺，卡铂（2B 类） |
| | | 伊立替康 |
| | | 环磷酰胺（2B 类） |
| | | 以铂类为基础的联合化疗 |
| | | 依托泊苷 |
| 间变性星形细胞瘤/间变性少突神经胶质瘤 | 辅助治疗 | 对 1p19q 缺失的患者，放疗联合 PCV 化疗 |

表 35　全身治疗药物与方案（2）

| 分类 | | 药物与方案选择 |
| --- | --- | --- |
| 恶性（高级别）胶质瘤 | 辅助治疗 | 替莫唑胺联合同步放疗，替莫唑胺 $75mg/m^2/d$ |
| | | 放疗联合替莫唑胺，替莫唑胺 $150 \sim 200mg/m^2/d$，连用 5d，28d 为 1 周期 |
| | | 替莫唑胺 $150 \sim 200mg/m^2/d$，连用 5d，28d 为 1 个周期 |
| | 复发的治疗 | 贝伐珠单抗 |
| | | 贝伐珠单抗 + 化疗 |
| | | 伊立替康，卡莫司汀/洛莫司汀，替莫唑胺，卡铂（2B 类） |
| | | 替莫唑胺 |
| | | 卡莫司汀/洛莫司汀 |
| | | PCV 联合化疗，或环磷酰胺（2B 类） |
| | | 以铂类为基础的联合化疗 |
| 成人颅内和椎管内室管膜瘤（室管膜下瘤除外） | 复发的治疗 | 以铂类为基础的化疗方案：单药化疗或联合化疗 |
| | | 依托泊苷 |
| | | 卡莫司汀或洛莫司汀 |
| | | 贝伐珠单抗 |
| | | 替莫唑胺 |

**表 36　全身治疗药物与方案（3）**

<table>
<tr><td rowspan="3">成人髓母细胞瘤和幕上原始神经外胚层瘤（PNET）</td><td>辅助治疗</td><td>在全脑全脊髓放疗期间每周给予长春新碱，随后给予下列药物（联合化疗）：顺铂、环磷酰胺、长春新碱；顺铂、洛莫司汀、长春新碱</td></tr>
<tr><td rowspan="2">复发病变的治疗</td><td>以前没有进行过化疗，可选择：<br>· 高剂量环磷酰胺 ± 依托泊苷<br>· 卡铂、依托泊苷、环磷酰胺<br>· 顺铂、依托泊苷、环磷酰胺<br>· 对于常规剂量化疗达到 CR（完全缓解）的患者或再次手术切除而无肿瘤残留的患者，考虑高剂量化疗联合自体干细胞输注</td></tr>
<tr><td>以前进行过化疗，可选择：<br>· 高剂量环磷酰胺 ± 依托泊苷<br>· 口服依托泊苷<br>· 替莫唑胺<br>· 对于常规剂量化疗达到 CR（完全缓解）的患者或再次手术切除而无肿瘤残留的患者，考虑高剂量化疗联合自体干细胞输注</td></tr>
<tr><td rowspan="10">原发中枢神经系统淋巴瘤</td><td rowspan="2">诱导治疗</td><td>高剂量甲氨蝶呤 3 500mg/m$^2$联合以下方案，随后加放疗：<br>· 长春新碱、丙卡巴肼、阿糖胞苷 ± 利妥昔单抗<br>· 阿糖胞苷<br>· 异环磷酰胺</td></tr>
<tr><td>高剂量甲氨蝶呤 8 000mg/m$^2$联合以下方案，随后放疗：<br>· 利妥昔单抗<br>· 利妥昔单抗 + 替莫唑胺<br>· 对甲氨蝶呤延迟性清除而导致的肾毒性需考虑紧急使用羧肽酶（羧肽酶 G2）</td></tr>
<tr><td>巩固治疗</td><td>高剂量化疗联合干细胞解救</td></tr>
<tr><td rowspan="7">复发或疾病进展</td><td>停止使用高剂量甲氨蝶呤</td></tr>
<tr><td>替莫唑胺</td></tr>
<tr><td>利妥昔单抗 ± 替莫唑胺</td></tr>
<tr><td>拓扑替康</td></tr>
<tr><td>高剂量阿糖胞苷</td></tr>
<tr><td>地塞米松，高剂量阿糖胞苷，顺铂</td></tr>
<tr><td>培美曲塞</td></tr>
</table>

**表 37　全身治疗药物与方案（4）**

<table>
<tr><td>脑膜瘤</td><td>辅助治疗</td><td>α－干扰素（2B 类）<br>如果奥曲肽扫描阳性，选择生长抑素类似物<br>苏尼替尼（2B 类）</td></tr>
<tr><td rowspan="8">脑转移瘤</td><td rowspan="8">局限（1 ~ 3 个）转移灶或多发（>3 个）转移灶</td><td>根据原发灶确定治疗方案进行治疗</td></tr>
<tr><td>卡莫司汀薄片</td></tr>
<tr><td>替莫唑胺，连用 5d，28d 重复</td></tr>
<tr><td>高剂量甲氨蝶呤（乳腺癌和淋巴瘤）</td></tr>
<tr><td>卡培他滨 ± 拉帕替尼、顺铂、依托泊苷（乳腺癌）</td></tr>
<tr><td>拓扑替康（小细胞癌）</td></tr>
<tr><td>伊匹木单抗（黑色素瘤）</td></tr>
<tr><td>BRAF 抑制剂（黑色素瘤）：达拉菲尼、维罗菲尼</td></tr>
</table>

续表

| | | |
|---|---|---|
| 脑转移瘤 | 软脑膜转移 | 器官特异性全身化疗，主要使用可穿透中枢神经系统屏障的药物 |
| | | 鞘内化疗：<br>· 脂质体阿糖胞苷（淋巴瘤/白血病）<br>· 甲氨蝶呤（淋巴瘤/白血病、乳腺癌）<br>· 阿糖胞苷（淋巴瘤/白血病）<br>· 噻替派<br>· 利妥昔单抗（淋巴瘤）<br>· 拓扑替康<br>· 依托泊苷<br>· α－干扰素（2B 类）<br>· 曲妥珠单抗（乳腺癌） |
| | | 对淋巴瘤和乳腺癌使用高剂量甲氨蝶呤 |
| | | 对于 EGFR 外显子 19 缺失或外显子 21L858R 突变的非小细胞肺癌患者加厄罗替尼（2B 类） |

（杨怡萍）

# 第二节　头颈部肿瘤

头颈部恶性肿瘤主要指鼻咽癌、唇癌、口腔癌、口咽癌、下咽癌、喉癌、筛窦癌、上颌窦癌及隐匿性原发癌，非鼻咽癌包括唇癌、口腔癌、口咽癌、下咽癌、声门癌、声门上喉癌、筛窦癌、上颌窦癌、隐匿原发灶。

## 一、分期

**表 1　唇癌、口腔癌分期（AJCC，2010 年第 7 版）**

（不包括非上皮细胞肿瘤，如淋巴组织、软组织、骨和软骨肿瘤）

| TNM | 定义 | 分期 | 组成 |
|---|---|---|---|
| T | 原发肿瘤 | 0 期 | Tis　N0　M0 |
| Tx | 原发肿瘤不能评估 | Ⅰ期 | T1　N0　M0 |
| T0 | 没有原发肿瘤证据 | Ⅱ期 | T2　N0　M0 |
| Tis | 原位癌 | Ⅲ期 | T3　N0　M0，T1　N1　M0<br>T2　N1　M0，T3　N1　M0 |
| T1 | 肿瘤最大径≤2cm | | |
| T2 | 肿瘤最大径＞2cm，但＜4cm | ⅣA 期 | T4a　N0　M0，T4a　N1　M0<br>T1　N2　M0，T2　N2　M0<br>T3　N2　M0，T4a　N2　M0 |
| T3 | 肿瘤最大径≥4cm | | |
| T4a | 中等度局部晚期病变：（唇部）肿瘤侵犯骨皮质、下牙槽神经、口底，或面部皮肤；颊或鼻（口腔）肿瘤侵犯邻近结构（如穿透骨皮质：下颌骨或上颌骨；舌肌：颏舌肌、舌骨舌肌、颚舌肌和茎舌肌；面部皮肤） | | |
| T4b | 非常晚的局部病变：肿瘤侵犯咀嚼肌、翼状肌或颅底和/或包绕颈内动脉 | ⅣB 期 | 任何 T　N3　M0，T4b 任何 N　M0 |
| Nx | 区域淋巴结不能评估 | ⅣC 期 | 任何 T，任何 N　M1 |

续表

| TNM | 定义 | 分期 | 组成 |
|---|---|---|---|
| N0 | 没有区域淋巴结转移 | | |
| N1 | 单个同侧淋巴结转移，最大径≤3cm | | |
| N2 | 单个同侧淋巴结转移，最大径 >3cm，但 <6cm；或多个同侧淋巴结转移，但没有 1 个最大径 >6cm；或双侧或对侧淋巴结转移，但没有 1 个最大径 >6cm | | |
| N2a | 单个同侧淋巴结转移，最大径 >3cm，但 <6cm | | |
| N2b | 多个同侧淋巴结转移，但没有 1 个最大径 >6cm | | |
| N2c | 双侧或对侧淋巴结转移，但没有 1 个最大径 >6cm | | |
| M0 | 没有远处转移 | | |
| M1 | 有远处转移 | | |

**表 2　咽癌分期（AJCC，2010 年第 7 版）**

（不包括非上皮细胞肿瘤，如淋巴组织、软组织、骨和软骨肿瘤）

<table>
<tr><th>TNM</th><th>定义</th><th>TNM</th><th>定义</th><th>TNM</th><th>定义</th></tr>
<tr><td>Tx</td><td>原发肿瘤不能评估</td><td>Nx</td><td>区域淋巴结不能评估</td><td>M0</td><td>没有远处转移</td></tr>
<tr><td>T0</td><td>没有原发肿瘤证据</td><td>N0</td><td>没有区域淋巴结转移</td><td>M1</td><td>有远处转移</td></tr>
<tr><td>Tis</td><td>原位癌</td><td></td><td></td><td></td><td></td></tr>
<tr><td colspan="6">鼻咽癌</td></tr>
<tr><td>T1</td><td colspan="3">肿瘤局限于鼻咽部，或肿瘤扩展到口咽和/或鼻腔，但没有侵犯到咽旁组织</td><td>分期</td><td>组成</td></tr>
<tr><td>T2</td><td colspan="3">肿瘤侵犯到咽旁组织</td><td>0 期</td><td>Tis　N0　M0</td></tr>
<tr><td>T3</td><td colspan="3">肿瘤侵犯颅底骨质结构和/或鼻旁窦</td><td>Ⅰ期</td><td>T1　N0　M0</td></tr>
<tr><td>T4</td><td colspan="3">肿瘤侵犯至颅内和/或颅神经、喉咽部、眼眶，或侵犯到颞下窝/咀嚼肌间隙</td><td>Ⅱ期</td><td>T1　N1　M0，T2　N0　M0，T2　N1　M0</td></tr>
<tr><td>N1</td><td colspan="3">单侧颈部淋巴结转移，肿瘤最大径≤6cm；锁骨上和/或单侧或双侧咽喉壁淋巴结转移，肿瘤最大径≤6cm</td><td>Ⅲ期</td><td>T1　N2　M0，T2　N2　M0，T3　N0　M0，T3　N1　M0，T3　N2　M0</td></tr>
<tr><td>N2</td><td colspan="3">双侧颈部淋巴结转移，肿瘤最大径≤6cm，锁骨上淋巴结转移</td><td>ⅣA 期</td><td>T4　N0　M0，T4　N1　M0，T4　N2　M0</td></tr>
<tr><td>N3</td><td colspan="3">单个淋巴结 >6cm，或锁骨上淋巴结转移</td><td>ⅣB 期</td><td>任何 T　N3　M0</td></tr>
<tr><td>N3a</td><td colspan="3">肿瘤最大径 >6cm</td><td>ⅣC 期</td><td>任何 T，任何 N　M1</td></tr>
<tr><td>N3b</td><td colspan="3">锁骨上淋巴结转移</td><td></td><td></td></tr>
</table>

**表 3　咽癌分期（AJCC，2010 年第 7 版）**

（不包括非上皮细胞肿瘤，如淋巴组织、软组织、骨和软骨肿瘤）（续）

| 口咽癌 | |
|---|---|
| T1 | 肿瘤最大径≤2cm |
| T2 | 肿瘤最大径＞2cm，但＜4cm |
| T3 | 肿瘤最大径＞4cm，或侵犯到会厌部舌面 |
| T4a | 中等度局部晚期病变：肿瘤侵犯到喉、舌外肌、内侧翼状肌、硬腭，或下颌骨 |
| T4b | 非常晚的局部病变：肿瘤侵犯到翼外肌、翼板、鼻咽外侧，或颅底，或包绕颈内动脉 |
| **喉咽癌** | |
| T1 | 肿瘤局限于喉咽的 1 个亚区，和/或肿瘤最大径≤2cm |
| T2 | 肿瘤侵犯 1 个以上的喉咽亚区，或肿瘤最大径＞2cm，但＜4cm，没有喉部固定 |
| T3 | 肿瘤最大径＞4cm，或伴 1 侧喉部固定，或侵犯食管 |
| T4a | 中等度局部晚期病变：肿瘤侵犯甲状软骨/环状软骨、舌骨、甲状腺、食管，或中央室软组织 |
| T4b | 非常晚的局部晚期病变：肿瘤侵犯椎前筋膜、包绕颈内动脉，或侵犯纵隔结构 |

| 口咽癌、喉咽癌 | | | |
|---|---|---|---|
| N1 | 同侧单个淋巴结转移，最大径≤3cm | 分期 | 组成 |
| N2 | 同侧单个淋巴结转移，最大径＞3cm，但＜6cm；或同侧多发淋巴结转移，但没有 1 个最大径＞6cm；或双侧或对侧淋巴结转移，但没有 1 个最大径＞6cm | 0 期 | Tis N0 M0 |
| | | Ⅰ期 | T1 N0 M0 |
| N2a | 同侧单个淋巴结转移，最大径＞3cm，但＜6cm | Ⅱ期 | T1 N1 M0，T2 N0 M0，T2 N1 M0 |
| N2b | 同侧多发淋巴结转移，但没有 1 个最大径＞6cm | Ⅲ期 | T3 N0 M0，T1 N1 M0，T2 N1 M0，T3 N1 M0 |
| N2c | 双侧或对侧淋巴结转移，但没有 1 个最大径＞6cm | ⅣA 期 | T4a N0 M0，T4a N1 M0，T1 N2 M0，T2 N2 M0，T3 N2 M0，T4a N2 M0 |
| N3 | 淋巴结转移，最大径＞6cm | ⅣB 期 | T4b 任何 N M0，任何 T N3 M0 |
| | | ⅣC 期 | 任何 T，任何 N M1 |

**表 4　喉癌（AJCC，2010 年第 7 版）**

（不包括非上皮细胞肿瘤，如淋巴组织、软组织、骨和软骨肿瘤）

| TNM | 定义 | 分期 | 组成 |
|---|---|---|---|
| T | 原发肿瘤 | 0 期 | Tis　N0　M0 |
| Tx | 原发肿瘤不能评估 | Ⅰ期 | T1　N0　M0 |
| T0 | 没有原发肿瘤证据 | Ⅱ期 | T2　N0　M0 |
| Tis | 原位癌 | Ⅲ期 | T3 N0 M0，T1 N1 M0，T2 N1 M0，T3 N1 M0 |
| T1 | 肿瘤局限于上喉部 1 个亚区，声带运动正常 | | |
| T2 | 肿瘤侵犯黏膜，超过上喉部或声门 1 个亚区，或上喉部以外（舌底黏膜、会厌谷、梨状窝内侧壁），不伴有喉固定 | | |

续表

| TNM | 定义 | 分期 | 组成 |
|---|---|---|---|
| T3 | 肿瘤局限于喉部，有声带固定，和/或侵犯以下任何1个部位：环状软骨后区、会厌前间隙、声门旁间隙，和/或甲状软骨内板 | ⅣA期 | T4a N0 M0，T4a N1 M0，T1 N2 M0，T2 N2 M0，T3 N2 M0，T4a N2 M0 |
| T4a | 中等度局部晚期病变：肿瘤侵袭甲状软骨，和/或侵及喉部以外的组织（如气管，颈部软组织包括深部舌外肌、带状肌群，甲状腺，食管） | | |
| T4b | 非常晚的局部病变：肿瘤侵犯椎前间隙、颈动脉鞘，或纵隔内结构 | ⅣB期 | T4b任何N M0，任何T N3 M0 |
| Nx | 区域淋巴结转移无法评估 | ⅣC期 | 任何T，任何N M1 |
| N0 | 无区域淋巴结转移 | | |
| N1 | 同侧单个淋巴结转移，最大径≤3cm | | |
| N2 | 同侧单个淋巴结转移，最大径>3cm，但<6cm；或同侧多个淋巴结转移，但没有1个最大径>6cm；或双侧或对侧淋巴结转移，但没有1个最大径>6cm | | |
| N2a | 同侧单个淋巴结转移，最大径>3cm，但<6cm | | |
| N2b | 同侧多个淋巴结转移，但没有1个最大径>6cm | | |
| N2c | 双侧或对侧淋巴结转移，但没有1个最大径>6cm | | |
| N3 | 淋巴结转移，最大径>6cm | | |
| M0 | 无远处转移 | | |
| M1 | 有远处转移 | | |

**表5　鼻腔和鼻旁窦癌（AJCC，2010年第7版）**

（不包括非上皮细胞肿瘤，如淋巴组织、软组织、骨和软骨肿瘤）

| TNM | 定义 | N | 区域淋巴结 |
|---|---|---|---|
| T | 原发肿瘤 | Nx | 区域淋巴结不能评估 |
| Tx | 原发肿瘤不能评估 | N0 | 没有区域淋巴结转移 |
| T0 | 没有原发肿瘤证据 | N1 | 同侧单个淋巴结转移，最大径≤3cm |
| Tis | 原位癌 | N2 | 同侧单个淋巴结转移，最大径>3cm，但<6cm；或同侧多个淋巴结转移，但没有1个最大径>6cm；或双侧或对侧淋巴结转移，但没有1个最大径>6cm |
| 上颌窦癌 | | | |
| T1 | 肿瘤局限于黏膜，无骨质侵蚀或破坏 | | |
| T2 | 肿瘤侵蚀骨质或骨破坏，包括硬腭和/或中鼻道，不包括上颌窦的后壁和翼状板 | N2a | 同侧单个淋巴结转移，最大径>3cm，但<6cm |
| T3 | 肿瘤侵犯以下任何1个部位：上颌窦的后壁、黏膜下组织、眶底或眶内壁、翼状窝、筛窦 | N2b | 同侧多个淋巴结转移，但没有1个最大径>6cm |
| | | N2c | 双侧或对侧淋巴结转移，但没有1个最大径>6cm |
| T4a | 中等度局部晚期病变：肿瘤侵犯眶前内容物、颊部皮肤、翼状板、颞下窝、筛板、蝶窦或额窦 | N3 | 淋巴结转移，最大径>6cm |
| | | M0 | 无远处转移 |

续表

| TNM | 定义 | N | 区域淋巴结 |
|---|---|---|---|
| T4b | 非常晚的局部病变：肿瘤侵犯以下任何 1 个部位：眶尖、硬脑膜、脑、中颅窝、颅神经（除外三叉神经的上颌支 - V2）、鼻咽部，或斜坡 | M1 | 有远处转移 |
| 鼻腔和筛窦癌 | | 0 期 | Tis　N0　M0 |
| T1 | 肿瘤局限于鼻腔或筛窦的 1 个亚区伴或不伴有骨质破坏 | Ⅰ期 | T1　N0　M0 |
| T2 | 肿瘤侵及 1 个部位的 2 个亚区，或病变扩展到筛窦复合体的邻近部位，伴或不伴有骨破坏 | Ⅱ期 | T2　N0　M0 |
| T3 | 肿瘤侵及眶内侧壁或眶底、上颌窦、上腭，或筛板 | Ⅲ期 | T3　N0　M0，T1　N1　M0，T2　N1　M0，T3　N1　M0 |
| T4a | 中等度局部晚期病变：肿瘤侵犯以下任何 1 个部位：眶前内容物、鼻或面颊部皮肤、最小扩展至颅前窝、翼状板、蝶窦或额窦 | ⅣA 期 | T4a　N0　M0，T4a　N1　M0，T1　N2　M0，T2　N2　M0，T3　N2　M0，T4a　N2　M0 |
| T4b | 非常晚的局部病变：肿瘤侵犯以下任何 1 个部位：眶尖、硬脑膜、脑、中颅窝、颅神经（除外三叉神经的上颌支 - V2）、鼻咽部，或斜坡 | ⅣB 期 | T4b 任何 N M0，任何 T N3 M0 |
| | | ⅣC 期 | 任何 T A，任何 N M1 |

表 6　大唾液腺癌（腮腺、颌下腺、舌下腺）（AJCC，2010 年第 7 版）

| TNM | 定义 | 分期 | 组成 |
|---|---|---|---|
| T | 原发肿瘤 | | |
| Tx | 原发肿瘤不能评估 | Ⅰ期 | T1　N0　M0 |
| T0 | 没有原发肿瘤证据 | Ⅱ期 | T2　N0　M0 |
| T1 | 肿瘤最大径≤2cm，没有实质外侵犯 | Ⅲ期 | T3　N0　M0，T1　N1　M0，T2　N1　M0，T3　N1　M0 |
| T2 | 肿瘤最大径 >2cm，但 <4cm，没有实质外侵犯 | | |
| T3 | 肿瘤最大径 >4cm，和/或有实质外侵犯 | ⅣA 期 | T4a　N0　M0，T4a　N1　M0，T1　N2　M0，T2　N2　M0，T3　N2　M0，T4a　N2　M0 |
| T4a | 中等度晚期病变：肿瘤侵犯皮肤、下颌骨、耳道，和/或面神经 | | |
| T4b | 非常晚的病变：肿瘤侵犯颅底和/或翼突内侧板和/或包绕颈动脉 | ⅣB 期 | T4b 任何 N　M0，任何 T　N3　M0 |
| N | 区域淋巴结 | ⅣC 期 | 任何 T，任何 NM1 |
| Nx | 区域淋巴结不能评估 | | |
| N0 | 没有区域淋巴结转移 | | |
| N1 | 同侧单个淋巴结转移，最大径≤3cm | | |
| N2 | 同侧单个淋巴结转移，最大径 >3cm，但 <6cm；或同侧多个淋巴结转移，但没有 1 个最大径 >6cm；或双侧或对侧淋巴结转移，但没有 1 个最大径 >6cm | | |
| N2a | 同侧单个淋巴结转移，最大径 >3cm，但 <6cm | | |
| N2b | 同侧多个淋巴结转移，但没有 1 个最大径 >6cm | | |
| N2c | 双侧或对侧淋巴结转移，但没有 1 个最大径 >6cm | | |
| N3c | 淋巴结转移，最大径 >6cm | | |
| M | 远处转移 | | |
| M0 | 没有远处转移 | | |
| M1 | 有远处转移 | | |

## 二、唇癌

表 7　检查与分期

<table>
<tr><th>检查</th><th>分期</th><th>拟行治疗</th></tr>
<tr><td rowspan="5">· 病史与体格检查<br>· 活检<br>· 有临床指征时行胸部影像学检查<br>· 有临床指征时进行主要病变评价<br>· 有临床指征时麻醉前讨论<br>· 牙科评价，包括系统的头颈部体检，有临床指征时光纤镜检查<br>· 单抗检查<br>· 有临床指征时行多学科讨论<br>· 原发病灶和颈部 CT 和/或 MRI 检查</td><td>T1 ~ 2，N0</td><td></td></tr>
<tr><td rowspan="2">T3，T4a，N0；任何 T，N1 ~ 3</td><td>准备手术者</td></tr>
<tr><td>手术风险大</td></tr>
<tr><td>T4b，任何 N，或不能切除的淋巴结病变</td><td></td></tr>
<tr><td>在初始发现时即有转移</td><td></td></tr>
</table>

表 8　分期与治疗

<table>
<tr><th>临床分期</th><th colspan="3">原发肿瘤与颈部的治疗</th><th colspan="3">辅助治疗</th><th>随访</th></tr>
<tr><td rowspan="3">T1 ~ 2，N0</td><td colspan="2" rowspan="2">手术切除（首选）（不推荐选择性颈部淋巴结清扫）</td><td>切缘阳性，周围神经/血管/淋巴管受侵</td><td colspan="3">放疗后肿瘤复发</td><td rowspan="3">随访</td></tr>
<tr><td>没有不良的病理发现</td><td colspan="3"></td></tr>
<tr><td colspan="2">对原发部位进行放疗</td><td>放疗后有残留病灶或肿瘤复发</td><td colspan="3">手术切除/重建</td></tr>
<tr><td rowspan="9">T3，T4a，N0；任何 T，N1 ~ 3</td><td rowspan="4">手术（首选）</td><td>N0</td><td>原发病灶切除 ± 同侧或双侧颈部淋巴结清扫</td><td colspan="3">N0（淋巴结阴性）</td><td></td></tr>
<tr><td>N1<br>N2a ~ b，<br>N3</td><td>原发病灶切除，同侧颈部淋巴结清扫 ± 对侧颈部淋巴结清扫</td><td colspan="3">一个阳性淋巴结，不伴有不良特征 → 放疗（选择性）</td><td></td></tr>
<tr><td rowspan="2">N2c（双侧）</td><td rowspan="2">原发病灶切除联合双侧颈部淋巴结清扫</td><td rowspan="2">有不良特征</td><td colspan="2">包膜外侵犯，和/或切缘阳性</td><td>首选全身治疗/放疗（1 类），或再切除，或放疗</td></tr>
<tr><td colspan="2">其他危险特征</td><td>放疗，或考虑全身治疗/放疗</td></tr>
<tr><td colspan="2" rowspan="5">根治性放疗或全身治疗/放疗</td><td colspan="4">原发病灶：疗效评价<br>CR（初始淋巴结评估为 N0）</td><td></td></tr>
<tr><td rowspan="3">原发病灶：疗效评价 CR（初始淋巴结评估为 N +）</td><td colspan="2">颈部肿瘤残留</td><td colspan="2">颈部淋巴结清扫</td></tr>
<tr><td rowspan="2">颈部疗效评价 CR</td><td rowspan="2">治疗后评估</td><td>阴性</td><td>观察</td></tr>
<tr><td>阳性</td><td>颈部淋巴结清扫</td></tr>
<tr><td>原发肿瘤疗效评价：没有达到 CR</td><td colspan="4">有指征时，挽救性手术 + 颈部淋巴结清扫</td></tr>
</table>

## 三、口腔癌

（颊黏膜、口底、前舌、牙槽嵴、磨牙后三角区、硬腭）

表 9　检查与分期

<table>
<tr><th>检查</th><th>分期</th></tr>
<tr><td rowspan="6">· 病史和体格检查，包括系统的头颈部查体；有临床活检指征时，光纤镜检查<br>· 有临床指征时，胸部增强 CT 和/或原发灶和颈部增强<br>· 有临床指征时，麻醉下内镜检查分期为Ⅲ～Ⅳ病变，考虑 PET－CT 检查<br>· 有临床指征时，麻醉前讨论<br>· 牙科/口腔修复评价，包括下颌影像学检查，考虑营养、语言和吞咽功能评价和治疗<br>· 有临床指征时，多学科讨论</td><td>T1～2，N0</td></tr>
<tr><td>T3，N0</td></tr>
<tr><td>T1～3，N1～3</td></tr>
<tr><td>T4a，任何 N</td></tr>
<tr><td>T4b，任何 N，或不能进行淋巴结清扫，或不适合手术切除</td></tr>
<tr><td>初始诊断时即发现转移</td></tr>
</table>

表 10　分期与治疗（1）

<table>
<tr><th>临床分期</th><th colspan="4">原发肿瘤与颈部的治疗</th><th colspan="4">辅助治疗</th><th>随访</th></tr>
<tr><td rowspan="7">T1～2，N0</td><td colspan="4">原发灶切除（首选）±同侧（根据肿瘤厚度）或双侧（根据原发肿瘤的位置）颈部淋巴结清扫</td><td rowspan="5"></td><td colspan="3">没有阳性淋巴结和不良特征</td><td rowspan="5">复发或顽固性病变</td></tr>
<tr><td rowspan="4">原发灶切除、前哨淋巴结（SLN）活检</td><td rowspan="2">SLN 识别成功</td><td colspan="2">前哨淋巴结病理阴性（N－）</td><td colspan="3">一个阳性淋巴结不伴有不良特征：考虑放疗</td></tr>
<tr><td>前哨淋巴结病理阳性（N＋）</td><td>颈部淋巴结清扫</td><td rowspan="3">不良特征</td><td>包膜外侵犯，和/或切缘阳性</td><td>全身治疗/放疗（首选）（1 类）</td></tr>
<tr><td rowspan="2">SLN 识别不成功</td><td colspan="2" rowspan="2">颈部淋巴结清扫</td><td>切缘阳性</td><td>再切除，或放疗，或全身治疗/放疗（仅仅适用于 T2）</td></tr>
<tr><td>其他危险因素</td><td>放疗，或全身治疗/放疗</td></tr>
<tr><td rowspan="2">根治性放疗</td><td colspan="8">没有肿瘤残留</td></tr>
<tr><td>肿瘤残留</td><td colspan="7">挽救性手术</td></tr>
</table>

表 11　分期与治疗（2）

<table>
<tr><th colspan="3">临床分期</th><th colspan="5">原发肿瘤与颈部的治疗</th><th>辅助治疗</th><th>随访</th></tr>
<tr><td rowspan="4">T3，N0；T1～3，N1～3；T4a，任何 N</td><td rowspan="3">手术切除</td><td>N0，N1，N2a～b，N3</td><td>原发病灶切除，同侧或双侧淋巴结清扫术</td><td rowspan="3"></td><td colspan="3">没有不良特征</td><td>考虑放疗</td><td rowspan="3">复发或顽固性病变</td></tr>
<tr><td rowspan="2">N2c（双侧）</td><td rowspan="2">原发病灶切除，双侧淋巴结清扫术</td><td rowspan="2">有不良特征</td><td>包膜外侵犯，和/或切缘阳性</td><td colspan="2">全身治疗/放疗（首选），或再切除（1 类），或放疗</td></tr>
<tr><td>其他危险因素</td><td colspan="2">放疗，或考虑全身治疗/放疗</td></tr>
<tr><td colspan="9">多渠道临床试验</td></tr>
</table>

## 四、口咽癌

表 12　检查与分期（舌底/扁桃体/咽后壁/软腭）

<table>
<tr><th>检查</th><th>分期</th></tr>
<tr><td rowspan="5">· 病史和体格检查，包括系统的头颈部查体；有临床活检指征时，光纤镜检查<br>· 原发灶或颈部 FNA 活检<br>· 推荐 HPV 检测<br>· 有临床指征时，胸部增强 CT 和/或原发灶和颈部增强<br>· 有临床指征时，麻醉下内镜检查分期为Ⅲ～Ⅳ病变，考虑 PET－CT 检查<br>· 有临床指征时，麻醉前讨论<br>· 牙科/口腔修复评价，包括下颌影像学检查，考虑营养、语言和吞咽功能评价和治疗<br>· 有临床指征时，多学科讨论</td><td>T1～2，N0～1</td></tr>
<tr><td>T3～4a，N0～1</td></tr>
<tr><td>任何 T，N2～3</td></tr>
<tr><td>T4b，任何 N，或不能切除，或不适宜手术切除</td></tr>
<tr><td>初始发现时即转移</td></tr>
</table>

表 13　分期与治疗（1）

<table>
<tr><th>分期</th><th colspan="3">原发肿瘤与颈部的治疗</th><th>辅助治疗</th><th>随访</th></tr>
<tr><td rowspan="8">T1～2，N0～1</td><td rowspan="2">根治性放疗</td><td colspan="3">疗效评价为 CR</td><td rowspan="16">复发或顽固性病变</td></tr>
<tr><td>肿瘤残留</td><td colspan="2">挽救性手术</td></tr>
<tr><td rowspan="4">经鼻或开放性原发病灶切除 ± 同侧或双侧淋巴结清扫术</td><td colspan="3">没有不良特征</td></tr>
<tr><td rowspan="3">有不良特征</td><td>包膜外侵犯，切缘阳性</td><td>全身治疗/放疗（1 类）</td></tr>
<tr><td>阳性切缘</td><td>再手术，或放疗，或考虑全身治疗/放疗（仅适用于 T2）</td></tr>
<tr><td>其他危险特征</td><td>放疗，或考虑全身治疗/放疗</td></tr>
<tr><td rowspan="2" colspan="2">仅对于 T2、N1 而言，放疗＋全身治疗（全身治疗为 2B）</td><td colspan="2">疗效评价为 CR</td></tr>
<tr><td>肿瘤残留</td><td>挽救性手术</td></tr>
<tr><td rowspan="8">T3～4a，N0～1</td><td rowspan="2">全身治疗与放疗同步</td><td colspan="3">疗效评价为 CR</td></tr>
<tr><td colspan="2">肿瘤残留</td><td>挽救性手术</td></tr>
<tr><td rowspan="3">对原发病灶和颈部淋巴结进行经鼻或开放性切除</td><td colspan="2">没有不良特征</td><td>放疗</td></tr>
<tr><td rowspan="2">有不良特征</td><td>包膜外侵犯和/或切缘阳性</td><td>全身治疗/放疗（1 类）</td></tr>
<tr><td>其他危险特征</td><td>放疗，或考虑全身治疗/放疗</td></tr>
<tr><td rowspan="2" colspan="2">诱导化疗（3 类）后放疗，或全身治疗/放疗</td><td colspan="2">疗效评价为 CR</td></tr>
<tr><td>肿瘤残留</td><td>挽救性手术</td></tr>
<tr><td colspan="4">多渠道临床试验</td></tr>
</table>

表 14　分期与治疗（2）

<table>
<tr><th>分期</th><th colspan="5">原发肿瘤与颈部的治疗</th><th>辅助治疗</th><th>随访</th></tr>
<tr><td rowspan="4">任何 T，N2～3</td><td rowspan="3">全身治疗与放疗同步</td><td rowspan="4"></td><td rowspan="3">原发灶疗效评价：CR</td><td colspan="2">颈部有肿瘤残留</td><td>颈部淋巴结清扫术</td><td rowspan="4"></td></tr>
<tr><td rowspan="2">颈部疗效评价：CR</td><td rowspan="2">治疗后评价</td><td>阴性：观察</td></tr>
<tr><td>阳性：颈部淋巴结清扫术</td></tr>
<tr><td>诱导化疗（3 类）后放疗，或全身治疗/放疗</td><td colspan="3">原发灶：肿瘤有残留</td><td>当有临床指征时，挽救性手术＋颈部淋巴结清扫术</td></tr>
</table>

续表

<table>
<tr><th>分期</th><th colspan="4">原发肿瘤与颈部的治疗</th><th colspan="3">辅助治疗</th><th>随访</th></tr>
<tr><td rowspan="3"></td><td rowspan="3">对原发病灶和颈部淋巴结进行经鼻或开放性切除</td><td>N2a～b<br>N3</td><td>原发灶切除，同侧或双侧颈部淋巴结清扫术</td><td rowspan="3"></td><td colspan="3">没有不良特征</td><td rowspan="3">复发或顽固性病变</td></tr>
<tr><td rowspan="2">N2c</td><td rowspan="2">原发灶及双侧颈部淋巴结切除</td><td rowspan="2">有不良特征</td><td>包膜外侵犯和/或切缘阳性</td><td>全身治疗/放疗（1类）</td></tr>
<tr><td>其他危险特征</td><td>放疗，或考虑全身治疗/放疗</td></tr>
</table>

## 五、喉癌

表 15　检查与分期

<table>
<tr><th>检查</th><th colspan="2">分期</th></tr>
<tr><td rowspan="5">· 病史和体格检查，包括系统的头颈部查体；有临床活检指征时，光纤镜检查；有临床指征时，胸部增强 CT 和/或原发灶和颈部增强<br>· 有临床指征时，麻醉下内镜检查分期为Ⅲ～Ⅳ病变，考虑 PET－CT 检查；有临床指征时，麻醉前讨论<br>· 牙科/口腔修复评价，包括下颌影像学检查，考虑营养、语言和吞咽功能评价和治疗<br>· 准备手术者考虑肺功能测定<br>· 有临床指征时，多学科讨论</td><td colspan="2">绝大部分 T1、N0，选择性 T2、N0（适宜于保喉手术）</td></tr>
<tr><td rowspan="2">晚期肿瘤需要（适宜于）咽部分切除联合全喉切除</td><td>T1、N＋，T2～3、任何 N</td></tr>
<tr><td>T4a，任何 N</td></tr>
<tr><td colspan="2">T4b，任何 N，或不能进行淋巴结清扫，或不适宜手术</td></tr>
<tr><td colspan="2">初始发现时即有转移</td></tr>
</table>

表 16　分期与治疗

<table>
<tr><th>临床分期</th><th colspan="3">原发肿瘤与颈部治疗</th><th>辅助治疗</th><th>随访</th></tr>
<tr><td rowspan="6">绝大部分 T1、N0，选择性 T2、N0（适宜于保喉手术）</td><td rowspan="2">根治性放疗</td><td colspan="2">原发灶疗效评价：CR</td><td></td><td rowspan="13">复发或顽固性病变</td></tr>
<tr><td colspan="2">原发部位：肿瘤残留</td><td>挽救性手术＋局部淋巴结清扫（有指征时）</td></tr>
<tr><td rowspan="4">手术：部分喉咽切除（开放或内镜）＋同侧或双侧淋巴结清扫术</td><td colspan="2">没有不良特征</td><td></td></tr>
<tr><td rowspan="3">有不良特征</td><td>包膜外侵犯、切缘阳性</td><td>全身治疗/放疗（1 类）</td></tr>
<tr><td>切缘阳性</td><td>再切除，或放疗，或考虑全身治疗/放疗（仅适用于 T2）</td></tr>
<tr><td>其他危险特征</td><td>放疗或考虑全身治疗/放疗</td></tr>
<tr><td rowspan="8">T2～3，任何 N（如果需要咽部分切除联合全喉切除）；T1，N＋</td><td colspan="4">诱导化疗</td></tr>
<tr><td rowspan="3">喉咽切除术＋颈部淋巴结清扫，包括 VI 区</td><td colspan="3">没有不良特征</td></tr>
<tr><td rowspan="2">有不良特征</td><td>包膜外侵犯和/或切缘阳性</td><td>全身治疗/放疗（1 类）</td></tr>
<tr><td>其他危险特征</td><td>放疗，或考虑全身治疗/放疗</td></tr>
<tr><td rowspan="3">全身治疗与放疗同步</td><td rowspan="2">原发灶疗效评价：CR</td><td>颈部肿瘤残留</td><td>颈部淋巴结清扫术</td></tr>
<tr><td>颈部肿瘤完全消退</td><td>治疗后评价</td></tr>
<tr><td>原发灶评价：肿瘤残留</td><td colspan="2">挽救性手术＋颈部淋巴结清扫术（有指征时）</td></tr>
<tr><td colspan="5">多渠道临床试验</td></tr>
</table>

**表 17 治疗反应评估**

<table>
<tr><td rowspan="8">对 T2 ~ 3、任何 N，或 T1、N + 诱导化疗后进行治疗反应评估</td><td rowspan="3">原发灶评价：CR，和稳定，或颈部病灶改善</td><td rowspan="3">根治性放疗（1类）或考虑全身治疗/放疗（2B类）</td><td colspan="2">颈部肿瘤残留</td><td>颈部淋巴结清扫术</td><td rowspan="8">随访：复发或顽固性病变</td></tr>
<tr><td rowspan="2">颈部肿瘤完全消退</td><td rowspan="2">治疗后评价</td><td>阴性：观察</td></tr>
<tr><td>阳性：颈部淋巴结清扫术</td></tr>
<tr><td rowspan="4">原发灶评价：部分缓解，和稳定，或颈部病灶改善</td><td rowspan="2">全身治疗/放疗（2B类）</td><td colspan="3">CR：观察</td></tr>
<tr><td colspan="2">肿瘤残留</td><td>挽救性手术</td></tr>
<tr><td rowspan="3">手术</td><td colspan="2">没有不良特征</td><td>放疗</td></tr>
<tr><td rowspan="2">有不良特征</td><td>包膜外侵犯和/或切缘阳性</td><td>全身治疗/放疗（1类）</td></tr>
<tr><td>原发灶评价：<PR</td><td>其他危险因素</td><td>放疗，或考虑全身治疗/放疗</td></tr>
</table>

**表 18 分期与治疗**

<table>
<tr><th>临床分期</th><th colspan="3">原发肿瘤与颈部治疗</th><th colspan="2">辅助治疗</th><th>随访</th></tr>
<tr><td rowspan="8">T4a，任何 N</td><td rowspan="2">手术切除 + 颈部淋巴结清扫术（首选）</td><td colspan="2">包膜外侵犯和/或切缘阳性</td><td colspan="2">全身治疗/放疗（1类）</td><td rowspan="7">随访：复发或顽固性病变</td></tr>
<tr><td colspan="2">其他危险因素</td><td colspan="2">放疗，或考虑全身治疗/放疗</td></tr>
<tr><td>诱导化疗（3类）</td><td colspan="2">见化疗方案</td><td colspan="2"></td></tr>
<tr><td rowspan="4">全身治疗与放疗同步（3类）</td><td rowspan="3">原发灶评价：CR</td><td>颈部肿瘤残留</td><td colspan="2">颈部淋巴结清扫术</td></tr>
<tr><td rowspan="2">颈部肿瘤完全消退</td><td rowspan="2">治疗后评价</td><td>阴性：观察</td></tr>
<tr><td>阳性：颈部淋巴结清扫术</td></tr>
<tr><td colspan="2">原发灶评价：肿瘤残留</td><td colspan="2">挽救性手术 + 颈部淋巴结清扫术（有指征时）</td></tr>
<tr><td colspan="6">多渠道临床试验</td></tr>
</table>

**表 19 反应评估与辅助治疗**

<table>
<tr><th></th><th colspan="2">反应评估</th><th colspan="5">辅助治疗</th><th>随访</th></tr>
<tr><td rowspan="7">对 T4a、任何 N 诱导化疗后治疗反应评估</td><td rowspan="4">原发灶评价：CR，和 PR，或颈部病灶改善</td><td rowspan="4">对于 CR、PR：放疗，或考虑全身治疗/放疗</td><td rowspan="3">原发灶评价：CR</td><td rowspan="3">颈部肿瘤残留</td><td colspan="3">颈部淋巴结清扫术</td><td rowspan="7">复发或顽固性病变</td></tr>
<tr><td rowspan="2">颈部肿瘤完全消退</td><td rowspan="2">治疗后评价</td><td>阴性：观察</td></tr>
<tr><td>阳性：颈部淋巴结清扫术</td></tr>
<tr><td colspan="2">原发灶评价：肿瘤残留</td><td colspan="3">挽救性手术 + 颈部淋巴结清扫术（有指征时）</td></tr>
<tr><td rowspan="3">原发灶评价：<PR，或颈部病灶进展</td><td rowspan="3">挽救性手术 + 颈部淋巴结清扫术（有指征时）</td><td colspan="3">没有不良特征</td><td colspan="2">放疗</td></tr>
<tr><td rowspan="2">有不良特征</td><td colspan="2">包膜外侵犯和/或切缘阳性</td><td colspan="2">全身治疗/放疗（1类）</td></tr>
<tr><td colspan="2">其他危险因素</td><td colspan="2">放疗，或考虑全身治疗/放疗</td></tr>
</table>

## 六、鼻咽癌

表 20　检查与临床分期

<table>
<tr><th>检查</th><th>临床分期</th></tr>
<tr><td rowspan="3">· 病史与体格检查，包括系统的头颈部查体，有临床指征时鼻咽镜检查<br>· 鼻咽部光纤镜检查<br>· 原发灶活检或颈部 FNA 活检<br>· 鼻咽底部 MRI，颈部增强 CT；有临床指征时，上纵隔/胸部 CT<br>· 牙科/口腔修复评价，包括下颌影像学检查，考虑营养、语言和吞咽功能评价和治疗<br>· 对远处转移继续影像学检查（如肺、肝脏、骨骼），包括 PET-CT 和/或其他影像学检查，特别是无角化组织学类型、地方性，或 N2～3 病变，Ⅲ～Ⅳ期病变<br>· 考虑 EBV/DNA 测定<br>· 当有临床指征时，考虑眼科和内分泌科评价<br>· 当有临床指征时，多学科讨论</td><td>T1，N0，M0</td></tr>
<tr><td>T1，N1～3；T2～T4，任何 N</td></tr>
<tr><td>任何 T，任何 N、M1</td></tr>
</table>

表 21　分期与治疗

<table>
<tr><th>分期</th><th colspan="4">原发肿瘤与颈部治疗</th><th>随访</th></tr>
<tr><td>T1、N0、M0</td><td colspan="4">鼻咽部根治性放疗和选择性颈部放疗</td><td rowspan="6">复发或顽固性病变</td></tr>
<tr><td rowspan="3">T1、N1～3，T2～T4，任何 N</td><td>同步化疗/放疗后，再进行辅助化疗</td><td rowspan="3">疗效评估</td><td>颈部：肿瘤残留</td><td>颈部淋巴结清扫术</td></tr>
<tr><td>同步化疗/放疗后，不再进行辅助化疗（2B 类）</td><td rowspan="2">颈部：肿瘤完全消退</td><td rowspan="2">观察</td></tr>
<tr><td>诱导化疗（3 类）后，再化疗/放疗</td></tr>
<tr><td rowspan="2">任何 T，任何 N，M1</td><td>以顺铂为基础的化疗</td><td colspan="3">对原发灶和颈部进行放疗，或有临床指征时化疗/放疗</td></tr>
<tr><td colspan="4">化放疗同步</td></tr>
</table>

## 七、声门型喉癌

表 22　检查与临床分期

<table>
<tr><th>检查</th><th>分期</th></tr>
<tr><td rowspan="7">· 病史和体格检查，包括系统的头颈部查体，有临床指征时光纤镜检查<br>· 原发灶活检或颈部 FNA 活检<br>· 胸部影像学检查，有临床指征时，对喉进行增强 CT 和/或对原发灶、颈部进行 MRI 检查<br>· 对Ⅲ～Ⅳ期病变考虑 PET-CT<br>· 内镜检查<br>· 麻醉前讨论<br>· 牙科/口腔修复评价，包括下颌影像学检查，考虑营养、语言和吞咽功能评价和治疗</td><td>原位癌</td></tr>
<tr><td>适宜保喉手术（T1～T2，或选择性 T3）</td></tr>
<tr><td>T3 需要全喉切除术（N0～1）</td></tr>
<tr><td>T3 需要全喉切除术（N2～3）</td></tr>
<tr><td>T4a 病变</td></tr>
<tr><td>T4b，任何 N，或不能切除淋巴结，或不适宜手术</td></tr>
<tr><td>初始发病时即发现转移</td></tr>
</table>

表 23 分期与治疗（1）

<table>
<tr><th>临床分期</th><th colspan="2">原发肿瘤与颈部治疗</th><th colspan="3">辅助治疗</th><th>随访</th></tr>
<tr><td>原位癌</td><td colspan="5">内镜切除（首选）或放疗</td><td rowspan="14">复发或顽固性病变</td></tr>
<tr><td rowspan="5">适宜保喉手术（T1～T2，或选择性T3）</td><td colspan="5">放疗</td></tr>
<tr><td rowspan="4">部分喉切除/当有指征时，内镜或开放性切除</td><td colspan="4">没有不良特征：观察</td></tr>
<tr><td rowspan="3">有不良特征</td><td>包膜外侵犯</td><td colspan="2">全身治疗/放疗（1类）</td></tr>
<tr><td>切缘阳性</td><td colspan="2">再手术，或放疗</td></tr>
<tr><td>其他危险特征</td><td colspan="2">放疗</td></tr>
<tr><td rowspan="10">T3需要全喉切除术（N0～1）</td><td rowspan="5">全身治疗与放疗同步，或如果患者不适合同步化放疗，则单纯放疗</td><td colspan="4">原发病灶疗效评价：CR（初始分期为N0）</td></tr>
<tr><td rowspan="3">原发病灶疗效评价：CR（初始分期为N+）</td><td>颈部肿瘤残留</td><td colspan="2">颈部淋巴结清扫</td></tr>
<tr><td rowspan="2">颈部肿瘤完全消退</td><td rowspan="2">治疗后评价</td><td>阴性：观察</td></tr>
<tr><td>阳性：颈部淋巴结清扫</td></tr>
<tr><td>原发病灶疗效评价：肿瘤残留</td><td colspan="3">挽救性手术＋颈部淋巴结清扫</td></tr>
<tr><td rowspan="3">手术</td><td rowspan="3">当有指征时，喉切除联合同侧甲状腺切除，同侧或双侧颈部淋巴结清扫</td><td colspan="3">没有不良特征</td></tr>
<tr><td rowspan="2">有不良特征</td><td>包膜外侵犯和/或切缘阳性</td><td>全身治疗/放疗（1类）</td></tr>
<tr><td>其他危险特征</td><td>放疗，或考虑全身治疗/放疗</td></tr>
<tr><td colspan="6">诱导化疗</td></tr>
<tr><td colspan="6">多渠道临床试验</td></tr>
</table>

表 24 分期与治疗（2）

<table>
<tr><th>临床分期</th><th colspan="2">原发肿瘤与颈部治疗</th><th colspan="3">辅助治疗</th><th>随访</th></tr>
<tr><td rowspan="9">T3需要全喉切除术（N2～3）</td><td rowspan="4">全身治疗与放疗同步</td><td rowspan="3">原发病灶疗效评价：CR</td><td colspan="2">颈部肿瘤残留</td><td>颈部淋巴结清扫</td><td rowspan="7">复发或顽固性病变</td></tr>
<tr><td rowspan="2">颈部肿瘤完全消退</td><td rowspan="2">治疗后评价</td><td>阴性：观察</td></tr>
<tr><td>阳性：颈部淋巴结清扫</td></tr>
<tr><td>原发病灶疗效评价：肿瘤残留</td><td colspan="3">当有指征时，挽救性手术＋颈部淋巴结清扫</td></tr>
<tr><td rowspan="3">手术</td><td rowspan="3">当有指征时，甲状腺切除，同侧或双侧颈部淋巴结清扫</td><td colspan="3">没有不良特征</td></tr>
<tr><td rowspan="2">有不良特征</td><td>包膜外侵犯和/或切缘阳性</td><td>全身治疗/放疗（1类）</td></tr>
<tr><td>其他危险特征</td><td>放疗，或考虑全身治疗/放疗</td></tr>
<tr><td colspan="6">诱导化疗</td></tr>
<tr><td colspan="6">多渠道临床试验</td></tr>
</table>

表 25 治疗反应评估

<table>
<tr><td rowspan="8">诱导化疗后疗效评价</td><td rowspan="3">原发灶疗效评价：CR</td><td rowspan="3">根治性放疗（1类）</td><td colspan="2">颈部肿瘤残留</td><td>颈部淋巴结清扫</td><td>随访</td></tr>
<tr><td rowspan="2">颈部肿瘤完全消退</td><td rowspan="2">治疗后评价</td><td>阴性：观察</td><td rowspan="7">复发或顽固性病变</td></tr>
<tr><td>阳性：颈部淋巴结清扫</td></tr>
<tr><td rowspan="2">原发灶疗效评价：PR</td><td rowspan="2">放疗（1类），或全身治疗/放疗（2B类）</td><td>CR</td><td colspan="2">观察</td></tr>
<tr><td>肿瘤残留</td><td colspan="2">挽救性手术</td></tr>
<tr><td rowspan="3">原发灶疗效评价：<PR</td><td rowspan="3">手术</td><td>没有不良特征</td><td colspan="2">放疗</td></tr>
<tr><td rowspan="2">有不良特征</td><td>包膜外侵犯和/或切缘阳性</td><td>全身治疗/放疗（1类）</td></tr>
<tr><td>其他危险特征</td><td>放疗，或考虑全身治疗/放疗</td></tr>
</table>

表 26 分期与治疗

<table>
<tr><th>临床分期</th><th colspan="7">原发肿瘤与颈部治疗</th><th>辅助治疗</th><th>随访</th></tr>
<tr><td rowspan="3">T4a，任何 N</td><td rowspan="3">手术</td><td>N0</td><td colspan="5">有指征时，全喉切除联合甲状腺切除 ± 单侧或双侧颈部淋巴结清扫</td><td rowspan="3">放疗，或考虑全身治疗/放疗，或对经严格选择的患者进行观察</td><td rowspan="7">复发或顽固性病变</td></tr>
<tr><td>N1</td><td colspan="5">有指征时，全喉切除联合甲状腺切除，同侧颈部淋巴结清扫 ± 对侧颈部淋巴结清扫</td></tr>
<tr><td>N2～3</td><td colspan="5">有指征时，全喉切除联合甲状腺切除，同侧或双侧颈部淋巴结清扫</td></tr>
<tr><td rowspan="6">经选择的 T4a、决定手术的患者</td><td colspan="2" rowspan="4">考虑同步全身治疗/放疗</td><td rowspan="3">原发病灶疗效评价：CR</td><td colspan="2">肿瘤残留</td><td colspan="3">颈部淋巴结清扫</td></tr>
<tr><td colspan="2" rowspan="2">颈部肿瘤完全消退</td><td rowspan="2">治疗后评价</td><td>阴性</td><td>观察</td></tr>
<tr><td>阳性</td><td>颈部淋巴结清扫</td></tr>
<tr><td colspan="2">原发病灶疗效评价：肿瘤残留</td><td colspan="4">当有指征时，挽救性手术 + 颈部淋巴结清扫</td></tr>
<tr><td colspan="9">对保留功能手术或非外科治疗的患者参加临床试验</td></tr>
<tr><td colspan="9">诱导化疗</td></tr>
</table>

## 八、声门上型喉癌

表 27 检查与分期

<table>
<tr><th>检查</th><th>分期</th></tr>
<tr><td rowspan="6">· 病史和体格检查，包括系统的头颈部查体，有临床指征时光纤镜检查<br>· 原发灶活检或颈部 FNA 活检<br>· 胸部影像学检查，有临床指征时，对喉进行增强 CT 和/或对原发灶、颈部进行 MRI 检查<br>· 对Ⅲ～Ⅳ期病变考虑 PET－CT<br>· 内镜检查<br>· 麻醉前讨论<br>· 牙科/口腔修复评价，包括下颌影像学检查，考虑营养、语言和吞咽功能评价和治疗<br>· 有临床指征时，多学科讨论</td><td>适宜于喉保留手术（绝大多数 T1～2、N0，选择性 T3）</td></tr>
<tr><td>适宜于全喉切除（T3，N0）</td></tr>
<tr><td>T4a，N0</td></tr>
<tr><td>淋巴结阳性病变</td></tr>
<tr><td>T4b，任何 N，或不能进行淋巴结病变切除，或不宜手术</td></tr>
<tr><td>初始发病时即发现转移</td></tr>
</table>

表 28　辅助治疗（1）

<table>
<tr><th>临床分期</th><th>原发肿瘤<br>与颈部治疗</th><th>病理分期</th><th>辅助治疗</th><th>随访</th></tr>
<tr><td rowspan="5">适宜于喉保留手术（绝大多数 T1～2、N0，选择性 T3）</td><td rowspan="5">内镜切除 ± 颈部淋巴结清扫或开放性部分声门上喉切除 ± 颈部淋巴结清扫或根治性放疗</td><td colspan="2">淋巴结阴性（T1～T2，N0）</td><td rowspan="5">复发或顽固性病变</td></tr>
<tr><td>一个淋巴结阳性，没有其他不良因素</td><td>考虑放疗</td></tr>
<tr><td>淋巴结阳性，有不良特征：切缘阳性，或其他危险因素</td><td>再切除，或放疗，或考虑全身治疗/放疗</td></tr>
<tr><td>有不良特征：包膜外侵犯</td><td>全身治疗/放疗（1 类），或放疗（经选择的患者为 2B 类）</td></tr>
<tr><td>淋巴结阴性（T3～T4a，N0）</td><td>见下表</td></tr>
</table>

表 29　辅助治疗（2）

<table>
<tr><th>临床分期</th><th colspan="2">原发肿瘤与颈部治疗</th><th colspan="2">辅助治疗</th><th>随访</th></tr>
<tr><td rowspan="8">适宜全喉切除术（T3，N0）</td><td rowspan="2">全身治疗与放疗同步</td><td colspan="3">原发肿瘤治疗疗效评价：CR</td><td rowspan="5">复发或顽固性病变</td></tr>
<tr><td>原发肿瘤治疗疗效评价：肿瘤残留</td><td colspan="2">有指征时：挽救性手术＋颈部淋巴结清扫</td></tr>
<tr><td rowspan="3">喉切除，同侧甲状腺切除联合同侧或双侧颈部淋巴结清扫</td><td>淋巴结阴性或一个淋巴结阳性，没有其他不良特征</td><td colspan="2">考虑放疗</td></tr>
<tr><td rowspan="2">有不良特征</td><td>包膜外侵犯和/或切缘阳性</td><td>全身治疗/放疗（1 类）</td></tr>
<tr><td>其他危险因素</td><td>放疗，或考虑全身治疗/放疗</td></tr>
<tr><td colspan="4">不适宜全身治疗与放疗同步的患者进行单纯放疗</td><td></td></tr>
<tr><td colspan="4">诱导化疗</td><td></td></tr>
<tr><td colspan="4">多渠道临床试验</td><td></td></tr>
</table>

表 30　淋巴结阳性病变

<table>
<tr><th>临床分期</th><th colspan="4">原发肿瘤与颈部治疗</th><th>辅助治疗</th><th>随访</th></tr>
<tr><td rowspan="9">适宜于喉保留手术（T1～2、N＋，选择性 T3、N1）</td><td rowspan="3">全身治疗与放疗同步</td><td rowspan="3">原发肿瘤治疗疗效评价：CR</td><td colspan="2">颈部肿瘤残留</td><td>颈部淋巴结清扫</td><td rowspan="7">复发或顽固性病变</td></tr>
<tr><td rowspan="2">颈部肿瘤完全消退</td><td rowspan="2">治疗后评价</td><td>阴性：观察</td></tr>
<tr><td>阳性：颈部淋巴结清扫</td></tr>
<tr><td>根治性</td><td colspan="2">原发肿瘤治疗疗效评价：肿瘤残留</td><td colspan="2">当有指征时：挽救性手术＋颈部淋巴结清扫</td></tr>
<tr><td rowspan="3">部分声门上喉切除和颈部淋巴结清扫</td><td colspan="3">没有不良因素</td><td>观察或放疗</td></tr>
<tr><td rowspan="2">有不良特征</td><td colspan="2">包膜外侵犯和/或切缘阳性</td><td>全身治疗/放疗（1 类）</td></tr>
<tr><td colspan="2">其他危险因素</td><td>放疗，或考虑全身治疗/放疗</td></tr>
<tr><td colspan="6">诱导化疗</td></tr>
<tr><td colspan="6">多渠道临床试验</td></tr>
</table>

**表 31　辅助治疗**

<table>
<tr><th>临床分期</th><th colspan="4">原发肿瘤与颈部治疗</th><th>辅助治疗</th><th>随访</th></tr>
<tr><td rowspan="9">适用于全喉切除（T3，N2～N3）</td><td rowspan="4">全身治疗与放疗同步</td><td rowspan="3">原发肿瘤治疗疗效评价：CR</td><td colspan="2">颈部肿瘤残留</td><td>颈部淋巴结清扫</td><td rowspan="7">复发或顽固性病变</td></tr>
<tr><td rowspan="2">颈部肿瘤完全消退</td><td rowspan="2">治疗后评价</td><td>阴性：观察</td></tr>
<tr><td>阳性：颈部淋巴结清扫</td></tr>
<tr><td colspan="3">原发肿瘤治疗疗效评价：肿瘤残留</td><td>当有指征时，挽救性手术＋颈部淋巴结清扫</td></tr>
<tr><td rowspan="3">喉切除，同侧甲状腺切除联合颈部淋巴结清扫</td><td colspan="3">没有不良因素</td><td>放疗</td></tr>
<tr><td rowspan="2">有不良特征</td><td colspan="2">包膜外侵犯和/或切缘阳性</td><td>全身治疗/放疗（1 类）</td></tr>
<tr><td colspan="2">其他危险因素</td><td>放疗，或考虑全身治疗/放疗</td></tr>
<tr><td colspan="6">诱导化疗</td></tr>
<tr><td colspan="6">多渠道临床试验</td></tr>
</table>

**表 32　治疗反应评估**

<table>
<tr><td rowspan="8">诱导化疗后疗效评价</td><td rowspan="3">原发肿瘤疗效评价：CR</td><td rowspan="3">根治性放疗（1 类）</td><td colspan="2">颈部肿瘤残留</td><td>颈部淋巴结清扫</td><td>随访</td></tr>
<tr><td rowspan="2">颈部肿瘤完全消退</td><td rowspan="2">治疗后评价</td><td>阴性：观察</td><td rowspan="7">复发或顽固性病变</td></tr>
<tr><td>阳性：颈部淋巴结清扫</td></tr>
<tr><td rowspan="2">原发肿瘤疗效评价：PR</td><td rowspan="2">放疗（1 类）或全身治疗/放疗（2B 类）</td><td colspan="2">CR</td><td>观察</td></tr>
<tr><td colspan="2">肿瘤残留</td><td>挽救性手术</td></tr>
<tr><td rowspan="3">原发肿瘤疗效评价：<PR</td><td rowspan="3">手术</td><td colspan="2">没有不良特征</td><td>放疗</td></tr>
<tr><td rowspan="2">有不良特征</td><td>包膜外侵犯和/或切缘阳性</td><td>全身治疗/放疗（1 类）</td></tr>
<tr><td>其他不良特征</td><td>放疗或考虑全身治疗/放疗</td></tr>
</table>

**表 33　辅助治疗**

<table>
<tr><th>临床分期</th><th colspan="4">原发肿瘤与颈部治疗</th><th>辅助治疗</th><th>随访</th></tr>
<tr><td rowspan="2">T4a，N0～N3</td><td colspan="2" rowspan="2">喉切除，有指征时，甲状腺切除联合同侧或双侧颈部淋巴结清扫</td><td colspan="2">包膜外侵犯和/或切缘阳性</td><td>全身治疗/放疗（1 类）</td><td rowspan="6">复发或顽固性病变</td></tr>
<tr><td colspan="2">其他不良特征</td><td>放疗，或考虑全身治疗/放疗</td></tr>
<tr><td rowspan="6">决定手术的 T4a，N0～N3 患者</td><td rowspan="4">考虑全身治疗与放疗同步</td><td rowspan="3">原发肿瘤疗效评价：CR</td><td colspan="2">颈部肿瘤残留</td><td>颈部淋巴结清扫</td></tr>
<tr><td rowspan="2">颈部肿瘤完全消退</td><td rowspan="2">治疗后评价</td><td>阴性：观察</td></tr>
<tr><td>阳性：颈部淋巴结清扫</td></tr>
<tr><td colspan="3">原发肿瘤疗效评价：肿瘤残留</td><td>当有指征时，挽救性手术＋颈部淋巴结清扫</td></tr>
<tr><td colspan="6">临床试验</td></tr>
<tr><td colspan="6">诱导化疗</td></tr>
</table>

## 九、筛窦肿瘤

表 34　检查

<table>
<tr><th colspan="2">检查</th><th>病理</th></tr>
<tr><td rowspan="4">·病史和体格检查，包括系统的头颈部查体，有临床指征时光纤镜检查<br>·颅底 CT 或 MRI<br>·有临床指征时，牙科会诊<br>·有临床指征时，胸部影像学检查<br>·对Ⅲ 或 Ⅳ期病变 PET-CT 检查</td><td rowspan="4">活检</td><td>鳞状细胞癌，腺癌，小涎腺肿瘤，嗅神经母细胞瘤，未分化癌（鼻和鼻旁窦未分化癌－SNUC，小细胞癌，鼻和鼻旁窦神经内分泌癌－SNEC）</td></tr>
<tr><td>黏膜黑色素瘤</td></tr>
<tr><td>肉瘤</td></tr>
<tr><td>淋巴瘤</td></tr>
</table>

表 35　初始治疗与辅助治疗

<table>
<tr><th>临床表现</th><th>初始治疗</th><th>辅助治疗</th><th>随访</th></tr>
<tr><td rowspan="2">新近诊断的 T1、T2</td><td>手术切除（首选）</td><td>放疗，或仅对 T1 的患者观察（2B），或如果有不良特征考虑全身治疗/放疗（2B 类）</td><td rowspan="9">复发或顽固性病变</td></tr>
<tr><td colspan="2">根治性放疗</td></tr>
<tr><td rowspan="2">新近诊断的 T3、T4a</td><td>手术切除（首选）</td><td>放疗，如果有不良特征考虑全身治疗/放疗（2B 类）</td></tr>
<tr><td colspan="2">全身治疗/放疗</td></tr>
<tr><td>新近诊断的 T4b 或拒绝手术的患者</td><td colspan="2">全身治疗/放疗，或放疗，或临床试验（首选）</td></tr>
<tr><td rowspan="2">没有完整切除（如息肉切除）和肿瘤残留</td><td>如果可行，手术切除（首选）</td><td>放疗，如果有不良特征考虑全身治疗/放疗（2B 类）</td></tr>
<tr><td colspan="2">放疗，或全身治疗/放疗</td></tr>
<tr><td rowspan="2">没有完整切除（如息肉切除），体格检查、影像学检查和/或内镜检查没有发现肿瘤残留</td><td colspan="2">放疗</td></tr>
<tr><td>如果可行，手术切除（见新近诊断的 T1、T2）</td><td>放疗，或仅对 T1 的患者观察（2B）</td></tr>
<tr><td>初始发病时即发现转移</td><td colspan="3">见晚期头颈部癌</td></tr>
</table>

## 十、上颌窦肿瘤

表 36　检查

<table>
<tr><th colspan="2">检查</th><th colspan="2">病理</th></tr>
<tr><td rowspan="6">·病史和体格检查，包括系统的头颈部查体，有临床指征时光纤镜检查<br>·头颈部增强 CT 和/或 MRI<br>·有临床指征时，牙科/整形科会诊<br>·有临床指征时，胸部影像学检查<br>·对Ⅲ期或Ⅳ期病变患者考虑 PET－CT 检查</td><td rowspan="6">活检</td><td rowspan="3">鳞状细胞癌，未分化癌，腺癌，小涎腺肿瘤，嗅神经母细胞瘤（SNUC，小细胞癌，或 SNEC）</td><td>T1～2，N0，所有组织学类型</td></tr>
<tr><td>T3～4，N0，任何 T、N＋所有组织学类型</td></tr>
<tr><td></td></tr>
<tr><td>黏膜黑色素瘤</td><td rowspan="3"></td></tr>
<tr><td>肉瘤</td></tr>
<tr><td>淋巴瘤</td></tr>
</table>

表 37 初始治疗与辅助治疗

<table>
<tr><th>分期</th><th colspan="3">初始治疗</th><th colspan="2">辅助治疗</th><th>随访</th></tr>
<tr><td rowspan="4">T1 ~ 2，N0 所有组织学类型，除外腺样囊性癌</td><td rowspan="4">手术切除</td><td colspan="4">切缘阴性</td><td rowspan="11">复发或顽固性病变</td></tr>
<tr><td>嗜神经侵犯</td><td colspan="3">考虑放疗，或全身治疗/放疗（2B 类）</td></tr>
<tr><td rowspan="2">切缘阳性</td><td rowspan="2">如果可能再次手术切除</td><td>切缘阴性</td><td>考虑放疗</td></tr>
<tr><td>切缘阳性</td><td>放疗，或全身治疗/放疗（2B 类）</td></tr>
<tr><td rowspan="2">T1 ~ 2，N0 腺样囊性癌</td><td rowspan="2">手术切除</td><td>外部</td><td colspan="3">放疗</td></tr>
<tr><td>下部</td><td colspan="3">观察或放疗</td></tr>
<tr><td rowspan="2">T3 ~ T4a，N0</td><td rowspan="2">手术完整切除</td><td>有不良特征</td><td colspan="3">放疗，或考虑全身治疗/对原发肿瘤和颈部进行放疗（2B）</td></tr>
<tr><td>没有不良特征</td><td colspan="3">对原发肿瘤和颈部进行放疗（颈部为 2B 类）（鳞状细胞癌和未分化肿瘤）</td></tr>
<tr><td>T4b，任何 N</td><td colspan="5">临床试验，或根治性放疗，或全身治疗/放疗</td></tr>
<tr><td rowspan="2">T1 ~ T4a，N +</td><td colspan="2" rowspan="2">手术切除 + 颈部淋巴结清扫</td><td>有不良特征</td><td colspan="2">放疗，或考虑全身治疗/对原发肿瘤和颈部进行放疗（2B）</td></tr>
<tr><td>没有不良特征</td><td colspan="2">对原发肿瘤和颈部进行放疗</td></tr>
<tr><td colspan="7">初始发病时即发现转移</td></tr>
</table>

## 十一、非常晚的头颈部癌

表 38 治疗与随访

<table>
<tr><th colspan="2">诊断</th><th colspan="4">治疗</th><th>随访</th></tr>
<tr><td rowspan="9">新近诊断</td><td rowspan="4">新近诊断（M0）：T4b、任何 N，或不能进行淋巴结切除，或不适宜手术</td><td colspan="3">首选临床试验</td><td rowspan="4">颈部肿瘤残留 + 原发病灶控制：如果可行，行颈部淋巴结清扫</td><td rowspan="4">复发或顽固性病变</td></tr>
<tr><td rowspan="3">标准治疗</td><td>PS0 ~ 1</td><td>同步全身治疗/放疗，或诱导化疗（3 类）后放疗，或全身治疗/放疗</td></tr>
<tr><td>PS2</td><td>根治性放疗 ± 同步全身治疗</td></tr>
<tr><td>PS3</td><td>姑息性放疗，或单药全身治疗，或最佳支持治疗</td></tr>
<tr><td rowspan="5">初始发病时即发现转移（M1）</td><td colspan="3">首选临床试验</td><td colspan="2">顽固性病变或疾病进展</td></tr>
<tr><td colspan="3">基于原发肿瘤部位进行局部治疗</td><td colspan="2">标准的全身治疗（见十六、化疗方案）</td></tr>
<tr><td rowspan="3">标准全身治疗</td><td>PS0 ~ 1</td><td>铂类 + 5 - FU + 西妥昔单抗（1 类），或多药全身治疗，或单药全身治疗，或手术，或放疗，或对经选择的、有限转移的患者进行全身治疗/放疗，或最佳支持治疗</td><td colspan="2">全身治疗，首选临床试验，或最佳支持治疗</td></tr>
<tr><td>PS2</td><td>单药全身治疗，或最佳支持治疗</td><td colspan="2">最佳支持治疗</td></tr>
<tr><td>PS3</td><td colspan="3">最佳支持治疗</td></tr>
</table>

## 十二、复发或顽固性头颈部癌

表 39 诊断与治疗（1）

<table>
<tr><th colspan="3">诊断</th><th colspan="4">治疗</th></tr>
<tr><td rowspan="8">复发或顽固性病变</td><td rowspan="5">局部复发，既往没有放疗</td><td rowspan="4">可切除</td><td rowspan="3">手术</td><td colspan="2">没有不良特征</td><td>观察</td></tr>
<tr><td rowspan="2">有不良特征</td><td>包膜外侵犯和/或切缘阳性</td><td>全身治疗/放疗（1类）</td></tr>
<tr><td>其他危险因素</td><td>放疗，或考虑全身治疗/放疗</td></tr>
<tr><td colspan="3">全身治疗/放疗</td><td>有指征时，对顽固性病变手术切除</td></tr>
<tr><td colspan="5">不能切除</td></tr>
<tr><td colspan="2" rowspan="2">局部复发，或发生第二原发肿瘤，既往进行过放疗</td><td colspan="2">可切除</td><td colspan="2">手术切除</td></tr>
<tr><td colspan="2">不能切除</td><td colspan="2">再放疗 ± 全身治疗，首选临床试验，或全身治疗，或最佳支持治疗</td></tr>
<tr><td colspan="4">远处转移</td><td colspan="2">全身治疗</td></tr>
</table>

表 40 诊断与治疗（2）

<table>
<tr><th colspan="2">诊断</th><th colspan="5">治疗</th></tr>
<tr><td rowspan="5">复发或顽固性病变，伴远处转移</td><td rowspan="2">复发或顽固性病变，伴远处转移</td><td colspan="5">首选临床试验</td></tr>
<tr><td rowspan="3">基于病变范围和症状考虑局部治疗</td><td rowspan="3">标准全身治疗</td><td>PS0～1</td><td>铂类+5-FU+西妥昔单抗（1类），或多药全身治疗，或单药全身治疗，或手术，或放疗，或对经选择的、有限转移的患者进行全身治疗/放疗，或最佳支持治疗</td><td>全身治疗，首选临床试验，或最佳支持治疗</td></tr>
<tr><td rowspan="3">远处转移且局部治疗失败</td><td>PS2</td><td>单药全身治疗，或最佳支持治疗</td><td>最佳支持治疗</td></tr>
<tr><td>PS3</td><td colspan="2">或最佳支持治疗</td></tr>
<tr><td colspan="5">首选临床试验</td></tr>
</table>

## 十三、隐匿性原发肿瘤（原发肿瘤不明）

表 41 诊断与检查

<table>
<tr><th colspan="3">临床表现</th><th>病理诊断</th><th colspan="2">检查</th></tr>
<tr><td rowspan="5">颈部肿块</td><td rowspan="5">· 病史和体格检查<br>· 头颈部全面检查，注意皮肤，口咽部触诊<br>· 当有临床指征时，对鼻咽部、咽部、下咽部、喉部进行光纤镜检查</td><td rowspan="5">细针抽吸活检(FNA)</td><td rowspan="2">鳞状细胞癌，腺癌，和间变性大细胞性/未分化表皮肿瘤</td><td rowspan="2">· 胸部影像学<br>· 增强 CT，或钆 MRI（颅底、胸廓入口）<br>· 有指征时，PET-CT 扫描<br>· 对鳞状细胞或未分化癌进行 HPV、EBV 检测<br>· 甲状腺球蛋白、降钙素、PAX8 检测，和/或对于腺癌和间变性/未分化肿瘤进行 TTF 染色</td><td>发现原发肿瘤</td></tr>
<tr><td>没有发现原发肿瘤</td></tr>
<tr><td>淋巴瘤</td><td colspan="2">见相关章节</td></tr>
<tr><td>甲状腺癌</td><td colspan="2">见相关章节</td></tr>
<tr><td>黑色素瘤</td><td colspan="2">见相关章节</td></tr>
</table>

**表 42 病理诊断与治疗**

<table>
<tr><th>病理发现</th><th colspan="3">检查</th><th colspan="2">根治性治疗</th></tr>
<tr><td rowspan="3">淋巴结 I、II、III，上V区</td><td rowspan="3">· 麻醉下检查<br>· 触诊和检查<br>· 临床发现病灶部位活检和扁桃腺切除 ± 舌扁桃腺切除<br>· 直接喉镜检查和鼻咽部检查</td><td>发现原发肿瘤</td><td></td><td colspan="2"></td></tr>
<tr><td rowspan="2">颈部淋巴结病理为腺癌，甲状腺球蛋白阴性、降钙素阴性</td><td>I～III区</td><td>如有临床指征，颈部淋巴结清扫 + 腮腺切除术</td><td>颈部放疗 ± 腮腺</td></tr>
<tr><td>IV、V区</td><td>锁骨下原发灶评价</td><td>如有临床指征，颈部淋巴结清扫</td></tr>
<tr><td>淋巴结IV，低V区</td><td>· 喉镜、食管镜<br>· 胸部/腹部/盆腔 CT（或以前没有做过，可做 PET－CT）</td><td colspan="4">分化不良，或非角化型鳞状细胞，或非特指性（NOS），或颈部淋巴结（非甲状腺）间变性，或颈部淋巴结鳞状细胞癌</td></tr>
</table>

**表 43 病理诊断与治疗**

<table>
<tr><th>组织病理学</th><th colspan="4">根治性治疗</th></tr>
<tr><td rowspan="3">分化不良，或非角化型鳞状细胞，或非特指性（NOS），或颈部淋巴结（非甲状腺）间变性，或颈部淋巴结鳞状细胞癌</td><td colspan="3">手术切除（对于 N2 病变为首选）</td><td>颈部淋巴结清扫术</td></tr>
<tr><td rowspan="2">对于 < N2 进行放疗（2B 类）<br>或对于 N2 进行全身治疗/放疗（2B）<br>或诱导化疗（3 类）后全身治疗/放疗，或放疗</td><td>完全缓解</td><td>治疗后评价</td><td>阴性：观察<br>阳性：颈部淋巴结清扫</td></tr>
<tr><td colspan="2">颈部肿瘤残留</td><td>颈部淋巴结清扫</td></tr>
<tr><td rowspan="3">颈部淋巴结清扫后</td><td>N1 不伴包膜外侵犯</td><td colspan="3">放疗，或观察</td></tr>
<tr><td>N2，N3 不伴包膜外侵犯</td><td colspan="3">放疗，或考虑全身治疗/放疗（2B）</td></tr>
<tr><td>包膜外侵犯</td><td colspan="3">全身治疗/放疗（1 类），或放疗</td></tr>
</table>

## 十四、唾液腺肿瘤

**表 44 检查**

<table>
<tr><th>临床表现</th><th>检查</th><th></th></tr>
<tr><td rowspan="2">不能切除的唾液腺肿块：腮腺、颌下腺、小唾液腺或不能完整切除的唾液腺肿块</td><td rowspan="2">· 病史和体格检查，包括系统的头颈部查体，有临床指征时光纤镜检查<br>· 有临床指征时，CT/MRI 检查<br>· 有临床指征时，胸部影像学检查<br>· FNA 活检</td><td>临床考虑良性肿瘤或癌</td></tr>
<tr><td>淋巴瘤</td></tr>
</table>

**表 45 治疗与随访**

<table>
<tr><td rowspan="3">临床诊断为良性肿瘤或癌，T1、T2</td><td rowspan="3">完整切除</td><td>良性</td><td>当有临床指征时随访</td><td></td></tr>
<tr><td>低级别</td><td>如果肿瘤破溃或神经浸润，考虑放疗</td><td rowspan="2">随访：复发或顽固性病变</td></tr>
<tr><td>腺样囊性癌，中等级别或高级别</td><td>考虑放疗（对于 T1 为 2B 类）</td></tr>
<tr><td rowspan="2">T3、T4a</td><td rowspan="2">手术评价</td><td rowspan="2">肿瘤部位</td><td>腮腺</td><td></td></tr>
<tr><td>其他唾液腺</td><td></td></tr>
<tr><td colspan="2">T4b</td><td>没有手术切除可能，或不推荐手术切除</td><td>根治性放疗，或全身治疗/放疗（2B 类）</td><td>随访：复发或顽固性病变</td></tr>
</table>

表 46 辅助治疗

<table>
<tr><th colspan="2">肿瘤部位</th><th colspan="4">治疗</th><th>辅助治疗</th></tr>
<tr><td rowspan="3">腮腺</td><td rowspan="2">临床 N0</td><td rowspan="2">对于高级别和分期晚的肿瘤进行腮腺切除联合肿瘤完整切除 ± 颈部淋巴结清扫</td><td rowspan="6"></td><td rowspan="4">完整切除</td><td>没有不良特征</td><td>随访：复发或顽固性病变</td></tr>
<tr><td>腺样囊性癌</td><td>放疗（2B 类）</td></tr>
<tr><td>临床 N +</td><td>腮腺切除 + 颈部淋巴结清扫</td><td rowspan="2">有不良特征：中等级别或高级别，切缘接近阳性或阳性，侵犯神经，淋巴结转移，淋巴血管受侵</td><td rowspan="2">辅助放疗，或考虑全身治疗/放疗（2B 类）</td></tr>
<tr><td rowspan="3">其他唾液腺</td><td>临床 N0</td><td>肿瘤完整切除</td></tr>
<tr><td rowspan="2">临床 N +</td><td rowspan="2">肿瘤完整切除联合淋巴结清扫</td><td rowspan="2">不能完整切除肿瘤，有残留</td><td>如果可行，手术切除</td><td>见上“完全切除”后的治疗</td></tr>
<tr><td>没有进一步手术切除的可能</td><td>根治性放疗，或全身治疗/放疗（2B 类）</td></tr>
</table>

表 47 复发的治疗

<table>
<tr><th>复发</th><th colspan="2">评估</th><th colspan="2">治疗</th></tr>
<tr><td rowspan="3">局部复发，既往未做过放疗</td><td rowspan="2">可切除</td><td rowspan="2">完整切除</td><td>放疗</td><td>随访</td></tr>
<tr><td>有不良特征：中等级别或高级别，切缘接近阳性或阳性，侵犯神经，淋巴结转移，淋巴血管受侵</td><td>辅助放疗，或考虑全身治疗/放疗（2B 类）</td></tr>
<tr><td colspan="2">不能完整切除</td><td colspan="2">放疗，或全身治疗/放疗（2B 类）</td></tr>
<tr><td rowspan="2">局部复发，或第二原发肿瘤，既往做过放疗</td><td colspan="2">可切除</td><td colspan="2">手术（首选）或再放疗 ± 化疗，临床试验优先</td></tr>
<tr><td colspan="2">不能切除</td><td colspan="2">再放疗 ± 化疗，临床试验优先，或化疗</td></tr>
<tr><td rowspan="3">远处转移</td><td colspan="4">首选临床试验</td></tr>
<tr><td rowspan="2">标准治疗</td><td>PS0 ~ 2</td><td colspan="2">化疗，或等待（生长缓慢的病变），或选择性转移灶切除（3 类）</td></tr>
<tr><td>PS3</td><td colspan="2">最佳支持治疗</td></tr>
</table>

表 48 化、放疗或放疗后颈部评价

<table>
<tr><td rowspan="7">全身治疗/放疗，或放疗后</td><td rowspan="7">根据情况而定，4 ~ 8 周进行 1 次临床评估</td><td>顽固性病变或疾病进展</td><td>评估疾病程度或远处转移情况：<br>· 考虑原发灶、颈部 CT 和/或增强 MRI（4 ~ 8 周 1 次）检查<br>· 考虑 PET-CT 检查</td><td>如果为顽固性病变或疾病进展</td><td>颈部淋巴结清除术</td></tr>
<tr><td rowspan="6">有治疗反应</td><td rowspan="4">评估疾病程度或远处转移情况：至少 12 周 1 次 PET-CT（包括增强 CT）</td><td>没有淋巴结或淋巴结 <1cm；PET-CT 阴性</td><td>观察</td></tr>
<tr><td>淋巴结 <1cm；PET-CT 阳性</td><td rowspan="2">观察或考虑颈部淋巴结清除术：<br>· 考虑超声 FNA/手术决策<br>· 建议计算淋巴结消退数量</td></tr>
<tr><td>淋巴结 >1cm；PET-CT 阴性</td></tr>
<tr><td>淋巴结 >1cm；PET-CT 阳性</td><td>颈部淋巴结清除术</td></tr>
<tr><td rowspan="2">8 ~ 12 周 1 次增强 CT 和/或 MRI</td><td>影像学检查阳性</td><td>· 颈部淋巴结清除术<br>· 或考虑 12 周 1 次 PET 检查</td></tr>
<tr><td>影像学检查阴性</td><td>观察</td></tr>
</table>

## 十五、全身治疗原则

（1）全身治疗选择的原则应该基于患者的特征（如体能状态、治疗目的）。

（2）对于局部晚期的标准化、放疗方案是顺铂联合同步放疗。

（3）可使用以顺铂为基础的诱导化疗，随后局部放疗（即序贯化放疗）。然而，与现代同步化、放疗（顺铂首选，1类推荐）比较，在改善总生存方面，诱导化疗方案还不确定。

（4）比较序贯化疗/放疗与同步化疗/放疗一些随机Ⅲ期临床试验正在进行，还没有证实诱导化疗有令人信服的生存优势。

（5）因为毒性反应，不推荐以顺铂为基础的诱导化疗后再使用高剂量，每3周1次的顺铂联合放疗的治疗方案。

（6）诱导化疗后，以放疗为基础的治疗选择有许多种，单用放疗与放疗联合每周使用卡铂或西妥昔单抗是其中的选择之一。

## 十六、化疗方案

表49 化疗方案

<table>
<tr><th colspan="2">分类</th><th>治疗选择</th></tr>
<tr><td rowspan="9">唇癌、口腔癌、口咽癌、下咽癌、声门癌、声门上喉癌、筛窦癌、上颌窦癌、隐匿原发灶：鳞状细胞癌</td><td rowspan="7">初始全身治疗＋同步放疗</td><td>·高剂量顺铂（首选）（1类）</td></tr>
<tr><td>·西妥昔单抗（1类）</td></tr>
<tr><td>·5－FU/羟基脲</td></tr>
<tr><td>·顺铂/紫杉醇</td></tr>
<tr><td>·顺铂/5－FU输注</td></tr>
<tr><td>·卡铂/紫杉醇（2B类）</td></tr>
<tr><td>·顺铂 40mg/m²，每周1次（2B类）</td></tr>
<tr><td>术后化、放疗</td><td>顺铂（有高危因素的为1类）</td></tr>
<tr><td>诱导/序贯化疗</td><td>·多西他赛/顺铂/5－FU（诱导化疗的1类）<br>·紫杉醇/顺铂/5－FU输注<br>·诱导化疗后，可使用同步化、放疗，包括经典的每周使用卡铂或西妥昔单抗</td></tr>
<tr><td rowspan="3">鼻咽癌</td><td>化、放疗后再进行辅助化疗</td><td>顺铂＋放疗后再进行顺铂/5－FU或卡铂/5－FU化疗（2B类）</td></tr>
<tr><td colspan="2">顺铂＋放疗后不进行辅助化疗（2B类证据）</td></tr>
<tr><td>诱导（3类）/序贯化疗</td><td>·多西他赛/顺铂/5－FU　·多西他赛/顺铂（2B）<br>·顺铂/5－FU　·顺铂/表柔比星/紫杉醇<br>·诱导化疗后，可使用同步化放疗，包括经典的每周使用顺铂或卡铂</td></tr>
<tr><td rowspan="10">复发、不能切除，或转移性病变（不能治愈）者</td><td rowspan="9">联合治疗</td><td>·顺铂或卡铂＋5－FU＋西妥昔单抗（西妥昔单抗用于非鼻咽癌）（1类）</td></tr>
<tr><td>·顺铂或卡铂＋5－FU＋多西他赛或紫杉醇</td></tr>
<tr><td>·顺铂/西妥昔单抗（西妥昔单抗用于非鼻咽癌）</td></tr>
<tr><td>·顺铂/5－FU</td></tr>
<tr><td>·顺铂/多西他赛/西妥昔单抗（西妥昔单抗用于非鼻咽癌）</td></tr>
<tr><td>·顺铂/紫杉醇/西妥昔单抗（西妥昔单抗用于非鼻咽癌）</td></tr>
<tr><td>·卡铂/西妥昔单抗（鼻咽癌）</td></tr>
<tr><td>·顺铂/吉西他滨（鼻咽癌）</td></tr>
<tr><td>·吉西他滨/长春瑞滨（鼻咽癌）</td></tr>
<tr><td>单药</td><td>顺铂、卡铂、紫杉醇、多西他赛、5－FU、甲氨蝶呤、西妥昔单抗（非鼻咽癌）、吉西他滨（鼻咽癌）、卡培他滨、长春瑞滨（非鼻咽癌）</td></tr>
</table>

注：

（1）姑息治疗方法包括对有症状的病灶进行放疗、镇痛和其他控制临床症状（如高钙血症）进展的方法。

（2）单药和联合治疗方案均可用于全身治疗，既可用于鼻咽癌的治疗，也可用于非鼻咽癌的治疗。单药的有效率为15%～35%，有效的和使用较普遍的药物包括顺铂、卡铂、紫杉醇、多西他赛、5－FU、甲氨蝶呤、卡培他滨、西妥昔单抗（用于非鼻咽癌）、吉西他滨（用于鼻咽癌）和长春瑞滨（用于非鼻咽癌）。

（3）直到2014年，NCCN专家组将异环磷酰胺和博来霉素作为2B类推荐，这是因为这2种药物现在使用的很少，以前这2种药物作为2A类推荐。

（4）有效的联合化疗方案包括：

①顺铂或卡铂加5－FU联合西妥昔单抗（只用于非鼻咽癌）（1类推荐）。

②顺铂或卡铂加紫杉类。

③顺铂联合西妥昔单抗（只用于非鼻咽癌）。

④顺铂联合5－FU。

通常，这些联合方案的疗效是单药的2倍。有随机临床试验评价了以顺铂为基础的联合化疗（如顺铂＋5－FU）与单药顺铂、5－FU或甲氨蝶呤的疗效，结果显示，以顺铂为基础的联合化疗有更高的有效率，但不同联合方案之间的总生存无差异。

（5）既往的观察表明，晚期头颈部癌化疗的中位生存约6个月，1年生存率约为20%。尽管可能性很小，但也常有使用联合化疗完全缓解与长期生存相关的报道。一项关于转移性或复发的头颈部癌患者Ⅲ期临床试验表明，顺铂联合5－FU与顺铂联合紫杉醇在生存方面没有显著性差异。

（6）EGFR和/或常见配体在90%的头颈部鳞状细胞中过表达，这一发现促进了EGFR抑制剂的开发，如单克隆抗体西妥昔单抗和小分子酪氨酸激酶抑制剂（tyrosine kinase inhibitors，TKIs，如厄洛替尼、吉非替尼）。来自于1个Ⅱ期临床试验的数据显示，对顺铂耐药的患者使用单药西妥昔单抗的反应率为12%～14%。Burtness等比较了“顺铂＋西妥昔单抗”与“顺铂＋安慰剂”作为复发性病变一线治疗的疗效，结果显示，联合西妥昔单抗的反应率明显改善（6% vs. 10%）。一项Ⅲ期临床试验（EXTREME），入组了442例复发或转移性头颈部鳞癌患者，观察发现，当“西妥昔单抗＋顺铂/5－FU”或“卡铂/5－FU”与标准的两药联合化疗方案比较，改善了中位生存（10.1vs.7.4个月，$P=0.04$）；联合西妥昔单抗者的反应率也得到改善。有1个使用2个不同剂量的吉非替尼与使用甲氨蝶呤比较的试验，结果显示前者没有生存优势。

（7）直至2014年，对于复发、不能切除或转移性病变，NCCN增加了3种新的联合化疗方案：

①顺铂/多西他赛/西妥昔单抗（用于非鼻咽癌）。

②顺铂/紫杉醇/西妥昔单抗（用于非鼻咽癌）。

③顺铂/吉西他滨（用于鼻咽癌）。

“顺铂/多西他赛/西妥昔单抗”方案的中位PFS7.1个月，总生存为15.3个月，1年生存率为58.6%。以紫杉类为基础的新方案有更好的总生存，是PS好的患者的一种选择。然而，对于复发、不能切除的或转移的非鼻咽癌患者可选择“西妥昔单抗＋顺铂/5－FU”或“卡铂/5－FU”（1类推荐）。近期一项试验比较了以顺铂为基础的5种联合化疗方案治疗鼻咽癌的疗效，“顺铂/吉西他滨”尽管与“顺铂/5－FU”或“顺铂/紫杉醇”比较无明显优势，但也是有效的。

（杨怡萍）

## 第三节 甲状腺癌

甲状腺结节，女性大约是男性的4倍。在其一生中，易察觉的结节发生频率在增加。在活检或外科手术或超声检查时，结节的发现率更高，在甲状腺研究观察中，50%的人群有甲状腺结节，但绝大多数是良性。每年仅有0.1%的新结节发生，在很年轻的时候就有，但他们在头颈部放疗后则有更高的发生率（大约每年2%）。相反，甲状腺癌很不常见。

甲状腺结节、甲状腺癌在女性中更常见，是男性的2～3倍，每年的发生率在增加。目前，甲状腺癌是女性第5位常见恶性肿瘤。在15～24岁之间的人群中，甲状腺癌占所有恶性肿瘤的7.5%～10%。尽管甲状腺癌可发生于任何年龄，但峰值年龄在49岁左右。

甲状腺癌的主要组织学类型包括分化型（包括乳头状、滤泡和Hürthle细胞亚型）甲状腺癌、髓样癌和间变性癌（侵袭性未分化肿瘤）。1985—1995年，美国经治疗的53 856例患者中，80%为乳头状癌，11% 为滤泡癌，3% 为 Hürthle 细胞癌，4% 为髓样癌，2% 为间变性癌。乳头状癌、滤泡癌、Hürthle 细胞癌的 10 年生存率分别为 93%、85% 和 76%。

尽管甲状腺癌主要发生于女性，但年轻女性的死亡率很低。从 1950 年到 2004 年，甲状腺癌的发病率几乎增加了 310%，但死亡率却降低了 44% 以上。在成年人中，经年龄和性别校正，与其他实体肿瘤发生下降率比较，甲状腺癌的发病率是稳定的。

## 一、分期

**表 1　TNM 的定义（AJCC，2010 年第 7 版）**

| TNM | | 定义 |
|---|---|---|
| T | Tx | 无法对原发肿瘤做出估计 |
| | T0 | 未发现原发肿瘤 |
| | T1 | 肿瘤局限于甲状腺内，最大径≤2cm |
| | T1a | 肿瘤局限于甲状腺内，最大径≤1cm |
| | T1b | 肿瘤局限于甲状腺内，最大径 >1cm，但 <2cm |
| | T2 | 肿瘤局限于甲状腺内，最大径 >2cm，但 <4 cm |
| | T3 | 肿瘤局限于甲状腺内，最大径 >4cm；或无论肿瘤大小，超出甲状腺包膜外（如胸骨甲状肌或甲状旁腺软组织） |
| | T4 | 所有间变性甲状腺癌归为 T4 |
| | T4a | 中等进展性病变，任何大小肿瘤超出甲状腺包膜外，侵犯皮下软组织、喉、气管、食管，或喉返神经，甲状腺内的间变性癌 |
| | T4b | 进展快（非常晚）的病变，肿瘤侵犯椎前筋膜或包绕颈动脉或纵隔血管，侵犯至甲状腺外的间变性癌 |
| N | Nx | 无法对区域淋巴结情况做出估计 |
| | N0 | 未发现区域淋巴结转移 |
| | N1 | 区域淋巴结转移 |
| | N1a | 转移至Ⅵ区（气管前、气管旁和喉前/ Delphian 淋巴结） |
| | N1b | 转移至单侧、双侧或对侧颈部（Ⅰ、Ⅱ、Ⅲ、Ⅳ或Ⅳ区），或咽后壁，或上纵隔淋巴结（Ⅶ区） |
| M | Mx | 无法对有无远处转移做出估计 |
| | M0 | 无远处转移 |
| | M1 | 有远处转移 |

**表 2　TNM 分期（AJCC，2010 年第 7 版）**

| 分期 | 乳头状癌或滤泡状癌 | | 髓样癌 | 未分化癌 |
|---|---|---|---|---|
| | 年龄 <45 岁 | 年龄 >45 岁 | 任何年龄 | 任何年龄 |
| Ⅰ期 | 任何 T，任何 N，M0 | T1，N0，M0 | T1，N0，M0 | 无 |
| Ⅱ期 | 任何 T，任何 N，M1 | T2，N0，M0 | T2，N0，M0；T3，N0，M0 | 无 |

续表

| 分期 | 乳头状癌或滤泡状癌 | | 髓样癌 | 未分化癌 |
|---|---|---|---|---|
| | 年龄 <45 岁 | 年龄 >45 岁 | 任何年龄 | 任何年龄 |
| Ⅲ期 | 无 | T3，N0，M0；<br>T1，N1a，M0；<br>T2，N1a，M0；<br>T3，N1a，M0 | T1，N1a，M0；<br>T2，N1a，M0；<br>T3，N1a，M0 | 无 |
| ⅣA 期 | 无 | T4a，N0，M0；<br>T4a，N1a，M0；<br>T1，N1b，M0；<br>T2，N1b，M0；<br>T3，N1b，M0；<br>T4a，N1b，M0 | T4a，N0，M0；<br>T4a，N1a，M0；<br>T1，N1b，M0；<br>T2，N1b，M0；<br>T3，N1b，M0；<br>T4a，N1b，M0 | T4a，任何 N，M0 |
| ⅣB 期 | 无 | T4b，任何 N，M0 | T4b，任何 N，M0 | T4b，任何 N，M0 |
| ⅣC 期 | 无 | 任何 T，任何 N，M1 | 任何 T，任何 N，M1 | 任何 T，任何 N，M1 |

## 二、TSH 抑制治疗原则

由于促甲状腺激素（thyroid stimulating hormone，TSH）是一种营养激素，可刺激甲状腺滤泡上皮细胞生长，左甲状腺素的使用是维持低水平的 TSH，被认为是乳头状、滤泡状或 Hürthle 细胞癌患者最理想的治疗药物。然而，目前还缺乏精确的血清 TSH 水平的数据。

（1）一般而言，已知有残留癌或有高危复发因素的患者的 TSH 水平应该维持在 0.1mU/L 以下，因此，无疾病低复发风险的患者的 TSH 水平应该维持在参考值下限轻度偏低或轻度偏高。

（2）对于有生物学证据但没有是否存在癌残留的证据（Tg 阳性，但影像学检查阴性）的低风险患者，其 TSH 水平应该维持在 0.1 ~0.5mU/L 范围内。

（3）有残留癌的患者的 TSH 水平维持在参考值范围内可能长达数年之久。

与左甲状腺素 TSH 抑制剂量潜在的相关毒性包括心动过速（特别是老年患者）和骨质退化（特别是绝经后妇女），以及甲状腺功能亢进综合征，对于每一个患者必须权衡 TSH 抑制治疗的风险与获益。

TSH 长期抑制的患者应该劝告其每日保证适当钙的摄取（1200mg/d）和维生素 D（1000units/d）。

## 三、晚期甲状腺癌激酶抑制剂治疗原则

与安慰剂比较的随机临床试验证实，对于局部复发不可切除和远处转移的髓样甲状腺癌（MTC），以及对放射性碘抗拒的分化性甲状腺癌（DTC），口服激酶抑制剂有显著的临床获益。

使用激酶抑制剂的患者应该考虑以下几个因素：

（1）激酶抑制剂治疗可以改善无进展生存期（progression - free survival，PFS），但不能治愈。

（2）可预见的激酶抑制剂副作用可能明显影响生活质量。

（3）MTC 和 DTC 的特征是很易改变的，疾病进展的时间可能是几个月到很多年。

疾病进展的速度应该与治疗决策相关，病变非常惰性的、无症状的患者使用激酶抑制剂是不适当的，特别是治疗的副作用可影响患者的生活质量。因此，即使有副作用存在，疾病进展比较快的患者可从激酶抑制剂中获益。

激酶抑制剂副作用的最佳处理是必要的，激酶抑制剂的皮肤病、高血压和胃肠道副作用的处理可参见有关资料。另外，有些副作用可能是致命的，需要进行剂量调整，包括剂量维持与剂量减少。

## 四、乳头状癌

表 3　术后评估

<table>
<tr><th colspan="3">术后评估</th><th colspan="3">处理</th></tr>
<tr><td colspan="3">颈部没有明显残留病灶</td><td colspan="3">考虑术后放射性碘治疗</td></tr>
<tr><td rowspan="5">颈部有明显残留病灶</td><td rowspan="2">可以再切除</td><td rowspan="2">如果能够切除，则再次切除</td><td colspan="3">没有明显残留病灶：考虑术后放射性碘治疗</td></tr>
<tr><td>有明显残留病灶</td><td>见下面“不能再切除”</td><td rowspan="4">以左甲状腺素抑制 TSH</td></tr>
<tr><td rowspan="3">不能再切除</td><td rowspan="3">· TSH + Tg 检测抗甲状腺球蛋白抗体（术后 6～12 周）<br>· 全身放射性碘成像（2B 类）</td><td>怀疑或证实不适当的放射性碘（RAI）吸收</td><td>观察，或如果病变威胁生命重要结构则考虑外照射治疗（EBRT/IMRT）</td></tr>
<tr><td>适当的碘吸收</td><td rowspan="2">放射性碘治疗<br>治疗后 $^{131}$I 成像<br>考虑 EBRT/IMRT</td></tr>
<tr><td>没有放射性碘成像的表现</td></tr>
</table>

表 4　明确或可疑的远处转移

<table>
<tr><td rowspan="2">甲状腺切除术后 6～12 周</td><td rowspan="2">明确或可疑的远处转移</td><td rowspan="2">适当对已知的转移灶进行横断面成像</td><td rowspan="2">治疗前用 TSH 刺激（甲状腺激素撤退或使用重组人 TSH $^{123}$I 诊断成像）</td><td>证实有放射性碘摄取的病灶（肿瘤）</td><td>RAI 治疗（100～200mCi，或根据放射量调整剂量），治疗后成像</td></tr>
<tr><td>仅有颈部摄取</td><td>考虑 RAI 消融治疗/辅助治疗（30～100mCi），治疗后成像</td></tr>
</table>

表 5　监测与维持治疗

<table>
<tr><th>监测与维持治疗</th><th>结果</th><th>处理</th></tr>
<tr><td rowspan="2">· 体格检查，TSH、Tg + 抗甲状腺球蛋白抗体检测，每 6～12 个月 1 次，如果是无病状态则每年 1 次<br>· 定期进行颈部超声检查<br>· 考虑在患者 RAI 和未使用 TSH 抑制的 Tg 和抗甲状腺球蛋白抗体治疗前使用超灵敏的方法检测刺激下 TSH 或非刺激下 TSH 的 Tg 测定<br>· 对高危患者、既往进行过转移病灶 RAI 的患者，或异常的 Tg 水平（TSH－抑制的或 TSH－刺激的）、抗甲状腺球蛋白稳定或升高的患者，或监测期间超声发现异常的患者考虑刺激下的 TSH 放射性碘成像</td><td>NED</td><td>长期监测<br>使用 $^{131}$I 消融治疗的患者，超声阴性，刺激性 Tg＜2ng/mL（抗甲状腺球蛋白抗体阴性），和 RAI 阴性（如果首选），可以每年 1 次非刺激性甲状腺球蛋白随访，定期颈部超声。当临床需要或复发时，可进行 TSH 刺激试验，或其他影像学检查</td></tr>
<tr><td>异常发现</td><td>附加检查<br>· 在对碘有反应的肿瘤中，如果在初始分期时，Tg 阳性或远处转移或软组织受侵，每 12～24 个月进行 RAI，直至对 RAI 治疗没有明显临床反应（停用甲状腺激素或 rhTSH）<br>· 如果 $^{131}$I 成像阴性和刺激性 Tg＞2～5ng/mL，考虑非 RAI 成像（如颈部中心与侧面超声，颈部 CT，胸部 CT，FDG－PET-CT）</td></tr>
</table>

**表6　复发病变**

| 复发情况 | 处理 | |
|---|---|---|
| 刺激性 Tg1 ~ 10ng/mL<br>· 肿瘤不可切除<br>· 对放射性碘治疗无反应 | 使用左甲状腺素抑制 TSH | 当临床有指征时，使用非刺激性 Tg、超声和其他影像学继续监测 |
| · 局部复发 | 如果可以切除，外科手术（首选），和/或如果放射性碘成像阳性，放射性碘治疗，和/或如果放射性碘成像阴性，EBRT/IMRT；和/或可能的情况下，行局部治疗（乙醇消融、射频消融） | |
| · 刺激性 Tg > 10ng/mL 和持续升高<br>· 扫描阴性（包括 PET） | 考虑用 100 ~ 150mCi 放射性碘进行治疗和治疗后 $^{131}$I 成像（3类）；追加 RAI 治疗应该局限于以前对 RAI 有反应的患者 | |

**表7　不适宜 RAI 治疗的转移病变的治疗**

| 分类 | | 处理 |
|---|---|---|
| · 顽固性病变/局部复发或远处转移病变不适宜 RAI 治疗<br>· 使用左甲状腺素抑制 TSH | 碘抵抗、不能切除的局部复发病变/顽固性病变或碘抵抗/软组织转移（如肺、肝脏、肌肉）不包括中枢神经系统转移 | · 对于进展性和/或综合征病变者，考虑使用 lenvatinib 或索拉菲尼<br>· 对于进展和/或伴有综合征病变者，如果不能参加临床试验或不能获得其他全身治疗，可考虑使用小分子激酶抑制剂<br>· 如果进展和/或伴有综合征者，针对远处转移灶可考虑手术切除和/或 EBRT/SBRT/IMRT/其他局部治疗<br>· 对于惰性病变、无症状的患者积极随访是适当的 |
| | 碘抵抗骨转移 | · 如果有症状或无症状，在可耐受的情况下，可考虑外科姑息治疗和/或 EBRT/SBRT/IMRT/其他局部治疗。骨转移灶在外科切除前为减少出血风险，可考虑栓塞<br>· 在经选择的病例中，可考虑栓塞或其他介入手段替代手术切除/EBRT/IMRT<br>· 考虑静脉使用双膦酸盐或德尼单抗<br>· 对于惰性病变、无症状的患者积极随访是适当的<br>· 对于疾病进展和/或有症状者，考虑 lenvatinib 或索拉菲尼。FDA 没有批准小分子激酶抑制剂用于分化性甲状腺癌的治疗，但对于进展和/或伴有综合征病变，如果不能参加临床试验或不能获得其他全身治疗时，可考虑使用小分子激酶抑制剂 |
| | 中枢神经系统转移 | · 对于孤立性中枢神经系统转移灶，首选外科切除或立体定向放疗<br>· 对于多发性中枢神经系统转移灶，考虑切除和/或放疗，包括影像学引导下的放疗<br>· 对于疾病进展和/或有症状者，考虑 lenvatinib 或索拉菲尼<br>· 对于进展和/或伴有综合征病变，如果不能参加临床试验或不能获得其他全身治疗时，可考虑使用小分子激酶抑制剂<br>· 如果疾病进展和/或有症状，对于远处转移灶可考虑切除和/或 EBRT/IMRT<br>· 对于惰性病变的无症状患者积极监测是适当的 |

## 五、滤泡癌

**表 8 术后评估**

<table>
<tr><td colspan="8">颈部没有明显肿瘤残留</td></tr>
<tr><td rowspan="4">颈部有明显肿瘤残留</td><td rowspan="2">可切除</td><td rowspan="2">如果可能，则切除</td><td colspan="5">没有明显肿瘤残留</td></tr>
<tr><td>明显肿瘤残留</td><td rowspan="3">· TSH + Tg 测定 + 抗甲状腺球蛋白抗体（术后 6 ~ 12 周 1 次）<br>· 全身放射性碘成像（2B 类）</td><td>可疑或证实没有充分的 RAI 吸收</td><td>观察，或如果肿瘤威胁生命，考虑 EBRT/IMRT</td><td rowspan="3">使用左甲状腺素抑制 TSH</td></tr>
<tr><td colspan="3" rowspan="2">不可切除</td><td>充分的 RAI 吸收</td><td rowspan="2">· 放射性碘治疗<br>· 治疗后 $^{131}$I 成像<br>· 考虑 EBRT/IMRT</td></tr>
<tr><td>没有 RAI 成像</td></tr>
</table>

**表 9 已知或可疑远处转移病变**

<table>
<tr><td rowspan="2">甲状腺切除术后 6 ~ 12 周</td><td rowspan="2">目前已知或可疑远处转移病变</td><td rowspan="2">适当对已知转移病灶进行横断面成像</td><td rowspan="2">治疗前刺激性 TSH、$^{123}$I 成像（停用甲状腺激素或 rhTSH）</td><td>证实放射性碘转移灶聚集</td><td>RAI 治疗（100 ~ 200mCi，或根据剂量测定进行剂量调整）后成像</td></tr>
<tr><td>只有颈部吸收</td><td>考虑 RAI 消融/辅助治疗（30 ~ 100mCi）治疗后成像</td></tr>
</table>

**表 10 监测和维持治疗**

<table>
<tr><th>监测和维持治疗</th><th>检查结果</th><th>处理</th></tr>
<tr><td rowspan="2">· 体格检查，TSH 和 Tg 测定 + 抗甲状腺球蛋白抗体，6 ~ 12 个月 1 次，然后如果处于无病状态则每年 1 次<br>· 定期颈部超声<br>· 对于以前使用过 RAI 治疗和 TSH 抑制性 Tg 和抗甲状腺球蛋白抗体阴性的患者，考虑使用超敏方法测定 TSH 刺激性或非 TSH 刺激性 Tg 测定<br>· 对于高危患者，放射性碘转移灶聚集，或异常 Tg 水平（抑制性或刺激性 TSH），抗甲状腺球蛋白抗体稳定或升高，或监测期间出现超声异常，考虑 TSH 刺激性放射性碘成像</td><td>NED</td><td>长期监测<br>· 使用 $^{131}$I 消融、超声检查阴性、刺激性 Tg < 2ng/mL（抗甲状腺球蛋白抗体阴性）和 RAI 成像阴性的患者，每年 1 次的非刺激性甲状腺球蛋白检测和定期颈部超声。TSH 刺激性测定，或在有临床指征或有复发征象时进行其他影像学检查</td></tr>
<tr><td>异常发现</td><td>附加检查<br>· 在碘反应性肿瘤中，如果在早期即检测到 Tg 或远处转移或软组织侵犯，每 12 ~ 24 个月进行放射性碘成像检查直至对 RAI 治疗没有明显临床反应（停用甲状腺素或 rhTSH）<br>· 如果 $^{131}$I 成像阴性和刺激性 Tg > 2 ~ 5ng/mL，考虑非放射性碘成像检查（如颈部中心、侧面超声、颈部 CT、胸部 CT、FDG - PET-CT）</td></tr>
</table>

**表 11 复发病变**

| 分类 | 处理 | 监测 |
|---|---|---|
| · 刺激性 Tg1 ~ 10ng/mL<br>· 肿瘤不能切除<br>· 放射性碘治疗无反应 | 用左甲状腺素抑制 TSH | 当有临床指证时使用非刺激性 Tg、超声和其他影像学检查 |

续表

| 分类 | 处理 | 监测 |
| --- | --- | --- |
| · 局部复发 | （如果可能）手术（首选），如果放射性碘成像阳性，和/或放射性碘治疗；如果放射性碘成像阴性，和/或 EBRT/IMRT；当可行时，和/或局部治疗（乙醇消融、RFA） | |
| · 刺激性 Tg > 10ng/mL 和升高<br>· 扫描（包括 PET）阴性 | 考虑使用放射性碘治疗：100～150mCi，和治疗后 $^{131}$I 成像（3类）；附加 RAI 治疗应该局限于以前进行过 RAI 治疗的患者 | |
| 转移性病变 | 见转移性病变的治疗和/或可行时局部治疗 | |

表 12　转移性，且不能 RAI 治疗的病变的治疗

<table>
<tr><th colspan="2">分类</th><th>处理</th></tr>
<tr><td rowspan="3">· 顽固性病变/局部复发或远处转移或对 RAI 治疗有反应<br>· 继续使用左甲状腺素抑制 TSH</td><td>碘抗拒不能切除的局部复发病变/顽固性病变或碘抗拒的软组织转移病变（如肺、肝、肌肉），除中枢神经系统转移外</td><td>· 进展期和/或有症状的病变，考虑使用 lenvatinib 或索拉菲尼<br>· 对于分化型甲状腺癌进展性病变和/或有症状，如果临床试验或其他全身治疗难以获得或不适当，可考虑小分子激酶抑制剂<br>· 如果疾病进展和/或有症状，远处转移病变可考虑切除，和/或其他局部病变采取 EBRT/SBRT/IMRT/其他局部治疗<br>· 对于惰性病变、无症状的患者进行密切监测是适当的</td></tr>
<tr><td>碘抗拒的骨转移</td><td>· 如果有症状，或无症状的负重部位，考虑外科姑息治疗和/或 EBRT/SBRT/其他局部治疗。在骨转移灶手术前考虑栓塞以减少出血风险<br>· 在经选择的患者中，可考虑栓塞或其他介入治疗替代外科切除/EBRT/IMRT<br>· 考虑静脉使用双膦酸盐或德尼单抗<br>· 对于惰性病变、无症状的患者进行密切监测是适当的<br>· 进展期和/或有症状的病变，考虑使用 lenvatinib 或索拉菲尼<br>· 对于分化型甲状腺癌进展性病变和/或有症状，如果临床试验或其他全身治疗难以获得或不适当，可考虑小分子激酶抑制剂</td></tr>
<tr><td>中枢神经系统转移</td><td>· 对于孤立性中枢神经系统转移灶，首选神经外科手术或立体定向放射治疗<br>· 对于多发性转移灶，考虑切除和/或放射治疗，包括影像引导下的放射治疗<br>· 对于进展性病变和/或有症状者，考虑 lenvatinib 或索拉菲尼<br>· 对于分化型甲状腺癌进展性病变和/或有症状，如果临床试验或其他全身治疗难以获得或不适当，可考虑小分子激酶抑制剂<br>· 如果疾病进展和/或有症状，远处转移病变可考虑切除，和/或其他局部病变采取 EBRT/SBRT/IMRT/其他局部治疗<br>· 对于惰性病变、无症状的患者进行密切监测是适当的</td></tr>
</table>

## 六、髓样癌

表 13　复发或顽固性病变

| 分类 | 处理 |
| --- | --- |
| 局部病变 | 外科切除是首选治疗模式，或对于不能切除的病变、外科切除后可考虑 EBRT/IMRT，但通常不常见；对于有症状或进展的、不能切除的病变，考虑凡德他尼（1类）或卡博替尼，或观察 |

表 14　复发或顽固性病变，远处转移性病变

| 分类 | 处理 |
| --- | --- |
| 无症状 | 观察，或考虑切除（如果可能）、消融（如 RFA、栓塞，其他局部治疗）；如果不能切除和进展期病变，考虑或凡德他尼（1类），或卡博替尼（1类） |
| 有症状或疾病进展 | · 凡德他尼（1类），或卡博替尼（1类），或临床试验，或考虑小分子激酶抑制剂，或以达卡巴嗪为基础的化疗<br>· 对有症状的局部病变进行 EBRT/IMRT<br>· 对于骨转移，考虑静脉使用双膦酸盐或德尼单抗<br>· 考虑姑息性切除、消融（如 RAF、手术，其他局部治疗）或其他局部治疗<br>· 最佳支持治疗 |

## 七、间变性癌

表 15　FNA 或空心针活检发现

<table>
<tr><th>活检发现</th><th>诊断流程</th><th>治疗目标</th><th colspan="4">分期</th></tr>
<tr><td rowspan="3">间变性甲状腺癌（ATC）</td><td rowspan="3">· CBC 分类<br>· TSH 检测<br>· 颈部超声<br>· 头部、颈部、胸部、腹部、盆腔 CT<br>· 喉镜检查<br>· $^{18}$FDG－PET－CT<br>· 如果气道受侵，行气管镜检查</td><td rowspan="3">· 多学科治疗团队讨论<br>· 讨论预后<br>· 讨论治疗的风险与获益<br>· 讨论姑息治疗选择</td><td rowspan="2">ⅣA 期或ⅣB 期（局部病变）</td><td colspan="2">达到 R0/R1（通常为小的 ATC 偶然发现）</td><td>观察或辅助 EBRT/IMRT ± 化疗</td></tr>
<tr><td>不可切除（R2 切除）</td><td>EBRT/IMRT ± 化疗</td><td>新辅助治疗后根据反应考虑外科手术</td></tr>
<tr><td colspan="3">（转移性病变）</td><td>见表 16 转移性病变</td></tr>
</table>

表 16　转移性病变

<table>
<tr><th>转移</th><th colspan="2">治疗</th><th colspan="2">随访与处理</th></tr>
<tr><td rowspan="2">Ⅳc 期</td><td>积极治疗</td><td>· 如果可切除（R0/R1），甲状腺全切加淋巴结清扫<br>· 全身治疗<br>· 局部放射治疗<br>· 考虑临床试验</td><td rowspan="2">· 当有临床指征时，脑部、颈部、胸部、腹部和盆腔横断面成像<br>· 初始治疗后考虑 3～6 个月行 $^{18}$FDG-PET-CT</td><td rowspan="2">· 如果进行 NED 则持续观察<br>· 姑息性放射治疗<br>· 局部控制（骨、脑转移）<br>· 二线全身治疗或参加临床试验<br>· 姑息治疗<br>· 临终关怀/最佳支持治疗</td></tr>
<tr><td>姑息治疗</td><td>· 姑息性放疗<br>· 局部外科治疗或放疗（如骨、脑转移），临终关怀/最佳支持治疗</td></tr>
</table>

表 17　全身治疗方案/剂量、频率

<table>
<tr><th colspan="2">联合方案</th><th>单药方案</th></tr>
<tr><td>组成</td><td>用法</td><td>紫杉醇 60～90mg/m²，每周 1 次</td></tr>
<tr><td rowspan="2">紫杉醇/卡铂</td><td>紫杉醇 60～100mg/m²，卡铂 AUC 2mg/m²，每周 1 次</td><td>紫杉醇 135～200mg/m²，每 3～4 周 1 次</td></tr>
<tr><td>紫杉醇 135～175mg/m²，卡铂 AUC 5～6mg/m²，每3～4 周 1 次</td><td>多西他赛 60～75mg/m²，每 3 周 1 次</td></tr>
<tr><td rowspan="2">多西他赛/多柔吡星</td><td>多西他赛 60mg/m²，多柔吡星 60mg/m²，每 3～4 周 1 次</td><td>多柔吡星 20mg/m²，每周 1 次</td></tr>
<tr><td colspan="2">多西他赛 20mg/m²，多柔吡星 20mg/m²，每周 1 次</td></tr>
</table>

（杨怡萍）

# 第二章　胸部肿瘤

## 第一节　乳腺肿瘤

乳腺癌是全球妇女最常见的恶性肿瘤，是女性癌症相关性死亡的主要原因。尽管绝大多数乳腺癌的病因尚未明确，但该病的许多危险因素已被确认。这些危险因素包括年龄增大、家族中有年轻时患乳腺癌的情况、月经初潮早、绝经晚、生育第一胎的年龄过大、长期的激素替代治疗、既往接受过胸壁放疗、良性增生性乳腺疾病、乳腺X线检查增多，以及诸如BRCA1/2等基因的突变。对于乳腺癌患病风险增高的女性（一般指采用Gail风险评估模型得出的5年乳腺癌风险≥1.67%）可以考虑采取降低风险的措施。

乳腺的增生异常限于小叶和导管上皮，小叶和导管上皮的增生性病变包括多种形式，如增生、非典型增生、原位癌和浸润癌。大约85%~90%的浸润性癌起源于导管。浸润性导管癌中包括几类不常见的乳腺癌类型，如胶样癌或黏液癌、腺样囊性癌和小管癌，这些癌具有较好的自然病程。

### 一、分期

表1　定义（2010年第7版，AJCC）

| TNM | 定义 |
|---|---|
| Tx | 原发肿瘤无法评估 |
| T0 | 没有原发肿瘤证据 |
| Tis | 原位癌 |
| Tis（DCIS） | 导管原位癌 |
| Tis（LCIS） | 小叶原位癌 |
| Tis（Paget's） | 乳头Paget's病与乳腺实质内的浸润性癌和/或原位癌（DCIS和/或LCIS）无关。与Paget's病有关的乳腺实质内的癌应根据实质内肿瘤的大小和特征进行分类，尽管仍需注明存在Paget's病 |
| T1 | 肿瘤最大径≤20mm，或更小 |
| T1mi | 肿瘤最大径≤1mm |
| T1a | 肿瘤最大径>1mm，但≤5mm |
| T1b | 肿瘤最大径>5mm，但≤10mm |
| T1c | 肿瘤最大径>10mm，但≤20mm |
| T2 | 肿瘤最大径>20mm，但≤50mm |
| T3 | 肿瘤最大径>50mm |
| T4 | 无论肿瘤大小，直接侵犯胸壁和/或皮肤（溃疡或皮肤结节） |
| T4a | 侵犯胸壁，不包括胸肌粘连/侵袭 |
| T4b | 溃疡和/或同侧卫星结节和/或皮肤水肿（包括橘皮样），不符合炎性乳腺癌标准 |
| T4c | T4a和T4b |
| T4d | 炎性乳腺癌 |

续表

| TNM | 定义 |
| --- | --- |
| Nx | 区域淋巴结无法评估（如既往已切除） |
| N0 | 无区域淋巴结转移 |
| N1 | 同侧Ⅰ、Ⅱ级腋窝淋巴结转移，可活动 |
| N2 | 同侧Ⅰ、Ⅱ级腋窝淋巴结转移，临床表现为固定或相互融合；或缺乏同侧腋窝淋巴结转移的临床证据，但临床发现有同侧内乳淋巴结转移 |
| N2a | 同侧Ⅰ、Ⅱ级腋窝淋巴结转移，相互融合或与其他组织固定 |
| N2b | 仅临床发现同侧内乳淋巴结转移，而无Ⅰ、Ⅱ级腋窝淋巴结转移的临床证据 |
| N3 | 同侧锁骨下淋巴结（Ⅲ级腋窝淋巴结）转移伴或不伴Ⅰ、Ⅱ级腋窝淋巴结转移；或临床发现同侧内乳淋巴结转移伴Ⅰ、Ⅱ级腋窝淋巴结转移；或同侧锁骨上淋巴结转移伴或不伴腋窝或内乳淋巴结转移 |
| N3a | 同侧锁骨下淋巴结转移 |
| N3b | 同侧内乳淋巴结及腋窝淋巴结转移 |
| N3c | 同侧锁骨上淋巴结转移 |

表 2 病理定义

| 病理 pN | 定义 |
| --- | --- |
| pNx | 区域淋巴结无法评估（如既往已切除，或切除后未进行病理学检查） |
| pN0 | 无组织学上的区域淋巴结转移 |
| pN0（i－） | 无组织学上的区域淋巴结转移，IHC 阴性 |
| pN0（i＋） | 区域淋巴结转移中的恶性细胞不超过 0.2mm（通过 HE 染色或 IHC，包括 ITC－孤立肿瘤细胞簇） |
| pN0（mol－） | 无组织学上的区域淋巴结转移，分子学方法测定阴性（RT－PCR） |
| pN0（mol＋） | 分子学方法测定阳性（RT－PCR），但无组织学或 IHC 方法测定的区域淋巴结转移 |
| pN1 | 微转移；1～3 个腋窝淋巴结转移；和/或通过前哨淋巴结活检发现内乳淋巴结转移，但临床未发现 |
| pN1mi | 微转移（＞0.2mm 和/或大于 200 个细胞，但均≤2mm） |
| pN1a | 1～3 个腋窝淋巴结转移，至少 1 个转移灶＞2mm |
| pN1b | 通过前哨淋巴结活检发现内乳淋巴结转移或大体转移，但临床上未发现 |
| pN1c | 1～3 个腋窝淋巴结转移及通过前哨淋巴结活检发现内乳淋巴结微转移或大体转移，但临床上未发现 |
| pN2 | 4～9 个腋窝淋巴结转移；或临床上发现内乳淋巴结转移，但腋窝淋巴结无转移 |
| pN2a | 4～9 个腋窝淋巴结转移（至少 1 个转移灶＞2mm） |
| pN2b | 临床发现内乳淋巴结转移，但腋窝淋巴结无转移 |
| pN3 | ≥10 个腋窝淋巴结转移；或锁骨下淋巴结（Ⅲ级腋窝）淋巴结转移；或临床上发现同侧内乳淋巴结转移，同时有 1 个或更多Ⅰ、Ⅱ级腋窝淋巴结阳性；或多于 3 个腋窝淋巴结转移同时前哨淋巴结活检发现内乳淋巴结微转移或大体转移，但临床上未发现；或同侧锁骨上淋巴结转移 |
| pN3a | ≥10 个腋窝淋巴结转移（至少 1 个转移灶＞2mm）；或锁骨下淋巴结（Ⅲ级腋窝）淋巴结转移 |
| pN3b | 临床上发现同侧内乳淋巴结转移，同时有 1 个或更多腋窝淋巴结阳性；或多于 3 个腋窝淋巴结转移同时前哨淋巴结活检发现内乳淋巴结微转移或大体转移，但临床上未发现 |
| pN3c | 同侧锁骨上淋巴结转移 |
| M0 | 无远处转移的临床或影像学证据 |
| cM0（i＋） | 无远处转移的临床或影像学证据，但通过分子学方法或显微镜检查在循环血液、骨髓，或其他非区域淋巴结组织中发现不超过 0.2mm 的肿瘤细胞，患者没有转移的症状和体征 |
| M1 | 通过传统临床和影像学方法发现的远处转移和/或组织学证实超过 0.2mm 的转移灶 |

表 3　解剖分期/预后组别

| 分期 | 组成 |
| --- | --- |
| 0 期 | Tis，N0，M0 |
| ⅠA 期 | T1，N0，M0 |
| ⅠB 期 | T0，N1mi，M0；　T1，N1mi，M0 |
| ⅡA 期 | T0，N1，M0；　T1，N1，M0；　T2，N0，M0 |
| ⅡB 期 | T2，N1，M0；　T3，N0，M0 |
| ⅢA 期 | T0，N2，M0；　T1，N2，M0；　T2，N2，M0；　T3，N1，M0；　T3，N2，M0 |
| ⅢB 期 | T4，N0，M0；　T4，N1，M0；　T4，N2，M0 |
| ⅢC 期 | 任何 T，N3，M0 |
| Ⅳ期 | 任何 T，任何 N，M1 |

## 二、小叶原位癌（LCIS）

表 4　诊断、检查

<table>
<tr><th>诊断</th><th colspan="5">检查</th><th>降低风险</th></tr>
<tr><td rowspan="3">乳腺活检发现的小叶原位癌 0 期：Tis，N0，M0</td><td rowspan="3">· 病史和体检<br>· 双侧乳房 X 线摄片<br>· 病理检查</td><td>活检为粗针穿刺活检（非手术活检）</td><td>行手术切除活检</td><td rowspan="3">病理结果</td><td>小叶原位癌不伴其他癌</td><td>降低乳腺癌风险的咨询</td></tr>
<tr><td colspan="2" rowspan="2">初次活检为手术活检</td><td colspan="2">导管原位癌（DCIS）</td></tr>
<tr><td colspan="2">浸润性乳腺癌</td></tr>
</table>

## 三、导管原位癌（DCIS）

表 5　治疗、随访

| 诊断 | 检查 | 主要治疗 | 术后治疗 | 监测/随访 |
| --- | --- | --- | --- | --- |
| 导管原位癌 0 期：Tis，N0，M0 | · 病史和体检<br>· 双侧乳房 X 线摄片<br>· 病理检查<br>· 明确肿瘤雌激素受体状态<br>· 遗传性乳腺癌高危患者应接受遗传学咨询<br>· 乳腺 MRI（可选） | · 肿块切除，不进行淋巴结清扫 + 全乳放疗（1 类）<br>· 或全乳切除 ± 前哨淋巴结活检 ± 乳房重建<br>· 或肿块切除，不进行淋巴结清扫，不进行放疗（2B 类） | 保乳手术后降低同侧乳腺癌风险的治疗：以下情形考虑他莫昔芬 5 年治疗：<br>· 接受保乳手术（肿块切除）加放疗的患者（1 类），尤其是 ER 阳性的 DCIS 患者<br>· 他莫昔芬为 ER 阴性的 DCIS 患者提供的获益情况不确定<br>· 仅接受保乳手术的患者降低对侧乳腺癌风险的治疗<br>· 咨询 | · 每 6～12 个月进行病情随访并行体格检查，持续 5 年，以后每年 1 次<br>· 每 12 个月进行 1 次乳房 X 线摄片（如果行保乳术，则在放疗后 6～12 个月行乳房 X 线摄影检查，2B 类）<br>· 如果应用他莫昔芬治疗，则根据 NCCN 乳腺癌降低风险指南进行监测 |

注：切缘状况：

关于导管原位癌中阴性病理切缘的定义还存在很大分歧。分歧的产生有以下几个原因：疾病存在异质性、难以区分增生的不同状况、切缘位置的解剖考虑，以及缺乏有关导管原位癌预后资料的前瞻性研究。

（1）专家普遍认为，大于 10mm 的切缘属阴性（但此切缘宽度也许过大，而且可能影响美观）。

（2）小于 1mm 的切缘被认为不足够。

（3）对于范围在 1～10mm 之间的切缘，一般切缘越宽，局部复发率越低。但是对于位于乳腺纤维－腺分界部位

（如靠近胸壁或皮肤）的肿瘤，手术边缘不足1mm并不一定要进行再次手术，但可以对肿块切除部位进行较大剂量推量照射（2B类）。

## 四、浸润性乳腺癌检查与治疗

表6　分期与检查

<table>
<tr><th>分期</th><th colspan="3">检查</th></tr>
<tr><td rowspan="2">Ⅰ期：T1，N0，M0或ⅡA期：<br>T0，N1，M0<br>T1，N1，M0<br>T2，N0，M0<br>或ⅡB期：<br>T2，N1，M0<br>T3，N0，M0<br>或ⅢA期：<br>T3，N1，M0</td><td>一般检查</td><td>对于临床Ⅰ～ⅡB期患者，如果出现症状或体征，应增加以下检查</td><td>如果患者为ⅢA（T3，N1，M0），可考虑以下检查</td></tr>
<tr><td>·病史和体检<br>·全血细胞计数，血小板计数<br>·肝功能检查和碱性磷酸酶<br>·双侧乳房X线摄片，乳腺超声检查<br>·病理检查<br>·明确肿瘤ER、PR及HER－2状况<br>·遗传性乳腺癌高危患者进行遗传学咨询<br>·乳腺MRI（可选），特别对于经X线摄片查出的隐匿性肿瘤<br>·必要时进行生育咨询<br>·心理评估</td><td>·如果出现局部骨痛或碱性磷酸酶升高，行骨扫描检查<br>·如果出现碱性磷酸酶升高、肝功能异常、腹部不适症状或腹部盆腔体检异常，行腹部±盆腔CT或MRI检查<br>·胸部CT检查（如果出现肺部症状）</td><td>·胸部CT检查<br>·腹部±盆腔CT或MRI检查<br>·骨扫描或PET-CT（2B类）<br>·FDG PET-CT（可选，2B类）</td></tr>
</table>

表7　临床分期为Ⅰ、ⅡA、ⅡB，或T3，N1，M0期患者的局部治疗

<table>
<tr><th colspan="2">分类</th><th>治疗</th></tr>
<tr><td rowspan="7">肿块切除加外科腋窝分期（1类）</td><td rowspan="3">≥4个阳性腋窝淋巴结</td><td>·全乳放疗±瘤床的光子、近距离治疗或电子束的推量照射（1类）及锁骨上/下淋巴引流区放疗</td></tr>
<tr><td>·积极考虑内乳淋巴结放疗（2B类）</td></tr>
<tr><td>·如果有化疗指征，放疗应在化疗后进行</td></tr>
<tr><td rowspan="3">1～3个阳性腋窝淋巴结</td><td>·全乳放疗±瘤床的光子、近距离治疗或电子束的推量照射（1类）</td></tr>
<tr><td>·积极考虑锁骨上/下淋巴引流区、内乳淋巴结放疗（2B类）</td></tr>
<tr><td>·如果有化疗指征，放疗应在化疗后进行</td></tr>
<tr><td>腋窝淋巴结阴性</td><td>·全乳放疗±瘤床的光子、近距离治疗或电子束的推量照射，在选择性的低危患者亦可考虑进行部分乳房放疗（PBI）<br>·如果有化疗指征，放疗应在化疗后进行</td></tr>
<tr><td rowspan="5">全乳切除加外科腋窝分期（1类）±乳房重建</td><td>≥4个阳性腋窝淋巴结</td><td>·化疗后行胸壁（1类）＋锁骨上/下淋巴引流区放疗<br>·积极考虑内乳淋巴结放疗（2B类）</td></tr>
<tr><td>1～3个阳性腋窝淋巴结</td><td>·积极考虑化疗后行胸壁＋锁骨上/下淋巴引流区放疗<br>·如要进行放疗，积极考虑内乳淋巴结放疗（2B类）</td></tr>
<tr><td>腋窝淋巴结阴性但肿瘤>5cm或切缘阳性</td><td>·考虑化疗后行胸壁±锁骨上/下淋巴引流区放疗<br>·积极考虑内乳淋巴结放疗（2B类）</td></tr>
<tr><td>腋窝淋巴结阴性、肿瘤≤5cm，切缘距肿瘤<1mm</td><td>考虑化疗后行胸壁放疗</td></tr>
<tr><td>腋窝淋巴结阴性、肿瘤≤5cm，且切缘距肿瘤≥1mm</td><td>不行放疗</td></tr>
<tr><td colspan="2">如为T2或T3，且除了肿瘤大小以外都符合保乳手术的标准</td><td>术前化疗</td></tr>
</table>

表8　激素受体阳性（+）、HER-2阳性（+）的乳腺癌患者的全身辅助治疗

<table>
<tr><th>组织学类型</th><th colspan="3">分期</th><th>辅助治疗</th></tr>
<tr><td rowspan="5">导管癌、小叶癌、混合型癌、化生性癌</td><td rowspan="4">pT1y，pT2 或 pT3；pN0 或 pN1mi（腋窝淋巴结转移灶≤2mm）</td><td rowspan="2">原发肿瘤≤0.5cm，或原发肿瘤微浸润</td><td>pN0</td><td>考虑辅助内分泌治疗±辅助化疗+曲妥珠单抗（2B类）</td></tr>
<tr><td>PN1mi</td><td>辅助内分泌治疗，或辅助化疗+曲妥珠单抗，序贯内分泌治疗</td></tr>
<tr><td colspan="2">原发肿瘤0.6~1.0cm</td><td>辅助内分泌治疗±辅助化疗+曲妥珠单抗</td></tr>
<tr><td colspan="2">原发肿瘤>1cm</td><td>辅助内分泌治疗+辅助化疗+曲妥珠单抗（1类）</td></tr>
<tr><td colspan="3">淋巴结阳性（指1个或多个同侧腋窝淋巴结有1个或多个>2mm的转移灶）</td><td>辅助内分泌治疗+辅助化疗+曲妥珠单抗（1类）</td></tr>
</table>

表9　激素受体阳性（+）、HER-2阴性（-）的乳腺癌患者的全身辅助治疗

<table>
<tr><th>组织类型</th><th colspan="4">分期</th><th>辅助治疗</th></tr>
<tr><td rowspan="7">导管癌、小叶癌、混合型癌、化生性癌</td><td rowspan="6">pT1，pT2 或 pT3；pN0 或 pN1mi（腋窝淋巴结转移灶≤2mm）</td><td colspan="2" rowspan="2">原发肿瘤≤0.5cm，或原发肿瘤微浸润</td><td>pN0</td><td>考虑辅助内分泌治疗（2B类）</td></tr>
<tr><td>PN1mi</td><td>辅助内分泌治疗（2B类）±辅助化疗（2B类）</td></tr>
<tr><td rowspan="4">原发肿瘤>0.5cm</td><td rowspan="4">考虑21基因RT-PCR复发风险检测</td><td>未做</td><td>辅助内分泌治疗±辅助化疗（1类）</td></tr>
<tr><td>低复发评分（<18）</td><td>辅助内分泌治疗</td></tr>
<tr><td>中复发评分（18~30）</td><td>辅助内分泌治疗±辅助化疗</td></tr>
<tr><td>高复发评分（≥31）</td><td>辅助内分泌治疗+辅助化疗</td></tr>
<tr><td colspan="4">淋巴结阳性（指1个或多个同侧腋窝淋巴结有1个或多个>2mm的转移灶）</td><td>辅助内分泌治疗+辅助化疗（1类）</td></tr>
</table>

表10　激素受体阴性（-）、HER-2阳性（+）的乳腺癌患者的全身辅助治疗

<table>
<tr><th>组织类型</th><th colspan="3">分期</th><th>辅助治疗</th></tr>
<tr><td rowspan="5">导管癌、小叶癌、混合型癌、化生性癌</td><td rowspan="4">pT1，pT2 或 pT3；pN0 或 pN1mi（腋窝淋巴结转移灶≤2mm）</td><td rowspan="2">原发肿瘤≤0.5cm，或原发肿瘤微浸润</td><td>pN0</td><td>考虑辅助化疗+曲妥珠单抗（2B类）</td></tr>
<tr><td>PN1mi</td><td>考虑辅助化疗+曲妥珠单抗</td></tr>
<tr><td>原发肿瘤0.6~1.0cm</td><td colspan="2">考虑辅助化疗+曲妥珠单抗</td></tr>
<tr><td>原发肿瘤>1cm</td><td colspan="2">辅助化疗（1类）+曲妥珠单抗（1类）</td></tr>
<tr><td colspan="2">淋巴结阳性（指1个或多个同侧腋窝淋巴结有1个或多个>2mm的转移灶）</td><td colspan="2">辅助化疗+曲妥珠单抗（1类）</td></tr>
</table>

表11　激素受体阴性（-）、HER-2阴性（-）的乳腺癌患者的全身辅助治疗

<table>
<tr><th>组织类型</th><th colspan="3">分期</th><th>辅助治疗</th></tr>
<tr><td rowspan="5">导管癌、小叶癌、混合型癌、化生性癌</td><td rowspan="4">pT1，pT2 或 pT3；pN0 或 pN1mi（腋窝淋巴结转移灶≤2mm）</td><td rowspan="2">原发肿瘤≤0.5cm，或原发肿瘤微浸润</td><td>pN0</td><td>不进行辅助治疗</td></tr>
<tr><td>PN1mi</td><td>考虑辅助化疗</td></tr>
<tr><td>原发肿瘤0.6~1cm</td><td colspan="2">考虑辅助化疗</td></tr>
<tr><td>原发肿瘤>1cm</td><td colspan="2">辅助化疗（1类）</td></tr>
<tr><td colspan="2">淋巴结阳性（指1个或多个同侧腋窝淋巴结有1个或多个>2mm的转移灶）</td><td colspan="2">辅助化疗（1类）</td></tr>
</table>

表 12 组织学类型良好的乳腺癌患者的全身辅助治疗

<table>
<tr><th>组织类型</th><th colspan="4">分期</th><th>辅助治疗</th></tr>
<tr><td rowspan="6">小管癌、黏液癌</td><td rowspan="4">ER 阳性和/或 PR 阳性</td><td colspan="2" rowspan="3">pT1，pT2 或 pT3；pN0 或 pN1mi（腋窝淋巴结转移灶≤2mm）</td><td><1cm</td><td>不进行辅助治疗</td></tr>
<tr><td>1～2.9cm</td><td>考虑辅助内分泌治疗</td></tr>
<tr><td>≥3cm</td><td>辅助内分泌治疗</td></tr>
<tr><td colspan="3">淋巴结阳性（指 1 个或多个同侧腋窝淋巴结有 1 个或多个>2mm 的转移灶）</td><td>辅助内分泌治疗±辅助化疗</td></tr>
<tr><td rowspan="2">ER 阴性和 PR 阴性</td><td rowspan="2">复查 ER/PR 状况</td><td>ER 阳性和/或 PR 阳性</td><td colspan="2">见上述处理</td></tr>
<tr><td>ER 阴性和 PR 阴性</td><td colspan="2">按照普通组织学类型的乳腺癌治疗</td></tr>
</table>

表 13 术前治疗检查

<table>
<tr><th>临床分期</th><th colspan="2">检查</th></tr>
<tr><td rowspan="2">ⅡA 期：T2，N0，M0<br>ⅡB 期：T2，N1，M0；T3，N0，M0<br>ⅢA 期：T3，N1，M0 和除了肿瘤大小之外，皆符合保乳手术标准</td><td>一般检查</td><td>考虑分期<br>（特别是出现症状或体征）</td></tr>
<tr><td>· 病史和体检<br>· 全血细胞计数，血小板计数<br>· 肝功能检查和碱性磷酸酶<br>· 双侧乳房 X 线摄片，乳腺超声检查<br>· 病理检查<br>· 明确肿瘤 ER、PR 及 HER－2 状况<br>· 遗传性乳腺癌高危患者进行遗传学咨询<br>· 必要时进行生育咨询<br>· 乳腺 MRI（可选），特别对于经 X 线摄片查出的隐匿性肿瘤</td><td>· 胸部 CT 检查<br>· 腹部±盆腔 CT 或 MRI 检查<br>· 骨扫描或 PET-CT（2B 类）<br>· FDG PET-CT（可选，2B 类）</td></tr>
</table>

表 14 术前治疗的腋窝淋巴结评估

<table>
<tr><th></th><th colspan="4">淋巴结评估</th></tr>
<tr><td rowspan="2">术前全身治疗</td><td rowspan="2">对之前未施行活检的患者，应考虑空芯针活检并注入显影标记物，为化疗结束后的手术治疗进行瘤床定位</td><td>临床腋窝淋巴结阴性患者需腋窝影像检查，在新辅助治疗之前考虑空芯针活检或细针穿刺活检</td><td rowspan="2"></td><td>如细针穿刺或空芯针活检结果阴性，则在新辅助治疗之前/后进行前哨淋巴结清扫</td></tr>
<tr><td>临床腋窝淋巴结阳性则在新辅助治疗之前进行空芯针活检或细针穿刺活检</td><td>如细针穿刺或空芯针活检结果阳性，则在新辅助治疗之后重新进行腋窝淋巴结活检；如果是阳性，则清扫腋窝淋巴结；如果是阴性，则进行前哨淋巴结活检或腋窝淋巴结清扫</td></tr>
</table>

表 15 术前全身治疗、局部治疗与辅助治疗

| 初始治疗 | 初始治疗后评估 | 全身治疗后局部治疗 | 辅助治疗 |
| --- | --- | --- | --- |
| 术前化疗（绝经后的激素受体阳性患者可考虑单用内分泌治疗） | 任何时间出现经证实的疾病进展<br>部分缓解，无法行肿块切除术 | 全乳切除加外科腋窝分期 ± 乳房重建。若化疗前做过前哨淋巴结活检且结果阴性，可不做腋窝淋巴结清扫 | · 如术前未完成计划的全部化疗，术后应按计划接受全部化疗；如雌激素和/或孕激素受体阳性，需加用内分泌治疗（首先进行化疗，随后进行内分泌治疗）<br>· 根据化疗前肿瘤特征，进行全乳切除术后的辅助放疗和如 ER 阳性和/或 PR 阳性，则行内分泌治疗（1 类）<br>· 如果 HER－2 阳性，完成至多 1 年的曲妥珠单抗治疗（1 类），如果有指征可以与放疗和内分泌治疗同时使用 |
| | 部分缓解，可行肿块切除术，或完全缓解 | 肿块切除术加外科腋窝分期。若化疗前做过前哨淋巴结活检且结果阴性，可不做腋窝淋巴结清扫 | · 如术前未完成计划的全部化疗，术后应按计划接受全部化疗；如雌激素和/或孕激素受体阳性，需加用内分泌治疗（首先进行化疗，随后进行内分泌治疗）<br>· 根据化疗前肿瘤特征，进行肿块切除术后的辅助放疗和如 ER 阳性和/或 PR 阳性，则行内分泌治疗（1 类）<br>· 如果 HER－2 阳性，完成至多 1 年的曲妥珠单抗治疗（1 类），如果有指征可以与放疗和内分泌治疗同时使用 |

表 16 局部晚期浸润性乳腺癌（非炎性乳腺癌）：临床分期与检查

| 临床分期 | 检查 | |
| --- | --- | --- |
| | 一般检查 | 考虑分期（特别是出现症状或体征） |
| ⅢA 期<br>T0，N2，M0；<br>T1，N2，M0；<br>T2，N2，M0；<br>T3，N2，M0<br>ⅢB 期<br>T4，N0，M0；<br>T4，N1，M0；<br>T4，N2，M0<br>ⅢC 期<br>任何 T，N3，M0 | · 病史和体检<br>· 全血细胞计数，血小板计数<br>· 肝功能检查和碱性磷酸酶<br>· 双侧乳房 X 线摄片，乳腺超声检查<br>· 病理检查<br>· 明确肿瘤 ER、PR 及 HER－2 状况<br>· 遗传性乳腺癌高危患者进行遗传学咨询<br>· 乳腺 MRI（可选），特别对于经 X 线摄片检查出的隐匿性肿瘤<br>· 如必要可进行生育咨询 | · 胸部 CT 检查<br>· 腹部 ± 盆腔 CT 或 MRI 检查<br>· 骨扫描或 PET-CT（2B 类）<br>· FDG PET-CT（可选，2B 类） |

表 17 局部晚期浸润性乳腺癌（非炎性乳腺癌）：术前治疗

| 术前治疗 | 评估 | 局部区域治疗 | 辅助治疗 |
| --- | --- | --- | --- |
| 对于绝经后且雌激素和/或孕激素受体阳性的患者，可考虑加用内分泌治疗 | 缓解 | 全乳切除＋Ⅰ/Ⅱ级腋窝清扫＋胸壁和锁骨上/下淋巴引流区放疗（内乳淋巴结受累者应同时做内乳区放疗，即使无临床受累证据，积极考虑内乳区放疗：2B 类）± 延迟性乳房重建或考虑肿块切除＋Ⅰ/Ⅱ级腋窝清扫＋全乳和锁骨上/下淋巴引流区放疗（内乳淋巴结受累者应同时做内乳区放疗） | · 如术前未接受完整的化疗，术后应按计划接受完整的化疗；如雌激素和/或孕激素受体阳性需加用内分泌治疗（先化疗，后内分泌治疗）<br>· 如果 HER－2 阳性，完成至多 1 年的曲妥珠单抗治疗（1 类）。如果有指征可以与放疗和内分泌治疗同时使用 |
| | 未缓解 | 考虑进一步全身化疗和/或术前放疗 | 缓解：治疗同上<br>未缓解：个体化治疗 |

## 五、浸润性乳腺癌监测/随访

（1）每年进行1～4次病情随访和体格检查，持续5年，此后每年进行1次。

（2）进行患者教育、监测，以避免淋巴水肿。

（3）每年进行1次乳房X线摄片。

（4）没有出现肿瘤复发的症状或体征，则不需要通过实验室或影像学手段进行转移灶筛查。

（5）接受他莫昔芬者，若子宫仍保留，每12个月进行1次妇科检查。

（6）接受芳香化酶抑制剂治疗或出现有治疗所致的卵巢功能衰竭的患者，应在基线状态及之后定期监测骨密度。

（7）评估辅助内分泌治疗的依从性，并鼓励患者坚持治疗。

（8）循证医学证据显示，积极的生活方式、达到并维持理想体重（体重指数：20～25BMI）可使乳腺癌患者获得最理想的转归。

## 六、复发性或Ⅳ期乳腺癌的治疗

表18　复发性或Ⅳ期肿瘤：检查与全身治疗原则

<table>
<tr><th>检查</th><th colspan="2">全面评估</th><th colspan="2">治疗原则</th></tr>
<tr><td rowspan="8">·病史及体格检查<br>·全血细胞计数，血小板计数<br>·肝功能检查和碱性磷酸酶<br>·胸部CT<br>·腹部±盆腔CT或MRI<br>·若出现可疑中枢神经系统症状行脑部MRI<br>·骨扫描或氟化钠PET-CT（2B类）<br>·FDG PET-CT（可选，2B类）<br>·对有症状骨及骨扫描异常的长骨、承重骨行X线摄片检查<br>·首次复发时应进行活检<br>·如肿瘤ER、PR及HER-2状况未知、初次检查结果阴性或没有过表达，再次检查确定<br>·遗传性乳腺癌高危患者进行遗传学咨询</td><td rowspan="3">仅局部复发</td><td>初次治疗为肿块切除术+放疗</td><td>全乳切除+腋窝淋巴结分期（若先前未行Ⅰ/Ⅱ级腋窝淋巴结清扫）</td><td rowspan="6">进一步全身治疗</td></tr>
<tr><td>初次治疗为全乳切除+Ⅰ/Ⅱ级腋窝淋巴结清扫，且既往接受过放疗</td><td>如局部治疗有治愈可能，可先行手术切除</td></tr>
<tr><td>初次治疗为全乳切除，且既往未接受过放疗</td><td>如局部治疗有治愈可能，可先行手术切除+胸壁与锁骨上/下淋巴引流区放疗</td></tr>
<tr><td rowspan="3">仅区域复发或局部和区域复发</td><td>腋窝复发</td><td>如有可能行手术切除+如有可能行胸壁+锁骨上/下淋巴引流区+腋窝放疗</td></tr>
<tr><td>锁骨上复发</td><td>如有可能行胸壁+锁骨上/下淋巴引流区放疗</td></tr>
<tr><td>内乳淋巴结复发</td><td>如有可能行胸壁+锁骨上/下淋巴引流区和内乳淋巴引流区放疗</td></tr>
<tr><td rowspan="2">全身转移或Ⅳ期</td><td>骨转移</td><td>加用地诺单抗，唑来膦酸或帕米膦酸钠</td><td rowspan="2">联合内分泌与靶向治疗</td></tr>
<tr><td colspan="2">无骨转移</td></tr>
</table>

表19　复发或Ⅳ期乳腺癌：内分泌治疗的后续治疗

<table>
<tr><td rowspan="2">继续内分泌治疗直至疾病进展或出现无法耐受的毒性</td><td rowspan="2">进展</td><td rowspan="2">连续3个内分泌治疗方案后无获益或出现有症状的内脏转移病变</td><td>是</td><td>化疗</td></tr>
<tr><td>否</td><td>参加新的内分泌治疗临床试验</td></tr>
</table>

**表 20 复发或Ⅳ期乳腺癌：全身治疗**

| 分类 | 既往治疗 | 月经状态/内脏转移 | 治疗原则 |
|---|---|---|---|
| ER 和/或 PR 阳性，HER－2 阴性；ER 和/或 PR 阳性，HER－2 阳性 | 1 年内接受过内分泌治疗 | 绝经前 | 卵巢去势/抑制，对于绝经后妇女，予以内分泌治疗 |
| | | 绝经后 | 内分泌后续治疗 |
| | | 内脏转移 | 考虑开始化疗 |
| | 1 年内未接受过内分泌治疗 | 绝经前 | ·卵巢去势/抑制，对于绝经后妇女，予以内分泌治疗<br>·选择性雌激素受体调节剂 |
| | | 绝经后 | ·芳香化酶抑制剂<br>·选择性雌激素受体调节剂<br>·选择性雌激素受体降调剂 |
| | | 内脏转移 | 考虑开始化疗 |
| ER 和 PR 阴性；或激素难治性 ER 和/或 PR 阳性；HER－2 阴性 | 仅有骨或软组织转移或无症状的内脏转移 | 是 | 如果患者不是激素难治性乳腺癌，可考虑再给予一次内分泌治疗 → 内分泌治疗 |
| | | 否 | 化疗 → 连续 3 个化疗方案无效或 ECOG 体力状况评分≥3 → 不再考虑使用细胞毒药物治疗，改用姑息治疗 |
| ER 和 PR 阴性；或激素难治性 ER 和/或 PR 阳性；HER－2 阳性 | 仅有骨或软组织转移或无症状的内脏转移 | 是 | 如果患者不是激素难治性乳腺癌，可考虑再给予一次内分泌治疗 |
| | | 否 | 帕妥珠单抗＋曲妥珠单抗＋紫杉类（首选）或曲妥珠单抗±化疗 → 继续 HER－2 靶向治疗，T－DM1（首选）或其他抗 HER－2 疗法 → 连续 3 个化疗方案无效或 ECOG 体力状况评分≥3 → 不再考虑使用细胞毒药物治疗，改用姑息治疗 |

## 七、乳腺专用 MRI 检查原则

1. 人员、仪器和设备

（1）乳腺 MRI 检查应由专业的乳腺影像工作团队进行并阅片，该团队同时应与多学科治疗团队合作。

（2）乳腺 MRI 检查需要使用乳腺专用的线圈，由熟悉阅片最佳时序和其他技术细节的乳腺放射影像医生进行。

（3）影像中心应该有能力进行 MRI 引导下的穿刺取样和/或对 MRI 检查结果进行导丝定位。

2. 临床适应证和应用

（1）可用于分期评估以确定同侧乳腺肿瘤范围、是否存在多灶或多中心性肿瘤，或在初诊时筛查对侧乳腺肿瘤（2B 类）。尚无高水平数据证明使用 MRI 以帮助制定局部治疗策略能够改善局部复发或生存期。

（2）可有助于评估在新辅助治疗前后的肿瘤范围、治疗缓解状况以及是否可行保乳治疗。

（3）可有助于寻找在乳房 X 线摄片、超声或体检无法发现原发肿瘤的腋窝淋巴结转移性腺癌，或在乳头 Paget's 病患者中寻找原发肿瘤。

（4）乳腺 MRI 检查常有假阳性结果。不能仅凭 MRI 的发现决定手术。建议对乳腺 MRI 检查的可疑部位进一步取样活检。

（5）对于已患乳腺癌患者的随访筛查，MRI 的用处尚不明确。一般仅考虑用于具有乳腺癌遗传易感性风险的妇女，即那些主要基于家族史模型推算的，在其一生中患第二原发乳腺癌的风险高于 20%的人群。

表 21　HER－2 检测原则

<table>
<tr><th>检测方法</th><th colspan="2">结果判定</th><th colspan="2">备注</th></tr>
<tr><td rowspan="3">IHC 检测</td><td>IHC0，1＋</td><td>HER－2（－）</td><td colspan="2"></td></tr>
<tr><td>IHC2＋</td><td>交界性结果</td><td colspan="2">用 ISH 检测（同一标本）或用 IHC/ISH 新一轮检测（不同标本）</td></tr>
<tr><td>IHC3＋</td><td>HER－2（＋）</td><td colspan="2"></td></tr>
<tr><td rowspan="3">单探针 ISH 检测</td><td>平均单个细胞 HER2 基因拷贝数 <4</td><td>ISH（－）</td><td colspan="2"></td></tr>
<tr><td>平均单个细胞 HER2 基因拷贝数 4～6</td><td>交界性结果</td><td colspan="2">用双探针 ISH 和/或 IHC 检测（同一标本）或用 ISH/IHC 新一轮检测（不同标本）</td></tr>
<tr><td>平均单个细胞 HER2 基因拷贝数≥6</td><td>ISH（＋）</td><td colspan="2"></td></tr>
<tr><td rowspan="5">双探针 ISH 检测</td><td rowspan="2">HER2/CEP17≥2</td><td>平均单个细胞 HER2 基因拷贝数 <4</td><td colspan="2">ISH（＋）</td></tr>
<tr><td>平均单个细胞 HER2 基因拷贝数≥4</td><td colspan="2">ISH（＋）</td></tr>
<tr><td rowspan="3">HER2/CEP17 <2</td><td>平均单个细胞 HER－2 基因拷贝数 <4</td><td colspan="2">ISH（－）</td></tr>
<tr><td>平均单个细胞 HER－2 基因拷贝数 4～6</td><td>交界性结果</td><td>用 IHC 检测（同一标本），检测一条 ISH17 号染色体探针，或用 ISH/IHC 新一轮检测（不同标本）</td></tr>
<tr><td>平均单个细胞 HER－2 基因拷贝数 ≥ 6</td><td>ISH（＋）</td><td></td></tr>
</table>

## 八、乳腺癌辅助治疗后的生育能力和节育问题

（1）对于所有绝经前患者，均需告知其化疗对生育的潜在影响并询问其对于怀孕的需求；对于将来有怀孕需求的患者，在化疗前应咨询生育专家。

（2）尽管化疗过程中或化疗后经常出现停经，但是大多数年龄小于 35 岁的妇女在完成辅助化疗后的 2 年内能够恢复月经。

（3）月经状况和生育能力并非总是相互关联。月经不正常，尤其是服用他莫昔芬者，不一定代表没有生育能力。相反，月经正常并不代表一定具备生育能力。

（4）有关化疗后生育能力的数据十分有限。

（5）患者在接受放疗、化疗或内分泌治疗期间应避免怀孕。

（6）尽管数据有限，但是无论患者的激素受体状态如何，都不推荐使用激素进行避孕。

（7）其他节育方法包括使用宫内节育器（IUDs）或屏障法，对于将来不想怀孕者，可采取输卵管结扎或配偶接受输精管结扎术。

（8）对于正在接受化疗的患者，尚无哪种治疗方法显示可保留生育能力。

（9）保乳治疗后进行哺乳并非禁忌，但是剩余乳房分泌的乳汁质和量可能不足，或可能缺乏某些所需的营养成分。不推荐在化疗或内分泌治疗期间哺乳。

## 九、浸润性乳腺癌：腋窝淋巴结分期

表 22　浸润性乳腺癌：外科腋窝分期为Ⅰ、ⅡA、ⅡB 和ⅢA（T3，N1，M0）期乳腺癌的处理

<table>
<tr><th>分期</th><th colspan="2">活检</th><th colspan="5">处理</th></tr>
<tr><td rowspan="5">Ⅰ、ⅡA、ⅡB 期<br>ⅢA 期（T3，N1，M0）</td><td rowspan="3">临床诊断时淋巴结阳性</td><td colspan="4">FNA 或细针活检阳性</td><td colspan="2">Ⅰ/Ⅱ级腋窝淋巴结清扫</td></tr>
<tr><td rowspan="2">FNA 或细针活检阴性</td><td rowspan="4">前哨淋巴结定位和切除</td><td colspan="2">前哨淋巴结阴性</td><td colspan="2">不再需要腋窝手术（1 类）</td></tr>
<tr><td rowspan="2">前哨淋巴结阳性</td><td rowspan="2">满足以下所有标准：<br>·T1 或 T2 肿瘤<br>·SLNs1 或 2 +<br>·保乳治疗<br>·计划全乳放疗<br>·未行新辅助化疗</td><td>是</td><td>不再需要腋窝手术</td></tr>
<tr><td colspan="2" rowspan="2">临床诊断时淋巴结阴性</td><td>否</td><td rowspan="2">Ⅰ/Ⅱ级腋窝淋巴结清扫</td></tr>
<tr><td colspan="3">前哨淋巴结不确定</td></tr>
</table>

在缺乏确切数据证实施行腋窝淋巴结清扫术能延长患者生存期的情况下，对于肿瘤预后良好的患者、手术不影响辅助全身治疗选择的患者、老年患者或有严重合并症的患者，可考虑选择性实施腋窝淋巴结清扫术。

若Ⅱ级腋窝淋巴结不存在显著病灶，则淋巴结清扫应该包括腋静脉下方组织从背阔肌边缘到胸小肌内侧缘（Ⅰ/Ⅱ级）。只有在Ⅱ级腋窝淋巴结存在显著病灶时，才需扩大施行Ⅲ级淋巴结清扫至胸廓入口。

如果拥有一支经验丰富的前哨淋巴结活检团队，且患者适合做前哨淋巴结活检，前哨淋巴结活检是腋窝淋巴结分期的首选方法。

## 十、浸润性乳腺癌：切缘状况

保乳手术的应用是以能达到病理阴性切缘为前提的。切缘阳性患者一般都需要进一步手术治疗，或再次进行切除以达到阴性切缘，或接受全乳切除术。如果再次切除在技术上可做到保乳，则可切除初次切除标本提示的阳性切缘，或再次切除整个原先的手术腔隙。如果多次切缘仍为阳性，可能需要全乳切除以达到最佳的局部控制效果。

对显微镜下有局灶性阳性切缘但不伴有广泛的导管内癌成分的病例，选择性实施保乳手术是合理的。对这部分患者应考虑给予更高剂量的瘤床推量照射。

对保乳手术的所有手术标本均应进行切缘评估，最佳切缘评估的要求包括：

（1）手术标本定位。

（2）对切缘状况的肉眼和显微镜下描述。

（3）报告肿瘤与切缘的最近距离、方位及肿瘤类型（浸润性癌还是导管原位癌）。

## 十一、保乳治疗后放射治疗的特别注意事项

### 保乳术后放疗禁忌证

1. 绝对禁忌证

（1）既往做过乳腺或胸壁放疗。

（2）妊娠期间的放疗。

（3）弥漫可疑的或癌性微钙化灶。

（4）病变广泛，不可能通过单一切口的局部切除就达到切缘阴性且不致影响美观。

（5）阳性病理切缘。

2. 相对禁忌证

（1）既往做过胸壁或乳腺放疗；对剂量和范围的描述是必需的。

（2）累及皮肤的活动性结缔组织病（尤其是硬皮病和狼疮）。

（3）肿瘤 >5cm（2B）。

（4）局限（灶状）的阳性切缘。

（5）已知和可疑遗传易感性乳腺癌的妇女：

①保乳术后同侧乳腺癌复发或发生对侧乳腺癌的风险增加。

②可以考虑预防性双侧乳腺切除以降低风险。

## 十二、术后乳房重建原则

对于接受乳腺癌外科治疗的任何妇女，乳房重建或许是一种选择。根据其个体临床情况，经历乳腺癌治疗的所有妇女应该得到乳房重建选择的教育、指导。无论如何，乳房重建不应该受到适当外科管理的干扰。乳房重建的程序不应该受到适当外科治疗的范围和时机的控制。乳房重建的有效性或实用性不会导致适当外科治疗的延迟或拒绝。

乳房肿瘤切除术后合适的美观结果评价应该在术前进行。对于保乳的乳腺癌治疗技术可延伸到乳腺癌保乳外科选择中，当切除术本身可能产生不可接受的美观结果时，这些技术的应用可能减少对乳腺切除的需要，降低二次切除几率，同时使乳房外形损害最小化。患者应当了解该技术可能存在阳性切缘和二次手术的潜在可能性，这些可能性包括重复区域切除术，或可能需要失去或不失去乳头的乳腺切除术。乳腺癌手术方法可和能使缩小与对侧长期不对称的外科方法联合使用。

对于乳房切除术而言，重建的可能性应该讨论和建议重建选择的术前评估。

乳房切除术后乳房重建的外科手术选择模式如下：

（1）含乳房植入物的程序（即在组织扩张后立即植入假体）。

（2）复合自体组织移植程序（有蒂横行腹直肌皮瓣 - TRAM、脂肪移植、各种显微手术，从腹部、背部、臀部和大腿取材）。

（3）乳房植入物和自体组织移植联合程序（即背阔肌皮瓣）。

乳房切除后乳房重建可以与乳房切除术同时进行（立即）或乳腺癌治疗完成后进行（延迟），很多患者乳房重建涉及的分期方法而不只如下程序：

（1）使对侧乳房对称的外科手术。

（2）对乳房和/或手术部位进行修补外科手术。

（3）乳头和乳晕重建与着色。

与任何乳房切除术一样，有局部和区域肿瘤复发的风险，有证据显示，在这一点上，“保留皮肤”的乳房切除术与标准乳房切除术可能相当。“保留皮肤”的乳房切除术需由一个有经验的乳腺外科团队执行，工作之间的协调，多学科治疗要适合经选择的“保留皮肤”的乳房切除术，在相关辅助治疗时，决定最佳重建程序，要有适当的外科切缘。在“保留皮肤”的乳房切除术患者中，乳房切除术后放疗应该与标准乳房切除术的标准相同。

对于炎性乳腺癌乳房切除术的立即乳房重建属于禁忌，因为其复发的高风险、病变的侵袭特征，其后要迅速而不能有任何拖延地采用放疗对局部病变进行控制。还没有证实“保留皮肤”的乳房切除术对 IBC 是安全的，一般需要切除或在进行乳房切除术时切除受侵的皮肤，在这种情况下立即进行乳房重建没有优势。

一般而言，对于肿瘤治疗，其“保留皮肤”的乳房切除术需切除乳头 - 乳晕复合体（NAC）。然而，对经仔细选择的、有多学科团队参与的乳腺癌治疗，其保留乳头－乳晕的程序可以是一种选择。对于早期低乳头侵袭率和低局部复发率的、生物学特征良好（如 Nottingham 分级 1～2 级、淋巴结阴性、HER2 阴性、没有淋巴管血管受侵）的侵袭性乳腺癌患者，以及局限在乳腺内的 DCIS（距乳头距离 >2cm）患者而言，回顾性分析数据支持使用保留乳头－乳晕的程序，乳头切缘评估是强制性的。乳头受侵的证据如 Paget's 病或血性乳头溢液者，保留乳头属于禁忌。

对非炎性、局部晚期乳腺癌者而言，立即进行乳房重建不是绝对禁忌证，无论重建的方法如何，术后放疗都应该进行。

（1）计划采用自体组织重建，则乳房切除术后需要进行放疗，重建既可推迟到放疗结束后，也可在乳房切除术的初始阶段采用自体组织进行乳房重建。在放疗后立即进行乳房重建时，一些有丰富经验的乳腺癌治疗团队需要签订协议书，在自体组织植入之前，放射治疗通常优先。

（2）当计划植入重建而又需要放射治疗的患者，其步骤是立即进行组织扩张后首先植入移植物。放射治疗之前或之后，外科可将组织扩张器与永久性植入物交换。放射性皮肤的组织扩张可引起包膜挛缩、错位、美容很差和移植物暴露的风险增加。以前进行过放疗的患者，组织扩张器/植入物的使用是相对禁忌证。需要术后放疗的患者进行立即植入移植物可引起包膜挛缩、错位、美容很差和移植物暴露的风险增加。

重建选择是基于肿瘤治疗评估、患者身体习惯、肥胖、吸烟史、合并症以及患者的关注点，无论植入或修补，吸烟和肥胖增加所有乳房重建模式合并并发症的风险。对于乳房重建而言，吸烟和肥胖是相对禁忌证，应该注意伤口愈合并发症增加的风险，在吸烟和肥胖患者中，有过部分或全部乳房修补失败的案例。

对美容结果不满意的、随后完成乳腺癌治疗的患者应该提供整形治疗。

## 十三、浸润性乳腺癌：放疗原则

1. 全乳房照射

（1）靶区勾画需要包括绝大部分的乳腺组织，勾画需要结合临床评估和基于 CT 定位的治疗计划。

（2）治疗计划必须以达到靶区剂量均匀和对正常组织毒性最小为目的，具体方法可使用补偿片如楔形滤片、子野技术的正向调强或逆向调强技术，对于常规治疗计划难以达到靶区和正常组织剂量平衡的患者和一些解剖特殊的患者，还可采用呼吸门控技术或特殊体位固定以降低心、肺或对侧乳腺等正常组织的剂量。乳房接受照射的剂量应该为 45～50Gy，15～23 次分割，或 40～42.5Gy，15～16 次分割。对于高危患者（50 岁以下，高级别肿瘤），推荐对肿瘤床进行推量照射，可采用近距离治疗、电子束或光子束等。标准剂量为 10～16Gy，每次 2Gy。

所有治疗安排都是每周照射 5d。

2. 胸壁照射（包括乳房重建）

（1）靶区包括同侧胸壁、乳房切除术疤痕和可能的引流部位。根据患者是否已行乳房重建术，可以合理选择光子和/或电子照射数种技术。

（2）鼓励应用基于 CT 的治疗计划系统，以明确肺和心脏的体积，从而最大限度地减少对这些器官的照射。当使用光子照射时，须特别考虑填充材料的使用以保证合适的皮肤剂量。

3. 区域淋巴结照射

（1）应用基于 CT 的治疗计划系统可对靶区进行最佳的定位。对于锁骨附近和腋窝淋巴结的照射深度取决于患者的体型。对内乳淋巴结的定位，由于其在影像上常看不到，可用内乳动脉和静脉的位置作为替代标志。剂量为 50～50.4Gy，其分割剂量 1.8～2Gy（±切口疤痕区的推量照射为每次 2Gy，至总剂量近 60Gy），所有治疗安排都是每周照射 5d。

（2）基于最新的全乳切除后放疗随机对照研究和其他近期研究，考虑在实施区域淋巴结照射时，应包括内乳淋巴结。所有接受内乳淋巴结区放射治疗的病例都必须采用基于 CT 的治疗计划系统。

4. 加速部分乳房照射（APBI）

（1）关于 APBI 的初步研究显示，对于某些早期乳腺癌患者来说，APBI 的局部控制率与标准的全乳放疗相当，但随访数据有限且研究尚在进行中。

（2）目前尚不推荐在临床试验以外将 APBI 作为常规治疗，有条件的医院应鼓励患者参与临床试验。

（3）如果患者不符合入组试验的要求，按照美国放射肿瘤学会（ASTRO）的共识声明，可能适合 APBI 的患者应同时符合以下条件：

①≥60 岁的女性。

②不携带 BRCA 1/2 突变。

③已接受手术的单灶 T1N0、ER 阳性乳腺癌。

④组织学类型为浸润性导管癌或具有良好预后因素的导管癌，不伴广泛的导管内癌成分，不伴小叶原位癌，切缘阴性。

（4）剂量可采用近距离放射治疗剂量 34Gy，10 次分割，每天分 2 次给予。

（5）或光子外照射剂量 38.5Gy，10 次分割，每天分 2 次给予。

5. 优化个体化治疗的实施

放疗的个体化实施是非常重要的，在放疗过程中应考虑患者的摆位（即仰卧位与俯卧位）问题。

6. 新辅助化疗

新辅助化疗的患者，其放疗适应证与放射也应该根据新辅助治疗前或治疗后的肿瘤特征最差分期来决定。

## 十四、浸润性乳腺癌：术前全身治疗原则

（1）随机临床试验证实，术前、术后使用相同的治疗方案，术前、术后治疗的远期结果相同。

（2）术前全身治疗是用于手术不能或能够切除乳腺肿瘤的患者，对能实施手术的乳腺癌患者也能提供潜在的获益。重要的是术前全身治疗能够提高保乳率，在个体患者中能提供观察全身治疗临床与病理反应情况。

（3）术前全身治疗的病理完全缓解（pCR）与最好的无病生存和总生存相关，特别是在术前给予所有治疗方法的情况下。对于三阴性乳腺癌（triple - negative breast cancer，TNBC）患者而言，病理反应与长期生存结果密切相关，对 HER2 + 和 ER + 的乳腺癌患者相关性较小。

（4）一些化疗药物术前给予有较好的活性，一般而言，术前使用的化疗方案在辅助治疗中也可使用。

（5）对于激素受体阳性的患者可考虑单纯内分泌治疗（芳香化酶抑制剂是绝经后妇女首选，绝经前妇女给予卵巢抑制，或他莫昔芬）。

（6）HER - 2 + 的患者术前全身治疗应该联合使用曲妥珠单抗至少 9 周。对于≥T2 或≥N1、HER - 2 + 的早期乳腺癌患者，推荐使用含帕妥珠单抗的方案进行术前全身治疗。

（7）一些研究已经报道，术前给予全身治疗与术后辅助全身治疗比较，局部复发的风险会增加，但这种局部复发风险增加归因于术前治疗的患者没有达到根治性局部治疗。

（8）不是所有患者均适宜术前全身治疗，在术前全身治疗之前进行精确的临床分期和基线评估是非常重要的。

（9）当选择术前治疗时，所有治疗方法均应该在术前给予；在术前治疗期间，需通过查体常规评价肿瘤治疗反应。对于可手术的乳腺癌患者在术前全身治疗期间发生疾病进展应当迅速进行手术切除；当患者使用辅助治疗时，局部治疗应该遵守相同的治疗原则。

（10）已经明确的术前全身治疗的获益：

①易于保乳。

②肿瘤不适宜手术切除。

③根据个体患者的治疗反应可提供重要的诊断信息，特别是三阴性和 HER－2 阳性的乳腺癌患者。

④允许任何时候进行基因检测。

⑤允许选择乳房切除、计划保乳的患者。

（11）机遇：

①如果腋窝淋巴结清扫阳性，可允许前哨淋巴结活检。

②如果术前治疗肿瘤有反应或疾病进展，可允许对全身治疗方案进行修改。

③在治疗反应差的患者中允许增加辅助治疗。

④如果腋窝淋巴结进行了清扫，允许小范围或小剂量放射治疗。

⑤使用先进的研究平台可对新的治疗方法和生物标记进行测试和检测。

（12）注意事项：

①如果临床分期过高，则术前治疗可能是过度的。

②如果临床分期过低，则局部放射治疗是不足的。

③在术前治疗期间可能出现疾病进展。

（13）术前全身治疗患者的选择：

①不能手术的乳腺癌患者：炎性乳腺癌、肿瘤巨大或 N2 腋窝淋巴结、N3 淋巴结、T4 肿瘤。

②可手术的乳腺癌患者：在希望保乳的患者中，大的原发肿瘤与乳房大小的关系不适宜术前治疗的患者。

③原发部位侵犯广泛而不能很好地界定侵袭范围的患者。

④术前肿瘤范围描述不清的患者。

⑤肿瘤不易察觉或临床不能评估的患者。

**表 23　浸润性乳腺癌：辅助内分泌治疗药物选择**

<table>
<tr><th>月经特征</th><th>初始内分泌治疗</th><th colspan="2">后续内分泌治疗</th></tr>
<tr><td rowspan="3">绝经前（诊断时）</td><td rowspan="2">他莫昔芬 5 年（1 类）±卵巢抑制或切除（1 类）</td><td>绝经后</td><td>芳香化酶抑制剂 5 年（1 类）或考虑继续服用他莫昔芬 5 年，达到 10 年</td></tr>
<tr><td>绝经前</td><td>考虑继续服用他莫昔芬 5 年，达到 10 年或不再需要内分泌治疗</td></tr>
<tr><td colspan="3">芳香化酶抑制剂 5 年＋卵巢抑制或切除（1 类）</td></tr>
<tr><td rowspan="7">绝经后（诊断时）</td><td colspan="3">芳香化酶抑制剂 5 年（1 类）</td></tr>
<tr><td>或他莫昔芬 2～3 年</td><td colspan="2">改服芳香化酶抑制剂，使内分泌治疗疗程达 5 年（1 类）或改服芳香化酶抑制剂 5 年（2B 类）</td></tr>
<tr><td>芳香化酶抑制剂 2～3 年（1 类）</td><td colspan="2">改服他莫昔芬，使内分泌治疗疗程达 5 年（1 类）</td></tr>
<tr><td rowspan="2">他莫昔芬 4.5～6 年</td><td colspan="2">芳香化酶抑制剂 5 年（1 类）</td></tr>
<tr><td colspan="2">或考虑继续服用他莫昔芬 5 年，达到 10 年</td></tr>
<tr><td rowspan="2">患者有芳香化酶抑制剂禁忌证或拒绝接受芳香化酶抑制剂，或不能耐受芳香化酶抑制剂</td><td colspan="2">他莫昔芬 5 年（1 类）</td></tr>
<tr><td colspan="2">或考虑他莫昔芬长至 10 年</td></tr>
</table>

## 十五、浸润性乳腺癌：新辅助/辅助治疗方案

表 24 浸润性乳腺癌：新辅助/辅助治疗方案

<table>
<tr><th colspan="2">不含曲妥珠单抗方案</th><th colspan="2">含曲妥珠单抗方案</th></tr>
<tr><th>首选方案</th><th>其他方案</th><th>首选方案</th><th>其他方案</th></tr>
<tr><td rowspan="2">剂量密集型 AC（多柔比星/环磷酰胺）→紫杉醇，2 周</td><td>剂量密集型 AC（多柔比星/环磷酰胺）</td><td rowspan="2">AC→TH（多柔比星/环磷酰胺→紫杉醇＋曲妥珠单抗，多种方案）±帕妥珠单抗</td><td>AC（多柔比星/环磷酰胺）→多西他赛＋曲妥珠单抗±帕妥珠单抗</td></tr>
<tr><td>AC（多柔比星/环磷酰胺）3 周方案（2B 类）</td><td>多西他赛＋环磷酰胺＋曲妥珠单抗</td></tr>
<tr><td rowspan="3">剂量密集型 AC（多柔比星/环磷酰胺）→每周紫杉醇</td><td>FAC/CAF（氟尿嘧啶/多柔比星/环磷酰胺）</td><td rowspan="9">TCH（多西他赛/卡铂/曲妥珠单抗）±帕妥珠单抗</td><td>FEC→多西他赛＋曲妥珠单抗＋帕妥珠单抗</td></tr>
<tr><td>FEC/CEF（氟尿嘧啶/表柔比星/环磷酰胺）</td><td>FEC→紫杉醇＋曲妥珠单抗＋帕妥珠单抗</td></tr>
<tr><td>CMF（环磷酰胺/甲氨蝶呤/氟尿嘧啶）</td><td>紫杉醇＋曲妥珠单抗</td></tr>
<tr><td rowspan="6">TC（多西他赛/环磷酰胺）</td><td>AC→多西他赛 3 周方案</td><td>多西他赛＋曲妥珠单抗＋帕妥珠单抗→FEC</td></tr>
<tr><td>AC→每周紫杉醇</td><td rowspan="5">紫杉醇＋曲妥珠单抗＋帕妥珠单抗→FEC</td></tr>
<tr><td>EC（表柔比星/环磷酰胺）</td></tr>
<tr><td>FEC/CEF→T</td></tr>
<tr><td>FAC→T</td></tr>
<tr><td>TAC（多西他赛/多柔比星/环磷酰胺）</td></tr>
</table>

## 十六、Her－2 阴性（－）乳腺癌化疗方案

表 25 浸润性乳腺癌：Her－2 阴性（－）乳腺癌治疗方案（1）

<table>
<tr><th>分类</th><th>方案名称</th><th>方案组成与用法</th></tr>
<tr><td rowspan="3">首选方案</td><td>密集 AC→密集紫杉醇方案</td><td>多柔比星：60mg/m²，iv，d1<br>环磷酰胺：600mg/m²，iv，d1<br>14d 为 1 个周期，共 4 个周期<br>序贯：紫杉醇：175mg/m²，iv，3h，d1<br>14d 为 1 个周期，共 4 个周期</td></tr>
<tr><td>密集 AC→每周紫杉醇方案</td><td>多柔比星：60mg/m²，iv，d1<br>环磷酰胺：600mg/m²，iv，d1<br>14d 为 1 个周期，共 4 个周期<br>序贯：紫杉醇：80mg/m²，iv，1h，d1<br>每周 1 次，共 12 周</td></tr>
<tr><td>TC 方案</td><td>多西他赛：75mg/m²，iv，d1<br>环磷酰胺：600mg/m²，iv，d1<br>21d 为 1 个周期，共 4 个周期</td></tr>
</table>

表 26 浸润性乳腺癌：Her－2 阴性（－）乳腺癌治疗方案（2）

| 分类 | 方案名称 | 方案组成与用法 |
|---|---|---|
| 其他方案 | 密集 AC 方案 | 多柔比星：60mg/m$^2$，iv，d1 环磷酰胺：600mg/m$^2$，iv，d1<br>14d 为 1 个周期，共 4 个周期 |
| | AC 方案 | 多柔比星：60mg/m$^2$，iv，d1 环磷酰胺：600mg/m$^2$，iv，d1<br>21d 为 1 个周期，共 4 个周期 |
| | TAC 方案 | 多西他赛：75mg/m$^2$，iv，d1 多柔比星：50mg/m$^2$，iv，d1<br>环磷酰胺：500mg/m$^2$，iv，d1<br>21d 为 1 个周期，共 6 个周期 |
| | FAC 方案 | 5－FU：500mg/m$^2$，iv，d1、8 或 d1、4<br>多柔比星：50mg/m$^2$，iv，d1（或 72h 持续静滴）<br>环磷酰胺：500mg/m$^2$，iv，d1<br>21d 为 1 个周期，共 6 个周期 |
| | CAF 方案 | 环磷酰胺：100mg/m$^2$，PO，d1～14 多柔比星：30mg/m$^2$，iv，d1、8<br>5－FU：500mg/m$^2$，iv，d1、8<br>28d 为 1 个周期，共 6 个周期 |
| | CEF 方案 | 环磷酰胺：100mg/m$^2$，PO，d1～14 表柔比星：60mg/m$^2$，iv，d1、8<br>5－FU：500mg/m$^2$，iv，d1、8<br>28d 为 1 个周期，共 6 个周期 |
| | CMF 方案 | 环磷酰胺：100mg/m$^2$，PO，d1～14 甲氨蝶呤：40mg/m$^2$，iv，d1、8<br>5－FU：600mg/m$^2$，iv，d1、8<br>28d 为 1 个周期，共 6 个周期 |
| | AC→多西他赛方案 | 多柔比星：60mg/m$^2$，iv，d1 环磷酰胺：600mg/m$^2$，iv，d1<br>21d 为 1 个周期，共 4 个周期<br>序贯：多西他赛：100mg/m$^2$，iv，d1<br>21d 为 1 个周期，共 4 个周期 |
| | AC→每周紫杉醇方案 | 多柔比星：60mg/m$^2$，iv，d1 环磷酰胺：600mg/m$^2$，iv，d1<br>21d 为 1 个周期，共 4 个周期<br>序贯：紫杉醇：80mg/m$^2$，iv，1h，d1<br>每周 1 次，共 12 周 |
| | EC 方案 | 表柔比星：100mg/m$^2$，iv，d1 环磷酰胺：830mg/m$^2$，iv，d1<br>21d 为 1 个周期，共 8 个周期 |
| | FEC→多西他赛方案 | 5－FU：500mg/m$^2$，iv，d1 表柔比星：100mg/m$^2$，iv，d1<br>环磷酰胺：500mg/m$^2$，iv，d1<br>21d 为 1 个周期，共 3 个周期<br>序贯：多西他赛：100mg/m$^2$，iv，d1<br>21d 为 1 个周期，共 3 个周期 |
| | FAC→紫杉醇方案 | 5－FU：500mg/m$^2$，iv，d1、8 或 d1、4 多柔比星：50mg/m$^2$，iv，d1（或 72h 持续静滴）<br>环磷酰胺：500mg/m$^2$，iv，d1<br>21d 为 1 个周期，共 6 个周期<br>序贯：紫杉醇：80mg/m$^2$，iv，1h，d1<br>每周 1 次，共 12 周 |

## 十七、Her－2阳性（+）乳腺癌治疗方案

表27 浸润性乳腺癌：Her－2阳性（+）乳腺癌治疗方案（1）

| 分类 | 方案名称 | 方案组成与用法 |
|---|---|---|
| 首选方案 | AC→T+曲妥珠单抗 | 多柔比星：60mg/m$^2$，iv，d1<br>环磷酰胺：600mg/m$^2$，iv，d1<br>21d为1个周期，共4个周期<br>序贯：紫杉醇：80mg/m$^2$，iv，1h，d1，每周1次，共12周<br>加曲妥珠单抗：4mg/kg，iv，与第1次使用紫杉醇时一起使用<br>随后曲妥珠单抗：2mg/kg，iv，每周1次，共1年<br>或曲妥珠单抗：6mg/kg，iv，每21d 1次，在完成紫杉醇治疗之后应用，前后总共1年<br>在基线时，3、6、9个月监测心功能 |
| | AC→T+曲妥珠单抗+帕妥珠单抗 | 多柔比星：60mg/m$^2$，iv，d1<br>环磷酰胺：600mg/m$^2$，iv，d1<br>21d为1个周期，共4个周期<br>序贯：帕妥珠单抗：840mg，iv，d1，之后420mg，iv<br>曲妥珠单抗：8mg/kg，iv，d1，之后6mg/kg，iv<br>紫杉醇：80mg/m$^2$，iv，d1、8、15，21d为1个周期，共4个周期<br>随后曲妥珠单抗：6mg/kg，iv，d1，每21d 1次，前后总共1年<br>在基线时，3、6、9个月监测心功能 |
| | 密集AC→密集紫杉醇+曲妥珠单抗 | 多柔比星：60mg/m$^2$，iv，d1<br>环磷酰胺：600mg/m$^2$，iv，d1<br>14d为1个周期，共4个周期<br>序贯：紫杉醇：175mg/m$^2$，iv，3h，d1，14d为1个周期，共4个周期<br>加曲妥珠单抗：4mg/kg，iv，与第1次使用紫杉醇时一起使用<br>随后曲妥珠单抗：2mg/kg，iv，每周1次，共1年<br>或曲妥珠单抗：6mg/kg，iv，每21d 1次，在完成紫杉醇治疗之后应用，前后总共1年<br>在基线时，3、6、9个月监测心功能 |
| | TCH | 多西他赛：75mg/m$^2$，iv，d1<br>卡铂：AUC6，iv，d1<br>21d为1个周期，共6个周期<br>加曲妥珠单抗：4mg/kg，iv，第1周<br>随后曲妥珠单抗：2mg/kg，iv，每周1次，共17周<br>随后曲妥珠单抗：6mg/kg，iv，每21d 1次，前后总共1年<br>在基线时，3、6、9个月监测心功能 |
| | TCH+帕妥珠单抗 | 曲妥珠单抗：8mg/kg，iv，d1，之后6mg/kg，iv<br>帕妥珠单抗：840mg，iv，d1，之后420mg，iv<br>多西他赛：75mg/m$^2$，iv，d1<br>卡铂：AUC 6，iv，d1<br>21d为1个周期，共6个周期<br>随后曲妥珠单抗：6mg/kg，iv，每21d1次，前后总共1年<br>在基线时，3、6、9个月监测心功能 |

表 28 浸润性乳腺癌：Her－2 阳性（＋）乳腺癌治疗方案（2）

| 分类 | 方案名称 | 方案组成与用法 |
| --- | --- | --- |
| 其他方案 | AC→多西他赛＋曲妥珠单抗 | 多柔比星：60mg/m²，iv，d1<br>环磷酰胺：600mg/m²，iv，d1<br>21d 为 1 个周期，共 4 个周期<br>序贯：多西他赛：100mg/m²，iv，d1，21d 为 1 个周期，共 4 个周期<br>加曲妥珠单抗：4mg/kg，iv，第 1 周<br>随后曲妥珠单抗：2mg/kg，iv，每周 1 次，共 11 周<br>随后曲妥珠单抗：6mg/kg，iv，每 21d 1 次，前后总共 1 年<br>在基线时，3、6、9 个月监测心功能 |
|  | AC→多西他赛＋曲妥珠单抗＋帕妥珠单抗 | 多柔比星：60mg/m²，iv，d1<br>环磷酰胺：600mg/m²，iv，d1<br>21d 为 1 个周期，共 4 个周期<br>序贯：帕妥珠单抗：840mg，iv，d1，之后 420mg，iv<br>曲妥珠单抗：8mg/kg，iv，d1，之后 6mg/kg，iv<br>多西他赛：75～100mg/m²，iv，d1，21d 为 1 个周期，共 4 个周期<br>曲妥珠单抗：6mg/kg，iv，d1，每 21d 1 次，前后总共 1 年<br>在基线时，3、6、9 个月监测心功能 |
|  | 多西他赛/环磷酰胺＋曲妥珠单抗 | 多西他赛：75mg/m²，iv，d1<br>环磷酰胺：600mg/m²，iv，d1<br>21d 为 1 个周期，共 4 个周期<br>加曲妥珠单抗：4mg/kg，iv，第 1 周<br>随后曲妥珠单抗：2mg/kg，iv，每周 1 次，共 11 周<br>随后曲妥珠单抗：6mg/kg，iv，每 21d 1 次，前后总共 1 年<br>在基线时，3、6、9 个月监测心功能 |
|  | FEC→帕妥珠单抗＋曲妥珠单抗＋多西他赛方案 | 5－FU：500mg/m²，iv，d1<br>表柔比星：100mg/m²，iv，d1<br>环磷酰胺：600mg/m²，iv，d1，21d 为 1 个周期，共 3 个周期<br>序贯：<br>帕妥珠单抗：840mg，iv，d1，之后 420mg，iv<br>曲妥珠单抗：8mg/kg，iv，d1，之后 6mg/kg，iv<br>多西他赛：75～100mg/m²，iv，d1<br>21d 为 1 个周期，共 3 个周期<br>随后曲妥珠单抗：6mg/kg，iv，每 21d 1 次，前后总共 1 年<br>在基线时，3、6、9 个月监测心功能 |
|  | FEC→帕妥珠单抗＋曲妥珠单抗＋紫杉醇方案 | 5－FU：500mg/m²，iv，d1<br>表柔比星：100mg/ m²，iv，d1<br>环磷酰胺：600mg/m²，iv，d1<br>21d 为 1 个周期，共 3 个周期<br>序贯：帕妥珠单抗：840mg，iv，d1，之后 420mg，iv<br>曲妥珠单抗：8mg/kg，iv，d1，之后 6mg/kg，iv<br>紫杉醇：80mg/m²，iv，d1、8、15，21d 为 1 个周期，共 3 个周期<br>随后曲妥珠单抗：6mg/kg，iv，每 21d1 次，前后总共 1 年<br>在基线时，3、6、9 个月监测心功能 |

表 29 浸润性乳腺癌：Her－2 阳性（＋）乳腺癌治疗方案（3）

| 分类 | 方案名称 | 方案组成与用法 |
| --- | --- | --- |
| 其他方案 | 紫杉醇＋曲妥珠单抗 | 紫杉醇：80mg/m²，iv，每周 1 次，共 12 周<br>加曲妥珠单抗：4mg/kg，iv，与第 1 次使用紫杉醇时一起使用<br>随后：曲妥珠单抗：2mg/kg，iv，每周 1 次，前后总共 1 年<br>或曲妥珠单抗：6mg/kg，iv，每 21d 1 次，在完成紫杉醇治疗之后应用，前后总共 1 年<br>在基线时，3、6、9 个月监测心功能 |
| | 帕妥珠单抗＋曲妥珠单抗＋多西他赛→FEC | 新辅助治疗：<br>帕妥珠单抗：840mg，iv，d1，之后 420mg，iv<br>曲妥珠单抗：8mg/kg，iv，d1，之后 6mg/kg，iv<br>多西他赛：75～100mg/m²，iv，d1<br>21d 为 1 个周期，共 4 个周期<br>序贯辅助治疗：<br>5－FU：600mg/m²，iv，d1<br>表柔比星：90mg/m²，iv，d1<br>环磷酰胺：600mg/m²，iv，d1，21d 为 1 个周期，共 3 个周期<br>随后曲妥珠单抗：6mg/kg，iv，每 21d 1 次，前后总共 1 年<br>在基线时，3、6、9 个月监测心功能 |
| | 帕妥珠单抗＋曲妥珠单抗＋紫杉醇→FEC | 新辅助治疗：<br>帕妥珠单抗：840mg，iv，d1，之后 420mg，iv<br>曲妥珠单抗：8mg/kg，iv，d1，之后 6mg/kg，iv<br>紫杉醇：80mg/m²，iv，d1、8、15<br>21d 为 1 个周期，共 4 个周期<br>序贯辅助化疗：<br>5－FU：600mg/m²，iv，d1<br>表柔比星：90mg/m²，iv，d1<br>环磷酰胺：600mg/m²，iv，d1<br>21d 为 1 个周期，共 3 个周期<br>随后曲妥珠单抗：6mg/kg，iv，每 21d1 次，前后总共 1 年<br>在基线时，3、6、9 个月监测心功能 |

## 十八、绝经的定义

不同乳腺癌临床试验采用的绝经定义不尽相同。绝经通常是生理性的月经永久性停止，也可以是乳腺癌治疗引起的卵巢合成的雌激素功能永久性丧失。

（1）绝经的定义可参考以下几条标准：

①双侧卵巢切除术后。

②年龄≥60 岁。

③年龄＜60 岁，且在没有化疗和服用他莫昔芬、托瑞米芬和卵巢功能抑制剂的情况下停经 1 年以

上，同时血 FSH 及雌二醇水平符合绝经后的范围；而正在服用他莫昔芬、托瑞米芬，年龄 <60 岁的停经患者，必须连续监测血 FSH 及雌二醇水平符合绝经后的范围。

（2）需注意：

①正在接受 LH－RH 激动剂或拮抗剂的妇女无法判定是否绝经。

②辅助化疗前没有绝经的妇女，停经不能作为判断绝经的依据，因为患者在化疗后虽然会停止排卵或无月经，但卵巢功能仍可能正常或有恢复可能。

③对于化疗引起停经的妇女，如果考虑采用芳香化酶抑制剂作为内分泌治疗，则需要考虑有效的卵巢抑制（双侧卵巢完整切除或药物抑制），或连续多次监测 FSH 或雌二醇水平以确认患者处于绝经后状态。

（3）绝经后患者的内分泌治疗可选择：

①非甾体芳香化酶抑制剂（阿那曲唑、来曲唑）。

②甾体芳香化酶抑制剂（依西美坦）。

③依西美坦＋依维莫司。

④氟维司琼。

⑤他莫昔芬或托瑞米芬。

⑥甲地孕酮醋酸盐。

⑦氟羟甲睾酮。

⑧炔雌醇。

## 十九、复发或Ⅳ期乳腺癌内分泌治疗

（1）绝经前的患者激素受体阳性（＋）患者应该进行卵巢消融/抑制，随后按绝经后患者的规范进行处理。

（2）绝经后患者的内分泌治疗可选择：

①非甾体芳香化酶抑制剂（阿那曲唑、来曲唑）。

②甾体芳香化酶抑制剂（依西美坦）。

③依西美坦＋依维莫司。

④帕泊昔布＋来曲唑。

⑤帕泊昔布＋氟维司琼。

⑥氟维司琼。

⑦他莫昔芬或托瑞米芬。

⑧甲地孕酮醋酸盐。

⑨氟羟甲睾酮。

⑩炔雌醇。

## 二十、复发或转移性乳腺癌化疗及靶向治疗

表 30　浸润性乳腺癌：复发或转移性乳腺癌首选化疗方案

| 分类 | | 药物名称 |
|---|---|---|
| 首选单药 | 蒽环类 | 多柔比星<br>脂质体多柔比星 |
| | 紫杉类 | 紫杉醇 |
| | 抗代谢类 | 卡培他滨、吉西他滨 |
| | 其他微管抑制药物 | 长春瑞滨、艾瑞布林 |
| 其他单药 | 环磷酰胺 | |
| | 卡铂 | |
| | 多西他赛 | |
| | 白蛋白结合型紫杉醇 | |
| | 顺铂 | |
| | 表柔比星 | |
| | 伊沙匹隆 | |

| 分类 | 方案名称 |
|---|---|
| 联合用药方案 | CAF/FAC（环磷酰胺/多柔比星/氟尿嘧啶） |
| | FEC（氟尿嘧啶/表柔比星/环磷酰胺 |
| | AC（多柔比星/环磷酰胺） |
| | EC（表柔比星/环磷酰胺） |
| | CMF（环磷酰胺/甲氨蝶呤/氟尿嘧啶） |
| | 多西他赛/卡培他滨 |
| | GT（吉西他滨/紫杉醇） |
| | 吉西他滨/卡铂 |
| | 紫杉醇/贝伐珠单抗 |

| 分类 | 方案名称 |
|---|---|
| 首选一线治疗方案（HER－2阳性乳腺癌） | 帕妥珠单抗＋曲妥珠单抗＋多西他赛（1类） |
| | 帕妥珠单抗＋曲妥珠单抗＋紫杉醇 |
| 与曲妥珠单抗联合使用的一线化疗方案（HER－2阳性乳腺癌） | 含紫杉醇±卡铂方案 |
| | 多西他赛 |
| | 长春瑞滨 |
| | 卡培他滨 |
| 使用过曲妥珠单抗的HER－2阳性患者的首选治疗方案 | T－DM1（首选） |

| 使用过曲妥珠单抗的HER－2阳性患者的首选治疗方案 | 拉帕替尼＋卡培他滨，曲妥珠单抗＋卡培他滨，曲妥珠单抗＋拉帕替尼，曲妥珠单抗＋其他药物 |
|---|---|

表 31　复发或转移性乳腺癌的化疗方案（1）

| 分类 | 药物或方案选择 |
|---|---|
| 首选单药 | 多柔比星：60～75mg/m$^2$，iv，21d 1个周期；或20mg/m$^2$，iv，每周1次 |
| | 脂质体阿霉素：50mg/m$^2$，iv，28d 1个周期 |
| | 紫杉醇：175mg/m$^2$，iv，21d 1个周期；或80mg/m$^2$，iv，每周1次 |
| | 卡培他滨：1000～1250mg/m$^2$，po，bid，d1～14，21d 1个周期 |
| | 吉西他滨：800～1200mg/m$^2$，iv，d1、8、15，28d 1个周期 |
| | 长春瑞滨：25mg/m$^2$，iv，d1，每周1次 |
| | 甲磺酸艾瑞布林（Eribullin）：1.4mg/m$^2$，iv，d1、8，21d 1个周期 |
| 其他单药 | 环磷酰胺：50mg/m$^2$，po，每d 1次，d1～21，28d 1个周期 |
| | 卡铂：AUC6，d1，21～28d 1个周期 |
| | 多西他赛：60～100mg/m$^2$，iv，d1，21d 1个周期 |
| | 白蛋白结合的紫杉醇：100mg/m$^2$或125mg/m$^2$，iv，d1、8、15，28d 1个周期；或260mg/m$^2$，iv，d1，21d 1个周期 |
| | 顺铂：75mg/m$^2$，iv，d1，21d 1个周期 |
| | 表柔比星：60～90mg/m$^2$，iv，d1，21d 1个周期 |
| | 伊沙匹隆（Ixabepilone，埃坡霉素）：40mg/m$^2$，iv，d1，21d 1个周期 |

续表

| 分类 | 药物或方案选择 | |
|---|---|---|
| 联合化疗方案 | CAF/FAC（氟尿嘧啶+多柔比星+环磷酰胺） | CAF（氟尿嘧啶+多柔比星+环磷酰胺）<br>CTX：100mg/$m^2$，po，d1～14<br>ADM：30mg/$m^2$，iv，d1、8<br>5-FU：500mg/$m^2$，ivd，d1、8，28d 1个周期 |
| | | FAC（氟尿嘧啶+多柔比星+环磷酰胺）<br>5-FU：500mg/$m^2$，iv，d1、8，或 d1、4<br>ADM：50mg/$m^2$，iv（或持续 72h 点滴），d1<br>CTX：500mg/$m^2$，iv，d1，21d 1个周期，6个周期 |
| | FEC（氟尿嘧啶+表柔比星+环磷酰胺） | 5-FU：500mg/$m^2$，iv，d1、8<br>Epi-ADM：50mg/$m^2$，iv，d1、8<br>CTX：400mg/$m^2$，iv，d1、8，28d 1个周期 |
| | AC（多柔比星+环磷酰胺） | ADM：60mg/$m^2$，iv，d1<br>CTX：600mg/$m^2$，iv，d1，21d 1个周期 |
| | EC（表柔比星+环磷酰胺） | Epi-ADM：75mg/$m^2$，iv，d1<br>CTX：600mg/$m^2$，iv，d1，21d 1个周期 |
| | CMF（环磷酰胺+甲氨蝶呤+氟尿嘧啶） | CTX：100mg/$m^2$，po，d1～14<br>MTX：40mg/$m^2$，iv，d1、8<br>5-FU：600mg/$m^2$，iv，d1、8，28d 1个周期 |
| | 多西他赛/卡培他滨 | 多西他赛：75mg/$m^2$，iv，d1<br>卡培他滨：950mg/$m^2$，po，bid，d1～14，21d 1个周期 |
| | GT（吉西他滨+紫杉醇） | 吉西他滨：1250mg/$m^2$，iv，d1（在紫杉醇之后用）、8<br>紫杉醇：175mg/$m^2$，iv，d1，21d 1个周期 |
| | GC（吉西他滨+卡铂） | 吉西他滨：1000mg/$m^2$，iv，d1、8<br>卡铂：AUC 2，iv，d1、8，21d 1个周期 |
| | 紫杉醇+贝伐单抗 | 紫杉醇：90mg/$m^2$，iv，1h，d1、8、15<br>贝伐单抗：10mg/kg，iv，d1、15，28d 1个周期 |

**表32　复发或转移性乳腺癌的化疗方案（2）**

| 分类 | | 方案选择、药物组成 |
|---|---|---|
| HER-2（+） | 首选一线方案 | 帕妥珠单抗+曲妥珠单抗+多西他赛（1类）<br>帕妥珠单抗：840mg，iv，d1；随后 420mg<br>曲妥珠单抗：8mg/kg，iv，d1；随后 6mg/kg<br>多西他赛：75～100mg/$m^2$，iv，d1，21d 1个周期 |
| | | 帕妥珠单抗+曲妥珠单抗+紫杉醇<br>帕妥珠单抗：840mg，iv，d1；随后 420mg，21d 1个周期<br>曲妥珠单抗：4mg/kg，d1；随后 2mg/kg，每周1次<br>或 8mg/kg，iv，d1；随后 6mg/kg，21d 1个周期<br>紫杉醇：80mg/$m^2$，iv，每周1次<br>或 175mg/$m^2$，iv，21d 1个周期 |

续表

| 分类 | | 方案选择、药物组成 |
| --- | --- | --- |
| HER－2（＋） | 其他一线方案 | 紫杉醇±卡铂<br>紫杉醇/卡铂＋曲妥珠单抗<br>紫杉醇：175mg/m²，iv，d1<br>卡铂：AUC 6，iv，d1，21d 1个周期<br>曲妥珠单抗：4mg/kg，d1，随后2mg/kg，每周1次<br>或8mg/kg，iv，d1；随后6mg/kg，21d 1个周期 |
| | | 紫杉醇（每周）/卡铂＋曲妥珠单抗<br>紫杉醇：80mg/m²，iv，d1、8、15<br>卡铂：AUC2，iv，d1、8、15，28d 1个周期<br>曲妥珠单抗：4mg/kg，d1；随后2mg/kg，每周1次<br>或8mg/kg，iv，d1；随后6mg/kg，21d 1个周期 |
| HER－2（＋） | 其他一线方案 | 曲妥珠单抗＋紫杉醇<br>紫杉醇：175mg/m²，iv，d1，21d 1个周期<br>或80～90mg/m²，iv，d1，每周1次<br>曲妥珠单抗：4mg/kg，d1；随后2mg/kg，每周1次<br>或8mg/kg，iv，d1；随后6mg/kg，21d 1个周期 |
| | | 多西他赛＋曲妥珠单抗<br>多西他赛：80～100mg/m²，iv，d1，21d 1个周期<br>或35mg/m²，iv，d1、8、15<br>曲妥珠单抗：4mg/kg，d1；随后2mg/kg，每周1次<br>或8mg/kg，iv，d1；随后6mg/kg，21d 1个周期 |
| | | 长春瑞滨＋曲妥珠单抗<br>长春瑞滨：25mg/m²，iv，d1，每周1次<br>或30～35mg/m²，iv，d1、8，21d 1个周期<br>曲妥珠单抗：4mg/kg，d1；随后2mg/kg，每周1次<br>或8mg/kg，iv，d1；随后6mg/kg，21d 1个周期 |
| | | 卡培他滨＋曲妥珠单抗<br>卡培他滨：1000～1250mg/m²，po，bid，d1～14，21d 1个周期<br>曲妥珠单抗：4mg/kg，d1；随后2mg/kg，每周1次<br>或8mg/kg，iv，d1；随后6mg/kg，21d 1个周期 |

**表33　复发或转移性乳腺癌的化疗方案（3）**

| 分类 | 方案选择、药物组成 |
| --- | --- |
| 曲妥珠单抗使用过－HER－2（＋）的首选方案 | Ado－曲妥珠单抗－emtasine（抗体与药物藕联，T－DM1）：3.6mg/kg，d1 21d 1个周期 |
| 其他曲妥珠单抗使用过－HER－2（＋）方案 | 拉帕替尼＋卡培他滨<br>拉帕替尼：1250mg，po，1次/d，21d 1个周期<br>卡培他滨：1000mg/m²，po，bid，d1～14，21d 1个周期 |
| | 曲妥珠单抗＋卡培他滨<br>卡培他滨：1000～1250 mg/m²，po，bid，d1～14，21d 1个周期<br>曲妥珠单抗：4mg/kg，d1；随后2mg/kg，每周1次<br>或8mg/kg，iv，d1；随后6mg/kg，21d 1个周期 |
| | 曲妥珠单抗＋拉帕替尼（不用细胞毒药物治疗）<br>拉帕替尼：1000mg，po，1次/d<br>曲妥珠单抗：4mg/kg，d1；随后2mg/kg，每周1次<br>或8mg/kg，iv，d1；随后6mg/kg，21d 1个周期 |

## 二十一、乳腺癌治疗后监测和随访

1. Ⅰ~Ⅲ期乳腺癌

(1) 治疗后随访最好由治疗小组成员进行，在初始治疗后的最初5年内，应每4~6个月随访1次，此后为每年随访1次。随访应包括常规体检，并应每年进行1次乳腺X线摄片检查。

(2) 因为绝经后患者应用他莫昔芬有引发子宫内膜癌的风险，建议子宫完整女性患者在接受他莫昔芬治疗同时应每年接受妇科检查，并对出现的任何阴道少量出血做出快速的检查判断。

2. 转移性乳腺癌

(1) 需要临床医生收集患者信息（症状、体力状态和体检等），并根据实验室检查和影像学检查结果等，以评估治疗方案的疗效和毒性。

(2) 推荐使用广泛接受的标准（RECIST标准）以评估病灶的进展情况。

(3) 转移性乳腺癌：监测原则。

在转移性乳腺癌治疗期间对患者症状和肿瘤负荷监测对决定正在提供的治疗是否获益（患者无毒性反应但治疗无效）是非常重要的。

(4) 监测内容。

监测内容包括定期对多种合并症、体检、常规实验室检查、影像学检查、适当的生物标记等的评价，检查结果按照反应/持续反应、稳定、不确定，或进展进行分类。临床医生必须评价和平衡多种不同的信息类型，对疾病能否得到控制和治疗毒性能否耐受做出决定。有时，这些信息可能是矛盾的。

3. 疾病进展的定义

通过1个或多个因素确立疾病进展的明确证据，因为无效治疗或对已使用的治疗产生抵抗（获得性耐药）。疾病进展可通过肿瘤生长证据或已预知疾病恶化和/或出现新的转移病灶而判定。

关于疾病进展的发现包括：

(1) 疼痛或呼吸困难等症状恶化。

(2) 体检发现疾病恶化或出现新病灶的证据。

(3) 体能状态衰退。

(4) 不能解释的体重下降。

(5) 碱性磷酸酶、ALT、AST，或胆红素升高。

(6) 高血钙症。

(7) 新的影像学检查异常或以前存在的影像学检查病灶增大。

(8) 出现新的功能影像异常（如骨扫描，PET/CT扫描）。

(9) 肿瘤标记物升高（如CEA、CA153、CA27.29）。

4. 反应/稳定/进展的客观标准

(1) 当对以前异常的发现进行连续的、定期的反复检查时证明疾病活动是最精确的判断。通常，应当使用同一种评估方法（如胸部CT发现异常应当使用胸部CT反复监测）。

(2) 一些非临床重要变化，通过所有连续观察病灶测量大小是常规的和预期的。因此，对于疾病反应、稳定和进展的判定应当鼓励使用客观、广泛可接受的标准。这些系统包括实体肿瘤反应评价标准（RECIST）。

(3) 习惯性评价方法已受到一些功能影像检查如放射性核素骨扫描和PET成像的显著挑战。在骨扫描的病例中，当疾病进展时，特别是初始使用一种新的治疗方法后第一次骨扫描随访，“反应性疾病”在扫描时可能发生“闪烁”或“活性增强”以致误判。由于对“疾病状态（活动）”缺乏可重复的、公认的、广泛可接受的判定标准，PET正面临挑战。

5. 监测频率

复查的最佳频率尚不确定，主要使用基于乳腺癌临床试验的监测策略。监测频率应当根据确定疾病进展的需要而定，避免任何无效治疗的不必要的毒性，合理利用资源，限制经费。指南提供的随访表应当根据肿瘤的位置、肿瘤生物学特性、治疗时间的长短进行个体化修改。

对于有新病灶出现或症状体征恶化的患者，不管先前观察间隔时间，应该对疾病状态进行评估。

表 34 转移性患者随访间隔时间建议表

| 指标 | 基线到新治疗 | 化疗 | 内分泌治疗 | 如果疾病进展则再分期 |
|---|---|---|---|---|
| 症状评估 | 是 | 先前到每周期 | 每 2～3 个月 1 次 | 是 |
| 体格检查 | 是 | 先前到每周期 | 每 2～3 个月 1 次 | 是 |
| 体能状态 | 是 | 先前到每周期 | 每 2～3 个月 1 次 | 是 |
| 体重 | 是 | 先前到每周期 | 每 2～3 个月 1 次 | 是 |
| 肝功能，血常规 | 是 | 先前到每周期 | 每 2～3 个月 1 次 | 是 |
| CT 扫描胸部/腹部/盆腔 | 是 | 2～4 个周期 1 次 | 每 2～6 个月 1 次 | 是 |
| 骨扫描 | 是 | 2～4 个周期 1 次 | 每 4～6 个月 1 次 | |
| PET-CT | 可选择 | 不明确 | 不明确 | 可选择 |
| 肿瘤标记物 | 可选择 | 可选择 | 可选择 | 可选择 |

## 二十二、乳腺叶状肿瘤

乳腺叶状肿瘤又称叶状瘤、乳腺叶状囊肉瘤；乳腺叶状肿瘤是少见的肿瘤，由基质和上皮两种成分组成。叶状肿瘤包括良性、交界性、恶性等亚型，但关于分型标准和生物学行为的预测还没有统一意见。

叶状肿瘤的分型对复发风险的影响不如肿瘤切除手术切缘阴性重要。叶状肿瘤很少在切除性活检或肿瘤切除前能明确诊断。叶状肿瘤患者的发生年龄比纤维腺瘤患者年长，比导管浸润癌和小叶癌患者年轻，平均年龄为 40 岁。叶状肿瘤经常生长迅速，通常为无痛性。在超声检查和乳腺摄片中，通常表现为纤维腺瘤，即使细针穿刺细胞学检查或空芯针活检也不可能可靠地将其与纤维腺瘤区分。因此，对于临床上较大或迅速生长的纤维腺瘤，应考虑切除活检，从病理上排除叶状肿瘤。患有 Li－Fraumeni 综合征的患者（TP53 种系突变）罹患叶状乳腺肿瘤的风险增高。叶状肿瘤局部复发是最常见的复发形式，最常见的远处转移在肺，可以为实性结节或薄壁空腔病灶。

叶状肿瘤（包括良性、交界性、恶性）的治疗为局部手术切除，阴性切缘应大于 1cm。肿块切除或部分乳腺切除是首选的手术治疗方式。只有当肿瘤切除或部分乳腺切除不能获得阴性切缘时才有必要行全乳切除。由于叶状肿瘤很少转移到腋窝淋巴结，外科腋窝分期或淋巴结清扫是不必要的，除非临床检查或病理检测发现淋巴结病变。出现局部复发的患者应接受复发病灶切除并且阴性切缘要宽。

一些专家推荐，在切除局部复发灶后对残留乳腺和胸壁进行放疗，但该建议存在争议（2B 类）。虽然大多数分叶状肿瘤的上皮成分存在 ER 阳性（58%）和/或 PR（75%）阳性，但内分泌治疗在分叶状乳腺癌中的作用并未得到证实，同样，没有证据显示辅助细胞毒化疗能够降低复发率或死亡率。对于少数出现全身复发（通常在肺）的患者，治疗可参照软组织肉瘤诊疗规范。

表 35 检查与治疗

<table>
<tr><th>临床表现</th><th>检查</th><th colspan="2">病理诊断</th><th>处理</th></tr>
<tr><td rowspan="6">临床可疑叶状肿瘤：<br>可触及肿块，迅速生长，体积大（>2cm）<br>超声影像提示为纤维腺瘤（除大小和/或肿瘤生长病史不符）</td><td rowspan="6">·病史和体格检查<br>·乳腺及相应引流区域超声检查<br>·年龄≥30 岁的妇女行乳腺 X 线摄片</td><td rowspan="3">切除活检</td><td>纤维腺瘤</td><td>观察</td></tr>
<tr><td>叶状肿瘤（包括良性、交界性和恶性）</td><td>广泛切除，不行外科腋窝分期</td></tr>
<tr><td>浸润性癌或原位癌</td><td>见前面处理</td></tr>
<tr><td rowspan="3">空心针活检</td><td>纤维腺瘤或不确定</td><td>切除活检</td></tr>
<tr><td>叶状肿瘤（包括良性、交界性和恶性）</td><td>广泛切除，不行外科腋窝分期</td></tr>
<tr><td>浸润性癌或原位癌</td><td>见前面处理</td></tr>
<tr><td rowspan="2">分叶状肿瘤切除后出现局部复发乳腺肿块</td><td rowspan="2">·病史和体格检查<br>·超声检查<br>·乳腺 X 线摄片<br>·组织标本（首选组织病理）<br>·胸部影像学检查</td><td>无转移</td><td colspan="2">再次手术切除，切缘宽，不行外科腋窝分期，建议术后放疗（2B 类）</td></tr>
<tr><td>有转移</td><td colspan="2">依据软组织肉瘤治疗原则</td></tr>
</table>

## 二十三、Paget's 病

乳腺 Paget's 病是乳腺癌的一种少见形式，表现为乳头－乳晕复合体（NAC）表皮出现肿瘤细胞，其最常见的症状为乳头湿疹、出血、溃疡和乳头瘙痒。由于该疾病罕见，且极易与其他皮肤病混淆，故诊断经常延误。80%~90%的患者伴有乳腺其他部位的肿瘤，伴发的肿瘤不一定在 NAC 附近，可以为 DCIS 或浸润癌。

临床表现可疑为 Paget's 病的患者需要进行完整的病史采集和临床检查，以及诊断性乳腺影像学检查。任何通过影像学或体检发现的乳腺病变应当按照乳腺癌筛查和诊断规范进行评估。

应该对乳头－乳晕复合体的皮肤进行全层表皮外科活检，且必须至少包含一部分临床受累的 NAC。如果 NAC 结果显示为 Paget's 病，推荐使用 MRI 以确定肿瘤的范围并发现其他病灶。特别强调的是，对于 Paget's 病局部治疗尚无 1 类共识。全身治疗要根据所有部位肿瘤病变的分期和生物学特征进行，可参考相应分期的乳腺癌治疗规范。

Paget's 病的传统治疗方法是全乳切除术加腋窝淋巴结清扫。无论是否合并伴发的乳腺癌，全乳切除术仍是合适的选择。数据显示，在获得阴性切缘的条件下切除所有乳腺癌病灶加 NAC 的保乳术联合术后全乳放疗，可以达到满意的局部控制。无论是否伴发肿瘤，保乳性 NAC 切除加术后放疗的同侧乳腺复发率与典型的浸润性癌或原位癌在保乳术后联合放疗的复发率相似。对于无伴发肿瘤（即无可触及的肿块或影像学异常）的 Paget's 病，推荐给予切除全部 NAC 并保证其下乳腺切缘组织为阴性的保乳手术。如乳腺其他部位出现伴发肿瘤，应在确保阴性切缘的情况下切除 NAC，并按保乳手术的标准切除周边的肿瘤获得阴性切缘。没有必要将 NAC 和外周肿瘤包含在同一标本中，或以单一切口切除。全乳切除仍然也是合适的治疗选择。

如果 Paget's 病伴随 DCIS 的患者经临床检查、影像学评价和受累 NAC 全层皮肤活检后未发现浸润性癌的证据，在保乳治疗时可不必进行腋窝淋巴结的分期。如果伴随浸润性乳腺癌而需要接受保乳手术治疗，应参照外科腋窝分期规范进行腋窝手术。

对将接受全乳手术切除的患者，建议对伴有浸润性癌的患者行腋窝分期，而伴 DCIS 无浸润性癌证据的患者也可以考虑腋窝分期。因为对手术标本的最终病理检测结果可能为浸润性肿瘤，而全乳切除可能会使随后的前哨淋巴结活检无法进行。有回顾性研究提供的证据显示，Paget's 病患者的前哨淋巴结检出有很高的准确性。

接受保乳手术的患者应进行全乳的放疗。如果伴有浸润性癌并出现淋巴结受累，应当将照射野扩大到区域淋巴结，如同初始治疗各类乳腺癌一样。如果可行，应当对已切除的 NAC 区域和所有伴发肿瘤切除区域行推量照射。

伴发浸润性肿瘤的患者远处转移风险很高，应根据肿瘤分期给予全身辅助治疗。无伴发肿瘤且接受保乳手术治疗的 Paget's 病患者或伴发 DCIS ER 阳性的 Paget's 病患者应考虑他莫昔芬治疗以降低风险，伴发浸润性乳腺癌的患者应根据疾病分期和激素受体状况接受相应的全身辅助治疗。

**表 36　Paget's 病的检查、诊断与处理**

<table>
<tr><th>临床表现</th><th colspan="3">检查</th><th colspan="2">检查结果</th><th>处理</th></tr>
<tr><td rowspan="6">临床疑为 Paget's 病</td><td rowspan="6">临床检查、双侧乳房 X 线拍片，必要时行乳腺超声检查</td><td rowspan="4">体检或影像检查发现乳腺病灶</td><td rowspan="4">乳腺病灶空心针活检和累及的乳头－乳晕部位皮肤全层（NAC）活检</td><td colspan="2">乳腺和 NAC 活检阴性</td><td>临床随访，如果未愈合行再次活检</td></tr>
<tr><td colspan="2">乳腺 DCIS 和 NAC Paget's 病</td><td>见 DCIS 处理</td></tr>
<tr><td colspan="2">乳腺浸润性癌和 NAC Paget's 病</td><td>见侵袭性乳腺癌的处理</td></tr>
<tr><td>无乳腺癌，但有 Paget's 病</td><td rowspan="2">MRI 和组织取样</td><td rowspan="2">全乳切除＋外科腋窝分期，或 NAC 切除，加全乳放疗；考虑对乳腺和 NAC 病灶部位进行推量照射</td></tr>
<tr><td rowspan="2">体检或影像检查未发现乳腺病灶</td><td rowspan="2">累及 NAC 的皮肤全层活检</td><td>NAC 活检阳性，为 Paget's 病</td></tr>
<tr><td colspan="2">NAC 活检阴性，非 Paget's 病</td><td>临床随访，如果未愈合行再次活检</td></tr>
</table>

## 二十四、孕期乳腺癌

乳腺癌与怀孕同时发生是一种很少见的临床事件，在加利福尼亚登记的研究中，每 10 000 个怀孕妇女中有 1.3 个乳腺癌患者。不幸的是，孕期乳腺癌大部分是腋窝淋巴结阳性且原发肿瘤体积很大。组织学上肿瘤分化程度低，大多数 ER/PR 状态是阴性，接近 30% 的 HER2 是阳性。因为不管是患者还是医生都不会怀疑是恶性肿瘤，因此常常延误诊断。

孕期怀疑乳腺癌应进行的评估，包括特别注意乳腺和区域淋巴结的体检。带屏蔽的乳腺 X 片可以安全地进行，且报道精准性大于 80%。乳腺和区域淋巴结超声可以用来评估疾病的程度，还可以用来指引活检。对于妊娠期乳腺癌，有报道超声检测可 100% 发现异常情况。

对于可疑乳腺癌的细胞学活检可以在乳腺或淋巴结处行细针穿刺。但是，首选的技术是针芯活检，这样可以提供浸润性癌的组织学认证标本和足够的激素受体和 HER2 状态的分析。

妊娠期乳腺癌的分期可以参考乳腺临床病变的分期，分期的判断应该制定最小的胎儿辐射剂量。对于临床淋巴结阴性的 T1 ~T2 期肿瘤，胸部 X 片（屏蔽性的）、肝功能以及肾功能的评估、白细胞分类检测是适当的。对于临床淋巴结阳性的或 T3 期乳腺病变，除了之前提到的外，还应该行肝脏超声、胸椎和腰椎的 MRI，不需要增强。现有发现的转移可以改变治疗方案，且可影响患者是否继续妊娠的决定。

妊娠评估应包括母婴医学咨询、前期产妇的风险审查，如高血压、糖尿病以及先前的怀孕并发症。使用超声对婴儿的发育和年龄进行评估是合适的，对分娩日期的估计有助于全身化疗方案的制订。另外，母婴医学咨询应该包括对继续或终止妊娠的咨询。妊娠期乳腺癌的咨询应包括对治疗的一系列选择，包括乳腺根治术或保乳术以及全身治疗。

妊娠期乳腺癌最常用的手术是改良根治术。然而，如果放疗可以推迟到产后，并且妊娠期间不会对生存产生负面影响，可以考虑行保乳术。当手术确定在妊娠25周或更长后，产科产前专家必须在场，并且应立刻想出有效可行的胎儿娩出方法。在妊娠患者中，尽管只有有限的个案报道和小部分的回顾性研究评估使用前哨淋巴结（SNL）活检，但是程序的敏感性和特异性尚未建立。因此，没有足够的数据来证实SLN可以在妊娠妇女中使用。在妊娠期有关使用SLN活检的决定应该个体化。相对和绝对前哨淋巴结活检禁忌证的结论是，前哨淋巴结活检不应该在妊娠30周以内的妇女中进行。只有有限的案例数据报道和估计关于使用放射性试剂跟踪的胎儿的辐射剂量（如$^{99m}$Te硫胶体）。

表37 妊娠期乳腺癌初始治疗与辅助治疗

<table>
<tr><th>临床表现</th><th colspan="4">初始治疗</th><th>辅助治疗</th></tr>
<tr><td rowspan="4">确诊为乳腺癌的孕妇（首选空芯针活检）分期无远处转移</td><td>妊娠前期（前3个月）</td><td>讨论终点：不治疗</td><td>继续怀孕</td><td>全乳切除 + 外科腋窝分期</td><td>在第2个3个月开始：辅助化疗 ± 产后辅助放疗 ± 产后辅助内分泌治疗</td></tr>
<tr><td rowspan="2">妊娠中期（第2个3个月和第3个3个月早期）</td><td colspan="3">乳房切除术或保乳手术 + 腋窝淋巴结分期</td><td>辅助化疗 ± 产后放疗 ± 产后辅助内分泌治疗</td></tr>
<tr><td colspan="3">产后：新辅助化疗，乳房切除术，或保乳手术 + 腋窝淋巴结分期</td><td>± 产后辅助化疗 ± 产后辅助内分泌治疗</td></tr>
<tr><td>妊娠后期（最后3个月）</td><td colspan="3">全乳切除或保乳手术 + 外科腋窝分期</td><td>辅助化疗 ± 产后辅助放疗 ± 产后辅助内分泌治疗</td></tr>
</table>

注：

（1）局部治疗和全身治疗的建议和选择，与非怀孕的乳腺癌基本一致。

（2）化疗、内分泌治疗和放疗的选择和时机，怀孕患者与非怀孕患者是不同的。

（3）化疗不应该在怀孕的前3个月期间使用，放疗不应该在怀孕任何期间使用。

（4）怀孕期间化疗方案可使用多柔比星、环磷酰胺和氟尿嘧啶，产后化疗方案与非怀孕者相同。

（5）怀孕期间禁止使用蓝色染料，在怀孕期间用硫黄色物质对前哨淋巴结进行放射标记似乎是安全的。

（6）在怀孕期间使用紫杉类还没有足够的安全数据。然而，如果根据疾病状况，有临床指征，在怀孕后前3个月可接受紫杉醇每周化疗方案。

（7）怀孕期间禁止使用曲妥珠单抗。

## 二十五、炎性乳腺癌

1. 概论

炎性乳腺癌（inflammatory breast cancr，IBC）很少见，在美国侵袭性乳腺癌中占1%~6%。IBC的临床诊断需要满足以下特征：乳腺1/3或以上面积皮肤的充血水肿（橘皮征），且充血区有明显可触及的边界。通常IBC激素受体阴性，与普通导管乳腺癌比较，大多数IBC为HER2阳性。影像学检查可以观察到皮肤增厚，部分病例还可能看到深部的肿块。

虽然命名中使用了“炎性”这个词，IBC的临床表现特征实为肿瘤栓子堵塞了真皮淋巴管内病变。尽管需要活检以评价乳腺组织和真皮淋巴管中肿瘤的存在，但IBC的诊断可基于其临床表现，真皮淋巴管内病变并非诊断之必需，也不足以诊断该病。鉴别诊断包括乳房蜂窝组织炎和乳腺炎。

过去，将IBC放在局部晚期乳腺癌下面。当与非炎性局部晚期乳腺癌比较，IBC患者有肿块进行增大的证据，且很可能预后很差。激素受体阳性的IBC预后稍好，而HER2过表达的IBC预后差。但目前将其作为一个独立疾病。

2. 分期检查与治疗

（1）分期检查：

经临床/病理学诊断的没有远处转移（分期为 T4d、N0 ~ N3、M0）的 IBC 妇女应该进行全面的分期评估，所推荐的检查包括完整的病史和体格检查、CBC 和血小板计数。病理学检查及化疗前，应该明确肿瘤激素受体和 HER2 受体状态。

HER2 阳性的 IBC 患者可从 HER2 靶向治疗中获益，影像学研究有助于影像学引导下进行活检，描绘局部区域病变轮廓和确认远处转移。所有可疑 IBC 妇女的评价必须包括诊断性双侧乳房 X 线拍片，超声检查也是必要的，也推荐乳房 MRI 检查。乳腺 MRI 扫描是一种选择。

对无症状的远处转移的患者的检查评价，包括肝功能检查、骨扫描或氟化钠 PET-CT（2B 类），以及诊断性胸部、腹部和盆腔 CT 检查（2B 类，肺部有症状时胸部 CT 检查为 2A 类）。

在标准影像学检查出现可疑结果时，FDG PET-CT 检查是最有帮助的。然而，有限的证据显示，就 IBC 标准影像检查而言，PET-CT 检查是有益的，因为在这类患者中区域淋巴结受侵和远处播散的风险增加。虽然如此，对于经 FDG PET-CT 扫描或其他影像学检查仍为模棱两可或可疑病灶时，应尽可能地进行活检以确认Ⅳ期病变。FDG PET-CT 为 2B 类推荐，在进行诊断性 CT 检查同时进行 FDG PET-CT 扫描，如果 FDG PET 和诊断性 CT 二者均清楚地提示骨转移，就没有必要再做骨扫描。

（2）治疗：

IBC 患者的治疗是多学科协作治疗模式，术前化疗后进行手术（乳房切除术）和放射治疗。

①术前化疗：目前没有大样本的试验评价 IBC 最佳全身治疗，因为其发病率低。所推荐的全身治疗是基于回顾性、小样本前瞻性研究和来自于非 IBC、局部晚期乳腺癌的分析数据。IBC 患者术前化疗后乳房切除的获益优于单纯术前化疗，回顾性分析表明，联合治疗可降低局部复发率和有较长的特殊疾病生存期。

一个大样本的 IBC 患者超过 20 年的回顾性研究由德克萨斯大学博士主持，安德森癌症中心研究证实，以多柔比星为基础的化疗后进行局部治疗（即放疗或乳房切除术或二者联合）和术后化疗 15 年无疾病生存率为 28%。一项回顾性研究证实，紫杉类联合以蒽环类为基础的化疗方案可改善 ER 阴性患者的 PFS 和 OS。系统性评价发现，加强术前治疗和获得病理学完全缓解之间有相关性。一项关于 IBC 的研究，入组为细胞学证实的腋窝淋巴结转移患者，以蒽环类为基础的化疗联合或不联合紫杉类，结果显示，与只接受以蒽环类为基础的化疗比较，更多的患者接受了蒽环类与紫杉类联合方案，达到了完全病理学缓解。对于初始治疗的 IBC 患者，推荐术前采用以蒽环类为基础的化疗联合或不联合紫杉类方案，也推荐在乳房切除术前完成化疗计划，如果不能完成术前化疗计划，那么应该完成术后化疗。

②靶向治疗：所有激素受体阳性的 IBC 妇女，在完成术前计划化疗后继续接受内分泌治疗。HER2 阳性的 IBC 妇女全身化疗联合曲妥珠单抗有更好的反应率。目前还没有数据说明曲妥珠单抗使用的最佳持续时间，特别是 IBC 患者。然而，基于现有数据，推荐曲妥珠单抗持续治疗 1 年。对新辅助化疗有反应的 IBC 的治疗决策应当进行体格检查和影像学检查评估。

③手术：经临床/组织病理学诊断的 IBC 患者的治疗总是应该在手术前进行化疗。众所周知，多年来，对于 IBC 初始治疗采用外科治疗其结果很差。前哨淋巴结切除是评价 IBC 患者前哨淋巴结不可靠的方法，IBC 患者保乳方法的使用没有很好的美容效果，有限的数据提示，与乳房切除术比较，保乳手术局部复发率高。对于 IBC 患者不推荐保乳手术。对于对新辅助化疗有反应的患者，建议进行 I/Ⅱ级水平的前哨淋巴结清扫的乳房切除术。对于进行过改良根治术的 IBC 妇女，可将延迟乳房重建作为一种选择。乳房切除术后不久即进行乳房重建可能会影响术后放射治疗结果。对术前化疗没有反应的 IBC 患者，不推荐乳房切除术。对这些患者应该进行附加全身化疗和/或术前放疗，对第 2 次有反应的患者应该进行乳房切除和上述后续治疗。

④放疗：乳房切除术后及完成计划化疗后，建议放射治疗。对于 IBC 妇女而言，局限性淋巴结受侵的可能性很高。为了降低局部复发，建议对胸壁和锁骨上区域进行放疗。如果临床上或组织病理学上内乳淋巴结受侵，放射治疗部位应该包括内乳淋巴结。如果临床上或组织病理学上内乳淋巴结没有受侵，放射治疗野是否包括内乳淋巴结由放射肿瘤医生决定（3 类）。HER2 阳性者，放疗联合曲妥珠

单抗。

⑤Ⅳ期或复发 IBC：Ⅳ期或复发 IBC 患者的治疗应该遵守“复发/Ⅳ期乳腺癌处理原则”。

**表 38　炎性乳腺癌检查与治疗**

<table>
<tr><th></th><th>检查</th><th colspan="5">治疗</th></tr>
<tr><td rowspan="4">临床病理诊断炎性乳腺癌，分期 T4d，N0～N3，M0</td><td rowspan="4">·病史和体检<br>·全血细胞计数（包括血小板计数）<br>·肝功能检查<br>·病理检查<br>·明确 ER、PR、HER－2 状态<br>·双侧乳房 X 线拍片，乳腺及引流区域超声检查<br>·乳腺 MRI 检查（可选择）<br>·如果是绝经前需生育咨询<br>·骨扫描或 PET-CT（2B 类）<br>·胸部/腹部/盆腔 CT（2B 类）<br>·胸部 CT（如果出现肺部症状）<br>·遗传性乳腺癌高危患者进行遗传学咨询<br>·PET－CT 扫描</td><td rowspan="4">术前全身治疗，蒽环类＋紫杉类（首选），如果 HER－2 阳性，使用含曲妥珠单抗的方案</td><td rowspan="2">有反应</td><td colspan="2" rowspan="2">全乳切除＋Ⅰ/Ⅱ级腋窝淋巴结清扫＋胸壁和锁骨上下区域放疗（内乳淋巴结受累者也应做内乳区放疗，即使无临床受累证据，也可考虑内乳淋巴结放疗，3 类证据）±延迟性乳房重建</td><td>如术前未接受完整的化疗，术后应按计划接受完整的化疗；如雌激素和/或孕激素受体阳性需加用内分泌治疗（先化疗，后内分泌治疗）</td></tr>
<tr><td>如果 HER－2 阳性，完成至多 1 年的曲妥珠单抗治疗（1 类）。如果有指征可以与放疗和内分泌治疗同时使用</td></tr>
<tr><td rowspan="2">无反应</td><td rowspan="2">考虑附加全身化疗和/或术前放疗</td><td>有反应</td><td>同上</td></tr>
<tr><td>无反应</td><td>个体化治疗</td></tr>
</table>

注：

（1）术前化疗，蒽环类＋紫杉类（首选），如果 HER－2 阳性，使用含曲妥珠单抗的方案。

（2）术前治疗后有反应，则可行“全乳切除＋Ⅰ/Ⅱ级腋窝淋巴结清扫＋胸壁和锁骨上下区域放疗（内乳淋巴结受累者也应做内乳区放疗，即使无临床受累证据，也可考虑内乳淋巴结放疗，3 类）±延迟性乳房重建”。

（3）术后、放疗后的治疗选择是：如术前未接受完整的化疗，术后应按计划接受完整的化疗，如 ER、PR 阳性，加内分泌治疗（先化疗，后内分泌治疗）。若无反应，考虑附加全身化疗和/或术前放疗。

## 二十六、腋窝乳腺癌（隐匿性乳腺癌）

腋窝转移的隐匿性乳腺癌很少见，它可能是诊断和治疗面临的挑战。推荐的腋窝乳腺癌患者处理意见来自于少量患者、有限的回顾性研究数据。尽管原发肿瘤不明的腋窝转移的妇女患者的处理有经典的乳房切除术和腋窝淋巴结清扫术，这些患者也可成功地进行腋窝淋巴结清扫后实施放射治疗。

可疑隐匿原发性乳腺癌患者应进行初始活检，如粗针活检（首选）和/或细针活检。对活检材料进行精准的组织病理学评价是非常重要的。因此，必须咨询病理学家以确认可用的材料是否充足，否则再次活检取材是必要的（如粗针、切取或切除活检）以提供精确而完整的诊断。

1. 可能为乳腺癌的检查：

MRI 检查容易发现隐匿乳腺癌，有助于选择最有可能从乳房切除术中获益的患者，如一项腋窝活检证实的 40 例乳腺癌研究，乳房 X 线拍片阴性或不确定，这些患者中 70% 的患者经 MRI 确认为原发性乳腺癌。另外，MRI 7 例阴性的患者进行了腋窝淋巴结清扫和全乳放疗，中位随访 19 个月，没有发现局部复发的证据。

对于隐匿原发性乳腺癌，是指对没有任何原发肿瘤征象、腋窝可疑肿块的诊断和初始检查。这些患者小的病变可能是腋窝乳腺尾部的原发癌，腋窝和纵隔淋巴结阳性的腺癌女性患者高度提示是乳腺原发。就女性而言，锁骨上、胸部、腹膜、腹膜后、肝脏、骨骼或脑的腺癌也提示原发性乳腺癌。

建议对这些患者进行乳房X线拍片和乳房超声检查，包括ER/PR和HER2在内的免疫组化检测，对乳腺癌的诊断，ER/PR水平升高可提供有力的证据。有组织病理学证据的乳腺癌患者，当不适合使用乳房X线拍片和乳房超声检查对病变范围进行评价时，建议使用乳房MRI检查。对于女性乳腺致密组织、腋窝淋巴结阳性和可疑隐匿原发性乳腺肿瘤或评价胸壁情况，MRI检查特别有用。在隐匿原发性乳腺癌患者确定原发肿瘤位置，MRI是有帮助的。在选择保乳手术中，MRI也是容易确认那些允许乳房肿瘤切除术替代乳房切除术。有报告称，无论乳腺组织密度，存在腋窝淋巴结转移的一半妇女经MRI检查发现了原发肿瘤的位置。

对于隐匿原发性癌指南推荐了附加检查，包括胸腹部CT以评价没有原发乳腺病变证据的腋窝淋巴结腺癌（或未明确的癌）患者远处是否转移。特别推荐乳腺MRI和超声检查，腋窝超声也应该进行。

2. 可能的原发性乳腺癌的处理：

MRI阳性的乳腺病变患者应该使用超声或MRI引导的穿刺活检进行评价，根据乳腺癌临床分期接受治疗；对那些MRI阳性的乳腺病变患者的处理是基于淋巴结状态；T0、N1、M0患者的治疗选择包括乳房切除加腋窝淋巴结清扫，或腋窝淋巴结清扫联合放疗加或不加淋巴结放疗；Ⅱ期或Ⅲ期病变，推荐全身化疗、内分泌治疗或曲妥珠单抗；T0、N2 ~N3、M0病变，建议新辅助化疗、曲妥珠单抗和内分泌治疗后进行腋窝淋巴结清扫，局部晚期的患者进行乳房切除。

（宋张骏）

## 第二节 非小细胞肺癌

2015年美国肺癌新发病例221 200例，男性115 610例，女性105 590例；死亡病例158 040例，男性86 380例，女性71 660例，被诊断的所有肺癌的5年生存率为17.4%。

肺癌也是我国最常见的恶性肿瘤之一。全国肿瘤登记中心2014年发布的数据显示，2010年，我国新发肺癌病例60.59万（男性41.63万，女性18.96万），居恶性肿瘤首位（男性首位，女性第2位），占恶性肿瘤新发病例的19.59%（男性23.03%，女性14.75%）。肺癌发病率为35.23/10万（男性49.27/10万，女性21.66/10万）。同期，我国肺癌死亡人数为48.66万（男性33.68万，女性16.62万），占恶性肿瘤死因的24.87%（男性26.85%，女性21.32%）。肺癌死亡率为27.93/10万（男性39.79/10万，女性16.62/10万）。

肺癌是由工业生产的易成瘾物质等致癌物为主要致病因素的一种独特的疾病。大约有85% ~ 90%的病例是由主动或被动的吸烟引起的。为了降低肺癌死亡率，需要严格落实有效的控烟公共卫生政策。美国FDA负责监管烟草产品，以及其他烟草控制措施的实施。持续吸烟可导致第二原发癌，并与治疗产生的并发症、药物相互作用、其他与吸烟相关的疾病发病及生活质量的下降相关，还可缩短寿命。美国疾控中心官方报告指出，主动吸烟和吸二手烟都可以导致肺癌。有证据表明，与吸烟者共同生活、吸二手烟相关的肺癌风险增加了20%~30%。世界卫生组织指出，卫生及相关部门应告知每个人吸烟和二手烟的危害及易成瘾性，并制定相关有效的法律法规，以保护所有人免受烟草的危害。进一步的研究指出，肺致癌物质的递送系统中也含有高度成瘾性物质——尼古丁。美国医疗保健研究与质量（AHRQ）指南指出，为降低肺癌死亡率，就需要非常多的机构来提供针对尼古丁成瘾患者的识别、咨询及治疗服务。目前吸烟或者有吸烟史的患者有很高的肺癌发病风险，预防此类患者癌症风险的药物尚未被研发。如果可能的话，应鼓励这些患者参加相关的药物预防肺癌临床试验。

## 一、分期

表1 TNM定义（AJCC，2010年第7版）

| TNM | 定义 |
| --- | --- |
| T | 原发肿瘤 |
| Tx | 原发肿瘤不能评估，或痰、支气管冲洗液找到癌细胞但影像学或支气管镜没有可见的证据 |
| T0 | 没有原发肿瘤证据 |
| Tis | 原位癌 |
| T1 | 肿瘤最大径≤3cm，周围被肺或脏层胸膜所包绕，支气管镜下肿瘤侵犯没有超出叶支气管近端（即没有累及主支气管） |
| T1a | 肿瘤最大径≤2cm |
| T1b | 肿瘤最大径＞2cm，但≤3cm |
| T2 | 肿瘤＞3cm，但≤7cm；或肿瘤具有以下任一特征：累及主支气管，但距隆突≥2cm；侵犯脏层胸膜；伴有扩展到肺门的肺不张或阻塞性肺炎，但未累及全肺 |
| T2a | 肿瘤最大径＞3cm，但≤5cm |
| T2b | 肿瘤最大径＞5cm，但≤7cm |
| T3 | 肿瘤＞7cm，或肿瘤直接侵犯下述结构之一者：胸壁（包括肺上沟瘤）、膈肌、膈神经、纵隔胸膜、心包壁层，或肿瘤位于距隆突2cm以内的主支气管，但尚未累及隆突，或伴有累及全肺的肺不张或阻塞性肺炎，或同一肺叶内出现分散的单个或多个瘤结节 |
| T4 | 任何大小的肿瘤直接侵犯下述结构之一者：纵隔、心脏、大血管、气管、喉返神经、食管、椎体、隆突<br>不同肺叶分散的单个或多个瘤结节 |
| N | 区域淋巴结 |
| Nx | 区域淋巴结不能评估 |
| N0 | 无区域淋巴结转移 |
| N1 | 转移至同侧支气管旁淋巴结和/或同侧肺门淋巴结，和肺内淋巴结，包括直接侵犯 |
| N2 | 转移至同侧纵隔和/或隆突下淋巴结 |
| N3 | 转移至对侧纵隔淋巴结、对侧肺门淋巴结、同侧或对侧斜角肌或锁骨上淋巴结 |
| M | 远处转移 |
| Mx | 远处转移不能评估 |
| M0 | 无远处转移 |
| M1 | 有远处转移 |
| M1a | 对侧肺叶出现分散的单个或多个瘤结节，胸膜结节或胸腔（或心包腔）积液 |
| M1b | 远处转移 |

表 2 组织（解剖）学分期（AJCC，2010 年第 7 版）

| 分期 | 组成 |
|---|---|
| 0 期 | Tis，N0，M0 |
| ⅠA 期 | T1a，N0，M0；T1b，N0，M0 |
| ⅠB 期 | T2a，N0，M0 |
| ⅡA 期 | T2b，N0，M0；T1a，N1，M0；T1b，N1，M0；T2a，N1，M0 |
| ⅡB 期 | T2b，N1，M0；T3，N0，M0 |
| ⅢA 期 | T1a，N2，M0；T1b，N2，M0；T2a，N2，M0；T2b，N2，M0；T3，N1，M0；T3，N2，M0；T4，N0，M0；T4，N1，M0 |
| ⅢB 期 | T1a，N3，M0；T1b，N3，M0；T2a，N3，M0；T2b，N3，M0；T3，N3，M0；T4，N2，M0；T4，N3，M0 |
| Ⅳ期 | 任何 T，任何 N，M1a；任何 T，任何 N，M1b |

## 二、肺可疑癌结节

表 3 风险评估与处理

<table>
<tr><th>临床表现</th><th colspan="4">风险评估（多学科评估）</th></tr>
<tr><td>肺可疑癌结节</td><td colspan="4">·患者自身因素：年龄，吸烟史，既往肿瘤病史，家族史，职业暴露，其他肺疾病（慢性阻塞性肺病－OPD，肺纤维化），暴露于感染性疾病（如地方性真菌感染，肺结核），或危险因素，或有感染病史（如免疫抑制，感染性呼吸症状）<br>·放射性因素：肺结节的大小、形状、密度，相关薄壁组织异常情况（如瘢痕形成，可疑炎性改变）<br>·PET 检查，了解 FDG 活性</td></tr>
<tr><th colspan="2">临床发现</th><th colspan="3">随访</th></tr>
<tr><td rowspan="15">胸部 CT 发现肺孤立性结节</td><td rowspan="4">低风险</td><td><4mm</td><td colspan="2">不需要进一步随访</td></tr>
<tr><td>4－≤6mm</td><td colspan="2">12 个月复查 CT1 次后稳定，则不需要进一步随访</td></tr>
<tr><td>6－≤8mm</td><td colspan="2">6～12 个月复查 CT1 次后稳定，在 18～24 个月时复查 1 次 CT</td></tr>
<tr><td>≥8mm</td><td colspan="2">在 3、9、24 个月时复查 CT1 次；或考虑 PET/CT 或活检</td></tr>
<tr><td rowspan="4">高风险</td><td><4mm</td><td colspan="2">12 个月复查 CT1 次后稳定，则不需要进一步随访</td></tr>
<tr><td>4－≤6mm</td><td colspan="2">6～12 个月复查 CT1 次后稳定，在 18～24 个月时复查 1 次 CT</td></tr>
<tr><td>6－≤8mm</td><td colspan="2">3～6 个月复查 CT1 次后稳定，在 9～12、24 个月时复查 1 次 CT</td></tr>
<tr><td>≥8mm</td><td colspan="2">在 3、9、24 个月时复查 CT1 次；或考虑 PET/CT 或活检</td></tr>
<tr><td colspan="2" rowspan="2">孤立的纯毛玻璃结节</td><td><5mm</td><td>不需要进一步随访</td></tr>
<tr><td>≥5mm</td><td>第 3 个月复查 1 次 CT；每年 1 次 CT，至少 3 年</td></tr>
<tr><td colspan="2" rowspan="2">孤立的纯毛玻璃结节</td><td>持久的和含有实性成分的，<5mm</td><td>第 3 个月复查 1 次 CT；每年 1 次 CT，至少 3 年</td></tr>
<tr><td>持久的和含有实性成分的，≥5mm</td><td>活检，或外科切除</td></tr>
<tr><td colspan="2" rowspan="3">多发部分实性结节</td><td>纯毛玻璃样≤5mm</td><td>第 2、4 年复查 1 次 CT</td></tr>
<tr><td>纯毛玻璃样＞5mm，没有明显的病灶</td><td>第 3 个月复查 1 次 CT；每年 1 次 CT，至少 3 年</td></tr>
<tr><td>明显的结节伴部分实性或实性成分</td><td>第 3 个月复查 1 次 CT；如果持续存在，活检或外科切除（特别是如果≥5mm 的实性成分）</td></tr>
</table>

注：
低风险：几乎没有吸烟史或其他已知的危险因素
高风险：有吸烟史或其他已知的危险因素，已知的危险因素包括一级亲属有肺癌病史，暴露于石棉、放射线或铀

## 三、肺癌诊断评估原则

1. 临床高度怀疑Ⅰ期或Ⅱ期肺癌患者（基于高危因素和影像学检查）在外科手术前不要求做活检

（1）活检可延长时间、增加费用及程序上的危险，对治疗决策可能没有影响。

（2）如果不是高度怀疑肺癌，可通过细针抽吸活检诊断，术前活检是适当的。

（3）如果术中诊断困难或非常危险，则术前活检是适当的。

（4）如果术前未获得组织学诊断，那么在肺叶切除、双肺叶切除或肺切除之术中诊断是必需的。

2. 在计划外科手术期间，进行支气管镜检查是更适宜的，而不作为单独操作

（1）在外科手术之前需行支气管镜检查。

（2）在外科手术之前单独行支气管镜检查对治疗决定可能是不必要的，它可延长时间、增加费用并增加程序上的危险。

（3）如果中心性肺癌需要手术前对活检、手术方案评价（如潜在的袖氏切除），或术前呼吸道准备（如中心外阻塞），则术前支气管镜活检是适当的。

3. 对大多数临床Ⅰ期或Ⅱ期肺癌患者在术前推荐侵袭性纵隔镜分期

（1）在计划切除前，患者应该进行侵袭性纵隔镜分期（在麻醉同时），而不是单独进行。

（2）单独进行分期增加时间、费用及影响护理协调，不方便，增加麻醉风险。

（3）对临床强烈怀疑 N2 或 N3 的患者，或当术中细胞学及冰冻分析不能获得时，术前进行纵隔镜分期是适当的。

4. 在可疑非小细胞肺癌中，多种技术可获得组织学诊断

（1）常规有效的诊断方法包括：

①痰脱落细胞学检查。

②支气管镜活检和经支气管细针穿刺（TBNA）。

③影像引导下的经胸廓细针穿刺活检（TTNA）。

④胸腔穿刺术（放液：脱落细胞学检查）。

⑤纵隔镜检查。

⑥电视胸腔镜外科（VATS）和开放外科活检。

（2）对活检有重要帮助的诊断工具包括：

①超声内镜（EBUS）引导下的活检。

②支气管镜引导的活检。

5. 对个别患者优先选择的诊断策略依赖肿瘤的大小、位置，纵隔病变或远处转移，患者特征（如肺病和/或其他有意义的并发疾病），（医师）经验和专业知识局限

（1）在选择最佳诊断方法（步骤）时需要考虑的因素包括：

①期望诊断的获益（敏感性）。

②诊断精确性包括特异性，特别是阴性诊断研究的可靠性（即真正的阴性）。

③对组织学诊断和分子检测要有足够的组织体积。

④诊断程序的侵袭性与危险性。

⑤有效性评价：程序的使用权和及时性，伴随分期是有益的，因为它可避免附加的活检或程序，给予最高级别的病理活检是更可取的（可疑转移灶活检或纵隔淋巴结而不是活检肺部病灶）。因而，在临床高度怀疑侵袭性、晚期肿瘤的情况下，在选择诊断性活检前通常做 PET 影像检查是最佳的。

⑥技术和专业知识是可利用的。

⑦根据目标活检部位 PET 影像中的肿瘤活性。

（2）关于怀疑Ⅰ~Ⅲ期肺癌最佳诊断步骤的决定应该由胸部放射学者、介入放射学者和通过职业验证的、致力于胸部肿瘤实践的胸部外科医生来做决定，多学科评价也应该包括一名先进支气管镜诊断技术专业经验的肺科医生或胸外科医生。

6. 最小侵袭性、最大获益的活检对首次诊断研究是优先选择

（1）中心性肿块和可疑支气管内侵犯的患者应当进行支气管镜检查。

（2）外周淋巴结（外 1/3）（转移）的患者应该行支气管镜、超声内镜或 TTNA 检查。

（3）可疑结节的患者应该通过 EBUS、支气管镜或纵隔镜活检。

①如果临床可疑，食管超声内镜（EUS）引导活检可提供 5、7、8、9 区淋巴结检查情况。

②如果临床可疑，TTNA 和先前的纵隔切开术可提供先前纵隔淋巴结（5 区和 6 区）检查情况。

（4）合并有胸膜腔积液的肺癌患者应该进行胸腔穿刺术和细胞学检查，初始胸腔穿刺细胞学检查阴性并不排除胸膜侵犯，附加胸腔穿刺术和/或胸腔镜对胸膜（侵犯）评价应该在药物治疗前进行。

（5）如果可行的话，有可疑实性转移灶的患者应该得到组织学证实。

（6）如果可行的话，有可疑转移灶的患者应该从一个转移灶得到证实。

（7）如果技术上对转移灶活检很困难或非常危险，有多个转移灶的患者，基于临床高度怀疑，应该进行肺原发病灶或纵隔淋巴结活检。

## 四、病理诊断、初始评估与临床分期

表 4 初始评估

| 病理诊断 | 初始评估 | 临床分期、分组 |
| --- | --- | --- |
| 非小细胞肺癌 | · 病理复习<br>· 病史和体格检查（包括体力状态和体重下降情况）<br>· 胸部和上腹部 CT，包括肾上腺<br>· 血常规，生化常规<br>· 戒烟劝告、辅导和用 5A：询问、劝告、评估、协助、戒烟安排<br>· 完整的姑息治疗 | · ⅠA 期，周围型（T1ab，N0）<br>· Ⅰ期，周围型（T2a，N0）；中央型（T1ab～T2a，N0）<br>· Ⅱ期（T1ab～T2ab，N1；T2b，N0），ⅡB 期（T3，N0）<br>· ⅢA 期（T3，N1）<br>· ⅡB 期（T3 侵犯胸壁等，N0）<br>· ⅢA 期（T4 广泛侵犯，N0～1；T3，N1）<br>· ⅢA 期（T1～3，N2）<br>· 分散的肺结节（ⅡB 期、ⅢA 期、Ⅳ期）<br>· 多个肺癌结节<br>· ⅢB 期（T1～3，N3），纵隔 CT 阳性，对侧淋巴结≥1cm 或可明显触及锁骨上淋巴结<br>· Ⅲ期（T4，N2～3）CT 显示<br>· Ⅳ期（M1a）（胸腔积液或心包积液）<br>· Ⅳ期（M1b）可切除的孤立转移灶<br>· Ⅳ期（M1b）播散性转移 |

## 五、临床评估、治疗前评估与初始治疗

表 5 初始治疗

<table>
<tr><th>临床分期</th><th colspan="2">治疗前评估</th><th>初始治疗</th></tr>
<tr><td rowspan="3">ⅠA 期（周围型：T1ab，N0）</td><td rowspan="3">· 肺功能检查（如果以前未做过）<br>· 支气管镜（术中优选）<br>· 病理学纵隔淋巴结评估（2B 类）<br>· PET-CT 扫描（如果以前未做过）</td><td rowspan="2">纵隔淋巴结阴性</td><td>可手术：外科探查与切除＋纵隔淋巴结清扫，或系统性淋巴结取样</td></tr>
<tr><td>医学上不能手术：根治性放疗，包括立体定位消融放射治疗（SABR）</td></tr>
<tr><td>纵隔淋巴结阳性</td><td>见ⅢA 期或ⅢB 期治疗</td></tr>
<tr><td>ⅠB 期（周围型：T2a，N0）</td><td rowspan="5">· 肺功能检查（如果以前未做过）<br>· 支气管镜<br>· 病理学纵隔淋巴结评估<br>· PET-CT 扫描（如果以前未做过）<br>· 脑部 MRI（Ⅱ期、ⅢA 期、ⅠB 期）（2B 类）</td><td rowspan="3">纵隔淋巴结阴性</td><td rowspan="3">可手术：外科探查与切除＋纵隔淋巴结清扫，或系统性淋巴结取样<br>医学上不能手术：<br>N0：根治性放疗，包括 SABR；对高危 ⅠB 期～ⅡB 期患者建议辅助化疗（2B 类）<br>N1：根治性化放疗</td></tr>
<tr><td>Ⅰ期（中央型：T1ab～T2，N0）</td></tr>
<tr><td>Ⅱ期（T1ab～T2ab，N1；T2b，N0）</td></tr>
<tr><td>ⅡB 期（T3，N0）</td><td rowspan="2">纵隔淋巴结阳性</td><td rowspan="2">见ⅢA 期或ⅢB 期治疗</td></tr>
<tr><td>ⅢA 期（T3，N1）</td></tr>
</table>

注：高危因素包括：低分化肿瘤（含神经内分泌成分）、脉管受侵、楔形切除、肿瘤＞4cm、脏层胸膜受侵、淋巴结取样数量不够

## 六、术后分期与辅助治疗

表 6 术后分期与辅助治疗

| 手术发现（术后分期） | 辅助治疗 | |
|---|---|---|
| ⅠA 期（T1ab，N0） | 切缘阴性（R0）：观察 | |
| | 切缘阳性（R1，R2）：再次手术切除（首选），或放疗（2B 类） | |
| ⅠB 期（T2a，N0）<br>ⅡA 期（T2b，N0） | 切缘阴性（R0）：观察，或化疗（用于高危患者） | |
| | 切缘阳性（R1，R2）：再次手术切除（首选）±化疗，或放疗±化疗（化疗适用于ⅡA 期患者） | |
| ⅡA 期（T1ab～T2a，N1）<br>ⅡB 期（T3，N0；T2b，N1） | 切缘阴性（R0）：化疗（1 类） | |
| | 切缘阳性 | R1：再次手术切除＋化疗，或化放疗（序贯或同步） |
| | | R2：再次手术切除＋化疗，或同步化放疗，或化疗（1 类） |
| ⅢA 期（T1～3，N2；T3，N1） | 切缘阴性（R0）：化疗（1 类），或序贯化疗＋放疗（放疗仅适用于 N2） | |
| | 切缘阳性 | R1：化放疗（序贯或同步） |
| | | R2：同步化放疗 |

## 七、ⅡB 期、ⅢA 期治疗前评估

表 7 ⅡB 期、ⅢA 期治疗前评估

| 临床分期 | 治疗前评估 | 临床评价 |
|---|---|---|
| ⅡB 期（T3 侵犯胸壁等，N0）<br>ⅢA 期（T4 侵犯心脏等，N0～1；T3，N1） | 肺功能检查（如果以前未做过）<br>支气管镜<br>病理学纵隔淋巴结评估<br>脑部 MRI<br>脊柱＋胸廓入口 MRI（邻近脊柱或锁骨下血管的肺上沟瘤）<br>PET-CT 扫描（如果以前未做过） | 肺上沟瘤 |
| | | 侵犯胸壁 |
| | | 接近气管或纵隔 |
| | | 不能切除 |
| | | 转移 |

## 八、肺上沟瘤临床表现、初始治疗与辅助治疗

表 8 初始治疗与辅助治疗

| 临床分期 | 初始治疗 | 辅助治疗 |
|---|---|---|
| 肺上沟瘤（T3 侵犯胸壁等，N0～1） | 术前同步放化疗 | 手术＋化疗 |
| 肺上沟瘤（T4 广泛侵犯，N0～1） | 可手术切除者：术前同步化放疗<br>不可切除者：根治性同步化放疗 | 再次评估手术可能性：<br>可切除者：手术＋化疗<br>不可切除者：根治性放疗＋化疗 |
| 胸壁，接近气道，或纵隔（T3 侵犯胸壁等，N0～1；T4 可切除，N0～1） | 手术治疗（首选） | 切缘阴性（R0）：化疗<br>R1 切除：再切除＋化疗，或化放疗（序贯或同步）<br>R2 切除：再切除＋化疗，或同步化放疗 |
| | 同步化放疗，或化疗 | 手术切除：<br>切缘阴性（R0）：观察<br>切缘阳性（R1，R2）：再次手术切除 |
| ⅢA 期（T4，N0～1），不可切除 | 根治性同步化放疗（1 类） | |

## 九、纵隔活检结果与可切除性

表 9 纵隔活检结果

<table>
<tr><th>临床分期</th><th>治疗前评估</th><th>纵隔活检结果</th></tr>
<tr><td rowspan="4">ⅢA 期（T1～3，N2）</td><td rowspan="4">· 肺功能检查（如果以前未做过）<br>· 支气管镜<br>· 病理学纵隔淋巴结评估<br>· PET-CT 扫描（如果以前未做过）<br>· 脑部 MRI</td><td>N2，N3 阴性</td></tr>
<tr><td>N2 阳性，M0</td></tr>
<tr><td>N3 阳性，M0</td></tr>
<tr><td>远处转移</td></tr>
<tr><td rowspan="3">分散的 1 个或多个肺结节（ⅡB 期、ⅢA 期、Ⅳ期）</td><td rowspan="3">· 肺功能检查（如果以前未做过）<br>· 支气管镜，病理学纵隔淋巴结评估<br>· 脑部 MRI<br>· PET-CT 扫描（如果以前未做过）</td><td>分散的 1 个或多个肺结节<br>原发肿瘤的同一肺叶（T3，N0～1）<br>或同侧肺（T4，N0～1）</td></tr>
<tr><td>Ⅳ期（N0，M1a）：对侧肺（孤立性肺结节）</td></tr>
<tr><td>胸腔外转移</td></tr>
</table>

## 十、纵隔活检结果与初始治疗、辅助治疗

表 10 纵隔活检与初始、辅助治疗

<table>
<tr><th>纵隔活检分期</th><th colspan="2">初始治疗</th><th colspan="3">辅助治疗</th></tr>
<tr><td rowspan="4">T1～3，N0～1（包括原发肿瘤的同一肺叶）</td><td colspan="2" rowspan="3">可切除：手术切除 + 纵隔淋巴结清扫或系统性淋巴结取样</td><td colspan="3">N0～1：观察</td></tr>
<tr><td rowspan="2">N2</td><td colspan="2">切缘阴性（R0）：序贯化疗（1 类）</td></tr>
<tr><td colspan="2">切缘阳性：R1：化放疗（序贯或同步），R2：同步化放疗</td></tr>
<tr><td colspan="2">医学上不能切除</td><td colspan="3">根治性同步化放疗</td></tr>
<tr><td rowspan="2">T1～2，T3（排除侵犯胸壁等），N2，M0</td><td rowspan="2">脑 MRI、PET－CT（如果以前未做过）</td><td>M1 转移阴性</td><td colspan="3">根治性同步化放疗（1 类），或诱导化疗 ± 放疗<br>有进展：局部者，放疗（如果未做过）± 化疗；全身者，按转移处理<br>没有明显进展：手术 ± 化疗（2B）± 放疗（如果未做过）</td></tr>
<tr><td colspan="3">M1 转移阳性</td><td>按转移处理</td></tr>
<tr><td rowspan="2">T3（侵犯胸壁等），N2 阳性，M0</td><td colspan="2" rowspan="2">脑 MRI、PET－CT（如果以前未做过）</td><td colspan="2">M1 转移阴性</td><td>根治性同步化放疗</td></tr>
<tr><td colspan="2">M1 转移阳性</td><td>按转移处理</td></tr>
</table>

## 十一、多个肺结节的辅助治疗

表 11　多个肺结节的辅助治疗

<table>
<tr><th colspan="4">分期</th><th colspan="2">辅助治疗</th></tr>
<tr><td colspan="2" rowspan="4">分散的 1 个或多个肺结节，同一肺叶（T3，N0）或同侧非原发肺叶（T4，N0）</td><td rowspan="4">手术</td><td>N0～1</td><td colspan="2">化疗</td></tr>
<tr><td rowspan="3">N2</td><td colspan="2">切缘阴性（R0）：序贯化疗（1 类）＋放疗</td></tr>
<tr><td colspan="2">切缘阳性 R1：化放疗（序贯或同步）</td></tr>
<tr><td colspan="2">切缘阳性 R2：同步放化疗</td></tr>
<tr><td colspan="2">Ⅳ期（N0，M1a）：对侧肺（孤立性结节）</td><td colspan="4">如果双侧肿瘤可治愈，可按两肺原发肿瘤方案处理</td></tr>
<tr><td colspan="2" rowspan="2">可疑的多个肺结节（基于活检证实同时性病灶或有肺癌病史）</td><td colspan="2" rowspan="2">· 胸部增强 CT，PET－CT（如果以前未做过）<br>· 脑 MRI</td><td colspan="2">胸部外有病灶：按转移性肺癌进行全身治疗</td></tr>
<tr><td colspan="2">胸部外没有病灶：病理学纵隔淋巴结评价：N0～1 见初始治疗，N2～3 按转移性肺癌进行全身治疗</td></tr>
<tr><td rowspan="4">多个肺结节初始治疗</td><td rowspan="3">无症状</td><td rowspan="2">多个病灶→</td><td colspan="3">转化为有症状的低风险者：观察</td></tr>
<tr><td>转化为有症状的高风险者</td><td colspan="2" rowspan="3">· 有局部根治的可能性者：薄壁组织抽吸切除（首选），或放疗，或消融<br>· 没有局部根治的可能性者：姑息治疗化疗 ± 局部姑息治疗</td></tr>
<tr><td colspan="2">孤立性病灶（异时性转移）→</td></tr>
<tr><td colspan="3">有症状→</td></tr>
</table>

## 十二、Ⅲ期、Ⅳ期治疗前评估与初始治疗

表 12　Ⅲ期、Ⅳ期治疗前评估

<table>
<tr><th>分期</th><th colspan="3">治疗评估</th><th>初始治疗</th></tr>
<tr><td rowspan="3">ⅢB 期（T1～3，N3）</td><td colspan="2" rowspan="3">· 肺功能检查（如果以前未做过）<br>· PET－CT 扫描（如果以前未做过）<br>· 脑 MRI<br>· 通过以下途径获得 N3 病理学证据：纵隔镜检查，锁骨上淋巴结活检，胸腔镜，细针穿刺活检，纵隔切开术，内镜超声（EUS）下活检</td><td>N3 阴性</td><td>见Ⅰ～Ⅲ期初始治疗</td></tr>
<tr><td>N3 阳性</td><td>根治性同步化放疗（1 类）</td></tr>
<tr><td>远处转移</td><td>按转移处理</td></tr>
<tr><td rowspan="4">ⅢB 期（T4，N2～3）</td><td rowspan="4">· PET－CT 扫描（如果以前未做过）<br>· 脑 MRI<br>· 通过以下途径获得 N2～3 病理学证据：纵隔镜检查，锁骨上淋巴结活检，胸腔镜，细针穿刺活检，纵隔切开术，内镜超声（EUS）下活检，支气管内镜超声（EBUS）下活检</td><td rowspan="2">对侧纵隔淋巴结阴性</td><td>同侧纵隔淋巴结阴性（T4，N0～1）</td><td>见ⅢA 期治疗</td></tr>
<tr><td>同侧纵隔淋巴结阳性（T4，N2）</td><td>根治性同步放化疗（1 类）</td></tr>
<tr><td colspan="2">对侧纵隔淋巴结阳性（T4，N3）</td><td>根治性同步放化疗（1 类）</td></tr>
<tr><td colspan="2">远处转移</td><td>按转移处理</td></tr>
<tr><td rowspan="2">Ⅳ期，M1a：胸腔积液或心包腔积液</td><td rowspan="2">行胸腔穿刺或心包腔穿刺 ± 胸腔镜检查（如果胸腔穿刺未确定积液性质）</td><td colspan="2">积液检查阴性</td><td>根据 TNM 分期处理</td></tr>
<tr><td colspan="2">积液检查阳性</td><td>如有必要可行局部治疗（如胸膜固定术、置管引流、心包开窗）针对Ⅳ期的治疗</td></tr>
</table>

续表

<table>
<tr><th>分期</th><th colspan="4">治疗评估</th><th>初始治疗</th></tr>
<tr><td rowspan="5">Ⅳ期，M1b：孤立（单个）转移灶</td><td rowspan="5">纵隔淋巴结病理学评价，支气管镜，脑 MRI，PET－CT 扫描（如果以前未做过）</td><td rowspan="4">脑（转移）</td><td rowspan="4">·外科切除，随后全脑放疗（WBRT）（1类）<br>·立体定向放疗（SRS）<br>·SRS＋WBRT（对一个转移灶为1类推荐）<br>·单一 SRS</td><td rowspan="3">T1～2，N0～1；T3，N0</td><td>肺部病灶手术切除→化疗</td></tr>
<tr><td>肺部病灶立体定向消融放疗（SABR）</td></tr>
<tr><td>化疗→肺部病灶外科切除，或肺部病灶 SABR</td></tr>
<tr><td>T1～2，N2　T3，N1～2　任何T，N3　T4，任何N</td><td>按转移全身性治疗</td></tr>
<tr><td>肾腺（转移）</td><td colspan="2">经细针穿刺活检或手术切除进行病理学诊断肾上腺转移灶局部治疗（如果根据T、N分期，肺部病灶可治愈）（2B类）</td><td>同“T1～2，N0～1；T3，N0”及“T1～2，N2；T3，N1～2；任何T，N3；T4，任何N”</td></tr>
</table>

## 十三、复发与转移的治疗

表13　复发与转移的治疗

<table>
<tr><th colspan="2">分类</th><th colspan="3">治疗</th></tr>
<tr><td rowspan="5">局部复发</td><td>支气管内阻塞</td><td>·激光/支架/其他手术<br>·外照射放疗或近距离放疗<br>·光动力学治疗</td><td rowspan="2">若无肿瘤广泛播散证据</td><td rowspan="2">观察，或全身化疗（2B类）</td></tr>
<tr><td>可切除的局部复发</td><td>·再次切除（首选）<br>·外照射放疗或 SABR</td></tr>
<tr><td>纵隔淋巴结复发</td><td>·以前未做过放疗者，同步放化疗<br>·以前做过放疗者，全身化疗</td><td rowspan="3">若无肿瘤广泛播散证据</td><td rowspan="3">见复发或转移治疗</td></tr>
<tr><td>上腔静脉（SVC）阻塞</td><td>·同步放化疗（以前未做过）<br>·外照射放疗<br>·支架置入</td></tr>
<tr><td>严重咯血</td><td>·外照射或近距离放疗<br>·激光，或光动力治疗，或栓塞<br>·外科手术</td></tr>
<tr><td rowspan="5">远处转移</td><td>有局部症状</td><td colspan="3">姑息性外照射放疗</td></tr>
<tr><td>弥漫性脑转移</td><td colspan="3">姑息性外照射放疗</td></tr>
<tr><td>骨转移</td><td colspan="3">姑息性外照射放疗＋骨科固定（如有骨折危险）<br>建议联合双膦酸盐治疗或德尼单抗</td></tr>
<tr><td>孤立转移灶</td><td colspan="3">见“Ⅳ期，M1b：孤立（单个）转移灶”的处理</td></tr>
<tr><td>多发转移</td><td colspan="3">见全身治疗</td></tr>
</table>

## 十四、转移的全身治疗与组织学亚型

表 14　组织学亚型与基因检测

<table>
<tr><th>组织病理学</th><th>病理类型</th><th colspan="2">基因检测及结果</th></tr>
<tr><td rowspan="10">对腺癌通过分子检测确定组织学亚型（如果适当建议再次活检）<br>戒烟劝告、辅导<br>完整的姑息性治疗</td><td rowspan="5">腺癌<br>大细胞癌<br>组织学不明确（NOS）</td><td rowspan="5">分子检测<br>EGFR 突变检测（1 类）<br>ALK 检测（1 类）<br>ROS1 检测<br>检测应该作为广谱分子分析的一部分<br>PD－L1 检测</td><td>EGFR 敏感性突变检测阳性</td></tr>
<tr><td>ALK 阳性</td></tr>
<tr><td>ROS1 阳性</td></tr>
<tr><td>PD－L1 阳性，但 EGFR、ALK、ROS1 阴性或不明确</td></tr>
<tr><td>EGFR、ALK、ROS1、PD－L1 阴性或不明确</td></tr>
<tr><td rowspan="5">鳞状细胞癌</td><td rowspan="5">分子检测<br>在从不吸烟者或小活检组织样本，或混合型组织学类型患者中特别建议进行 EGFR 突变和 ALK 检测<br>考虑 ROS1 检测<br>检测应该作为广谱分子分析的一部分<br>PD－L1 检测</td><td>EGFR 敏感性突变检测阳性</td></tr>
<tr><td>ALK 阳性</td></tr>
<tr><td>ROS1 阳性</td></tr>
<tr><td>PD－L1 阳性，但 EGFR、ALK、ROS1 阴性或不明确</td></tr>
<tr><td>EGFR、ALK、ROS1、PD－L1 阴性或不明确</td></tr>
</table>

表 15　亚型与一线、后续治疗（1）

<table>
<tr><th>分类</th><th colspan="2">一线治疗</th><th colspan="6">后续治疗</th></tr>
<tr><td rowspan="5">敏感型 EGFR 突变阳性</td><td rowspan="2">一线化疗前发现 EGFR 突变</td><td rowspan="2">厄洛替尼（1 类）<br>阿法替（1 类）<br>吉非替尼（1 类）</td><td rowspan="5">进展</td><td rowspan="4">有症状</td><td>脑转移</td><td colspan="3">· 考虑局部治疗　· Osimertinib<br>· 或持续厄洛替尼，或阿法替尼，或吉非替尼治疗</td></tr>
<tr><td rowspan="3">广泛转移</td><td>孤立病灶</td><td colspan="2">· 考虑局部治疗<br>· 持续厄洛替尼，或阿法替尼，或吉非替尼治疗<br>· 见下面多个病灶的后续治疗</td></tr>
<tr><td rowspan="3">一线化疗时发现 EGFR 突变</td><td rowspan="3">完成计划化疗，包括维持治疗；或终止化疗，给予厄洛替尼，或阿法替尼，或吉非替尼</td><td rowspan="2">多个病灶</td><td>T790M＋</td><td>Osimertinib（以前未用过）</td></tr>
<tr><td>T790M－</td><td>见一线治疗选择或 PD－L1 阳性表达（≥50%）</td></tr>
<tr><td>无症状</td><td colspan="4">· 考虑局部治疗　· Osimertinib<br>· 或持续厄洛替尼，或阿法替尼，或吉非替尼治疗</td></tr>
<tr><td rowspan="4">ALK 阳性（＋）</td><td rowspan="2">一线化疗前发现 ALK 基因重排</td><td rowspan="2">克唑替尼（1 类）</td><td rowspan="4">进展</td><td rowspan="3">有症状</td><td>脑转移</td><td colspan="3">· 考虑局部治疗和　· 持续克唑替尼治疗<br>· 或色瑞替尼或阿雷替尼（alectinib）</td></tr>
<tr><td rowspan="2">广泛转移</td><td>孤立病灶</td><td colspan="2">· 考虑局部治疗<br>· 持续克唑替尼治疗</td></tr>
<tr><td rowspan="2">一线化疗时发现 ALK 基因重排</td><td rowspan="2">完成计划化疗，包括维持治疗；或终止化疗，给予克唑替尼</td><td>多个病灶</td><td colspan="2">色瑞替尼或阿雷替尼见一线治疗选择</td></tr>
<tr><td>无症状</td><td colspan="4">· 考虑局部治疗　· 持续克唑替尼治疗<br>· 或色瑞替尼或阿雷替尼（alectinib）</td></tr>
<tr><td>ROS1 重排阳性</td><td>克唑替尼</td><td>进展</td><td colspan="6">见一线治疗选择 PD－L1 阳性表达（≥50%）</td></tr>
<tr><td colspan="3">PD－L1 阳性表达（≥50%），但 EGFR、ALK、ROS1 阴性或不明确</td><td colspan="3">Pembrolizumab（1 类）</td><td colspan="2">进展</td><td>见一线治疗选择</td></tr>
</table>

表 16 亚型与一线、后续治疗（2）

<table>
<tr><td rowspan="10">腺癌大细胞癌细胞类型不明确</td><td rowspan="4">PS0 ~ 2 分</td><td rowspan="4">全身治疗</td><td rowspan="4">疗效评价</td><td rowspan="2">肿瘤进展</td><td>PS0 ~ 2 分</td><td colspan="3">全身免疫靶点抑制剂（首选）：<br>Nivolumab（纳武单抗，1 类）或 Pembrolizumab（派姆单抗，1 类）或 atezolizumab（阿特朱单抗）<br>或全身治疗：<br>多西他赛，或培美曲塞，或吉西他滨，或雷莫芦单抗 + 多西他赛（2B 类）</td></tr>
<tr><td>PS3 ~ 4 分</td><td colspan="3">最佳支持治疗</td></tr>
<tr><td rowspan="2">肿瘤缓解或稳定</td><td rowspan="2">共进行 4 ~ 6 个周期治疗</td><td rowspan="2">疗效评价</td><td colspan="2">若进展，见上述治疗</td></tr>
<tr><td>肿瘤缓解或稳定</td><td>· 持续维持治疗：贝伐单抗（1 类）<br>培美曲塞（1 类），贝伐单抗 + 培美曲塞<br>吉西他滨（2B 类）<br>· 或转换维持治疗（2B 类）：<br>培美曲塞<br>· 或密切观察</td></tr>
<tr><td colspan="3">PS3 ~ 4 分</td><td colspan="5">最佳支持治疗</td></tr>
<tr><td rowspan="4">PS0 ~ 2 分</td><td rowspan="4">全身治疗</td><td rowspan="4">疗效评价</td><td rowspan="2">肿瘤进展</td><td>PS0 ~ 2 分</td><td colspan="3">全身免疫靶点抑制剂（首选）：<br>Nivolumab（纳武单抗，1 类）或 Pembrolizumab（派姆单抗，1 类）或 atezolizumab（阿特朱单抗）<br>或全身治疗：<br>或多西他赛，或吉西他滨，或雷莫芦单抗 + 多西他赛</td></tr>
<tr><td>PS3 ~ 4 分</td><td colspan="3">最佳支持治疗</td></tr>
<tr><td rowspan="2">肿瘤缓解或稳定</td><td rowspan="2">共进行 4 ~ 6 个周期治疗</td><td rowspan="2">疗效评价</td><td colspan="2">若进展，见上述治疗</td></tr>
<tr><td>肿瘤缓解或稳定</td><td>· 持续维持治疗（2B 类）：<br>吉西他滨<br>· 或转换维持治疗（2B 类）：<br>多西他赛<br>· 密切观察</td></tr>
<tr><td colspan="3">PS3 ~ 4 分</td><td colspan="5">最佳支持治疗</td></tr>
</table>

## 十五、新辅助与辅助化疗方案

表 17 新辅助与辅助化疗

<table>
<tr><th>分类</th><th>治疗选择</th></tr>
<tr><td rowspan="4">新辅助与辅助化疗</td><td>· VP 方案 1<br>Vinorelbine（长春瑞滨）：25mg/m²，d1、8、15、22<br>DDP：50mg/m²，d1、8<br>28d 1 个周期，共 4 个周期</td></tr>
<tr><td>· VP 方案 2<br>Vinorelbine：30mg/m²，d1、8、15、22<br>DDP：100mg/m²，d1<br>28d 1 个周期，共 4 个周期</td></tr>
<tr><td>· VP 方案 3<br>Vinorelbine：25 ~ 30mg/m²，d1、8<br>DDP：75 ~ 80mg/m²，d1<br>28d 1 个周期，共 4 个周期</td></tr>
<tr><td>· EP 方案<br>DDP：100mg/m²，d1<br>VP - 16：100mg/m²，d1 ~ 3<br>28d 1 个周期，共 4 个周期</td></tr>
</table>

续表

<table>
<tr><th>分类</th><th colspan="2">治疗选择</th></tr>
<tr><td rowspan="4">新辅助与辅助化疗</td><td colspan="2">· GP 方案<br>Gemcitabine：1250mg/m$^2$，d1、8<br>DDP：75mg/m$^2$，d1<br>21d 1 个周期，共 4 个周期</td></tr>
<tr><td colspan="2">· PD 方案<br>Docetaxel：75mg/m$^2$，d1<br>DDP：75mg/m$^2$，d1<br>21d 1 个周期，共 4 个周期</td></tr>
<tr><td colspan="2">· PP 方案（腺癌、大细胞癌，没有明确的组织学类型）<br>Pemetrexed（培美曲塞）：500mg/m$^2$，d1<br>DDP：75mg/m$^2$，d1<br>21d 1 个周期，共 4 个周期</td></tr>
<tr><td colspan="2">· 合并有基础病或不能耐受顺铂的患者使用：<br>Paclitaxel（紫杉醇）：200mg/m$^2$，d1<br>Carboplatin：AUC6，d1<br>21d 1 个周期，共 4 个周期</td></tr>
<tr><td rowspan="8">与放疗联合的化疗</td><td rowspan="4">同步放化疗（“放疗＋化疗”同步）</td><td>· EP 方案（首选）<br>DDP：50mg/m$^2$，d1、8、29　VP－16：50mg/m$^2$，d1～5、29～33<br>同步放疗</td></tr>
<tr><td>· VP 方案（首选）<br>DDP：50mg/m$^2$，d1、29　Vinblastine：5mg/m$^2$，每周 1 次，连用 5 次<br>同步放疗</td></tr>
<tr><td>· CP 方案（非鳞癌）<br>Carboplatin：AUC5，d1　Pemetrexed：500mg/m$^2$，d1<br>21d 为 1 个周期，共 4 个周期，同步放疗</td></tr>
<tr><td>· PP 方案（非鳞癌）<br>DDP：75mg/m$^2$，d1、29　Pemetrexed：500mg/m$^2$，d1<br>21d 为 1 个周期，共 3 个周期，同步放疗</td></tr>
<tr><td rowspan="2">序贯放化疗（化疗→放疗）</td><td>· VP 方案<br>DDP：100mg/m$^2$，d1、29　Vinblastine：5mg/m$^2$，d1、15、22、29<br>随后放疗</td></tr>
<tr><td>· PC 方案<br>Paclitaxel：300mg/m$^2$，d1　Carboplatin：AUC6，d1<br>每 3 周 1 次，（连用 2 次）2 个周期后放疗</td></tr>
<tr><td rowspan="2">放化疗后再序贯化疗（“放疗＋化疗”同步→化疗）</td><td>· EP 方案（2B 类）<br>DDP：50mg/m$^2$，d1、8、29、36　VP－16：50mg/m$^2$，d1～5、29～33<br>同步放疗，随后附加：<br>DDP：50mg/m$^2$，d1　VP－16：50mg/m$^2$，d1，2 个周期</td></tr>
<tr><td>· PC 方案（2B 类）<br>Paclitaxel：40～50mg/m$^2$，每周 1 次，连用 2 次<br>Carboplatin：AUC2，d1<br>同步放疗，随后：<br>Paclitaxel：200mg/m$^2$，　Carboplatin：AUC 6，2 个周期</td></tr>
</table>

## 十六、病理学评估原则

### （一）病理学评估

（1）病理学评估的目的是对肺癌组织学类型进行分类，确定 AJCC 推荐的所有分期参数，包括肿瘤大小，肿瘤侵犯的范围（胸膜和支气管），足够的外科切缘，淋巴结转移有还是没有。而且，明确肿瘤特殊的分子异常，预测药物靶标，特别是对酪氨酸激酶抑制剂的敏感性和耐药性。

（2）世界卫生组织（WHO）肿瘤分类系统提供了肺部肿瘤的分类，包括组织学类型、临床特征、分期建议和肺癌分子、基因及流行病学等内容。

（3）病理学诊断报告应该包括组织学类型，以 WHO 对肺鳞癌形态、神经内分泌分化和其他不同肿瘤的描述为准。最近公布的在切除标本及小的活检标本中应该明确腺癌亚型。强烈推荐使用“细支气管肺泡癌（BAC）”一语。

（4）“非小细胞肺癌（NSCLC）”通用术语应避免作为一个单独术语，分化差的小块活检的癌组织标本应当做免疫组化（IHC），可以接受下列术语：倾向性腺癌或倾向性鳞状细胞癌，在这些标本中应当做突变检测（如 EGFR）。

（5）尽管甲醛固定、石蜡包埋肿瘤组织被用于分子分析，对高级分子研究应当用新鲜的、冷藏的肿瘤组织标本。

（6）在小的组织样本中，强烈推荐做有限的免疫组化检测，因此保留关键的肿瘤组织标本对分子研究，尤其是在进展期患者中很重要。在有限的标本中，一个鳞癌标记（如 p63）和一个腺癌标记（如 TTF－1）应该满足对许多疑难病例的诊断。

### （二）腺癌分类

（1）原位腺癌（细支气管肺泡癌，BAC）：≤3cm 结节，胚层生长，黏液型、非黏液型，或黏液/非黏液混合型。

（2）微小侵袭性腺癌（MIA）：≤3cm 结节，≤5mm 的侵袭，胚层生长，黏液型、非黏液型，或黏液/非黏液混合型。

（3）侵袭性腺癌，主要生长类型：侵袭胚层 >5mm，腺泡状、乳头状、微乳头状，或黏蛋白实体。

（4）侵袭性腺癌变异型：黏液性腺癌，胶质、胎儿和肠型。

### （三）免疫组化染色

（1）尽管小的活检标本与外科切除标本在组织亚型和免疫表型方面比较有较好的一致性，但在小的、有限的活检材料或免疫表型模糊的病例时应当谨慎。

（2）IHC 应当用于原发性肺腺癌与下列情况的区别：鳞状细胞癌、大细胞癌、转移癌、恶性间皮瘤，确定是否有神经内分泌分化表现。

（3）原发性肺腺癌，适宜的免疫组化染色可排除转移性肺癌。

①TTF－1 是 *NKx*2 基因家族中的一个包含同源结构域的核转录蛋白，在胚胎和成熟的肺组织及甲状腺上皮细胞中表达。在大多数（70%～100%）原发性肺腺癌非黏液腺癌亚型中，TTF－1 有免疫反应。除转移性甲状腺恶性肿瘤（甲状腺球蛋白也是阳性）外，肺转移性腺癌 TTF－1 总是阴性。

②冬氨酸蛋白酶——一种天冬氨酸蛋白酶在正常Ⅱ型肺泡壁细胞和近端、远端肾小管中表达，在 80% 以上的肺腺癌中显著表达，联合 TTF－1 检测或许是有益的。

③在腺癌或鳞癌小的活检标本中，已分类的非小细胞肺癌以及不明确的肺癌，精选 TTF－1 和 p63（或 p40）检测是有益的。

（4）神经内分泌分化，CD56、嗜铬颗粒蛋白和突触小泡蛋白常用于诊断神经内分泌肿瘤。

（5）恶性间皮瘤与肺腺癌：区分肺腺癌与恶性间皮瘤（上皮型）的标记物包括恶性间皮瘤中已知的

2 个敏感标记（但在腺癌中阴性）和 2 个在腺癌中已知阳性的标记（但在恶性间皮瘤中阴性），间皮瘤免疫敏感性相关标记包括 WT－1、钙网膜蛋白、D2－40、HMBE－1，和细胞角蛋白 5/6（在腺癌中阴性），腺癌中抗体免疫反应标记包括 CEA、B72.3、Ber－EP4、MOC31、CD15 和 TTF－1（在间皮瘤中阴性）。

**（四）肺癌的分子诊断研究**

（1）EGFR 和 Kras：

①EGFR 正常情况下表达于上皮细胞表面，而在一些恶性肿瘤中常过度表达。EGFR 活化突变的出现是肺癌患者选择适宜治疗方法的生物决定性因素。

②EGFR 突变，尤其是外显子 19 缺失、外显子 21（L858R，L861）和外显子 18（G719x，G719）突变与肿瘤对酪氨酸激酶抑制剂（TKIs）的敏感性有重要关系。

③外显子 20 插入突变可能预示肿瘤对 TKIs 的临床疗效有抵抗。

④在非小细胞肺癌患者中，EGFR 与 Kras 突变互相排斥。

⑤Kras 突变与 TKIs 内源性耐药有关，对 Kras 测序可能有助于选择患者接受 TKI 治疗。

⑥腺癌 EGFR 突变率在西方国家为 10%，亚洲人群达到 50%，在不吸烟者、女性及非黏液性肿瘤中发生率更高；而 Kras 突变在非亚洲人群、吸烟者及黏液性腺癌患者中最常见。最常见的 EGFR 突变为第 21 外显子（L858R）的第 858 个氨基酸由亮氨酸变为精氨酸，以及第 19 外显子的框架缺失；在有 BAC 特征的非黏液性肺腺癌和乳头状（和/或微小乳头状）肺腺癌中突变更常见。

⑦Kras 突变与 TKI 治疗原发性耐药有关，获得性耐药与 EGFR 激酶区（如 T790M）第 2 位点突变、选择性激酶扩增（如 MET），以及从非小细胞肺癌转化为小细胞肺癌、从上皮细胞转化为间叶细胞（EMT）等组织转化有关。

（2）ALK：

①间变性淋巴瘤激酶（ALK）基因重排是 ALK 与多种不同基因融合，包括棘皮动物微管相关蛋白样 4（EML4）。ALK 融合已在非小细胞肺癌组织中得到确认，使用 ALK 抑制剂的非小细胞肺癌患者显示出非常有效的治疗策略。克唑替尼（Crizotinib）是一种口服 ALK 抑制剂，FDA 已批准用于 ALK 基因重排（即 ALK 阳性）的局部进展期或转移性非小细胞肺癌。

②ALK 型非小细胞肺癌大多发生于具有与伴随 EGFR 突变的非小细胞肺癌患者临床特征相似的一个独立临床亚组患者，但 ALK 易位与 EGFR 突变在大多数情况下不同时存在。

③现在确认 ALK 型非小细胞肺癌的标准方法是荧光原位杂交（FISH），其他方法目前正在评价，包括聚合酶链反应（PCR）和免疫组化（IHC）。FISH 一个最大优点是存在于诊断 ALK 重排 ALCL（间变性大细胞淋巴瘤）的、可用的商业化探针，可用于肺腺癌 ALK 重排的诊断。在全球范围内的临床实验室用于诊断 ALK 重排 ALCL 的免疫组化方法对大多数 ALK 重排肺癌的诊断还不够充分，主要原因是与 ALK 重排 ALCL 相比，ALK 重排的非细胞肺癌 ALK 表达水平更低。使用 FISH 分子诊断实验最近已被 FDA 批准用于 ALK 阳性肺癌的确诊。

（3）ROS1。

尽管 ROS1 是一个独特的酪氨酸激酶，但它与 ALK 有高度的同源性（50% 的激酶域和 75% 的 ATP 结合位点）。

大多数 ROS1 阳性的非小细胞肺癌患者对第一代 ALK 抑制剂克唑替尼有治疗反应，然而，某些其他 ALK 抑制剂如 alectinib（阿雷替尼）对 ROS1 阳性的非小细胞肺癌没有明显的活性。非小细胞肺癌患者中只有 1%~2% 的患者 ROS1 重排。与 ALK 基因重排检测相似，也是使用 FISH 检测 ROS1 基因重排。

（4）PD－L1。

免疫靶点抑制剂是针对程序死亡受体 1（programmed death receptor 1，PD－1）或它的配体——程序死亡配体 1（programmed death ligand 1，PD－L1）发挥抗肿瘤作用。PD－1 由 T 细胞表达和并调节外周组织 T 细胞活性。PD－1 有两个配体，即 PD－L1（已知 B7－H1 或 CD274）和 PD－L2（B7－DC 或 CD273）。许多免疫效应细胞、抗原递呈细胞和肿瘤细胞可表达这些配体，PD－1 被肿瘤细胞表面

PD－L1 配体激活而产生细胞内效应，这种效应可导致 T 细胞活性丧失和增殖减少。

非小细胞肺癌的免疫治疗靶点，就是使用抗 PD－L1 或 PD－1 的单克隆抗体，以阻断肿瘤细胞和免疫效应细胞受体 PD－1 与配体 PD－L1 之间的相互作用。

抗 PD－L1 免疫组化已被用作非小细胞肺癌患者筛选的生物标记，很可能对免疫靶点抑制剂具有反应，但是随着多种多样的治疗方法的发展，每一种不同的抗 PD－L1 免疫组化分析，已经受到病理学家和肿瘤学家的高度关注。PD－L1 检测阳性的定义随着生物标记分析方法的不同而不同，PD－L1 表达水平≥50%是为阳性表达，可使用一线 pembrolizumab 治疗。

## 十七、外科治疗原则

### （一）评估

（1）应当由以肺癌外科手术为主要专业的胸外科医生来决定可切除性、外科分期和肺切除。

（2）通过 CT 和 PET-CT 分期检查应该在手术评估前 60d 内完成。

（3）手术切除（包括楔形切除）是局部治疗的优先选择（其他局部治疗方法包括射频消融、冷冻疗法和 SARB）。每一位考虑行根治性局部治疗的患者在接受评估时，都应该咨询胸部肿瘤外科医生的意见。高危患者考虑立体定向放射治疗（SARB）时，建议多学科评估（肿瘤放疗学家）。

（4）整个治疗计划和需要的影像研究应该在非紧急初始治疗前决定。

（5）胸部外科医生应该积极参与多学科讨论和肺癌患者沟通。

### （二）切除

（1）对于大多数 NSCLC 患者，解剖性肺切除为首选。

（2）亚肺叶切除术、肺段切除和楔形切除应当达到肺实质切缘≥2cm 或≥结节的大小。

（3）亚肺叶切除术，在不显著增加手术风险的情况下应对 N1 和 N2 淋巴结站进行取样活检，除非在技术上没有可行性。

（4）肺段切除术（首选）或楔形切除术基于下列原因可适用于筛选的患者：

1）可保留肺组织很少或因其他重要合并症而不能接受肺叶切除。

2）周围型肺结节≤2cm，并至少符合以下标准中的一项：

①组织学类型为单纯的 AIS。

②CT 检查显示结节≥50%表现为毛玻璃样。

③影像学随诊检查证实肿瘤倍增时间较长（≥400d）。

（5）对无解剖学或手术禁忌证，只要不违反肿瘤治疗标准和胸部手术切除原则，电视辅助胸腔镜（VATS）或微创外科应该强烈推荐。

（6）在具有 VATS 丰富经验的大中心，在选择性患者中 VATS 肺叶切除改进了早期方法（减轻了疼痛、减少了住院时间、更快恢复功能和更少的并发症）而未影响肿瘤治疗结果。

（7）如果解剖位置合适且能够做到切缘阴性，保留肺组织的解剖性切除术（袖状切除术）优于全肺切除。

（8）T3（侵犯）和 T4（广泛侵犯）肿瘤需要将受侵犯的结构完整切除，达到切缘阴性。如果一个外科医生或中心对潜在的完整切除是不确定的，建议从高级专业中心获得其他外科意见。

### （三）切缘和淋巴结评估

（1）对于外观接近或边缘阳性评价与外科相关的病理是决定性的，虽然它们不能表明真正的边缘，或对局部复发危险区域不能真正反映（如主支气管内表面或支气管中间，当完成分离下淋巴结切除时，或当出现接近主动脉而未与主动脉粘连之胸膜边缘）。

（2）N1 和 N2 淋巴结切除和清扫应当是肺癌切除常规组成部分：3 个 2 站最小淋巴结取样或完整

淋巴结切除。

（3）对于ⅢA期（N2）患者在接受切除术时应行正规的同侧纵隔淋巴结切除。

（4）完整的切除需要切缘阴性、系统淋巴结清扫或取样和最高要求是纵隔淋巴结阴性（全部清扫）。无论何时，有切缘侵犯、没有清除阳性淋巴结，或阳性胸膜，或心包积液，都被视为不完整切除。完整切除即R0，显微镜下阳性即R1切除，肉眼可见的残留肿瘤即R2切除。

（5）病理分期为Ⅱ期或更高的患者应当转至肿瘤内科进行评估。

（6）对已切除的ⅢA患者建议转至放疗。

**（四）ⅢA（N2）患者的外科作用**

病理学上N2肿瘤残余的外科治疗作用存在争议。2个随机试验评估了这类患者的外科作用，结果表明用外科治疗没有显示生存获益，然而，这类人群不均一，而且认为这些试验不能有效评价N2患者异质性与在特殊临床情况下外科肿瘤治疗之间的细微差别。

（1）有或没有N2病变应该在初始治疗前由影像学和侵袭性分期决定，因为纵隔淋巴结病变对诊断和治疗决定有很大影响。

（2）在肺切除时发现N2淋巴结隐匿阳性的患者应该继续计划规范切除纵隔淋巴结，如果在进行VATS时已经标明N2淋巴结，建议外科医生停止原程序以便在手术前进行引导治疗，然而继续进行原程序也是一种选择。

（3）在N2淋巴结阳性患者中外科作用评定应该在任何治疗之前通过多学科团队进行，包括有资格认证的、有丰富经验的胸部肿瘤专业外科医生。

（4）N2淋巴结阳性实际上增加了N3淋巴结阳性的可能性，纵隔病理学评价必须包括隆突下和对侧淋巴结的评价。EBUS ± EUS是对微小侵袭病理学纵隔分期进行纵隔镜辅助检查的一个补充。在最终决定治疗之前，对侵袭站数和活检适当评价，以及证实阴性对侧淋巴结，使用这些方法是很重要的。

（5）在可能的情况下进行重复纵隔镜检查是一个技术上的难题，与初始纵隔镜检查相比精确性更低。一个可能的策略就是在初始治疗评估之前进行EBUS ± EUS检查和新辅助治疗之后淋巴结残留进行后备纵隔镜检查。

（6）单个淋巴结 < 3cm的患者建议采用多方法处理，包括外科切除。

（7）诱导治疗后再分期是困难的，但CT ± PET检查应该进行，疾病进展或转移性疾病间隔一段时间进展的患者除外。

（8）纵隔淋巴结阴性患者新辅助治疗后应有一个更准确的诊断。

（9）有50%的医疗机构中使用新辅助放化疗，同时有50%其他机构使用。术前不放疗与术后放疗OS类似。新辅助化放疗（疗效）与病理学完全缓解率更高、纵隔淋巴结阴性有关，然而，急性毒性反应率更高，费用增加。

（10）使用较标准根治性治疗剂量更低的新辅助放化疗，所有努力都应该使肿瘤缩小，通过外科评价，任何（可能手术的）情况下，放疗均可中断，若不能接受则终止治疗不超过1周。

（11）当及时外科评价不适宜手术，新辅助放化疗策略不应该使用。在个体患者中其他选择，胸外科医生同意时，在再次评价之前进行完整的根治性放化疗，再考虑手术；如果在根治性放疗后，外科医生或中心不能确定手术的策略和可行性，建议听取更高级别的专业中心意见。

这些手术可能从切除覆盖放射野的软组织判断中获益。

（12）来自于一个大的、多中心研究机构的试验数据显示，因为并发症、死亡率，新辅助化、放疗后的肺切除术不可接受；然而，单独新辅助化疗是否也如此尚不明确。而且，许多小组已经挑战合作小组发现单个机构经验证实在诱导治疗后肺切除的安全性。另外，对可手术的ⅢA期（N2）患者在（化疗）诱导治疗中加入放疗与（单一）化疗诱导治疗相比，还没有证据证明更能改善疾病结果。

## 十八、放射治疗原则

### （一）一般原则

（1）应该由从事肺癌放射治疗的具有执业资质的肿瘤放疗专家决定患者的治疗。

（2）各个阶段的非小细胞肺癌，放射治疗作为根治性或姑息性治疗均有潜在作用。放射肿瘤学应加入多学科评估和讨论并提供给所有非小细胞肺癌的患者。

（3）目前放疗的关键是最大限度控制肿瘤并尽量减少治疗毒性。一种最低的技术标准为 CT 引导下的三维适形放疗（3D - CRT）。

（4）更多的先进技术将在需要时安全投入放射治疗中。这些技术包括（不局限于）4D - CT 和/或 PET - CT 模拟、调强放疗/容积调强放疗（IMRT/VMAT）、图像引导放疗（IGRT）、形变图像配准技术（motion management）和质子疗法。非随机化的比较，利用先进技术较旧技术降低毒性并提高生存率。

（5）使用先进技术的是中心应当实现记录特别方式质量保证措施。理想条件是经认证的治疗计划和加入利用先进技术的放射治疗组临床试验。

### （二）早期非小细胞肺癌（Ⅰ期）

（1）立体定向体部放疗（SABR，也称为 SBRT）建议用于临床评估不适用手术和拒绝手术的患者。基于人群非随机化对比调查发现：无法手术或老年原发性肿瘤患者采用立体定向放疗较三维适形放疗和叶切除术有更高的控制率和更长的生存期。

（2）立体定向体部放疗（SABR）也适用于高手术风险的患者（无法耐受肺叶切除而仅能行局部切除，如年龄≥75 岁，肺功能差）。立体定向体部放疗（SABR）与局部切除术的相关生存率及原发肿瘤局部控制相当。

（3）没有条件进行立体定向体部放疗（SABR）的机构，大分割适形放疗和常规分割剂量适形放疗可作为选择。

（4）接受手术的患者中，除非手术切缘阳性或淋巴结分期为 N2，否则不建议术后放疗。

### （三）局部晚期非小细胞肺癌（Ⅱ ~ Ⅲ期）

（1）无法手术的Ⅱ期和Ⅲ期患者的标准治疗为同步放、化疗，应通过支持治疗控制急性毒性反应，不应该中断放疗或减少剂量。

（2）序贯放、化疗或单独放疗适用于无法耐受同步放、化疗的患者。

（3）加速放疗可能获益，尤其是不进行同步化疗的患者（即序贯放、化疗或仅行放疗）。

（4）放疗在手术前后的作用。

1）术前的同步放、化疗可用于可切除的ⅢA 期患者（N2 并可行肺叶切除术），并且建议用于可切除的肺上沟瘤。

2）术前化疗和术后放疗可用于可切除的ⅢA 期患者。

3）三种方法联合治疗应在所有治疗开始前决定肿瘤可切除性。

4）在临床分期Ⅰ/Ⅱ期、N2 + 的病人非随机分析中，术后联合放、化疗可以显著提升生存率。

尽管最佳的顺序尚未确定，一般认为术后放疗应在化疗之后。术后同期联合放、化疗仅应用于合适的病人，推荐用于切缘阳性的患者。

5）至少在既往放疗中发现术后放疗与死亡率增高相关，因此不推荐用于病理 N0 ~ 1 的患者。

### （四）晚期/转移非小细胞肺癌（Ⅳ期）

（1）放射治疗推荐应用于减轻或消除局部症状（如疼痛、出血或梗阻）。

（2）对于一小部分已经接受了胸腔内疾病放疗且一般情况良好的患者，根治性放疗对于孤立或局限的转移（未广泛转移状态）（包括但不限于脑、肺和肾上腺转移）可以延长生存期。在安全条件下，未广泛转移状态接受根治性放疗，尤其是立体定向体部放疗是合适的选择。

**（五）目标体积，常规剂量和正常组织剂量限制**

（1）现行的 3D－RT 和 IMRT 目标体积的制定应根据国际辐射学委员会（以下简称 ICRU）制定的 62 号和 82 号指南。大体肿瘤靶区（GTV）包括影像学和病理学评估的已知疾病范围（原发灶和淋巴结），临床靶区（CTV）应涵盖假定微小病变范围的边缘，计划靶区（PTV）则包括靶区运动的内靶区（ITV）、定位与机械可变性的计划边缘。

（2）计划靶区（PTV）可以通过固定、运动管理和图像引导放疗（IGRT）缩减边缘。

（3）正常结构的规划是评估计划安全的关键。放射治疗肿瘤学组（RTOG）一致认为肺轮廓图是有意义的途径。

（4）通用照射剂量和正常组织限制剂量见下表 19、20。这些数据基于已出版的心得、进行中的试验、历史数据、个例以及经验制定。有意义的参考来自 QUANTEC 计划中关于正常组织计量反应的综述。

**（六）早期淋巴结阴性的立体定向体部放疗（SABR）**

（1）最小化的计划靶区给予一致高剂量强度的立体定向体部放疗（SABR）。

（2）SABR 治疗中，生物等效剂量（BED）≥100Gy 较低强度局部控制和生存率更佳。在美国，只有≤5 分割的 SBRT 可以任选，但是较长的周期好像更适合。对于中央型的肿瘤（距支气管 2cm 左右），风险评估采用 4～10 个分割 SABR 似乎安全有效，而 54～60Gy 采用 3 分割是不安全的，应该避免的。采用 5 分割的剂量尚在研究中，可见 RTOG 0813 研究。

（3）保证正常组织限制量的前提下，尽管选择更大的孤立肿瘤治疗更安全，但 SABR 最常用于 5cm 左右的肿瘤。

（4）照射剂量不完全等于有效剂量，也取决于如何照射（PTV 的等深点与等剂量体积覆盖比例），剂量不均匀的程度，是否运用组织密度不均匀修正以及剂量计算方法的类型。在执行和模拟之前的研究方案时，以上情况都应考虑。

**（七）局部晚期/常规分割放疗**

（1）PET－CT 检查的患者，进行累及野照射（IFI）、避免淋巴野照射（ENI）、允许肿瘤剂量递增并且有低风险孤立淋巴结复发。一项随机研究表明，累及野照射相对于淋巴野照射由于产生剂量递增，提高了生存率。累及野照射是可以优化根治肿瘤剂量的。

（2）最常用的根治性放疗剂量是每分割 2Gy，总量至 60～70Gy，至少要给予 60Gy。在非随机对照中，单独放疗，序贯放、化疗或同步放、化疗时给予剂量递增拥有更高的生存率。同步放、化疗剂量提升至 74Gy 为保证正常组织的安全剂量。最终结果来自 RTOG 0617，60Gy 和 74Gy 同步放、化疗的对比尚在研究，就目前来看，74Gy 没有提高整体生存率。一项 meta 分析表明，加速分割放疗可以提升生存率。

（3）总量 45～50Gy，每分割 1.8～2Gy 为标准术前放疗剂量。根治性放疗剂量作为术前同步放、化疗可以安全保证生存率和淋巴结清除，但需要有经验的胸部外科手术降低高剂量放疗带来的手术并发症。

（4）术后放疗中，临床靶区包括支气管残端和高风险淋巴引流区域。术后标准剂量为 50～54Gy，每分割 1.8～2Gy，但是增加包膜外淋巴结浸润和切缘阳性的风险。术后肺正常限制剂量应当更加保守。

**（八）晚期/姑息性放疗**

姑息性放疗的剂量和分割应基于包括护理目标、症状、体力状态以及持续保障等个体化因素。短期放疗同长期提供相似的缓解疼痛效果，但可能需要再次治疗，一般状态较差和（或）较短预期寿命患者更适合。对于胸部症状的姑息治疗，更高的剂量/更长疗程的胸部放疗（如≥30Gy/10 分/次）与适度的生存和症状改善相关，特别是 PS 评分好的患者。在高剂量（>30Gy）时，3D－CRT 应该用于减少正常组织照射。

**（九）放疗模拟、计划和实施**

（1）模拟应当运用适当的固定设备通过 CT 扫描确定放疗治疗位置。只要可能，推荐使用静脉造影以更好地勾画靶区，尤其是对于存在中央型肿瘤或淋巴结转移的患者。因为静脉造影有利于组织不均匀的校正计算、遮挡物密度或需要与造影前加强对比。

（2）PET-CT 显著提高了定位精度，特别是明显肺不张和有增强 CT 禁忌的患者。一项随机研究表明，PET-CT 对比单独 CT 制定放疗计划提升了多余辐射的使用、降低复发并且有提升总体生存率的趋势。鉴于非小细胞肺癌潜在的快速进展，PET-CT 应在治疗前 4 周进行。最理想的是 PET-CT 应用于治疗位置。

（3）肿瘤和组织运动，尤其是呼吸运动造成的，应在模拟时给予评估和归纳。可选择呼/吸透视或 CT 慢扫描，最好是 4D－CT。

（4）光子束能量应基于肿瘤解剖位置和通过路径个体定制。在进入肿瘤前，通常推荐 4～10MV 通过低密度肺组织。若至肿瘤前无空气间隙（如某些大纵隔肿瘤或肿瘤侵犯胸壁），特别是使用较小的固定光束角度，较高的能量可能提升剂量分布。

（5）推荐根据不同密度组织电子累积量和侧面分布进行组织不均匀的校正和准确剂量的计算。不推荐应用简单的笔射束计算。

（6）当运动过度时应控制呼吸运动，包括（但不限于）强迫腹部受压进行浅呼吸，呼吸周期性的门控加速束，动态肿瘤追踪，主动呼吸控制或者引导/生物反馈技术。如果运动或者内靶区很小，运动内靶区是适合的。AAPM 的 76 工作组提供了一些关于运动管理有用的方法。

（7）目标使用陡峭剂量梯度 SABR 和 3D－CRT/IMRT，调强治疗接近高剂量以及运用复杂运动管理技术时，推荐使用图像引导放射治疗，包括（但不限于）正交双平面成像和容积成像（如锥形束 CT 或共轨 CT）。

**表 18 常用放疗缩写词汇**

| RT | 放射治疗 | IFI | 累及野照射 |
|---|---|---|---|
| 2D－RT | 2D 放疗 | IGRT | 图像引导放疗 |
| 3D－RT | 3D 放疗 | IMRT | 调强放疗 |
| 4D－RT | 4D 放疗 | ITV | 内靶区 |
| AAPM | 美国物理治疗协会 | MLD | 肺平均剂量 |
| ABC | 主动呼吸控制 | OAR | 风险器官 |
| ACR | 美国放射学学会 | OBI | IMRT，IGRT |
| ASTRO | 美国肿瘤放疗协会 | PORT | 术后放疗 |
| BED | 生物有效剂量 | PTV | 临床靶区 |
| CBCT | 锥形束 CT | QUANTEC | 临床正常组织作用定量分析 |
| CTV | 临床靶区 | RTOG | 放射治疗肿瘤学组 |
| DVH | 剂量体积直方图 | SABR | 立体定向体部放疗 |
| ENI | 淋巴野照射 | V20 | 风险器官接受≥20Gy 的体积百分数 |
| GTV | 大体肿瘤靶区 | VMAT | 容积调强放疗 |
| ICRU | 国际辐射学委员会 | | |

表 19　SABR 常用剂量

| 总剂量 | 分割 | 释例 |
|---|---|---|
| 25～34Gy | 1 | 外周，<2cm 的肿瘤以及 >1cm 胸壁来源的肿瘤 |
| 45～60Gy | 3 | 外周肿瘤和 >1cm 胸壁来源的肿瘤 |
| 48～50Gy | 4 | <4～5cm 的中央或者外周肿瘤，特别是 <1cm 的胸壁来源肿瘤 |
| 50～55Gy | 5 | 中央或外周肿瘤，特别是 <1cm 的胸壁来源肿瘤 |
| 60～70Gy | 8～10 | 中央肿瘤 |

表 20　SABR 最大限制剂量

| 危及器官/范围 | 1 分割 | 3 分割 | 4 分割 | 5 分割 |
|---|---|---|---|---|
| 脊髓 | 14Gy | 18Gy（6Gy/fx） | 26Gy（6.5Gy/fx） | 30Gy（6Gy/fx） |
| 食管 | 15.4Gy | 27Gy（9Gy/fx） | 30Gy（7.5Gy/fx） | 105% PTV 处方 |
| 臂丛神经 | 17.5Gy | 24Gy（8Gy/fx） | 27.2Gy（6.8Gy/fx） | 32Gy（6.4Gy/fx） |
| 心脏/心包 | 22Gy | 30Gy（10Gy/fx） | 34Gy（8.5Gy/fx） | 105% PTV 处方 |
| 大血管 | 37Gy | 未指定 | 49Gy（12.25Gy/fx） | 105% PTV 处方 |
| 气管/临近支气管 | 20.2Gy | 30Gy（10Gy/fx） | 34.8Gy（8.7Gy/fx） | 105% PTV 处方 |
| 肋骨 | 30Gy | 30Gy（10Gy/fx） | 40Gy（10Gy/fx） | 32.5Gy（6.5Gy/fx） |
| 皮肤 | 26Gy | 30Gy（8Gy/fx） | 36Gy（9Gy/fx） | 40Gy（6.4Gy/fx） |
| 胃 | 12.4Gy | 未指定 | 30Gy（6.8Gy/fx） | 未指定 |

表 21　常用分割剂量和姑息性放疗

| 治疗方式 | 总剂量 | 分割范围 | 疗程 |
|---|---|---|---|
| 合并或不合并化疗的根治性放疗 | 60～70Gy | 2Gy | 6～7 周 |
| 术前放疗 | 45～50Gy | 1.8～2Gy | 5 周 |
| 术后放疗<br>・阴性切缘<br>・包膜外淋巴结浸润和切缘阳性<br>・明显癌残余 | <br>50～54Gy<br>54～60Gy<br>60～70Gy | <br>1.8～2Gy<br>1.8～2Gy<br>2Gy | <br>5～6 周<br>6 周<br>6～7 周 |
| 姑息性放疗<br>・梗阻症状（上腔静脉综合征或肺梗阻）<br>・骨转移伴大量软组织<br>・骨转移不含大量软组织<br>・脑转移<br>・一般状况差且有胸部症状的患者<br>・一般情况差伴任一转移的患者 | <br>30～45Gy<br>20～30Gy<br>8～30Gy<br>CNS GLs<br>17Gy<br>8～20Gy | <br>3 Gy<br>3～4 Gy<br>3～8 Gy<br>CNS GLs<br>8.5 Gy<br>4～8 Gy | <br>2～3 周<br>1～2 周<br>1d～2 周<br>CNS GLs<br>1～2 周<br>1d～1 周 |

表 22 常用分割放疗正常组织剂量－体积限制

| 危及器官 | 30～35 分割限制 |
| --- | --- |
| 脊髓 | 最大≤50Gy |
| 肺 | V20≤35%；V5≤65%；MLD≤20Gy |
| 心脏 | V40≤80%；V45≤60%；V60≤30%；Mean≤35Gy |
| 食管 | 最大≤105%处方剂量；Mean≤34Gy |
| 臂丛神经 | 最大≤66Gy |

## 十九、进展期或转移性 NSCLC 的全身治疗原则

### （一）进展期病变的治疗

（1）对于进展期肺癌患者，医师认为最有可能获益的细胞毒药物治疗应该作为其初始治疗。

（2）分期、体重、体质状况，预计生存。

（3）与最佳支持治疗相比，以铂类为基础的化疗可延长生存、改善症状控制、提高生活质量。

（4）在全身治疗选择方面，肺癌组织学类型很重要。

（5）新方案/铂类联合方案在合适的患者中，在总反应率（ORR＝25%～35%）、无疾病进展时间（4～6个月）、中位生存时间（8～10个月）、1年生存率（30%～40%）、2年生存率（10%～15%）方面已经达到一个稳定期。

（6）任何不适宜的患者（PS3～4分）不能从细胞毒药物治疗中获益，除了针对 EGFR 突变阳性的厄洛替尼、阿法替尼、吉非替尼和 ALK 阳性的非鳞癌或组织学类型不明的患者。

### （二）一线治疗

（1）在非鳞癌患者中，在疗效和降低毒性方面，DDP/Pemetrexed 方案较 DDP/Gemcitabine 更有优势。

（2）但在鳞癌患者中，在疗效方面，Gemcitabine/DDP 方案较 Pemetrexed/DDP 更有优势。

（3）优先选择两药联合方案，三药联合可增加疗效但不延长生存期，单药治疗可能在经选择的患者中是适当的。

（4）疗效评估一般在1～2个周期后进行，其后为2～4个周期后进行。

### （三）维持治疗

给予4～6个周期一线治疗后无疾病进展的部分患者，可进行继续维持治疗；4～6个周期初始治疗后，不包括部分一线治疗方案，无疾病进展的部分患者，可进行转换维持治疗。

### （四）后续治疗

有（治疗）经验（多次治疗）的患者在一线治疗期间或之后病情进展，下面是二线治疗方案：

①与多西他赛比较，Nivolumab 更能改善生存。

②在 PD－L1 阳性肿瘤中，Pembrolizumab 可改善总生存。

③多西他赛优于长春瑞滨或异环磷酰胺。

④在腺癌与大细胞癌患者中，培美曲塞与多西他赛疗效相当但毒性更低。

⑤与多西他赛单药比较，雷莫尼单抗＋多西他赛更能改善生存。

⑥厄洛替尼优于最佳支持治疗。

## 二十、进展期病变或转移性病变的全身治疗方案

表 23　一线全身治疗方案

| 组织学分类 | PS0～1 | PS2 |
|---|---|---|
| 腺癌、大细胞癌、组织学类型不明确 | ·贝伐单抗/卡铂/紫杉醇（1类） | ·白蛋白结合型紫杉醇 |
| | ·贝伐单抗/卡铂/培美曲塞 | ·卡铂/白蛋白结合型紫杉醇 |
| | ·贝伐单抗/顺铂/培美曲塞 B | ·卡铂/多西他塞 |
| | ·卡铂/白蛋白结合型紫杉醇（1类） | ·卡铂/依托泊苷 |
| | ·卡铂/多西他塞（1类） | ·卡铂/吉西他滨 |
| | ·卡铂/依托泊苷（1类） | ·卡铂/紫杉醇 |
| | ·卡铂/吉西他滨（1类） | ·卡铂/培美曲塞 |
| | ·卡铂/紫杉醇（1类） | ·卡铂/长春瑞滨 |
| | ·卡铂/培美曲塞（1类） | ·多西他塞 |
| | ·卡铂/长春瑞滨（1类） | ·依托泊苷 |
| | ·顺铂/多西他塞（1类） | ·吉西他滨 |
| | ·顺铂/依托泊苷（1类） | ·吉西他滨/多西他塞 |
| | ·顺铂/吉西他滨（1类） | ·吉西他滨/长春瑞滨 |
| | ·顺铂/紫杉醇（1类） | ·伊立替康 |
| | ·顺铂/培美曲塞（1类） | ·紫杉醇 |
| | ·顺铂/长春瑞滨（1类） | ·培美曲塞 |
| | ·吉西他滨/多西他塞（1类） | ·长春瑞滨 |
| | ·吉西他滨/长春瑞滨（1类） | |
| 鳞癌 | ·卡铂/白蛋白结合型紫杉醇（1类） | ·白蛋白结合型紫杉醇 |
| | ·卡铂/多西他赛（1类） | ·卡铂/白蛋白结合型紫杉醇 |
| | ·卡铂/依托泊苷（1类） | ·卡铂/多西他赛 |
| | ·卡铂/吉西他滨（1类） | ·卡铂/依托泊苷 |
| | ·卡铂/紫杉醇（1类） | ·卡铂/吉西他滨 |
| | ·卡铂/长春瑞滨（1类） | ·卡铂/紫杉醇 |
| | ·顺铂/多西他赛（1类） | ·卡铂/长春瑞滨 |
| | ·顺铂/依托泊苷（1类） | ·多西他赛 |
| | ·顺铂/吉西他滨（1类） | ·依托泊苷 |
| | ·顺铂/紫杉醇（1类） | ·吉西他滨 |
| | ·顺铂/长春瑞滨（1类） | ·吉西他滨/多西他赛 |
| | ·吉西他滨/多西他赛（1类） | ·吉西他滨/长春瑞滨（1类） |
| | ·吉西他滨/长春瑞滨（1类） | ·伊立替康 |
| | | ·紫杉醇 |
| | | ·长春瑞滨 |

# 第三节　小细胞肺癌

## 一、分期与治疗原则

表 1　分期治疗原则

<table>
<tr><th>临床分期</th><th colspan="2">检查或评估</th><th>治疗原则</th></tr>
<tr><td rowspan="5">T1～2，N0</td><td colspan="2" rowspan="2">病理学纵隔检查阴性</td><td>初始治疗：肺叶切除（首选）和纵隔淋巴结切除或取样</td></tr>
<tr><td>辅助治疗：N0：化疗；N+：化疗+纵隔同步放疗</td></tr>
<tr><td colspan="2" rowspan="3">·病理学纵隔检查阳性<br>·或医学上不能手术<br>·或决定不能继续进行外科手术</td><td>体质状态好 PS0～2 分：化疗+同步胸部放疗（1 类）</td></tr>
<tr><td>体质状态差 PS3～4 分（小细胞肺癌所致）：化疗±放疗</td></tr>
<tr><td>体质状态差 PS3～4 分（不是小细胞肺癌所致）：个体化治疗，包括支持治疗</td></tr>
<tr><td colspan="3" rowspan="3">超过 T1～2，N0 的局限期</td><td>体质状态好 PS0～2 分：化疗+同步胸部放疗（1 类）</td></tr>
<tr><td>体质状态差 PS3～4 分（小细胞肺癌所致）：化疗±放疗</td></tr>
<tr><td>体质状态差 PS3～4 分（不是小细胞肺癌所致）：个体化治疗，包括支持治疗</td></tr>
<tr><td rowspan="6">广泛期</td><td colspan="2" rowspan="2">广泛期：没有局部症状或脑转移</td><td>体质状态好 PS0～2 分，体质状态差 PS3～4 分（小细胞肺癌所致）：联合化疗，包括支持治疗</td></tr>
<tr><td>体质状态差 PS3～4 分（不是小细胞肺癌所致）：个体化治疗，包括支持治疗</td></tr>
<tr><td rowspan="2">广泛期+有局部症状</td><td>上腔静脉综合征、肺叶阻塞、骨转移</td><td>·化疗±放疗（即对有病灶的部位进行放疗）<br>·如果有导致骨质损害的高危因素，建议外科固定术和姑息性外照射</td></tr>
<tr><td>脊髓压迫</td><td>在化疗之前，除非需立即全身治疗，应首先照射病变部位</td></tr>
<tr><td rowspan="2">广泛期+脑转移</td><td>无症状</td><td>首选化疗，化疗后全脑照射</td></tr>
<tr><td>有症状</td><td>化疗之前全脑照射，除非明确指出需立即全身治疗</td></tr>
</table>

## 二、初始化疗或辅助化疗

表 2　化疗方案

<table>
<tr><th>分类</th><th>治疗选择</th></tr>
<tr><td rowspan="4">局限期（不超过 4～6 个周期）</td><td>·EP 方案 1<br>DDP：60mg/$m^2$，iv，d1<br>VP－16：120mg/$m^2$，iv，d1～3</td></tr>
<tr><td>·EP 方案 2<br>DDP：80mg/$m^2$，iv，d1<br>VP－16：100mg/$m^2$，iv，d1～3</td></tr>
<tr><td>·EC 方案<br>Carboplatin：AUC 5～6，iv，d1<br>VP－16：100mg/$m^2$，iv，d1～3</td></tr>
<tr><td>·EP+RT（1 类）　推荐使用 DDP/VP－16</td></tr>
</table>

续表

| 分类 | 治疗选择 |
|---|---|
| 广泛期（不超过4～6个周期） | ·EP方案1<br>DDP：75mg/$m^2$，iv，d1<br>VP－16：100mg/$m^2$，iv，d1～3 |
| | ·EP方案2<br>DDP：80mg/$m^2$，iv，d1<br>VP－16：80mg/$m^2$，iv，d1～3 |
| | ·EP方案3<br>DDP：25mg/$m^2$，iv，d1～3<br>VP－16：100mg/$m^2$，iv，d1～3 |
| | ·EC方案<br>Carboplatin：AUC 5～6，iv，d1<br>VP－16：100mg/$m^2$，iv，d1～3 |
| | ·IP方案1<br>DDP：60mg/$m^2$，iv，d1<br>Irinotecan：60 mg/$m^2$，iv，d1、8、15 |
| | ·IP方案2<br>DDP：30mg/$m^2$，iv，d1<br>Irinotecan：65mg/$m^2$，iv，d1、8 |
| | ·IC方案<br>Irinotecan：50mg/$m^2$，iv，d1、8、15<br>Carboplatin：AUC 5，iv，d1 |
| 后续化疗 | ·临床试验（首选） |
| | ·2～3个月内复发（PS0～2）者：<br>紫杉醇、多西他赛、拓扑替康（口服或静脉）、伊立替康、吉西他滨、异环磷酰胺、苯达莫司丁（2B类）、替莫唑胺 |
| | ·2～3个月至6个月内复发者：<br>拓扑替康，口服或静滴（1类）；紫杉醇、多西他赛、伊立替康、吉西他滨、长春瑞滨，口服依托泊苷；替莫唑胺：75mg/$m^2$，d1～21；CAV（环磷酰胺、多柔比星、长春新碱），苯达莫司丁（2B类） |
| | ·6个月以上复发者：继续使用原方案 |

## 三、预防性颅脑照射（PCI）

（1）在一些初始治疗有较好反应的局限期或广泛期的SCLC患者中，PCI可减少脑转移和增加总生存（1类）。

（2）对全脑PCI的推荐剂量为10d，每d1次计25Gy，10～15d，每d 1次计30Gy，或8d，每d 1次计24Gy。一个短程放疗（20Gy，5次分割）可能适合于经选择的广泛期患者。一个大的随机试验（PCI－9901），接受36Gy剂量的患者与接受25Gy剂量的患者相比，其发生的死亡率更高和慢性毒性反应更强。

（3）神经认知功能：对慢性毒性反应而言，年龄增大和剂量增加是最主要的预测因素，在RTOG0212试验中，年龄超过60岁的患者中有83%的患者与年龄小于60岁的患者中有56%的患者PCI后12个月发生慢性毒性反应相比，有显著性差异（$P=0.09$）。化疗与同步高剂量放疗（>30Gy）在接受PCI患者中应该避免。

（4）在初始治疗毒性反应处理后实施 PCI，对于一般状况差的患者或神经功能损害的患者不推荐 PCI。

### 四、脑转移的放射治疗

（1）脑转移患者应该进行全脑照射（WBRT），而不是单独采用立体定向放疗/放射外科（SRT/SRS），因为这些患者有中枢神经系统多发转移的倾向；PCI 治疗后发生脑转移的患者，重复 WBRT 治疗建议谨慎选择患者；特别是，如果从初始诊断到脑转移复发有很长的间隔时间的患者，以及无颅外转移的患者，建议采用 SRS。

（2）WBRT 的推荐剂量为 30Gy，10 次分割。

（李　量）

## 第四节　胸腺瘤和胸腺癌

胸腺瘤是前纵隔常见的原发性肿瘤，尽管它们比较罕见（1.5/100 万），胸腺癌更为罕见。胸腺瘤和胸腺癌均起源于胸腺。虽然胸腺瘤可以局部播散，但相比胸腺癌，其侵袭性明显较弱。胸腺瘤患者的 5 年生存率大约为 78%。然而，胸腺癌患者的 5 年生存率只有约 40%。

前纵隔肿块可能是肿瘤（如胸腺瘤、淋巴瘤、胸腺癌、胸腺类癌、胸腺脂肪瘤、生殖细胞肿瘤、肺转移肿瘤）或非肿瘤病灶（如胸内甲状腺、胸腺囊肿、淋巴管瘤、主动脉瘤）。许多纵隔肿块是良性的，尤其是发生在无症状的患者中；然而，有症状的患者往往有恶性纵隔病变。所有具有纵隔肿块的患者均应进行评估，确定肿块的类型，以及在治疗前确定疾病的范围。

治疗前有必要区分胸腺恶性肿瘤和其他情况（如肺转移瘤、淋巴瘤、甲状腺肿、生殖细胞肿瘤），因为这些情况下治疗不相同。大多数纵隔肿块是原发性肺癌转移（如非小细胞肺癌）。然而，大约 50% 前纵隔原发肿瘤是胸腺瘤。

胸腺瘤患者通常表现为病程缓慢，而淋巴瘤和生殖细胞肿瘤临床症状发展较快。淋巴瘤通常表现为全身性疾病，但也可以是原发性前纵隔病变（如结节性硬化性霍奇金病、非霍奇金淋巴瘤 - 弥漫大 B 细胞淋巴瘤、急性淋巴母细胞性淋巴瘤），患者通常有典型的淋巴结肿大。

胸腺类癌是罕见的肿瘤，它们与多发性内分泌腺瘤病 I 型综合征（MEN1）相关（肺类癌参见小细胞肺癌）。性腺外生殖细胞瘤是罕见肿瘤，发生在青少年和年轻人身上。

### 一、世界卫生组织组织学分类

**表 1　胸腺肿瘤 WHO 分类**

| 类型 | 特征描述 |
| --- | --- |
| A 型 | 肿瘤组织中包含大量肿瘤性胸腺上皮细胞，外观呈现纺锤形/椭圆形，缺乏核异形性，并伴有很少或没有非肿瘤性淋巴细胞 |
| AB 型 | 此型由局灶性具有典型 A 型胸腺瘤特征的和局灶性富含淋巴细胞的成分混合而成 |
| B1 型 | 此型与正常功能的胸腺非常相似，它结合了大片具有与正常胸腺皮质几乎无法区分外观的胸腺髓质区 |
| B2 型 | 此型肿瘤上皮成分富含大量淋巴细胞，上皮细胞呈簇状排列，核呈空泡状，且核仁明显，可见核分裂像，常见明显的血管周围间隙，有时非常显著。肿瘤细胞在血管周围间隙可见呈栅栏样排列 |
| B3 型 | 此型胸腺瘤主要成分为圆形或多边形的上皮细胞，表现为无或轻度异型性，其中混合少量淋巴细胞，肿瘤上皮细胞成片状生长 |
| C 型 | 胸腺肿瘤（胸腺癌）肿瘤上皮成分有明显异型性，其细胞结构不再像特定的胸腺，反而类似于其他器官的癌细胞。C 型胸腺瘤缺乏幼稚淋巴细胞，任何淋巴细胞可能以成熟形式出现并且通常含有浆细胞 |

注：

世界卫生组织（WHO）组织学分类系统可用于区分胸腺瘤、胸腺癌和胸腺类癌，也同样用于区别胸腺瘤中的不同组织学类型，然而它难以将胸腺瘤分类。胸腺癌是在WHO分类中的C型，尽管它们不同于胸腺瘤，并且不是晚期胸腺瘤。然而治疗中，组织学亚型并没有切除范围那么重要（如R0、R1、R2）。对于Ⅲ期到Ⅳ期胸腺瘤，手术完整切除的患者5年生存率报道达90%。对于胸腺癌，5年生存率较低，甚至那些获得完整切除的患者也是如此。

## 二、分期

**表2　修正Mosaoka胸腺瘤临床分期**

| Masaoka分期 | 诊断标准 |
|---|---|
| Ⅰ期 | 肿瘤局限在胸腺内，肉眼及镜下均无包膜浸润 |
| ⅡA期 | 肿瘤镜下超出胸膜包膜 |
| ⅡB期 | 侵犯或大块紧邻周围脂肪组织，但未穿透纵隔胸膜或心包膜 |
| Ⅲ期 | 肿瘤侵犯邻近组织或器官，包括心包、肺及大血管 |
| ⅢA期 | 肿瘤未侵犯大血管 |
| ⅢB期 | 肿瘤侵犯大血管 |
| ⅣA期 | 肿瘤广泛侵犯胸膜和/或心包 |
| ⅣB期 | 肿瘤扩散到远处器官 |

**表3　TNM分期**

<table>
<tr><th>TNM</th><th>定义</th><th>TNM</th><th>定义</th><th>分期</th><th>组成</th></tr>
<tr><td>Tx</td><td>原发肿瘤不能评估</td><td>N1</td><td>前纵隔淋巴结转移</td><td>Ⅰ期</td><td>T1　N0　M0</td></tr>
<tr><td>T0</td><td>没有原发肿瘤证据</td><td>N2</td><td>除外前纵隔以外的其他胸腔内淋巴结转移</td><td>Ⅱ期</td><td>T2　N0　M0</td></tr>
<tr><td>T1</td><td>包膜完整</td><td>N3</td><td>前斜角肌或锁骨上淋巴结转移</td><td rowspan="3">Ⅲ期</td><td rowspan="3">T1　N1　M0<br>T2　N1　M0<br>T3　N0～1 M0</td></tr>
<tr><td>T2</td><td>肿瘤浸润包膜外结缔组织</td><td>Mx</td><td>远处转移不能评估</td></tr>
<tr><td>T3</td><td>肿瘤浸润邻近组织器官，如心包、纵隔胸膜、胸壁、大血管及肺</td><td>M0</td><td>无远处转移</td></tr>
<tr><td>T4</td><td>肿瘤广泛侵犯胸膜或心包</td><td>M1</td><td>有远处转移</td><td rowspan="3">Ⅳ期</td><td rowspan="3">T4任何N　M，任何T N2、3 M，任何T，任何N M1</td></tr>
<tr><td>Nx</td><td>区域淋巴结不能评估</td><td></td><td></td></tr>
<tr><td>N0</td><td>无区域淋巴结转移</td><td></td><td></td></tr>
</table>

注：

虽然有几个分期系统存在，Masaoka分期系统是最被广泛接受的系统用于制定胸腺瘤和胸腺癌的治疗决策及判断预后。国际胸腺恶性肿瘤小组（ITMIG）建议使用Masaoka－Koga分期分类。TNM分期很少被普遍使用。Ⅰ期到Ⅲ期胸腺瘤患者的5年生存率大约为85%，而Ⅳ期只有65%。约有50%的患者，死亡和胸腺瘤无直接关联。约20%患者的死亡与重症肌无力相关。

## 三、纵隔肿块：初始评估

表 4 纵隔肿块初始评估

<table>
<tr><th>检查</th><th>评估</th></tr>
<tr><td>胸部增强 CT，PET－CT（可选择）</td><td rowspan="2">胸腺肿瘤可能</td></tr>
<tr><td>如果有必要，检查血清 β－HCG、AFP</td></tr>
<tr><td>全血细胞计数、血小板计数</td><td rowspan="3">胸腺肿瘤不可能</td></tr>
<tr><td>有临床指证时，进行肺功能试验</td></tr>
<tr><td>有临床指证时，胸部 MRI</td></tr>
</table>

## 四、可能为胸腺肿瘤的处理

表 5 可疑胸腺肿瘤的处理

<table>
<tr><td rowspan="3">可能为胸腺肿瘤</td><td colspan="2">处理</td></tr>
<tr><td rowspan="2">所有患者应该由有胸腺瘤和胸腺癌处理经验的多学科团队进行讨论</td><td>可以外科切除：外科切除（全部胸腺切除＋肿瘤完整切除）</td></tr>
<tr><td>不能外科切除：空心针活检或开放性活检（不应该经胸膜腔活检）以获得组织学诊断</td></tr>
</table>

## 五、术后病理评估与辅助治疗

表 6 术后病理评估与辅助治疗

<table>
<tr><th colspan="2">术后病理评估</th><th>术后处理</th><th>复发监测</th></tr>
<tr><td rowspan="2">R0 切除</td><td>胸腺瘤，无被膜侵袭或非胸腺癌，分期为Ⅰ期</td><td></td><td rowspan="6">每 6 个月进行 1 次 CT 检查，连续 2 年；然后每年 1 次，胸腺癌患者连续 5 年，胸腺瘤患者连续 10 年</td></tr>
<tr><td>胸腺瘤或胸腺癌，有被膜侵犯，分期为Ⅱ～Ⅳ期</td><td>考虑术后放疗（2B 类）</td></tr>
<tr><td rowspan="2">R1 切除</td><td>胸腺瘤</td><td>术后放疗</td></tr>
<tr><td>胸腺癌</td><td>术后放疗＋化疗</td></tr>
<tr><td rowspan="2">R2 切除</td><td>胸腺瘤</td><td>放疗±化疗</td></tr>
<tr><td>胸腺癌</td><td>放疗＋化疗</td></tr>
</table>

## 六、局部晚期、晚期或复发性病变的治疗

表 7 初始评估不能手术的处理

<table>
<tr><th></th><th>评估结果</th><th colspan="3">处理</th></tr>
<tr><td rowspan="6">胸腺瘤和胸腺癌：所有患者应该由有处理经验的多学科团队进行处理</td><td rowspan="2">局部晚期</td><td rowspan="2">化疗</td><td rowspan="2">外科再次评估</td><td>可以切除：原发灶及孤立转移灶外科切除</td></tr>
<tr><td>不能切除：放疗±化疗</td></tr>
<tr><td rowspan="3">孤立性转移</td><td rowspan="2">化疗</td><td rowspan="2">外科再次评估</td><td>可以切除：原发灶及孤立转移灶外科切除</td></tr>
<tr><td>不能切除：放疗±化疗</td></tr>
<tr><td>手术</td><td></td><td>建议化疗或放疗</td></tr>
<tr><td>远处转移</td><td colspan="3">化疗</td></tr>
</table>

## 七、胸腺恶性肿瘤的化疗方案

表 8　化疗方案

| 一线联合化疗方案 | | 二线方案（单药） |
| --- | --- | --- |
| · CAP（胸腺瘤首选）<br>顺铂 50mg/$m^2$，d1<br>多柔吡星 50mg/$m^2$，d1<br>环磷酰胺 500mg/$m^2$，d1<br>每 3 周重复 | · PE<br>顺铂 60mg/$m^2$，d1<br>依托泊苷 120mg/$m^2$，d1 ~ 3<br>每 3 周重复 | · 依托泊苷<br>· 异环磷酰胺<br>· 培美曲塞<br>· 奥曲肽（包括 LAR）+/－泼尼松<br>· 5－FU 和亚叶酸钙<br>· 吉西他滨<br>· 紫杉醇 |
| · CAP＋泼尼松<br>顺铂 30mg/$m^2$，d1 ~ 3<br>多柔吡星 20mg/$m^2$/d，持续静脉点滴，d1 ~ 3<br>环磷酰胺 500mg/$m^2$，d1<br>泼尼松 100mg/d，d1 ~ 5<br>每 3 周重复 | · VIP<br>依托泊苷 75mg/$m^2$，d1 ~ 4<br>异环磷酰胺 1.2 g/$m^2$，d1 ~ 4<br>顺铂 20mg/$m^2$，d1 ~ 4<br>每 3 周重复 | |
| · ADOC<br>顺铂 50mg/$m^2$，d1<br>多柔吡星 40mg/$m^2$，d1<br>长春新碱 0.6mg/$m^2$，d3<br>环磷酰胺 700mg/$m^2$，d4<br>每 3 周重复 | · 卡铂/紫杉醇（胸腺癌首选）<br>卡铂 AUC6<br>紫杉醇 225mg/$m^2$<br>每 3 周重复 | |

## 八、手术切除原则

（1）手术切除前应由胸外科医生认真评估患者情况，局部晚期（不可切除）和手术切除≥Ⅱ期的病例应由多学科团队进行讨论和评估。

（2）如果根据临床和影像学特点高度怀疑为可切除胸腺瘤，则应避免手术活检。

（3）应避免采用经胸膜腔的方法对可疑胸腺瘤进行活检。

（4）手术前，应对患者重症肌无力的表现和症状进行评估，应在手术切除前接受药物控制。

（5）手术目的为全胸腺切除术，及完全切除相邻及不相邻的病灶。

（6）完整切除可能需要切除邻近结构，包括心包、膈神经、胸膜、肺，甚至大血管结构，行双侧膈神经切除术时应避免发生严重呼吸道疾病。

（7）胸腺切除术时，应检查胸膜表面有无转移；在部分病例中，为实现肿瘤的完整切除而切除胸膜转移灶是合适的。

（8）微创手术由于缺乏长期数据不被常规推荐。但是，如果能满足标准治疗下的所有肿瘤学目标，并且在专门的治疗中心由具有相关经验的外科医生来实施，可以考虑微创手术。

## 九、放射治疗原则

### （一）一般原则

（1）应由放射肿瘤学家进行。

（2）无法手术切除（或是肿瘤在诱导化疗时进展）或未完整切除的侵袭性胸腺瘤或胸腺癌患者应当予以放疗。

（3）放射肿瘤医生需要与外科医生沟通，复审手术结果并且帮助确定具有复发风险的目标靶区。同时还需与病理科医生共同探讨详细的组织病理学及疾病范围，如包膜外侵犯和手术切缘。

### （二）放疗剂量

（1）放射治疗的剂量和分割计划是根据放疗指证和手术全切除术后情况下制定的。

（2）无法切除的病灶，放疗剂量为60～70Gy。

（3）作为辅助治疗，对于切缘清晰完整的，放疗剂量为45～50Gy，镜下切缘肿瘤残留的病灶，给予54Gy。对于术后有可见大体肿瘤残留的患者（类似不能手术切除的疾病），应给予60Gy或以上的总剂量。常规分割剂量为每日1.8～2Gy/次。

（4）大体肿瘤体积应包括任何肉眼可见的肿瘤。术中应在肿瘤残留灶上标记金属夹以利于术后辅助放疗。

（5）临床靶区（CTV）进行术后放射治疗应包括整个胸腺（局部切除术病例），手术夹和任何残留病灶。

（6）广泛的选择性淋巴结照射（整个纵隔及双侧锁骨上淋巴结区）不被推荐，由于胸腺瘤不常见转移至区域淋巴结。

（7）计划靶区（PTV）应考虑目标运动和日常摆位误差。计划靶区定位应根据单个患者的运动，模拟技术（有无包含运动）。

### （三）放疗技术

（1）强烈推荐基于CT的计划。CT扫描采取手臂抬高举过头顶的治疗体位。尽可能鼓励模拟靶区运动。CT扫描可在自然吸气、呼气结束时进行，在自然呼吸的时候，需要更复杂的技术支持，如4－DCT、呼吸门控CT，或者不进行自主呼吸控制。不能手术切除情况下行静脉造影是有益的。

（2）辐射束应根据计划靶区的设定，确保给予靶区预定的高剂量，并尽可能减少相邻重要组织的辐射剂量。前－后位和后－前位放疗，以前野权重大（胸腺组织位于前纵隔），或组合楔形技术可以考虑。传统使用的2－D技术会对正常组织产生更高的剂量。肺、心脏和脊髓的剂量体积直方图在每个计划中均需要仔细审查。

（3）放疗应使用三维适形技术以减少对周围正常组织的损伤（如心、肺、食管、脊髓）。逆向调强放疗（IMRT）可能进一步改善剂量分布和并降低周围正常组织辐射剂量。

（4）大部分患者具有较长的预计生存期，心脏总剂量应限制在≤30Gy。

## 十、胸腺瘤诊治流程

胸腺瘤通常发生在40～70岁的成年人，罕见发生于儿童或青少年。有些患者无症状，其他则表现为胸痛、咳嗽，或呼吸困难。约30%～50%的胸腺瘤患者伴有重症肌无力（如依据既往史和/或测定血清抗乙酰胆碱受体抗体水平）。虽然胸腺瘤能够局部侵袭（如胸膜、肺），但转移至区域淋巴结或远处部位并不常见。

手术（如全胸腺切除和肿瘤的完整切除）被推荐于所有能够耐受手术的可切除胸腺瘤患者。可切除的Ⅰ期和Ⅱ胸腺瘤患者，10年生存率非常好（分别约90%和70%）。切除的完整性是后期转归的最重要预测因素。如果根据临床和影像学特征强烈提示胸腺瘤可切除（如患者有重症肌无力和CT上肿块特征），则手术活检没有必要。

在胸腺瘤活检中应避免经过胸膜的方法。小样本活检（细针或空心针穿刺活检）并不能提示当前肿瘤是否存在侵袭性。ITMIG（国际胸腺恶性肿瘤小组）已建立关于报告切除标本的外科发现及病理结果的流程。

任何手术前，怀疑有胸腺瘤的患者（即使没有症状），应进行血清抗乙酰胆碱受体抗体水平测定来确定他们是否有重症肌无力，以避免手术过程中出现呼吸衰竭。重症肌无力的症状包括眼睑下垂、复视、流口水、上楼梯困难、声音嘶哑和/或呼吸困难。如果患者有重症肌无力，他们应该在手术切除前，接受有重症肌无力治疗经验的神经病学专家的治疗。

完整切除（R0 切除）的Ⅰ期胸腺瘤或Ⅰ期胸腺癌不推荐辅助治疗。对于不完整切除的胸腺瘤，推荐术后放疗，但不推荐行广泛选择性淋巴结照射，因为胸腺瘤通常不会转移至区域淋巴结。放疗应该基于三维适形技术以减少对周围正常组织的损伤（如心、肺、食管、脊髓）。使用逆向调强放疗（IMRT）技术可能进一步降低正常组织的辐射剂量。无法切除病灶的患者放疗总剂量为 60～70 Gy。作为辅助治疗，对于切缘干净（R0 切除）或接近干净的放疗剂量推荐为 45～50 Gy，对于镜下残留病灶推荐 54Gy。60Gy 及 60Gy 以上的总剂量（每日 1.8～2Gy 分割剂量）应给予患者术后大体肿瘤残留的患者。胸腺瘤和胸腺癌有包膜侵犯的患者在 R0 手术切除后应考虑术后放疗。Ⅲ期患者（广泛侵犯临近器官）胸腺瘤或胸腺癌具有较高的复发风险，因此，推荐术后放疗以最大程度提高局部控制。

越来越多的证据表明，Ⅱ期胸腺瘤患者无法从术后放疗和术后化疗中获益。疾病进展期，推荐行化疗联合（或不联合）放疗。虽然有 6 个不同的联合化疗方案，以顺铂和多柔比星为基础的化疗方案可能获得最佳疗效。顺铂/多柔比星/环磷酰胺在胸腺瘤治疗中为可选方案。但是，非蒽环类化疗方案（如顺铂/依托泊苷联合或不联合异环磷酰胺，卡铂/紫杉醇）可能对于不能耐受更强烈化疗的患者有效。对于胸腺癌，推荐使用卡铂/紫杉醇。对于初始评估为不可切除的胸腺恶性肿瘤行诱导治疗后手术切除可能是有效的。二线系统治疗包括依托泊苷、异环磷酰胺、培美曲塞、奥曲肽（长效剂型，联合或不联合泼尼松）、氟尿嘧啶、吉西他滨和紫杉醇。然而，这些药物没有在随机试验中评估疗效。

胸腺瘤患者若奥曲肽扫描阳性或伴有副癌综合征表现的奥曲肽可能有效。

手术切除后，建议监测复发应包括前 2 年每 6 个月复查胸部 CT，然后胸腺瘤 10 年内和胸腺癌 5 年内每年进行随访复查。考虑到胸腺瘤有迟发性复发的风险，监测应持续至少 10 年。然而，胸腺瘤和胸腺癌的监测随访时间尚未有已经公开发表的研究来支持。胸腺瘤患者发生第二恶性肿瘤的风险也增加，但不推荐特别的筛查研究。

## 十一、胸腺癌诊治流程

胸腺癌是罕见的侵袭性肿瘤，经常转移至区域淋巴结和发生远处转移。因此，它们比胸腺瘤预后差（5 年生存率 30%～50%）。胸腺癌可以根据恶性的组织学特征及不同的免疫组织化学和遗传特征区别于胸腺瘤。然而，胸腺癌应该与肺部原发恶性肿瘤转移到胸腺相鉴别，两者有类似的组织学表现。胸腺癌常引起心包和胸腔积液。Masaoka 分期系统也可以用于胸腺癌的分期。

需要注意的是，胸腺癌与胸腺瘤大不相同。类似于胸腺瘤，完整手术切除的胸腺癌患者比不完整切除或不切除的患者有更长的生存率。因此，治疗取决于手术切除的范围。

胸腺癌切除后，术后治疗包括放疗联合（不联合）化疗，取决于手术切除的完整性。最近的一项研究表明，辅助治疗可能对早期胸腺癌并不必要。对于不能切除或转移性胸腺癌，推荐行化疗联合（或不联合）放疗。

遗憾的是，胸腺癌对化疗不敏感，卡铂/紫杉醇被推荐使用，因为在有关胸腺癌的临床研究中它们有效率最高。数据表明 ADOC（顺铂、多柔比星、长春新碱、环磷酰胺）方案是有效的，但比卡铂/紫杉醇的毒性强。

胸腺癌缺乏二线化疗数据。S－1（口服氟尿嘧啶）似乎在胸腺癌患者中有效。靶向疗法（如舒尼替尼、索拉非尼）对 c－kit 基因突变的患者可能有效。然而，这些突变在胸腺癌中罕见（＜10%），胸腺瘤患者无 c－kit 基因突变。

（郑　琪）

# 第五节 恶性胸膜间皮瘤

胸膜间皮瘤是一种少见肿瘤，恶性间皮瘤是其中最常见的一种亚型，间皮瘤也可发生在其他部位，如腹膜、心包膜，阴道、睾丸被膜。该疾病的治疗是很困难的，因为在有表现时大多数患者已经为进展期。中位总生存期约 1 年，治愈是很罕见的。恶性胸膜间皮瘤主要发生于与石棉接触的老年男性（中位年龄 72 岁）。

## 一、分期

表 1 定义与组成

<table>
<tr><th>TNM</th><th>定义</th><th>分期</th><th>组成</th></tr>
<tr><td>Tx</td><td>原发肿瘤不能评估</td><td>Ⅰ期</td><td>T1 N0 M0</td></tr>
<tr><td>T0</td><td>没有原发肿瘤证据</td><td>ⅠA 期</td><td>T1a N0 M0</td></tr>
<tr><td>T1</td><td>肿瘤累及同侧壁层胸膜，伴或不伴脏层胸膜受累</td><td>ⅠB 期</td><td>T1b N0 M0</td></tr>
<tr><td>T1a</td><td>肿瘤累及同侧壁层（纵隔、膈肌）胸膜，未侵犯脏层胸膜</td><td>Ⅱ期</td><td>T2 N0 M0</td></tr>
<tr><td>T1b</td><td>肿瘤累及同侧壁层（纵隔、膈肌）胸膜，伴肿瘤侵犯脏层胸膜</td><td rowspan="3">Ⅲ期</td><td rowspan="3">T1、2 N1 M0<br>T1、2 N2 M0<br>T3 N0～2 M0</td></tr>
<tr><td>T2</td><td>肿瘤累及同侧胸膜表面之一（壁层胸膜、纵隔胸膜和脏层胸膜），并至少具有下列特征之一：融合性脏层胸膜肿瘤（包括肺裂），累及膈肌，累及肺实质</td></tr>
<tr><td>T3</td><td>肿瘤累及同侧所有胸膜表面（壁层胸膜、纵隔胸膜、膈胸膜和脏层胸膜），并至少具有下列特征之一：累及胸内筋膜，累及纵隔脂肪，累及胸壁软组织的孤立肿瘤病灶，非透壁性心包受累</td></tr>
<tr><td>T4</td><td>肿瘤累及同侧所有胸膜表面（壁层胸膜、纵隔胸膜、膈胸膜和脏层胸膜），并至少具有下列特征之一：胸壁弥漫性或多发性病灶，伴或不伴肋骨受累，肿瘤经膈肌直接侵犯腹膜，肿瘤直接侵犯子宫器官，肿瘤直接侵犯对侧胸膜，肿瘤直接侵犯脊柱，肿瘤直接侵犯心包膜内表面，心包积液细胞学检查阳性，肿瘤累及心肌，肿瘤侵犯臂丛神经</td><td>Ⅳ期</td><td>T4 任何 N M，任何 T N3 M，任何 T，任何 N M1</td></tr>
<tr><td>N0</td><td>无区域淋巴结转移</td><td colspan="2" rowspan="6"></td></tr>
<tr><td>N1</td><td>肿瘤转移至同侧支气管肺和/或肺门淋巴结</td></tr>
<tr><td>N2</td><td>肿瘤转移至隆突下和/或同侧内乳淋巴结或纵隔淋巴结</td></tr>
<tr><td>N3</td><td>肿瘤转移至对侧纵隔、内乳或肺门淋巴结，和/或同侧或对侧锁骨上或斜角肌淋巴结</td></tr>
<tr><td>M0</td><td>无远处转移</td></tr>
<tr><td>M1</td><td>有远处转移</td></tr>
</table>

## 二、病理学诊断与评估

表 2　治疗前评估

<table>
<tr><th>病理学诊断</th><th>治疗前评估</th><th>临床分期</th><th colspan="2">外科评估</th><th>治疗</th></tr>
<tr><td rowspan="3">恶性间皮瘤</td><td rowspan="3">· 胸腹部增强 CT<br>· 胸部 MRI（可选择）<br>· 如果影像学可疑，对侧胸腔可疑灶或腹水形成，考虑电视胸腔镜和/或腹腔镜</td><td>临床分期Ⅰ～Ⅲ和上皮型或混合型组织类型</td><td colspan="2">· PFT，PET－CT<br>· 纵隔镜或 EBUS FNA 对纵隔淋巴结进行活检<br>· 灌注扫描（只用于 FEV1＜80%）<br>· 心脏应激试验</td><td>见初始治疗</td></tr>
<tr><td colspan="3">临床分期Ⅳ期，或肉瘤样组织类型</td><td>化疗</td></tr>
<tr><td colspan="2">医学上不能手术</td><td colspan="2">观察直至疾病进展，或化疗</td></tr>
</table>

## 三、临床分期与初始治疗

表 3　初始治疗与辅助治疗

<table>
<tr><th>临床分期</th><th colspan="3">初始治疗</th><th>辅助治疗</th></tr>
<tr><td rowspan="6">临床分期Ⅰ～Ⅲ，可手术切除</td><td rowspan="3">培美曲塞联合顺铂诱导化疗：胸部 CT 或其他影像学检查对纵隔情况进行评估→外科探查</td><td rowspan="2">可切除</td><td>胸膜切除/胸膜剥脱</td><td></td></tr>
<tr><td>胸膜外肺切除</td><td>胸廓放疗</td></tr>
<tr><td colspan="2">不可切除</td><td>化疗</td></tr>
<tr><td rowspan="3">外科探查</td><td rowspan="2">可切除</td><td>胸膜切除/胸膜剥脱</td><td>化疗</td></tr>
<tr><td>胸膜外肺切除</td><td>序贯化疗＋胸廓放疗</td></tr>
<tr><td colspan="2">不可切除</td><td>化疗</td></tr>
</table>

## 四、化疗方案及用法

表 4　化疗方案

<table>
<tr><th>一线方案</th><th>二线方案</th></tr>
<tr><td>· 培美曲塞＋顺铂（1 类）<br>培美曲塞 500mg/m², d1　顺铂 75mg/m², d1<br>3 周为 1 个周期</td><td>培美曲塞（如果一线没有使用过）（1 类）</td></tr>
<tr><td>· 培美曲塞＋卡铂<br>培美曲塞 500mg/m², d1　卡铂 AUC5, d1<br>3 周为 1 个周期</td><td>长春瑞滨</td></tr>
<tr><td>· 吉西他滨＋顺铂<br>吉西他滨 1000～1250mg/m², d1、8、15<br>顺铂 80～100 mg/m², d1<br>3～4 周为 1 个周期</td><td rowspan="2">吉西他滨</td></tr>
<tr><td>· 培美曲塞＋长春瑞滨<br>培美曲塞 500mg/m², 每 3 周 1 次<br>长春瑞滨 25～30 mg/m², 每周 1 次</td></tr>
</table>

（龙　婧）

# 第三章 消化系肿瘤

## 第一节 食管及食管胃结合部癌

上消化道肿瘤起源于食管、食管胃结合部（esophagogastric junction，EGJ）和胃，是全世界主要的健康问题。在美国，上消化道肿瘤的发病部位发生了巨大变化。在欧洲部分地区也观察到上消化道肿瘤的发病部位和组织学的改变。在西方国家，最常见的现象是食管癌发病率较低，在食管病变中居第3位，常见的是食管胃结合部肿瘤。

在世界范围内，食管癌是最常见的肿瘤之一，位居第8位。2014年，据估计，在美国有18 170人被诊断，有15 450因该病而死亡。该病在世界很多地区具有地域性，特别是发展中国家，食管癌发病率最大的变化之一就是高发区与低发区相差60倍。高发区包括亚洲、南非、东非和法国北部。

食管癌的组织学类型包括鳞状细胞癌（SCC）和腺细胞癌。在东欧和亚洲，鳞状细胞癌是最常见的组织学类型。在北美和西欧国家，腺癌最常见。鳞状细胞癌和腺癌均是男性较常见的组织学类型。在西方鳞状细胞癌逐渐下降，美国和西欧低于所有食管癌的30%。在白色人种中，被诊断的腺癌在显著上升。然而，在所有有种族背景的男性中均在逐渐上升，女性也如此。腺癌较鳞癌切除后有更好的长期生存预后，不管怎样，对这种声明，更具体的数据是令人满意的。

### 一、分期

**表1 TNM分期定义（AJCC，2010年第7版）**

| TNM | 定义 |
|---|---|
| Tx | 原发肿瘤不能评估 |
| T0 | 没有原发肿瘤证据 |
| Tis | 高级别异性增生 |
| T1 | 肿瘤侵犯黏膜固有层、黏膜层或黏膜下层 |
| T1a | 肿瘤侵及黏膜固有层或黏膜层 |
| T1b | 肿瘤侵及黏膜下层 |
| T2 | 肿瘤侵及固有肌层 |
| T3 | 肿瘤侵及外膜 |
| T4 | 肿瘤侵及邻近结构 |
| T4a | 可切除性肿瘤侵及胸膜、心包、膈肌 |
| T4b | 不可切除性肿瘤侵及邻近结构，如主动脉、椎体、气管等 |
| Nx | 区域淋巴结无法评估 |
| N0 | 无区域淋巴结转移 |
| N1 | 1～2个区域淋巴结转移 |
| N2 | 3～6个区域淋巴结转移 |
| N3 | 7个或7个以上的区域淋巴结转移 |
| M0 | 无远处转移 |
| M1 | 有远处转移 |
| G分级（细胞分化程度） | G1高分化癌，G2中分化癌，G3低分化癌，G4未分化癌 |

表 2　TNM 分期－鳞状细胞癌

| 分期 | 组成 |
|---|---|
| 0 期 | Tis（高级别），N0，M0 |
| ⅠA 期 | T1，N0，M0，G1、x |
| ⅠB 期 | T1，N0，M0，G2～3；　T2～3，N0，M0，G1、x，下段 |
| ⅡA 期 | T2～3，N0，M0，G1、x，上段、中段；　T2～3，N0，M0，G2～3，下段 |
| ⅡB 期 | T2～3，N0，M0，G2～3，上段、中段；　T1～2，N1，M0 |
| ⅢA 期 | T1～2，N2，M0；　T3，N1，M0；　T4a，N0，M0 |
| ⅢB 期 | T3，N2，M0 |
| ⅢC 期 | T4a，N1～2，M0；　T4b，任何 N，M0；　任何 T，N3，M0 |
| Ⅳ期 | 任何 T，N，M1 |

表 3　TNM 分期－腺癌

| 分期 | 内容 |
|---|---|
| 0 期 | Tis（高级别），N0，M0，G1、x |
| ⅠA 期 | T1，N0，M0，G1～2、x |
| ⅠB 期 | T1，N0，M0，G3；　T2，N0，M0，G1～2 |
| ⅡA 期 | T2，N0，M0，G3 |
| ⅡB 期 | T3，N0，M0，G3；　T1～2，N1，M0 |
| ⅢA 期 | T1～2，N2，M0；　T3，N1，M0；　T4a，N0，M0 |
| ⅢB 期 | T3，N2，M0 |
| ⅢC 期 | T4a，N1～2，M0；　T4b，任何 N，M0；　任何 T，N3，M0 |
| Ⅳ期 | 任何 T，N，M1 |

## 二、检查、临床分期与组织学分类

表 4　检查

<table>
<tr><th>检查</th><th>分期</th><th>组织学分类</th></tr>
<tr><td rowspan="4">·病史、体检<br>·上消化道内镜检查与活检<br>·胸部、腹部 CT（口服或静脉给予造影剂），盆腔 CT（有临床指征时）<br>·如果没有转移证据可做 PET－CT<br>·血象与生化检查<br>·如果没有转移证据可做超声内镜<br>·早期（精确分期）食管癌可行内镜下黏膜切除（EMR）术<br>·营养状态评估与咨询<br>·如果有临床指征，可行转移灶活检<br>·如果有转移性腺癌的证据或可疑，建议做 HER－2 检测</td><td rowspan="2">Ⅰ～Ⅲ期（局限期）</td><td>鳞癌</td></tr>
<tr><td>腺癌</td></tr>
<tr><td rowspan="2">Ⅳ期</td><td>鳞癌</td></tr>
<tr><td>腺癌</td></tr>
</table>

## 三、鳞癌

表 5 临床分期与附加评估

<table>
<tr><th>临床分期</th><th>附加评估</th><th>治疗分类</th></tr>
<tr><td rowspan="3">Ⅰ～Ⅲ期（局限期）</td><td rowspan="3">多学科评估，建议术前鼻饲以营养支持治疗，不推荐胃造瘘</td><td>医学上适合手术</td></tr>
<tr><td>医学上不适合手术，或不选择手术和医学上患者不能耐受化疗或放化疗</td></tr>
<tr><td>医学上不适合手术和医学上患者不能耐受化疗或放化疗</td></tr>
</table>

表 6 医学上适合的初始治疗选择

<table>
<tr><th>临床分期</th><th>初始治疗选择</th><th>随访</th></tr>
<tr><td rowspan="2">Tis</td><td>· 内镜下黏膜切除（ER）术<br>· 或消融<br>· 或 ER 后再消融</td><td>内镜随访</td></tr>
<tr><td>食管切除术</td><td></td></tr>
<tr><td rowspan="2">T1a</td><td>ER 后再消融（首选）</td><td>内镜随访</td></tr>
<tr><td>食管切除术</td><td></td></tr>
<tr><td>T1b N0</td><td>食管切除术</td><td></td></tr>
<tr><td rowspan="2">T1b，N＋；T2～T4a，N0～N＋</td><td>· 术前化放疗（非颈段食管癌）：放疗 41.4～50.4Gy，联合同期化疗<br>· 根治性放化疗（仅适用于拒绝外科手术的患者，推荐为颈段食管癌）：放疗 50～50.4Gy，联合同期化疗</td><td></td></tr>
<tr><td>食管切除术（非颈段食管癌，风险较低，肿瘤＜2cm，分化良好）</td><td></td></tr>
<tr><td>T4b</td><td>· 根治性放化疗：放疗 41.4～50.4Gy，联合同期化疗<br>· 如果肿瘤侵犯气管、大血管及心脏，建议单纯化疗</td><td></td></tr>
</table>

表 7 术前治疗后评估及处理

<table>
<tr><th>术前治疗</th><th>评估</th><th>结果</th><th>附加处理</th></tr>
<tr><td rowspan="3">术前化放疗</td><td rowspan="3">· 增强 CT（如果以前做过 PET－CT，不需要再做）<br>· PET－CT 或 PET（2B）<br>· 上消化道内镜检查和活检（可选择）</td><td>无肿瘤证据（肿瘤消失）</td><td>食管切除，或观察</td></tr>
<tr><td>局部病变稳定</td><td>食管切除（首选），或姑息治疗</td></tr>
<tr><td>不能切除或转移</td><td>姑息治疗</td></tr>
<tr><td rowspan="3">根治性化放疗</td><td rowspan="3">· 增强 CT（如果以前做过 PET－CT，不需要再做）<br>· PET－CT 或 PET（2B）<br>· 上消化道内镜检查和活检（可选择）</td><td>无肿瘤证据（肿瘤消失）</td><td>观察</td></tr>
<tr><td>局部病变稳定</td><td>挽救性食管切除，或姑息治疗</td></tr>
<tr><td>出现新的转移</td><td>姑息治疗</td></tr>
</table>

**表 8　手术结果/临床病理发现**

| | 切除情况 | 分期 | 处理 |
|---|---|---|---|
| 术前没有接受化放疗或化疗的患者 | R0 切除 | 淋巴结阴性或阳性：Tis，T1a；T1b，N0～N+；T2～T4a，N0～N+ | 观察 |
| | R1 切除 | | 化放疗（以 5-FU 为基础） |
| | R2 切除 | | 化放疗（以 5-FU 为基础），或姑息治疗 |
| 术前接受过化放疗或化疗的患者 | R0 切除 | 淋巴结阴性或阳性：T1b，N+；T2～T4a，N0～N+ | 观察 |
| | R1 切除 | | ·密切观察直至疾病进展<br>·化放疗（以 5-FU 为基础），仅仅适用于以前未做过 |
| | R2 切除 | | ·化放疗（以 5-FU 为基础），仅仅适用于以前未做过<br>·姑息处理 |

**表 9　医学上不适合手术的处理**

| 分期 | 处理 | 随访 |
|---|---|---|
| Tis | ·ER　·消融　·ER 后再消融 | 内镜监测 |
| T1a | ER 后再消融 | 内镜监测 |
| T1b，N0 | ·ER　·ER 后再消融 | ·内镜监测<br>·对有预后不良因素的患者建议根治性化放疗 |
| T1b，N+；T2～T4a，N0～N+；T4b（不能切除） | ·医学上不适宜外科切除<br>·不能选择外科手术但能耐受化放疗或单纯化疗的患者 | ·根治性放化疗：放疗 50～50.4Gy，联合同步化疗（以氟尿嘧啶或紫杉类为基础）<br>·化疗　·放疗　·最佳支持治疗 |
| | ·医学上不适宜外科切除<br>·不能耐受化放疗或单纯化疗的患者 | ·姑息性放疗<br>·姑息治疗/最佳支持治疗 |

**表 10　随访－复发与处理**

| 随访 | 复发 | 处理 |
|---|---|---|
| ·查体：如果没有症状，第 1～2 年，每 3～6 个月 1 次；第 3～5 年，每 6～12 个月 1 次；然后每年 1 次<br>·有临床指征时：血象、生化检查、影像学检查、上消化道内镜检查活检<br>·吻合口狭窄时行扩张术<br>·营养评估与咨询 | 局部复发：先前做过手术但未接受化放疗 | ·同期化放疗（以氟尿嘧啶或紫杉类为基础）（优先）<br>·手术切除<br>·单纯化疗<br>·最佳支持治疗 |
| | 局部复发：先前未行手术但接受过化放疗 | ·医学上可手术：食管切除<br>·不可切除或医学上不能切除：姑息处理 |
| | 转移 | 姑息性处理 |

姑息处理：局部进展期不能手术、局部复发或转移的患者，KPS≥60 分或 ECOG≤2 分，采取化疗和/或姑息治疗/最佳支持治疗；KPS < 60 分，或 ECOG > 3 分，采取姑息治疗/最佳支持治疗。

## 四、腺癌

表 11 临床分期与附加评估

| 临床分期 | 附加评估 | 治疗分类 |
|---|---|---|
| Ⅰ～Ⅲ期（局限期） | 多学科评估<br>·建议术前鼻饲，不推荐经皮内镜下胃造瘘术<br>·如果没有证据表明转移病灶和肿瘤位于食管胃结合部（EGL）可行腹腔镜探查 | 医学上适合手术 |
| | | 医学上不适合手术，或不选择手术和医学上患者不能耐受化疗或化放疗 |
| | | 医学上不适合手术和医学上患者不能耐受化疗或化放疗 |

表 12 分期与初始治疗

| 分期 | 初始治疗 |
|---|---|
| Tis | ·内镜切除（ER） ·消融 ·ER 后再消融（首选） ·食管切除 |
| T1a | ·ER 后再消融 ·食管切除 |
| 浅表 T1b | ·ER 后再消融 ·食管切除 |
| T1b，N0 | 食管切除 |
| T1b、N +，T2 ~ T4a、N0 ~ N + | ·术前化放疗（优先）：放疗 41.4 ~ 50.4Gy，联合同期化疗<br>·根治性放化疗（仅适用于拒绝外科手术的患者）：放疗 50 ~ 50.4Gy，联合同期化疗<br>·术前化疗<br>·食管切除术（风险较低，肿瘤 <2cm，分化良好） |
| T4b | 根治性放化疗：放疗 50 ~ 50.4Gy，联合同步化疗 |

表 13 术前治疗后评估、结果与处理

| 术前治疗 | 治疗评估 | 结果 | 附加处理 |
|---|---|---|---|
| 术前化放疗 | ·如果以前做过 PET - CT，建议增强 CT<br>·或 PET - CT 或 PET（2B 类）<br>·或上消化道内镜检查与活检（可选择） | 无肿瘤证据（肿瘤消失） | 食管切除（优先），或观察（2B 类） |
| | | 局部病变稳定 | 食管切除（优先），或姑息处理 |
| | | 不能切除或转移 | 姑息性处理 |
| 根治性化放疗 | ·如果以前做过 PET - CT，建议增强 CT<br>·或 PET - CT 或 PET（2B 类）<br>·或上消化道内镜检查与活检（可选择） | 无肿瘤证据（肿瘤消失） | 挽救性手术 |
| | | 局部病变稳定 | 姑息性处理 |
| | | 出现新的转移 | 姑息性处理 |
| 术前化疗 | | | 食管切除 |

表 14 手术结果/临床病理发现

<table>
<tr><th colspan="2">分类</th><th>切除情况</th><th>分期</th><th>术后处理</th></tr>
<tr><td rowspan="8">术前没有接受化放疗或化疗</td><td rowspan="6">R0 切除</td><td rowspan="3">淋巴结阴性</td><td>Tis 和 T1</td><td>监测</td></tr>
<tr><td>T1</td><td>· 观察<br>· 或建议选择性（对病人进行选择）化放疗（2B 类）</td></tr>
<tr><td>T3、T4a</td><td>· 观察　· 化放疗（以氟尿嘧啶为基础）</td></tr>
<tr><td rowspan="3">淋巴结阳性</td><td>Tis 和 T1</td><td rowspan="3">化放疗（以氟尿嘧啶为基础）</td></tr>
<tr><td>T1</td></tr>
<tr><td>T3、T4a</td></tr>
<tr><td colspan="3">R1 切除</td><td>化放疗（以氟尿嘧啶为基础）</td></tr>
<tr><td colspan="3">R2 切除</td><td>化放疗（以氟尿嘧啶为基础），或姑息性处理</td></tr>
<tr><td rowspan="4">术前接受过化放疗或化疗</td><td rowspan="2">R0 切除</td><td>淋巴结阴性</td><td>T2、T3、T4a</td><td>· 监测　· 化疗（术前未做过）（1 类）</td></tr>
<tr><td>淋巴结阳性</td><td>T2、T3、T4a</td><td>· 观察至进展<br>· 放化疗（以氟尿嘧啶为基础）（仅适用于术前未进行过放化疗患者）（2B 类）<br>· 化疗（术前未做过）</td></tr>
<tr><td colspan="2">R1 切除</td><td colspan="2">· 观察至进展<br>· 放化疗（以氟尿嘧啶为基础）（仅适用于术前未进行过放化疗患者）</td></tr>
<tr><td colspan="2">R2 切除</td><td colspan="2">· 放化疗（以氟尿嘧啶为基础）（仅适用于术前未进行过放化疗患者）<br>· 姑息处理</td></tr>
</table>

表 15 医学上不适合手术患者的处理

<table>
<tr><th>分期</th><th colspan="2">处理</th></tr>
<tr><td>Tis</td><td colspan="2">· 内镜下切除（ER）　· 消融　· ER 后消融</td></tr>
<tr><td>T1a</td><td colspan="2">ER 后消融</td></tr>
<tr><td>T1b，N0</td><td>· 内镜下切除（ER）<br>· ER 后消融</td><td>· 内镜监测<br>· 预后不良者根治性化放疗</td></tr>
<tr><td rowspan="2">T1b、N +，T2 ~ T4a、N0 ~ N +，或 T4b（不能切除）</td><td>· 不适宜手术<br>· 或不选择手术但可耐受化疗<br>· 或化放疗</td><td>· 根治性放化疗：放疗 50 ~ 50.4Gy，联合同期化疗（以氟尿嘧啶或紫杉类为基础）<br>· 化疗，放疗，姑息性治疗/最佳支持治疗</td></tr>
<tr><td>不适宜手术，可耐受化疗或化放疗</td><td>· 姑息性放疗，姑息性/最佳支持治疗</td></tr>
</table>

表 16 腺癌：随访、复发与姑息性/挽救性处理

<table>
<tr><th>复查</th><th>复发</th><th>处理</th></tr>
<tr><td rowspan="4">· 查体：如果没有症状，第 1 ~ 2 年，每 3 ~ 6 个月 1 次；第 3 ~ 5 年，每 6 ~ 12 个月 1 次；然后每年 1 次<br>· 有临床指征时：血象、生化检查<br>· 有指征时：影像学检查<br>· 有指征时：上消化道内镜检查与活检<br>· 吻合口狭窄时行扩张术<br>· 营养评估和咨询</td><td>局部复发，先前做过手术但未接受放化疗</td><td>· 同期化放疗（以氟尿嘧啶或紫杉类为基础）（首选）<br>· 手术切除<br>· 单纯化疗<br>· 姑息性处理/最佳支持治疗</td></tr>
<tr><td rowspan="2">局部复发，先前未行手术但接受过放化疗</td><td>可切除和医学上可手术：切除</td></tr>
<tr><td>不可切除和医学上不可手术：姑息性处理</td></tr>
<tr><td>转移</td><td>姑息性处理</td></tr>
</table>

## 五、内镜分期与治疗原则

内镜已成为食管癌患者诊断、分期、治疗及监测的一项重要手段，尽管一些内镜操作在没有麻醉的情况下也在进行，但大多数操作仍需由内镜医师或协助护士进行清醒镇静，或由内镜医师及护士、麻醉护士或麻醉医师进行更深层麻醉（麻醉监护），一些存在误吸风险的患者在内镜操作过程中需接受全身麻醉。

### （一）诊断

诊断性及筛查性内镜检查的目的在于明确食管癌是否存在及部位，并对任何可疑病灶进行活检。因此，完整的内镜检查应包括这两项组成部分。

肿瘤部位与 EGJ 相关，应该仔细记录食管胃结合部（EGJ）肿瘤的长度、环周侵犯范围、梗阻程度，以便制订治疗计划。如果存在，Barrett's 食管的部位、长度和环周范围应该与 Prague 标准一致，黏膜结节应该仔细记载。

高分辨率内镜成像和窄带成像目前已得到应用，在进行内镜操作中可能会增强可视性，改善对 Barrett's 和非 Barrett's 食管和胃的病灶的发现。

使用标准大小的内镜镊子进行 6～8 处多点活检，以获得足够的组织学材料。在对 Barrett's 食管异型增生判定进行筛查性内镜检查时推荐使用大的镊子。

### （二）内镜下黏膜切除

在早期病变中进行局限性结节内镜下黏膜切除（EMR）可提高 T 分期的准确性，包括分化程度和血管、淋巴管侵犯情况。在评价 Barrett's 食管范围及高级别异型增生和鳞状异型增生中，也建议使用这种方法。

当病灶直径 <2cm，EMR 能够进行充分治疗，如完整切除，组织病理学评估证实预后很好，中等分化，侵袭没有超过黏膜肌层，没有淋巴管、血管侵犯，清晰的边界和较深的切缘。

细胞刷片或冲洗在初始诊断是很不够的。

### （三）分期

（1）在任何治疗前，进行超声内镜（EUS）检查对于肿瘤的初始临床分期十分重要。仔细分辨超声图像可提供肿瘤浸润深度（T 分期）的证据，可能存在肿瘤细胞的异常或肿大淋巴结（N 评估），有时还可发现远处播散征象，如周围器官的损伤（转移）（M 分期）。

（2）食管壁层低回声区（暗区）的扩大可提示肿瘤发生部位，伴随正常食管壁形态逐渐缺失提示肿瘤浸润深度增加，这时 T 分期较高。1～3 层暗区扩大对应浅表、黏膜深层及黏膜下层的肿瘤浸润，为 T1 期病变。1～4 层暗区扩大对应固有肌层浸润，为 T2 期。肿瘤突破固有肌层导致外界不规则，对浆膜下层侵犯，为 T3 期。在肿瘤区域与周围组织结构如胸膜、膈膜、心包膜之间浆膜亮界的缺失为 T4a 期，而周围组织结构的侵犯如气管、主动脉、肺、心脏、肝脏或胰腺为 T4b。

（3）对于结节 <2cm 推荐内镜切除，它可提供更精确的 T 分期，优于 EUS。

（4）可提供 EUS 观察纵隔和胃周淋巴结，若明确胃周有肿大、低回声（暗区）、内部均匀、包膜完整的圆形结构，应考虑为恶性或炎性淋巴结。各项特征的结合可显著提高诊断的准确性，同时采用细针穿刺（FNA）活检进行细胞学评估也可予以确诊。因此，在不会穿透原发肿瘤或大血管的情况下，如对治疗决策的制定有意义，应该对可疑淋巴结实施细针穿刺。在 EGD/EUS 检查前，推荐行前期 CT 和 PET 扫描操作，可充分熟悉淋巴结的分布，使 FNA 变得的可能。

（5）在进行分期性 EUS 检查时，阻塞性肿瘤可能增加穿孔的危险。线性引导 EUS 探针或微小探针的使用可使 EUS 分期检查的风险降低。某些特定病例，扩张恶性狭窄允许完整的分期是适当的，但在扩张后增加了穿孔的风险。

### （四）治疗

（1）内镜治疗的目的（内镜黏膜切除－EMR、内镜下黏膜剥离术－ESD，或消融）是完整地切除肿瘤或早期病变（Tis 或 T1a）以及癌前病变（Barrett's 食管）的根治。

（2）早期病变 Tis 也被认为是高级别异型增生，需要仔细观察其特征，包括对结节、侧向扩张表现的评价，需排除多点病灶，这对决定内镜消融治疗如射频消融（RFA）、冷冻消融、光动力治疗（PDT）和/或 EMR 是非常重要的。所有结节应该被切除而不是消融。

（3）T1a 病变局限于黏膜固有层或黏膜肌层，没有淋巴结转移的证据，淋巴血管受侵或分化较差，应该进行完整的 EMR 治疗。与 Tis 或 T1a 相关的残留 Barrett's 食管实施消融治疗后应该进行黏膜切除。如果浅表肿瘤或黏膜结节最大直径＜2cm，进行 Barrett's 上皮组织完全切除时，更积极的 EMR 应用（宽野的 EMR）或 SED 应该在早期进行。

（4）鳞状细胞癌消融后进行 EMR 治疗的证据水平是较低的。然而，如果多点、高级别异型增生/癌存在于食管的其他部位，增加消融是必需的。对于病灶完整切除者，消融是不必要的。

（5）可使用球囊扩张或橄榄头食管探条进行食管扩张以解除肿瘤引起的梗阻，降低穿孔风险。

（6）通过 Nd：YAG 激光、光动力疗法（PDT）和冷冻内镜消融，或内镜影像引导下置入扩张性金属或塑料支架，可使吞咽困难长期得到缓解。

（7）通过内镜或放射影像引导下胃造瘘或空肠造瘘可长期缓解厌食、吞咽困难或营养不良，术前安排胃造口可避开胃血管，因此，在食管切除术的时候进行胃管重建。

### （五）治疗后的监测

（1）目前建议，未进行手术的患者在完整的术前治疗后 6 周应该进行胃镜活检以评价。

（2）在化疗或放射治疗后进行 EUS 检查可降低对病变分期的精确判断，同样，化疗或放疗后活检对病变残留的诊断也是不准确的。

（3）食管癌根治性治疗后进行内镜监测需要密切关注黏膜表面变化的细节，对所见任何异常部位进行多点活检，狭窄部位需要进行活检以除外肿瘤因素。内镜检查中结合超声内镜对胃食管结合部病变复发的检查是高度敏感的，如发现可疑淋巴结或管壁增厚，需在超声内镜引导下行细针穿刺。

（4）早期食管恶性肿瘤在消融或 EMR 治疗后，内镜监测应该持续到完全治愈后。应该对新生鳞状黏膜甚至在黏膜异常缺损部位进行活检，偶尔有在鳞状黏膜下发生异型增生的。

内镜监测还应该对 Barrett's 食管进行观察，食管四周（环形）活检以便判断病变残留或复发性异型增生。建议对高级别和低级别异型增生复发使用 RFA 或冷冻进行消融，对非异型增生的 Barrett's 食管不推荐消融。

（5）对于 Tis 或 T1a 内镜治疗后的患者应该第 1 年每 3 个月进行 1 次内镜监测，然后每年 1 次。

## 六、病理学检查与 HER2－neu 检测原则

### （一）治疗反应评估

应该报告原发肿瘤的最初化疗或放疗疗效。新辅助治疗后，如果在切除标本中有原发肿瘤残留，则与食管腺癌和鳞癌患者总生存期缩短有关。尽管判定食管癌对治疗反应采用的标准没有达成一致，但总体而言，病理学家提出的三分类系统提供了好的重复性。由 Wu 等报道提供的好的组间观察协议系统是专门针对食管癌，但另外一个系统如由 CAP 制订的协议也可使用。

在化放疗后可观察到细胞黏液池，不应该解释为肿瘤残留。尽管 Wu 等描述的评分系统对原发肿瘤的初始评价有限，但可推荐用于淋巴结的评估，包括退化评分，因为残留的转移淋巴结对生存有影响。

表 17　病理报告要求

| 标本类型 | 分析/解释/报告 |
| --- | --- |
| 活检 | 病理报告应包括以下内容：<br>・浸润（如有）<br>・为了“原位癌”（Tis）的分期目的，应该报道 Barrett's 食管中的高级别异型增生<br>・组织学类型<br>・分级<br>・有无 Barrett's 食管 |
| 内镜下黏膜切除标本 | 病理报告应包括以下内容：<br>・浸润（如有）<br>・组织学类型<br>・分级<br>・肿瘤浸润深度<br>・血管侵犯<br>・黏膜侧切缘及底切缘有无肿瘤 |
| 无术前放化疗的食管切除标本 | 病理报告除了包括以上所有内镜报告内容外，还应包括：<br>・肿瘤中心相对胃食管结合部的位置<br>・肿瘤是否跨胃食管结合部<br>・淋巴结数量及状态 |
| 术前放化疗的食管切除标本 | ・对于新辅助治疗后大体观察无明显肿瘤残余的病例，应在肿瘤区域广泛取样。病理报告同上，并增加疗效评估<br>・对于先前没有进行化/放疗的病例，病理报告包括上述所有内容加治疗反应评估 |

表 18　新辅助治疗后反应评价

| 肿瘤退缩分级 | Wu 等的描述 | Ryan 等描述 |
| --- | --- | --- |
| 0（完全缓解） | 没有癌细胞残留，包括淋巴结 | 没有癌细胞残留，包括淋巴结 |
| 1（部分缓解） | 1%～50% 的残留，极少癌细胞或微小癌细胞簇 | 单个或小灶癌细胞残留 |
| 2（疗效小） | ＞50% 的癌细胞残留 | 残留癌灶伴纤维增生 |
| 3（疗效差） | | 疗效微小或无效，广泛残余癌细胞 |

## （二）在食管和食管胃结合部癌中 HER2－neu 过表达的评估

对于不能手术的局部进展、复发或转移性的食管及食管胃结合部腺癌正在考虑使用曲妥珠单抗治疗的患者，推荐使用免疫组化（IHC）和荧光原位杂交（FISH）或其他原位杂交方法检测 HER2－neu 表达。推荐以下 ToGA 研究中采用的评价标准（见表 19）。

表 19　胃癌及胃食管结合部腺癌 HER2－neu 表达的免疫组化评分标准

| | 手术切除标本的表达形式（免疫组织化学法） | 活检标本的表达形式（免疫组织化学法） | HER2－neu 过表达的评估 |
| --- | --- | --- | --- |
| 0 | 没有染色，或＜10% 的肿瘤细胞有膜染色 | 没有染色或没有肿瘤细胞有膜染色 | 阴性 |
| 1＋ | ≥10% 的肿瘤细胞有微弱/勉强可见的膜染色；肿瘤细胞仅有部分膜染色 | 只要有成簇肿瘤细胞有微弱/勉强可见的膜染色，而不管着色肿瘤细胞百分比 | 阴性 |

续表

| | 手术切除标本的表达形式（免疫组织化学法） | 活检标本的表达形式（免疫组织化学法） | HER2 - neu 过表达的评估 |
|---|---|---|---|
| 2 + | ≥10% 的肿瘤细胞有弱到中等的完整膜染色，基侧膜或侧膜的染色 | 只要有成簇的肿瘤细胞有弱到中等强度的完整膜染色，基侧膜染色或侧膜染色，而不管着色肿瘤细胞百分比 | 可疑 |
| 3 + | ≥10% 的肿瘤细胞有强的完整膜染色，基侧膜或侧膜染色 | 只要有成簇的肿瘤细胞有强的完整膜染色，基侧膜染色或侧膜染色，而不管着色肿瘤细胞百分比 | 阳性 |

## 七、外科治疗原则

1）在手术前，应该进行胸腹部 CT 扫描、全身 PET（首选 PET - CT）和超声内镜等检查，评估可切除性。

2）所有患者在开始治疗前，应该由食管外科医生对患者能否实施食管切除的生理状况进行评估，对于生理状态良好可手术切除（距环咽肌距离 >5cm）的所有食管癌患者建议进行食管切除。

3）Siewert 分型：

（1）对于所有胃食管结合部（EGJ）的腺癌患者均应该进行 Siewert 肿瘤类型评估。

Siewert Ⅰ型：在解剖学 EGJ 上端 1 ~5cm 的中心部位的食管下端腺癌；Siewert Ⅱ型：EGJ 中真正的贲门癌，肿瘤中心上 1cm 和 EGJ 下 2cm；Siewert Ⅲ型：贲门下胃癌，肿瘤中心与 EGJ 下端之间 2 ~5cm，从下浸润到 EGJ 和下端食管。

（2）在指南中对食管和胃结合部癌的 Siewert Ⅰ型和 Siewert Ⅱ型的治疗已进行了描述。

（3）Siewert Ⅲ型推荐参照胃癌的处理，在这些病例中增加食管切除是需要的，以便获得足够的切缘。

（4）在经选择的患者中可使用腹腔镜以确认影像学发现的转移，特别是 Siewert Ⅱ型和Ⅲ型。

（5）腹水脱落细胞学检查阳性（缺乏明显的腹膜种植）与不良的预后相关，被定义为 M1。T3 或 N + 的进展期患者建议进行腹腔冲洗液检查的腹腔镜分期。

（6）从环咽肌 <5cm 的颈段或颈胸段食管癌应该采用根治性化放疗。

（7）可切除的食管或食管胃结合部癌：

①T1a 肿瘤是侵犯黏膜层但未侵及黏膜下层，建议在有经验的中心使用 EMR 加消融术或食管切除术。

②T1b 肿瘤是侵犯至黏膜下层或更深，应该进行食管切除术。

③T1 ~T3 肿瘤即使是区域淋巴结转移（N +），尽管大肿块、多站淋巴侵犯及与手术相关的并发症，建议综合考虑年龄与体能状态。

④侵犯心包、胸膜或隔膜的 T4a 肿瘤应当谨慎。

（8）不能切除的食管癌：

①侵犯心脏、大血管、气管的 T4b 肿瘤，或侵犯相邻器官，包括肝脏、胰腺、肺和脾脏是不能进行手术切除的。

②大多数多站、大肿块淋巴结的患者建议不进行手术切除，尽管受侵淋巴结与其他因素相关，包括年龄、体能状态和对治疗的反应。

③EGJ 和锁骨上淋巴结受侵的患者建议不进行手术切除。

④远处转移（Ⅳ期）的患者是不能切除的（包括非区域淋巴结转移）。

（9）食管切除的方式，应当描述肿瘤位置、可选择的手术路径，以及外科医生的经验、偏向和患者的意愿。

（10）在诱导治疗中，因不能吞咽而难以满足营养维持，可进行食管扩张或通过空肠造口管道补偿营养，这种方法优于胃造瘘（不建议进行胃造瘘重建）。

（11）可切除的食管或食管胃结合部癌的手术选择方法：

①Ivor Lewis 食管胃切除术（剖腹手术 + 右开胸）。

②McKeown 食管胃切除术（右开胸 + 剖腹手术 + 颈段吻合）。

③微创 Ivor Lewis 食管胃切除术（剖腹手术 + 局限性右开胸）。

④微创 McKeown 食管胃切除术（右开胸 + 局限剖腹术/腹腔镜 + 颈段吻合）。

⑤经膈食管胃切除术（剖腹手术 + 颈段吻合）。

⑥Robotic 微创食管胃切除术。

⑦左开胸或胸腹联合手术，在胸腔或颈部吻合。

（12）可利用的管道：胃（首选）、结肠、空肠。

（13）可清扫的淋巴结：标准与扩大。

（14）没有进行过诱导化放疗的食管切除患者，至少应切除 15 枚淋巴结以达到准确分期；术前进行过化放疗的患者应该进行的淋巴结清扫数量目前还不清楚。

（15）对于局限期、可切除的食管癌患者在进行根治性化放疗后，如果没有远处转移，建议进行挽救性食管切除术。

（16）潜在可切除的食管癌患者应当进行多学科讨论，在有经验的外科医生和内镜医生的大团队的食管中心进行食管切除术、内镜黏膜切除术和消融术。

## 八、食管和食管胃结合部癌的遗传危险因素评估原则

### （一）进一步评估遗传危险因素的标准

参考由肿瘤遗传研究的专业人员对有影响的个体提出的如下 1 个或更多因素：

（1）在家族中已知的食管癌可疑癌基因。

（2）年轻食管癌患者（年龄≤50 岁）。

（3）个人或有家族食管癌，在 50 岁以前被诊断。

肿瘤遗传易感综合征与食管和食管胃结合部癌发生的高危因素的关系：

（1）食管癌，带有非表皮松解的角化病（PPK）和 Howel Evans' 综合征的胼胝症。这个综合征是非常少见的，带有遗传性常染色体显性类型，通过对 17q25 和细胞角蛋白 1 基因族的连锁分析，至今还不清楚胼胝症（tylosis）基因与食管癌的关系。tylosis 基因患者增加了患食管鳞癌（SCC）的风险。

根据手掌和足底皮肤厚度，PPK 可分为播散型、点状型或局限型，非表皮松解的角化病是食管中段和远端鳞癌的高危因素，这些患者没有特定的基因标记。

（2）家族性 Barrett's 食管：家族性 Barrett's 食管（FBE）包括食管腺癌（EAC）和食管胃结合部腺癌，Barrett's 食管（BE）病变进展与胃食管反流（GERD）高度相关，FBE 可能与 1 个或更少的常染色体显遗传敏感性等位基因相关，FBE 患者没有特定的基因标记。

（3）布卢姆（Bloom）综合征：Bloom 综合征（BS）的特征是 15q26.1 基因突变及在所有细胞中与姊妹染色单体互换强烈相关。染色体的跨越断裂常用于 BS 患者的诊断，年轻 BS 患者通常易患急性髓性白血病、急性淋巴细胞白血病或淋巴肿瘤，但 20 岁以后也易患包括食管鳞癌在内的许多癌。

（4）范科尼（Fanconi）贫血：范科尼贫血（Fanconi anemia，FA）相关基因包括 FA 互补组 A－E、FA－A（FNACA），位于 16q24.3；FA－B（FNACB）、未知 FA－C（FNACC）位于 9q22.3；FA－D（FNACD）位于 3p26～p22；FA－E（FNACE）还不清楚。已经证实了 FA－A（FNACA）和 FA－C（FNACC）的突变。

在一些人群中已经证实了各类血细胞减少和染色体断裂，血液学遗传，包括贫血、出血和易出血

瘀斑。已经观察到这些人群中食管鳞癌以及其他鳞状上皮癌发生率增加。人类染色体核型分析还不能确认 FA 的患者，但可通过增强丝裂霉素 C 引起的染色体断裂而确认纯合子而不能确认杂合子。

## 九、食管胃结合部癌多学科团队治疗原则

1 类证据证实综合治疗对局限性胃食管癌有效，应鼓励参与诊治患者的各学科制定多学科治疗决策。通过下列措施，可使局限性胃食管癌患者获得最佳的综合治疗：

（1）相关机构和科室人员应该共同对患者的详细病史资料进行分析，鼓励经常性的会议（每周 1 次或每 2 周 1 次）。

（2）最好每次会议都应鼓励所有相关学科积极参与，包括肿瘤外科、肿瘤内科、消化内科、肿瘤放射科、放射科和病理科。此外，还欢迎营养科室人员、社会工作者、护士、姑息治疗专科医师和其他支持学科参加。

（3）在进行充分的分期后才能确定最佳的长期治疗策略，最理想的状况是在还未进行任何治疗之前就确定。

（4）在做出合理的治疗决策时，对准确的临床数据进行联合分析比阅读会诊报告更有用。

（5）将多学科专家小组对单个患者提出的统一建议整理成简要文件，对治疗是有帮助的。

（6）多学科专家小组提出的建议对负责特定患者诊治的全体医师都有参考价值。

（7）积极鼓励在多学科会议期间，定期对相关文献进行正式复习。

## 十、全身治疗原则

（1）对晚期食管/食管胃腺癌、食管鳞癌和胃腺癌推荐的化疗方案可以交换使用（除非明确标示）。

（2）化疗方案应该根据体力状态、合并症和毒性反应进行选择。

（3）如果肿瘤 HER2 - neu 过表达，对于转移性腺癌应该使用化疗加曲妥珠单抗。

（4）首选 2 种细胞毒药物联用方案用于进展期患者，因其具有相对较低的毒性；而 3 种细胞毒药物联用方案，可以考虑用于具有良好 PS（ECOG）评分和定期评估毒性的可耐受患者。

（5）如果有证据支持毒性更低并且疗效不受影响时可以优选（如有指征）1 类方案的改良方案或使用 2A、2B 类方案。

（6）静脉滴注 5 - FU 和口服卡培他滨可互换使用（除非明确标示），疗效相当。与 5 - FU 推注相比，应优选静脉持续滴注 5 - FU。

（7）顺铂和奥沙利铂可以根据毒性反应互换使用。

（8）对于局限性胸段食管癌和食管胃结合部腺癌首选术前化放疗。

（9）围手术期化疗是个选择，但非首选治疗。

（10）如果有临床指征，可行诱导化疗。

（11）完成化疗后，应该评估疗效和监测远期并发症。

## 十一、放射治疗原则

### （一）总原则

（1）在决定治疗之前，应该进行多学科团队讨论或磋商，多学科团队包括肿瘤外科、肿瘤放疗、肿瘤内科、放射科、胃肠病学和病理科医生。

（2）多学科团队应当对 CT 扫描、钡餐透视、超声内镜（EUS）、内镜检查报告和 PET 或 PET - CT 扫描进行审核、评价。

（3）一般而言，Siewert Ⅰ型和Ⅱ型肿瘤的处理应该与食管癌放疗指南相互使用，而Ⅲ型肿瘤则需根据

临床不同情况，考虑对照采用食管癌或胃癌放疗指南，这些推荐可根据肿瘤负荷的位置而做相应改变。

### （二）模拟定位和治疗计划

（1）强烈建议使用 CT 模拟定位和三维适型放疗或调强放疗。

（2）当临床需要时，可使用静脉或/和口服造影剂进行 CT 模拟定位，以明确靶标位置。

（3）强烈建议使用固定装置来保证每天摆位的可重复性。

（4）大肿瘤体积（GTV）应该包括原发肿瘤和扫描确认的及其他检查发现的淋巴结受侵区域，临床靶标体积（CTV）应该包括显微镜下的高危病灶。

CTV 的定义是原发肿瘤加沿着食管长度和贲门上下 3～4cm 范围，环周 1cm；也应该包括经选择的淋巴结区域，如腹腔动脉旁，然而，这个区域需根据食管内原发肿瘤的位置。计划靶标体积（PTV）应该扩大 0.5～1cm。

应该考虑到呼吸运动引起的不确定性。可使用 4DCT 计划或其他运动控制技术，说明观察运动的原因可对照射边缘进行修改和调整。4DCT 数据可作为后续 CTV 和 PTV 的内靶标体积（ITV）的依据。

（5）根据食管内肿瘤的位置对区域淋巴结进行选择性治疗：

①颈段食管癌：对锁骨上淋巴结和更高位的颈淋巴结，特别是 N1 或更高的 N 分期。

②近端 1/3 食管：食管旁淋巴结和锁骨上淋巴结。

③中端 1/3 食管：食管旁淋巴结。

④远端 1/3 食管和食管胃结合部：食管旁淋巴结、胃小弯淋巴结和腹腔动脉旁。

（6）肺剂量参考：正常肺组织（超出靶标体积外 2cm）接受剂量不能超过 40Gy。减少术后肺并发症，指南建议将肺接受剂量限制为 20Gy 或增加 20%、10Gy 或增加 40%，尽管这个指南建议被认为是超出了达到其他重要的计划目的，但进一步的信息资料变得可以利用。

（7）在经选择的患者中可使用调强放疗（IMRT）以减少对正常组织器官的损害，如心脏、肺。在设计 IMRT 计划中，对肺等组织应该注意给予的可耐受的低剂量与高剂量，要注意留出将来重建（即吻合口）的部位（胃）。

（8）对正常组织结构减少不必要的剂量是必要的，包括肝脏（60% 的肝脏 < 30Gy）、肾脏（一个肾脏的 2/3 < 20Gy）、脊髓（< 45Gy）、心脏（1/3 心脏 < 50Gy，尽力将左心室的剂量降到最低）和肺。

### （三）剂量

术前治疗剂量：41.4～50.4Gy（1.8～2Gy/d）；术后治疗剂量：45～50.4Gy（1.8～2Gy/d）；根治性放疗剂量：50～50.4Gy（1.8－2Gy/d）；对于颈段食管癌，尤其当不计划手术时，更高剂量是合适的。

### （四）支持治疗

为了易于管理急性毒性而使治疗中断或减少剂量的情况应该避免；在放疗期间，应该对患者一般状态进行检查，每周至少进行 1 次生命体征、体重和血象检查；在适当的时候给予止吐药是合适的，当需要时可给予抗酸剂和止泻药物等预防用药。

据估计，如果每日热量摄取 < 1500kcal，建议口服和/或肠内营养。有明显指征时，可空肠造口术（J－tuble）营养或放置鼻饲管足以保证热量摄取。

在化放疗和早期恢复期间，充足的肠内营养和/或静脉水合物是必需的。

## 十二、姑息/支持治疗原则

最佳支持治疗的目的是预防和减轻患者的病痛，并使患者及其家庭尽可能获得最佳的生活质量，无论其疾病分期或是否需要其他治疗。

对于食管癌而言，采取能减轻主要症状的干预措施将可能延长其生存期。尤其是多学科联合的综合支持治疗将能够更好地提高生活质量和延长生存。因此，我们鼓励对胃癌患者进行多学科姑息支持治疗。

### （一）吞咽困难

（1）评价病变范围、吞咽功能损害程度和确认吞咽困难的原因。

（2）吞咽功能损害程度：

不能吞咽唾液。

仅仅能够吞咽流质饮食。

能够进半流质饮食（与婴儿食物一致）。

能够进食至少最大径为18mm的固体食物碎片，能彻底咀嚼。

能够进食非碎片固体食物，注意一口量或咀嚼（吞咽可能会中断）。

（3）食管癌引起的吞咽困难最常见的原因是梗阻，但与肿瘤相关的肠动力下降也可能是主要原因。

### （二）梗阻

（1）完全性食管梗阻：

①内镜治疗：

如果未进行内镜下消化道重建或外科治疗失败，应置入空肠或胃的营养管以建立经肠道通路进行补液和营养支持治疗。

如果使用近距离放疗可以减少黏膜表面剂量，建议近距离外照射治疗代替外照射。食管近距离放疗应该由有经验的医师进行。

②化疗。

③手术：经仔细选择的患者有时可以考虑手术。

（2）严重的食管梗阻（只能进流食）：

①内镜扩张：导丝引导下扩张或球囊扩张（当扩张肿瘤组织时，一定谨慎，因为可能增加穿孔风险）；内镜或荧光镜引导下放置全扩张金属支架；有数据显示，使用大直径全扩张金属支架可出现低的移动和再梗阻发生率，可能与其他高危并发症相关。如果可能，支架的远端应该放置在GEJ的上端，以减少反流和吸入性风险。

②不严重的食管梗阻（能够进食半流饮食），内镜扩张是必要的，推荐采用上述措施。

### （三）疼痛

有肿瘤相关疼痛的患者，其处理见第七章第二节成人癌痛全程管理临床实践指南，食管支架置入后一旦出现严重不能控制的疼痛应该通过内镜取出支架。

### （四）出血

食管癌急性出血可能提示终末事件，其次是肿瘤相关性主动脉－食管瘘；内镜评估和介入治疗可能导致凶险的出血，因此，应该谨慎。

最初出血可能来源于肿瘤表面，因此可进行内镜下电凝术，如两极电凝或亚离子凝固术，可用食管外照射控制食管癌慢性出血。

### （五）恶心/呕吐

有恶心、呕吐的患者，应该按抗呕吐指南进行处理；恶心和呕吐可能与腔内梗阻相关，如果显示管腔扩张，可进行内镜或荧光内镜处理。

## 十三、药物及方案选择

表20　术前化放疗（卡培他滨、替吉奥可代替5－FU输注）(1)

| 分类 | 方案选择 |
|---|---|
| 首选方案 | ·紫杉醇＋卡铂（1类）<br>紫杉醇：50mg/$m^2$，iv，d1<br>卡铂：AUC2，iv，d1<br>每周1次，连用5周 |
| | ·顺铂＋氟尿嘧啶（1类）<br>DDP＋5－FU（A）<br>顺铂：75～100mg/$m^2$，iv，d1、29<br>氟尿嘧啶：750～1000mg/$m^2$，持续输注24h以上，每天1次，d1～4，d29～32<br>35d 1个周期 |
| | ·DDP＋5－FU（B）<br>顺铂：15mg/$m^2$，iv，d1～5<br>氟尿嘧啶：800mg/$m^2$，持续输注24h以上，每天1次，d1～5<br>21d 1个周期，连用2个周期 |
| | ·L－OHP＋LV＋5－FU（A）<br>奥沙利铂：85mg/$m^2$，iv，d1<br>亚叶酸钙：400mg/$m^2$，iv，d1<br>氟尿嘧啶：400mg/$m^2$，静脉推注，d1<br>氟尿嘧啶：800mg/$m^2$，静脉持续输注24h以上，每天1次，d1～2<br>2周1个周期，与放疗同时连用3周期及放疗后3周期 |
| | ·L－OHP＋5－FU（B）<br>奥沙利铂：85mg/$m^2$，iv，d1、15、29<br>氟尿嘧啶：180mg/$m^2$，iv，d1～33 |
| | ·顺铂＋卡培他滨<br>顺铂：30mg/$m^2$，iv，d1<br>卡培他滨：800mg/$m^2$，po，每天2次，d1～5<br>每周1次，连用5周 |
| | ·奥沙利铂＋卡培他滨<br>奥沙利铂：85mg/$m^2$，iv，d1、15、29<br>卡培他滨：625mg/$m^2$，po，每天2次，d1～5，连用5周 |

表 21 术前化放疗（卡培他滨、替吉奥可代替 5－FU 输注）（1）

<table>
<tr><th>分类</th><th>方案选择</th></tr>
<tr><td rowspan="2">其他方案</td><td>· 伊立替康＋顺铂（2B 类）<br>伊立替康：65mg/m²，iv，d1、8、22、29<br>顺铂：30mg/m²，iv，d1、8、22、29</td></tr>
<tr><td>· 紫杉醇＋氟尿嘧啶类（氟尿嘧啶或卡培他滨）（2B 类）<br>· 紫杉醇＋氟尿嘧啶<br>紫杉醇：45～50mg/m²，iv，d1，每周 1 次<br>氟尿嘧啶：300mg/m²，持续静脉输注，d1～5<br>每周 1 次，连用 5 周<br>· 紫杉醇＋卡培他滨<br>紫杉醇：45～50mg/m²，iv，d1<br>卡培他滨：625～825mg/m²，po，2 次/d，d1～5<br>每周 1 次，连用 5 周</td></tr>
</table>

表 22 围手术期化疗（手术前后各 3 个周期，仅仅适用于胸段食管或食管胃结合部腺癌）

<table>
<tr><th colspan="2">方案选择</th></tr>
<tr><td colspan="2">· ECF（表柔比星、顺铂、氟尿嘧啶）（1 类）<br>表柔比星：50mg/m²，iv，d1<br>顺铂：60mg/m²，iv，d1<br>氟尿嘧啶：200mg/m²，持续静脉输注 24h 以上，每天 1 次，d1～21<br>21d 1 周期，术前、术后各 3 个周期</td></tr>
<tr><td rowspan="3">ECF 改良方案</td><td>· EOF（表柔比星、奥沙利铂、氟尿嘧啶）<br>表柔比星：50mg/m²，iv，d1<br>奥沙利铂：130mg/m²，iv，d1<br>氟尿嘧啶：200mg/m²，持续静脉输注 24h 以上，每天 1 次，d1～21<br>21d 1 周期，术前、术后各 3 个周期</td></tr>
<tr><td>· ECX（表柔比星、顺铂、卡培他滨）<br>表柔比星：50mg/m²，iv，d1<br>顺铂：60mg/m²，iv，d1<br>卡培他滨：625mg/m²，po，2 次/d，d1～21<br>21d 1 周期，术前、术后各 3 个周期</td></tr>
<tr><td>· EOX（表柔比星、奥沙利铂、卡培他滨）<br>表柔比星：50mg/m²，iv，d1<br>奥沙利铂：130mg/m²，iv，d1<br>卡培他滨：625mg/m²，po，2 次/d，d1～21<br>21d 1 周期，术前、术后各 3 个周期</td></tr>
<tr><td colspan="2">· 氟尿嘧啶＋顺铂（1 类）<br>氟尿嘧啶：800mg/m²，持续静脉输注 24h 以上，每天 1 次，d1～5<br>顺铂：75～80mg/m²，iv，d1<br>28d 1 周期，术前 2～3 个周期，术后 3～4 个周期，总计 6 个周期</td></tr>
</table>

**表 23　根治性化放疗（不适宜手术）（卡培他滨、替吉奥可代替 5－FU 输注）**

<table>
<tr><td rowspan="6">首选方案</td><td colspan="2">· 顺铂＋氟尿嘧啶（1 类）<br>顺铂：75～100mg/m$^2$，iv，d1<br>氟尿嘧啶：750～1000mg/m$^2$，持续静脉输注 24h 以上，每天 1 次，d1～4<br>28d 1 周期，与放疗同步 2 个周期，放疗结束后 2 个周期</td></tr>
<tr><td rowspan="2">奥沙利铂＋氟尿嘧啶（1 类）</td><td>· OF（A）<br>奥沙利铂：85mg/m$^2$，iv，d1、15、29<br>氟尿嘧啶：180mg/m$^2$，iv，每天 1 次，d1～33</td></tr>
<tr><td>· OF（B）<br>奥沙利铂：85mg/m$^2$，iv，d1<br>亚叶酸钙：400mg/m$^2$，iv，d1<br>氟尿嘧啶：400mg/m$^2$，静脉推注，d1<br>氟尿嘧啶：800mg/m$^2$，持续静脉输注 24h 以上，每天 1 次，d1～2<br>2 周 1 个周期，与放疗同步 3 个周期，放疗结束后 3 个周期</td></tr>
<tr><td colspan="2">· 顺铂＋卡培他滨<br>顺铂：30mg/m$^2$，iv，d1<br>卡培他滨：800mg/m$^2$，po，2 次/d，d1～5<br>每周 1 次，连用 5 周</td></tr>
<tr><td colspan="2">· 奥沙利铂＋卡培他滨<br>奥沙利铂：85mg/m$^2$，iv，d1、15、29<br>卡培他滨：625mg/m$^2$，po，2 次/d，d1～5<br>连用 5 周</td></tr>
<tr><td colspan="2">· 紫杉醇＋卡铂（2A 类）<br>紫杉醇：50mg/m$^2$，iv，d1<br>卡铂：AUC2，iv，d1<br>每周 1 次，连用 5 周</td></tr>
<tr><td rowspan="6">其他方案</td><td rowspan="3">顺铂＋多西他赛/紫杉醇</td><td>· 紫杉醇＋顺铂<br>紫杉醇：60mg/m$^2$，iv，d1、8、15、22<br>顺铂：75mg/m$^2$，iv，d1</td></tr>
<tr><td>· 多西他赛＋顺铂<br>多西他赛：60mg/m$^2$，iv，d1、22<br>顺铂：60～80mg/m$^2$，iv，d1、22，给予 1 个周期</td></tr>
<tr><td>· 多西他赛＋顺铂 2<br>多西他赛：20～30mg/m$^2$，iv，d1<br>顺铂：20～30mg/m$^2$，iv，d1，每周 1 次，连用 5 周</td></tr>
<tr><td colspan="2">· 伊立替康＋顺铂（2B 类）<br>伊立替康：65mg/m$^2$，iv，d1、8、22、29<br>顺铂：30mg/m$^2$，iv，d1、8、22、29</td></tr>
<tr><td rowspan="2">紫杉醇＋氟尿嘧啶类（或卡培他滨）（2B 类）</td><td>· 紫杉醇＋氟尿嘧啶<br>紫杉醇：45～50mg/m$^2$，iv，d1，每周 1 次<br>氟尿嘧啶：300mg/m$^2$，持续输注，每天 1 次，d1～5<br>每周 1 次，连用 5 周</td></tr>
<tr><td>· 紫杉醇＋卡培他滨<br>紫杉醇：45～50mg/m$^2$，iv，d1<br>卡培他滨：625～825mg/m$^2$，po，2 次/d，d1～5<br>每周 1 次，连用 5 周</td></tr>
</table>

表 24　术后化放疗（包括食管胃结合部癌）

| 方案治疗选择 |
| --- |
| ·第 1、3、4 周期（放疗前后）<br>5 - FU（推注）+亚叶酸钙（1 类）<br>亚叶酸钙：20mg/m²，静脉推注，d1 ~ 5<br>5 - FU：425mg/m²，静脉推注，d1 ~ 5，28d 1 个周期 |
| ·第 2 周期（与放疗同步）<br>亚叶酸钙：20mg/m²，静脉推注，d1 ~ 4、31 ~ 33<br>5 - FU：400mg/m²，静脉推注，d1 ~ 4，35d 1 个周期 |
| ·0116 试验方案<br>化放疗前 1 周期及化放疗后 2 周期：<br>·5 - FU：400mg/m²，静脉推注，d1、15，或 d1、2、15、16<br>5 - FU：1 200mg/m²，iv，持续 24h，d1、2、15、16，28d 1 周期<br>·卡培他滨：750 ~ 1 000mg/m²，po，bid，d1 ~ 14，28d 1 周期<br>化放疗前 1 周期及化放疗后 2 周期：<br>·FU + LV：LV：400mg/m²，静脉滴注，d1、15，或 d1、2、15、16<br>氟尿嘧啶：200 ~ 250mg/m²，静脉滴注，24h 以上，d1 ~ 5 或 d1 ~ 7，与放疗同步<br>·卡培他滨：625 ~ 825mg/m²，po，d1 ~ 5 或 d1 ~ 7，每周 1 周期，连用 5 周 |

表 25　对于转移性或局部晚期肿瘤的化疗（不适宜于局部治疗者）(1)

| 分类 | | 方案选择 | |
| --- | --- | --- | --- |
| 一线治疗 | 首选方案 | HER2 - neu 过表达的腺癌患者曲妥珠单抗联合化疗：<br>·联合顺铂 + 氟尿嘧啶类（一线治疗的 1 类）<br>·联合其他化疗药物（2B 类）<br>·曲妥珠单抗不推荐与蒽环类药物联用 | |
| | | 因为毒性低而首选 2 种细胞毒药物联合，3 种细胞毒药物方案对于 PS 评分高的可耐受且能定期评估毒副反应的患者也可选择<br>曲妥珠单抗（与化疗联合）：<br>曲妥珠单抗：8mg/kg，iv，第 1 周期的第 1d；然后 6mg/kg，iv，21d 用 1 次<br>或 6mg/kg，iv，第 1 周期的第 1d；然后 4mg/kg，iv，14d 用 1 次 | |
| | | ·DCF（多西他赛 + 顺铂 + 氟尿嘧啶）（1 类）<br>多西他赛：75mg/m²，iv，d1<br>顺铂：75mg/m²，iv，d1<br>氟尿嘧啶：1 000mg/m²，持续静脉滴注 24h 以上，d1 ~ 5，28d 1 周期 | |
| | | DCF 改良方案 | ·DCF（多西他赛 + 顺铂 + 亚叶酸钙 + 氟尿嘧啶）<br>多西他赛：40mg/m²，iv，d1<br>亚叶酸钙：400mg/m²，iv，d1<br>氟尿嘧啶：400mg/m²，iv，d1<br>氟尿嘧啶：1 000mg/m²，iv，持续输注 24h 以上，d1 ~ 2<br>顺铂：40mg/m²，iv，d3，2 周为 1 周期 |

续表

<table>
<tr><th colspan="2">分类</th><th colspan="2">方案选择</th></tr>
<tr><td rowspan="3">一线<br>治疗</td><td rowspan="3">首选<br>方案</td><td rowspan="2">DCF 改良方案</td><td>· DOF（多西他赛 + 奥沙利铂 + 氟尿嘧啶）<br>多西他赛：50mg/m$^2$，iv，d1<br>奥沙利铂：85mg/m$^2$，iv，d1<br>氟尿嘧啶：1200mg/m$^2$，iv，持续输注 24h 以上，d1～2，2 周为 1 周期</td></tr>
<tr><td>· DCF（多西他赛 + 卡铂 + 氟尿嘧啶）（2B 类）<br>多西他赛：75mg/m$^2$，iv，d1<br>卡铂：AUC6，iv，d2<br>氟尿嘧啶：1200mg/m$^2$，iv，持续输注 24h 以上，d1～3，21d 1 周期</td></tr>
<tr><td colspan="2">· ECF（表柔比星 + 顺铂 + 氟尿嘧啶）（1 类）<br>表柔比星：50mg/m$^2$，iv，d1<br>顺铂：60mg/m$^2$，iv，d1<br>氟尿嘧啶：200mg/m$^2$，iv，持续输注 24h 以上，d1～21，21d 1 周期</td></tr>
</table>

表 26 对于转移性或局部晚期肿瘤的化疗（不适宜于局部治疗者）（2）

<table>
<tr><th colspan="2">分类</th><th colspan="2">方案选择</th></tr>
<tr><td rowspan="4">一线<br>治疗</td><td rowspan="4">首选<br>方案</td><td rowspan="3">ECF 改良方案（1 类）</td><td>· EOF（表柔比星 + 奥沙利铂 + 氟尿嘧啶）<br>表柔比星：50mg/m$^2$，iv，d1<br>奥沙利铂：130mg/m$^2$，iv，d1<br>氟尿嘧啶：200mg/m$^2$，iv，持续输注 24h 以上，d1～21<br>21d 1 周期</td></tr>
<tr><td>· ECX（表柔比星 + 顺铂 + 卡培他滨）<br>表柔比星：50mg/m$^2$，iv，d1<br>顺铂：60mg/m$^2$，iv，d1<br>卡培他滨：625mg/m$^2$，po，bid，d1～21<br>21d 1 周期</td></tr>
<tr><td>· EOX（表柔比星 + 奥沙利铂 + 卡培他滨）<br>表柔比星：50mg/m$^2$，iv，d1<br>奥沙利铂：130mg/m$^2$，iv，d1<br>卡培他滨：625mg/m$^2$，po，bid，d1～21<br>21d 1 周期</td></tr>
<tr><td>氟尿嘧啶类药物（氟尿嘧啶或卡培他滨、替吉奥）+ 顺铂（1 类）</td><td>· PF1<br>顺铂：75～100mg/m$^2$，iv，d1<br>氟尿嘧啶：750～1000mg/m$^2$，iv，持续滴注 24h 以上，d1～4<br>28d 1 周期</td></tr>
</table>

续表

<table>
<tr><th colspan="2">分类</th><th colspan="2">方案选择</th></tr>
<tr><td rowspan="3">一线治疗</td><td rowspan="3">首选方案</td><td></td><td>· PF2<br>顺铂：50mg/m$^2$，iv，d1<br>亚叶酸钙：200mg/m$^2$，iv，d1<br>氟尿嘧啶：2 000mg/m$^2$，iv，持续滴注 24h 以上，d1<br>14d 1 周期</td></tr>
<tr><td colspan="2">· PX<br>顺铂：80mg/m$^2$，iv，d1；卡培他滨：1 000mg/m$^2$，po，bid，d1～14，21d 1 周期</td></tr>
<tr><td>氟尿嘧啶类药物（氟尿嘧啶或卡培他滨、替吉奥）+奥沙利铂</td><td>· OFL1<br>奥沙利铂：85mg/m$^2$，iv，d1<br>亚叶酸钙：400mg/m$^2$，iv，d1<br>氟尿嘧啶：400mg/m$^2$，静脉推注，d1<br>氟尿嘧啶：1 200mg/m$^2$，iv，持续滴注 24h 以上，d1～2，14d 1 周期<br>· OFL2<br>奥沙利铂：85mg/m$^2$，iv，d1<br>亚叶酸钙：200mg/m$^2$，iv，d1<br>氟尿嘧啶：2 600mg/m$^2$，iv，持续滴注 24h 以上，d1，14d 1 周期<br>· OX<br>卡培他滨：1 000mg/m$^2$，po，bid，d1～14<br>奥沙利铂：130mg/m$^2$，iv，d1，21d 1 周期</td></tr>
</table>

表 27　对于转移性或局部晚期肿瘤的化疗（不适宜于局部治疗者）（3）

<table>
<tr><th colspan="2">分类</th><th colspan="2">方案选择</th></tr>
<tr><td rowspan="3">一线治疗</td><td rowspan="3">首选方案</td><td rowspan="3">氟尿嘧啶＋伊立替康</td><td>· IF1<br>伊立替康：150mg/m$^2$，iv，d1<br>亚叶酸钙：20mg/m$^2$，iv，d1<br>氟尿嘧啶：1000mg/m$^2$，iv，持续滴注 24h 以上，d1～2<br>14d 1 周期</td></tr>
<tr><td>· IFL2<br>伊立替康：80mg/m$^2$，iv，d1<br>亚叶酸钙：500mg/m$^2$，iv，d1<br>氟尿嘧啶：2000mg/m$^2$，iv，持续滴注 24h 以上，d1<br>每周 1 次，连用 6 周，停止 2 周</td></tr>
<tr><td>· IFL3<br>伊立替康：80mg/m$^2$，iv，d1<br>亚叶酸钙：500mg/m$^2$，iv，d1<br>氟尿嘧啶：2000mg/m$^2$，iv，持续滴注 24h 以上，d1<br>每周 1 次，连用 6 周，停止 1 周</td></tr>
</table>

表 28 对于转移性或局部晚期肿瘤的化疗（不适宜于局部治疗者）（4）

<table>
<tr><th colspan="3">分类</th><th colspan="2">方案选择</th></tr>
<tr><td rowspan="12">一线治疗</td><td rowspan="12">其他方案</td><td rowspan="3">紫杉醇＋顺铂/卡铂</td><td colspan="2">· TP1<br>紫杉醇：135～200mg/m²，iv，d1<br>顺铂：75mg/m²，iv，d1<br>21d 1 周期</td></tr>
<tr><td colspan="2">· TP1<br>紫杉醇：90mg/m²，iv，d1<br>顺铂：75mg/m²，iv，d1<br>14d 1 周期</td></tr>
<tr><td colspan="2">· TC<br>紫杉醇：200mg/m²，iv，d1<br>卡铂：AUC5，iv，d1<br>21d 1 周期</td></tr>
<tr><td colspan="3">· 多西他赛＋顺铂<br>多西他赛：70～85mg/m²，iv，d1<br>顺铂：70～75mg/m²，iv，d1<br>21d 1 周期</td></tr>
<tr><td colspan="3">· 多西他赛＋伊立替康（2B 类）<br>多西他赛：35mg/m²，iv，d1、8<br>伊立替康：50mg/m²，iv，d1、8<br>21d 1 周期</td></tr>
<tr><td rowspan="3">氟尿嘧啶类（氟尿嘧啶或卡培他滨、替吉奥）</td><td colspan="2">· FL<br>亚叶酸钙：400mg/m²，iv，d1<br>氟尿嘧啶：400mg/m²，静脉推注，d1<br>氟尿嘧啶：1200mg/m²，持续滴注 24h 以上，d1～2<br>14d 1 周期</td></tr>
<tr><td colspan="2">· FU<br>氟尿嘧啶：800mg/m²，持续滴注 24h 以上，d1～5<br>28d 1 周期</td></tr>
<tr><td colspan="2">· 卡培他滨<br>卡培他滨：1000～1250mg/m²，po，bid，d1～14<br>21d 1 周期</td></tr>
<tr><td colspan="3">· 多西他赛<br>多西他赛：75～100mg/m²，iv，d1，21d 1 周期</td></tr>
<tr><td rowspan="2">紫杉醇</td><td colspan="2">· 紫杉醇 1<br>紫杉醇：135～250mg/m²，iv，d1，21d 1 周期</td></tr>
<tr><td colspan="2">· 紫杉醇 2<br>紫杉醇：80mg/m²，iv，d1，每周 1 次，28d 1 周期</td></tr>
</table>

**表 29　对于转移性或局部晚期肿瘤的化疗（不适宜于局部治疗者）（5）**

| 分类 | | 方案选择 | |
|---|---|---|---|
| 二线治疗 | 首选方案 | ·曲妥珠单抗（与化疗联合）：<br>曲妥珠单抗：8mg/kg，iv，第 1 周期第 1d，然后 6mg/kg，iv，21d 1 次<br>或 6mg/kg，iv，第 1 周期第 1d，然后 4mg/kg，iv，14d 1 次 | |
| | | ·雷莫芦单抗（Ramucirumab）适用于食管胃结合部腺癌（1 类）<br>雷莫芦单抗：8mg/kg，iv，d1，14d 1 周期 | |
| | | ·雷莫芦单抗 + 紫杉醇适用于食管胃结合部腺癌<br>雷莫芦单抗：8mg/kg，iv，d1<br>紫杉醇：80mg/m²，iv，d1、8、15，14d 1 周期 | |
| | | ·多西他赛<br>多西他赛：75～100mg/m²，iv，d1，21d 1 周期 | |
| | | 紫杉醇 | ·紫杉醇 1<br>紫杉醇：135～250mg/m²，iv，d1，21d 1 周期 |
| | | | ·紫杉醇 2<br>紫杉醇：80mg/m²，iv，d1，每周 1 次，28d 1 周期 |
| | | | ·紫杉醇 3<br>紫杉醇：80mg/m²，iv，d1、8、15，28d 1 周期 |
| | | 伊立替康 | ·伊立替康 1<br>伊立替康：250～350mg/m²，iv，d1，21d 1 周期 |
| | | | ·伊立替康 2<br>伊立替康：150～180mg/m²，iv，d1，14d 1 周期 |
| | | | ·伊立替康 3<br>伊立替康：125mg/m²，iv，d1、8，21d 1 周期 |
| 二线治疗 | 其他方案 | ·伊立替康 + 顺铂<br>伊立替康：65mg/m²，iv，d1、8<br>顺铂：25～30mg/m²，iv，d1、8，21d 1 周期 | |
| | | 伊立替康 + 氟尿嘧啶类 | ·IX<br>伊立替康：250mg/m²，iv，d1<br>卡培他滨：1000mg/m²，po，bid，d1～14 |
| | | | ·IFL<br>伊立替康：180mg/m²，iv，d1<br>亚叶酸钙：400mg/m²，iv，d1<br>氟尿嘧啶：400mg/m²，静脉推注，d1<br>氟尿嘧啶：600～1200mg/m²，持续静脉输注，24h 以上，d1～2<br>14d 1 周期 |
| | | ·多西他赛 + 伊立替康（2B 类）<br>多西他赛：35mg/m²，iv，d1、8<br>伊立替康：50mg/m²，iv，d1、8，21d 1 周期 | |

表 30　对于转移性或局部晚期肿瘤的化疗（不适宜于局部治疗者）(6)

| 分类 | | | 方案选择 |
|---|---|---|---|
| 二线治疗 | 其他方案 | 可以考虑的替代方案（适当时可与其他药物联合）(2B 类) | · IM（丝裂霉素 + 伊立替康）<br>丝裂霉素：$6mg/m^2$，iv，d1<br>伊立替康：$125mg/m^2$，iv，d2、9，28d 1 周期 |
| | | | · IM2<br>伊立替康：$150mg/m^2$，iv，d1、15<br>丝裂霉素：$8mg/m^2$，iv，d1，28d 1 周期 |
| | | | · IM3<br>伊立替康：$125mg/m^2$，iv，d1<br>丝裂霉素：$5mg/m^2$，iv，d1，14d 1 周期 |
| | | | · 丝裂霉素 + 亚叶酸钙 + 氟尿嘧啶<br>丝裂霉素：$10mg/m^2$，iv，d1、22<br>亚叶酸钙：$500mg/m^2$，iv，d1<br>氟尿嘧啶：$2600mg/m^2$，iv，持续输注 24h 以上，d1<br>每周 1 次，连用 6 周，停 2 周 |

（徐　瑞）

## 第二节　胃癌

胃癌在全世界很多国家的发病率都很高。在日本，胃癌仍旧是男性最常见的肿瘤。中国每年都有较其他国家更多的新发胃癌病例。不过，在第二次世界大战之后，全球胃癌的发病率逐渐下降。在北美洲，胃癌是最少见的癌症之一。

据估计，世界范围内最常见的恶性肿瘤中胃癌排名第五位，而在肿瘤相关死亡中胃癌排名第三位。2015 年，美国胃癌的新发病例估计为 24 590 例，因胃癌死亡的人数约 10 720 例。

在发达国家，贲门癌的发病率紧随食管癌之后。非贲门部位的胃癌也显示出明显的地理差异，日本、韩国、中国、中国台湾、哥斯达黎加、秘鲁、巴西、智利和苏联等国家与地区此类癌的发病率很高。与西方国家近端胃癌发病率升高不同，非近端胃癌仍然是日本和世界其他地区胃癌的主要形式。这种变化的原因目前仍不明确，可能有多种因素参与其中。

胃癌经常到晚期才得到诊断，这是因为世界上大多数国家并没有开展胃癌筛查，只有日本经常进行胃癌的早期检测（韩国也在部分地区开展）。因此，胃癌依然是医务人员需要面对的重要问题。

胃癌的危险因素包括幽门螺杆菌感染、吸烟、高盐饮食和其他饮食因素。最近的一项荟萃分析显示，适度饮酒与胃癌并没有关系，然而，重度嗜酒却和胃癌有关联，特别是非贲门部位的胃癌。

2014 年年底，随着癌症基因组图谱的公布，相继诞生了胃腺癌的分子分型，分为 4 个亚型，一是 Epstein – Barr 病毒感染型（EBV – infected tumours）、微卫星不稳定型（MSI tumours）、基因组稳定型（genomically stable tumours，GS）、染色体不稳定型（chromosomally unstable tumours）。EBV 感染型表现出反复的 PIK3CA 基因突变，DNA 极度超甲基化，编码 JAK2、PD – L1、PD – L2 的基因扩增；微卫星不稳定型突变频率很高，编码靶向癌基因蛋白的基因突变；基因组稳定型表现为弥漫的组织学变异，以及 RhoA 基因突变或涉及 Rho 基因家族的 GTP 酶激活蛋白融合；染色体不稳定型特征性标志是出现非整倍体性基因突变和受体酪氨酸激酶基因的局灶扩增。

## 一、分期

表1 分期（AJCC，2010年第7版）

| TNM | 定义 | 分期 | 组成 |
| --- | --- | --- | --- |
| Tx | 原发肿瘤无法评估 | 0期 | Tis，N0，M0 |
| T0 | 无原发肿瘤的证据 | IA期 | T1，N0，M0 |
| Tis | 原位癌：上皮内肿瘤，未侵及固有层 | IB期 | T2，N0，M0 |
| T1 | 肿瘤侵犯固有层、黏膜肌层或黏膜下层 | ⅡA期 | T3，N0，M0；T2，N1，M0；T1，N2，M0 |
| T1a | 肿瘤侵犯固有层或黏膜肌层 | ⅡB期 | T4a，N0，M0；T3，N1，M0；T2，N2，M0；T1，N3，M0 |
| T1b | 肿瘤侵犯黏膜下层 | | |
| T2 | 肿瘤侵犯固有肌层 | ⅢA期 | T4a，N1，M0；T3，N2，M0；T2，N3，M0 |
| T3 | 肿瘤穿透浆膜下结缔组织，而尚未侵犯脏层腹膜或邻近结构 | | |
| T4 | 肿瘤侵犯浆膜（脏层腹膜）或邻近结构 | ⅢB期 | T4b，N0，M0；T4b，N1，M0；T4a，N2，M0；T3，N3，M0 |
| T4a | 肿瘤侵犯浆膜（脏层腹膜） | | |
| T4b | 肿瘤侵犯邻近结构 | ⅢC期 | T4b，N2，M0；T4b，N3，M0；T4a，N3，M0 |
| Nx | 区域淋巴结无法评估 | | |
| N0 | 区域淋巴结无转移 | Ⅳ期 | 任何T，任何N，M1 |
| N1 | 1～2个区域淋巴结有转移 | | |
| N2 | 3～6个区域淋巴结有转移 | | |
| N3 | 7个或7个以上区域淋巴结有转移 | | |
| N3a | 7～15个区域淋巴结有转移 | | |
| N3b | 16个或16个以上区域淋巴结有转移 | | |
| M0 | 无远处转移 | | |
| M1 | 有远处转移 | | |

注：

（1）肿瘤可以穿透固有肌层达胃结肠韧带或肝胃韧带或大小网膜，但没有穿透这些结构的脏层腹膜。在这种情况下，原发肿瘤的分期为T3。如果穿透覆盖胃韧带或网膜的脏层腹膜，则应当被分为T4期。

（2）胃的邻近结构包括脾、横结肠、肝脏、膈肌、胰腺、腹壁、肾上腺、肾脏、小肠以及后腹膜。

（3）经胃壁内扩展至十二指肠或食管的肿瘤分期取决于包括胃在内的这些部位的最大浸润深度。

## 二、检查与临床分期

表 2 检查、分期

<table>
<tr><th>检查</th><th>临床分期</th><th colspan="2">附加评估</th></tr>
<tr><td rowspan="6">· 病史及体格检查<br>· 上消化道内镜及活检<br>· 口服及静脉造影：胸部/腹部/盆腔增强 CT<br>· 如无 M1 证据或无临床表现，可选 PET - CT 评估<br>· 全血细胞计数及生化检查<br>· 若无 M1 证据，可选超声内镜（EUS）（优先）<br>· EMR 可能有助于为早期肿瘤提供准确的分期<br>· 营养评估及咨询<br>· 当有临床表现时进行转移灶活检<br>· 病灶记录或怀疑为转移性腺癌检测 HER2 - neu<br>· 评估 Siewert 分类，戒烟建议，咨询，药物治疗<br>· 根据家族史进行筛选</td><td rowspan="2">Tis 或 T1a</td><td colspan="2">身体状况良好：多学科讨论（优先）</td></tr>
<tr><td colspan="2">身体状况差：多学科讨论（优先）</td></tr>
<tr><td rowspan="3">局限性胃癌（M0）</td><td>身体状况良好，肿瘤可潜在切除</td><td rowspan="3">考虑腹腔镜检查（2B 类）</td></tr>
<tr><td>身体状况良好，肿瘤无法切除</td></tr>
<tr><td>身体状况差</td></tr>
<tr><td>Ⅳ期（M1）</td><td colspan="2">姑息治疗</td></tr>
</table>

## 三、最终分期与初始治疗

表 3 最终分期与初始治疗

<table>
<tr><th colspan="2">最终分期</th><th>初始治疗</th></tr>
<tr><td rowspan="2">Tis 或 T1a</td><td>身体状况差</td><td>内镜切除，内镜监测</td></tr>
<tr><td>身体状况良好</td><td>内镜切除，内镜监测；外科手术</td></tr>
<tr><td rowspan="4">腹腔镜发现的局部病变（M0）</td><td rowspan="2">身体状况良好，肿瘤可潜在切除</td><td>T1b：外科手术</td></tr>
<tr><td>T2 以上，任何 N：术前化疗（1 类）；术前放化疗（2B）→手术切除</td></tr>
<tr><td>身体状况良好，肿瘤不可切除</td><td>· 同期以氟尿嘧啶或紫杉醇为基础的放化疗（1 类）<br>· 化疗</td></tr>
<tr><td>身体状况差</td><td>· 同期以氟尿嘧啶或紫杉醇为基础的放化疗（1 类）（根治性）<br>· 姑息性治疗</td></tr>
</table>

## 四、手术结果/临床病理发现与术后处理

表 4 术后辅助治疗

<table>
<tr><th colspan="3">未接受术前化疗或放化疗患者</th></tr>
<tr><td>切除情况</td><td>术后分期</td><td>术后辅助治疗</td></tr>
<tr><td rowspan="4">R0 切除</td><td>Tis，或 T1、N0</td><td>监测</td></tr>
<tr><td rowspan="2">T2、N0</td><td>监测</td></tr>
<tr><td>5 - FU ± LV 或 Capecitabine，然后以 FU 为基础的放化疗；然后对经选择的患者给予 5 - FU ± LV 或 Capecitabine</td></tr>
<tr><td>T3、T4，任何 N；或任何 T，$N^+$</td><td>· 5 - FU ± LV，或 Capecitabine，然后以 FU 为基础的放化疗，然后 5 - FU ± LV，或 Capecitabine（1 类）<br>· 对已经进行 D2 淋巴结清扫的患者进行化疗</td></tr>
</table>

续表

<table>
<tr><th colspan="3">未接受术前化疗或放化疗患者</th></tr>
<tr><td colspan="2">R1 切除</td><td>化放疗（以 5－FU 为基础）</td></tr>
<tr><td colspan="2">R2 切除</td><td>化放疗（以 5－FU 为基础）；当有临床表现时，给予姑息处理</td></tr>
<tr><td colspan="2">M1</td><td>姑息处理</td></tr>
<tr><td colspan="3">接受过术前化疗或放化疗患者</td></tr>
<tr><td rowspan="2">R0 切除</td><td>T2、N0</td><td>监测；或化疗，如术前使用过（1 类）</td></tr>
<tr><td>T3、T4，任何 N；或任何 T，N⁺</td><td>化疗，如术前使用过（1 类）</td></tr>
<tr><td>R1 切除</td><td></td><td>放化疗（以氟尿嘧啶类为基础），仅限术前未使用者</td></tr>
<tr><td>R2 切除</td><td></td><td>放化疗（以氟尿嘧啶类为基础），仅限术前未使用者，或当有临床表现时给予姑息处理</td></tr>
<tr><td>M1</td><td></td><td>姑息处理</td></tr>
</table>

## 五、治疗后评估与辅助治疗

表 5　治疗评估

<table>
<tr><th>初始治疗</th><th>治疗后评估</th><th>结果</th><th>辅助性治疗</th></tr>
<tr><td rowspan="2">身体状况良好、肿瘤无法切除或非手术候选的患者接受初始治疗后</td><td rowspan="2">重新分期：<br>·口服及静脉造影胸、腹部及盆腔增强 CT<br>·全血细胞学检查、生化检查<br>·PET－CT 扫描、有指征时</td><td>可切除且身体状况良好</td><td>适当时手术（首选），或随访</td></tr>
<tr><td>不可切除，或身体状况差，和/或远处转移</td><td>姑息治疗</td></tr>
</table>

## 六、随访/监测

表 6　随访/监测

<table>
<tr><th>随访内容</th><th colspan="2">复发</th><th>处理</th></tr>
<tr><td rowspan="3">·病史及体格检查，术后 1～2 年每 3～6 个月 1 次，术后 3～5 年每 6～12 个月 1 次，5 年后每年 1 次<br>·视情况进行全血细胞学检查、生化检查<br>·视临床需要行放射影像学或内镜检查<br>·对手术切除的患者监测营养缺乏情况（如维生素 12 及铁元素），如有指征，应予治疗</td><td rowspan="2">局限性复发</td><td>可切除，且身体状况良好</td><td>考虑手术治疗，或姑息治疗</td></tr>
<tr><td>不可切除，或身体状况差</td><td>姑息治疗</td></tr>
<tr><td colspan="2">转移</td><td>姑息治疗</td></tr>
</table>

## 七、局部晚期姑息治疗

表 7 局部晚期治疗

| | 体能状态 | 姑息治疗 |
|---|---|---|
| 局部晚期、局部复发或转移性不可手术切除病灶 | Karnofsky 评分≥60 或 ECOG 评分≤2 | 全身治疗，或临床实验，或最佳支持治疗 |
| | Karnofsky 评分<60 或 ECOG 评分≥3 | 最佳支持治疗 |

## 八、内镜分期及治疗原则

内镜已成为胃癌患者诊断、分期、治疗及症状改善的一项重要手段。尽管一些内镜操作无需麻醉，但大多数操作需由内镜医师或协助护士进行清醒镇静，或由内镜医师及护士、麻醉护士或麻醉医师进行更深层麻醉（麻醉监护）。一些存在误吸风险的患者在内镜操作过程中需接受全身麻醉。

### （一）诊断

（1）诊断性及筛查性内镜检查的目的在于明确肿瘤是否存在及部位，并对任何可疑病灶进行活检。因此，完整的内镜检查应包括这 2 项组成部分。发生于胃部（贲门、胃底、胃体、胃窦及幽门）和累及胃食管结合部（EGJ）的近端肿瘤应予以详细记录，以利于治疗计划的制定及随访检查。

（2）应采用标准内镜活检钳进行多点（6～8）活检，为组织学检查提供足够的材料，尤其在溃疡病灶部位。较大活检钳有利于提高活检量。

（3）内镜下黏膜切除术（EMR）或内镜下黏膜下剥离术（ESD）可完成对小病灶的评估。EMR 或 ESD 切除病灶≤2 cm 可以完全实施，并提供更多的组织标本以利于病理医生更好的评估：组织分化程度、脉管浸润及浸润深度等，而进行更准确的 T 分期。切取活检是潜在治疗的方法。

（4）刷片或灌洗液的细胞学检查在初步诊断中缺乏说服力，但在活检无法确诊时可确认癌症是否存在。

### （二）分期

（1）在治疗前进行超声内镜（EUS）检查对于胃癌的初始临床分期十分重要。仔细分辨超声图像可提供肿瘤浸润深度（T 分期）的证据，可能存在肿瘤细胞的异常或肿大淋巴结（N 评估），有时还可发现远处播散征象，如周围脏器病灶（M 分期）或腹水。这对于那些考虑行 EMR 的患者尤为重要。

（2）胃壁层低回声区（暗区）的扩大可提示肿瘤发生部位，伴随正常胃壁形态逐渐缺失提示肿瘤浸润深度增加，这时 T 分期较高。1～3 层暗区扩大对应浅表、黏膜深层及黏膜下层的肿瘤浸润，为 T1 期。1～4 层暗区扩大对应固有肌层浸润，为 T2 期。肿瘤突破固有肌层导致外界不规则对应浆膜下层侵犯，为 T3 期。浆膜亮界的缺失目前归为 T4a 期。肿块累及周围器官，如肝脏、胰腺、脾脏，目前归为 T4b 期。

（3）EUS 易于观察胃周淋巴结，若明确胃周有肿大、低回声（暗区）、内部均匀、包膜完整的圆形结构，应考虑为恶性或炎性淋巴结。各项特征的结合可显著提高诊断的准确性，同时采用细针穿刺（FNA）活检进行细胞学评估也可予以确诊。因此，在不会穿透原发肿瘤或大血管的情况下，如对治疗决策的制定有意义，应该对可疑淋巴结实施细针穿刺。进一步，应该努力鉴别是否存在腹水和考虑 FNA 了解有无腹腔种植。

### （三）治疗

（1）EMR 或 ESD 治疗应用于早期胃癌，若病灶直径小于 2 cm，组织病理学为高或中分化，浸润深度未超过黏膜下层浅肌层，无脉管浸润，具有干净的切缘和基底，治疗可考虑已足够。内镜下黏膜剥离术（ESD）对胃的小病灶整块切除已经被证实比 EMR 在早期胃癌中更有效，但要求术者具备更高的技巧和完备的器材，可伴相关的并发症如穿孔等。

（2）日本胃癌治疗规范则推荐 EMR 或 ESD 用于直径≤2cm 且无溃疡形成的早期胃癌。

（3）EMR 或 ESD 治疗早期胃癌，病理证实为低分化，证实具有脉管浸润、淋巴结转移或侵犯胃壁黏膜下层深肌层，则认为切除不完全，应该考虑继续行胃切除及周围淋巴结清扫术。

（4）在化疗或放疗后进行 EUS 检查不能准确判断疾病的治疗后分期。同样，化疗或放疗后实施活检也同样无法准确诊断残余病灶，但仍可提供有价值的疾病信息。

（5）内镜下肿瘤消融可用于短期控制出血。内镜下置入金属扩张支架可长期有效缓解胃食管结合部或胃流出道的肿瘤梗阻，而胃空肠吻合手术可能对长期生存更加有益。

（6）对于经严格筛选、肿瘤未侵犯胃远端的病例、厌食、吞咽困难或营养不良的长期症状改善可通过内镜或放射影像引导下行胃造瘘灌食（PEG），或空肠造瘘灌食（PEJ）。

### （四）治疗后监测

在胃癌根治性治疗后的内镜监测需要密切关注黏膜表面变化的细节，并对所见任何异常部位进行多点（4～6）活检；狭窄部位需要进行活检以除外肿瘤因素。

内镜检查中结合超声内镜对发现疾病复发敏感性较高，如发现可疑淋巴结或胃壁增厚，需在超声内镜引导下行细针穿刺。

## 九、病理检查及 HER2－neu 检测原则

表 8　病理检查

| 标本类型 | 分析/解释/报告 |
| --- | --- |
| 内镜下黏膜切除标本 | 病理报告应包括以下内容：<br>· 浸润（如有）<br>· 组织学类型<br>· 分级<br>· 肿瘤浸润深度<br>· 血管侵犯<br>· 黏膜侧切缘及底切缘有无肿瘤 |
| 无术前放化疗的胃切除标本 | 病理报告除了包括以上所有内镜报告内容外，还应包括：<br>· 肿瘤中心相对胃食管结合部的位置<br>· 肿瘤是否跨胃食管结合部<br>· 淋巴结数量及状态 |
| 术前放化疗的胃切除标本 | 对于新辅助治疗后大体观察无明显肿瘤残余的病例，应在肿瘤区域广泛取样，病理报告同上，并增加疗效评估 |

### （一）疗效评估

原发肿瘤的最初化疗或放疗效果应该被报告。尽管针对胃癌的疗效分级系统尚未达成一致，但总体上，三分类系统在病理医师中获得了良好的可重复性。据报道以下用于直肠癌的分级系统获得了观察者之间的一致认可，但其他系统也可以采用。放化疗后可能出现大的无细胞黏液湖，不能将其认为肿瘤残余。

表 9　新辅助疗效评价

| 肿瘤退缩分级 | 描述 |
|---|---|
| 0（完全缓解） | 无癌细胞 |
| 1（部分缓解） | 单个或小灶癌细胞残留 |
| 2（疗效小） | 残留癌灶伴纤维增生 |
| 3（疗效差） | 疗效微小或无疗效，广泛残余癌细胞 |

尽管对于胃癌准确分期所需淋巴结的最小数目尚无一致意见，但是为避免分期错误，目前推荐至少需检出 15 枚淋巴结。

### （二）胃癌 HER2 - neu 过表达的评估

对于不能手术的局部进展、复发或转移性的胃及胃食管结合部腺癌正在考虑使用曲妥珠单抗治疗的患者，推荐使用免疫组化（IHC）和荧光原位杂交（FISH）或其他原位杂交方法检测 HER2 - neu 表达。推荐以下 ToGA 研究中采用的评价标准：

表 10　胃癌及胃食管结合部腺癌 HER2 - neu 表达的免疫组化评分标准

| | 手术切除标本的表达形式（免疫组织化学法） | 活检标本的表达形式（免疫组织化学法） | HER2 - neu 过表达的评估 |
|---|---|---|---|
| 0 | 没有染色，或 <10% 的肿瘤细胞有膜染色 | 没有染色或没有肿瘤细胞有膜染色 | 阴性 |
| 1 + | ≥10% 的肿瘤细胞有微弱/勉强可见的膜染色；肿瘤细胞仅有部分膜染色 | 只要有成簇的肿瘤细胞有微弱/勉强可见的膜染色，而不管着色肿瘤细胞百分比 | 阴性 |
| 2 + | ≥10% 的肿瘤细胞有弱到中等的完整膜染色，基侧膜或侧膜的染色 | 只要有成簇的肿瘤细胞有弱到中等强度的完整膜染色，基侧膜染色或侧膜染色，而不管着色肿瘤细胞百分比 | 可疑 |
| 3 + | ≥10% 的肿瘤细胞有强的完整膜染色，基侧膜或侧膜染色 | 只要有成簇的肿瘤细胞有强的完整膜染色，基侧膜染色或侧膜染色，而不管着色肿瘤细胞百分比 | 阳性 |

## 十、胃癌遗传危险因素评估原则

### （一）进一步评估胃癌遗传危险因素标准

参考由肿瘤遗传研究的专业人员对有影响的个体提出的如下 1 个或更多因素：

（1）在家族中已知的胃癌可疑癌基因。

（2）年轻胃癌患者（≤50 岁）。

（3）个人或有家族弥漫型胃癌和小叶乳腺癌，有一个疾病在 50 岁以前被诊断。

（4）在家族中有 2 个胃癌患者，一个年龄小于 50 岁，而且证实是弥漫型胃癌。

（5）在 3 个经证实的弥漫型胃癌因素中，年龄是一级或二级相关因素。

（6）单一因素（家族中有一个发生）是 40 岁前发生弥漫型胃癌。

### （二）肿瘤遗传易感综合征与胃癌发生的高危因素的关系

大多数胃癌是不定时发生的，据估计有 5%~10% 与家族成员有关，3%~5% 与肿瘤遗传易感综合征有关。

（1）家族性胃癌/遗传性弥漫型胃癌。

这是一个常染色体显性综合征，其特征是弥漫型（印戒细胞）胃癌患者发生的年龄较轻。CDH1基因截断突变，这个基因编码细胞黏附分子钙黏素（钙黏蛋白），在30%～50%的患者中有表达。有CDH1突变的妇女是小叶乳腺癌发生的高危因素，是67%的80岁男性和83%的80岁女性的胃癌终生高危因素，胃癌诊断的平均年龄是37岁。由于内镜在识别弥漫型胃癌早期损伤很困难，内镜监测是无效的，对CDH1突变的患者也不推荐。在这种情况下，这些患者应该由多学科团队讨论，该团队应该包括上消化道肿瘤外科专家、胃肠病学专家、临床遗传学专家、营养专家和咨询专家或精神病学专家。

（2）林奇（Lynch）综合征。

伴有林奇（Lynch）综合征的患者中有1%～13%的人发生胃癌的风险，这种风险亚洲人高于西方人。在这些患者中，胃癌是第二个最常见的肠外肿瘤，其次是子宫内膜癌，标准的发生率是5.65%～9.78%。

（3）青少年息肉综合征。

青少年息肉综合征（juvenile polyposis syndrome，JPS）有21%的终生胃癌发生风险，常有上消化道功能紊乱。

（4）杰格斯综合征（peutz-jaegers syndrome，PJS）有29%的胃癌发生风险。

（5）家族性腺瘤样息肉病。

家族性腺瘤样息肉病（FAP）的患者，加上轻表型FAP（AFAP）生命过程中有大约1%～2%的概率发生胃癌。

**表11　胃癌遗传综合征风险监测**

| 综合征 | 基因 | 遗传方式 | 胃监测推荐 |
| --- | --- | --- | --- |
| 遗传性弥漫型胃癌 | CDH1 | 常染色体显性 | ·18岁至40岁的CDH1突变携带者建议行预防性胃切除。在胃切除前，应行基线水平的内镜检查并随机多点活检。术中应行冰冻检查确认近切缘包含食管鳞状上皮及远端包含十二指肠黏膜，以保证完整切除胃组织<br>·D2淋巴结清扫对于预防性全胃切除并不必要<br>·18岁前不推荐行预防性胃切除术，但部分患者仍可考虑，特别是家族中有成员胃癌发病小于25岁<br>·选择不做预防性胃切除的CDH1突变携带者，应每6～12个月行内镜检查并随机多点活检 |
| Lynch综合征（LS） | EPCAM，MLH1，MSH2，MSH6，PMS2 | 常染色体显性 | 部分患者或亚洲人群后代家庭可考虑EGD并广泛十二指肠内镜检查（至十二指肠远端或空肠）。因MSH6和PMS2突变携带者伴发胃癌风险较低，胃癌筛选推荐于MLH1、MSH2和EPCAM突变携带者 |
| 幼年性息肉病综合征（JPS） | SMAD4，BMPR1A | 常染色体显性 | 大约15岁开始考虑EGD，如发现息肉每年重复，如未发现息肉则每2～3年重复 |
| Peutz－Jeghers综合征（PJS） | STK11 | 常染色体显性 | 10余岁时开始考虑EGD，每2～3年重复 |
| 家族性腺瘤样息肉病（FAP）/轻表型FAP（AFAP） | APC | 常染色体显性 | 尚无明确证据支持在FAP/AFPA中筛查胃癌。然而，由于FAP/AFAP具有十二指肠发病率明显增高的风险，胃应在内镜检查时同步检查。非胃底腺息肉应在内镜下切除，如活检标本伴有高级别上皮内瘤变或浸润性胃癌应行胃切除术。推荐在25～30岁基线水平行可侧视的EGD，根据十二指肠息肉状态重复 |

## 十一、外科治疗原则

### （一）N 分期

（1）CT 扫描（胸部、腹部和盆腔）±EUS（如 CT 未发现转移病灶）确定病灶范围。
（2）腹腔镜可能适用于影像学检查为 T3 或/和 N+疾病而未能发现转移灶的选择性病例。
（3）接受过术前治疗的患者，应考虑行基线腹腔镜下腹腔冲洗检测癌细胞。
（4）腹膜细胞学阳性（出现肉眼可见的腹膜种植转移）预后较差，并定义为 M1 疾病。

### （二）无法手术切除的标准

（1）局部晚期：影像学检查高度怀疑或经活检证实的肿瘤侵犯肠系膜根部或腹主动脉旁淋巴结转移，肿瘤侵犯或包绕主要大血管（脾血管除外）。
（2）远处转移或腹膜种植（包括腹水细胞学检查阳性）。

### （三）可切除的肿瘤

（1）Tis 或局限于黏膜层（T1a）的 T1 期肿瘤，可以考虑内镜下黏膜切除术。
（2）T1b～T3 肿瘤，应切除足够的胃，以保证显微镜下切缘阴性（一般距肿瘤边缘≥4cm）。手术方式有远端胃切除术、胃次全切除术、全胃切除术。
（3）T4 期肿瘤需要将累及组织整块切除。
（4）胃切除术需包括区域淋巴结清扫：胃周淋巴结（D1）和伴随腹腔干具名血管的淋巴结（D2），目标是至少检查 15 个或更多淋巴结。
D1 和 D2 淋巴结清扫的定义：D1 切除包括切除胃和大小网膜（及其包含在贲门左右、胃大小弯，以及胃右动脉旁的幽门上、幽门下等胃周淋巴结）；D2 切除是在 D1 的基础上，再清扫胃左动脉、肝总动脉、回肠动脉、脾门和脾动脉周围的淋巴结。
（5）常规或预防性脾切除并无必要。当脾脏或脾门处受累时可考虑脾切除术。
（6）部分患者可以考虑放置空肠营养管（尤其是进行术后放化疗时）。

### （四）姑息治疗

（1）不可切除病灶的患者，为了缓解症状应该行姑息性胃切除手术（如梗阻或不可控制的出血）。
（2）不需进行淋巴结清扫。
（3）对于有症状的患者，若适合手术并且预后尚可（复发征象发生率较低），采用连接近端胃的胃空肠吻合旁路手术（开腹或腹腔镜）代替金属扩张支架。
（4）可考虑胃造口术和/或放置空肠营养管。

## 十二、全身治疗原则

（1）对晚期食管/食管胃腺癌、食管鳞癌和胃腺癌推荐的化疗方案可以交换使用（除非明确标示）。
（2）化疗方案应该根据体力状态、合并症、毒性反应和 HER2－neu 表达状态（仅腺癌）而在推荐方案中进行选择。
（3）首选两个细胞毒药物联用方案用于进展期患者，因其具有相对较低的毒性；而三细胞毒药物联用方案，可以考虑用于具有良好 PS 评分和定期评估毒性的可耐受患者。
（4）如果有证据支持毒性更低并且疗效不受影响时可以优选（如有指征）1 类方案的改良方案或使用 2A、2B 类方案。

（5）任何方案的剂量和用药方案若不是来自1类证据，则只作为一种建议，应根据具体情况进行适当修改。

（6）允许基于是否能获得药物、临床实践中的喜好和禁忌证改变细胞毒药物的组合及用药方案。

（7）静脉滴注5－FU和口服卡培他滨可互换使用（除非明确标示）。与5－FU推注相比，应优选静脉持续滴注5－FU。

（8）顺铂和奥沙利铂可以根据毒性反应互换使用。

（9）对于局限性胃癌，应首选围手术期化疗或术后化疗加放化疗。

（10）推荐术后化疗用于接受过D2淋巴结清扫术的患者。

（11）如有临床指征可行化疗诱导。

（12）完成化疗后，应该评估疗效和远期并发症。

（13）在辅助治疗、完成全部疗程化疗或放化疗后，患者应评估治疗反应和监测所有长期治疗相关并发症。

## 十三、药物及方案选择

**表12　术前放化疗（胃食管结合部和胃贲门癌）**

<table>
<tr><th>分类</th><th colspan="2">治疗选择</th></tr>
<tr><td rowspan="8">首选方案</td><td colspan="2">5－FU可用卡培他滨、替吉奥替代</td></tr>
<tr><td colspan="2">·Paclitaxel＋Carboplatin（1类）<br>Paclitaxel：50mg/$m^2$，iv，d1<br>Carboplatin：AUC 2，iv，d1<br>每周1次×5周</td></tr>
<tr><td rowspan="2">DDP＋氟尿嘧啶（1类）</td><td>·DDP＋5－FU1：<br>DDP：75～100mg/$m^2$，iv，d1、29<br>5－FU：750～1 000mg/$m^2$，iv，持续24h，d1～4、29～32<br>35d为1周期</td></tr>
<tr><td>·DDP＋5－FU2：<br>DDP：15mg/$m^2$，iv，d1～5<br>5－FU：800mg/$m^2$，iv，持续24h，d1～5<br>21d为1个周期，共2个周期</td></tr>
<tr><td rowspan="2">L－OHP＋氟尿嘧啶（1类）</td><td>·L－OHP＋5－FU1：<br>L－OHP：85mg/$m^2$，iv，d1<br>LV：400mg/$m^2$，iv，d1<br>5－FU：400mg/$m^2$，iv（推注），d1，800mg/$m^2$，iv，持续24h，d1、2<br>14d为1个周期，放疗期间及放疗后各3个周期</td></tr>
<tr><td>·L－OHP＋5－FU2：<br>L－OHP：85mg/$m^2$，iv，d1、15、29<br>5－FU：180mg/$m^2$，iv，d1～33</td></tr>
<tr><td colspan="2">·DDP＋Capecitabine<br>DDP：30mg/$m^2$，iv，d1<br>Capecitabine：800mg/$m^2$，po，bid，d1～5，共5周</td></tr>
<tr><td colspan="2">·L－OHP＋Capecitabine<br>L－OHP：85mg/$m^2$，iv，d1、15、29<br>Capecitabine：625mg/$m^2$，po，bid，d1～5，共5周</td></tr>
</table>

续表

<table>
<tr><th>分类</th><th colspan="2">治疗选择</th></tr>
<tr><td rowspan="3">其他方案</td><td colspan="2">· Irinotecan + DDP（2B 类）<br>Irinotecan：65mg/$m^2$，iv，d1、8、22、29<br>DDP：30mg/$m^2$，iv，d1、8、22、29</td></tr>
<tr><td rowspan="2">紫杉醇 + 氟尿嘧啶类（2B 类）</td><td>· Paclitaxel + 5 - FU<br>Paclitaxel：45mg/$m^2$，iv，d1，每周 1 次<br>5 - FU：300mg/$m^2$，iv，d1 ~ 5，每周 1 次，共 5 周</td></tr>
<tr><td>· Paclitaxel + Capecitabine<br>Paclitaxel：45 ~ 50mg/$m^2$，iv，d1<br>Capecitabine：625 ~ 825mg/$m^2$，po，bid，d1 ~ 5，共 5 周</td></tr>
</table>

**表 13　围手术期化疗方案（包括胃食管结合部腺癌，术前和术后各 3 周期）**

<table>
<tr><th colspan="2">治疗选择</th></tr>
<tr><td colspan="2">· ECF（Epi - ADM + DDP + 5 - FU）（1 类）<br>Epi - ADM：50mg/$m^2$，iv，d1<br>DDP：60mg/$m^2$，iv，d1<br>5 - FU：200mg/$m^2$，iv，持续 24h，每天 1 次，d1 ~ 21<br>21d 为 1 个周期，术前和术后各 3 个周期</td></tr>
<tr><td rowspan="3">ECF 改良方案</td><td>· EOF（Epi - ADM + L - OHP + 5 - FU）<br>Epi - ADM：50mg/$m^2$，iv，d1<br>L - OHP：130mg/$m^2$，iv，d1<br>5 - FU：200mg/$m^2$，iv，24h，每天 1 次，d1 ~ 21<br>21d 为 1 周期，术前和术后各 3 周期</td></tr>
<tr><td>· ECX（Epi - ADM + DDP + Capecitabine）<br>Epi - ADM：50mg/$m^2$，iv，d1<br>DDP：60mg/$m^2$，iv，d1<br>Capecitabine：625mg/$m^2$，po，bid，d1 ~ 21<br>21d 为 1 周期，术前和术后各 3 周期</td></tr>
<tr><td>· EOX（Epi - ADM + L - OHP + Capecitabine）<br>Epi - ADM：50mg/$m^2$，iv，d1<br>L - OHP：130mg/$m^2$，iv，d1<br>Capecitabine：625mg/$m^2$，po，bid，d1 ~ 21<br>21d 为 1 周期，术前和术后各 3 周期</td></tr>
<tr><td colspan="2">· 5 - FU + DDP（1 类）<br>DDP：75 ~ 80mg/$m^2$，iv，d1<br>5 - FU：800mg/$m^2$，iv，24h，d1 ~ 5<br>28d 为 1 周期，术前 2 ~ 3 个周期，术后 3 ~ 4 个周期，总计 6 个周期</td></tr>
</table>

表 14　术后放化疗（包括胃食管结合部癌）5－FU 滴注或 Capecitabine 联合放疗前后

| 治疗选择 |
| --- |
| ·5－FU（推注）＋LV（1 类）<br>第 1、3、4 周期（放疗前后）：<br>LV：20mg/m²，ivp（静脉推注），d1～5<br>5－FU：425mg/m²，ivp（静脉推注），d1～5<br>28d 为 1 个周期<br>第 2 周期（同期放疗）：<br>LV：20mg/m²，ivp，d1～4、31～33<br>5－FU：425mg/m²，ivp，d1～4<br>35d 为 1 个周期 |
| 0116 试验方案<br>放疗前 1 个周期及放疗后 2 个周期：<br>·Capecitabine<br>Capecitabine：750～1 000mg/m²，po，bid，d1～14<br>28d 为 1 周期<br>·5－FU＋LV<br>LV：400mg/m²，iv，d1、15，或 d1、2、15、16<br>5－FU：400mg/m²，ivp，d1、15，或 d1、2、15、16<br>5－FU：1200mg/m²，iv，24h，d1、2、15、16<br>28d 为 1 周期 |
| ·与放疗同步之化疗方案<br>5－FU：200～250mg/m²，iv，24h，d1～5，或 d1～7，共 5 周<br>或 Capecitabine：625～825mg/m²，po，bid，d1～5，或 d1～7，共 5 周 |

表 15　术后辅助化疗（适用于 D2 手术患者）

| 治疗选择 |
| --- |
| ·Capecitabine＋L－OHP<br>Capecitabine：1 000mg/m²，po，bid，d1～14<br>L－OHP：130mg/m²，iv，d1<br>21d 为 1 个周期，共 8 个周期 |
| ·Capecitabine＋DDP<br>Capecitabine：1 000mg/m²，po，bid，d1～14<br>DDP：60mg/m²，iv，d1<br>21d 为 1 个周期，共 6 个周期 |

表 16 转移性或局部晚期肿瘤化疗（不适宜局部治疗者）（1）

<table>
<tr><th colspan="4">治疗选择</th></tr>
<tr><td colspan="4">曲妥珠单抗 + 化疗<br>· 用于 HER2 – neu 过表达的腺癌患者<br>· 与顺铂 +5 – FU 联用（一线治疗为 1 类）<br>· 与其他化疗方案联用<br>· 曲妥珠单抗不推荐与蒽环类药物联用</td></tr>
<tr><td rowspan="6">一线治疗</td><td colspan="3">两种细胞毒药物联用方案因低毒性为首选，三种细胞毒药物方案对于 PS 评分高的可耐受且能定期评估毒副反应的患者仍可选</td></tr>
<tr><td colspan="3">曲妥珠单抗（与化疗联合）<br>曲妥珠单抗：8mg/kg，iv，第 1 周期、第 1d；然后 6mg/kg，21d 1 次。或 6mg/kg，iv，第 1 周期、第 1d；然后 4mg/kg，14d1 次</td></tr>
<tr><td rowspan="4">首选方案</td><td colspan="2">· DCF 方案（4 周方案，1 类）<br>Docetaxel：75mg/m$^2$，iv，d1<br>DDP：75mg/m$^2$，iv，d1<br>5 – FU：1 000mg/m$^2$，iv，24h，d1 ~ 5<br>28d 为 1 个周期</td></tr>
<tr><td rowspan="3">DCF 改良方案（1 类）</td><td>· DCF（Docetaxel + DDP + 5 – FU）（2 周方案，1 类）<br>Docetaxel：40mg/m$^2$，iv，d1<br>DDP：40mg/m$^2$，iv，d1<br>LV：400mg/m$^2$，iv，d1<br>5 – FU：400mg/m$^2$，iv，d1<br>5 – FU：1 000mg/m$^2$，iv，24h，d1 ~ 2<br>14d 为 1 个周期</td></tr>
<tr><td>· DOF（Docetaxel + L – OHP + 5 – FU：2 周方案）<br>Docetaxel：50mg/m$^2$，iv，d1<br>L – OHP：85mg/m$^2$，iv，d1<br>LV：200mg/m$^2$，iv，d1<br>5 – FU：1200mg/m$^2$，iv，24h，d1 ~ 2<br>14d 为 1 个周期</td></tr>
<tr><td>· DCarbF（Docetaxel + Carboplatin + 5 – FU）（2B 类）<br>Docetaxel：75mg/m$^2$，iv，d1<br>Carboplatin：AUC 6，iv，d2<br>5 – FU：1200mg/m$^2$，iv，24h，d1 ~ 3<br>21d 为 1 个周期</td></tr>
</table>

表 17 转移性或局部晚期肿瘤化疗（不适宜局部治疗者）(2)

<table>
<tr><th colspan="4">治疗选择</th></tr>
<tr><td rowspan="9">一线治疗</td><td rowspan="9">首选方案</td><td rowspan="4">ECF 及 ECF 改良方案（1 类）</td><td>· ECF（Epi - ADM + DDP + 5 - FU）（1 类）<br>Epi - ADM：50mg/$m^2$，iv，d1<br>DDP：60mg/$m^2$，iv，d1<br>5 - FU：200mg/$m^2$，iv，24h，d1 ~ 21<br>21d 为 1 个周期</td></tr>
<tr><td>· EOF（Epi - ADM + L - OHP + 5 - FU）<br>Epi - ADM：50mg/$m^2$，iv，d1<br>L - OHP：130mg/$m^2$，iv，d1<br>5 - FU：200mg/$m^2$，iv，24h，d1 ~ 21<br>21d 为 1 个周期</td></tr>
<tr><td>· ECX（Epi - ADM + DDP + Capecitabine）<br>Epi - ADM：50mg/$m^2$，iv，d1<br>DDP：60mg/$m^2$，iv，d1<br>Capecitabine：625mg/$m^2$，po，bid，d1 ~ 21<br>21d 为 1 个周期</td></tr>
<tr><td>· EOX（Epi - ADM + L - OHP + Capecitabine）<br>Epi - ADM：50mg/$m^2$，iv，d1<br>L - OHP：130mg/$m^2$，iv，d1<br>Capecitabine：625mg/$m^2$，po，bid，d1 ~ 21<br>21d 为 1 个周期</td></tr>
<tr><td rowspan="3">DDP + 5 - FU 类</td><td>· PF（DDP + 5 - FU）<br>DDP：75 ~ 100mg/$m^2$，iv，d1<br>5 - FU：750 ~ 1 000mg/$m^2$，iv，24h，d1 ~ 4<br>28d 为 1 个周期</td></tr>
<tr><td>· PLF（DDP + LV + 5 - FU）<br>DDP：50mg/$m^2$，iv，d1<br>LV：200mg/$m^2$，iv，d1<br>5 - FU：2000mg/$m^2$，iv，24h，d1<br>14d 为 1 个周期</td></tr>
<tr><td>· CX（DDP + Capecitabine）<br>DDP：80mg/$m^2$，iv，d1<br>Capecitabine：1 000mg/$m^2$，po，bid，d1 ~ 21<br>21d 为 1 个周期</td></tr>
<tr><td rowspan="2">L - OHP + 5 - FU 类</td><td>· OF1（L - OHP + FU）<br>L - OHP：85mg/$m^2$，iv，d1<br>LV：400mg/$m^2$，iv，d1<br>5 - FU：400mg/$m^2$，ivp，d1；1 200mg/$m^2$，iv，每日持续 24h，d1 ~ 2<br>14d 为 1 个周期</td></tr>
<tr><td>· OF2（L - OHP + FU）<br>L - OHP：85mg/$m^2$，iv，d1<br>LV：200mg/$m^2$，iv，d1<br>5 - FU：400mg/$m^2$，ivp，d1<br>5 - FU：2 600mg/$m^2$，iv，24h，d1<br>14d 为 1 个周期</td></tr>
</table>

表 18　转移性或局部晚期肿瘤化疗（不适宜局部治疗者）(3)

| 治疗选择 | | | |
|---|---|---|---|
| 一线治疗 | 首选方案 | L－OHP＋5－FU类 | ·OX（L－OHP＋Capecitabine）<br>L－OHP：130mg/$m^2$，iv，d1<br>Capecitabine：1 000mg/$m^2$，po，bid，d1～21<br>21d为1个周期 |
| | | Irinotecan＋5－FU类 | ·FI1（5－FU＋Irinotecan）<br>Irinotecan：80mg/$m^2$，iv，d1<br>LV：500mg/$m^2$，iv，d1<br>5－FU：2 000mg/$m^2$，iv，24h，d1<br>每周1次，共6周；其后暂停治疗1周 |
| | | | ·FI2（5－FU＋Irinotecan）<br>Irinotecan：150mg/$m^2$，iv，d1<br>LV：20mg/$m^2$，iv，d1<br>5－FU：1 000mg/$m^2$，iv，每天1次，持续24h，d1～2（48h）<br>14d为1个周期 |
| | | | ·FI3（5－FU＋Irinotecan）<br>Irinotecan：80mg/$m^2$，iv，d1<br>LV：500mg/$m^2$，iv，d1<br>5－FU：2 000mg/$m^2$，iv，24h，d1<br>每周1次，共6周；其后暂停治疗2周 |
| | | 紫杉醇＋顺铂或卡铂 | ·紫杉醇＋顺铂1<br>Paclitaxel：135～200mg/$m^2$，iv，d1<br>DDP：75mg/$m^2$，iv，d2<br>21d为1个周期 |
| | | | ·紫杉醇＋顺铂2<br>Paclitaxel：90mg/$m^2$，iv，d1<br>DDP：50mg/$m^2$，iv，d1<br>14d为1个周期 |
| | | | ·紫杉醇＋卡铂<br>Paclitaxel：200mg/$m^2$，iv，d1<br>CBP：AUC5，iv，d1<br>21d为1个周期 |

**表 19　转移性或局部晚期肿瘤化疗（不适宜局部治疗者）(4)**

<table>
<tr><th colspan="4">治疗选择</th></tr>
<tr><td rowspan="8">一线治疗</td><td rowspan="8">其他方案</td><td colspan="2">· 多西他赛 + 顺铂<br>Docetaxel：70 ~ 85mg/m$^2$，iv，d1<br>DDP：70 ~ 75mg/m$^2$，iv，d1<br>21d 为 1 个周期</td></tr>
<tr><td colspan="2">· 多西他赛 + 伊立替康<br>Docetaxel：35mg/m$^2$，iv，d1、8<br>Irinotecan：50mg/m$^2$，iv，d1、8<br>21d 为 1 个周期</td></tr>
<tr><td rowspan="3">氟尿嘧啶类</td><td>· FL<br>LV：400mg/m$^2$，iv，d1<br>5 - FU：400mg/m$^2$，ivp，d1<br>5 - FU：1200mg/m$^2$，iv，持续 24h，每天 1 次，d1 ~ 2（48h）<br>14d 为 1 个周期</td></tr>
<tr><td>· 5 - FU（单药）<br>5 - FU：800mg/m$^2$，iv，24h，d1 ~ 5，28d 为 1 个周期</td></tr>
<tr><td>· Capecitabine（单药）<br>Capecitabine：1 000 ~ 1250mg/m$^2$，po，bid，d1 ~ 14，21d 为 1 个周期</td></tr>
<tr><td rowspan="3">紫杉类</td><td>· 多西他赛（单药）<br>Docetaxel：75 ~ 100mg/m$^2$，iv，d1，21d 为 1 周期</td></tr>
<tr><td>· 紫杉醇（单药）1<br>Paclitaxel：135 ~ 250mg/m$^2$，iv，d1，21d 为 1 个周期</td></tr>
<tr><td>· 紫杉醇（单药）2<br>Paclitaxel：80mg/m$^2$，iv，d1，每周 1 次，28d 为 1 个周期</td></tr>
<tr><td rowspan="7">二线治疗</td><td colspan="3">曲妥珠单抗（与化疗联合）<br>曲妥珠单抗：8mg/kg，iv，第 1 周期、第 1d；然后 6mg/kg，21d 1 次<br>或 6mg/kg，iv，第 1 周期、第 1d；然后 4mg/kg，14d 1 次</td></tr>
<tr><td rowspan="6">首选方案</td><td colspan="2">· Ramucirumab（雷莫芦单抗）－食管胃结合部腺癌<br>Ramucirumab：8mg/kg，iv，d1，14d1 周期</td></tr>
<tr><td colspan="2">· Ramucirumab + 紫杉醇 - 食管胃结合部腺癌<br>Ramucirumab：8mg/kg，iv，d1、15<br>Paclitaxel：80mg/m$^2$，iv，d1、8、15</td></tr>
<tr><td rowspan="4">紫杉类</td><td>· Docetaxel（2B 类）<br>Docetaxel：75 ~ 100mg/m$^2$，iv，d1，21d 为 1 个周期</td></tr>
<tr><td>· Paclitaxel（2B 类）<br>Paclitaxel：135 ~ 250mg/m$^2$，iv，d1，21d 为 1 个周期</td></tr>
<tr><td>· Paclitaxel（1）<br>Paclitaxel：80mg/m$^2$，iv，d1，每周 1 次，28d 为 1 个周期</td></tr>
<tr><td>· Paclitaxel（2）<br>Paclitaxel：80mg/m$^2$，iv，d1、8、15，28d 为 1 个周期</td></tr>
</table>

**表 20 转移性或局部晚期肿瘤化疗（不适宜局部治疗者）(5)**

<table>
<tr><th colspan="4">治疗选择</th></tr>
<tr><td rowspan="3">二线治疗</td><td rowspan="3">首选方案</td><td rowspan="3">Irinotecan（2B类）</td><td>· Irinotecan（1）<br>Irinotecan：250～350mg/m$^2$，iv，d1，21d 为 1 个周期</td></tr>
<tr><td>· Irinotecan（2）<br>Irinotecan：150～180mg/m$^2$，iv，d1，14d 为 1 个周期</td></tr>
<tr><td>· Irinotecan（3）<br>Irinotecan：125mg/m$^2$，iv，d1、8，21d 为 1 个周期</td></tr>
<tr><td rowspan="4">二线治疗</td><td rowspan="4">其他方案</td><td colspan="2">· Irinotecan + DPP<br>Irinotecan：65mg/m$^2$，iv，d1、8<br>DDP：25～30mg/m$^2$，iv，d1、8，21d 为 1 个周期</td></tr>
<tr><td rowspan="2">Irinotecan + 氟尿嘧啶类</td><td>· Irinotecan + Capecitabine<br>Irinotecan：250mg/m$^2$，iv，d1<br>Capecitabine：1 000mg/m$^2$，po，bid，d1～14，21d 为 1 个周期</td></tr>
<tr><td>· Irinotecan + 5 - FU<br>Irinotecan：180mg/m$^2$，iv，d1<br>LV：400mg/m$^2$，iv，d1<br>5 - FU：400mg/m$^2$，ivp，d1<br>5 - FU：600～1200mg/m$^2$，iv，持续 24h，每天 1 次，d1～2（48h）<br>14d 为 1 个周期</td></tr>
<tr><td colspan="2">· Docetaxel + Irinotecan（2B 类）<br>Docetaxel：35mg/m$^2$，iv，d1、8<br>Irinotecan：50mg/m$^2$，iv，d1、8<br>21d 为 1 个周期</td></tr>
<tr><td colspan="3" rowspan="4">可以考虑的替代方案（适当时可与其他药物联合）(2B 类)</td><td>· MMC + Irinotecan<br>MMC：6mg/m$^2$，iv，d1<br>Irinotecan：125mg/m$^2$，iv，d2、9，28d 为 1 个周期</td></tr>
<tr><td>· MMC + Irinotecan<br>MMC：8mg/m$^2$，iv，d1<br>Irinotecan：150mg/m$^2$，iv，d1、15，28d 为 1 个周期</td></tr>
<tr><td>· MMC + Irinotecan<br>MMC：5mg/m$^2$，iv，d1<br>Irinotecan：125mg/m$^2$，iv，d1，14d 为 1 个周期</td></tr>
<tr><td>· MMC + LV + 5 - FU<br>MMC：10mg/m$^2$，iv，d1、22<br>LV：500mg/m$^2$，iv，d1<br>5 - FU：2600mg/m$^2$，iv，24h，d1，每周 1 次，共 6 周，停 2 周</td></tr>
</table>

## 十四、放射治疗原则

### （一）一般原则

（1）治疗推荐应在包括肿瘤外科、肿瘤内科、消化内科、肿瘤放射科、放射科和病理科医生在内的多学科团队会诊之后再决定。

（2）多学科团队应对相关的CT扫描、钡透检查、超声内镜（EUS）、内镜报告和PET或PET－CT（如果有这些结果）进行会诊。这样可以在定位前使全部医生了解治疗靶区和放射野边界。

（3）所有来自治疗前的诊断研究的信息均应用于决定靶区。

（4）总体上，Siewert Ⅰ型和Ⅱ型肿瘤应该与食管癌、胃食管结合部癌（EGJ）放疗指南相对照采用，而Siewert Ⅲ型肿瘤则需要根据临床不同情况，考虑对照采用食管癌及EGJ或者胃癌放疗指南。这些推荐可以根据肿瘤负荷的位置而做相应的更改。

（5）可适当使用影像引导增强临床靶区。

### （二）模拟定位和治疗计划

（1）强烈建议使用CT模拟定位和三维适形放疗。调强放射治疗（IMRT）可用于临床设定减低剂量于存在风险的器官（如心脏、肺、肝脏、肾脏等），在三维适形无法达到的情况下是必需的。

（2）告知患者在模拟定位和治疗前3h不要饱食。可使用静脉或/和口服造影剂进行CT模拟定位。

（3）强烈建议使用固定装置来保证每天摆位的可重复性。

（4）采取仰卧位进行模拟定位和治疗。

（5）在治疗计划时同时应该考虑到由于胃的充盈状况和呼吸运动的影响，而产生的照射靶区的治疗不确定性。

（6）随着三维治疗计划系统的广泛使用，可较常规治疗技术使治疗靶区得到更好的剂量分布，为了达到治疗靶区更好的覆盖，可采用斜野和非共面照射，较常规射野可避免部分前后野对照时受照的正常组织，但需注意入射变化后，射野内靶区体积变化，而可能产生的靶区边界的遗漏。

### （三）靶区

（1）术前：治疗前的诊断方法（EUS、UGI、EGD、PET和CT）可以用来确定原发肿瘤和相应的淋巴结引流区。特定淋巴引流区内淋巴转移发生的几率与原发肿瘤的部位和其他因素相关，包括肿瘤浸润胃壁的深度和范围。

（2）术后：治疗前的诊断方法（EUS、UGI、EGD、PET和CT）和术中放置银夹可以确定瘤/胃床，吻合口或残端，以及相关淋巴结组。残胃的治疗应该在正常组织并发症和残胃局部复发的风险之间相平衡。对应的淋巴结转移相对风险与原发肿瘤的部位和其他因素有关，包括肿瘤侵犯胃壁的深度和范围。

（3）具体治疗包括：

①近端三分之一/贲门/胃食管结合部原发癌。

术前和术后治疗：近端胃或胃食管结合部原发癌，照射野应该包括远端食管3～5 cm、左半横膈膜和邻近的胰体部。高危淋巴结区包括邻近的食管周围、胃周、胰腺上、腹腔干淋巴结和脾门淋巴结区。

②中三分之一/胃体癌。

术前和术后治疗：应包括胰体部。高危淋巴结区包括邻近的胃周、胰腺上、腹腔干、脾门、肝门和胰十二指肠淋巴结。

③远端三分之一/胃窦/幽门原发癌。

术前：如果肿瘤扩展到胃十二指肠结合部，放射野应包括胰头、十二指肠第一和第二段。高危淋巴结区包括胃周、胰腺上、腹腔干、肝门和胰十二指肠淋巴结。

术后：如果肿瘤扩展到胃十二指肠结合部，放射野应包括胰头和十二指肠残端 3～5cm。高危淋巴结区包括胃周、胰腺上、腹腔干、肝门和胰十二指肠淋巴结。

### （四）正常组织耐受剂量

（1）治疗计划应减少具备风险器官的不必要剂量，包括肝脏（60% 肝脏 <30Gy，≤25Gy 肝脏平均剂量）、肾脏（至少单肾 2/3 <20 Gy）、脊柱（<45Gy）、心脏（1/3 心脏 <40Gy，应尽量使左室剂量保持最低）和肺。

（2）这些剂量可在临床的具体运用中适当地超越界限剂量。

（3）45～50.4 Gy（1.8 Gy/d），高剂量或可用于部分手术切缘阳性的患者作为该区域的增强治疗。

### （五）支持治疗

（1）应该避免可处理的急性毒性反应导致的治疗中断或降低剂量，密切监测和积极支持治疗而尽量不要中断治疗。

（2）放疗期间，应该至少每周检查 1 次患者状况，注意生命体征、体重和血象。

（3）应该预防性应用止吐药，需要时可以给予抗酸药和止泻药。

（4）如果估计摄入热量 <1 500 kcal/d，应该考虑口服和/或肠内高营养。如果有指征，也可以放置空肠营养管或鼻饲管来保证充足的热量。术中可以放置空肠营养管作为术后支持治疗。

（5）应该密切监测血清维生素 $B_{12}$、铁和钙水平，尤其是术后患者。因为内因子缺乏，有必要每月注射 1 次维生素 $B_{12}$。缺乏胃酸时铁吸收率降低。口服补充铁制剂，同时应用酸性饮料如橙汁，可以维持血清铁水平。还应该鼓励补充钙制剂。

（6）在放化疗过程中以及早期恢复时有必要进行充分的肠内和/或静脉补液。

## 十五、最佳支持治疗原则

最佳支持治疗的目的是预防和减轻患者的病痛，并使患者及其家庭尽可能获得最佳的生活质量，无论其疾病分期或是否需要其他治疗。对于胃癌患者来说，采取能减轻主要症状的干预措施将可能延长其生存期，尤其是多学科联合的综合支持治疗将能够更好地提高生活质量和延长生存。因此，我们鼓励对胃癌患者进行多学科姑息支持治疗。

### （一）出血

出血是胃癌的常见症状，可以是肿瘤出血，也可以是肿瘤相关症状或治疗引起的出血。急性出血（呕血或黑便）的患者应进行紧急内镜检查。内镜检查发现出血点应当进行内镜止血，内镜止血无效时可以考虑介入放射造影血管栓塞术、外照射放疗。

### （二）梗阻

（1）梗阻的内镜治疗：球囊扩张，或置入肠内支架，以缓解输出口梗阻，或食管支架缓解胃食管结合部/贲门梗阻。

（2）手术：采用胃空肠吻合旁路手术，部分患者可行胃切除术。

（3）如果未进行内镜下消化道重建或操作失败，应建立经肠道通路进行补液和营养支持治疗。对于胃食管结合部/贲门梗阻的患者，若肿瘤部位允许，可行经皮内镜下胃造口术以输入营养。对于中间或远端胃梗阻的患者，可于内镜下或外科置入空肠营养管。

（4）胃造口术：对胃出口梗阻的患者，若肿瘤部位允许，可进行经皮胃镜下胃减压。如有腹水，引流应该先于胃造口置管以减少感染的风险。

（5）外照射治疗。
（6）化疗。

**（三）疼痛**

（1）外照射治疗。
（2）化疗。
（3）如果患者有肿瘤相关性疼痛，应根据成人癌痛管理进行评估和治疗。
（4）置入胃支架后如出现无法控制的重度疼痛，则应当在明确疼痛性质为无法控制时立即内镜下去除支架。

**（四）恶心/呕吐**

（1）如患者出现恶心或呕吐，应根据止吐规范进行治疗。
（2）恶心和呕吐可能与消化道梗阻有关，因此，应进行内镜或荧光检查法评价以确定是否需要消化道重建。

（王玉珍）

# 第三节　肝胆肿瘤

## 一、分期

表1　肝脏肿瘤分期（AJCC，2010年第7版）

| 定义 | | 解剖分期 | | 病理分级 | |
|---|---|---|---|---|---|
| Tx | 原发肿瘤不能评估 | Ⅰ期 | T1　N0　M0 | G1 | 分化良好 |
| T0 | 无原发肿瘤证据 | Ⅱ期 | T2　N0　M0 | G2 | 中分化 |
| T1 | 肿瘤没有侵犯血管 | ⅢA期 | T3a　N0　M0 | G3 | 分化差 |
| T2 | 肿瘤侵犯血管，或多发肿瘤，但没有1个＞5cm | ⅢB期 | T3b　N0　M0 | G4 | 未分化 |
| T3a | 多发肿瘤，＞5cm | ⅢC期 | T4　N0　M0 | | |
| T3b | 任何大小的或多发的肿瘤侵犯门静脉或肝静脉大分支 | ⅣA期 | 任何T　N1　M0 | | |
| T4 | 肿瘤直接侵犯邻近器官（非胆囊）或脏层腹膜 | ⅣB期 | 任何T　任何N　M1 | | |
| Nx | 区域淋巴结不能评估 | | | | |
| N0 | 没有区域淋巴结转移 | | | | |
| N1 | 有区域淋巴结转移 | | | | |
| M0 | 无远处转移 | | | | |
| M1 | 有远处转移 | | | | |

表2　胆囊癌（AJCC，2010年第7版）

| 定义 | | 解剖分期 | | 病理分级 | |
|---|---|---|---|---|---|
| | | 0期 | Tis　N0　M0 | | |
| Tx | 原发肿瘤不能评估 | Ⅰ期 | T1　N0　M0 | G1 | 分化良好 |
| T0 | 无原发肿瘤证据 | Ⅱ期 | T2　N0　M0 | G2 | 中分化 |
| Tis | 原位癌 | ⅢA期 | T3　N0　M0 | G3 | 分化差 |

续表

| 定义 | | 解剖分期 | | 病理分级 | |
|---|---|---|---|---|---|
| T1 | 肿瘤侵犯黏膜固有层或肌层 | ⅢB 期 | T1～3 N1 M0 | G4 | 未分化 |
| T1a | 肿瘤侵犯黏膜固有层 | ⅣA 期 | T4 N0～1 M0 | | |
| T1b | 肿瘤侵犯肌层 | ⅣB 期 | 任何 T 任何 N M1 | | |
| T2 | 肿瘤侵犯深肌层但未穿透浆膜层或肝脏 | | | | |
| T3 | 肿瘤穿透浆膜层（脏层腹膜），和/或直接侵犯肝脏，和/或邻近器官，如胃、十二指肠、结肠、胰腺、网膜或肝外胆管 | | | | |
| T4 | 肿瘤侵犯门静脉主干或肝动脉，或侵犯 2 个或 2 个以上肝外器官或组织 | | | | |
| Nx | 区域淋巴结不能评估 | | | | |
| N0 | 没有区域淋巴结转移 | | | | |
| N1 | 胆囊旁、胆总管、肝动脉和/或门静脉旁淋巴结转移 | | | | |
| N2 | 主动脉旁、下腔静脉旁、肠系膜上动脉旁，和/或腹主动脉旁淋巴结转移 | | | | |
| M0 | 无远处转移 | | | | |
| M1 | 有远处转移 | | | | |

## 二、肝细胞癌

表 3 筛查

<table>
<tr><th>肝细胞癌高危患者</th><th colspan="3">筛查</th></tr>
<tr><td rowspan="3">· 肝硬化<br>（1） B、C 型肝炎<br>（2） 酒精性（肝炎）<br>（3） 遗传性血色素沉着病<br>（4） 非酒精性脂肪肝病（NAFLD）<br>（5） 4 期原发性胆汁性肝硬化<br>（6） α－1－抗胰蛋白酶缺乏症<br>（7） 其他原因引起的肝硬化<br>· 没有肝硬化<br>B 型肝炎携带者</td><td rowspan="3">每 6～12 个月进行 1 次超声/AFP 检查</td><td colspan="2">肝脏肿块或肝脏结节</td></tr>
<tr><td rowspan="2">AFP 升高→肝脏影像学检查</td><td>证实有肿块：进一步证实肝细胞癌</td></tr>
<tr><td>证实没有肿块：每 3 个月进行 1 次 AFP 和影像学检查</td></tr>
</table>

表 4 肝细胞癌诊断

<table>
<tr><th>临床表现</th><th>肝脏结节大小</th><th>影像学检查</th><th>检查结果</th><th>处理</th></tr>
<tr><td rowspan="3">偶然发现肝脏肿块或筛查时发现结节</td><td rowspan="2">≤1cm</td><td rowspan="2">至少每 3～6 个月进行 1 次 CT 或 MRI 或对比增强超声检查（CEUS）</td><td>稳定</td><td>继续每 3～6 个月进行影像学检查，连续 2 年，稳定 2 年后再制订监测计划</td></tr>
<tr><td>增大</td><td>根据结节大小继续观察</td></tr>
<tr><td>＞1cm</td><td>至少每 3 个月进行 1 次 CT 或 MRI</td><td></td><td>见肝脏结节处理</td></tr>
<tr><td>组织学上证实为肝细胞癌</td><td colspan="4"></td></tr>
</table>

表5 肝脏结节诊断

<table>
<tr><td rowspan="6">>1cm</td><td colspan="6">影像学检查发现</td><td></td></tr>
<tr><td colspan="6">2级标准增强显影（动脉期增强、静脉期消退）</td><td rowspan="3">证实肝细胞癌</td></tr>
<tr><td rowspan="4">0或1级标准增强显影（动脉期增强、静脉期消退）</td><td rowspan="4">CT或MRI增强扫描（至少3相）</td><td colspan="4">2级标准增强显影</td></tr>
<tr><td rowspan="3">0或1级标准增强显影</td><td rowspan="2">1~2cm</td><td rowspan="2">空心针（首选）或细针活检或再次每3个月影像学检查，随后再根据大小及影像学发现处理→</td><td>肝细胞癌阳性</td></tr>
<tr><td colspan="2">不能诊断或证实肝细胞癌阴性<br>→再次影像学检查或随访<br>→观察结节大小变化<br>→重复影像学检查和/或活检</td></tr>
<tr><td>>2cm</td><td colspan="3">空心针（首选）或细针活检</td></tr>
</table>

注：多学科评估（评估肝脏储备功能和并发症）和分期：体格检查，肝炎检查，胆红素，转氨酶类，碱性磷酸酶，凝血功能，尿素氮，肌酐，白细胞分类，血小板，AFP，胸部CT，如果有临床指征可做骨扫描。

表6 一般状态、合并症达到可切除，以及潜在可切除或肝移植的患者

<table>
<tr><th colspan="2">外科评估</th><th>治疗</th><th>监测</th></tr>
<tr><td colspan="2">·肝功能Child－PughA、B级<br>·没有门脉高压<br>·肿瘤局限<br>·适当的肝脏储备<br>·适当的残余肝脏</td><td rowspan="2">如果适合切除，首选切除<br>局部治疗：<br>·消融<br>·直接动脉治疗（药物灌注、栓塞）<br>·外照射放疗（适型或立体定向放疗）（2B类）</td><td rowspan="3">·每3~6个月进行1次影像学检查，连续2年，以后每6~12个月1次<br>·每3~6个月进行1次AFP检查，连续2年，以后每6~12个月1次</td></tr>
<tr><td rowspan="2">UNOS标准：<br>·肿瘤直径≤5cm或2~3个病灶，但每个≤3cm<br>·没有大血管受侵<br>·没有肝外转移病变</td><td>如果不适合肝移植</td></tr>
<tr><td colspan="2">如果适合肝移植：<br>·转到肝脏移植中心<br>·当有指征时，考虑协作治疗</td></tr>
</table>

表7 不能切除的患者

<table>
<tr><th colspan="2">临床表现</th><th colspan="2">治疗</th><th>监测</th></tr>
<tr><td rowspan="2">·没有足够的肝脏储备<br>·肿瘤位置不适宜手术</td><td rowspan="2">评估患者是否是肝移植候选者</td><td>肝移植候选者</td><td>·转肝脏移植中心<br>·当有指征时，考虑协作治疗</td><td>·每3~6个月进行1次影像学检查，连续2年，以后每6~12个月1次<br>·每3~6个月进行1次AFP检查，连续2年，以后每6~12个月1次</td></tr>
<tr><td>非肝移植候选者</td><td colspan="2">选择：<br>·首选局部治疗：消融，动脉定向治疗，外照射放疗（适型或立体定向）（2B类推荐）<br>·全身治疗：索拉菲尼（肝功能Child－PughA、B级）（Child－PughA：1类推荐）<br>化疗：全身化疗、动脉化疗<br>·临床试验<br>·最佳支持治疗</td></tr>
</table>

续表

| 临床表现 | 治疗 | |
|---|---|---|
| 因为体能状态或并发症不能手术，局部病变或仅仅微小的肝外病变 | 选择：<br>· 首选局部治疗：消融，动脉定向治疗，外照射放疗（适型或立体定向）（2B 类）<br>· 索拉菲尼（肝功能 Child – PughA、B 级）（Child – PughA：1 类）<br>· 临床试验<br>· 最佳支持治疗 | |
| 远处转移或肿瘤巨大 | 建议活检以证实转移 | 选择：<br>· 索拉菲尼（肝功能 Child – PughA、B 级）（Child – PughA：1 类）<br>· 临床试验<br>· 最佳支持治疗 |

**表 8 Child – Pugh 评分**

| 生物化学参数 | 分值 | | |
|---|---|---|---|
| | 1 | 2 | 3 |
| 脑病（等级） | 没有 | 1 ~ 2 | 3 ~ 4 |
| 腹水 | 没有 | 轻微（少量） | 中量 |
| 白蛋白（g/dL） | >3.5 | 2.8 ~ 3.5 | <2.8 |
| 凝血酶原时间延长（s） | 1 ~ 4 | 4 ~ 6 | >6 |
| 胆红素（mg/dL）<br>· 原发性胆汁性肝硬化 | <2<br><4 | 2 ~ 3<br>4 ~ 10 | >3<br>>10 |
| ClassA = 5 ~ 6 分，ClassB = 7 ~ 9 分，ClassC = 10 ~ 15 分<br>ClassA：手术低风险；ClassB：手术中等风险；ClassC：手术高风险 | | | |

### （一）手术原则

（1）患者必须满足手术主要条件。

（2）在下列条件下，肝脏切除作为潜在性根治性的选择：

①足够的肝功能（通常为 Child – PughClassA，不伴有门脉高压）。

②孤立肿块不伴有大血管受侵。

③术后有足够的残余肝脏（至少 20%，无肝硬化；至少 30% ~ 40% Child – PughClassA，有肝硬化；足够的血液、胆汁循环）。

（3）在下列情况下，肝脏切除还存在争议，但可考虑：

①有限的可切除的多发病灶。

②大血管受侵。

（4）伴有慢性肝病的患者在进行手术切除时需考虑门静脉栓塞的情况。

（5）采用 UNOS 标准的患者（单个病灶≤5cm，或 2 个或 3 个病灶≤3cm）应该考虑肝移植。

肿瘤特征接近 UNOS 指南要求的患者移植治疗还存在更多争议，在某些机构可考虑移植。此外，肿瘤特征超出米兰标准通过降期后可考虑移植。

（6）终末期肝病的评估模式（MELD）评分可使用 UNOS 方法评估肝病的严重程度、安排肝移植的时机。MELD 评分可使用 MELD 计算器。

（7）Child – PughClassA 肝功能且适合 UNOS 标准的患者，应该考虑手术切除或肝移植。更可取的治疗这些患者的初始治疗策略还存在争议，这些患者进行多学科团队讨论。

### （二）局部治疗原则

所有 HCC 患者均应该进行潜在的治愈性评估（手术切除、移植，对于小病灶实施消融策略），非外科治愈候选患者应该考虑局部治疗，并与患者沟通其他治疗方法。局部治疗分为消融与动脉定向治疗。

（1）消融（射频消融，冷冻消融，经皮无水酒精注射，微波消融）：

①对存在的所有肿瘤病灶均应该消融，在热消融病例中，要达到边缘正常组织；无水酒精注射的边缘可以不包括正常组织。

②根据肿瘤部位可选择经皮、腹腔镜、开腹进行消融。

③当消融病灶位于大血管、主要胆管和其他腹腔脏器附近时要谨慎、小心。

④≤3cm 肿瘤单纯消融治疗即可能治愈，经严格选择的、小的局部病灶在多学科讨论的情况下应该将消融治疗作为根本治疗方法；3~5cm 病灶，只要肿瘤部位满足消融条件，使用动脉定向治疗，或消融联合动脉定向治疗，可延长生存。

⑤ >5cm 不能切除的肿瘤应该考虑使用动脉定向治疗或全身治疗。

⑥有证据证实肿瘤残留或复发且不适宜其他局部治疗、适当的肝功能、胆红素恢复到基线水平的患者在消融治疗后给予索拉菲尼是适当的。

（2）动脉定向治疗：

①无论肿瘤部位如何，如果供应肿瘤的动脉血管是孤立的，所有肿瘤均应该进行动脉定向治疗。

②动脉定向治疗包括动脉栓塞（TAE）、化疗栓塞（TACE）、TACE 联合药物洗脱珠和$^{90}$Y－微球放疗栓塞（RE）。

③所有动脉定向治疗的相对禁忌证为胆红素 >3mg/dL 的患者，除非进行分段给药物（减量）；$^{90}$Y－微球放疗栓塞（RE）对胆红素 >2mg/dL 的患者可增加肝脏放射损害的风险。

④门静脉主干血栓和 Child－PughC 级肝功能是动脉定向治疗的相对禁忌证。

⑤血管造影栓塞必须由经过训练的医师进行。

⑥有证据证实肿瘤残留或复发且不适宜其他局部治疗、适当的肝功能、胆红素恢复到基线水平的患者在消融治疗后给予索拉菲尼是适当的，有 2 项试验证实，索拉菲尼联合动脉定向治疗的安全性、有效性没有明显的获益。

（3）外照射放疗（EBRT）：

①无论肿瘤部位所有均可进行外照射放疗（立体定向放疗－SBRT、调强放疗－IMRT，或三维适型放疗）。

②SBRT 是一种先进的 EBRT 技术，是一种传递大的放射剂量消融技术。

③不断公布的证据证实了 SBRT 对 HCC 患者的有效性，当上面提到的消融或栓塞治疗失败或禁忌时可用 SBRT 代替。

④SBRT 常常用于 1~3 个病灶的肿瘤，如果有足够的未受累的肝脏和肝脏能耐受放疗，对于大病灶或更广泛的病灶也可考虑使用 SBRT。没有肝外病灶或即使有但很微小，也可制订综合治疗计划。关于 HCC 肿瘤放疗的主要数据来自于 Child－PughA 级肝功能的患者，Child－PughB 级肝功能或肝功能差的患者的安全数据有限。那些 Child－PughB 级肝功能肝硬化的患者治疗是安全的，但他们需要剂量调整和严格的剂量控制。Child－PughC 级肝功能肝硬化的 HCC 患者肝脏放疗的安全性还不清楚，这些患者还没有合适的临床试验。

⑤在特定情况下，采用质子射线疗法（PBT）是适当的。

⑥对于症状控制和/或阻止转移性 HCC 如骨转移、脑转移患者并发症的发生进行 EBRT 是适当的。

## 三、胆囊癌

胆囊癌（gallbladder cancer，GBC）是指发生于胆囊（包括胆囊底部、体部、颈部以及胆囊管）的恶性肿瘤。每年，全世界有超过 140 000 人罹患 GBC，超过 100 000 例患者死于该病，女性较男性患者多。GBC 在多数西方国家的发病率低，但在美国拉丁裔人群和阿拉斯加原住民的患病率特别高。我国胆囊癌发病率占同期胆道疾病的 0.4%～3.8%，位列消化道肿瘤发病率第 6 位，患者 5 年总生存率仅为 5%。多数患者确诊时即已处于肿瘤晚期，5 年生存率 < 10%。早期手术有可能治愈，但仅少数患者（10%）适合手术。

### （一）胆囊癌发生的高危因素

（1）胆囊结石：约 85% 的胆囊癌患者合并胆囊结石。胆囊结石患者患胆囊癌的风险是无胆囊结石人群的 13.7 倍，在胆囊结石患者中，单个结石直径 > 3cm 者患胆囊癌的风险是直径 < 1cm 者的 10 倍。

（2）胆囊慢性炎症：胆囊组织慢性炎症与胆囊肿瘤关系密切。胆囊慢性炎症伴有黏膜腺体内的不均匀钙化、点状钙化或多个细小钙化被认为是癌前病变。胆囊壁因钙化而形成质硬、易碎和呈淡蓝色的瓷性胆囊，约 25% 瓷性胆囊与胆囊癌高度相关。

（3）胆囊息肉：近 5% 的成年人患有胆囊息肉样病变，但多数为假性息肉，无癌变可能，包括由载脂泡沫状巨噬细胞构成的胆固醇性息肉（胆固醇沉积症），约占 60%；胆囊腺肌症，由肉芽组织或纤维组成构成的增生黏膜或炎性息肉，约占 10%。

胆囊息肉恶变倾向的特征：息肉直径 > 10mm（约 1/4 发生恶变），息肉直径 < 10mm 合并胆囊结石、胆囊炎、单发息肉或无蒂息肉，且迅速增大者（增长速度 > 3mm/6 个月）。年龄 > 50 岁胆囊息肉患者，恶变倾向增高，需动态观察。

（4）胆管汇合异常：胰胆管汇合异常是一种先天性畸形，胰管在十二指肠壁外汇合入胆总管，丧失 Oddi 氏括约肌控制功能，胰液逆流入胆囊，引起黏膜恶变，在组织学上多表现为乳头状癌。约 10% 的胆囊癌患者合并胰胆管汇合异常。

（5）遗传学：遗传因素是胆囊癌的常见危险因素，有胆囊癌家族史者，其发病风险增加。基因遗传背景占胆囊结石总发病风险的 5%～25%，有胆囊结石家族史者，胆囊癌发病风险亦增加。

（6）胆道系统感染：慢性细菌性胆管炎明显增加了胆管黏膜上皮组织恶变的风险。常见的致病菌是沙门氏菌（如伤寒沙门氏菌、副伤寒沙门氏菌）和幽门螺杆菌，伤寒带菌者中胆囊癌患病率可增加 12 倍，幽门螺杆菌携带者的胆囊癌患病率增加 6 倍。其发病机制可能与细菌诱导胆汁酸降解有关。

（7）肥胖症和糖尿病：肥胖症者（体重指数 BMI > $30kg/m^2$）可明显增加胆囊癌发病率，其 BMI 每增加 $5kg/m^2$，女性患胆囊癌风险增加 1.59 倍，男性增加 1.09 倍。肥胖症引起的代谢综合征可增加患胆囊癌的风险，如糖尿病是形成结石的危险因素，糖尿病与结石可协同促进胆囊癌的发生。

**表 9　临床表现与术后治疗**

<table>
<tr><th colspan="2">临床表现</th><th>术后检查</th><th colspan="2">初始治疗</th></tr>
<tr><td rowspan="2">外科偶然发现</td><td rowspan="2">· 术中分期<br>· 胆囊冰冻切片<br>· 建议广泛性胆囊切除</td><td rowspan="2">CT/MRI，胸部 CT</td><td>可切除</td><td>胆囊切除 + 部分肝切除 + 淋巴结切除 ± 胆管切除</td></tr>
<tr><td>不可切除</td><td>选择：<br>· 吉西他滨 + 顺铂联合化疗（1 类）<br>· 以氟尿嘧啶为基础的或以吉西他滨为基础的化疗<br>· 氟尿嘧啶为基础的放化疗<br>· 临床试验<br>· 最佳支持治疗</td></tr>
</table>

续表

<table>
<tr><th colspan="2">临床表现</th><th colspan="2">术后检查</th><th>初始治疗</th></tr>
<tr><td rowspan="3">病理检查偶然发现</td><td colspan="3">T1a（切缘阴性）</td><td>观察</td></tr>
<tr><td rowspan="2">T1b 或分期更高</td><td rowspan="2">· CT/MRI，胸部 CT<br>· 建议腹腔镜分期</td><td>可切除</td><td>部分肝切除 + 淋巴结切除 ± 胆管切除</td></tr>
<tr><td>不可切除</td><td>选择：<br>· 吉西他滨 + 顺铂联合化疗（1 类）<br>· 以氟尿嘧啶为基础的或以吉西他滨为基础的化疗<br>· 氟尿嘧啶为基础的放化疗<br>· 临床试验<br>· 最佳支持治疗</td></tr>
<tr><td rowspan="2">影像学检查发现肿块</td><td colspan="2" rowspan="2">· 查体<br>· CT/MRI<br>· 肝功能<br>· 胸部 CT<br>· 外科会诊<br>· 肝脏储备评估<br>· CEA<br>· CA19 − 9<br>· 建议腹腔镜分期</td><td>可切除</td><td>胆囊切除 + 部分肝切除 + 淋巴结切除 ± 胆管切除</td></tr>
<tr><td>不可切除</td><td>选择：<br>· 吉西他滨 + 顺铂联合化疗（1 类）<br>· 以氟尿嘧啶为基础的或以吉西他滨为基础的化疗<br>· 氟尿嘧啶为基础的放化疗<br>· 临床试验<br>· 最佳支持治疗</td></tr>
</table>

表 10　黄疸与转移

<table>
<tr><th colspan="3">检查</th><th>初始治疗</th></tr>
<tr><td rowspan="2">黄疸</td><td rowspan="2">· 查体<br>· 肝功能<br>· 胸部 CT<br>· CT/MRI<br>· 胆管造影<br>· 外科会诊<br>· CEA<br>· CA19 − 9<br>· 建议腹腔镜分期</td><td>可切除</td><td>· 建议术前胆汁引流<br>· 胆囊切除 + 部分肝切除 + 淋巴结切除 ± 胆管切除</td></tr>
<tr><td>不可切除<br>→活检</td><td>选择：<br>· 胆汁引流<br>· 吉西他滨 + 顺铂联合化疗（1 类）<br>· 以氟尿嘧啶为基础的或以吉西他滨为基础的化疗<br>· 氟尿嘧啶为基础的放化疗<br>· 临床试验<br>· 最佳支持治疗</td></tr>
<tr><td>转移</td><td colspan="3">选择：<br>· 胆汁引流<br>· 吉西他滨 + 顺铂联合化疗（1 类）<br>· 以氟尿嘧啶为基础的或以吉西他滨为基础的化疗<br>· 氟尿嘧啶为基础的放化疗<br>· 临床试验<br>· 最佳支持治疗</td></tr>
</table>

**表 11 辅助治疗与监测**

| 辅助治疗 | 监测 | |
|---|---|---|
| 建议：<br>· 以氟尿嘧啶为基础的化放疗（T1a 或 T1b，N0 除外）<br>· 或以氟尿嘧啶、吉西他滨为基础的化疗<br>· 或观察 | 如果有临床指证时，每 6 个月进行 1 次影像学检查，连续 2 年 | 对于复发患者，按初始病变临床必须检查 |

**（二）影像学特点**

彩色多普勒超声检查是筛查胆囊癌最常用方法，其表现为息肉型、肿块型、厚壁型与弥漫型；内镜超声（EUS）检查是经十二指肠球部和降部直接扫描胆囊，可精确显示胆囊腔内乳头状高回声或低回声团块及其浸润囊壁结构和深度，以及肝脏、胆道受侵犯的情况；多排螺旋 CT（MSCT）检查准确率为 83%~93.3%，动态增强扫描可显示肿块或胆囊壁的强化，在延迟期达高峰，可显示胆囊壁侵犯程度、毗邻脏器受累及淋巴结转移情况；MRI 检查准确率为 84.9%~90.4%，动态增强扫描呈现快进慢出的特性，必要时可联合血管成像及磁共振胰胆管成像（MRCP）检查，可诊断肿瘤大小、肝脏侵犯程度、是否合并胆管扩张、血管侵犯、腹腔淋巴结转移及远处转移等；PET 检查对胆囊癌灵敏度高，可发现胆囊癌早期病变，并可检出直径≤1cm 的转移淋巴结和转移病灶。

**（三）腹腔镜探查分期**

再次手术时，腹腔镜探查分期应先于剖腹探查。Goere 等对一组胆系肿瘤患者实行了这一方案，发现其在 GBC 患者中的应用价值最高（37% 的患者被鉴定为无法行切除手术）。然而，这项研究并未包括偶然诊断为 GBC 的患者，只涉及术前影像学已发现较为明显胆囊肿块的患者。当研究仅集中在偶然诊断为 GBC 的患者时，MSKCC 研究小组发现，在剖腹探查前接受腹腔镜探查分期的患者中，20% 可通过腹腔镜检查确诊有远处转移。

预测腹腔镜检查阳性的因素包括 T3 期肿瘤、低分化肿瘤和首次胆囊切除术时切缘阳性。因此，当腹腔镜探查分期用于 T3 期、低分化和（或）切缘阳性的患者时，其应用价值似乎是最高的。

**（四）胆囊标本的常规病理评估方案**

高危患者中，胆囊常规活组织检查应更广泛地取样。一些疾病与 GBC 有关，如先天性胆总管囊肿（胰胆管汇合异常综合征）和原发性硬化性胆管炎，因此，有必要更全面地检查胆囊。更重要的是，在玻璃样变性胆囊炎患者中（其特征是较少钙化或无钙化，亦即胆囊瓷化不全），发生浸润性癌的几率似乎很高。

（1）胆囊肿块病变的病理学评估：需全面分析怀疑或已被证实为 GBC 的胆囊肿块标本，特别是在 GBC 高危、频发的地区，鉴别早期（局限于肌层）和晚期（突破浆膜层）GBC 对判定预后非常重要。

长期观察表明，如果广泛、仔细地采样证实无晚期肿瘤，那么早期 GBC 预后较好，10 年生存率可达 90%。在确诊为 GBC 的患者中，病理结果还应报告的预后因素包括侵犯罗阿窦、多处不典型增生、累及到胆囊的肝脏和游离腹膜面。明确肿瘤是否累及胆囊管边缘对外科手术的选择尤为重要。

（2）胆囊息肉的病理评估：大多数胆囊息肉样肿块是小的胆固醇性或纤维肌腺性病变，无恶变可能。真正的乳头状肿瘤（曾称为腺瘤）有可能发生恶变，与肿块大小、血供程度相关。事实上，直径 < 1cm 的胆囊息肉很少被证明是肿瘤性的。相比之下，病理结果显示，大多数直径 > 2cm 的息肉是恶性的。以息肉大小界定胆囊切除术适应证仍有争议。然而，直径 > 1cm 及有血管蒂的息肉恶变几率增加。术前可通过经皮多普勒超声检查诊断这两种情况。

（3）乳头状胆囊肿瘤的分类：为了与胰胆管系统乳头状肿瘤分类相匹配，胆囊内乳头状管状瘤（intracholecystic papillary tubular neoplasm，ICPTN）是所有癌前腺瘤状息肉和直径 >1cm 的胆囊乳头状肿瘤的统称。不管这些病变怎样命名，所有的息肉乳头样病变均应行显微镜检查。在高度异型增生的息肉病例中，需对剩余胆囊广泛采样，因为癌变常发生在看似无关的部位。

**（五）外科治疗原则**

根治性手术是原发性胆囊癌患者获得治愈可能的唯一方法，胆囊癌的外科治疗应在具有丰富经验的胆道外科医师和病理科医师的医疗机构内完成，手术方式的选择应基于胆囊癌的 TNM 分期。

（1）肝切除范围：根据不同 T 分期的肿瘤入侵肝脏的途径和范围确定肝切除范围，包括肝楔形（距胆囊床 2cm）切除、肝 S4b + S5 切除、右半肝或右三肝切除。

①Tis 或 T1a 期：胆囊癌侵犯胆囊黏膜固有层，此期多为隐匿性胆囊癌，行单纯胆囊切除，术后 5 年生存率可达 100%，不需再行肝切除术或二次手术。

②T1b 期：胆囊癌侵犯胆囊肌层，由于胆囊床侧胆囊没有浆膜层，肿瘤细胞可通过胆囊静脉回流入肝造成肝床微转移。T1b 期肿瘤肝床微转移距离不超过 16mm，故需行距胆囊床 2cm 以上的肝楔形切除术。

③T2 期：胆囊癌侵犯胆囊肌层周围结缔组织，未突破浆膜层或未侵犯肝脏，此期胆囊癌细胞经胆囊静脉回流入肝范围平均距胆囊床 2~5cm，且至少有一个方向范围 >4cm，仅行肝楔形切除术不能达到 R0 切除，应至少行肝 S4b + S5 切除术。

④T3 期：胆囊癌突破胆囊浆膜层，和/或直接侵犯肝脏，和/或侵犯肝外 1 个相邻的脏器或组织。此期胆囊癌侵犯肝实质主要途径有直接浸润至邻近胆囊床附近的肝实质，经胆囊静脉途径进入肝脏侵犯肝 S4b 和 S5，通过肝十二指肠韧带淋巴结经肝门途径沿淋巴管道和 Glisson 系统转移至肝脏。对于 T3N0 期肝床受累 <2cm 的胆囊癌，其侵犯肝脏仅有前 2 条途径而无肝十二指肠韧带淋巴结转移，行肝 S4b + S5 切除术即可达到 R0 切除；对于肝床受累 >2cm、肿瘤位于胆囊颈部、侵犯胆囊三角或合并肝十二指肠韧带淋巴结转移者（T3N1 期），提示癌细胞沿淋巴管道或 Glisson 系统转移至整个右半肝，需行右半肝或右三肝切除术。

⑤T4 期：胆囊癌侵犯门静脉主干或肝动脉，或 2 个以上的肝外脏器或组织。有研究结果表明，T4 期胆囊癌行扩大根治术，切除率为 65.8%，手术组患者 5 年生存率为 13.7%，其中联合肝胰十二指肠切除术后 5 年生存率为 17%，联合门静脉切除重建者 1、3、5 年生存率分别为 48%、29% 和 6%；非手术组患者 5 年生存率为 0，手术组预后明显优于非手术组（$P<0.05$）。因此，对 T4N0~1M0 期胆囊癌患者行联合脏器切除的扩大根治术仍可能达到 R0 切除，能改善患者预后。

（2）淋巴结清扫范围：淋巴结受累的几率和 T 分期有关，T1b、T2 和 T3 期患者淋巴结受累发生率分别为 12%、31% 和 45%。一项 2009 年的 SEER 研究表明，在 T1b 期和 T2 期患者中，与单纯根治术相比，淋巴结清扫术联合根治术能改善生存。

淋巴结清扫范围应根据淋巴结受累的路径进行确定，术中可根据 13a 组和 16 组淋巴结活组织检查结果，选择行肝十二指肠带淋巴结（12 组、8 组）清扫术或扩大淋巴结（12 组、8 组、9 组、13 组）清扫术。

①Tis 期或 T1a 期胆囊癌无需行区域淋巴结清扫。

②T1b 期胆囊癌淋巴结转移首先累及胆囊三角淋巴结及沿胆总管分布的淋巴结，淋巴结转移率为 15.7%，淋巴管浸润率为 18%，故需行淋巴结清扫。T1b 期胆囊癌有可能出现胰头后上方（13a 组）淋巴结转移。因此，术中常规行 13a 组淋巴结活组织检查，13a 组淋巴结活组织检查结果为阴性，行肝十二指肠韧带（12 组）和肝动脉（8 组）淋巴结清扫；13a 组淋巴结活组织检查结果为阳性，行扩大淋巴结清扫，包括肝十二指肠韧带（12 组）、肝动脉（8 组）、胰头周围（13 组）和腹腔干周围（9 组）淋巴结。

③T2 期胆囊癌淋巴结转移率高达 46%，比较淋巴结清扫组和未清扫组患者 5 年生存率分别为 50% 和 10%（$P<0.05$），差异有统计学意义，故需行淋巴结清扫。术中根据 13a 组淋巴结活组织检查结果决定是否行扩大淋巴结清扫术。

④T3 期胆囊癌，胆总管周围淋巴结转移率为 54%、胆囊管周围淋巴结转移率为 38%、第二站淋巴结转移率为 19%～29%、更远处的淋巴结转移率 <5%。淋巴结检查阴性者术后 5 年生存率高达 80%，淋巴结检查阳性者 5 年生存率仅为 34%。故多数学者主张行扩大淋巴结清扫，而 16 组淋巴结阳性患者行扩大根治性手术，其中位生存时间无明显延长，因此，16 组淋巴结阳性视为远处转移（M1 期），失去根治意义，不建议行手术治疗。

⑤T4 期胆囊癌，如术中 16 组淋巴结活组织检查结果为阳性，视为远处转移（M1 期），不行手术治疗；若检查结果为阴性，且无远处转移者，行胆囊癌扩大根治术仍有望达到 R0 切除，改善患者预后。因此，可根据患者情况行扩大淋巴结清扫术。

（3）肝外胆管处理：术中根据胆囊管切缘活组织检查结果，阳性需联合肝外胆管切除，范围从胰头后上方至第一肝门部，行胆管空肠 RouxenY 吻合。

Tis 期或 T1a 期胆囊癌，单纯胆囊切除即可达 R0 切除。T1b 期胆囊癌，胆囊管切缘活组织检查结果为阴性，无需切除肝外胆管；活组织检查结果为阳性，需行联合肝外胆管切除术。

有研究结果表明，T2 期胆囊癌患者行肝外胆管切除术后 5 年生存率为 100%，而未切除肝外胆管患者仅为 60%，差异有统计学意义，建议切除肝外胆管；而另一研究结果则表明，胆囊管切缘阴性者，行肝外胆管切除与未行肝外胆管切除患者 5 年生存率比较，差异无统计学意义（72% vs. 81%，$P>0.05$），因此，基于大样本研究结果，不建议常规行肝外胆管切除术。

T3 期胆囊癌，胆囊管未受侵犯时，行肝外胆管切除与未行肝外胆管切除的 5 年生存率比较，差异无统计学意义（62% vs. 46%，$P>0.05$），而常规行肝外胆管切除，会增加手术创伤、术后并发症的风险。因此，基于大样本研究结果，不建议对 T3 期胆囊癌患者行常规肝外胆管切除术，建议术中行胆囊管切缘活组织检查。

T4 期胆囊癌，对于无远处转移（T4N0～1M0 期）的胆囊癌，行胆囊癌扩大根治术仍有望达到 R0 切除，改善预后，可根据患者情况行联合肝外胆管切除术。

（4）联合脏器切除及血管重建：T3 期和 T4N0～1M0 期合并邻近脏器转移的胆囊癌，可行联合受侵犯脏器切除的扩大根治术。T3 期胆囊癌合并邻近 1 个脏器转移，可行联合脏器的扩大根治术。

T4 期胆囊癌中，T4N0～1M0 期患者行根治性手术，术后 5 年生存率明显优于非手术组患者。因而 T4N0～1M0 期胆囊癌患者行联合脏器切除的扩大根治术仍可能达到 R0 切除，能改善患者预后。可选择的手术方式包括联合肝外胆管切除的胆囊癌根治术、联合肝胰十二指肠切除的胆囊癌根治术、联合右半肝或右三肝切除的胆囊癌根治术、联合门静脉切除重建的胆囊癌根治术、联合右半结肠切除的胆囊癌根治术等。

（5）胆囊管癌的外科处理：胆囊管癌是指肿瘤中心位于胆囊管的恶性肿瘤，胆囊管肌层由较薄的肌纤维组成，且肝十二指肠韧带由疏松的纤维组织、淋巴管及神经纤维构成，胆囊管癌易经肝十二指肠韧带侵犯胰头、主动脉旁淋巴结组织及肝脏 Glisson 鞘。有研究表明，胆囊管癌对周围神经、淋巴结（管）、血管的侵犯比率明显高于胆囊底和胆囊体部癌，胆囊管癌患者的 3、5 年生存率明显低于胆囊底和胆囊体部癌。因此，建议胆囊管癌要比同期胆囊癌手术范围大。

Tis 期或 T1a 期胆囊管癌单纯胆囊切除即可达 R0 切除，T1b 期胆囊管癌存在十二指肠韧带淋巴管和神经纤维侵犯的可能，且因胆囊管的部分静脉回流由胆囊静脉回流入肝，为达 R0 切除，T1b 期需行胆囊连同肝楔形整块切除 + 肝外胆管切除 + 淋巴结清扫术。

淋巴结清扫范围依据淋巴结活检结果而定。≥T2 期胆囊管癌极易侵犯十二指肠韧带内淋巴管及神经纤维 Glisson 系统发生肝内转移，故需行右半肝或右三叶切除 + 肝外胆管切除 + 淋巴结清扫术。

（6）隐匿性胆囊癌的外科处理：隐匿性胆囊癌是指术前临床诊断为胆囊良性疾病而行胆囊切除

术，在术中或术后经病理学检查确诊为胆囊癌，又称为意外胆囊癌。隐匿性胆囊癌多为 T1、T2 期胆囊癌。对于 Tis 期或 T1a 期隐匿性胆囊癌，若术中胆囊完整切除，无破溃，无胆汁溢出，且胆囊置入标本袋内取出者，单纯行完整的胆囊切除术已达根治目的，无需行二次手术，否则需再次手术处理可能形成的转移灶，不推荐常规行经 Trocar 窦道切除。

（7）胆囊癌腹腔镜手术：Tis 期或 T1a 期胆囊癌侵犯胆囊黏膜固有层，多为意外胆囊癌，由术后病理学检查证实。目前研究结果证实，Tis 期或 T1a 期胆囊癌手术过程中，若胆囊无破溃、切缘阴性，无论是腹腔镜切除或开腹切除，术后 5 年生存率均达 100%。

对于 T1b 期或 T2 期胆囊癌，仍存在较大争议。研究结果表明，胆囊癌腹腔镜手术易引起胆囊破溃、胆汁泄漏以及烟囱效应等，均可增加穿刺孔转移以及腹膜播散的几率。近年来，有 T1b 期或 T2 期胆囊癌腹腔镜手术的文献报道，但大多数为回顾性研究，研究标准不统一，证据级别低，其安全性及可行性尚需进一步研究。因此，对于此期胆囊癌，腹腔镜手术仅可作为探索性研究，且仅限于具备以下条件的专业医疗中心进行：可取得足够的门静脉旁及主动脉、腔静脉旁淋巴结样本，肝脏、胆管切缘阴性，可在腹腔镜下行肝总管或胆总管切除及重建，术中可确定病理学分期。

（8）胆囊癌合并阻塞性黄疸的外科处理：胆囊癌合并黄疸者常需联合肝切除才能达到根治目的，而此类手术死亡率高达 10%，其主要死亡原因为肝衰竭。故对于黄疸时间长伴有显著肝损害或伴有胆管炎，或营养不良，或血清胆红素 >200μml/L 且需要作大范围肝切除（切除肝体积 >60%）的患者，应予术前胆道置管引流以改善肝脏功能。

### （六）胆囊癌非手术治疗原则

（1）辅助化疗：因为缺乏Ⅰ级证据（Ⅲ期随机对照试验），有关辅助治疗的指南推荐意见是基于回顾性研究数据和专家意见。通过回顾 SEER 数据库，研究者发现，辅助化放疗可提高局部进展期肿瘤患者（淋巴结或肝转移）的生存。

一项日本Ⅲ期随机对照试验证明，辅助 5－FU 和丝裂霉素（MMC）化疗能改善 GBC 患者生存。最近，一项辅助治疗胆系肿瘤的荟萃分析发现，与单纯手术相比，辅助治疗并未显著改善胆系肿瘤患者（其中绝大多数患者为 GBC）的生存。然而，在亚组分析中，作者发现，伴有淋巴结转移或行 R1 切除术的患者从辅助化放疗或化疗中获益最多。但回顾性数据是有限的，因多数被纳入研究的患者并未行扩大手术，故根治术后辅助治疗对于 T1b～T2 期患者的真正获益仍不确定。

梅奥诊所完成的一项回顾性研究表明，多数患者行扩大根治术后辅助化放疗能显著改善生存。因此，Ⅱ期或更晚期的 GBC 患者应行术后辅助治疗。化疗包括吉西他滨、氟尿嘧啶类药物或以吉西他滨为基础的联合化疗。总的来说，辅助治疗可改善高危病理特征患者（T3～T4、N1～2、切缘阳性）的生存。

对于淋巴结阳性和切缘阴性的患者，目前缺乏充足证据以选择辅助性化放疗。SEER 数据支持辅助化放疗优于单独化疗，但其并未充分记录化疗的相关数据。此外，该数据库所纳入的患者多数未接受最佳手术方案，因此切缘阴性的根治术后辅助化疗的优势尚不明确。在无证据的情况下，若再分期确定无远处转移，许多学者将给予淋巴结转移，切缘阴性的患者实施辅助化疗，然后巩固化放疗。辅助化放疗可用于 R1/R2 切缘的患者。

（2）新辅助治疗：新辅助治疗在局限性 GBC 患者中的作用仍需探索。一项智利的小样本研究发现，新辅助治疗并无优势。然而，这项研究完成时，以吉西他滨为主的联合治疗 GBC 方案尚未被推荐。此外，在非手术分期的患者中，区域性放疗的意义并不理想，这是因为许多患者存在腹膜或淋巴结转移，已超出照射区。鉴于当前缺乏相关数据、本病的侵袭性及根治手术的并发症，临床试验最好能去探索新辅助治疗 T3/T4/N1 期患者的价值。晚期胆管癌－02 试验已证明，吉西他滨和顺铂的化疗方案能使 80% 患者的疾病得到控制，因此这是新辅助治疗的最佳方案。

（3）局部进展期和无法手术切除的 GBC 患者的治疗。

局部进展期和无法手术切除的 GBC 患者的预后很差，胆道梗阻、疼痛、恶病质和感染可能会导致死亡。在这些患者中，主要的姑息疗法包括经皮或内镜植入支架进行胆道引流、营养支持、镇痛和胃轻瘫的治疗。

全身药物治疗仍是主要的方法，吉西他滨联合顺铂化疗适用于全身状态较好的患者（ECOG－PS 评分 0～1 分），吉西他滨单药化疗适用于 ECOG 评分为 2 分的患者。在晚期胆管癌－02 试验中，晚期 GBC 患者显著获益于吉西他滨联合顺铂方案，替代方案包括吉西他滨联合卡培他滨。

（4）靶向治疗：靶向治疗晚期 GBC 是很有前景的。目前，基因组测序研究已确定了许多基因突变位点，可成为靶向治疗的潜在目标，包括 erBb－2 扩增、PI3K 家族基因突变或扩增、FGFR 突变或融合和染色质调节基因的畸变。表皮生长因子受体抑制剂（如厄洛替尼和西妥昔单抗）已用于 GBC 的Ⅱ期试验，并取得了较好的临床效果。

## 四、肝门部胆管癌

肝门部胆管癌是一种罕见的恶性肿瘤，在北美大约每年有 7 000 例患者确诊，其发病率在过去的 30 年保持稳定。在胆管癌中，肝门部胆管癌是最常见的类型。

已知的危险因素有原发性硬化性胆管炎、肝吸虫感染（华支睾吸虫和泰国肝吸虫）及肝胆管结石，但是大多为散发病例，且没有一个明显的刺激因素。

患者的典型表现为精神萎靡、乏力和黄疸，通常提示局部进展或转移。大约 90% 的患者表现为胆系症状，最常见的为无痛黄疸。10% 的患者伴有胆管炎。由于该疾病在进展期才出现临床症状，加上缺乏系统的全身治疗手段导致其生存率很低，大多数确诊的患者存活时间 <1 年。

### （一）初步评估

术前评估的目的在于排除那些良性原因造成的肝门部胆管梗阻，以确定可以从手术治疗中获益的疾病早期患者，并对进展期患者提供姑息胆管引流及系统治疗以使他们保持良好的生理状态。

病理学将肝外胆管腺癌分为 3 个亚型，即硬化型（>70%）、结节型（20%）及乳头型（5%～10%）。大多数肝门部胆管癌为黏液腺癌伴有结节或硬化样生长模式，并在疾病早期浸润胆管周围丰富的淋巴丛。随着病程进展，肝门 vhu 病变可局部进展形成肿块，累及肝门不血管结构。表现为乳头模式生长的患者较少见，多倾向于胆管内生长，预后相对较好。

· 实验室和影像学评估

在没有胆管炎表现的情况下，黄疸患者的处理通常从实验室与影像学检查开始。糖类抗原 CA19－9 的水平在高胆红素血症的条件下可能不够准确，但在胆道减压后可以作为评估的指标。此外，约 10% 的患者为路易斯抗原无产物型，不分泌 CA19－9。免疫球蛋白 IGG4 升高可能提示嗜酸性细胞性胆道疾病（淋巴浆细胞性胆道疾病）。

超声下表现为肝内胆管扩张伴远端胆管及胆囊空虚，并可以区分梗阻的位置是肝总管还是肝门。在置入胆道支架之前应用高分辨断层影像学设备是唯一重要且精确的诊断方法，如高分辨 CT、磁共振成像（MRI）或磁共振胰胆管造影（MRCP）。在胆道支架置入术后，这两种方式的诊断和分期的精确度会大大降低。

传统 CT 肿瘤检出率为 60%～69%，决定可切除性的准确度为 44%～80%。据此，传统 CT 在诊断肝门部胆管癌上存在局限性，其主要目的是评估肝外胆道受累的范围与程度。但高分辨 CT 可准确地反映出肝门部胆管癌的可切除性，这有助于避免非治疗性的剖腹探查。推荐的检查技术是螺旋高分辨 CT，通过静脉弹丸式注射造影剂，提供动脉和门脉期的影像。断层厚度一般为 2.5mm，影像学解读应专注于肿瘤的位置以及胆道的受累范围（Bismuth－Corlette 分型），肝动脉、门静脉、腹膜和相邻结构有无受累及程度和肝内的转移病灶。

MRI 与 MRCP 的优势在于更清晰地描绘肿瘤向肝内胆管的浸润程度，且 MRI 更高的诊断特异性可以更好地诊断造成肝门梗阻的非恶性疾病。MRI 的主要缺陷是缺乏对于血管受累与可切除性判断的准确性，另一个缺陷是完成 MRI 检查相对复杂，需要患者的高度配合，如一些动作和呼吸配合才能获得理想的图像，此外尽管弥散加权成像可以弥补 MRI 的部分不足，但还是相对缺乏肝外疾病信息的获取能力，如局部淋巴肿大、腹膜转移和远隔转移。很好的联合应用 MRI 与 CT，肿瘤可切除性的预测准确度可以超过 75%。

肝门部胆管癌对氟脱氧葡萄糖（FDG）不敏感，导致正电子发射断层成像（PET）诊断由胆管癌引起的肝门部胆道梗阻的敏感性降低。对于确诊病例，PET 评估局部及远隔病灶情况的敏感性较高，但很少可以增加从其他检查中获取的信息。一些研究表明，PET 的结果可以改变一小部分肝门部胆管癌患者的治疗方案，但是当缺乏其他疑似检查结果或无不明原因的 CA19－9 升高时，这种情况极少发生。

胆道内镜检查，肝门部胆管癌最典型的表现为黄疸，许多患者在术前要进行胆道引流。当怀疑由于良性原因（如 Mirizzi 综合征、嗜酸细胞性胆道疾病、肝内胆管结石、肝吸虫等）造成肝门部胆管梗阻的情况下，需在手术切除或肝移植前进行病理确认，但大多数患者在化疗及放疗前都需要病理确认。当新辅助治疗可行时，对于怀疑局部淋巴肿大的患者应该考虑行超声内镜（endoscopic ultrasonography，EUS）或腹腔镜细针穿刺（fine needle aspiration，FNA）活组织检查。对于拟行肝移植的患者不建议行经皮或腹腔镜活组织检查，以防止癌肿扩散。一项结合新辅助放化疗及后续肝移植的研究表明，那些少数接受经腹膜 FNA 确诊为腺癌的患者在手术时出现了极高的腹膜种植转移的情况。

在胆道支架置入过程中，可以尝试应用毛刷活组织检查帮助确诊。由于肿物的纤维特性，大约 40% 的肝门部胆管癌患者胆道冲洗或毛刷活组织检查结果为阳性。用荧光原位杂交（fluorescent in sit hybridization，FISH）染色标记 3、7 和 17 号染色体的中央区，可以提高毛刷活组织检查的敏感性。

三倍体和四倍体并不是恶性的确定标准，多倍体诊断恶性的敏感度为 50%，特异度 >95%。值得注意的是，通过临床评估但未应用 FISH 也可以准确地预测出 90% 的恶性患者。当评估为肝门部胆管癌而进行切除手术时，大约 10% 的病例为良性原因造成的胆管梗阻。

· 分期与分型

Bismuth 和 Corlette 在 1975 年对肝门部胆管癌进行了分型，这个初步的分型着重于肝总管、汇合部、左右肝管被肿瘤浸润的程度，该描述与手术需要将肿物完全切除并保持胆系连续性的原则保持一致。随后，Jarnagin 等结合血管受累、导致肝叶萎缩以及二级胆管蒂受累进行进一步分类。这一系统为确定肝门肿物的可切除性提供了有利的框架，但仅描述了原发性肝门部肿物的特点。

梅奥诊所分类系统包括了诸如原发肿物的大小、多灶性、淋巴结或区域外转移等因素，以及黄疸及患者的一般状态等临床表现。最终美国癌症联合委员会（American Joint Coommission Cancer，AJCC）制订了肝门部胆管癌的 TNM 分期。

对于疑似肝门部胆管癌患者的诊断和分期至少应该包括 CA19－9 的水平以及胸部、腹部和盆腔的高质量断层成像（最好在胆管支架置入之前评估）。如果已排除良性原因造成梗阻的可能，且完整的分期评估已经完成，那么无需在尝试切除或肝移植前进行病理确认。由于极高的癌肿扩散率，不推荐为准备行肝移植的患者行原发肿物经皮或腹腔镜活组织检查。FDG－PET 检查对于肝门部胆管癌患者分期评估的敏感度和特异度较欠缺。

**（二）外科治疗**

（1）可切除性的定义：尽管很多患者表现为不可切除的癌肿，但对于适合手术的患者，切除受累的肝内外胆管、相关的肝叶及尾状叶是标准的术式。接受手术切除患者的 5 年生存率为 25%～50%，肿瘤局部复发转移是影响患者长期生存的主要原因。

生存率与肿瘤切缘的状态密切相关。切缘阴性（R0）患者的平均生存时间为 27～58 个月，5 年生存率为 27%～45%。显微镜检或大体标本切缘阳性的患者平均生存时间为 12～21 个月，5 年生存率为

0～23%。

是否满足胆道重建和保留足够肝实质的要求是决定肿瘤可否切除的基本标准。侵入肝脏且无法保留胆道连续性的肿瘤为不可切除，预计残肝组织萎缩的患者因肝实质不足为无法切除。根据这些原则，符合以下标准的非转移肝门部胆管癌不可切除：双侧肝段胆管浸润、单侧肝萎缩伴对侧肝段或血管浸润、单侧肝段浸润伴对侧血管浸润。

一些研究表明对于 Bismuth 和 Corlette Ⅲ和Ⅳ型患者行尾状叶切除可以提高切缘阴性率和生存率。尽管一些学者提出对于门静脉主干受累的患者联合门静脉切除与重建结果可观，但是这种手术只能在最有经验的中心进行，并且需要肝胆外科与血管外科专家联合进行手术。

血管切除不应该作为肝门部胆管癌手术的常规项目，术中确认血管受浸后方能做出门静脉切除的决定。在手术探查中，约有 20%～50% 的肿物为不可切除。随着现代影像学技术的发展，肿瘤的可切除性会继续呈下降趋势。70%～80% 行切除手术的患者可以达到 R0 切除。

总之，尽管肝门部胆管癌的可切除性标准已十分完善，完整的术前评估仍不能消除非治疗性开腹探查与阳性切缘的风险。

（2）术前准备：为了降低术后出现不良事件的风险，制订提高患者手术条件的策略十分重要。门静脉栓塞（portal vain embolization，PVE）的风险较小，且可以增加残肝（future liver remnant，FLR）体积，诱导肝叶肥大。2008 年的一项 Meta 分析回顾了 37 篇涉及 1 140 例肝大部切除术前行 PVE 的患者信息，发现 FLR 平均增加了 8%～27%，死亡率为 0，且并发症发病率 < 3%。如果 PVE 后 FLR ≤ 20% 或肥大程度 ≤5%，则说明进行肝切除有高风险或禁忌。Ⅳ段 PVE 可以促进Ⅱ和Ⅲ段肝实质增生。如果 FLR 胆管扩张，应该在 PVE 前行胆道引流。黄疸患者术前是否需要常规胆道减压及减压的方式引起广泛争论。支持者认为减黄最大的好处是可以改善肝功能，这可能减少术后肝功能不全以及肝衰竭的发生风险，然而反对者认为这增加了感染的风险，癌肿可能沿皮下胆管种植转移，导致治疗延迟，并且关于术前胆道减压的有效性的研究较缺乏。

目前一致认为，术前胆道减压适用于有胆管炎、术前行抗肿瘤治疗、高胆红素血症引起的营养不良、肝肾功能不全，以及进行 PVE 的患者。尽管一些学者主张对于状态良好且不伴有胆管炎的患者无需胆道减压，但是，另外一些来自亚洲的学者主张，考虑到胆管炎与预后结局的关系，无论胆红素水平如何，术前胆道减压应为必需的治疗选择。一些机构建议术前胆道减压需将术前 TBil 降到 < 2～3mg/dL，然而也有其他学者认为对于胆管炎不重及营养状态适宜的患者可直接行切除手术无需胆道减压。

当获取了高质量的增强断层影像学图像，仍然怀疑为胆管癌时，可以通过经皮肝穿刺胆道造影（percutaneous transhepatic cholangiopraphy，PTC）或经内镜逆行胰胆管造影（endoscopic retrograde cholangio－pancreatography，ERCP）进行胆道减压。PTC 除了可以减小操作风险与再干预的风险之外，还可以更清晰地描绘出胆管肿瘤侵入肝内的边界，帮助计划切除的范围。此外，该技术的成功率及第一次尝试到达到满意的胆红素水平的时间，要少于 ERCP（44d vs. 61d）。与此同时，进行了内镜下胆道引流的患者超过一半后期需要再行 PTC 来达到预期的疗效。而且，复杂的肿物可能对于胆管内引流反应不明显，特别是准备手术切除的患者，耐用的经皮导管引流才是更好的选择。

尽管一些学者承认内镜鼻胆管引流减小了患者的舒适度，但提高了引流的耐用度，与胆管内支架相比减少了胆管炎的发生。

（3）肝移植：尽管单纯肝移植对于肝门部胆管癌的患者效果不佳，但结合新辅助放化疗为不可切除的肝门部胆管癌患者提供了有前景的治疗选择方式。对严格筛选出的患者的相关研究取得了令人满意的效果，不可切除患者的 5 年无复发生存率为 65%～70%。疾病进展及复发的危险因素已经被认定，这项多手段的治疗在许多治疗中心得以应用。

可以考虑行肝移植的情况，包括胆管腔内毛刷或活组织检查阳性或强烈怀疑阳性。影像学恶性表现，无急性胆管炎情况下 CA19－9 > 100U/mL 或 FISH 染色呈多倍体。断层 CT 提示明确的肿物。伴有转移的患者，有腹部放疗史以及尝试过外科手术切除而破坏肿瘤平面或存在其他不适合移植的情况应被排除在外。尽管肿瘤的辐射直径通常 >3cm，但是血管包绕、肿物沿胆管延伸不是肝移植的禁忌证。值得注意的是，不需要对组织诊断进行病理确认。

### （三）新辅助治疗

新辅助治疗包括总计 4500cGy（2 次/d，共 3 周，每次 150cGy，共 30 次）的外照射（external beam radiotherapy，EBRT）联合 5 – 氟尿嘧啶的持续注入。经导管导入$^{192}$铱粒子进行放射性粒子置入治疗。

近期，治疗策略从原来的总量为 2000cGy，24h 低剂量粒子置入治疗调整为 1200 ~ 1600cGy，2 ~ 4 次的高剂量粒子置入治疗。1500cGy，2 次/d，共 1 周的 10 次 EBRT 方案也是可以接受的。患者在肝移植前每 3 周需按 2000mg/m$^2$体表面积在 2 周内分 2 次口服卡培他滨。探查手术包括肝动脉、胆管周围淋巴结及任何疑似病变的活组织检查建议在接近移植手术时进行。移植供体可来源于死者或活体同种供者。

肝移植的适应证与依据对于原发性硬化性胆管炎（primary sclerosing cholangitis，PSC）、无 PSC 背景的新发肝门部胆管癌、非酒精性脂肪性肝炎或者 HCV 感染的患者是不同的。伴有 PSC 的患者特点为肝内多灶性病变及弥漫性的胆管周围纤维化，由于胆管病变的多灶性不适合行切除术。意外诊断胆管癌且合并 PSC 的患者行肝移植的结果不佳，3 年生存率 <40%。当结合移植前放化疗后，胆管癌合并 PSC 的患者 5 年生存率为 55%~65%。不可切除的新发肝门部胆管癌患者的生存率较 PSC 下降，5 年生存率为 35%~55%。对于这些患者，尽管存在治疗时间延长及高复发的风险，新辅助治疗后的肝移植成为了唯一的治疗手段。

对于可切除的肝门部胆管癌，肝移植的作用仍无明确的说法。就像所讨论的一样，切缘阴性的患者与新辅助序贯肝移植治疗的患者的 5 年生存率相似。手术切除的主要障碍是切除时切缘状态的不确定性，以及较高的手术探查中发现不可切除的几率。肝移植的主要障碍为移植前较高的诱导治疗退出率及长期的免疫抑制治疗。当前，由于移植供体缺乏及移植优势的不确定性，手术切除仍是肝门部胆管癌患者的标准治疗手段，尽管很多患者表现为不可切除的肿物，R0 切除 5 年生存率为 35% ~ 50%。对于无法切除的患者，新辅助放化疗序贯肝移植有着较高的 5 年无复发生存率。

### （四）辅助治疗

肝门部胆管癌切除术后复发的模式在制订恰当的辅助治疗方案中扮演重要的角色。肝门部胆管癌切除后局部复发率（59%）较胆囊癌（15%）高。根据这一肿瘤复发模式及有限的回顾性研究结果，放化疗可能会减少高复发风险患者的复发率。

一些采用多变量分析方法的研究结果表明，接受术后辅助放化疗患者的总生存率有所提高。近期一项来自日本的非随机研究对肝门部胆管癌手术切除后的结果进行了报道，2/3 的患者接受了辅助放疗（术中照射或外照射或两者都做），局部复发控制率明显优于单纯切除组的患者（80% vs. 31%）。5 年生存率在联合放疗组也优于单纯切除组（39% vs. 14%）。

一项回顾性研究报道，对切缘阳性或淋巴结阳性的患者行术后放化疗，与没有高复发风险只接受手术的患者相比，有着相同的局部复发率（38% vs. 37%）和 5 年生存率（36% vs. 42%）。韩国的研究也报道了类似的结果，手术后接受放疗的患者，5 年生存率达 31%。根据肿瘤有无残余对患者 5 年生存率进行研究，结果显示手术切缘在显微镜下为阴性时，5 年生存率为 36%，显微镜下切缘阳性时，为 35%，肉眼可见肿瘤残余时生存率为 0。

另一项研究分析了肝门部胆管癌术后放化疗的患者数据，认为放化疗并不改善治疗结果，但是这项报道时间久远，患者数量十分有限，并且接受放化疗的患者大多数有肝动脉的浸润。

西南癌症联合会（Southwest Oncolgy Group）0809 试验是一项单臂的Ⅱ期临床试验，旨在观察胆管癌和胆囊癌切除术后化疗的作用，80 例患者在放化疗（54 ~ 59.4Gy，29 ~ 33 次）后接受 4 个周期

（12周）的吉西他滨和卡培他滨治疗，结果还未公布。

### （五）局部进展不可切除且不适合移植患者的治疗

对于局部进展不可切除且不适合移植的患者，联合或不联合腔内近距离放射治疗有着相似的结果，平均生存率为10.7～14.6个月。有报道指出，腔内近距离放射治疗伴放化疗可获得长期生存。一项小样本的随机对照研究对使用经皮支架联合腔内近距离放射治疗配合体外放射治疗，与只进行支架患者的生存进行了比较，结果显示联合放化疗组平均生存期明显延长（12.9个月 vs. 9.9个月）。鉴于复发性胆管炎的高病死率与发病率，胆道引流的精细优化对于改善那些无法治愈患者的生存十分重要。

### （六）局部复发或转移患者的治疗

肝门部胆管癌切除失败最常见的情况就是局部复发。对于复发病灶很少考虑切除，因为这种情况常常伴有影像学下的转移，而使用放化疗受空肠重建的影响较大，对于空肠袢的放疗毒性也限制了放射治疗的应用。此外，对于这种情况辅助化疗之后再放疗并不是一种安全的选择。

对于局部复发患者行化疗或联合放化疗的疗效比较，前瞻性研究数据有限。最适宜的方法是依据下述原则为转移的患者制订合理的全身系统化疗方案。

支持吉西他滨单独或联合其他药物应用的最初证据来自于一些Ⅱ期试验。结果表明获得了较理想疗效并促进了进展期胆管癌（ABC）－01号Ⅱ期试验的启动，并基于Ⅱ期试验令人鼓舞的结果过渡到Ⅲ期ABC－02试验。2010年，ABC－02试验发表了吉西他滨单药或联合顺铂治疗局部进展或转移胆管癌的结果。该试验纳入410例肝内外胆管癌、胆囊癌或壶腹癌的患者，随机分为吉西他滨联合顺铂或吉西他滨单药组，联合组患者平均生存期明显高于单药组（11.7个月 vs. 8.1个月），此外，疾病无进展生存和肿瘤控制率在联合组也优于单药组。

法国胆道肿瘤协会（The French Biliary Cancer）进行了应用表皮生长因子受体抑制剂（西妥昔单抗）、吉西他滨和奥沙利铂的BINGO随机试验。101例肝内外胆管癌、胆囊癌或壶腹癌的患者被随机分入吉西他滨联合奥沙利铂组或再联合西妥昔单抗组。研究结果表明，加入西妥昔单抗未发现任何获益。最大的关于系统化疗治疗晚期胆道肿瘤的研究纳入了不同组织来源的肿瘤，ABC－02试验为这些患者制订有效的化疗方案提供了最好的证据，推荐对于转移的肝门部胆管癌患者进行顺铂联合吉西他滨化疗方案。

（梁　民）

## 第四节　胰腺癌

### 一、分期

表1　AJCC，2010年第7版

| 定义 | | 分期 | |
|---|---|---|---|
| T | 原发肿瘤 | 0期 | Tis　N0　M0 |
| Tx | 原发肿瘤不能评估 | IA期 | T1　N0　M0 |
| T0 | 无原发肿瘤证据 | IB期 | T2　N0　M0 |
| Tis | 原位癌 | ⅡA期 | T3　N0　M0 |
| T1 | 肿瘤局限于胰腺，肿瘤最大径≤2cm | ⅡB期 | T1　N1　M0；T2　N1　M0；T3　N1　M0 |
| T2 | 肿瘤局限于胰腺，肿瘤最大径＞2cm | Ⅲ期 | T4 任何N　M0 |
| T3 | 肿瘤超出胰腺，但没有侵犯到腹腔干或肠系膜上动脉 | Ⅳ期 | 任何T　任何N　M1 |

续表

<table>
<tr><th colspan="2">定义</th><th>分期</th></tr>
<tr><td>T4</td><td colspan="2">肿瘤侵犯到腹腔干或肠系膜上动脉（不能切除原发肿瘤）</td></tr>
<tr><td>N</td><td colspan="2">区域淋巴结</td></tr>
<tr><td>Nx</td><td colspan="2">区域淋巴结无法评估</td></tr>
<tr><td>N0</td><td colspan="2">无区域淋巴结转移</td></tr>
<tr><td>N1</td><td colspan="2">有区域淋巴结转移</td></tr>
<tr><td>M</td><td colspan="2">远处转移</td></tr>
<tr><td>M0</td><td colspan="2">没有远处转移</td></tr>
<tr><td>M1</td><td colspan="2">有远处转移</td></tr>
</table>

## 二、临床表现与检查

表 2 临床怀疑胰腺癌或存在胰管和/或胆管扩张（狭窄）

<table>
<tr><th colspan="3">临床表现</th><th colspan="3">检查</th></tr>
<tr><td rowspan="4">临床怀疑胰腺癌或存在胰管和/或胆管扩张（狭窄）</td><td rowspan="4">胰腺 CT</td><td rowspan="2">影像学发现胰腺肿块</td><td>无转移</td><td>· 多学科评估<br>· 考虑超声内镜（EUS）<br>· 肝功能检查<br>· 胸部影像学检查</td><td>考虑手术</td></tr>
<tr><td>有转移</td><td>· 活检明确转移部位</td><td>见转移性病变</td></tr>
<tr><td rowspan="2">影像学没有发现胰腺肿块</td><td>无转移</td><td>· 肝功能检查<br>· 胸部影像学检查<br>· EUC<br>· 临床有指征可选择磁共振胰胆管造影（MRCP）或经内镜逆行胰胆管造影（ERCP）</td><td>如果检查结果仍考虑胰腺肿瘤，建议外科会诊</td></tr>
<tr><td>有转移</td><td>· 活检明确转移部位<br>· EUC</td><td>见转移性病变</td></tr>
</table>

表 3 体格检查和影像学检查无转移提示

<table>
<tr><th colspan="2">临床表现</th><th colspan="3">检查</th></tr>
<tr><td rowspan="3">体格检查和影像学检查无转移提示</td><td>无黄疸</td><td>术前 CA19－9 检测</td><td rowspan="3">评估</td><td>可切除</td></tr>
<tr><td rowspan="2">有黄疸</td><td>胆管炎症状或有发热→短的、自体膨胀的金属支架并给予抗生素→术前 CA19－9 检查（3 类）</td><td>交界性切除</td></tr>
<tr><td>无胆管炎和发热→术前 CA19－9 检查（3 类）</td><td>局部进展、不可切除、无转移</td></tr>
</table>

注：CA19－9 升高并不一定意味着癌或疾病进展，因为 CA19－9 升高也可见于胆道感染或梗阻。

表 4 可手术切除者的检查、治疗

<table>
<tr><th></th><th colspan="2">检查</th><th colspan="3">治疗</th></tr>
<tr><td rowspan="3">可切除</td><td rowspan="3">在临床高危患者或有临床适应证者可考虑腹腔镜分期</td><td rowspan="3">剖腹探查</td><td colspan="3">手术切除→见辅助治疗与监测</td></tr>
<tr><td rowspan="2">手术不可切除→如果之前没有证实为胰腺癌，可活检证实</td><td>无黄疸</td><td>如果适合，可考虑胃空肠吻合术（2B 类预防性胃空肠吻合术）± 如果疼痛可考虑腹腔神经丛阻滞（如果无疼痛选择为 2B 类）</td></tr>
<tr><td>有黄疸</td><td>自体膨胀的金属支架或胆道旁路 ± 胃空肠吻合术（2B 类预防性胃空肠吻合术）± 如果疼痛可考虑腹腔神经丛阻滞（如果无疼痛选择为 2B 类）</td></tr>
</table>

注：（1）理想的多学科评估包括诊断影像科、介入内镜科、肿瘤科、放疗科、外科和病理科专家，如果有临床指征可行 EUS－细针穿刺（FNA）。

（2）有些患者，从技术上可以手术切除，但同时存在预后很差的因素（如 CA19－9 很高、原发肿瘤病灶很大、局部淋巴结很大、体质下降很明显，或严重疼痛），可考虑新辅助治疗（推荐临床试验），这部分患者需要活组织检查证实为腺癌。对于有胆道梗阻的患者，应给予胆道持续减压。目前推荐特殊的新辅助方案的证据很少，且关于化疗和化放疗的使用变异很大。可接受的方案包括 FOLFIRI－NOX 或吉西他滨＋白蛋白结合的紫杉醇，有时需要序贯化放疗。

表 5 交界性切除、无转移，计划新辅助治疗

<table>
<tr><th colspan="6">检查</th><th colspan="3">治疗</th></tr>
<tr><td rowspan="6">计划新辅助治疗</td><td rowspan="6">·活检：首选 EUS－FNA<br>·考虑腹腔镜分期，如果存在胆道梗阻，放置自体膨胀金属支架（最好用短的金属支架）</td><td rowspan="4">活检阳性</td><td rowspan="4">新辅助治疗</td><td rowspan="4">腹腔（尤其是胰腺）、盆腔和胸部影像学检查</td><td rowspan="3">如果以前没有做过可考虑腹腔镜分期</td><td colspan="3">手术切除→见辅助治疗与监测</td></tr>
<tr><td rowspan="2">手术不可切除</td><td>无黄疸</td><td>见局部进展、不可切除或转移性病变</td></tr>
<tr><td>有黄疸</td><td>自体膨胀的金属支架或胆道旁路 ± 胃空肠吻合术（2B 类预防性胃空肠吻合术）± 如果疼痛可考虑腹腔神经丛阻滞（如果无疼痛选择为 2B 类）</td></tr>
<tr><td colspan="4">疾病进展排除手术→见局部进展、不可切除或转移性病变</td></tr>
<tr><td colspan="2" rowspan="2">不能明确是癌</td><td colspan="2" rowspan="2">重复活检</td><td colspan="3">活检阳性→见新辅助治疗</td></tr>
<tr><td colspan="3">不能明确是癌（排除自身免疫性胰腺炎－AIP）→见计划切除</td></tr>
</table>

表 6 交界性切除、无转移，计划切除

<table>
<tr><th colspan="2">检查</th><th colspan="4">治疗</th></tr>
<tr><td rowspan="3">计划切除（2 类）</td><td rowspan="3">剖腹探查</td><td>手术切除</td><td colspan="3">见辅助治疗与监测</td></tr>
<tr><td rowspan="2">手术不可切除</td><td rowspan="2">可活检证实</td><td>无黄疸</td><td>如果适合，可考虑胃空肠吻合术（预防性胃空肠吻合术为 2B 类）± 如果疼痛可考虑腹腔神经丛阻滞（如果无疼痛选择为 2B 类）</td></tr>
<tr><td>有黄疸</td><td>自体膨胀的金属支架或胆道旁路 ± 胃空肠吻合术（预防性胃空肠吻合术为 2B 类）± 如果疼痛可考虑腹腔神经丛阻滞（如果无疼痛选择为 2B 类）</td></tr>
</table>

**表 7　术后辅助治疗**

<table>
<tr><th colspan="5">术后辅助治疗</th><th>监测</th></tr>
<tr><td rowspan="3">治疗前基线评估：CT 扫描，CA19－9</td><td>以前无新辅助治疗</td><td>无复发或转移证据</td><td colspan="2">优先考虑临床试验，或全身用吉西他滨或 5－氟尿嘧啶/亚叶酸钙或在化放疗前后持续输注 5－氟尿嘧啶（氟尿嘧啶或吉西他滨为基础的）或单纯化疗：<br>·吉西他滨（1 类）<br>·5－氟尿嘧啶/亚叶酸钙<br>·持续输注 5－氟尿嘧啶<br>·卡培他滨（2B 类）</td><td rowspan="3">每 3～6 个月 1 次，共 2 年，然后每年 1 次：<br>·通过病史和查体进行症状评估<br>·CA19－9 水平<br>·CT 扫描</td></tr>
<tr><td colspan="2">以前进行过新辅助治疗</td><td>无复发或转移证据</td><td>考虑其他治疗</td></tr>
<tr><td colspan="2">明确有转移</td><td colspan="2">见转移性病变</td></tr>
</table>

注：接受新辅助化放疗或化疗的患者在术后可能会接受其他化疗或多学科评估。对那些没有接受新辅助化疗和手术充分恢复后的患者应接受辅助治疗，治疗应开始于 12 周内。如果全身化疗早于化放疗，在每次治疗后应重新评价影像学并分期。

**表 8　局部进展，不可切除**

<table>
<tr><th colspan="3">检查</th><th colspan="3">治疗</th></tr>
<tr><td rowspan="6">局部进展，不可切除</td><td rowspan="3">如果之前没有活检应进行活检</td><td>明确是腺癌</td><td colspan="3">如果有黄疸，置入自体膨胀的金属支架</td></tr>
<tr><td>不能明确腺癌</td><td>如果有黄疸，置入自体膨胀的金属支架（最好是短的金属支架）</td><td>重复活检</td><td>明确是腺癌：见上述治疗；不能明确是腺癌：再活检；明确是其他癌</td></tr>
<tr><td colspan="4">明确是其他癌</td></tr>
<tr><td>体能状态</td><td colspan="2">处理</td><td colspan="2">二线治疗</td></tr>
<tr><td>好</td><td colspan="2">化疗：<br>·首选临床试验<br>·或 FOLFIRI－NOX<br>·或吉西他滨＋白蛋白结合紫杉醇<br>·或其他以吉西他滨为基础的联合化疗<br>·或卡培他滨，或持续输注氟尿嘧啶（2B 类）<br>·或奥沙利铂＋氟尿嘧啶（2B 类）<br>在选择性患者中进行化放疗（局部进展但没有全身转移），建议随后进行充分化疗</td><td>一般状态好</td><td>·首选临床试验<br>·或以前进行过以吉西他滨为基础化疗改选以氟尿嘧啶为基础的化疗<br>·或以前进行过以氟尿嘧啶为基础化疗改选以吉西他滨为基础的化疗<br>·如果以前没有进行过化放疗或原发病灶是唯一进展病灶时进行化放疗</td></tr>
<tr><td>差</td><td colspan="4">吉西他滨（1 类），或姑息治疗、最佳支持治疗</td></tr>
</table>

注：

（1）放化疗适用于没有远处转移单接受了全身化疗的患者。

（2）基于 LAP－07 试验数据，在吉西他滨单药治疗后追加传统的化放疗并没有明确的提高生存率。

（3）化放疗可能利于局部控制，并延长了恢复治疗需要的时间。

（4）对治疗有显著反应的患者可考虑外科手术切除。

（5）推荐 FOLFIRI－NOX 和吉西他滨＋白蛋白结合的紫杉醇用于局部进展的患者。

表 9　转移性病变的处理

<table>
<tr><th></th><th colspan="3">处理</th><th>二线治疗</th></tr>
<tr><td rowspan="2">转移性病变</td><td rowspan="2">如果有黄疸，置入自体膨胀的金属支架</td><td>一般状态好</td><td>首选：<br>· 临床试验<br>· FOLFIRI－NOX（1 类）<br>· 吉西他滨＋白蛋白结合紫杉醇（1 类）<br>其他选择：<br>· 吉西他滨＋厄洛替尼（1 类）<br>· 吉西他滨为基础的联合化疗<br>· 吉西他滨（1 类）<br>· 卡培他滨，或持续氟尿嘧啶输注（2B 类）或奥沙利铂＋氟尿嘧啶（2B 类）</td><td>· 首选临床试验<br>· 或以前进行过以吉西他滨为基础化疗改选以氟尿嘧啶为基础的化疗<br>· 或以前进行过以氟尿嘧啶为基础化疗改选以吉西他滨为基础的化疗<br>· 严重疼痛麻醉治疗无效时可考虑放疗</td></tr>
<tr><td>一般状态差</td><td colspan="2">吉西他滨（1 类），或姑息治疗、最佳支持治疗</td></tr>
</table>

表 10　切除术后复发

<table>
<tr><th colspan="4">检查</th><th>二线治疗</th></tr>
<tr><td rowspan="3">切除术后复发</td><td rowspan="3">考虑活检以明确（2B 类）</td><td colspan="2">局部复发</td><td>· 临床试验<br>· 以前没有进行化放疗则可考虑化放疗<br>· 或替代的全身化疗<br>· 或姑息和最佳支持治疗</td></tr>
<tr><td rowspan="2">有或无局部复发的转移性病变</td><td>完成初始治疗 > 6 个月</td><td>· 临床试验（首选）<br>· 以前没有进行化放疗则可考虑化放疗<br>· 或替代的全身化疗<br>· 或姑息和最佳支持治疗</td></tr>
<tr><td>完成初始治疗 < 6 个月</td><td>· 临床试验（首选）<br>· 转化为替代的全身化疗<br>· 或姑息和最佳支持治疗</td></tr>
</table>

## 三、诊断、成像与分期原则

（1）即使患者已经做了普通 CT，在多学科会诊时也需要胰腺高分辨成像，为此后的新辅助治疗提供准确的分期和评估手术切除的可行性。

（2）影像学引导包括胰腺高分辨 CT（首选）或 MRI：

①多层螺旋 CT 造影（MDCT）通过获取薄层（甚至几毫米）、轴向、胰腺和门静脉期对比强化获得双时相胰腺成像，目前认为是胰腺影像学首选的成像手段。扫描范围应扩展到涵盖从胸腔至盆腔，多平面重建技术更是可以显示原发肿瘤与肠系膜血管的关系，并可检测到几厘米的转移灶。

②在 CT 未显示的肝脏病变，或怀疑胰腺肿瘤但在 CT 未显示，或不能做增强造影 CT（如对造影剂过敏）可考虑 MRI。

③没有静脉造影剂对比的 MRCP 不能用于胰腺癌的分期，除非合并肾衰竭或有静脉使用钆造影剂的禁忌。

（3）做出是否可手术切除的决定应经过多学科讨论，应包括影像学的完整分期。放射学分期报告模板推荐用于完整评估并报告所有最优分期的成像标准。

（4）（无静脉碘造影）PET/CT 扫描的作用还不明确。静脉应用造影剂的诊断性 CT 或 MRI 结合功能性 PET 显像可能会有一定优势。对于高风险患者常规胰腺 CT 扫描后为检测胰腺外转移病灶时可考虑 PET/CT 扫描，但它不能替代高质量的增强 CT。

（5）EUS 不推荐用于常规分期，但在某些病例，EUS 可能是 CT 分期的互补。

（6）对于可切除病变的患者 EUS - FNA 更优于 CT 引导下 FNA，它有更高的诊断率、安全性好，且与经皮穿刺相比 EUS - FNA 出现腹膜后种植的潜在风险更低。活组织检查证实为恶性并不是手术切除前所必需的，当临床高度怀疑是胰腺癌时非诊断性活组织检查不应延迟手术切除的时机。

（7）为了排除影像学上未显示的转移灶（尤其是体部和尾部病变），诊断分期腹腔镜检查用于手术或化放疗前，或某些转移高风险的患者。

（8）腹腔镜或开腹冲洗液细胞学阳性即等同于 M1 期。

**表 11　可切除状态的定义标准**

<table>
<tr><th colspan="2">可切除状态</th><th>动脉</th><th>静脉</th></tr>
<tr><td colspan="2">可切除</td><td>肿瘤不侵犯动脉（包括腹腔干、肠系膜上动脉或肝总动脉）</td><td>肿瘤不侵犯肠系膜上静脉、门静脉或侵犯≤180°，但静脉轮廓规则</td></tr>
<tr><td rowspan="5">交界性切除</td><td rowspan="3">胰头/钩突部</td><td>实体肿瘤侵犯肝总动脉，但不累及腹腔干或肝动脉分支，允许安全完整切除并重建</td><td rowspan="2">肿瘤侵犯肠系膜上静脉或门静脉 > 180°、静脉侵犯≤180°，但静脉轮廓不规则或有静脉血栓，但在受累部位的近端和远端有合适的静脉以保证完整切除及静脉重建</td></tr>
<tr><td>实体肿瘤侵犯肠系膜上动脉但≤180°</td></tr>
<tr><td>动脉变异的存在（如副肝右动脉取代肝右动脉，取代肝总动脉以及取代或附属动脉的起源）及与肿瘤接触的程度应予以指出，因为可能会影响到手术计划</td><td>肿瘤侵犯下腔静脉</td></tr>
<tr><td rowspan="2">胰体/胰尾</td><td>实体肿瘤侵犯腹腔干但≤180°</td><td></td></tr>
<tr><td>实体肿瘤侵犯腹腔干 > 180°，但不侵犯主动脉，且胃十二指肠动脉完整不受侵犯（部分学者倾向于这个标准在“不可切除”范围内）</td><td></td></tr>
<tr><td rowspan="6">不可切除</td><td colspan="3">远处转移（包括非区域内淋巴结转移）</td></tr>
<tr><td rowspan="3">胰头/钩突部</td><td>肿瘤侵犯肠系膜上动脉 > 180°</td><td rowspan="2">由于肿瘤侵犯或栓塞（可能为瘤栓或血栓）不能重建肠系膜上静脉或门静脉</td></tr>
<tr><td>肿瘤侵犯腹腔干 > 180°</td></tr>
<tr><td>肿瘤侵犯肠系膜上动脉第一空肠分支</td><td>肿瘤侵犯大部分近端引流空肠分支至肠系膜上静脉段</td></tr>
<tr><td rowspan="2">胰体和胰尾</td><td>肿瘤侵犯肠系膜上动脉或腹腔干 > 180°</td><td rowspan="2">由于肿瘤侵犯或栓塞（可能为瘤栓或血栓）不能重建肠系膜上静脉或门静脉</td></tr>
<tr><td>肿瘤侵犯腹腔干和主动脉</td></tr>
</table>

## 四、手术治疗原则

### （一）胰十二指肠切除术（Whipple）

（1）胰头病变的内侧缘切除最好是完整分离从钩突部开始的门静脉和肠系膜上静脉（假定局部无

肿瘤浸润)。沿外膜水平分离肠系膜上动脉外侧、后侧和前侧，将最大限度达到钩突水平和根治的边缘。

(2) 在术前影像学无明显提示静脉栓塞的情况下，推荐侧静脉缝合或门静脉/肠系膜上静脉完整切除和重建，以获得 R0 切除。肿瘤与门静脉侧壁粘连并不少见，需要仔细分离以使静脉完全游离于胰头。

(3) 动脉切除的数据目前还不充分。

### (二) 远端胰腺切除术

(1) 腺癌根治性远端胰腺切除术是一整块脏器的切除，而不单纯是切脾。

(2) 与 Whipple 手术类似，侧静脉缝合、静脉切除和重建以及在腹腔干和肠系膜上动脉水平的分离在肿瘤的完整切除时是需要做的。

(3) 根治性切除与失血的增加、输血、手术时间和住院时间是相关的。

(4) 腺癌不主张保留脾脏。

## 五、病理报告内容

胰腺癌病理报告内容应包括：肿瘤大小（通过仔细测量肿瘤的最大直径，用 cm 表示），组织学分期（Gx～4），原发肿瘤受累范围（Tx～4），局部淋巴结（Nx～1），转移（M0～1），边界（描述受累情况及外科清除病灶情况，用 mm 表示），淋巴管浸润（小血管）(L)，血管浸润（大血管）(V)，神经浸润（P），其他病理发现（胰腺上皮内肿瘤、慢性胰腺炎）。最终分期：G，T，N，M，L，V，P。

## 六、姑息、支持治疗原则

(1) 目标：预防和减轻痛苦以保证最佳的生活质量。

(2) 胆道梗阻：

①内镜下胆道金属支架（首选）。

②经皮胆道引流，随后内引流。

③开腹胆肠吻合。

(3) 胃出口梗阻：

①一般状态良好：胃空肠吻合（开腹或腹腔镜）置管，考虑肠道支架。

②一般状态差：肠道支架，经皮内镜下胃造瘘术（PEG）以利于胃减压。

(4) 严重的肿瘤相关腹痛：

①EUS 引导下腹腔神经丛阻滞（如不能做 EUS，在透视或 CT 引导下完成）。

②姑息性放疗（±化疗）。

(5) 胰腺外分泌功能不全：胰酶替代。

(6) 血栓栓塞疾病：低分子肝素优于华法林。

## 七、放疗原则

(1) 胰腺癌患者最好由一个多学科团队来进行管理。

(2) 放疗用于以下 5 种临床情况：新辅助/切除、交界性切除、局部进展/不可切除、辅助/切除、姑息性。

(3) 分期最好依靠增强腹部 CT（3D－CT）和/或 MRI 成像并对胰腺进行薄层扫描，同时结合 EUS。

（4）如果患者存在胆道梗阻（黄疸/直接胆红素升高），应在放疗前放置塑料或金属支架。如果ERCP失败，也可以考虑经皮穿刺引流。

（5）在化放疗前进行腹腔镜评价的作用是有争议的，尽管在某些机构仍是标准流程。

（6）理想状态下患者的治疗应在临床试验时可用。放疗一般与化疗同时进行，除非是姑息治疗。

## 八、化疗原则

全身治疗用于新辅助或辅助治疗，主要处理局部进展不可切除或转移患者。建议化疗后对患者密切随诊。

### （一）转移性

（1）对一般情况好的患者可接受的联合化疗方案，包括FOLFIRI－NOX（1类）、吉西他滨＋白蛋白结合的紫杉醇（1类）、吉西他滨＋厄洛替尼（1类）、吉西他滨＋卡培他滨、吉西他滨＋顺铂（尤其是那些可能有遗传性肿瘤的患者）、固定剂量率的吉西他滨＋多西他赛＋卡培他滨（GTX方案，2B类）、氟嘧啶＋奥沙利铂（5－FU/亚叶酸钙/奥沙利铂或CapeOX）。

（2）对一般情况差的患者可接受的单一化疗方案，包括1000mg/m$^2$吉西他滨应用30min以上，每周用药，连续3周，每28d1疗程（1类）；固定剂量率吉西他滨（每分钟10mg/m$^2$）可能替代吉西他滨＞30min的标准注射（2B类）；卡培他滨或持续注射5－FU（2B类）。

（3）二线化疗方案包括从前以氟嘧啶为基础的化疗选择以吉西他滨为基础的化疗，从前以吉西他滨为基础的化疗选择氟嘧啶为基础的化疗。

### （二）局部进展

根据全身状态在化放疗前选择单药或联合全身化疗作为一线治疗。应当在开始化放疗前评估患者从血液和非血液毒性中恢复的情况。转移性疾病进展患者不适宜行化放疗，除非是为了姑息的目的。

### （三）辅助治疗

（1）CONK0001试验证明术后应用吉西他滨辅助化疗与单纯手术切除术后观察相比，可以显著提高无病生存期和总体生存期。

（2）ESPAC－3研究并没有发现术后应用5－FU/亚叶酸钙或吉西他滨对总体生存期有显著影响。

（3）吉西他滨为基础的化疗一般多与5－FU为基础的化放疗联合序贯应用。

（4）RTOG97－04研究术后辅助治疗应用5－FU化放疗前后及吉西他滨化放疗前后，差异无统计学意义。

（5）一般情况好的患者在接受辅助治疗后复发，可选择FOLFIRI－NOX或吉西他滨＋白蛋白结合的紫杉醇。

### （四）新辅助治疗

目前推荐特异性的新辅助方案的循证医学证据有限，且各个试验结果差异较大。目前可接受的方案包括FOLFIRI－NOX或吉西他滨＋白蛋白结合的紫杉醇。有时需要随后的放化疗。

## 九、化疗方案

表 12 推荐方案

<table>
<tr><th colspan="2">分类</th><th>方案</th></tr>
<tr><td rowspan="3">转移性</td><td>一般状态好的患者可接受联合化疗</td><td>· FOLFIRI－NOX（首选，1 类）<br>· 吉西他滨＋白蛋白结合的紫杉醇（首选，1 类）<br>· 吉西他滨＋厄洛替尼（1 类）<br>· 吉西他滨＋卡培他滨<br>· 吉西他滨＋顺铂（尤其是那些可能有遗传性肿瘤的患者）<br>· 固定剂量率的吉西他滨＋多西他塞＋卡培他滨（GTX 方案）（2B 类）<br>· 氟尿嘧啶＋奥沙利铂（2B 类）（如 5－FU/亚叶酸钙/奥沙利铂，或卡培他滨/Ox）</td></tr>
<tr><td>一般状态差的患者可接受单药化疗</td><td>· 吉西他滨 1000mg/$m^2$，30min 以上，每周 1 次，连续 3 周，28d1 周期（1 类）<br>· 固定剂量率的吉西他滨（10mg/$m^2$/min）可能替代吉西他滨＞30min 的标准注射<br>· 卡培他滨或持续氟尿嘧啶输注（2B 类）</td></tr>
<tr><td>二线化疗</td><td>包括既往以氟尿嘧啶为基础的化疗选择以吉西他滨为基础的化疗，既往以吉西他滨为基础的化疗选择以氟尿嘧啶为基础的化疗</td></tr>
<tr><td>局部进展</td><td colspan="2">根据全身状态在化放疗前选择单药或联合全身化疗作为一线治疗。应当在开始化放疗前评估患者从血液和非血液毒性中恢复的情况。转移性疾病进展患者不适宜化放疗，除非是为了姑息目的</td></tr>
<tr><td rowspan="5">辅助化疗</td><td colspan="2">· CONKO 001 试验证实，术后应用吉西他滨辅助化疗与单纯手术切除后观察相比，可显著提高无病生存期和总生存期</td></tr>
<tr><td colspan="2">· ESPAC－3 研究并没有发现术后应用氟尿嘧啶/亚叶酸钙或吉西他滨对总生存期有显著影响</td></tr>
<tr><td colspan="2">· 吉西他滨为基础的化疗一般多与氟尿嘧啶为基础的化放疗联合序贯应用</td></tr>
<tr><td colspan="2">· RTOG97－04 研究术后辅助治疗应用氟尿嘧啶化放疗前后及吉西他滨化放疗前后，差异无统计学意义</td></tr>
<tr><td colspan="2">· 一般状态好的患者在接受辅助治疗后复发，可选择 FOLFIRI－NOX 或吉西他滨＋白蛋白结合的紫杉醇</td></tr>
<tr><td>新辅助化疗</td><td colspan="2">目前推荐特异性的新辅助治疗方案的循症医学证据有限，且各个试验结果差异较大。目前可接受的方案包括 FOLFIRI－NOX 或吉西他滨＋白蛋白结合的紫杉醇</td></tr>
</table>

（王淑红）

# 第五节 结肠癌

在美国，结直肠癌（colorectal cancer，CRC）发病率占所有癌症的第 4 位，而死亡率为第 2 位。2013 年估计全美有 102 480 例结肠癌和 40 340 例直肠癌的新发病例，同年估计将有 50 830 例患者死于结肠癌和直肠癌。我国结直肠癌的发病率和死亡率均保持上升趋势，2011 年结直肠癌的发病率和死亡率分别为 23.03/10 万和 11.11/10 万。其中，城市地区远高于农村，且结肠癌的发病率上升显著，多数患者发现时已属于中晚期。

## 一、分期

表 1　TNM 定义（AJCC，2010 年第 7 版）与分期

| TNM | 定义 | 分期 | 组成 |
| --- | --- | --- | --- |
| T | 原发肿瘤 | 0 期 | Tis |
| Tx | 原发肿瘤无法评价 | Ⅰ期 | T1　N0　M0，　T2　N0　M0 |
| T0 | 无原发肿瘤证据 | ⅡA 期 | T3　N0　M0 |
| Tis | 原位癌：局限于上皮内或侵犯黏膜固有层 | ⅡB 期 | T4a N0 M0 |
| T1 | 肿瘤侵犯黏膜下层 | ⅡC 期 | T4b N0 M0 |
| T2 | 肿瘤侵犯固有肌层 | ⅢA 期 | T1～T2 N1/N1c M0，T1 N2a M0 |
| T3 | 肿瘤穿透固有肌层到达结直肠肠旁组织 | ⅢB 期 | T3～T4a N1/N1c M0，T2～T3 N2a M0，T1～T2 N2b M0 |
| T4a | 肿瘤穿透腹膜脏层 | ⅢC 期 | T4a N2a M0，　T3～T4a N2b M0，　T4b N1～N2 M0 |
| T4b | 肿瘤直接侵犯或粘连于其他器官或结构 | ⅣA 期 | 任何 T　任何 N　M1a |
| N | 区域淋巴结 | ⅣB 期 | 任何 T　任何 N　M1b |
| Nx | 区域淋巴结无法评估 | | |
| N0 | 无区域淋巴结转移 | | |
| N1 | 有 1～3 枚区域淋巴结转移 | | |
| N1a | 有 1 枚区域淋巴结转移 | | |
| N1b | 有 2～3 枚区域淋巴结转移 | | |
| N1c | 浆膜下、肠系膜、无腹膜覆盖结肠/直肠周围组织内有肿瘤种植（tumor deposit，TD），无区域淋巴结转移 | | |
| N2 | 有 4 枚以上区域淋巴结转移 | | |
| N2a | 4～6 枚区域淋巴结转移 | | |
| N2b | 7 枚及更多区域淋巴结转移 | | |
| M | 远处转移 | | |
| Mx | 远处转移无法评价 | | |
| M1 | 有远处转移 | | |
| M1a | 远处转移局限于单个器官或部位（如肝、肺、卵巢、非区域淋巴结） | | |
| M1b | 远处转移分布于 1 个以上的器官/部位或腹膜转移 | | |

## 二、临床表现、检查

表2 检查

<table>
<tr><th>临床表现</th><th>诊断检查</th><th>结果</th><th colspan="2">手术</th></tr>
<tr><td rowspan="3">带蒂息肉或广基息肉（腺瘤）伴癌浸润</td><td rowspan="3">·病理评估<br>·结肠镜检查<br>·标记癌性息肉部位（如果外科医生认为有必要的话需要在内镜下切除时或切除后2周内进行）</td><td rowspan="2">标本完整切除，具有预后良好的组织学特征、切缘阴性</td><td>带蒂息肉伴癌浸润</td><td>观察</td></tr>
<tr><td>广基息肉伴癌浸润</td><td>·观察<br>·或结肠切除术加区域淋巴结清扫术</td></tr>
<tr><td>·标本破碎或切缘未能评估<br>·或具有预后不良的组织学特征</td><td colspan="2">结肠切除术加区域淋巴结清扫</td></tr>
<tr><td rowspan="5">适合切除的结肠癌（无转移）</td><td rowspan="5">·病理评估<br>·结肠镜检查<br>·全血细胞计数（CBC）、生化检查、CEA<br>·胸/腹/盆腔 CT<br>·PET－CT扫描不作为常规检查</td><td>可切除，无梗阻</td><td colspan="2">结肠切除术加区域淋巴结清扫</td></tr>
<tr><td rowspan="2">可切除，有梗阻</td><td colspan="2">一期结肠切除联合区域淋巴结清扫，或切除肿瘤＋短路手术</td></tr>
<tr><td>或单纯短路手术或支架（在特定病例）</td><td rowspan="2">结肠切除术加区域淋巴结清扫</td></tr>
<tr><td>临床分期 T4b</td><td>考虑新辅助化疗：FOLFOX 或 CapeOX</td></tr>
<tr><td>局部无法切除，或临床上不能耐受手术</td><td>见晚期或转移性结肠癌的化疗或输注5－FU/RT（首选），或卡培他滨/RT（首选）或推注5－FU/LV/RT</td><td>手术±术中放疗或全身治疗</td></tr>
<tr><td rowspan="4">怀疑或确诊的来源于大肠的转移性腺癌（任何T，任何N，M1）</td><td colspan="2" rowspan="4">·结肠镜检查<br>·胸/腹/盆腔 CT<br>·全血细胞计数（CBC）、生化检查<br>·CEA<br>·肿瘤基因检测 RAS（KRAS外显子2以及非外显子2，以及NRAS）以及BRAF<br>·如临床上有指征可行穿刺活检<br>·外科医生认为可能根治性切除的M1期肿瘤患者中考虑使用PET－CT<br>·多学科专家联合评价，包括一名在肝胆和肺的转移瘤切除方面有丰富经验的外科专家</td><td rowspan="2">同时性单纯肝或肺转移</td><td>可切除</td></tr>
<tr><td>不可切除（潜在可转化或不可转化）</td></tr>
<tr><td colspan="2">同时性腹腔/腹膜转移</td></tr>
<tr><td colspan="2">同时性不可切除其他部位的转移灶</td></tr>
</table>

注：

（1）所有的结肠癌患者都应该询问家族史并考虑风险评估，如果患者疑似遗传性非息肉病性结肠癌（HNPCC）、家族性腺瘤性息肉病（FAP）和轻表型家族性腺瘤性息肉病（AFAP）需进行筛查。

（2）相对于带蒂的恶性息肉来说，如果单纯观察，患者及家属必须了解这可能会带来较差的后果（肿瘤残留，肿瘤复发，死亡，血道转移，但不是淋巴道转移）。

## 三、术后病理分期与辅助治疗

表 3 术后分期与辅助治疗

<table>
<tr><th colspan="2">分类</th><th>治疗选择</th><th>监测（随访）</th></tr>
<tr><td rowspan="5">术后病理分期与辅助治疗</td><td>Tis，T1 N0 M0（Ⅰ期）<br>T2 N0 M0（Ⅰ期）</td><td>观察</td><td>Ⅰ期：<br>1 年进行 1 次结肠镜检：<br>·若发现进展期腺瘤，需在 1 年内复查<br>·若未发现进展期腺瘤，则 3 年内复查，然后每 5 年 1 次</td></tr>
<tr><td>T3 N0 M0（MSI－H 或 dMMR）</td><td>观察</td><td rowspan="3">Ⅱ期、Ⅲ期：<br>病史、体检与 CEA，每 3～6 个月 1 次，共 2 年；然后每 6 月 1 次，总共 5 年<br>胸/腹/盆腔 CT6～12 个月 1 次，总共 5 年<br>1 年内进行结肠镜检查，如果术前因肿瘤梗阻无法行全结肠镜检查，术后 3～6 个月检查：<br>·若发现进展期腺瘤，需在 1 年内复查<br>·若未发现进展期腺瘤，则 3 年内复查，然后每 5 年 1 次<br>PET－CT 不作为常规推荐</td></tr>
<tr><td>T3 N0 M0（MSI－L 或 MSS 和无高危复发因素）</td><td>·临床试验<br>·观察<br>·考虑卡培他滨或 5－FU/LV</td></tr>
<tr><td>T3 N0 M0（伴高危全身复发因素）<br>T4 N0 M0</td><td>·卡培他滨或 5－FU/LV<br>·FOLFOX，或 CapeOX，或 FLOX<br>·临床试验<br>·观察</td></tr>
<tr><td>任何 T，N1～2，M0</td><td>首选（1 类）：<br>FOLFOX 或 CapeOX<br>次选：<br>FLOX（1 类）或卡培他滨或 5－FU/LV</td><td>Ⅳ期：<br>病史、体检，每 3～6 个月 1 次，共 2 年；然后每 6 月 1 次，总共 5 年<br>CEA 每 3～6 个月 1 次，共 2 年；然后每 6 月 1 次，3～5 年<br>胸/腹/盆腔 CT3～6 个月 1 次，2 年；然后每 6～12 月 1 次，总共 5 年<br>1 年内进行结肠镜检查，如果术前因肿瘤梗阻无法行全结肠镜检查，在 3～6 个月检查：<br>·若发现进展期腺瘤，需在 1 年内复查<br>·若未发现进展期腺瘤，则 3 年内复查，然后每 5 年 1 次</td></tr>
</table>

注：

（1）高危复发因素：组织学低分化，淋巴管/血管侵犯，肠梗阻，送检淋巴结小于 12 枚，神经侵犯，局限肠穿孔，切缘接近、不确定或阳性。对于高危Ⅱ期患者，尚无相关数据显示危险分级与化疗选择之间的联系。

（2）所有＜50 岁或Ⅱ期患者均应考虑进行错配修复蛋白（MMR）检测。具有 MSI－H（高度微卫星不稳定）的Ⅱ期患者可能预后较好，且不会从 5－FU 的辅助化疗中获益。

（3）尚无足够的数据证明使用多基因检测来决定是否行辅助化疗。

（4）贝伐单抗、西妥昔单抗、帕尼单抗及伊立替康除临床试验之外不应该使用在Ⅱ期或Ⅲ期患者的辅助化疗中。

（5）T4 穿透至其他固定组织的肿瘤可以考虑使用 RT 治疗。

## 四、可切除与不可切除的同时性仅有肝和/或肺转移的治疗

**表4 同时性肝和/或肺转移的治疗**

<table>
<tr><td rowspan="4">可切除的同时性仅有肝和/或肺转移</td><td colspan="2">初始治疗选择</td><td>辅助治疗选择（转移灶已切除）</td><td>监测</td></tr>
<tr><td colspan="2">结肠切除术，同期或分期切除肝或肺转移瘤（首选）和/或局部治疗</td><td rowspan="3">FOLFOX（首选）<br>或 CapeOX（首选）<br>或 FLOX<br>或卡培他滨<br>或 5-FU/LV<br>（围手术期6个月的治疗为首选）</td><td rowspan="3">见表2：监测（随访）</td></tr>
<tr><td colspan="2">新辅助治疗（2~3个月）：<br>FOLFOX（首选），或 CapeOx（首选）<br>或 FOLFIRI（2B类）后，<br>同期或分期进行结肠切除和转移灶切除</td></tr>
<tr><td colspan="2">结肠切除术，随后化疗（2~3个月）：<br>FOLFOX（首选），或 CapeOx（首选），<br>或 FOLFIRI（2B类）后，<br>同期或分期进行转移灶切除</td></tr>
<tr><td rowspan="3">不可切除的同时性仅有肝和/或肺转移</td><td>初始治疗选择</td><td colspan="2">辅助治疗</td><td>监测</td></tr>
<tr><td rowspan="2">全身治疗：<br>· FOLFIRI/FOLFOX/CapeOX ± 贝伐单抗<br>· FOLFIRI/FOLFOX ± 帕尼单抗/西妥昔单抗（仅K/NRAS基因野生型及左半结肠癌）<br>· FOLFOXIRI ± 贝伐单抗<br>只有当存在即将出现梗阻、明显出血、穿孔或明显的肿瘤相关症状的风险时，考虑结肠切除</td><td rowspan="2">如果有切除的可能性，则每2个月评估1次可切除的可能性</td><td>转化为可切除：同期或分期切除结肠和转移灶，其后：<br>全身治疗 ± 生物治疗（生物治疗为2B类），或考虑观察，或短程化疗（围手术期6个月的治疗为首选）</td><td rowspan="2">见表2：监测（随访）</td></tr>
<tr><td>仍为不可切除：见全身治疗</td></tr>
</table>

## 五、可切除与不可切除的异时性转移的治疗

**表5 异时性转移的治疗**

<table>
<tr><th colspan="2">分类</th><th>初始治疗</th><th colspan="2">辅助治疗（围手术期6个月的治疗为首选）</th></tr>
<tr><td rowspan="6">可切除的异时性转移</td><td rowspan="3">既往没有化疗</td><td>切除（首选）和/或局部治疗</td><td colspan="2">FOLFOX，或 CapeOX（首选），或 FLOX，或卡培他滨，或 5-FU/LV</td></tr>
<tr><td rowspan="2">新辅助化疗（2~3个月）：<br>FOLFOX（首选）<br>或 CapeOX（首选）<br>或 FLOX、或卡培他滨<br>或 5-FU/LV（2B类）</td><td rowspan="2">切除（首选）和/或局部治疗</td><td>新辅助化疗后无生长：重复新辅助化疗方案，或 FOLFOX，或观察</td></tr>
<tr><td>新辅助化疗后有生长：全身治疗 ± 生物治疗（生物治疗为2B类），或观察</td></tr>
<tr><td rowspan="3">既往做过化疗</td><td>切除（首选）和/或局部治疗</td><td colspan="2">观察（原先以奥沙利铂为基础的治疗方案首选）<br>全身治疗 ± 生物治疗（生物治疗为2B类）</td></tr>
<tr><td rowspan="2">新辅助化疗（2~3个月）：<br>FOLFOX（首选）<br>或 CapeOX（首选）<br>或 FLOX、或卡培他滨<br>或 5-FU/LV</td><td rowspan="2">切除（首选）和/或局部治疗</td><td>新辅助化疗后无生长：重复新辅助化疗方案，或 FOLFOX，或观察</td></tr>
<tr><td>新辅助化疗后有生长：全身治疗 ± 生物治疗（生物治疗为2B类），或观察</td></tr>
</table>

续表

<table>
<tr><th colspan="2">分类</th><th colspan="2">初始治疗</th><th colspan="2">辅助治疗（围手术期6个月的治疗为首选）</th></tr>
<tr><td rowspan="6">不可切除的异时性转移</td><td>分类</td><td colspan="3">初始治疗</td><td>辅助治疗</td></tr>
<tr><td>既往12个月内FOLFOX/CapeOX辅助化疗</td><td colspan="2">· FOLFIRI ± 贝伐单抗（首选）<br>· FOLFIRI ± 阿柏西普（ziv - aflibercept）或雷莫芦单抗<br>· 伊立替康 ± 贝伐单抗（首选）<br>· 伊立替康 ± 阿柏西普（ziv - aflibercept）或雷莫芦单抗<br>· FOLFIRI +（西妥昔单抗或帕尼单抗）（仅K/NRAS基因野生型）<br>· 伊立替康 ±（西妥昔单抗或帕尼单抗）（仅K/NRAS基因野生型）<br>· 纳武单抗（Nivolumab）或派姆单抗（pembrolizumab）（仅适用于dMMR/MSI - H）</td><td rowspan="4">如果有切除的可能性，则每2个月评估1次可切除的可能性</td><td>转化可切除者，则切除；切除后全身治疗 ± 生物治疗（生物治疗为2B类），或观察</td></tr>
<tr><td colspan="2">既往FOLFOX/CapeOX辅助化疗超过12个月</td><td rowspan="3">全身治疗</td><td rowspan="3">仍不能切除者，全身治疗</td></tr>
<tr><td colspan="2">既往用过5 - FU/LV或卡培他滨治疗</td></tr>
<tr><td colspan="2">既往无化疗</td></tr>
<tr><td colspan="2" rowspan="2">同时性腹腔/腹膜转移</td><td colspan="2">无梗阻</td><td colspan="2">见晚期或转移性结肠癌的化疗</td></tr>
<tr><td colspan="2">梗阻或临近梗阻</td><td colspan="2">· 结肠切除<br>· 或转流性结肠造口术<br>· 或对即将梗阻部位行旁路手术<br>· 或支架植入术</td></tr>
</table>

注：（1）在肝动脉灌注的手术和化疗方面都有经验的机构内，还可选用肝动脉灌注治疗 ± 全身5 - Fu/LV（2B类）化疗。

（2）该方案的大部分安全性和有效性数据都来自于欧洲，其标准方案为卡培他滨的起始剂量1000mg/m$^2$，每日2次，连续14d，每21d重复。有证据显示，北美患者采用卡培他滨治疗时毒性较欧洲患者大（其他氟嘧啶类药物亦是如此），因而对北美患者可能需降低卡培他滨的剂量。但降低了起始剂量的CapeOX方案的相对有效性尚未在大规模随机研究中得到证实。

（3）在术前或术后给予贝伐单抗联合5 - FU为基础方案的安全性尚未充分评估。末次使用贝伐单抗6周以后才能进行择期手术，术后至少6～8周才能重新开始使用贝伐单抗。65岁以上的患者使用贝伐单抗后中风和动脉血管事件的危险性增加。使用贝伐单抗可能会妨碍伤口愈合。

（4）对于潜在可切除肝转移病灶的患者，使用FOLFOX + 西妥昔单抗目前尚有争议。

（5）尚缺乏足够的数据，依据患者的V600E BRAF突变状态来指导抗EGFR单抗与一线治疗中有效化疗方案的联合使用。

（6）围手术期总化疗时间不超过6个月。

## 六、复发与检查

表 6 复发与处理

| 复发 | 检查 | | 处理 |
| --- | --- | --- | --- |
| CEA 持续升高 | ·体格检查<br>·结肠镜检查<br>·胸部/腹部/盆腔 CT | 阴性结果 | ·考虑 PET－CT 扫描<br>·3 个月内重新评估胸/腹/盆腔 CT |
| | | 阳性结果 | 见确诊的异时性转移灶的治疗 |
| 经 CT、MRI 和/或活检确诊的异时性转移灶 | 可切除 | 考虑 PET－CT 检查 | 可切除；不可切除 |
| | 不可切除（潜在可转化或不可转化） | | |

## 七、病理评估的原则

### （一）内镜下切除的恶性息肉

（1）恶性息肉是指息肉中有癌细胞浸润穿透黏膜肌层到达黏膜下层（pT1），pTis 不属于“恶性息肉”。

（2）预后良好的组织学特征，包括 1 或 2 级分化，无血管、淋巴管浸润，切缘阴性。

（3）目前尚无对切缘阳性的统一定义。有人把阳性切缘定义为：肿瘤距切缘小于 1mm 或肿瘤距切缘小于 2mm，电刀切缘可见癌细胞。

（4）预后不良的组织学特征，包括 3 或 4 级分化，血管、淋巴管浸润，切缘阳性。

（5）结直肠恶性广基息肉能否通过内镜下切除获得成功治疗，目前尚有争议。文献似乎认为与带蒂恶性息肉相比，广基恶性息肉内镜下切除后，不良预后事件（如肿瘤残留，肿瘤复发，死亡，血道转移，但不包括淋巴结转移）的发生率更高。然而，认真分析数据会发现，息肉的外形本身并不是预后不良的一个很有意义的参数，那些细胞分化 1 或 2 级、切缘阴性、无脉管浸润的恶性广基息肉，能够通过内镜下切除获得成功治疗。

### （二）病理报告

（1）病理报告内容应包括肿瘤分级、肿瘤浸润深度（T）、检出淋巴结数目以及阳性淋巴结数目（N），近端、远端及放射状切缘的情况，淋巴血管浸润、神经周围浸润（PNI）、淋巴结外肿瘤种植（ENTD）。

（2）放射状（环周）切缘评估－浆膜表面（腹膜）并不构成外科切缘。对结肠癌而言，环周（放射状）切缘表示膜外软组织中最靠近肿瘤最深浸润处的地方，该切缘是在手术切除过程中在后腹膜组织中通过钝性或锐性分离而产生的。放射状切缘应该在所有无腹膜覆盖的结肠肠段来进行评估。环周切缘（CRM）可相当于无浆膜间皮细胞层覆盖之结肠的任何一部分，此处意味着必须在腹膜后分离以便切除器官（结肠）。在进行病理取材检查时，要想在腹膜覆盖区域与非覆盖区域准确划界是相当困难的，因此，鼓励外科医生在手术标本上通过缝合或者夹子来标记无腹膜覆盖的区域。仅仅针对于完全腹膜内位的肠段，肠系膜切缘才是有意义的环周切缘。

（3）神经周围浸润（PNI）的出现，伴随着显著的预后不良。在多因素分析中发现，不论是癌症特异性的还是总的无病生存率，PNI 均是一个独立的预后不良因素。对Ⅱ期肠癌来说，伴有 PNI 的患者预后明显差于无 PNI 者，5 年 DFS 分别为 29% 对 82%（$P=0.0005$）。

(4) 淋巴结外肿瘤种植 (extra nodal tumor deposits, ENTD) 指沉积于远离原发肿瘤边缘的结肠或直肠周围脂肪组织内的不规则肿瘤实性结节，已经没有了残留淋巴结组织的证据，但分布于肿瘤的淋巴引流途径上。一般认为这是肿瘤周围的种植结节或卫星结节，不应列为淋巴结转移来计数。多数种植结节源于淋巴血管浸润，或比较罕见的是源于神经周围浸润。因为结外肿瘤种植意示着缩短的无病生存和总生存，因此，在外科病理检查报告上应详细记录这些结节的数目。这种类似的不良预后结果也见于Ⅲ期结肠癌。

**(三) 淋巴结评估**

(1) AJCC 和美国病理学家协会建议至少需检出 12 枚淋巴结才能准确判断为Ⅱ期结直肠癌。但是文献报道的最低要求常不统一，分别有大于 7 枚、大于 9 枚、大于 13 枚、大于 20 枚、大于 30 枚。术后标本获检的淋巴结数目可因患者年龄、性别、肿瘤分级和肿瘤部位的不同而有差异。对Ⅱ期结肠癌 (pN0)，如果初始检查不能找到 12 枚淋巴结，推荐病理医生应该重新解剖标本，重新送检更多的疑似淋巴结的组织。如果最终还是找不够 12 枚淋巴结，应在报告上加注评论，表明已经尽力解剖淋巴结。

(2) 病理医生应尽可能多送检淋巴结。已有证据表明，阴性淋巴结数目是ⅢB 期和ⅢC 期结肠癌的独立预后因素。

**(四) 前哨淋巴结和由免疫组化 (IHC) 检出的微转移**

(1) 前哨淋巴结检出后可以进行更详细的组织学和/或免疫组化检查以明确是否存在转移癌。有文献报道，对其进行连续切片 HE 染色和/或 IHC 染色检测 CK 阳性的细胞。尽管目前的研究结果令人鼓舞，但“多大的细胞负荷才构成临床上真正的转移”，目前仍无统一意见。若把孤立的肿瘤细胞定义为微转移，则易与真正的微转移 (肿瘤细胞团≥0.2mm、≤2mm) 相混淆。仅用 IHC 检出单个肿瘤细胞的临床意义还是有争议的。有些研究认为这就是微转移，但指南建议把这些归为孤立的肿瘤细胞 (ITC) 而不是微转移。尽管第 7 版 AJCC 癌症分期将小于 0.2mm 的肿瘤细胞簇视为游离的肿瘤细胞 (ITC)，为 pN0 而非转移性癌，但有学者对此提出挑战。一些学者认为大小不该影响转移性癌的诊断，他们认为那些具有生长证据 (如腺体样分化、淋巴窦扩张或者间质反应) 的肿瘤灶，不论大小如何，皆应诊断为淋巴结转移。

(2) 有些研究指出，HE 染色确诊的Ⅱ期 (N0) 结肠癌中，若 IHC 发现淋巴结中有 CK 阳性的细胞则预后较差。但也有其他研究观察不到此差异。在这些研究中，ITC 被归入微转移范畴。

(3) 目前应用前哨淋巴结以及仅用 IHC 检测癌细胞的方法仍属研究性质，其结果用于临床决策时应十分谨慎。

**(五) KRAS、NRAS 和 BRAF 突变检测**

(1) 所有转移性结直肠癌患者都应进行 RAS 基因检测 (KRAS 和 NRAS)。所有已知的 RAS 基因突变，西妥昔单抗及帕尼单抗就不再适用于此类患者的治疗。

(2) 具有 V600E BRAF 突变的患者，似乎预后更差。尚缺乏足够的数据，依据患者的 V600E BRAF 突变状态来指导抗 EGFR 单抗与一线治疗中有效化疗方案的联合使用。有限的资料提示，患者存在 V600E 突变时，一线治疗进展后使用抗 EGFR 单抗治疗是无效的。

(3) KRAS、NRAS 和 BRAF 突变的检测应在有能力进行复杂的临床检验 (分子病理学) 的实验室进行，基因测序、杂交等方法均可。

(4) 检测可采用甲醛固定、石蜡包埋的组织标本。所取组织可以是原发结直肠癌组织和/或转移灶。有文献报道两种标本的 KRAS 和 NRAS 突变情况相似。

## 八、外科治疗的原则

### （一）结肠切除术

（1）淋巴结清扫术。

标示供养血管根部的淋巴结并送病理学检查；在根治术术野外的临床怀疑为阳性的淋巴结，可能的情况下应该行活检术或者切除；遗留阳性淋巴结视为不完全（R2）切除。至少应该送检12个淋巴结才能进行准确的N分期。

（2）必须满足以下标准才考虑腹腔镜辅助下的结肠切除术：手术医师对腹腔镜辅助下的结肠切除术有经验、不适用于肿瘤引起的急性肠梗阻或穿孔、需要进行全腹部探查、考虑术前标记小病灶。

（3）对确诊或临床怀疑为HNPCC患者的处理：对于有明显的结肠癌家族史或年轻患者（<50岁）考虑行更广泛的结肠切除术。

（4）完全切除才可被认为是治愈性的。

### （二）转移瘤可切除和手术中局部治疗的标准

（1）肝转移：

①肝切除是结直肠癌可切除肝转移瘤的一种治疗方法。

②完整切除必须考虑到肿瘤范围和解剖学上的可行性，剩余肝脏必须能维持足够功能。

③原发灶必须能根治性切除（R0），无肝外不可切除病灶，不推荐减瘤手术方案（非R0切除）。

④可切除的原发和转移病灶均应行根治性切除。根据两者切除的复杂程度、伴发病、术野暴露和手术者经验不同可同期切除或分期切除。

⑤当肝转移灶由于残肝体积不足而不能切除时，可考虑术前门静脉栓塞或分期肝切除等方法。

⑥消融技术可单独应用或与切除相结合。所有病变的原始部位均需要行消融或手术。

⑦有些机构对化疗耐药或难治性的大范围肝脏转移又无明显肝外转移的部分患者采用经肝动脉导向的栓塞治疗（3类）。

⑧部分经过严格挑选的患者或在临床试验的情况下可以考虑适型外照射放疗，而不应该不加区别地用于那些潜在可切除的患者。

⑨某些经过筛选的患者可以考虑多次切除。

（2）肺转移：

①完整切除必须考虑到肿瘤范围和解剖部位，肺切除后必须能维持足够功能。

②原发灶必须能根治性切除（R0）。

③有肺外可切除病灶并不妨碍肺转移瘤的切除。

④某些患者可考虑多次切除。

⑤当肿瘤不可切除但可用消融技术完全处理时可考虑消融。

⑥同时性可切除肺转移患者可选择同期切除或分次切除。

⑦部分经过严格挑选的患者或在临床试验的情况下可考虑适型外照射放疗（3类），而不应该不加区别地用于那些潜在可切除的患者。

（3）转化为可切除病灶的评估：

①转移灶不可切除而行术前化疗的患者，化疗2个月后及以后每2个月应予重新评估。

②分布局限的病灶更易转化为可切除。

③评价是否已转化为可切除时，所有已知病灶必须可切除。

④有可能转化的患者术前化疗应选用高反应率的化疗方案。

## 九、晚期或转移性结肠癌化疗

表 7 晚期或转移性结肠癌化疗（1）

<table>
<tr><th>分类</th><th>初始治疗</th><th colspan="5">后续治疗</th></tr>
<tr><td rowspan="14">适宜高强度化疗的患者</td><td rowspan="6">· FOLFOX ± 贝伐单抗<br>· CapeOX ± 贝伐单抗<br>· FOLFOX ± 西妥昔单抗或帕尼单抗（仅适用于 Kras/Nras 野生型及左半结肠癌）</td><td rowspan="6">既往是以奥沙利铂为基础的化疗，而没有使用伊立替康</td><td rowspan="3">· FOLFIRI ± 贝伐单抗（首选）或阿柏西普或雷莫芦单抗<br>· 伊立替康 ± 贝伐单抗（首选）或阿柏西普或雷莫芦单抗</td><td>伊立替康 + 西妥昔单抗或帕尼单抗（仅适用于 Kras/Nras 野生型）</td><td colspan="2">瑞戈菲尼，或三氟尿苷与盐酸盐复合制剂</td></tr>
<tr><td>瑞戈菲尼，或三氟尿苷与盐酸盐复合制剂</td><td colspan="2">瑞戈菲尼，或三氟尿苷与盐酸盐复合制剂，或临床试验，或最佳支持治疗</td></tr>
<tr><td colspan="3">纳武单抗或派姆单抗（仅适用于 dMMR/MSI－H）</td></tr>
<tr><td rowspan="2">· FOLFIRI + 西妥昔单抗或帕尼单抗（仅 Kras/Nras 野生型）<br>· 伊立替康 + 西妥昔单抗或帕尼单抗（仅 Kras/Nras 野生型）</td><td>瑞戈菲尼，或三氟尿苷与盐酸盐复合制剂</td><td colspan="2">瑞戈菲尼，或三氟尿苷与盐酸盐复合制剂，或临床试验，或最佳支持治疗</td></tr>
<tr><td colspan="3">纳武单抗（Nivolumab）或派姆单抗（pembrolizumab）（仅适用于 dMMR/MSI－H）</td></tr>
<tr><td colspan="2">纳武单抗或派姆单抗（仅适用于 dMMR/MSI－H）</td><td colspan="2">重复上面的后续治疗</td></tr>
<tr><td rowspan="5">· FOLFIRI ± 贝伐单抗<br>· FOLFIRI ± 西妥昔单抗或帕尼单抗（仅适用于 Kras/Nras 野生型及左半结肠癌）</td><td rowspan="5">既往是以伊立替康为基础的化疗，而没有使用奥沙利铂</td><td rowspan="3">· FOLFOX ± 贝伐单抗<br>· CapeOX ± 贝伐单抗</td><td>伊立替康 + 西妥昔单抗或帕尼单抗（仅 Kras/Nras 野生型）</td><td colspan="2">瑞戈菲尼，或三氟尿苷与盐酸盐复合制剂（trifluridine/tipiracil）</td></tr>
<tr><td>瑞戈菲尼，或三氟尿苷与盐酸盐复合制剂（trifluridine/tipiracil）</td><td colspan="2">瑞戈菲尼，或三氟尿苷与盐酸盐复合制剂，或临床试验，或最佳支持治疗</td></tr>
<tr><td colspan="3">纳武单抗或派姆单抗（仅适用于 dMMR/MSI－H）</td></tr>
<tr><td>伊立替康 + 西妥昔单抗或帕尼单抗（仅 Kras/Nras 野生型）</td><td>FOLFOX 或 CapeOX</td><td>瑞戈菲尼，或三氟尿苷与盐酸盐复合制剂</td><td>瑞戈菲尼，或三氟尿苷与盐酸盐复合制剂，或临床试验，或最佳支持治疗</td></tr>
<tr><td colspan="4">纳武单抗或派姆单抗（pembrolizumab）（仅适用于 dMMR/MSI－H）</td></tr>
<tr><td rowspan="3">· FOLFIRI ± 贝伐单抗</td><td rowspan="3">既往用过 FOLFIRI</td><td rowspan="2">伊立替康 + 西妥昔单抗或帕尼单抗（仅 Kras/Nras 野生型），或三氟尿苷与盐酸盐复合制剂</td><td>瑞戈菲尼，或三氟尿苷与盐酸盐复合制剂</td><td colspan="2">瑞戈菲尼，或三氟尿苷与盐酸盐复合制剂，或临床试验，或最佳支持治疗</td></tr>
<tr><td colspan="3">重复上面的后续治疗</td></tr>
<tr><td colspan="4">纳武单抗或派姆单抗（pembrolizumab）（仅适用于 dMMR/MSI－H）</td></tr>
</table>

表8 晚期或转移性结肠癌化疗（2）

<table>
<tr><th>分类</th><th>初始治疗</th><th colspan="4">后续治疗</th></tr>
<tr><td rowspan="12">适宜高强度化疗的患者</td><td rowspan="12">既往使用过氟尿嘧啶类药物，而没有使用过伊立替康或奥沙利铂</td><td rowspan="4">· FOLFOX ± 贝伐单抗<br>· CapeOX ± 贝伐单抗</td><td rowspan="3">伊立替康 ± 西妥昔单抗或帕尼单抗（仅 Kras/Nras 野生型）</td><td>伊立替康 + 西妥昔单抗或帕尼单抗（仅 Kras/Nras 野生型）</td><td>瑞戈菲尼，或三氟尿苷与盐酸盐复合制剂</td></tr>
<tr><td>瑞戈菲尼，或三氟尿苷与盐酸盐复合制剂</td><td>瑞戈菲尼，或三氟尿苷与盐酸盐复合制剂，或临床试验，或最佳支持治疗</td></tr>
<tr><td colspan="2">纳武单抗或派姆单抗（pembrolizumab）（仅适用于 dM-MR/MSI – H）</td></tr>
<tr><td colspan="3">纳武单抗或派姆单抗（pembrolizumab）（仅适用于 dMMR/MSI – H）</td></tr>
<tr><td rowspan="4">· FOLFIRI ± 贝伐单抗（首选）或阿柏西普或雷莫芦单抗<br>· 伊立替康 ± 贝伐单抗（首选）或阿柏西普或雷莫芦单抗</td><td rowspan="3">FOLFOX，或 CapeOX</td><td>伊立替康 + 西妥昔单抗或帕尼单抗（仅 Kras/Nras 野生型）</td><td>瑞戈菲尼，或三氟尿苷与盐酸盐复合制剂</td></tr>
<tr><td>瑞戈菲尼，或三氟尿苷与盐酸盐复合制剂</td><td>瑞戈菲尼，或三氟尿苷与盐酸盐复合制剂，或临床试验，或最佳支持治疗</td></tr>
<tr><td colspan="2">纳武单抗或派姆单抗（pembrolizumab）（仅适用于 dMMR/MSI – H）</td></tr>
<tr><td colspan="3">纳武单抗或派姆单抗（pembrolizumab）（仅适用于 dMMR/MSI – H）</td></tr>
<tr><td rowspan="3">伊立替康 + 奥沙利铂 ± 贝伐单抗</td><td colspan="2">伊立替康 + 西妥昔单抗或帕尼单抗（仅 Kras/Nras 野生型）</td><td>瑞戈菲尼，或三氟尿苷与盐酸盐复合制剂</td></tr>
<tr><td colspan="2">瑞戈菲尼，或三氟尿苷与盐酸盐复合制剂</td><td>瑞戈菲尼，或三氟尿苷与盐酸盐复合制剂，或临床试验，或最佳支持治疗</td></tr>
<tr><td colspan="3">纳武单抗或派姆单抗（pembrolizumab）（仅适用于 dMMR/MSI – H）</td></tr>
<tr><td colspan="4">纳武单抗或派姆单抗（pembrolizumab）（仅适用于 dMMR/MSI – H）</td></tr>
<tr><td colspan="2" rowspan="2">不适宜高强度化疗的患者</td><td colspan="2" rowspan="2">输注 5 – FU + LV ± 贝伐单抗<br>或 Cape ± 贝伐单抗<br>或西妥昔单抗或帕尼单抗<br>（仅 Kras/Nras 野生型及左半结肠癌）<br>或纳武单抗或派姆单抗（pembrolizumab）<br>（仅适用于 dMMR/MSI – H）</td><td colspan="2">功能状态改善，考虑以上初始治疗</td></tr>
<tr><td colspan="2">功能状态没有改善，最佳支持治疗</td></tr>
</table>

## 十、进展期或转移性结肠癌化疗原则

（1）治疗中不应该使用 PET – CT 来监测疗效，推荐使用增强 CT 或 MRI。

（2）若 FOLFOX 或 CapeOX 治疗 3～4 个月后或如果出现严重的神经毒性（≥2 度）时，应积极考虑停用奥沙利铂，并以其他药物（氟嘧啶类 + 贝伐单抗）维持，直至肿瘤进展。若之前停药是因神经毒性而非疾病进展，那肿瘤进展后可以重新启用奥沙利铂。

（3）该方案的大部分安全性和有效性数据都来自欧洲，其标准方案为卡培他滨的起始剂量 1000mg/m$^2$，每日 2 次，连服 14d，每 21d 重复。有证据显示，北美患者采用卡培他滨治疗的毒性较欧洲患者大（其他氟嘧啶类药物亦如此），因而需降低卡培他滨的剂量。降低了卡培他滨起始剂量的 CapeOX 方案的相对有效性尚未在大规模随机研究中得到证实。对于体力状态评分良好的患者，推荐卡培他滨的起始剂量 1000mg/m$^2$，每日 2 次，在第一周期密切监测毒性反应，如有指征可调整剂量。

（4）65 岁及以上的患者使用贝伐单抗治疗后中风和动脉血管事件的危险性增加。使用贝伐单抗可能会妨碍伤口愈合，与术后至少间隔 6 周时间使用。

（5）不推荐细胞毒药物、抗 EGFRs 靶向药物和抗 VEGFs 靶向药物三者的联合应用。

（6）如果初始使用西妥昔单抗或帕尼单抗治疗，那么在二线或随后的治疗中均不应再使用西妥昔单抗或帕尼单抗。

（7）尚缺乏足够的数据，依据患者的 V600E BRAF 突变状态来指导抗 EGFR 单抗与一线治疗中有效化疗方案的联合使用。

（8）使用伊立替康应慎重，对 Gilbert 病或血清胆红素升高的患者应减少剂量。

（9）尚无数据支持在接受 FOLFIRI + 贝伐单抗治疗后进展的患者中使用 FOLFIRI + 阿柏西普（Ziv - aflibercept）方案会有效，反之亦然。Ziv - aflibercept 仅在与 FOLFIRI 联合时，对未曾用过 FOLFIRI 的患者有效。

（10）西妥昔单抗适用于与含伊立替康的方案联用，若患者不能耐受伊立替康则可使用西妥昔单抗单药治疗。

（11）尚未证实 EGFR 检测具有疗效预测价值，因此不常规推荐 EGFR 检测。不能以 EGFR 的检测结果来采用或排除西妥昔单抗或帕尼单抗治疗。

（12）目前尚无资料，亦无令人信服的理论基础，来支持西妥昔单抗治疗失败后应用帕尼单抗，或帕尼单抗治疗失败后应用西妥昔单抗。因此，这两种药物一种治疗失败后不建议用另外一种。

（13）具有 V600E BRAF 突变的患者，似乎预后更差。现时有限的资料提示，患者存在 V600E 突变时，一线治疗进展后使用抗 EGFR 单抗治疗是无效的。

（14）尚未证实卡培他滨、丝裂霉素或吉西他滨单药或联合方案在此种情况下有效。

（15）首选静脉输注 5 - FU。

（16）肌酐清除率下降的患者需要调整卡培他滨的剂量。

（17）尚无成熟的数据支持 FOLFOXIRI 方案联合生物靶向制剂。

（18）含氟嘧啶的方案治疗失败后应用卡培他滨单药挽救治疗无效，因而不推荐。卡培他滨、替吉奥可替代 5 - FU。

## 十一、进展期或转移性结肠癌化疗方案

表 9　晚期结肠癌化疗方案（1）

| 方案名称 | 组成与用法 |
|---|---|
| FOLFOX | · mFOLFOX6（modification Fluorouracil Leucovorin Oxaliplatin）<br>奥沙利铂：85mg/m$^2$，iv，2h 以上，d1；LV：400mg/m$^2$，iv，2h 以上，d1<br>5 - FU：400mg/m$^2$，静脉推注，d1；其后 2 400mg/m$^2$，civ（持续输注）46～48h，2 周重复 |

续表

| 方案名称 | 组成与用法 |
| --- | --- |
| FOLFOX | · mFOLFOX7<br>奥沙利铂：130mg/m$^2$，iv，2h 以上，d1；LV：400mg/m$^2$，iv，2h 以上，d1<br>5 - FU：2 400mg/m$^2$，civ（持续输注）46 ~ 48h，2 周重复 |
| | · mFOLFOX + 贝伐单抗<br>mFOLFOX6 或 7<br>贝伐单抗：5mg/kg，iv，d1，2 周重复 |
| | · mFOLFOX + 帕尼单抗（仅 Kras/Nras 野生型）<br>mFOLFOX6 或 7<br>帕尼单抗：6mg/kg，iv（大于 60min），d1，2 周重复 |
| | · mFOLFOX + 西妥昔单抗（仅 Kras/Nras 野生型）<br>mFOLFOX6 或 7<br>西妥昔单抗：第 1 次输注 400mg/ m$^2$，iv（大于 120min）；然后 250mg/ m$^2$，iv（大于 60min），每周 1 次。或 500mg/ m$^2$，iv（大于 120min），d1，2 周重复 |
| CapeOX | · CapeOX<br>奥沙利铂：130mg/m$^2$，iv，2h 以上，d1<br>卡培他滨：1 000mg/m$^2$，po，bid，d1 ~ 14，3 周重复 |
| | · CapeOX + 贝伐单抗<br>奥沙利铂：130mg/m$^2$，iv，2h 以上，d1；卡培他滨：1 000mg/m$^2$，po，bid，d1 ~ 14<br>贝伐单抗：7. 5mg/kg，iv，d1，3 周重复 |
| FOLFIRI | · FOLFIRI<br>伊立替康：180mg/m$^2$，iv，30 ~ 90min 以上，d1；LV：400mg/m$^2$，iv，2h，d1<br>5 - FU：400mg/m$^2$，iv，d1；其后 2 400mg/m$^2$，civd，46 ~ 48h，2 周重复 |
| | · FOLFIRI + 贝伐单抗<br>FOLFIRI：同上<br>贝伐单抗：5mg/kg，iv，d1。2w 重复 |
| | · FOLFIRI + 西妥昔单抗（仅 Kras/Nras 野生型）<br>FOLFIRI：同上<br>西妥昔单抗：400mg/m$^2$，iv，第 1 次大于 2h，然后 250mg/m$^2$，大于 60min，每周 1 次。或 500mg/m$^2$，iv，大于 2h，2 周重复 |
| | · FOLFIRI + 帕尼单抗（仅 Kras/Nras 野生型）<br>FOLFIRI：同上。帕尼单抗：6mg/kg，iv（大于 60min），d1，2 周重复 |
| | · FOLFIRI + 阿柏西普（ziv - aflibercept）<br>FOLFIRI：同上。阿柏西普：4mg/kg，iv（大于 60min），d1，2 周重复 |
| | · FOLFIRI + 雷莫芦单抗<br>FOLFIRI：同上。雷莫芦单抗：8mg/kg，iv（大于 60min），d1，2 周重复 |

表 10 晚期结肠癌化疗方案（2）

| 方案名称 | 组成与用法 |
| --- | --- |
| FOLFOXIRI | · FOLFOXIRI<br>伊立替康：165mg/m$^2$，iv，d1；奥沙利铂：85mg/m$^2$，iv，d1<br>LV：400mg/m$^2$，iv，d1；5－FU：3200mg/m$^2$，civ，46－48h，d1，2 周重复 |
|  | · FOLFOXIRI＋贝伐单抗<br>FOLFOXIRI：同上<br>贝伐单抗：5mg/kg，iv，d1，2 周重复 |
| IROX | 奥沙利铂：85mg/m$^2$，ivd，2h 以上，d1<br>伊立替康：200mg/m$^2$，iv，大于 30～90min，d1（奥沙利铂之后用），3 周重复 |
| 推注或输注 5－FU/LV | 5－FU/LV（Roswell－Park 方案）<br>LV：500mg/m$^2$，iv，2h，d1、8、15、22、29、36<br>5－FU：500mg/m$^2$，在 LV 输注开始 1h 后静脉推注，d1、8、15、22、29、36<br>8 周重复 |
| 5－FU/LV（简化双周方案，sLV5FU2） | LV：400mg/m$^2$，ivd，2h，d1<br>5－FU：400mg/m$^2$，静脉推注，然后 2 400mg/m$^2$，civ，46～48h，2 周重复 |
| 5－FU/LV（周方案） | LV：20mg/m$^2$，ivd，2h<br>5－FU：500mg/m$^2$，在 LV 输注开始 1h 后静脉推注。每周重复<br>LV：500mg/m$^2$，iv<br>5－FU：2 600mg/m$^2$，24h 输注。每周重复 |
| 卡培他滨 | 卡培他滨<br>卡培他滨：850～1 250mg/m$^2$，po，bid，d1～14，3 周重复 |
|  | 卡培他滨＋贝伐单抗<br>卡培他滨：850～1 250mg/m$^2$，po，bid，d1～14<br>贝伐单抗：7. 5mg/kg，iv，d1，3 周重复 |
| 伊立替康 | 伊立替康<br>伊立替康：125mg/m$^2$，ivd，30～90min，d1、8，3 周重复<br>伊立替康：180mg/m$^2$，ivd，30～90min，d1，2 周重复<br>伊立替康：300～350mg/m$^2$，iv，30～90min，d1，3 周重复 |
|  | 伊立替康＋西妥昔单抗（Kras/Nras 野生型）<br>伊立替康：同上（以上三种用法均可）<br>西妥昔单抗：首次剂量 400mg/m$^2$，iv；然后每周 250mg/m$^2$，每周 1 次或 500mg/m$^2$，d1，2 周重复 |
| 西妥昔单抗（Kras/Nras 野生型） | 西妥昔单抗：首次剂量 400mg/m$^2$，iv；然后每周 250mg/m$^2$，每周 1 次；或 500mg/m$^2$，2 周重复 |
| 帕尼单抗（Kras/Nras 野生型） | 帕尼单抗：6mg/kg，iv（大于 60min），2 周重复 |
| Ragorafenib（瑞戈菲尼） | Ragorafenib：160mg，po，每日 1 次，d1～21，28d 重复 |
| 三氟尿苷与盐酸盐复合制剂（Trifluridine ＋ tipiracil） | 三氟尿苷与盐酸盐复合制剂：35 mg/m$^2$（三氟尿苷的每次最大剂量为 80mg），口服，2 次/d，d1～5、d8～12，28d 重复 |
| 派姆单抗（Pembrolizumab） | 派姆单抗（Pembrolizumab）：2 mg/kg，3 周重复 |
| 纳武单抗（Nivolumab） | 纳武单抗（Nivolumab）：3 mg/kg，2 周 1 次，iv；或 240 mg，iv，2 周 1 次 |

## 十二、辅助治疗原则与方案

### （一）原则

（1）在Ⅲ期患者中，卡培他滨与5－FU推注/LV的疗效相当。

（2）在Ⅲ期患者中，FOLFOX疗效优于氟尿嘧啶类单药。FOLFOX应用于高危或中危Ⅱ期是合理的，但不适用于预后良好或低危的Ⅱ期患者。FLOX是FOLFOX的一个替代方案。

（3）尚无证据显示增加奥沙利铂至5－FU/LV方案中可以使Ⅱ期患者生存获益。

（4）尚未证实增加奥沙利铂至5－FU/LV方案中可以使70岁或以上的老年患者受益。

（5）5－FU推注/LV/伊立替康不应该用于辅助治疗。尚无证据显示5－FU输注/LV/伊立替康（FOLFIRI）的疗效优于5－FU/LV。卡培他滨/奥沙利铂优于推注5FU/LV。

（6）贝伐单抗、西妥昔单抗、帕尼单抗或伊立替康不应该用于Ⅱ期或Ⅲ期患者的辅助化疗，除非是临床试验。

### （二）方案：如下表

表11 结肠癌辅助治疗方案

| 方案名称 | 组成与用法 |
| --- | --- |
| · mFOLFOX6 | 奥沙利铂：85mg/m²，iv，2h以上，d1<br>LV：400mg/m²，iv，2h以上，d1<br>5－FU：400mg/m²，静脉推注，d1；其后2400mg/m²，civd（持续输注）46～48h，2周重复 |
| · FLOX | 5－FU：500mg/m²，静脉推注<br>LV：500mg/m²，iv，2h以上；1次/周，连续6周；每8周重复，连续3周期<br>奥沙利铂：85mg/m²，iv，2h以上，第1、3、5周各1次<br>每8周重复，连续3周期 |
| · 卡培他滨 | 卡培他滨：1250mg/m²，po，bid，d1～14，q3周，共24周（6个月） |
| · CapeOX | 奥沙利铂：130mg/m²，iv，大于2h，d1<br>卡培他滨：1000mg/m²，po，bid，d1～14，3周重复，共24周（6个月） |
| · 5－FU/LV | LV：500mg/m²，iv，2h，每周1次，连续6周<br>5－FU：500mg/m²，在LV输注开始1h后静脉推注，每周1次，连续6周<br>每8周重复，共4个周期 |
| · 5－FU/LV（双周方案） | LV：400mg/m²，iv，2h，d1<br>5－FU：400mg/m²，静脉推注，然后2400mg/m²，civ，46～48h，2周重复 |

## 十三、转移性肿瘤的治疗原则

确诊为结直肠癌的患者大约50%～60%发生转移，而且其中的80%～90%为不可切除的肝转移。结直肠癌的转移更常见的是在治疗后的随访中出现，肝脏为最常见的转移器官。然而，大约20%～34%的结直肠癌会出现同时性肝转移。有证据表明，与异时性肝转移相比，同时性肝转移常提示病变范围更广和预后更差。

据估计，死于结直肠癌的患者尸体解剖时有超过一半的发现有肝转移。因此，对这类患者的大多数而言，肝转移是主要的致死原因。结直肠癌致死患者的尸体解剖报告显示，大约1/3的患者中肝脏是唯一的转移部位；而且，很多研究的结果表明结直肠癌肝转移后如果不接受手术治疗，5年生存率相当低。某些临床病理因素，如肝外转移瘤的存在、转移瘤数目 >3 个、转移前的无瘤生存期 <12 个月，均与结直肠癌患者的不良预后相关。

### （一）转移性结直肠癌的外科处理

研究表明，如果选择性地给结直肠癌肝转移患者进行手术切除肝转移瘤，仍然有获得治愈的可能，因此，对大多数结直肠癌肝转移患者而言，治疗的目标应该是根治。

最近已经有报道，结直肠癌肝转移切除后的 5 年无瘤生存率接近 20%。另外，回顾性和 meta 分析显示，孤立性肝转移的患者切除后 5 年总生存率达到 71%。因此，结直肠癌肝转移的处理过程中，如何判断转移瘤患者是否适宜手术切除或潜在适宜手术切除以及随后的手术方式选择就显得尤为重要。

结直肠癌的转移有时候发生在肺，大多数结直肠肝转移的处理方法也适用于肺转移。在经非常严格选择的病例中也可进行肺与肝转移灶的联合切除。

转移性结直肠癌患者，支持切除肝外转移瘤的证据非常有限。最近的一项回顾性研究分析了同期完全切除肝转移瘤和肝外转移瘤的疗效，发现 5 年生存率低于无肝外转移者，而且最终所有伴有肝外转移者均出现了肿瘤复发。

然而，最近一项纳入 1 629 例结直肠癌肝转移的全球分析提示，171 例患者（10.4%）同时接受了肝外和肝脏转移瘤切除，其中 16% 的患者在随访 26 个月时仍然无瘤生存。该结果提示，对经过良好选择的患者（即那些总的转移瘤数目更少的患者），同时切除（肝外和肝脏转移瘤）可能会带来显著的生存获益。

近来有资料提示对于肝切除术后仅限于肝脏的复发瘤，二次手术切除仍然可以安全的实施。但是，回顾性分析显示，随后的每次有根治意向的手术，其 5 年生存率是下降的，而且，手术时存在肝外病灶是预后不良的独立预测因素。

目前专家的共识是肝或肺转移瘤的再次手术切除可以在严格筛选的患者中施行。对于可切除原发肿瘤和可切除同时性转移灶的患者可进行分期或同时性切除处理。

原发瘤未处理的同时性转移患者，如果未发生急性梗阻，姑息性切除的适应证相当少，全身性化疗是首选的初始治疗模式。

### （二）肝脏定向治疗

尽管可切除肝转移瘤的标准治疗方案是手术切除，但仍需要选择仅有肝脏转移或以肝转移为主的部分患者接受肝脏定向治疗方法加以补充甚至是替代。但是非根治性的肝脏为定向治疗方法在结直肠癌肝脏治疗过程中的应用目前还倍受争议。

（1）肝动脉灌注（HAI）：在行肝切除术同时安置一个肝动脉灌注港或可移植泵，以便术后进行肝动脉灌注（HAI）治疗肝转移瘤，这仍不失为一个治疗选择。有试验显示，HAI 比全身化疗更能缩小肝转移瘤，延长肝病灶进展时间，但无益于生存期。

（2）肝动脉栓塞治疗（TACE）：肝动脉灌注化疗栓塞（TACE）即肝动脉插管局部灌注化疗药物与栓塞血管，目前将肝动脉灌注治疗作为结肠癌肝转移的 3 类推荐。

（3）肝脏定向放疗：肝脏定向放疗方法包括微球体动脉放射栓塞术以及适型（立体）放疗。由于目前证据有限及不同中心的治疗模式不同，在高选择性患者采用动脉介入治疗如放射栓塞治疗仍是 3 类推荐。

放疗可应用于严格挑选的，肝或肺转移瘤数目局限为几个的病例（3 类推荐）或临床试验。放疗应该使用高度适型的方式且不应替代手术切除。可能的放疗技术包括 3D 适型放疗、立体定向放疗（SBRT）和 IMRT（调强放疗），后者通过计算机成像手段将放射集中在肿瘤部位，尽可能减少正常组织的放疗毒性。

（4）肿瘤消融术：对于转移瘤可切除者，尽管手术切除是局部治疗的标准，然而，有些患者由于伴发病或转移瘤的位置而不能切除或手术切除肿瘤后剩余肝脏不足以维持正常生理功能，这些情况下可以采用消融治疗。

对于手术可以完全切除的转移瘤，目前认为 RFA 不能替代手术切除。此外，应该明确的是，手术切除或 RFA（不论单独使用抑或与手术联合）均只适用于那些通过该种局部治疗能完全处理病灶的患者。对于“减瘤措施”，无论手术切除还是 RFA 或者两者联合，均不推荐。

**（三）肿瘤腹膜播散**

大约有 17% 的转移性结直肠癌有腹膜播散，2% 的患者腹膜播散是唯一的转移方式。相比于没有腹膜播散的患者，存在腹膜播散者 PFS 和 OS 均较短。对大多数腹腔/腹膜播散的患者其治疗目标是姑息性的，如全身化疗、姑息手术或必要时行支架扩张，而不是治愈。

如果没有腹腔外转移，可采用细胞减灭术（即腹膜剥离手术）和腹腔热灌注化疗（HIPEC）来治疗腹膜播散。

**（四）判定可切除性**

目前专家一致的共识是，潜在可切除的转移性结直肠癌患者，一旦确诊即应接受多学科团队会诊，包括肿瘤外科（即应该有一位肝脏外科医生参与肝转移瘤患者的讨论），来评估切除的可能性。

判定肝转移瘤是否适合手术切除的标准在于保留足够正常肝储备功能的基础上是否能获得阴性的手术切缘。值得注意的是，肿瘤大小极少成为手术切除的禁忌证。可切除性与一些侧重姑息性评价的终点有着显著的区别，因为可切除性终点关注的是肿瘤通过手术获得治愈的潜在可能性。只有当手术能完全切除（R0）所有已知病灶时才能考虑手术，因为已经有证据表明肝转移瘤的部分切除或减瘤手术（R1/R2）对生存没有好处。

**（五）转化为可切除**

转移性结直肠癌确诊时大多数属于不可切除。然而，对那些转移瘤仅局限于肝脏的患者，而且是因为累及重要结构而不可切除者，越来越多的医生使用术前化疗来缩小转移瘤体积以便将其转化为可切除。而当肝脏或肺转移瘤数目太多时，单纯依赖良好的化疗疗效是不太可能让这类患者获得 R0 切除的，因为要单靠化疗完全根除一个转移瘤播散结节的几率是很低的。因此，该类转移瘤不可切除的患者应该被视为不适合接受转化性化疗。

一些经严格选择的病例，当患者对化疗出现显著疗效反应后转移瘤可以从不可切除转化为可切除。对晚期转移性结直肠癌有效的化疗方案均可用来尝试将不可切除的转移瘤转化为可切除，因为此时的治疗目的不是要具体的根除微小转移，而是让现存的可见病灶出现适当的体积缩小。

专家建议，对于初始不可切除的转移性肿瘤，在术前化疗开始后 2 个月要重新评估可切除性，对于那些继续接受术前化疗的患者，也应该每 2 个月重新评估一次手术的可能性。

**（六）可切除转移性疾病的新辅助治疗和辅助治疗**

为了尽量消除微转移灶，专家建议欲行肝或肺转移瘤切除术的晚期结直肠癌患者应接受为期 6 个月的围手术期化疗。术前与术后化疗方案的选择取决于以下几方面，即患者之前用过的方案、反应率及这些方案的有效性/毒性。推荐术前与术后使用相同的方案；如果在新辅助治疗时肿瘤进展，推荐换用其他有效的方案或观察。

有关化疗的最佳顺序，目前仍然不清楚。初始可切除的患者也许可以先行肝切除术，然后给予术后辅助化疗；另外一种可替代的治疗模式则是应用围手术期化疗（新辅助化疗 + 术后化疗）。

与术后化疗相比，术前化疗的潜在优点包括及早治疗微小转移灶、判断肿瘤对化疗的反应（具有预后价值，有助于制定术后治疗计划），对那些早期进展的患者可以避免局部治疗。

而新辅助治疗潜在的缺点包括化疗诱导的肝损伤、错过了“手术机会的窗口期”，可能因为肿瘤早期进展，也可能因为化疗获得完全缓解而使手术切除范围的确定变得异常困难。而且，近期发表的一个研究表明，结直肠癌肝转移接受术前新辅助化疗后，尽管CT显示获得了完全缓解，但对原来肿瘤部位进行病理检查后发现在大多数的原转移瘤部位仍然有存活的肿瘤细胞。

因此，在新辅助化疗的过程中十分关键的就是进行频繁的肿瘤评估，肿瘤内科医生、影像学医生、外科医生以及患者之间进行密切的沟通，以便制定合适的治疗决策，以利寻找最佳的手术干预时机。

**（七）晚期或转移性疾病的化疗**

目前，在弥漫性转移性结直肠癌的治疗中使用着多种有效的药物，无论是联合治疗还是单药治疗，如5-FU/LV、卡培他滨、替吉奥、伊立替康、奥沙利铂、贝伐单抗、血管内皮抑素（恩度）、西妥昔单抗和帕尼单抗。这些药物公认的作用机制各异，包括干扰DNA复制和对VEGF（血管内皮生长因子）和EGF（表皮生长因子）受体活性的抑制。

治疗的选择主要取决于治疗目标、既往治疗的类型和时限以及治疗方案构成中各种药物不同的毒副作用谱。治疗开始时即应该考虑的原则包括在患者有效、稳定或出现肿瘤进展情况下可能出现的计划外更改治疗策略，以及针对出现某种特定毒副作用的治疗调整的计划。

对于适合接受高强度治疗的转移性患者（即对该方案能够良好耐受，而获得的高治疗反应性可能具有潜在的临床获益），推荐5个化疗方案作为初始治疗的选择，即FOLFOX（即mFOLFOX6）、FOLFIRI、CapeOX、输注5-FU/LV或卡培他滨，或FOLFOXIRI。

（吴剑秋）

## 第六节　直肠癌

### 一、概论

在美国，结直肠癌发病率占所有癌症的第4位，而死亡率为第2位。2014年估计全美大约有40 000例直肠癌的新发病例（其中男性23 380例，女性16 620例），同年估计有50 310例患者死于结肠癌和直肠癌。尽管如此，结直肠癌的发病率还是从1975年的60.5/10万人群降到2005年的46.4/10万人群。事实上，在2006年至2010年间，结直肠癌的发病率以每年3.3%（男性）和3%（女性）的比率下降。1990至2007年间，结直肠癌的死亡率也降低了将近35%，到2010年死亡率较峰值下降约46%。这些数据的改善原因可能是通过筛查的普及提高了早诊率以及治疗手段的进步。尽管结直肠癌的总发病率有所降低，但美国癌症监测结直肠癌数据库回顾性队列研究显示50岁以下人群的结直肠癌发病率较前升高。该作者预计至2030年，20 ~34岁人群的结肠癌和直肠癌发病率会增加90%和124.2%。有此趋势的原因尚不明确。

我国结直肠癌的发病率和死亡率均保持上升趋势，2011年结直肠癌的发病率和死亡率分别为23.03/10万和11.11/10万。其中，城市地区远高于农村，且结肠癌的发病率上升显著，多数患者发现时已属于中晚期。

在美国，大约20%的结肠癌伴有家族聚集性，新诊断的腺瘤或浸润性癌患者，其一级亲属患结直肠癌的风险增加。结直肠癌的遗传易感性包括一些研究较清楚的遗传性综合征，如Lynch综合征（又称之为遗传性非息肉病性结直肠癌，HNPCC）和家族性息肉病（FAP）。

Lynch综合征是遗传决定的结肠癌易感性中最常见的类型，大约占所有结直肠癌的2%~4%。该遗传性综合征是DNA错配修复（MMR）基因（MLH1、MSH2、MSH6、PMS2）发生胚系突变的结果。尽管通过基因测序来确定MMR基因发生了胚系突变可以确诊Lynch综合征，但患者在进行基因测序前通常会进行两轮的筛选，首先基于家族史，其次是对肿瘤组织进行初始检测。为了甄别那些可能属于

Lynch综合征的结直肠癌个体，可以对结直肠癌标本进行2项初始检测，即免疫组化检测MMR蛋白表达，因为突变而至该蛋白表达缺失，以及分析微卫星不稳定性（MSI），MSI是MMR缺失的结果，由于DNA重复单元的插入或缺失而导致的，可通过检测肿瘤组织中短的DNA重复序列的数量改变来判定。如免疫组化结果显示MLH1基因缺失应检测BRAF基因。存在BRAF突变表明MLH1表达下降是由体细胞MLH1基因启动子区域甲基化引起，而并非是通过胚系突变而来。

众所周知，炎症性肠病（如溃疡型结肠炎、克罗恩病）患者的结直肠癌风险升高，其他可能导致结直肠癌的危险因素，包括吸烟、食用红肉和加工肉类、饮酒、糖尿病、低运动量、代谢综合征，以及肥胖/高体重指数（BMI）。有一些数据显示，使用奶制品可能降低结直肠癌的风险。但是，一个最近的系统回顾研究和15个队列研究的荟萃分析（>900 000研究对象，>5 200结直肠癌病例）仅发现食用非发酵类奶制品与降低男性结肠癌发病风险有关，未发现其与男性直肠癌、女性结肠或直肠癌的风险有关，也未发现食用固体奶酪及发酵类奶制品与任意一种癌症在任意一种性别中的发病风险有关。

此外，一些数据显示吸烟、代谢综合征、肥胖以及和食用红肉/加工肉类与预后欠佳相关。相反，结直肠癌家族史提高了患病风险，但预后较好。而食用奶制品对结直肠癌患者预后的影响目前仍有争议。

糖尿病与结直肠癌的关系很复杂。糖尿病以及胰岛素的应用可增加结直肠癌的发病风险，但使用二甲双胍治疗糖尿病可降低发病风险，至少在女性中可以。此外，尽管结直肠癌合并糖尿病的患者预后较无糖尿病的患者差，但使用二甲双胍治疗的糖尿病患者似乎可有生存获益。

已有前瞻性研究表明，维生素D缺乏可能与结直肠癌的发病有关，而补充维生素D则可能降低患结直肠癌的风险。而且，数项前瞻性研究表明，低水平的维生素D与结直肠癌患者的高死亡率相关。一项包含5个研究总共2 330例结直肠癌患者的荟萃分析结果发现，维生素D高水平者有较好的总生存率（HR，0.71；95% CI，0.55～0.91）和较低的肿瘤性死亡率（HR，0.65；95% CI，0.49～0.86）。另外，一项包含515例Ⅳ期结直肠癌的研究表明，82%的患者存在维生素D不足（<30ng/mL），50%的患者则是维生素D缺乏（<20ng/mL）。虽然如此，尚未有一项研究证实补充维生素D能改善患者的预后。最近一项报告指出，目前数据所支持的维生素D的作用，唯一能证实的就是对骨骼的健康作用，而在癌症和其他疾病均未获证实。鉴于该报告，并且缺乏1类证据，目前不推荐对结直肠癌患者的维生素D缺乏进行常规筛查，也不主张常规进行维生素D替代治疗。

在49%～82%的结直肠癌中存在EGFR的过表达。结直肠癌肿瘤细胞的EGFR检测无论是对西妥昔单抗还是帕尼单抗均无疗效预测价值。来自BOND－1试验的数据表明，肿瘤细胞EGFR的免疫组化染色强度与对西妥昔单抗的治疗反应率之间并没有相关性。关于帕尼单抗，情况也相似。因此，并不推荐常规检测EGFR，也不能依据EGFR检测结果来推荐或排除西妥昔单抗或帕尼单抗的治疗。

西妥昔单抗和帕尼单抗是作用于EGFR的单克隆抗体，可抑制下游的信号通路转导，但通过免疫组化测定的EGFR状态并不能预测这些单抗的疗效。仅有10%～20%的结直肠癌患者应用西妥昔单抗和帕尼单抗有效。

RAS/RAF/MAPK通路位于EGFR信号转导通路的下游，该通路上各成分的突变，已经成为研究的热点，以期寻找到上述治疗的疗效预测标志物。有大量文献表明，KRAS基因第2外显子突变预示着对西妥昔单抗及帕尼单抗的治疗无效。近来更多的证据显示，KRAS第2外显子以外的突变以及NRAS突变也可预测对西妥昔单抗和帕尼单抗的治疗无效。因此，强烈建议对所有转移性结直肠癌患者进行肿瘤组织（原发瘤或转移灶均可）的KRAS/NRAS基因突变检测。

已知KRAS/NRAS突变的患者，均不应接受西妥昔单抗或帕尼单抗的治疗，不管单药还是与联合化疗，因为这些患者不但没有机会从治疗中获益，而且还将面临治疗的毒性和费用，得不偿失。

需指出的是，凡提及西妥昔单抗或帕尼单抗相关的治疗时，均是这些治疗仅限用于KRAS/NRAS野生型的肿瘤患者。尽管可以考虑对KRAS/NRAS野生的患者进行BRAF基因检测，但目前该检测应被视为可选项，而不是在考虑抗EGFR靶向治疗决策时必需的一部分。

所有在诊断时为Ⅳ期的转移性患者均应行肿瘤组织（原发肿瘤或转移病灶）的基因测序，包括

RAS（KRAS 第 2 外显子及 NRAS）和 BRAF。此时检测 KRAS/NRAS 基因状态并不是为一线治疗的方案选择提供倾向性，相反，更多的是为后续治疗方案的选择做计划，所以这项检测并无时间限制，患者和医生应该讨论 KRAS/NRAS 基因突变的意义，如果有突变，也应该同时提供其他治疗的选择。应该注意的是因为抗 EGFR 治疗在Ⅰ/Ⅱ/Ⅲ期结肠癌的治疗中并无作用，因此不推荐在这些早期患者进行 KRAS/NRAS 测定。

KRAS 基因突变是结直肠癌发生中的早期事件，故 KRAS 基因突变状态在原发肿瘤与转移肿瘤中表现为高度一致性。正因如此，KRAS/NRAS 基因型检测既可以选择原发瘤组织也可以选择转移灶组织。在原发或转移的库存标本都可以取得的情况下，不推荐为了单独行 KRAS/NRAS 基因检测而重取新鲜组织活检。KRAS、NRAS 和 BRAF 基因检测仅限于在有能力进行复杂的临床检验（分子病理学）的实验室进行。没有特定的检测方法推荐。

大约 40% 的结直肠癌伴有编码 KRAS 基因的区域第 2 外显子的 12 和 13 密码子突变。De Roock 研究发现，KRAS 基因 13 密码子（G13D）突变也许不能绝对预测对抑制 EGFR 的治疗无效，一项回顾性分析也证实了类似的发现。当然，正如作者 De Roock 在文章中讨论的一样，这些发现目前还仅仅停留在假说的阶段，仍然需要前瞻性研究来判断 KRAS 基因 13 密码子突变者是否真的仍然可以从抗 EGFR 治疗中获益。目前，具有 KRAS 基因 13 密码子突变的患者使用抗 EGFR 制剂治疗仍属研究范畴，不推荐用于常规临床实践。

近期报道了来自 PRIME 试验的结果，发现原来 KRAS 第 2 外显子无突变的 641 例患者中，17% 的患者存在 KRAS 第 3、4 外显子或 NRAS 基因第 2、3、4 外显子突变。该试验预设的一个回顾性亚组分析显示，与接受单纯 FOLFOX 化疗的患者相比，具有任何一个 KRAS 或 NRAS 突变的患者接受 FOLFOX 联合帕尼单抗治疗后 PFS（HR，1.31；95% CI，1.07～1.6；$P = 0.008$）和 OS（HR，1.21；95% CI，1.01～1.45；$P = 0.04$）均缩短。这些结果提示帕尼单抗不能让 KRAS 或 NRAS 突变的患者受益，相反，可能还会带来生存受损。

近期发表了 FIRE－3 试验的更新分析，当考虑所有 RAS 突变（KRAS/NRAS）时，RAS 突变患者接受 FOLFIRI 联合西妥昔单抗治疗后，PFS 显著差于接受 FOLFIRI 联合贝伐单抗者（6.1 月 vs. 12.2 月，$P = 0.004$），而另一方面，KRAS/NRAS 野生型患者在不同方案治疗后并未显示出 PFS 的差异（10.4 月 vs. 10.2 月，$P = 0.54$）。该结果提示，西妥昔单抗似乎对 KRAS 或 NRAS 突变的患者产生治疗受损的效果。

FDA 最近更新了帕尼单抗的适应证，指出 KRAS 或 NRAS 突变的患者不适用于接受帕尼单抗与奥沙利铂为基础的化疗联合的治疗。具有任何已知的 KRAS 突变（第 2 或其他外显子）或 NRAS 突变者均不应接受西妥昔单抗或帕尼单抗治疗。

尽管 KRAS/NRAS 基因的某种突变提示着对 EGFR 抑制剂无效，但很多具有 KRAS/NRAS 野生型基因状态的患者依然对 EGFR 抑制剂无效。因此，很多研究探索了位于 KRAS/NRAS 基因下游的很多因素，期望能找到更多标志物来预测对西妥昔单抗或帕尼单抗的疗效。大约 5%～9% 的结直肠癌会出现 BRAF 基因的特异性突变（V600E）。实际上，BRAF 突变仅局限于那些不发生 KRAS 基因外显子 2 突变的患者中。在 EGFR 信号转导通路上，尽管未突变的 BRAF 基因其蛋白产物的激活发生在已激活的 KRAS 蛋白的下游，但相信已突变的 BRAF 基因其蛋白产物会持续性活化，由此推定，西妥昔单抗或帕尼单抗产生的 EGFR 抑制效应会被绕过。

BRAF 基因的预测作用并未明了。来源于非计划亚组分析的有限数据提示，V600E BRAF 突变的患者，无论采用何种治疗，预后均很差，但尽管如此，V600E 突变者仍然在西妥昔单抗加入一线化疗后得到一些生存获益。另一方面，英国 MRC 的 COINⅢ期随机临床试验发现，BRAF 基因突变型患者一线治疗时采用 CapeOx/FOLFOX＋西妥昔单抗不仅没效甚至有害。总之，目前根据 BRAF V600E 突变情况来指导抗 EGFR 药物在一线治疗的应用证据尚不充分。

有些回顾性的证据表明，BRAF 突变是转移性结直肠癌非一线治疗中对抗 EGFR 治疗耐药的另外一个标志物，一项回顾性研究分析了 773 例对化疗耐药的结直肠癌原发肿瘤组织的 BRAF 基因状态，发现 BRAF 突变者对治疗的客观反应率（2/24，8.3%）显著低于野生型者（124/326，38%，$P =$

0.0012)。此外，最近报道的多中心随机对照 PICCOLO 临床试验也得出相似的结果，接受帕尼单抗联合伊立替康作为非一线化疗，BRAF 基因突变型存在治疗受损。

尽管 BRAF 基因的疗效预测作用并未肯定，但是其确实是非常有效的预后预测指标。最近公布的一项前瞻性研究，分析了 PETACC－3 试验中入组的Ⅱ/Ⅲ结肠癌患者的组织标本，发现对那些具有 MSI－L 或 MSS 的患者，BRAF 突变是总生存的预后预测因子（HR，2.2；95% CI，1.4～3.4；$P=0.0003$）。而且，CRYSTAL 试验的数据更新分析显示，BRAF 突变型 mCRC 预后要比野生型患者更差。另外，AGITG MAX 试验发现 BRAF 突变可以预测 OS，HR 为 0.49（CI，0.33～0.73；$P=0.001$）。COIN 试验中 BRAF 基因突变型患者的 OS 是 8.8 个月，而 KRAS 第 2 外显子突变型和野生型患者 OS 分别为 14.4 个月和 20.1 个月。最近一项纳入 21 个研究共 9 885 例患者的荟萃分析结果显示，BRAF 基因突变者常伴有高危的临床病理特征，尤其是近端肿瘤（OR，5.22；95% CI，3.80～7.17；$P<0.001$），T4 病灶（OR，1.76；95% CI，1.16～2.66；$P=0.007$），以及低分化（OR，3.82；95% CI，2.71～5.36；$P<0.001$）。

对Ⅳ期患者在确诊时应进行 BRAF 基因检测（原发灶转移灶均可）。BRAF V600E 检测可采用甲醛固定、石蜡包埋的组织标本。一般通过 PCR 扩增和直接 DNA 测序分析方法来进行检测，等位基因特异性 PCR 是另一种可以接受的检测方法。

西妥昔单抗或帕尼单抗联合 FOLFIRI 或 FOLFOX 方案，用作伴有可切除同时性转移的 RAS 基因野生型的结直肠癌患者的新辅助治疗。然而新 EPOC 试验发现，西妥昔单抗联合化疗（>85% 的患者采用 FOLFOX 或 CapeOx 方案，若之前曾接受含奥沙利铂的方案则采用 FOLFIRI 方案）用于转移瘤的围手术期治疗并无获益。该研究中，西妥昔单抗组的 PFS 显著低于对照组（14.8 个月 vs. 24.2 个月；HR，1.5；95% CI，1～2.25；$P<0.048$），实际疗效不足预期的一半，达到了研究方案约定的无效标准，因而该试验被提前终止。因此，西妥昔单抗用于围手术期治疗可能对患者有害，虽然目前尚未有充分的数据禁止其在这方面的应用。FOLFOX＋西妥昔单抗的方案应慎用于可切除或初始不可切除/潜在可转化的转移性疾病患者。

## 二、分期

**表 1　TNM 定义（AJCC，2010 年第 7 版）与分期**

| TNM | 定义 | 分期 | 组成 |
|---|---|---|---|
| T | 原发肿瘤 | 0 期 | Tis |
| Tx | 原发肿瘤无法评价 | Ⅰ期 | T1　N0　M0，T2　N0　M0 |
| T0 | 无原发肿瘤证据 | ⅡA 期 | T3　N0　M0 |
| Tis | 原位癌：局限于上皮内或侵犯黏膜固有层 | ⅡB 期 | T4a　N0　M0 |
| T1 | 肿瘤侵犯黏膜下层 | ⅡC 期 | T4b　N0　M0 |
| T2 | 肿瘤侵犯固有肌层 | ⅢA 期 | T1～T2　N1/N1c　M0，T1　N2a　M0 |
| T3 | 肿瘤穿透固有肌层到达结直肠肠旁组织 | ⅢB 期 | T3～T4a　N1/N1c　M0，T2～T3　N2a　M0，　T1～T2　N2b　M0 |
| T4a | 肿瘤穿透腹膜脏层 | ⅢC 期 | T4a　N2a　M0，T3～T4a　N2b　M0，T4b　N1～N2　M0 |
| T4b | 肿瘤直接侵犯或粘连于其他器官或结构 | ⅣA 期 | 任何 T　任何 N　M1a |
| N | 区域淋巴结 | ⅣB 期 | 任何 T　任何 N　M1b |
| Nx | 区域淋巴结无法评估 | | |
| N0 | 无区域淋巴结转移 | | |
| N1 | 有 1～3 枚区域淋巴结转移 | | |

续表

| TNM | 定义 | 分期 | 组成 |
|---|---|---|---|
| N1a | 有 1 枚区域淋巴结转移 | | |
| N1b | 有 2~3 枚区域淋巴结转移 | | |
| N1c | 浆膜下、肠系膜、无腹膜覆盖结肠/直肠周围组织内有肿瘤种植（tumor deposit，TD），无区域淋巴结转移 | | |
| N2 | 有 4 枚以上区域淋巴结转移 | | |
| N2a | 4~6 枚区域淋巴结转移 | | |
| N2b | 7 枚及更多区域淋巴结转移 | | |
| M | 远处转移 | | |
| Mx | 远处转移无法评价 | | |
| M1 | 有远处转移 | | |
| M1a | 远处转移局限于单个器官或部位（如肝、肺、卵巢、非区域淋巴结） | | |
| M1b | 远处转移分布于 1 个以上的器官/部位或腹膜转移 | | |

注：

（1）T4 的直接侵犯包括穿透浆膜侵犯其他肠段，并得到镜下诊断的证实（如盲肠癌侵犯乙状结肠），或位于腹膜后或腹膜下肠管的肿瘤，穿破肠壁固有肌层后直接侵犯其他的脏器或结构，如降结肠后壁的肿瘤侵犯左肾或侧腹壁，或中下段直肠癌侵犯前列腺、精囊腺、宫颈或阴道。

（2）肿瘤肉眼上与其他器官或结构粘连则分期为 cT4b。但是，若显微镜下该粘连处未见肿瘤存在则分期为 pT3。V 和 L 亚分期用于表明是否存在血管和淋巴管浸润，而 PN 则用以表示神经浸润（可以是部位特异性）。

## 三、临床表现与检查

表 2　临床表现与检查

<table>
<tr><th>临床表现</th><th colspan="4">检查</th></tr>
<tr><td rowspan="3">带蒂或无蒂息肉（腺瘤）伴浸润性癌</td><td rowspan="3">· 病理评估<br>· 结肠镜检查<br>· 标记癌性息肉部位（在结肠镜检查的同时或 2 个星期内，如果外科医生认为是必要的）</td><td rowspan="2">单个标本，完整切除，具有预后良好的组织学特征、切缘阴性（仅限于 T1）</td><td>有蒂息肉伴癌浸润</td><td>观察</td></tr>
<tr><td>广基息肉伴癌浸润</td><td>观察，或见后治疗</td></tr>
<tr><td colspan="3">标本破碎或切缘未能评估或具有预后不良的组织学特征</td></tr>
</table>

## 四、检查与分期

表 3　检查与分期

<table>
<tr><th>临床表现</th><th>检查</th><th>分期</th></tr>
<tr><td rowspan="5">适宜切除的直肠癌</td><td rowspan="5">· 活检<br>· 病理评估<br>· 结肠镜检查<br>· 硬质直肠镜检查<br>· 胸部、腹部、盆腔 CT<br>· CEA<br>· 直肠内超声或直肠内 MRI 或盆腔 MRI<br>· 如有需要，术前请造口治疗师行造口定位和宣教<br>· PET-CT 检查不作常规推荐</td><td>T1~2，N0</td></tr>
<tr><td>T3，N0 或任何 T，N1~2</td></tr>
<tr><td>T4 和/或局部不可切除</td></tr>
<tr><td>任何 T，任何 N，M1，转移灶可切除</td></tr>
<tr><td>任何 T，任何 N，M1，转移灶不可切除或患者不能耐受手术</td></tr>
</table>

## 五、根据临床分期进行初始治疗与辅助治疗

表4　术后病理分期与辅助治疗（1）

<table>
<tr><td colspan="3">经肛门切除后的病理分期</td><td colspan="2">辅助治疗（推荐6个月的围手术期治疗）</td></tr>
<tr><td colspan="2">T、Nx，没有高危因素</td><td colspan="3">观察</td></tr>
<tr><td rowspan="5">T1、Nx，有高危因素或T2、Nx</td><td rowspan="3">经腹切除</td><td>pT1～2、N0、M0</td><td colspan="2">观察</td></tr>
<tr><td rowspan="2">pT3～4、N0、M0<br>或 pT1～4、N1～2</td><td colspan="2">·FOLFOX（首选）　·或 CapeOX（首选）<br>·或 5－FU±LV　·或卡培他滨<br>然后：<br>·卡培他滨/放疗（首选）　·或 5－FU 输注/放疗（首选）<br>·或 5－FU 推注＋LV/放疗<br>然后：<br>·FOLFOX（首选）　·或 CapeOX（首选）<br>·或 5－FU±LV　·或卡培他滨<br>·或 5－FU 输注/放疗（首选）·或卡培他滨/放疗（首选）<br>·或 5－FU 推注＋LV/放疗<br>然后：<br>·FOLFOX（首选）　·或 CapeOX（首选），或 5－FU±LV<br>·或卡培他滨</td></tr>
<tr><td colspan="2">考虑观察（如果达到完全缓解）</td></tr>
<tr><td colspan="2" rowspan="2">化疗/放疗：·卡培他滨/放疗或5－FU 输注/放疗（二者均为首选）<br>·5－FU 推注＋LV/放疗</td><td>经腹切除</td><td>考虑 FOLFOX（首选）或 CapeOX（首选），或 5－FU±LV，或卡培他滨</td></tr>
<tr><td colspan="2">考虑 FOLFOX（首选）或 CapeOX（首选），或 5－FU±LV，或卡培他滨</td></tr>
</table>

<table>
<tr><td>临床分期为 cT1～2、N0 的术后病理分期</td><td>辅助治疗（推荐6个月的围手术期治疗）</td></tr>
<tr><td>pT1～2、N0、M0</td><td>观察</td></tr>
<tr><td rowspan="2">pT3～4、N0、M0</td><td>观察</td></tr>
<tr><td>化疗：<br>·FOLFOX（首选），或 CapeOX（首选），或 5－FU±LV，或卡培他滨<br>·FOLFOX（首选），或 CapeOX（首选），或 5－FU±LV，或卡培他滨；然后卡培他滨/放疗（首选），或 5－FU 输注/放疗（首选），或 5－FU 推注＋LV/放疗；然后：FOLFOX（首选），或 CapeOX（首选），或 5－FU±LV，或卡培他滨<br>·5－FU 输注/放疗（首选），或卡培他滨/放疗（首选），或 5－FU 推注＋LV/放疗；然后：FOLFOX（首选），或 CapeOX（首选），或 5－FU±LV，或卡培他滨</td></tr>
<tr><td>pT1～4、N1～2</td><td>·FOLFOX（首选），或 CapeOX（首选），或 5－FU±LV，或卡培他滨；然后卡培他滨/放疗（首选），或 5－FU 输注/放疗（首选），或 5－FU 推注＋LV/放疗；然后：FOLFOX（首选），或 CapeOX（首选），或 5－FU±LV，或卡培他滨<br>·5－FU 输注/放疗（首选），或卡培他滨/放疗（首选），或 5－FU 推注＋LV/放疗；然后：FOLFOX（首选），或 CapeOX（首选），或 5－FU±LV，或卡培他滨</td></tr>
</table>

表 5　初始治疗与辅助治疗（2）

<table>
<tr><th>临床分期</th><th colspan="2">初始治疗</th><th colspan="2">辅助治疗（推荐 6 个月的围手术期治疗）</th></tr>
<tr><td rowspan="4">T3、N0，或任何 T、N1～2，或 T4，和/或局部不可切除或不耐受手术</td><td colspan="2">化/放疗：<br>·卡培他滨/放疗，或 5－FU 输注/放疗（1 类，二者皆首选）<br>或 5－FU 推注＋LV/放疗<br>·5－FU 推注＋LV/放疗</td><td>经腹切除</td><td>·FOLFOX（首选）<br>·或 CapeOx（首选）<br>·或 FLOX<br>·或 5－FU/LV<br>·或卡培他滨</td></tr>
<tr><td colspan="2">放疗：<br>短程放疗（不推荐用于 T4 肿瘤）</td><td>如有手术禁忌</td><td>全身治疗</td></tr>
<tr><td rowspan="2">化疗：<br>·FOLFOX（首选）<br>·或 CapeOx（首选）<br>·或 5－FU/LV，或卡培他滨</td><td rowspan="2">·卡培他滨/放疗（首选）<br>·或 5－FU 输注/放疗（首选）<br>·或 5－FU 推注＋LV/放疗</td><td>经腹切除</td><td>监测</td></tr>
<tr><td>如有手术禁忌</td><td>全身治疗</td></tr>
</table>

注：

（1）除氟尿嘧啶外的药物（如奥沙利铂）不推荐与放疗同时进行。

（2）对于 T3、N0 且边界干净，具有良好预后指标的患者，放疗的额外获益不大，可以考虑单纯化疗。

## 六、任何 T、任何 N、M1 同时性转移灶可切除的治疗

表 6　同时性转移灶可切除的治疗

<table>
<tr><th>新辅助治疗</th><th>初始治疗</th><th colspan="2">辅助治疗（转移灶已切除，推荐 6 个月的围手术期治疗）</th></tr>
<tr><td rowspan="3">联合化疗（2～3 个月）：<br>·FOLFIRI 或 FOLFOX 或 CapeOX</td><td>分期或同期（首选）切除转移灶＋直肠原发灶</td><td colspan="2">考虑 5－FU 输注/盆腔放疗（首选），或卡培他滨/放疗（首选），或 5－FU 推注＋LV/盆腔放疗</td></tr>
<tr><td>5－FU 输注/盆腔放疗（首选），或卡培他滨/放疗（首选），或 5－FU 推注＋LV/盆腔放疗</td><td rowspan="2">分期或同期（首选）切除转移灶＋直肠原发灶</td><td rowspan="2">全身治疗，与新辅助方案相同（选择性）</td></tr>
<tr><td>短程放疗（不推荐用于 T4 肿瘤）</td></tr>
<tr><td>5－FU 输注/盆腔放疗（首选）<br>或卡培他滨/放疗（首选）<br>或 5－FU 推注＋LV/盆腔放疗</td><td rowspan="2">分期或同期（首选）切除转移灶＋直肠原发灶</td><td colspan="2" rowspan="2">FOLFOX（首选）<br>或 CapeOx（首选）<br>或 5－FU/LV<br>或卡培他滨</td></tr>
<tr><td>短程放疗（不推荐用于 T4 肿瘤）</td></tr>
</table>

## 七、任何 T、任何 N、M1 同时性转移灶不可切除或医学上不能耐受手术

1. 有症状者

全身联合化疗：或 5－FU/放疗，或卡培他滨/放疗（2B 类），或直肠病灶切除，或激光再通术，或结肠造口术，或支架置入。

2. 无症状者

按晚期和转移性直肠癌的治疗方法进行治疗。

## 八、随访

（1）病史和体检：2 年内每 3～6 个月 1 次，然后每 6 个月 1 次，共 5 年。

（2）对于 T2 及以上肿瘤，2 年内每 3～6 个月检查 CEA，然后每 6 个月 1 次，共 5 年。

（3）转移复发高危患者每年查胸、腹、盆腔 CT，共 5 年。

（4）术后 1 年内行肠镜检查，如果术前因肿瘤梗阻无法行全结肠镜检查，术后 3 ~6 个月检查。

①如果有异常，1 年内复查。

②如果未发现晚期腺瘤，则 3 年内复查，以后每 5 年 1 次。

③低位前切除者每 6 个月 1 次行直肠镜检查，共 5 年。

（5）PET－CT 检查不作常规推荐。

（6）若 CEA 持续升高，或有复发的证据，需进一步治疗。

表 7　分期随访

| 分期 | 随访内容 |
| --- | --- |
| 充分的外科分期为Ⅰ期 | 1 年内结肠镜检查：<br>·若发现进展期腺瘤，需在 1 年内复查<br>·若未发现进展期腺瘤，则 3 年内复查，然后每 5 年 1 次 |
| Ⅱ期、Ⅲ期 | ·病史、体检与 CEA，每 3 ~6 个月 1 次，共 2 年；然后每 6 月 1 次，总共 5 年<br>·胸/腹/盆腔 CT6 ~12 个月 1 次（<12 个月 1 次为 2B 类），总共 5 年<br>·1 年内进行结肠镜检查，如果术前因肿瘤梗阻无法行全结肠镜检查，术后 3 ~6 个月检查：<br>若发现进展期腺瘤，需在 1 年内复查<br>若未发现进展期腺瘤，则 3 年内复查，然后每 5 年 1 次<br>·在第 1 个 2 年内，每 3 ~6 个月进行 1 次直肠镜检查（使用 EUS 或增强 MRI），然后每 6 个月 1 次，总共 5 年（仅针对经肛门切除的患者）<br>·PET－CT 不作为常规推荐 |
| Ⅳ期 | ·病史、体检与 CEA，每 3 ~6 个月 1 次，共 2 年；然后每 6 月 1 次，总共 5 年<br>·胸/腹/盆腔 CT3 ~6 个月 1 次（<6 个月 1 次为 2B 类），连续 2 年，然后 6 ~12 个月 1 次，总共 5 年<br>·1 年内进行结肠镜检查，如果术前因肿瘤梗阻无法行全结肠镜检查，术后 3 ~6 个月检查：<br>若发现进展期腺瘤，需在 1 年内复查<br>若未发现进展期腺瘤，则 3 年内复查，然后每 5 年 1 次<br>·在第 1 个 2 年内，每 3 ~6 个月进行 1 次直肠镜检查（使用 EUS 或增强 MRI），然后每 6 个月 1 次，总共 5 年（仅针对经肛门切除的患者）<br>·PET－CT 不作为常规推荐 |

## 九、复发与治疗

表 8　复发的治疗

<table>
<tr><th>复发</th><th colspan="2">检查</th><th colspan="3">治疗</th></tr>
<tr><td rowspan="3">CEA 持续升高</td><td rowspan="3">·体格检查<br>·结肠镜检查<br>·胸/腹/盆腔 CT 检查<br>·考虑 PET－CT 检查</td><td rowspan="2">阴性结果</td><td rowspan="2">·考虑 PET－CT 检查<br>·3 个月后复查胸腹盆 CT</td><td>阴性结果</td><td>监测</td></tr>
<tr><td>阳性结果</td><td>见盆腔孤立结节/吻合口复发或证实的异时性转移的治疗，下述</td></tr>
<tr><td>阳性结果</td><td colspan="3">见盆腔孤立结节/吻合口复发或证实的异时性转移的治疗，下述</td></tr>
<tr><td colspan="2" rowspan="3">孤立的盆腔/吻合口复发</td><td rowspan="2">潜在可切除</td><td>手术切除</td><td colspan="2">卡培他滨＋放疗，或输注 5－FU＋放疗，或推注 5－FU＋放疗</td></tr>
<tr><td>术前输注 5－FU＋放疗，或推注 5－FU＋放疗</td><td colspan="2">切除 ±IORT</td></tr>
<tr><td colspan="2">不可切除</td><td colspan="2">化疗 ±放疗</td></tr>
<tr><td colspan="2" rowspan="2">CT、MRI 和/或活检证实的异时性转移</td><td>可切除</td><td>考虑 PET－CT 检查</td><td colspan="2">可切除、不可切除：见初始治疗</td></tr>
<tr><td colspan="2">不可切除（潜在可转化，或不可转化）</td><td colspan="2">见初始治疗</td></tr>
</table>

## 十、可切除的异时性转移瘤的化疗

表 9　可切除的异时性转移瘤的治疗

<table>
<tr><th>分类</th><th colspan="2">初始治疗</th><th>辅助治疗</th></tr>
<tr><td rowspan="3">既往没有做过化疗</td><td colspan="2">切除（首选）联合或不联合局部治疗</td><td>· FOLFOX　· 或 CapeOX（首选）<br>· 或 FLOX　· 或卡培他滨　· 或 5 - FU/LV</td></tr>
<tr><td rowspan="2">新辅助化疗（2 ~ 3 个月）：<br>· FOLFOX（首选）<br>· 或 CapeOX（首选）<br>· 或 FLOX（2B 类）<br>· 或卡培他滨（2B 类）<br>· 或 5 - FU/LV（2B 类）</td><td rowspan="2">切除（首选）联合或不联合局部治疗</td><td>新辅助化疗后肿瘤无生长：<br>· 重复新辅助化疗　· FOLFOX　· 观察</td></tr>
<tr><td>新辅助化疗后肿瘤有生长：<br>· 全身治疗 ± 生物治疗（生物治疗为 2B 类）<br>· 观察</td></tr>
<tr><td rowspan="3">既往做过化疗</td><td>切除（首选）联合或不联合局部治疗</td><td colspan="2">· 观察（原先以奥沙利铂为基础的治疗方案首选）<br>· 全身治疗 ± 生物治疗（生物治疗为 2B 类）</td></tr>
<tr><td rowspan="2">新辅助化疗（2 ~ 3 个月）：<br>· FOLFOX（首选）<br>· CapeOX（首选）<br>· FLOX<br>· 卡培他滨<br>· 5 - FU/LV</td><td rowspan="2">切除（首选）联合或不联合局部治疗</td><td>新辅助化疗后无生长：<br>· 重复新辅助化疗　· FOLFOX　· 观察</td></tr>
<tr><td>新辅助化疗后有生长：<br>· 全身治疗 ± 生物治疗（生物治疗为 2B 类）<br>· 观察</td></tr>
</table>

## 十一、不可切除的异时性转移瘤的化疗

表 10　不可切除的异时性转移瘤的化疗

<table>
<tr><th>分类</th><th colspan="3">初始治疗</th><th>辅助治疗</th></tr>
<tr><td rowspan="2">既往 12 个月内曾行 FOLFOX 辅助化疗</td><td colspan="2" rowspan="2">· FOLFIRI ± 贝伐单抗（首选）<br>· FOLFIRI ± 阿柏西普或雷莫芦单抗<br>· 伊立替康 ± 贝伐单抗（首选）<br>· 伊立替康 ± 阿柏西普或雷莫芦单抗<br>· FOLFIRI + 西妥昔单抗或帕尼单抗（仅 Kras/Nras 野生型）<br>· 伊立替康 ± 西妥昔单抗或帕尼单抗（仅 Kras 野生型/Nras 野生型）<br>· 纳武单抗或派姆单抗（仅适用于 dMMR/MSI - H）</td><td rowspan="3">如果病灶有希望转化为可切除，则每 2 个月重新评价是否已达目标</td><td>转化为可切除者切除→<br>· 全身治疗 ± 生物治疗（生物治疗为 2B 类）<br>· 观察</td></tr>
<tr><td rowspan="2">仍不可切除→全身治疗</td></tr>
<tr><td colspan="2">· 既往 FOLFOX 辅助化疗超过 12 个月<br>· 既往用过 5 - FU/LV 或卡培他滨治疗<br>· 既往未做过化疗</td><td>全身治疗</td></tr>
</table>

## 十二、病理评估的原则

### （一）内镜下切除的恶性息肉

（1）恶性息肉是指息肉中有癌细胞浸润穿透黏膜肌层到达黏膜下层（pT1），pTis 不属于恶性息肉。

（2）良好的组织学特征，包括1或2级分化，无血管、淋巴管浸润，切缘阴性。目前尚无对切缘阳性的统一定义。

（3）阳性切缘定义为：肿瘤距切缘小于1mm或肿瘤距切缘小于2mm，电刀切缘可见癌细胞。

（4）不良的组织学特征，包括3或4级分化，或血管、淋巴管浸润，或切缘阳性。

（5）结直肠恶性广基息肉能否通过内镜下切除获得成功治疗，目前尚有争议。文献似乎认为与带蒂恶性息肉相比，广基恶性息肉内镜下切除后，不良预后事件（如肿瘤残留，肿瘤复发，死亡，血道转移，但不包括淋巴结转移）的发生率更高。然而，认真分析数据会发现，息肉的外形本身并不是预后不良的一个很有意义的参数，那些细胞分化1或2级、切缘阴性、无脉管浸润的恶性广基息肉，能够通过内镜下切除获得成功治疗。

### （二）经肛切除

良好的组织病理学特征，包括小于3cm，T1伴1或2级分化，无血管、淋巴管浸润，切缘阴性。不良的组织病理学特征，包括大于3cm，T1伴3级分化，或血管、淋巴管浸润，切缘阳性，或肿瘤侵犯深度。

### （三）病理报告内容

病理报告内容包括肿瘤分化程度，肿瘤浸润深度（T）（T分期是根据有活力的肿瘤细胞来决定的，经过新辅助治疗的标本内无细胞的黏液湖不认为是肿瘤残留），检出淋巴结个数和阳性淋巴结数（N）（经过新辅助治疗的标本内无细胞的黏液湖不认为是肿瘤残留），近端、远端和环周切缘的情况，环周切缘，新辅助治疗的疗效，淋巴管/血管浸润，神经周围浸润，淋巴结外肿瘤种植结节。

### （四）环周切缘（CRM）阳性

环周切缘（CRM）阳性的定义是肿瘤距切缘小于1mm，此评估包括淋巴结内的肿瘤或原发肿瘤的直接浸润，当然，如果CRM的阳性仅仅是由淋巴结内的肿瘤造成，那应该在病理报告中特别申明。对接受新辅助治疗的患者而言，阳性CRM更是一个术后局部复发的预测指标。部分研究结果显示，相较于原发肿瘤的直接浸润，继发于淋巴结转移的阳性CRM带来的局部复发率要更低。

### （五）新辅助治疗反应病理评估

新辅助治疗反应，要求对直肠癌标本检查时评价新辅助治疗后的治疗反应，最低要求为存在治疗反应、未发现确切的治疗反应，评估肿瘤治疗反应的分级系统，包括0级（完全反应）即无活的癌细胞残留、1级（中度反应）为单个或小簇癌细胞残留，2级（轻度反应）即残留癌灶、间质纤维化和3级（反应不良）即仅少数或未见癌细胞消退。

### （六）神经周围浸润

神经周围浸润（PNI）的出现，伴随着显著的预后不良。在多因素分析中发现，不论是癌症特异性的还是总的无病生存率，PNI均是一个独立的预后不良因素。对Ⅱ期肠癌来说，伴有PNI的患者预后明显差于无PNI者，5年DFS分别为29%、82%（$P=0.0005$）。在Ⅲ期直肠癌，伴有PNI者预后显著不良。

### （七）淋巴结外肿瘤种植

淋巴结外肿瘤种植（ENTD）指沉积于远离原发肿瘤边缘的结肠或直肠周围脂肪组织内的不规则

肿瘤实性结节，已经没有了残留淋巴结组织的证据，但分布于肿瘤的淋巴引流途径上。一般认为这是肿瘤周围的种植结节或卫星结节，不应列为淋巴结转移来计数。多数种植结节源于淋巴血管浸润，或比较罕见的是源于神经周围浸润。因为结外肿瘤种植意示着缩短的无病生存和总生存，因此，在外科病理检查报告上应详细记录这些结节的数目。

### （八）淋巴结评估

AJCC 和美国病理学家协会（CAP）建议至少需送检 12 枚淋巴结才能准确判断为早期结直肠癌。接受术前化疗的患者可能很难获取 12 枚淋巴结样本，但是文献报道的Ⅱ期结直肠癌诊断所需的淋巴结送检最低数目要求常不统一，分别有大于 7 枚、大于 9 枚、大于 13 枚、大于 20 枚、大于 30 枚。这些研究多数将结肠癌和直肠癌混合在一起分析，而且未经新辅助治疗，初始治疗即为手术。有 2 项只限于直肠癌的研究指出至少检出 14 枚和 10 枚淋巴结才能准确判断为Ⅱ期直肠癌。

淋巴结检出数目跟患者年龄、性别、肿瘤分化程度和部位有关。对Ⅱ期结肠癌（pN0），如果初始检查不能找到 12 枚淋巴结，推荐病理医生应该重新解剖标本，重新送检更多的疑似淋巴结的组织。如果最终还是找不够 12 枚淋巴结，应在报告上加注评论，表明已经尽力解剖淋巴结。

接受过新辅助治疗的直肠癌患者平均淋巴结检出数目明显少于直接手术患者（13∶19，$P<0.05$，7∶10，$P<0.001$）。如果以 12 枚淋巴结作为准确分期标准的话，接受过新辅助治疗的患者只有 20% 能够检出足够的淋巴结。接受过新辅助治疗患者要准确分期所需的淋巴结数目目前仍不清楚。然而准确分期的意义有多大仍属未知，因为接受过新辅助治疗的患者无论手术后病理分期如何都需要接受术后辅助治疗。

### （九）前哨淋巴结和通过免疫组化（IHC）检出的微转移

前哨淋巴结检出后可以进行更详细的组织学和/或免疫组化检查以明确是否存在转移癌。有文献报道，对其进行多切片 HE 染色和/或 IHC 染色检查 CK 阳性的细胞。尽管目前的研究已经有些让人鼓舞的结果，但仍未能就“什么是真正的转移”达成共识。

若把孤立的肿瘤细胞定义为微转移，则易与真正的微转移（0.2mm≤肿瘤细胞团≤2mm）相混淆。用 IHC 检出这些孤立肿瘤细胞的意义还是有争论的。有些研究认为这就是微转移。尽管第 7 版 AJCC 癌症分期将小于 0.2mm 的肿瘤细胞簇视为游离的肿瘤细胞（ITC），为 pN0 而非转移性癌，但有学者对此提出挑战。一些学者认为大小不该影响转移性癌的诊断，他们认为那些具有生长证据（如腺体样分化、淋巴窦扩张或者间质反应）的肿瘤灶，不论大小如何，皆应诊断为淋巴结转移。

有些研究指出，在 HE 染色诊断的Ⅱ期（N0）结肠癌中，若 IHC 发现淋巴结中有 CK 阳性的细胞则预后较差。但也有其他研究观察不到此差异。在这些研究中，ITC 被归入微转移中。

目前应用前哨淋巴结以及仅用 IHC 检测癌细胞的方法仍属研究性质，其结果用于临床决策时应十分谨慎。

### （十）KRAS、NRAS、BRAF 突变检测

所有转移性结直肠癌患者都该进行肿瘤组织 RAS 基因（KARS/NRAS）分型，KRAS、NRAS 基因突变的转移性结直肠癌患者，不能应用含西妥昔单抗或帕尼单抗的方案。

具有 V600E BRAF 突变的患者，似乎预后更差。尚缺乏足够的数据，依据患者的 V600E BRAF 突变状态来指导抗 EGFR 单抗与一线治疗中有效化疗方案的联合使用。现时有限的资料提示，患者存在 V600E 突变时，一线治疗进展后使用抗 EGFR 单抗治疗是无效的。

KRAS、NRAS、BRAF 突变的检测应在有能力进行复杂的临床检验（分子病理学）的实验室进行，方法包括基因测序、杂交等。检验所用的标本可用甲醛固定、石蜡包埋。所取组织可以是原发结直肠癌组织和/或转移灶。

#### （十一）直肠系膜的评价（TME）

对位于直肠远端 2/3 的中低位直肠癌，病理医生应评价 TME 手术的质量（直肠系膜的完整性）。

## 十三、外科治疗的原则

### （一）经肛门切除

经肛门切除的标准为侵犯肠周径 < 30%、肿瘤大小 < 3cm、切缘阴性（距离肿瘤 > 3mm）、活动、不固定、距肛缘 8cm 以内，仅适用于 T1 肿瘤，内镜下切除的息肉，伴癌浸润，或病理学不确定，无血管淋巴管浸润（LVI）或神经浸润，高 - 中分化，治疗前影像学检查无淋巴结肿大的证据。

如果能在直肠内充分显露肿瘤，可考虑经肛门显微手术（TEM），TEM 对于更近端的病灶在技术上是可行的。

### （二）经腹切除

在 TME（全直肠系膜切除术）原则下行腹会阴联合切除术、低位前切除术或结肠肛管吻合。

（1）治疗原则。

①主刀医生应在初始治疗前亲自行硬质乙状结肠直肠镜检查。

②切除原发肿瘤，保证足够切缘。

③更倾向于推荐腹腔镜手术在临床试验中使用。

④采用 TME 手术清扫肿瘤的淋巴引流区域。

⑤尽可能保留器官结构的完整性。

⑥5 周半足量的新辅助放化疗后，应在 5 ~ 12 周内进行手术。

（2）全直肠系膜切除。

①减少环周切缘的阳性率。

②切除肿瘤下缘以下 4 ~ 5cm 的直肠系膜才算足够。下段直肠癌（距离肛缘小于 5cm）切除肿瘤远端肠管 1 ~ 2cm 是可以接受的，但需术中冰冻病理检查证实切缘阴性。

③游离全部直肠可保证远切缘阴性并切除足够直肠系膜。

（3）淋巴结清扫。

①尽可能把清扫范围外的可疑转移淋巴结切除或活检。

②如果无临床可疑转移的淋巴结，不推荐扩大的淋巴结清扫术。

### （三）转移瘤可切除和局部治疗的标准

（1）肝转移：

①肝切除是结直肠癌可切除肝转移瘤的一种治疗方法。

②完整切除必须考虑到肿瘤范围和解剖学上的可行性，剩余肝脏必须能维持足够的功能。

③原发灶必须能根治性切除（R0），无肝外不可切除病灶，不推荐减瘤手术方案（R1/R2 切除）。

④可切除的原发灶和转移病灶均应行根治性切除。根据两者切除的复杂程度、伴发病、术野暴露

和手术者经验不同可同期切除或分期切除。

⑤当肝转移灶由于残肝体积不足而不能切除时，可考虑术前门静脉栓塞或分期肝切除等方法。

⑥消融技术可单独应用或与切除相结合，所有已知病灶须均能切除或用消融处理。

⑦有些机构对化疗耐药或难治性的大范围肝脏转移又无明显肝外转移的部分患者采用经肝动脉导向的栓塞治疗（3类）。

⑧部分经过严格挑选的患者或在临床试验的情况下可考虑适型外照射放疗，而不应该不加区别地用于那些潜在可切除的患者（3类）。

⑨在经选择的患者中可再次（重复）手术。

（2）肺转移：

①完整切除必须考虑肿瘤范围和解剖部位，肺切除后必须能维持足够功能。

②原发灶必须能根治性切除（R0）。

③有肺外可切除病灶并不妨碍肺转移瘤的切除。

④在经选择的患者中可再次（重复）手术。

⑤当肿瘤不可切除但可用消融技术完全处理时可考虑消融。

⑥同时性可切除肺转移患者可选择同期切除或分期切除。

⑦部分经过严格挑选的患者或者在临床试验的情况下可以考虑适型外照射放疗，而不应该不加区别地用于那些潜在可切除的患者（3类）。

（3）转化为可切除病灶的评估。

①转移灶不可切除而行术前化疗的患者化疗2个月后及以后每2个月应予重新评估。

②分布局限的病灶更易转化为可切除。

③评价是否已转化为可切除时，所有已知病灶必须可切除。有可能转化的患者术前化疗应选用高反应率的方案。

## 十四、放射治疗的原则

### （一）照射野

放射野应包括肿瘤或瘤床及2~5cm的安全边缘、骶前淋巴结、髂内淋巴结。T4肿瘤侵犯前方结构时需照射髂外淋巴结。应用多野照射技术（一般3~4个照射野）。应采取改变体位或其他方法尽量减少照射野内的小肠。腹会阴联合切除术后患者照射野应包括会阴切口。

调强放疗（IMRT）仅限于临床试验或特定的临床情形，如之前接受过放疗后复发的患者。

### （二）照射剂量

盆腔剂量45~50Gy/25~28次。对于可切除肿瘤，照射45Gy之后应考虑瘤床和两端2cm范围予追加剂量。术前放疗追加剂量为5.4Gy/3次，术后放疗为5.4~9Gy/3~5次。小肠受量应限制在45Gy以内。

术中放疗（IORT），如果可行，应该考虑在切缘很近或者有阳性切缘的肿瘤患者作为额外的治疗手段，特别适用于T4或者复发肿瘤患者。如果术中放疗不可行的话，在辅助性化疗之前可考虑缩野靶区予额外的10~20Gy外照射联合/或近距离照射。

对于不可切除的肿瘤，如果技术上可行，放疗剂量可能需要高于54Gy。放疗期间应同期使用5-FU为基础的化疗。

肝或肺转移瘤数目局限为几个时，放疗可使用于高度选择的病例或者临床试验。放疗不应替代手术切除。放疗方法应该使用高度适型的方式。可以 3D 适型放疗、IMRT（调强放疗）或者立体定向放疗（SBRT）（3 类）。

### （三）副反应处理

（1）女性患者应该考虑并使用阴道扩张器来缓解阴道狭窄带来的症状。

（2）男性患者应该被告知不孕不育的风险，并提供相关精子库的信息。

（3）女性患者应该被告知不孕不育的风险，并在治疗前提供相关卵母细胞、卵细胞、卵巢组织库的信息。

## 十五、辅助治疗方案

（直肠癌辅助治疗包括同期化疗/放疗以及辅助化疗，围手术期总共的疗程推荐为 6 个月）

表 11 直肠癌辅助治疗

| 分类 | 辅助治疗 |
| --- | --- |
| 术后辅助化疗 | · mFOLFOX6 奥沙利铂：85mg/m$^2$，iv（静脉点滴），2h 以上，d1<br>LV：400mg/m$^2$，iv，2h 以上，d1<br>5 - FU：400mg/m$^2$，iv（静脉推注），d1<br>5 - FU：2 400mg/m$^2$，civd（持续输注）46 ~ 48h，2 周重复，围手术期总疗程 6 个月 |
| | · 简化的双周 5 - FU 输注/LV 方案（sLV 5FU2）<br>LV：400mg/m$^2$，iv，2h 以上，d1；5 - FU：400mg/m$^2$，静脉推注；5 - FU：2400mg/m$^2$，civ，46 ~ 48h，2 周重复，围手术期总疗程 6 个月 |
| | · 卡培他滨：850 ~ 1 250mg/m$^2$，po，bid，d1 ~ 14，q3 周重复，围手术期总疗程 6 个月 |
| | · CapeOX<br>奥沙利铂：130mg/m$^2$，iv，大于 2h，d1<br>卡培他滨：1 000mg/m$^2$，po，bid，d1 ~ 14<br>3 周重复，围手术期总疗程 6 个月 |
| | · 5 - FU/LV（Roswell - Park 方案）<br>LV：500mg/m$^2$，iv，2h，d1、8、15、22、29、36<br>5 - FU：500mg/m$^2$，在 LV 输注开始 1h 后静脉推注，d1、8、15、22、29、36<br>8 周重复，围手术期总疗程 6 个月 |
| 同期化放疗 | · 放疗 + 5 - FU 持续输注<br>5 - FU：每天 225mg/m$^2$，放疗期间每天 24h，每周 5d 或 7d 维持 |
| | · 放疗 + 5 - FU/LV<br>放疗第 1、5 周给予 5 - FU400mg/m$^2$/d + LV 20mg/m$^2$/d，ivp，d1 ~ 4，共 4d |
| | · 放疗 + 卡培他滨<br>放疗 5 周，期间卡培他滨 825mg/m$^2$，每天 2 次，每周 5d |

## 十六、晚期或转移性直肠癌化疗

表 11　晚期或转移性直肠癌化疗（1）

<table>
<tr><th>分类</th><th>初始治疗</th><th colspan="5">后续治疗</th></tr>
<tr><td rowspan="14">适宜高强度化疗的患者</td><td rowspan="6">· FOLFOX ± 贝伐单抗<br>· CapeOX ± 贝伐单抗<br>· FOLFOX ± 西妥昔单抗或帕尼单抗（仅适用于 Kras/Nras 野生型）</td><td rowspan="6">既往是以奥沙利铂为基础的化疗，而没有使用伊立替康</td><td rowspan="3">· FOLFIRI ± 贝伐单抗（首选）或阿柏西普或雷莫芦单抗<br>· 伊立替康 ± 贝伐单抗（首选）或阿柏西普或雷莫芦单抗</td><td colspan="2">伊立替康 + 西妥昔单抗或帕尼单抗（仅适用于 Kras/Nras 野生型）</td><td>瑞戈菲尼，或三氟尿苷与盐酸盐复合制剂</td></tr>
<tr><td colspan="2">瑞戈菲尼，或三氟尿苷与盐酸盐复合制剂</td><td>瑞戈菲尼，或三氟尿苷与盐酸盐复合制剂，或临床试验，或最佳支持治疗</td></tr>
<tr><td colspan="3">纳武单抗或派姆单抗（仅适用于 dMMR/MSI－H）</td></tr>
<tr><td rowspan="2">· FOLFIRI + 西妥昔单抗或帕尼单抗（仅 Kras/Nras 野生型）<br>· 伊立替康 + 西妥昔单抗或帕尼单抗（仅 Kras/Nras 野生型）</td><td colspan="2">瑞戈菲尼，或三氟尿苷与盐酸盐复合制剂</td><td>瑞戈菲尼，或三氟尿苷与盐酸盐复合制剂，或临床试验，或最佳支持治疗</td></tr>
<tr><td colspan="3">纳武单抗（Nivolumab）或派姆单抗（pembrolizumab）（仅适用于 dMMR/MSI－H）</td></tr>
<tr><td colspan="2">纳武单抗或派姆单抗（仅适用于 dMMR/MSI－H）</td><td colspan="2">重复上面的后续治疗</td></tr>
<tr><td rowspan="5">· FOLFIRI ± 贝伐单抗<br>· FOLFIRI ± 西妥昔单抗或帕尼单抗（仅适用于 Kras/Nras 野生型）</td><td rowspan="5">既往是以伊立替康为基础的化疗，而没有使用奥沙利铂</td><td rowspan="3">· FOLFOX ± 贝伐单抗<br>· CapeOX ± 贝伐单抗</td><td colspan="2">伊立替康 + 西妥昔单抗或帕尼单抗（仅 Kras/Nras 野生型）</td><td>瑞戈菲尼，或三氟尿苷与盐酸盐复合制剂（trifluridine/tipiracil）</td></tr>
<tr><td colspan="2">瑞戈菲尼，或三氟尿苷与盐酸盐复合制剂（trifluridine/tipiracil）</td><td>瑞戈菲尼，或三氟尿苷与盐酸盐复合制剂，或临床试验，或最佳支持治疗</td></tr>
<tr><td colspan="3">纳武单抗或派姆单抗（仅适用于 dMMR/MSI－H）</td></tr>
<tr><td>伊立替康 + 西妥昔单抗或帕尼单抗（仅 Kras/Nras 野生型）</td><td>FOLFOX 或 CapeOX</td><td>瑞戈菲尼，或三氟尿苷与盐酸盐复合制剂</td><td>瑞戈菲尼，或三氟尿苷与盐酸盐复合制剂，或临床试验，或最佳支持治疗</td></tr>
<tr><td colspan="4">纳武单抗或派姆单抗（pembrolizumab）（仅适用于 dMMR/MSI－H）</td></tr>
<tr><td rowspan="3">· FOLFIRI ± 贝伐单抗</td><td rowspan="3">既往用过 FOLFIRI</td><td rowspan="2">伊立替康 + 西妥昔单抗或帕尼单抗（仅 Kras/Nras 野生型），或三氟尿苷与盐酸盐复合制剂</td><td>瑞戈菲尼，或三氟尿苷与盐酸盐复合制剂</td><td colspan="2">瑞戈菲尼，或三氟尿苷与盐酸盐复合制剂，或临床试验，或最佳支持治疗</td></tr>
<tr><td colspan="3">重复上面的后续治疗</td></tr>
<tr><td colspan="4">纳武单抗或派姆单抗（pembrolizumab）（仅适用于 dMMR/MSI－H）</td></tr>
</table>

表13　晚期或转移性直肠癌化疗（2）

<table>
<tr><th>分类</th><th>初始治疗</th><th colspan="4">后续治疗</th></tr>
<tr><td rowspan="12">适宜高强度化疗的患者</td><td rowspan="12">既往使用过氟尿嘧啶类药物，而没有使用过伊立替康或奥沙利铂</td><td rowspan="4">· FOLFOX ±<br>贝伐单抗<br>· CapeOX ±<br>贝伐单抗</td><td rowspan="3">伊立替康 ±<br>西妥昔单抗<br>或帕尼单抗<br>（仅 Kras/Nras 野生型）</td><td>伊立替康 + 西妥昔单抗或帕尼单抗（仅 Kras/Nras 野生型）</td><td>瑞戈菲尼，或三氟尿苷与盐酸盐复合制剂</td></tr>
<tr><td>瑞戈菲尼，或三氟尿苷与盐酸盐复合制剂</td><td>瑞戈菲尼，或三氟尿苷与盐酸盐复合制剂，或临床试验，或最佳支持治疗</td></tr>
<tr><td colspan="2">纳武单抗或派姆单抗（pembrolizumab）（仅适用于 dMMR/MSI－H）</td></tr>
<tr><td colspan="3">纳武单抗或派姆单抗（pembrolizumab）（仅适用于 dMMR/MSI－H）</td></tr>
<tr><td rowspan="4">· FOLFIRI ±<br>贝伐单抗（首选）<br>或阿柏西普<br>或雷莫芦单抗<br>· 伊立替康 ±<br>贝伐单抗（首选）<br>或阿柏西普<br>或雷莫芦单抗</td><td rowspan="3">FOLFOX，<br>或 CapeOX</td><td>伊立替康 + 西妥昔单抗或帕尼单抗（仅 Kras/Nras 野生型）</td><td>瑞戈菲尼，或三氟尿苷与盐酸盐复合制剂</td></tr>
<tr><td>瑞戈菲尼，或三氟尿苷与盐酸盐复合制剂</td><td>瑞戈菲尼，或三氟尿苷与盐酸盐复合制剂，或临床试验，或最佳支持治疗</td></tr>
<tr><td colspan="2">纳武单抗或派姆单抗（pembrolizumab）（仅适用于 dMMR/MSI－H）</td></tr>
<tr><td colspan="3">纳武单抗或派姆单抗（pembrolizumab）（仅适用于 dMMR/MSI－H）</td></tr>
<tr><td rowspan="3">伊立替康 + 奥沙利铂 ± 贝伐单抗</td><td colspan="2">伊立替康 + 西妥昔单抗或帕尼单抗（仅 Kras/Nras 野生型）</td><td>瑞戈菲尼，或三氟尿苷与盐酸盐复合制剂</td></tr>
<tr><td colspan="2">瑞戈菲尼，或三氟尿苷与盐酸盐复合制剂</td><td>瑞戈菲尼，或三氟尿苷与盐酸盐复合制剂，或临床试验，或最佳支持治疗</td></tr>
<tr><td colspan="3">纳武单抗或派姆单抗（pembrolizumab）（仅适用于 dMMR/MSI－H）</td></tr>
<tr><td colspan="4">纳武单抗或派姆单抗（pembrolizumab）（仅适用于 dMMR/MSI－H）</td></tr>
<tr><td colspan="2" rowspan="2">不适宜高强度化疗的患者</td><td colspan="3" rowspan="2">输注 5－FU＋LV ± 贝伐单抗<br>或 Cape ± 贝伐单抗<br>或西妥昔单抗或帕尼单抗<br>（仅 Kras/Nras 野生型及左半结肠癌）<br>或纳武单抗或派姆单抗（pembrolizumab）<br>（仅适用于 dMMR/MSI－H）</td><td>功能状态改善，考虑以上初始治疗</td></tr>
<tr><td>功能状态没有改善，最佳支持治疗</td></tr>
</table>

## 十七、进展期或转移性直肠癌化疗原则

（1）治疗中不应该使用 PET－CT 来监测疗效，推荐使用增强 CT 或 MRI。

（2）若 FOLFOX 或 CapeOX 治疗 3 ～4 个月后或如果出现严重的神经毒性（≥2 度）时，应积极考虑停用奥沙利铂，并以其他药物（氟嘧啶类＋贝伐单抗）维持，直至肿瘤进展。若之前停药是因神经毒性而非疾病进展，那肿瘤进展后可以重新启用奥沙利铂。

（3）该方案的大部分安全性和有效性数据都来自欧洲，其标准方案为卡培他滨的起始剂量 $1000mg/m^2$，每日 2 次，连服 14d，每 21d 重复。有证据显示，北美患者采用卡培他滨治疗的毒性较欧

洲患者大（其他氟嘧啶类药物亦如此），因而需降低卡培他滨的剂量。降低了卡培他滨起始剂量的CapeOX方案的相对有效性尚未在大规模随机研究中得到证实。对于体力状态评分良好的患者，推荐卡培他滨的起始剂量1000mg/m²，每日2次，在第1周期密切监测毒性反应，如有指征可调整剂量。

（4）65岁及以上的患者使用贝伐单抗治疗后中风和动脉血管事件的危险性增加。使用贝伐单抗可能会妨碍伤口愈合，与术后至少间隔6周时间使用。

（5）不推荐细胞毒药物、抗EGFRs靶向药物和抗VEGFs靶向药物三者的联合应用，卡培他滨、替吉奥可替代5-FU。

（6）如果初始使用西妥昔单抗或帕尼单抗治疗，那么在二线或随后的治疗中均不应再使用西妥昔单抗或帕尼单抗。

（7）尚缺乏足够的数据，依据患者的V600E BRAF突变状态来指导抗EGFR单抗与一线治疗中有效化疗方案的联合使用。

（8）使用伊立替康应慎重，对Gilbert病或血清胆红素升高的患者应减少剂量。目前已可进行UGT1A1检测，但尚无在临床应用的指南。

（9）尚无数据支持在接受FOLFIRI+贝伐单抗治疗后进展的患者中使用FOLFIRI+阿柏西普（ziv-aflibercept）方案会有效，反之亦然。Ziv-aflibercept仅在与FOLFIRI联合时，对未曾用过FOLFIRI的患者有效。

（10）西妥昔单抗适用于与含伊立替康的方案联用，若患者不能耐受伊立替康则可使用西妥昔单抗单药治疗。

（11）尚未证实EGFR检测具有疗效预测价值，因此不常规推荐EGFR检测。不能以EGFR的检测结果来采用或排除西妥昔单抗或帕尼单抗治疗。

（12）目前尚无资料，亦无令人信服的理论基础，来支持西妥昔单抗治疗失败后应用帕尼单抗，或帕尼单抗治疗失败后应用西妥昔单抗。因此，这两种药物一种治疗失败后不建议用另外一种。

（13）具有V600E BRAF突变的患者，似乎预后更差。现时有限的资料提示，患者存在V600E突变时，一线治疗进展后使用抗EGFR单抗治疗是无效的。

（14）尚未证实卡培他滨、丝裂霉素或吉西他滨单药或联合方案在此种情况下有效。

（15）首选静脉输注5-FU。

（16）肌酐清除率下降的患者需要调整卡培他滨的剂量。

（17）尚无成熟的数据支持FOLFOXIRI方案联合生物靶向制剂。

（18）含氟嘧啶的方案治疗失败后应用卡培他滨单药挽救治疗无效，因而不推荐。

## 十八、进展期或转移性直肠癌化疗方案

表14　进展期或转移性直肠癌化疗方案（1）

| 方案名称 | 组成与用法 |
|---|---|
| FOLFOX | · mFOLFOX6（modification Fluorouracil Leucovorin Oxaliplatin）<br>奥沙利铂：85mg/m²，iv，2h以上，d1；LV：400mg/m²，iv，2h以上，d1<br>5-FU：400mg/m²，静脉推注，d1；其后2 400mg/m²，civ（持续输注）46～48h<br>2周重复 |
|  | · mFOLFOX7<br>奥沙利铂：130mg/m²，iv，2h以上，d1；LV：400mg/m²，iv，2h以上，d1<br>5-FU：2 400mg/m²，civ（持续输注）46～48h，2周重复 |
|  | · mFOLFOX+贝伐单抗<br>mFOLFOX6或7<br>贝伐单抗：5mg/kg，iv，d1，2周重复 |

续表

| 方案名称 | 组成与用法 |
| --- | --- |
| FOLFOX | · mFOLFOX + 帕尼单抗（仅 Kras/Nras 野生型）<br>mFOLFOX6 或 7<br>帕尼单抗：6mg/kg，iv（大于 60min），d1，2 周重复 |
| | · mFOLFOX + 西妥昔单抗（仅 Kras/Nras 野生型）<br>mFOLFOX6 或 7<br>西妥昔单抗：第 1 次输注 400mg/ $m^2$，iv（大于 120min）；然后 250mg/ $m^2$，iv（大于 60min），每周 1 次。或 500mg/ $m^2$，iv（大于 120min），d1，2 周重复 |
| CapeOX | · CapeOX<br>奥沙利铂：130mg/$m^2$，iv，2h 以上，d1<br>卡培他滨：1 000mg/$m^2$，po，bid，d1～14，3 周重复 |
| | · CapeOX + 贝伐单抗<br>奥沙利铂：130mg/$m^2$，iv，2h 以上，d1；卡培他滨：1 000mg/$m^2$，po，bid，d1～14<br>贝伐单抗：7. 5mg/kg，iv，d1，3 周重复 |
| FOLFIRI | · FOLFIRI<br>伊立替康：180mg/$m^2$，iv，30～90min 以上，d1；LV：400mg/$m^2$，iv，2h，d1<br>5－FU：400mg/$m^2$，iv，d1；其后 2 400mg/$m^2$，civd，46～48h，2 周重复 |
| | · FOLFIRI + 贝伐单抗<br>FOLFIRI：同上<br>贝伐单抗：5mg/kg，iv，d1，2 周重复 |
| | · FOLFIRI + 西妥昔单抗（仅 Kras/Nras 野生型）<br>FOLFIRI：同上<br>西妥昔单抗：400mg/$m^2$，iv，第 1 次大于 2h，然后 250mg/$m^2$，大于 60min，每周 1 次。或 500mg/$m^2$，iv，大于 2h，2 周重复 |
| | · FOLFIRI + 帕尼单抗（仅 Kras/Nras 野生型）<br>FOLFIRI：同上。帕尼单抗：6mg/kg，iv（大于 60min），d1，2 周重复 |
| | · FOLFIRI + 阿柏西普（ziv－aflibercept）<br>FOLFIRI：同上。阿柏西普：4mg/kg，iv（大于 60min），d1，2 周重复 |
| | · FOLFIRI + 雷莫芦单抗<br>FOLFIRI：同上。雷莫芦单抗：8mg/kg，iv（大于 60min），d1，2 周重复 |

**表 15　进展期或转移性直肠癌化疗方案（2）**

| 方案名称 | 组成与用法 |
| --- | --- |
| FOLFOXIRI | · FOLFOXIRI<br>伊立替康：165mg/$m^2$，iv，d1；奥沙利铂：85mg/$m^2$，iv，d1<br>LV：400mg/$m^2$，iv，d1；　5－FU：3 200mg/$m^2$，civ，46～48h，d1<br>2 周重复 |
| | · FOLFOXIRI + 贝伐单抗<br>FOLFOXIRI：同上<br>贝伐单抗：5mg/kg，iv，d1，2 周重复 |

续表

| 方案名称 | 组成与用法 |
| --- | --- |
| IROX | 奥沙利铂：85mg/m²，ivd，2h 以上，d1<br>伊立替康：200mg/m²，iv，大于 30～90min，d1（奥沙利铂之后用），3 周重复 |
| 推注或输注 5－FU/LV | 5－FU/LV（Roswell－Park 方案）<br>LV：500mg/m²，iv，2h，d1、8、15、22、29、36<br>5－FU：500mg/m²，在 LV 输注开始 1h 后静脉推注，d1、8、15、22、29、36<br>8 周重复 |
| 5－FU/LV（简化双周方案，sLV5FU2） | LV：400mg/m²，ivd，2h，d1<br>5－FU：400mg/m²，静脉推注，然后 2 400mg/m²，civ，46～48h，2 周重复 |
| 5－FU/LV（周方案） | LV：20mg/m²，ivd，2h<br>5－FU：500mg/m²，在 LV 输注开始 1h 后静脉推注，每周重复<br>LV：500mg/m²，iv<br>5－FU：2 600mg/m²，24h 输注，每周重复 |
| 卡培他滨 | 卡培他滨<br>卡培他滨：850～1 250mg/m²，po，bid，d1～14，3 周重复 |
| | 卡培他滨＋贝伐单抗<br>卡培他滨：850～1 250mg/m²，po，bid，d1～14<br>贝伐单抗：7.5mg/kg，iv，d1，3 周重复 |
| 伊立替康 | 伊立替康<br>伊立替康：125mg/m²，ivd，30～90min，d1、8，3 周重复<br>伊立替康：180mg/m²，ivd，30～90min，d1，2 周重复<br>伊立替康：300～350mg/m²，iv，30～90min，d1，3 周重复 |
| | 伊立替康＋西妥昔单抗（Kras/Nras 野生型）<br>伊立替康：同上（以上 3 种用法均可）<br>西妥昔单抗：首次剂量 400mg/m²，iv；然后每周 250mg/m²，每周 1 次<br>或 500mg/m²，d1，2 周重复 |
| 西妥昔单抗（Kras/Nras 野生型） | 西妥昔单抗：首次剂量 400mg/m²，iv；然后每周 250mg/m²，每周 1 次；或 500mg/m²，2 周重复 |
| 帕尼单抗（Kras/Nras 野生型） | 帕尼单抗：6mg/kg，iv（大于 60min），2 周重复 |
| Ragorafenib（瑞戈菲尼） | Ragorafenib：160mg，po，每日 1 次，d1～21，28d 重复 |
| 三氟尿苷与盐酸盐复合制剂（Trifluridine ＋ tipiracil） | 三氟尿苷与盐酸盐复合制剂：35 mg/m²（三氟尿苷的每次最大剂量为 80mg），口服，2 次/d，d1～5、d8～12，28d 重复 |
| 派姆单抗（Pembrolizumab） | 派姆单抗（Pembrolizumab）：2 mg/kg，3 周重复 |
| 纳武单抗（Nivolumab） | 纳武单抗（Nivolumab）：3 mg/kg，2 周 1 次，iv；或 240 mg，iv，2 周 1 次 |

表 16　进展期或转移性直肠癌化疗方案（3）

| 方案名称 | 组成与用法 |
| --- | --- |
| · FOLFOXIRI ± 贝伐单抗 | 伊立替康：165mg/$m^2$，iv，d1<br>奥沙利铂：85mg/$m^2$，iv，d1<br>LV：400mg/$m^2$，iv，d1<br>5 - FU：3 200mg/$m^2$，48h 输注，2 周重复<br>± 贝伐单抗：5mg/kg，iv，d1 |
| 伊立替康 | · 伊立替康<br>伊立替康：125mg/$m^2$，iv，30 ~ 90min，d1、8，3 周重复<br>伊立替康：300 ~ 350mg/$m^2$，iv，30 ~ 90min，d1，3 周重复 |
| | · 西妥昔单抗（Kras/Nras 野生型）± 伊立替康<br>西妥昔单抗：首次剂量 400mg/$m^2$，iv；然后每周 250mg/$m^2$，每周 1 次<br>或 500mg/$m^2$，2 周重复<br>伊立替康：300 ~ 350mg/$m^2$，iv，30 ~ 90min，3 周重复<br>或 180mg/$m^2$，iv，30 ~ 90min，2 周重复<br>或 125mg/$m^2$，iv，30 ~ 90min，d1、8，3 周重复 |
| · 西妥昔单抗（Kras/Nras 野生型） | 西妥昔单抗：首次剂量 400mg/$m^2$，iv<br>然后每周 250mg/$m^2$，每周 1 次<br>或 500mg/$m^2$，2 周重复 |
| · 帕尼单抗（Kras/Nras 野生型） | 帕尼单抗：6mg/kg，iv（大于 60min），2 周重复 |
| · Ragorafenib（瑞戈菲尼） | Ragorafenib：160mg，po，每日 1 次，d1 ~ 21，28d 重复 |

（郭亚焕）

# 第七节　胃肠间质瘤

## 一、概论

胃肠间质瘤（gastrointestinal stromal tumor，GIST）是消化道最常见的软组织肉瘤，最常起因于 KIT 及 PDGFRA 激活突变。GIST 可起源于胃肠道的任何部位，但是胃（60%）及小肠（30%）是最常见的原发部位。十二指肠（4%~5%）和直肠（4%）原发 GIST 较少见，很小的一部分起源于食管（< 1%）及结肠和阑尾（1%~2%）。

疑似 GIST 的患者可表现为多种症状，包括早饱、腹痛或腹胀等腹部不适、腹腔内出血、消化道出血及贫血相关性疲乏。部分患者可表现为急腹症（由于肿瘤破裂、消化道梗阻或阑尾炎样疼痛所致）而需要立即医治。肝转移和/或腹腔播散是临床上最常见的恶性表现。淋巴结转移极少见，肺转移及其他腹腔外转移仅见于晚期患者。

大多数 GIST（95%）表达 KIT（CD117），近 80% 的 GIST 存在编码 KIT 受体酪氨酸激酶的基因突变，5%~10% 的 GIST 存在编码相关性 PDGFRA（platelet derived growth factor alpha，血小板源性生长因子受体 α）受体酪氨酸激酶的基因突变。大约 10%~15% 的 GIST 无法检测出 KIT 及 PDGFRA 的突变

（野生型 GIST）。其他常见高表达的标志物包括 CD34 抗原（70%）、平滑肌肌动蛋白（smooth muscle actin，SMA）（25%）及肌间线蛋白（少于 5%）。

KIT 突变多数位于由 KIT 外显子 11 编码的近膜区域，还有一些位于由外显子 9 编码的细胞外区域。此外，还有一些比较罕见的突变位于酪氨酸激酶区域（外显子 13 和外显子 17）。

PDGFRA 突变多数影响酪氨酸激酶区域 2 中的外显子 18，还有很少一部分位于外显子 12（近膜区域）及外显子 14（酪氨酸激酶区 1）。KIT 外显子 11 突变在所有部位的 GIST 中均最常见，而 KIT 外显子 9 仅见于小肠 GIST，PDGFRA 外显子 18 在胃 GIST 中比较常见。

CD117 免疫组化染色以及 KIT、PDGFRA 突变的分子遗传学检测有助于 GIST 的诊断。然而，KIT 阳性本身可能不足以确诊 GIST，相反，无 KIT 和/或 PDGFRA 突变也不能排除 GIST 的诊断。

对于含有 PDGFRA 突变的 GIST，PDGFRA 免疫组化染色有助于区分 KIT 阴性 GIST 与其他胃肠道间叶源性病变。

SDH（琥珀酸脱氢酶）基因亚单位的失功能突变或免疫组化染色 SDHB 蛋白表达缺失可识别无 KIT 及 PDGFRA 突变的野生型 GIST。这些结果产生了一个新名词——SDH 缺乏性 GIST，在这一亚组 GIST 中取代了之前的名称野生型 GIST。SDHB 免疫组化染色有助于诊断 SDH 缺乏性 GIST。曾有报道，在一些无 KIT/PDGFRA 突变的高危小肠 GIST 患者中检测出 BRAF 外显子 15 突变（V600E）。

DOG1 是一种钙离子依赖性受体激活氯离子通道蛋白，其在 GIST 中表达且独立于基因突变类型。DOG1 的表达在 KIT/PDGFRA 突变型或野生型 GIST 之间无明显差异，然而，其表达在 KIT 突变型和 PDGFRA 突变型之间有明显差异。PDGFRA 突变型 GIST 的 KIT 表达水平低，DOG1 表达水平高，这有助于诊断 KIT 阴性 GIST。DOG1 免疫组化染色还可能有助于在 CD117 染色及 KIT 和 PDGFRA 突变分析无法分类的情况下作出诊断。对于表现为意外的 KIT 阴性或阳性的疑难病例，可联合使用 DOG1 和 KIT。

肿瘤无 KIT 及 PDGFRA 突变应考虑进一步评估 SDHB 染色、BRAF 突变分析以及 SDH 基因突变分析。

肿瘤大小和有丝分裂率是 GIST 风险分层中使用最广的病理学特征。然而，单纯基于这些特征仍难以预测 GIST 的恶性潜能。在对 1 765 例胃 GIST 患者的长期随访中，Miettinen 及其同事报告称，>10cm 且有丝分裂指数 >5 个有丝分裂/50 个高倍镜视野（high - power field，HPF）的肿瘤的转移率为 86%，而同样大小、有丝分裂指数 <5 个有丝分裂/50HPF 的肿瘤，转移率为 11%。一项纳入 906 例小肠 GIST 患者的研究显示，>10cm 且有丝分裂指数≤5 个有丝分裂/50HPF 的肿瘤，转移率为 50%，与肿瘤参数相似的胃 GIST 明显不同。因此，在肿瘤大小和有丝分裂率之外，肿瘤部位也被 Miettinen 及其同事加入了原发 GIST 风险分层指南。根据这部指南，胃 GIST 的生物学行为总体上较惰性≤2cm 的肿瘤（不论有丝分裂指数多少）基本为良性，而小肠 GIST 倾向于比胃 GIST 更具有侵袭性。直肠 GIST 同样具有较强的侵袭性，>2cm 且有丝分裂指数 >5 个有丝分裂/50HPF 的肿瘤具有更高的复发风险和恶性潜能。

尽管一些特定的 KIT 及 PDGFRA 突变与肿瘤形态学存在一定程度关联，但突变状态与个体肿瘤的生物学行为并无明显相关性。现有数据表明，KIT 突变可见于高级别肿瘤和较小的偶发性 GIST，也可见于具有良性病程的肿瘤。因此，KIT 突变状态未被用于原发 GIST 的常规预后评估。类似的，PDGFRA 突变状态也不能预测个体肿瘤的生物学行为。然而，KIT 和 PDGFRA 突变的存在和类型却可以预测晚期或转移性 GIST 患者对 TKI 治疗的应答。

## 二、分期

**表 1 定义与分期（AJCC，2010 年第 7 版）**

<table>
<tr><th colspan="2">定义</th><th colspan="3">分期</th></tr>
<tr><td>T</td><td>原发肿瘤</td><td colspan="2">分期</td><td>TNM 有丝分裂</td></tr>
<tr><td>Tx</td><td>原发肿瘤无法评估</td><td rowspan="6">胃</td><td>ⅠA 期</td><td>T1 或 T2，N0，M0，低</td></tr>
<tr><td>T0</td><td>无原发肿瘤证据</td><td>ⅠB 期</td><td>T3，N0，M0，低</td></tr>
<tr><td>T1</td><td>肿瘤≤2cm</td><td>Ⅱ期</td><td>T1，N0，M0，高；T2，N0，M0，高<br>T4，N0，M0，低</td></tr>
<tr><td>T2</td><td>肿瘤 >2cm，但≤5cm</td><td>ⅢA 期</td><td>T3，N0，M0，高</td></tr>
<tr><td>T3</td><td>肿瘤 >5cm，但≤10cm</td><td>ⅢB 期</td><td>T4，N0，M0，高</td></tr>
<tr><td>T4</td><td>肿瘤 >10cm</td><td>Ⅳ期</td><td>任何 T，N1，M0，任何有丝分裂<br>任何 T，任何 N，M1，任何有丝分裂</td></tr>
<tr><td>N</td><td>区域淋巴结</td><td rowspan="6">小肠</td><td>Ⅰ期</td><td>T1 或 T2，N0，M0，低</td></tr>
<tr><td>Nx</td><td>无法评估区域淋巴结</td><td>Ⅱ期</td><td>T3，N0，M0，低</td></tr>
<tr><td>N0</td><td>没有淋巴结转移</td><td>ⅢA 期</td><td>T1，N0，M0，高；T4，N0，M0，低</td></tr>
<tr><td>N1</td><td>区域淋巴结转移</td><td>ⅢB 期</td><td>T2，N0，M0，高；T3，N0，M0，高<br>T4，N0，M0，高</td></tr>
<tr><td>M</td><td>远处转移</td><td>Ⅳ期</td><td>任何 T，N1，M0，任何有丝分裂<br>任何 T，任何 N，M1，任何有丝分裂</td></tr>
<tr><td>M0</td><td>无远处转移</td><td colspan="3" rowspan="2">注：胃的分期同样适用于网膜，小肠分期同样适用于食管、结直肠、肠系膜和腹膜</td></tr>
<tr><td>M1</td><td>有远处转移</td></tr>
</table>

## 三、初始检查与评估

**表 2 检查与评估**

<table>
<tr><th>初始检查</th><th colspan="2">评估与处理</th></tr>
<tr><td rowspan="3">· 初始治疗前，所有的患者应由专业且具有丰富肉瘤治疗经验的多学科团队评估和管理<br>· 对于 <2cm 的胃部微小 GIST（见后）<br>· 腹部/盆腔增强 CT，和/或 MRI<br>· 考虑胸部成像<br>· 对经过选择的患者根据指征进行内镜 ± 超声检查<br>· 强烈推荐检测 KIT 及 PDGFRA 突变<br>· 野生型 GIST（无 KIT 或 PDGFRA 突变）患者应考虑检测琥珀酸脱氢酶（SDH）基因突变</td><td rowspan="2">局限性或潜在可切除病灶</td><td>不考虑术前伊马替尼→切除肿物→病理结果及风险评估</td></tr>
<tr><td>考虑术前伊马替尼</td></tr>
<tr><td colspan="2">不可切除或转移性病灶</td></tr>
</table>

注：病理报告应包括解剖部位、肿瘤大小和对肿瘤增殖最活跃区域的准确有丝分裂率分析，基因突变分析或可预测肿瘤对酪氨酸激酶抑制剂的应答情况。

## 四、胃微小 GIST（<2cm）的诊疗流程

表 3　诊疗流程

| 初发症状的检查 | 初始诊断评估结果 | 初始处理 | 随访 |
|---|---|---|---|
| ·超声内镜引导下细针穿刺活检（EUS－FNA）<br>·腹部/盆腔增强 CT | 超声内镜下高危表现 | 完全手术切除 | 腹部/盆腔增强 CT：术后 3～5 年内间隔 3～6 月检查 1 次，之后每年 1 次 |
| | 超声内镜下无高危表现 | | 考虑内镜下密切监测，时间间隔 6～12 个月 |

## 五、初始诊断评估

表 4　初始评估

<table>
<tr><td colspan="2" rowspan="3">局限型或潜在可切除病灶，考虑术前伊马替尼治疗；或不可切除或转移性病灶</td><td rowspan="3">活检：病理结果</td><td colspan="2">可进行切缘阴性的切除且无明显手术并发症风险→手术</td></tr>
<tr><td colspan="2">可进行切缘阴性的切除，但具有明显手术并发症风险→术前治疗（见下）</td></tr>
<tr><td colspan="2">不可切除或转移性病灶</td></tr>
<tr><td rowspan="2">GIST 可进行切缘阴性的切除但伴有明显并发症风险</td><td rowspan="2">·基线 CT ± MRI<br>·考虑 PET</td><td rowspan="2">伊马替尼</td><td rowspan="2">评价治疗效果，及评估患者依从性</td><td>有效或病灶稳定→继续原剂量伊马替尼治疗→如果可行，则手术</td></tr>
<tr><td>进展→如果可行，则手术；如果手术不可行，见后的处理</td></tr>
</table>

注：

（1）术前伊马替尼治疗可能影响复发风险评估的准确性，仅针对术前治疗可使肿瘤降期而减少手术并发症的患者可考虑术前伊马替尼治疗。

（2）如果伊马替尼治疗期间发生威胁生命的副反应，最佳支持治疗未能良好处理，可考虑更换为舒尼替尼。

（3）内科治疗是常规治疗。然而，如果患者发生出血或症状明显，可行手术治疗。

（4）在晚期 GIST 患者中，有 KIT 外显子 11 突变的患者约 90% 可对伊马替尼治疗产生应答；有 KIT 外显子 9 突变的患者约 50% 可对伊马替尼治疗产生应答，并且将伊马替尼剂量从标准的 400mg 提高至 800mg 可提高治疗应答率。PDGFRA 基因的多数突变与患者对伊马替尼的应答有关，而 D842V 是个明显例外。在无 KIT 及 PDGFRA 突变的情况下，0～45% 的晚期 GIST 可对伊马替尼治疗产生应答。产生获得性耐药的转移性病灶通常是 KIT 或 PDGFRA 内出现继发性伊马替尼耐药突变的结果。对伊马替尼耐药或不能耐受伊马替尼的患者，符合舒尼替尼治疗的指征。

（5）当需要快速了解肿瘤活性时，治疗 2～4 周后进行 PET 检查或可明确伊马替尼效果。每 8～12 周行诊断性 CT 检查，长期 PET 随访并非常规使用。

（6）在罕见情况下，肿瘤增大可能并不意味着药物无效，应考虑所有的临床及影像学资料（包括病灶的 CT 密度等因素）。

（7）可能需要根据 CT 或 MRI 结果及临床判断决定是否发生疾病进展，当 CT 或 MRI 判断不清时，PET 扫描或有价值。

（8）伊马替尼停药后可马上手术，患者术后能耐受口服药物后可立即重新服用伊马替尼；如果正在使用其他 TKI，如舒尼替尼或瑞戈非尼，需停药至少 1 周后方能手术，术后需根据患者恢复情况或临床判断确定重新开始用药的时机。

## 六、术后评估、处理与随访

表5　术后评估与治疗

<table>
<tr><th>术后评估</th><th colspan="3">术后治疗</th><th>随访</th></tr>
<tr><td>转移性疾病</td><td colspan="2"></td><td rowspan="3">继续伊马替尼</td><td></td></tr>
<tr><td>大体肿瘤残留（R2切除），术前伊马替尼治疗</td><td>继续伊马替尼治疗，考虑再次手术</td><td rowspan="2">无病灶，大体肿瘤残留（R2切除）</td><td rowspan="2">病史及体格检查每3~6个月行腹部/盆腔CT检查</td></tr>
<tr><td>大体肿瘤残留（R2切除），无术前伊马替尼治疗</td><td>开始伊马替尼治疗，考虑再次手术</td></tr>
<tr><td>术前伊马替尼治疗后，完全切除</td><td>如果术前治疗已获客观应答，考虑继续伊马替尼治疗</td><td colspan="3" rowspan="2">·病史及体格检查，术后5年，每3~6个月，之后1年1次<br>·腹部/盆腔CT，术后3~5年，每3~6个月，之后1年1次</td></tr>
<tr><td>完全切除（无术前伊马替尼治疗）</td><td>有明显复发风险（中危或高危）的患者给予伊马替尼，或观察</td></tr>
</table>

注：

对于高危患者，术后应考虑给予至少36个月伊马替尼治疗。随机研究（SSGXVⅢ/AIO）结果提示，具有复发高危因素（肿瘤>5cm，并有高有丝分裂率>5个/50HPF，肿瘤破裂，或术后复发风险大约50%）的患者，术后伊马替尼治疗36个月与12个月对比，可明显改善无复发生存时间（relapse－free survival，RFS）及总生存时间（overall survival，OS）。ACOAOGZ9001研究结果亦显示，肿瘤最大径>3cm的患者接受术后伊马替尼治疗可提高RFS，复发风险较高的患者（中危和高危）获益最大，但该研究未显示总生存获益。

## 七、进展期疾病的治疗

表6　进展期疾病的治疗

<table>
<tr><th>分类</th><th colspan="2">治疗</th></tr>
<tr><td>局限</td><td>对进展期病灶继续使用相同剂量伊马替尼和考虑以下选择：<br>·如有机会，手术切除<br>·射频消融（RFA）或栓塞或化疗栓塞（2B类）<br>·针对极少部分患者出现骨转移：<br>姑息性放疗（2B类）<br>根据耐受情况增加伊马替尼剂量，或改用舒尼替尼（1类），并使用CT再次评估治疗效果</td><td rowspan="2">伊马替尼、舒尼替尼治疗后疾病仍进展，考虑以下选择：<br>·瑞戈菲尼（1类）<br>·或临床试验<br>·或考虑SARC－E（基于有限的数据）所列的其他治疗选择<br>·或最佳支持治疗</td></tr>
<tr><td>广泛（广泛扩散，系统性）</td><td>体能状态（performance status，PS）0~2分：根据耐受情况增加伊马替尼剂量。或改用舒尼替尼（1类），并使用CT再次评估治疗效果</td></tr>
</table>

## 八、GIST活检原则

·GIST是软且易碎的肿瘤，对于原发灶的活检更倾向于运用EUS－FNA而非经皮穿刺活检（由于具有出血及腹腔内肿瘤播散的风险）。

·应基于怀疑的肿瘤类型和疾病程度考虑是否行活检。

·活检是在启动术前治疗之前确诊原发性GIST所必需的。

·影像学引导下的经皮穿刺术可能适用于确认转移性疾病。

·强烈推荐行KIT及PDGFRA突变检测。

·野生型 GIST（无 KIT 和 PDGFRA 突变）患者应考虑检测琥珀酸脱氢酶（SDH）基因的生殖细胞系突变。

·风险分层：

（1）当采用肿瘤大小及核分裂像评估转移性 GIST 的风险时，很明显难以仅依据病理学特征判断肿瘤的生物学行为。因此，需根据肿瘤部位进行风险分层。

（2）大多数胃 GIST 总体上呈现惰性的生物学行为，而小于 2cm 的肿瘤一般是良性的。

（3）小肠 GIST 与胃 GIST 相比更具有侵袭性倾向。

（4）大肠 GIST 最常见于直肠，结肠 GIST 倾向于具有侵袭性的生物学行为，有核分裂能力的肿瘤可复发及转移，即使肿瘤 <2cm。

（5）KIT 或 PDGFRA 的特定突变与肿瘤表型存在一定的相关性，但是突变并不与个体肿瘤的生物学潜能密切相关。累积的数据显示，KIT 突变并不优先出现在高分化肿瘤中，也可出现于小的散发性肿瘤和具有良性病程的肿瘤。类似的，PDGFRA 基因分析同样不能用于判断个体肿瘤的生物学行为。

**表 7　胃 GIST：恶性潜能评估指南**

| 肿瘤大小 | 有丝分裂率 | 生物学行为预测 |
|---|---|---|
| ≤2cm | ≤5 有丝分裂/50 HPF | 良性，转移或肿瘤相关死亡率：0 |
| >2cm ≤10cm（2～10） | ≤5 有丝分裂/50 HPF | 极低恶性潜能，转移或肿瘤相关死亡率：<4% |
| ≤5cm | >5 有丝分裂/50 HPF | 低至中度恶性潜能，转移或肿瘤相关死亡率：12%～15% |
| >10cm | ≤5 有丝分裂/50 HPF | |
| >5cm | >5 有丝分裂/50 HPF | 高度恶性潜能，转移或肿瘤相关死亡率：49%～86% |

HPF：高倍镜视野。

**表 8　小肠 GIST：恶性潜能评估指南**

| 肿瘤大小 | 有丝分裂率 | 生物学行为预测 |
|---|---|---|
| ≤2cm | ≤5 有丝分裂/50HPF | 良性，转移或肿瘤相关死亡率：0 |
| >2cm ≤5cm（2～5） | ≤5 有丝分裂/50HPF | 极低恶性潜能，转移或肿瘤相关死亡率：<2% |
| >5cm ≤10cm（5～10） | ≤5 有丝分裂/50HPF | 中度恶性潜能，转移或肿瘤相关死亡率：25% |
| >10cm | >5 有丝分裂/50HPF | 高度恶性潜能，转移或肿瘤相关死亡率：50%～90% |

## 九、GIST 外科治疗原则

### （一）原发性（可切除）GIST

（1）外科手术应追求完整切除肿瘤并达到切缘组织学阴性。

（2）因肿瘤很少出现肌间浸润，所以扩大切除术（如全胃切除术）很少使用。通过节段性或楔形切除以获得阴性切缘经常是合理的。

（3）淋巴结清扫通常不是必须的，因为淋巴结转移的几率低。

（4）因 GIST 肿瘤质地易碎，因此手术中尽量避免破坏肿瘤的假包膜。

（5）对于术后病理镜下切缘阳性的患者，通常并无再次手术切除的指征。

（6）手术切除应尽量减少并发症，通常应该避免复杂多器官联合切除。如果外科医师考虑可能需要多器官联合切除，应当就术前伊马替尼治疗进行多学科联合会诊。类似的，对于直肠 GIST 应该行保留直肠括约肌的手术。如果行经腹会阴切除术方能获得阴性切缘，则术前应考虑予以伊马替尼治疗。在某些特殊解剖部位（胃大弯、胃前壁、空肠、回肠）的 GIST，可考虑由经验丰富的外科医师行腹腔镜下手术切除。

（7）仍然必须遵守所有肿瘤外科切除的原则，包括保留肿瘤假包膜及避免肿瘤播散。

(8) 切除的肿瘤应包在塑料袋中移出体外以避免肿瘤破裂及播散。

### (二) 不可切除或转移性 GIST

伊马替尼是转移性 GIST 治疗的首选。外科手术可能适用于:
(1) 伊马替尼难治的局部肿瘤进展。
(2) 对术前伊马替尼治疗产生了良好应答的局部晚期或之前无法手术切除的病灶。
(3) 伊马替尼停药后可马上手术,患者术后能口服药物可立即重新服用伊马替尼。如果正在使用其他 TKI,如舒尼替尼或瑞戈非尼,需停药至少 1 周后方能手术,术后需根据患者恢复情况或临床判断确定重新开始用药的时机。

## 十、伊马替尼的剂量与管理

### (一) 推荐剂量

(1) 术前伊马替尼,针对可以手术切除且获得阴性切缘,但伴有明显并发症风险的 GIST。
初始剂量为每日 400mg。检测到 KIT 外显子 9 突变的患者,在能耐受的情况下将剂量逐渐增至每日 800mg (400mg,每日 2 次) 可能有益。
(2) 不可切除和/或转移性 GIST。
①初始剂量为每日 400mg。检测到 KIT 外显子 9 突变的患者,在能耐受的情况下将剂量逐渐增至每日 800mg (400mg,每日 2 次) 可能有益。
②如证实疾病进展:如果患者在接受较低剂量治疗时出现疾病进展的客观征象且无严重药物不良反应,在临床可耐受的情况下,可考虑将伊马替尼剂量增至每日 800mg (400mg,每日 2 次)。
(3) 术后伊马替尼:在 GIST 肿瘤完全大体切除之后采用每日 400mg。

### (二) 剂量调整

(1) 对于正在接受伊马替尼治疗的患者,推荐选择没有或仅有轻微酶诱导可能的药物同期使用。
应避免使用强效 CYP3A4 诱导剂。建议谨慎同期使用伊马替尼与强效 CYP3A4 诱导剂。使用 CYP3A4 诱导剂的患者,推荐调整马替尼剂量。
(2) 在以下情况中断伊马替尼治疗。
①检验发现胆红素 > 正常参考值上限 (institutional upper limit of normal,LULN) 的 3 倍,或转氨酶 > LULN 的 5 倍。停用伊马替尼,直至胆红素降至 < LULN 的 1.5 倍,或转氨酶 < LULN 的 2.5 倍。
②严重的非血液学不良反应(如严重肝脏毒性或严重液体潴留),直至这些毒副反应消失。可以根据这些毒副反应的严重程度,在适当的时候恢复治疗。
③ANC $<1\times10^9/L$ 和/或血小板 $<50\times10^9/L$:停用伊马替尼,直至 ANC $\geq1.5\times10^9/L$ 和/或血小板 $\geq75\times10^9/L$。
(3) 降低伊马替尼剂量。
①对于存在严重肝脏损害的患者,剂量降低 25%。
②对于存在中度肾脏损害的患者,初始剂量降低 50%,之后可根据患者的耐受情况增加剂量。
③对于胆红素和肝脏转氨酶升高但已经降至正常水平的成年患者,可减量继续使用伊马替尼(如每日 400mg 降至 300mg,600mg 降至 400mg,或 800mg 降至 600mg)。
④当再次出现 ANC $<1\times10^9/L$ 和/或血小板 $<50\times10^9/L$ 时,停用伊马替尼,直至 ANC $\geq1.5\times10^9/L$ 且血小板 $\geq75\times10^9/L$,剂量降至 300mg 继续治疗。伊马替尼应伴随低脂饮食和一杯水服用。

## 十一、舒尼替尼的剂量与管理

### (一) 推荐剂量

(1) 50mg 口服,每日 1 次,采用治疗 4 周后停药 2 周的方案 (4/2 方案)。

（2）37.5mg 口服，每日 1 次，连续不间断服用。

### （二）剂量调整

（1）对于正在接受舒尼替尼治疗的患者，推荐选择没有或仅有轻微酶诱导可能的药物同期使用。对于必须同期使用 CYP3A4 抑制剂或诱导剂的患者，推荐调整舒尼替尼剂量。

（2）降低舒尼替尼剂量。

①对于初始剂量为 50mg（4/2 方案）的患者，如必须同期使用强效 CYP3A4 抑制剂，则应考虑将剂量降至最低每日 37.5mg。

②对于初始剂量为 37.5mg 口服，每日 1 次连续不间断服药的患者，如必须同期使用强效 CYP3A4 抑制剂，则应考虑将剂量降至最低每日 25mg。

（3）增加舒尼替尼剂量。

①对于初始剂量为 50mg（4/2 方案）的患者，如必须同期使用 CYP3A4 诱导剂，应考虑将剂量增至最大每日 87.5mg。

②对于初始剂量为 37.5mg 口服，每日 1 次连续不间断服药的患者，如必须同期使用 CYP3A4 诱导剂，则应考虑将剂量增至最大每日 62.5mg。

（4）根据药物包装上的说明，体外研究提示舒尼替尼不会诱导或抑制主要细胞色素酶活性。

舒尼替尼可与食物同服或不同服。

## 十二、瑞戈非尼的剂量与管理

### （一）推荐剂量

160mg 口服，每日 1 次，采用治疗 3 周后停药 1 周的治疗方案（3/1 方案）。

### （二）剂量调整

（1）对于正在接受瑞戈非尼治疗的患者，推荐选择没有或仅有轻微酶诱导可能的药物同期使用。应避免使用强效 CYP3A4 诱导剂和抑制剂。

（2）对于必须同期使用 CYP3A4 诱导剂或抑制剂的患者，推荐调整瑞戈非尼剂量。

（3）在以下情况中断瑞戈非尼治疗。

①NCI CTCAE 2 级手足皮肤反应（hand - foot skin reaction，HFSR）（掌足红肿疼痛，palmar - plantar erythrodysesthesia，PPE）反复出现或药物减量后 7d 内无明显改善；出现 3 级 HFSR 后须中断治疗至少 7d。

②症状性 2 级高血压。

③任何 NCI CTCAE3 级或 4 级不良反应。

（4）降低瑞戈非尼剂量至 120mg。

①首次发生 2 级 HFSR，无论持续时间多长。

②任何 3 级或 4 级不良反应恢复之后。

③谷草转氨酶（aspartate aminotransferase，AST）/谷丙转氨酶（alanine aminotransferase，ALT）3 级升高，仅当潜在获益大于肝脏毒性风险时方可恢复使用瑞戈非尼。

（5）降低瑞戈非尼剂量至 80mg。

①在使用 120mg 剂量时再次发生 2 级 HFSR。

②在使用 120mg 剂量时发生的 3 级或 4 级不良反应恢复之后（肝脏毒性除外）。

（6）以下情况永久停用瑞戈非尼。

①无法耐受 80mg 剂量。

②AST/ALT 升高至正常参考值上限（upper limit of normal，ULN）20 倍以上。

③AST/ALT 升高至 ULN 的 3 倍以上并伴有胆红素高于 ULN 的 2 倍以上。

④剂量降至120mg后，再次发生AST/ALT升高至ULN的5倍以上。

⑤发生任何4级不良反应，仅当潜在获益大于风险时方可恢复使用瑞戈非尼。瑞戈非尼应与食物同服（如脂肪<30%的低脂早餐）。

（李　旭）

# 第八节　肛门癌

2014年，美国有包括肛门、肛管、直肠肛门在内的肛门癌新发病例7 210例患者，约占消化系肿瘤的2.5%，约950人死亡。尽管肛门癌被认为是一种少见肿瘤，但1973—1979年、1994—2000年侵袭性肛门癌发病率持续性增加，男性增加了1.9倍，女性增加了1.5倍。

## 一、分期

表1　定义与分期

| TNM | 定义 | TNM | 定义 | 分期 | 组成 |
| --- | --- | --- | --- | --- | --- |
| T | 原发肿瘤 | N2 | 单侧髂窝和/或腹股沟淋巴结转移 | 0期 | Tis　N0　M0 |
| Tx | 原发肿瘤不能评价 | N3 | 直肠周围和腹股沟，和/或双侧髂窝和/或腹股沟淋巴结转移 | Ⅰ期 | T1　N0　M0 |
| T0 | 没有原发肿瘤 | M | 远处转移 | Ⅱ期 | T2　N0　M0<br>T3　N0　M0 |
| Tis | 原位癌（Bowen's病，高级别上皮内鳞癌-HSIL，肛门上皮内瘤变Ⅱ~Ⅲ） | M0 | 没有远处转移 | | |
| T1 | 肿瘤最大径≤2 cm | M1 | 有远处转移 | ⅢA期 | T1　N1　M0，<br>T2　N1　M0<br>T3　N1　M0，<br>T4　N0　M0 |
| T2 | 肿瘤最大径2~5cm | | | | |
| T3 | 肿瘤最大径<5cm | | | | |
| T4 | 肿瘤任何大小而侵犯邻近器官（如阴道、尿道、膀胱） | | | ⅢB期 | T4　N1　M0<br>任何T　N2<br>M0　任何T<br>N3　M0 |
| N | 区域淋巴结 | | | | |
| Nx | 区域淋巴结不能评估 | | | Ⅳ期 | 任何T　任何N<br>M1 |
| N0 | 没有区域淋巴结转移 | | | | |
| N1 | 直肠周围淋巴结转移 | | | | |

## 二、肛门肛管癌

表2　肛门肛管癌

| 临床表现 | 检查 | 临床分期 | 初始治疗 |
| --- | --- | --- | --- |
| 活检：鳞状细胞癌 | ·直肠指诊（DRE）<br>·腹股沟淋巴结评价：如果可疑考虑活检或FNA<br>·胸部/腹部CT+盆腔CT或MRI：考虑PET扫描<br>·肛门镜检查<br>·如果有指征，考虑HIV检测+CD4水平测定<br>·对女性进行妇科检查，包括宫颈癌筛查 | 局部病变 | 丝裂霉素/5-FU+RT或丝裂霉素/卡培他滨+RT |
| | | 转移性病变 | 以顺铂为基础的化疗±RT |

## 三、肛缘病变

表 3 肛缘病变

<table>
<tr><th colspan="2">检查</th><th>临床分期</th><th colspan="2">初始治疗</th></tr>
<tr><td rowspan="4">活检：鳞状细胞癌</td><td rowspan="4">· DRE<br>· 腹股沟淋巴结评价：如果可疑考虑活检或 FNA<br>· 胸部/腹部 CT + 盆腔 CT 或 MRI：考虑 PET 扫描<br>· 肛门镜检查<br>· 如果有指征，考虑 HIV 检测 + CD4 水平测定<br>· 对女性进行妇科检查，包括宫颈癌筛查</td><td rowspan="2">T1、N0，分化良好</td><td rowspan="2">局部病变</td><td>足够切缘：观察</td></tr>
<tr><td>切缘不充分：再切除（首选）或考虑局部放疗 ± 5 – FU 或卡培他滨为基础的放疗</td></tr>
<tr><td>T2 ~ T4、N0，或任何 T、N +</td><td colspan="2">丝裂霉素/5 – FU + RT 或丝裂霉素/卡培他滨 + RT</td></tr>
<tr><td>转移性病变</td><td colspan="2">以顺铂为基础的化疗 ± RT</td></tr>
</table>

## 四、随访、治疗、监测

表 4 随访、治疗、监测

<table>
<tr><th colspan="6">随访</th><th>监测</th></tr>
<tr><td rowspan="7">8 ~ 12 周体格检查加 DRE 评估 1 次</td><td rowspan="2">疾病进展</td><td rowspan="2">活检证实</td><td rowspan="2">再分期</td><td colspan="2">局部复发：腹膜切除（APR）</td><td>· 每 3 ~ 6 个月进行 1 次腹股沟淋巴结触诊检查，连续 5 年<br>· 胸部/腹部/盆腔影像学检查，每年 1 次，连续 3 年</td></tr>
<tr><td colspan="2">转移性病变：5 – FU/顺铂</td><td></td></tr>
<tr><td rowspan="2">顽固性病变</td><td rowspan="2">再 4 周评估 1 次</td><td>连续检查提示疾病进展</td><td colspan="2">同上“疾病进展”之处理</td><td></td></tr>
<tr><td>没有进展或连续检查病变好转</td><td colspan="2">3 个月内持续观察和再评价，如果进展则同上“疾病进展”之处理</td><td>· 每 3 ~ 6 个月进行 1 次 DRE，连续 5 年<br>· 每 3 ~ 6 个月进行 1 次腹股沟淋巴结触诊检查，连续 5 年<br>· 肛门镜检查每 6 ~ 12 个月 1 次，连续 3 年<br>· 胸部/腹部/盆腔影像学检查，每年 1 次，连续 3 年</td></tr>
<tr><td rowspan="3">完全治愈</td><td colspan="3" rowspan="3">· 每 3 ~ 6 个月进行 1 次 DRE，连续 5 年<br>· 每 3 ~ 6 个月进行 1 次腹股沟淋巴结触诊检查，连续 5 年<br>· 肛门镜检查每 6 ~ 12 个月 1 次，连续 3 年<br>· 胸部/腹部/盆腔影像学检查，每年 1 次，连续 3 年（如果 T3 ~ T4，或腹股沟淋巴结阳性）</td><td>疾病复发</td><td>如果腹股沟淋巴结阳性，APR + 腹股沟淋巴结切除</td></tr>
<tr><td>腹股沟淋巴结复发</td><td>· 腹股沟淋巴结切除<br>· 如果既往没有做过放疗，可考虑对腹股沟进行放疗 ± 化疗</td></tr>
<tr><td>远处转移</td><td>以顺铂为基础的化疗或临床试验</td></tr>
</table>

## 五、化疗原则

### （一）局部病变

（1）5 - FU + 丝裂霉素 + 放疗：持续每日输注 5 - FU 1 000mg/m$^2$，d1 ~ 4、29 ~ 32；丝裂霉素 10mg/m$^2$，静脉推注，d1、29。

（2）同步放疗。

①卡培他滨 + 丝裂霉素 + 放疗：卡培他滨 825mg/m$^2$，2 次/d，周 1 ~ 5，每日放疗时给予，直至整个放疗期间（28d 治疗）；丝裂霉素 10mg/m$^2$，d1、29。

②或卡培他滨 825mg/m$^2$，2 次/d，周 1 ~ 5，连续 6 周；丝裂霉素 12mg/m$^2$，静脉推注，d1。

### （二）转移性病变

5 - FU + 顺铂：持续每日输注 5 - FU 1 000mg/m$^2$，d1 ~ 5；顺铂 100mg/m$^2$，d2，4 周重复。

## 六、放疗原则

（1）对于原发肿瘤放疗的最低剂量为 45Gy，25 次，5 周以上，采用高能 6mV 电子射线放疗。

（2）为了制订放疗计划，可考虑进行 PET - CT 检查。

（3）腹股沟淋巴结和盆腔、肛门、会阴应该包括在初始放疗野内，照射野上界为 L5 - S1、下界距肛缘最小距离为 2.5cm。

（张 茜）

# 第四章　泌尿生殖系肿瘤

## 第一节　肾癌

肾细胞癌（RCC）占所有恶性肿瘤的2%~3%，诊断时中位年龄为65岁。在过去的65年间，RCC发病率年增长2%。发病率增长的原因不明。

肾脏肿瘤约90%为RCC，其中85%为透明细胞癌，其他少见类型包括乳头、嫌色细胞和集合管癌。集合管癌占肾癌不到1%，髓样癌是集合管癌的特殊亚型，最早被描述见于镰状细胞阳性患者。

吸烟和肥胖为肾细胞癌的危险因素。肾癌有一些为遗传类型，最常见为von Hippel - Lindau病（VHL），是由VHL基因突变引起的透明细胞癌。

筛查、流行病学以及预后（SEER）数据库分析显示，局限期肾癌与进展期肾癌的5年生存率逐年提高（局限期：1992—1995年的88.4%升至2002—2008年的91.1%；进展期：1992—1995年的7.3%升至2002—2008年的11.1%）。5年生存率最重要的预后因子为肿瘤分级、局部侵犯程度、区域淋巴结是否转移和是否有远处转移灶。肾细胞癌依次转移至肺、骨、脑、肝和肾上腺。

### 一、分期

表1　定义与分期（AJCC，2010年第7版）

| TNM | 定义 |
| --- | --- |
| 原发肿瘤（T） | |
| Tx | 原发灶无法评价 |
| T0 | 无原发肿瘤证据 |
| T1 | 最大径≤7cm，局限于肾 |
| T1a | 最大径≤4cm，局限于肾 |
| T1b | 4cm≤最大径<7cm，局限于肾 |
| T2 | 最大径>7cm，局限于肾 |
| T2a | 7cm<最大径≤10cm，局限于肾 |
| T2b | 最大径>10cm，局限于肾 |
| T3 | 侵及大静脉但未侵犯同侧肾上腺，且未超出Gerota包膜 |
| T3a | 直接侵犯肾静脉及其分支或肾周和/或肾周脂肪但未超出Gerota包膜 |
| T3b | 侵犯膈肌以下腔静脉 |
| T3c | 侵犯膈肌以上腔静脉，或侵犯下腔静脉壁 |
| T4 | 肿瘤超出Gerota包膜（包括侵犯同侧肾上腺） |
| 区域淋巴结（N） | |
| Nx | 区域淋巴结无法评价 |
| N0 | 无淋巴结转移 |
| N1 | 区域淋巴结转移 |
| 远处转移（M） | |
| Mx | 远处转移无法评价 |
| M0 | 无远处转移 |
| M1 | 远处转移 |

| 分期 | 组成 |
| --- | --- |
| Ⅰ期 | T1，N0，M0 |
| Ⅱ期 | T2，N0，M0 |
| Ⅲ期 | T1，N1，M0；　T2，N1，M0；<br>T3，N0，M0；　T3，N1，M0 |
| Ⅳ期 | T4，任何N，M0；<br>任何T，任何N，M1 |

## 二、可疑肿块之初始检查、分期与治疗

表 2 初始检查

<table>
<tr><th>初始检查</th><th>分期</th><th colspan="2">治疗</th><th>随访</th></tr>
<tr><td rowspan="6">病史和查体：<br>·血常规，生化全项，LDH；尿常规<br>·腹部/盆腔增强 CT（肾功能不全可以进行平扫）<br>·胸部影像学检查<br>·根据临床，行骨扫描或头颅核磁<br>·如果怀疑尿路上皮癌（如中心型肿物），行尿细胞学或膀胱镜检查<br>·如临床需要，可考虑针吸活检</td><td>Ⅰ期 pT1a</td><td colspan="2">·部分肾切除（优先）<br>·根治性肾切除（不能进行部分肾切除或肿瘤位于肾中央）<br>·选择性患者密切随访<br>·不适宜手术的患者可行热消融</td><td rowspan="3">前 2 年每 6 月复查 1 次，后 5 年每年 1 次：<br>·病史和查体<br>·生化全套<br>每 2～6 个月：胸腹部 ± 盆腔影像学检查</td></tr>
<tr><td>Ⅰ期 pT1b</td><td colspan="2">·部分肾切除<br>·根治性肾切除</td></tr>
<tr><td>Ⅱ或Ⅲ期</td><td colspan="2">根治性肾切除</td></tr>
<tr><td rowspan="3">Ⅳ期</td><td>孤立性转移灶可手术切除</td><td>肾切除＋转移灶切除</td><td rowspan="3">一线治疗</td></tr>
<tr><td>原发灶有手术切除可能，合并多发转移</td><td>合适患者全身治疗前可行减瘤性肾癌切除术</td></tr>
<tr><td colspan="2">手术不能切除</td></tr>
</table>

## 三、复发、Ⅳ期、不能手术切除患者治疗

表 3 复发、Ⅳ期、不能手术切除

<table>
<tr><td rowspan="8">透明细胞型肾细胞癌</td><th>一线治疗</th><th colspan="3">后续治疗</th></tr>
<tr><td>·临床试验</td><td colspan="3">临床试验</td></tr>
<tr><td>·舒尼替尼（1 类）</td><td rowspan="5">靶向治疗</td><td rowspan="2">酪氨酸激酶抑制剂治疗失败后</td><td rowspan="2">·依维莫司（1 类）<br>·阿西替尼（1 类）<br>·索拉菲尼（2A 类）<br>·舒尼替尼（2A 类）<br>·替西罗莫司（2B 类）<br>·贝伐单抗（2B 类）<br>·帕唑帕尼（3 类）</td></tr>
<tr><td>·替西罗莫司（预后差者 1 类，其他患者为 2A 类）</td></tr>
<tr><td>·贝伐单抗＋干扰素（1 类）</td><td rowspan="3">细胞因子治疗失败后</td><td rowspan="3">·阿西替尼（1 类）<br>·索拉菲尼（1 类）<br>·舒尼替尼（1 类）<br>·帕唑帕尼（1 类）<br>·替西罗莫司（2A 类）<br>·贝伐单抗（2A 类）</td></tr>
<tr><td>·帕尼单抗（1 类）</td></tr>
<tr><td>·高剂量 IL－2（选择性患者）</td></tr>
<tr><td>·索拉菲尼（选择性患者）</td><td colspan="3">细胞因子治疗：IL－2（2B 类）</td></tr>
<tr><td colspan="2">非透明细胞型肾细胞癌</td><td colspan="3">·临床试验（首选）<br>·替西罗莫司（预后不良的患者为 1 类，其他危险分层患者为 2A 类）<br>·索拉菲尼 ·舒尼替尼 ·帕唑帕尼 ·阿昔替尼<br>·依维莫司 ·贝伐珠单抗 ·厄洛替尼</td></tr>
</table>

注：

（1）最佳支持治疗包括姑息放疗、转移灶切除、骨转移应用双膦酸盐或 RANK 配体抑制剂等。

（2）当前酪氨酸激酶抑制剂（TKI）是指阿昔替尼、索拉非尼、舒尼替尼、帕唑帕尼。

（3）对于含肉瘤成分为主的透明细胞型与非透明细胞型肾细胞癌，吉西他滨＋多柔比星或吉西他滨＋卡培他滨的化疗有一定的疗效（3级）。

（4）对于肾集合管癌及髓样癌的治疗，卡铂＋吉西他滨或卡铂＋紫杉醇方案治疗可以获得部分缓解。

（5）预后差的患者指有3个或以上不良预后指标：

①LDH＞1.5倍正常值高限。

②HGB＜正常值低限。

③纠正血钙＞10mg/dL（2.5mmol/L）。

④初始诊断至接受全身治疗的时间间隔小于1年。

⑤KPS≤70。

⑥转移器官数目≥2个。

## 四、肾癌手术治疗原则

（1）以下情况可行保留肾单位手术（部分肾切除术）。

①某些小的单侧肿瘤（T1a或选择性T1b患者）。

②孤立肾、肾功不全、双侧肾癌、遗传性肾癌。

（2）开放手术、腹腔镜或机器人等技术可以用于开展肾癌根治术或部分肾切除术。

（3）仅推荐术前影像检查提示肾上腺转移或术中发现肾上腺转移的患者进行区域淋巴结清扫术。

（4）如未侵及肾上腺或不属于高危肿瘤（根据大小和位置）可保留肾上腺。

（5）下腔静脉广泛受累患者的手术需相应专业医疗团队配合。

（6）观察或消融术（如冷冻或射频消融）。

①可以用于不能接受手术的T1病变患者。

②小病灶可以考虑活检以明确诊断，从而指导肿瘤筛查、射频消融治疗等。

③未开展与常规外科手术（如开放手术，或利用腹腔镜进行肾癌根治术或部分肾切除术）进行疗效比较的Ⅲ期临床试验。

④射频消融手术的局部复发率高于传统手术。

（7）晚期患者全身治疗前接受减瘤肾癌切除术通常应符合以下条件：

①一般情况良好（ECOG评分＜2）。

②无明确脑转移。

（郭　卉）

# 第二节　膀胱癌

2014年，美国有新发膀胱癌74 690例，男56 390例，女18 300例，居常见肿瘤第4位，男性发病是女性的3倍；该年死于膀胱癌的人数约15 580（男：11 170例，女：4 410例）；40岁以前诊断的膀胱癌很少见，其诊断的中位年龄为65岁。

中国，2002年膀胱癌发病率为男3.8/10万，女1.4/10万，2009年总发病率为6.61/10万，人口标准化率为3.03/10万。男性居全身肿瘤第7位，女性居全身肿瘤第10位以后。

膀胱癌主要病理类型为尿路上皮癌（移行细胞癌），占90%以上；其他恶性肿瘤少见，如鳞状细胞癌（3%~7%）、腺细胞癌（＜2%）、小细胞癌、混合型癌、癌肉瘤、转移性癌、淋巴瘤、黑色素瘤等。

非肌层浸润性膀胱癌（浅表膀胱癌）是指局限于黏膜层和固有层（Tis、Ta、T1），肌层浸润性膀胱癌（浸润性膀胱癌）是指侵犯至肌层以上（T2～T4）。

浅表膀胱癌约占所有新诊病例的70%~80%，包括原位癌、局限于黏膜内的非浸润性癌、侵及固有层未侵及浅肌层的非浸润性癌。

## 一、分期

表 1 TNM 定义（AJCC，2010 年第 7 版）

| TNM | 定义 | 分期 | 组成 |
| --- | --- | --- | --- |
| Tx | 无法评估原发肿瘤 | 0a 期 | Ta，N0，M0 |
| T0 | 无肿瘤证据 | 0is 期 | Tis，N0，M0 |
| Ta | 非侵袭性乳头癌 | Ⅰ期 | T1，N0，M0 |
| Tis | 原位癌 | Ⅱ期 | T2a，N0，M0；T2b，N0，M0 |
| T1 | 肿瘤侵袭至上下结缔组织 | Ⅲ期 | T3a，N0，M0；T3b，N0，M0；T4a，N0，M0 |
| T2 | 肿瘤侵袭固有肌层 | Ⅳ期 | T4b，N0，M0；任何 T，N1～3，M0<br>任何 T，任何 N，M1 |
| pT2a | 肿瘤侵袭表面固有肌层（内 1/2） | | |
| pT2b | 肿瘤侵袭深部固有肌层（外 1/2） | | |
| T3 | 肿瘤侵袭膀胱周围组织 | | |
| pT3a | 显微镜下发现肿瘤侵犯膀胱周围组织 | | |
| pT3b | 肉眼可见肿瘤侵犯膀胱周围组织（膀胱外肿瘤） | | |
| T4 | 肿瘤侵犯下列任一一个：前列腺、精囊、子宫、阴道、盆壁、腹壁 | | |
| T4a | 肿瘤侵犯前列腺间质、精囊、子宫、阴道 | | |
| T4b | 肿瘤侵犯盆壁、腹壁 | | |
| Nx | 无法评估淋巴结 | | |
| N0 | 无淋巴结转移 | | |
| N1 | 真性骨盆（盆腔内）单个淋巴结转移（髂内，髂外闭孔，或骶前淋巴结） | | |
| N2 | 真性骨盆（盆腔内）多个淋巴结转移（髂内，髂外闭孔，或骶前淋巴结） | | |
| N3 | 髂总淋巴结转移 | | |
| M0 | 无远处转移 | | |
| M1 | 有远处转移 | | |

## 二、复发、进展风险因素评估

非肌层浸润膀胱癌复发风险分组：

（1）低危非肌层浸润性膀胱癌：单发、Ta、G1（低级别尿路上皮癌）、直径＜3cm（注必须同时具备以上条件才是低危非肌层浸润性膀胱癌）。

（2）高危非肌层浸润性膀胱癌：多发或高复发、T1、G3（高级别尿路上皮癌）、Tis。

（3）中危非肌层浸润膀胱癌：除以上两类的其他情况，包括肿瘤多发、Ta～T1、G1～G2（低级别尿路上皮癌）、直径＞3cm 等。

表 2 不同评分肿瘤复发的可能性（%）

| 评分 | 1 年复发概率/% | 5 年复发概率/% | 复发风险程度 |
| --- | --- | --- | --- |
| 0 | 15（10～19） | 31（24～37） | 低危 |
| 1～4 | 24（21～26） | 46（42～49） | 中危 |
| 5～9 | 38（35～41） | 62（58～65） | |
| 10～17 | 61（55～67） | 78（73～84） | 高危 |

表3　复发、进展风险因素评估表

| 影响因子 | 复发 | 进展 |
| --- | --- | --- |
| 肿瘤数目 | | |
| 单发 | 0 | 0 |
| 2~7 | 3 | 3 |
| ≥8 | 6 | 3 |
| 肿瘤大小 | | |
| ≤3cm | 0 | 0 |
| >3cm | 3 | 3 |
| 既往复发率 | | |
| 1/年 | 2 | 2 |
| >1/年 | 4 | 2 |
| T分期 | | |
| Ta | 0 | 0 |
| T1 | 1 | 4 |
| 原位癌 | | |
| 无 | 0 | 0 |
| 有 | 1 | 6 |
| 分级 | | |
| G1 | 0 | 0 |
| G2 | 1 | 0 |
| G3 | 2 | 5 |
| 总分 | 0~17 | 0~23 |

## 三、浅表膀胱癌：不同分期、病理级别膀胱肿瘤的处理

表4　浅表膀胱癌的处理（1）

| 分期 | 辅助治疗 | | 随访（监测） |
| --- | --- | --- | --- |
| cTa（低级别） | 观察，或建议24h内一次性膀胱内灌注化疗（非免疫疗法），和/或膀胱内灌注化疗 | | 每3个月行膀胱镜检查，可适当增加间隔时间 |
| cTa（高级别） | 如果没有完全切除，需再行TURBT<br>如果样本中无肌层组织，则强烈建议再行TURBT | 膀胱内灌注治疗：<br>BCG（优先）<br>或MMC<br>或观察 | ·膀胱镜检查，每3~6个月1次，连续2年，然后适当增加间隔时间<br>·对高级别肿瘤而言，建议每1~2年行上泌尿道检查<br>·泌尿系统肿瘤标志物检查（2B类） |

续表

| 分期 | 辅助治疗 | | 随访（监测） |
|---|---|---|---|
| cT1（低级别、高级别） | 强烈建议再行 TURBT 或对高级别者行膀胱切除 | 有残留：BCG（优先），或行膀胱切除 | ·膀胱镜检查，每 3～6 个月 1 次，连续 2 年，然后适当增加间隔时间<br>·对高级别肿瘤而言，建议每 1～2 年行上泌尿道检查<br>·泌尿系统肿瘤标志物检查（2B 类） |
| | | 无残留：BCG（优先），或 MMC | |
| cT2 | 淋巴结阴性 | ·根治性膀胱切除，强烈建议新辅助化疗：以顺铂为基础的联合化疗（1 类） | 如果以前未进行新辅助化疗，则以病理学危险度（pT3～4，阳性淋巴结）为基础，建议辅助化疗（2B 类） |
| | | ·部分（局部）切除（选择局部孤立性病变的患者，非 Tis），并建议以顺铂为基础的联合新辅助化疗 | ·建议辅助放疗（2B 类）<br>·以病理学危险度（pT3～4，阳性淋巴结）为基础，建议辅助化疗（2B 类） |
| | | ·膀胱保留后需进行经尿道膀胱肿瘤电切术（TURBT）联合化疗 + 放疗（2B 类） | 40～50Gy 后 3 周或 60～65Gy 后 2～3 个月评价肿瘤：无肿瘤存在者观察，或完成总量为 66Gy 的放疗，有肿瘤存在可切除者，膀胱切除（优先） |
| | | ·对于存在合并症或一般状况很差的患者，单纯行 TURBT，RT + 化疗，或单纯化疗 | 治疗后 2～3 个月再评价肿瘤状态：无肿瘤存在者观察；有肿瘤存在可切除者，膀胱切除（优先）；不能切除，或没有外科指征，建议放疗联合放疗增敏剂、化疗和/或化疗 |
| cT3、cT4a | 淋巴结阴性 | ·根治性膀胱切除，强烈建议新辅助化疗：以顺铂为基础的联合化疗（1 类） | ·如果以前未进行新辅助化疗，则以病理学危险度（pT3～4，阳性淋巴结）为基础，建议辅助化疗（2B 类） |
| | | ·膀胱保留后需进行经尿道膀胱肿瘤电切术（TURBT）联合化疗 + 放疗（2B 类） | ·40～50Gy 后 3 周或 60～65Gy 后 2～3 个月评价肿瘤：无肿瘤存在者观察，或完成总量为 66Gy 的放疗；有肿瘤存在：可切除者，膀胱切除（优先） |
| | | ·对于存在合并症或一般状况很差的患者，单纯行 TURBT，RT + 化疗，或单纯化疗 | ·治疗后 2～3 个月再评价肿瘤状态：有肿瘤存在，可切除者，膀胱切除（优先）；不能切除，或没有外科指征，建议放疗联合放疗增敏剂、化疗和/或化疗 |

表 5　浅表膀胱癌的处理（2）

| 分期 | | 初始治疗 | 辅助治疗 |
|---|---|---|---|
| cT4b | 淋巴结阴性 | 化疗或化疗 + 放疗 | 2～3 周期化疗后，膀胱镜检查评价，TURBT，腹部/盆腔影像学检查：<br>·无肿瘤存在：建议巩固化疗 ± 放疗，或膀胱切除<br>·有肿瘤存在：化疗 ± 放疗，或更换化疗方案，或膀胱切除 |
| | 腹部淋巴结阳性 | 阳性淋巴结活检或 CT 或 MRI 检查：<br>化疗，或化疗 + 放疗 | 膀胱镜检查评价，TURBT，腹部/盆腔影像学检：<br>·无肿瘤：推量放疗，或膀胱切除<br>·有肿瘤存在：按“复发或稳定”处理 |

## 四、随访及复发或稳定的治疗

表6　随访及复发或稳定的治疗

| 随访内容 | 随访结果：复发、稳定 | 治疗 |
|---|---|---|
| ·尿脱落细胞学检查，肝功能试验，肌酐，电解质。6～12个月查1次<br>·对复发的患者，胸部、上泌尿道、盆腔每3～6个月进行1次影像学检查，连续2年<br>然后根据临床指征确定：<br>·如果膀胱保留，每3～6个月进行1次膀胱镜检查，尿细胞学检查±选择性活检，连续2年。然后适当增加间隔时间<br>·如果膀胱切除，见切除后随访 | 局部复发或稳定保留膀胱 | 侵袭性：膀胱切除化疗（如果没有外科指征）<br>放疗（如果以前未做过放疗）<br>姑息性TURBT |
| | | Tis，Ta，或T1：膀胱切除；或灌注BGC，无效，则膀胱切除 |
| | 细胞学阳性保留膀胱，膀胱镜，EUA，选择性肿块活检阴性 | 增加评价：逆行冲洗上泌尿道经前活检后确定治疗方案 |
| | 转移，局部复发切除术后 | 化疗和/或放疗 |

## 五、围手术期化疗（新辅助或辅助）

### （一）方案

（1）DDMVAC（剂量密集：甲氨蝶呤、长春碱、多柔吡星、顺铂）：3～4个周期。
（2）GP：4个周期。
（3）CMV（顺铂、甲氨蝶呤、长春碱）：3个周期。

### （二）注释

（1）随机临床试验与Meta分析发现，以顺铂为基础的新辅助化疗对肌层浸润的膀胱癌患者有生存获益。

（2）Meta分析提示，辅助化疗对于膀胱癌切除后病理为T3、T4或N+的患者有生存获益。

（3）在高级别证据中证明，新辅助化疗的疗效优于辅助化疗。

（4）DDMVAC优于标准的MVAC的1类证据显示，对于进展期疾病，DDMVAC与传统的MVAC相比有更好的耐受性和更高的有效率。基于这些数据，已不再推荐MVAC的传统剂量。

（5）在进展期患者中，1类证据显示，围手术期“吉西他滨+顺铂”可以替代DDMVAC，与传统的MVAC的疗效相当，方案21d和28d为1周期的“吉西他滨+顺铂”方案均可接受，21d的方案患者依从性更好。

（6）对经选择的上泌尿道癌可考虑新辅助化疗，特别是那些分期和分级较高的患者；由于肾输尿管切除术后肾功能可能下降，可避免辅助化疗；卡铂不应该代替顺铂，临界肾功能或轻微肾功能障碍的患者，可考虑顺铂分次使用（$35mg/m^2$，d1～2或d1、8）。

## 六、转移性疾病的一线化疗

### （一）方案

（1）吉西他滨+顺铂（1类证据）。

（2）DDMVAC（1类证据）。

### （二）替代方案

卡铂联合以紫杉类为基础的化疗，或单药化疗（2B类证据）。

### （三）注释

（1）存在内脏转移和ECOG≥2的患者化疗的效果较差，没有这些不良预后因素的患者可从化疗中获益。

（2）对于大多数患者而言，随机试验结果提示，在“吉西他滨＋顺铂”中加入“紫杉醇”获益有限。

（3）有肾功能损害或其他合并症的大部分患者不能接受以顺铂为基础的化疗：推荐参加临床试验或耐受更好的治疗，对这些患者可考虑卡铂或紫杉类为基础，或单药治疗。

## 七、转移性疾病的二线治疗

（1）没有标准治疗方案，因此推荐参加新药临床试验。

（2）根据所接受的一线治疗情况，可优先选择单药紫杉类或吉西他滨，另外可选择的单药包括顺铂、卡铂、多柔吡星（或表柔吡星、吡柔吡星）、5－FU、异环磷酰胺、培美曲塞、甲氨蝶呤和长春碱。

## 八、最大限度的URBT膀胱保留后的放疗增敏化疗

### （一）一线化疗

（1）顺铂。

（2）顺铂＋5－FU。

（3）5－FU＋MMC。

（4）顺铂＋紫杉醇（2B类）。

（5）低剂量吉西他滨（2B类）。

（6）临床试验。

### （二）膀胱切除术后盆腔转移的与传统分割放疗的同步增敏化疗

（1）顺铂。

（2）紫杉类（多西他赛或紫杉醇）（2B类）。

（3）5－FU（2B类）。

（4）5－FU＋MMC（2B类）。

（5）卡培他滨（3类）。

（6）低剂量吉西他滨（2B类）。

## 九、膀胱癌推荐药物与方案

表 7　推荐药物及化疗方案

| 推荐药物 | 主要方案 |
|---|---|
| 顺铂（DDP）<br>甲氨蝶呤（MTX）<br>卡介苗（BCG）<br>长春碱（VLB）<br>阿霉素（ADM）<br>表柔比星（EPI）<br>吡柔比星（THP）<br>环磷酰胺（CTX）<br>氟尿嘧啶（FU）<br>丝裂霉素（MMC）<br>紫杉醇（PTX）<br>多西他赛（Docetaxel）<br>吉西他滨（Gemcitabine）<br>噻替哌<br>米托蒽醌（NVT）<br>异环磷酰胺（IFO） | · GC<br>（吉西他滨和顺铂）方案<br>吉西他滨 800～1000mg/m$^2$，d1、8、15<br>顺铂 70mg/m$^2$，d2<br>每 4 周重复，共 2～6 个周期<br>（CR 为 12%～22%，PR 为 33%，中位疾病进展时间为 23 周，中位总生存时间为 13.8 个月，较 MVAC 方案耐受性好）<br><br>· MVAC（甲氨蝶呤、长春碱、阿霉素、顺铂）方案<br>甲氨蝶呤 30mg/m$^2$，d1、15、22<br>长春碱 3mg/m$^2$，d2、15、22<br>阿霉素 30mg/m$^2$，d2；顺铂 70mg/m$^2$，d2 每 4 周重复，共 2～6 个周期<br>（CR 为 12%～50%，有效率为 50%～70%，中位总生存时间为 14.8 个月） |

（聂　磊）

# 第三节　前列腺癌

在美国，前列腺癌超过了肺癌成为男性中最常见的癌症。一般认为这些变化是由于前列腺特异性抗原（PSA）筛查的推广，这项筛查可检测出很多早期前列腺癌。2014 年估计有 233 000 例新确诊病例，占 2014 年新发男性癌症病例的 27%。幸运的是，前列腺癌的年龄调整死亡率呈下降趋势（1994 年到 2001 年间每年降低 4.1%）。研究人员估计，2014 年前列腺癌造成 29 480 例死亡。这种较低的死亡率说明若非前列腺癌的生物侵袭性变得较弱，那么就是公众对于早期检查和治疗的认识提高已经开始影响到这种常见癌症的死亡率。然而，对于不会危及预期寿命的前列腺癌的早期检查和治疗也产生了一些不必要的副作用，其中包括降低生活质量和增加医疗开支，同时还会降低 PSA 和直肠指检（DRE）作为早期检测的价值。

## 一、分期

表 1　定义（AJCC，2010 年第 7 版）

| TNM | 定义 | | |
|---|---|---|---|
| | 临床 | 病理 | |
| T | 原发肿瘤 | pT2 | 局限于器官内 |
| Tx | 原发肿瘤不能评价 | pT2a | 单侧，侵犯前列腺的一叶的 1/2 或更少 |
| T0 | 无原发肿瘤的证据 | pT2b | 单侧，侵犯前列腺一叶的 1/2 以上，但不是双侧 |
| T1 | 不能被扪及和影像无法发现的临床隐匿性肿瘤 | pT2c | 侵犯前列腺的两叶 |
| T1a | 在 5% 或更少的切除组织中偶然的肿瘤病理发现 | pT3 | 前列腺外扩展 |

续表

| TNM | 定义 | | |
|---|---|---|---|
| | 临床 | 病理 | |
| T1b | 在5%以上的切除组织中偶然的肿瘤病理发现 | pT3a | 前列腺外扩展或显微镜下可见侵及膀胱颈 |
| T1c | 穿刺活检证实的肿瘤（如由于PSA升高） | pT3b | 侵犯精囊 |
| T2 | 局限于前列腺内的肿瘤 | pT4 | 侵犯膀胱、直肠 |
| T2a | 肿瘤限于单叶的1/2或更少 | | |
| T2b | 肿瘤侵犯超过一叶的1/2，但仅限于一叶 | | |
| T2c | 肿瘤侵犯两叶 | | |
| T3 | 肿瘤突破前列腺包膜 | | |
| T3a | 包膜外扩展（单侧或双侧） | | |
| T3b | 肿瘤侵犯精囊 | | |
| N | 区域淋巴结 | | |
| Nx | 区域淋巴结无法评价 | | |
| N0 | 无区域淋巴结转移 | | |
| N1 | 区域淋巴结转移 | | |
| M1a | 有区域淋巴结以外的淋巴结转移 | | |
| M1b | 骨转移 | | |
| M1c | 其他远处器官转移 | | |

表2 解剖分期/预后分组（AJCC，2010年第7版）

| 分期 | TNM | PSA | Gleason 评分 |
|---|---|---|---|
| Ⅰ期 | T1a～c N0 M0 | < 10 | ≤6 |
| | T2a N0 M0 | < 10 | ≤6 |
| | T1～2a N0 M0 | x | x |
| ⅡA期 | T1a～c N0 M0 | <20 | 7 |
| | T1a～c N0 M0 | ≥10 <20 | ≤6 |
| | T2a N0 M0 | <20 | ≤7 |
| | T2b N0 M0 | <20 | ≤7 |
| | T2b N0 M0 | x | x |
| ⅡB期 | T2c N0 M0 | 任何PSA | 任何Gleason |
| | T1～2 N0 M0 | ≥20 | 任何Gleason |
| | T1～2 N0 M0 | 任何PSA | ≥8 |
| Ⅲ期 | T3a～b N0 M0 | 任何PSA | 任何Gleason |
| Ⅳ期 | T4 N0 M0 | 任何PSA | 任何Gleason |
| | 任何T N1 M0 | 任何PSA | 任何Gleason |
| | 任何T 任何N M1 | 任何PSA | 任何Gleason |

注：

（1）组织病理学分型。

这种分类适用于腺癌和鳞癌，不适用于前列腺肉瘤或移行细胞癌。用于描述前列腺腺癌变异型的形容词包括黏液性、印戒细胞、导管、腺鳞和神经内分泌小细胞癌。前列腺移行细胞（泌尿道上皮）癌归类为尿道肿瘤，应当以组织学方法确认。

（2）病理组织学分级（G）。

建议采用 Gleason 评分，因为作为精选出的分级系统，它考虑到了前列腺癌固有的形态学异质性，而且几项研究明证实了它对预后的价值。该方法分一种主要分级和一种次要分级（评分范围均为 1～5），然后相加得到总评分。因此理论上的可能分数为 2～10 分。通过针吸活检新确诊的前列腺癌中，绝大部分的 Gleason 评分为 6 分或 6 分以上。如果仅见单一分级，则应当以分级的两倍来报告；如果见到的是 Gleason 分级为 3 的单个病灶，则应报告为 Gleason 评分 3＋3＝6。

在根治性前列腺切除术中，如果存在第 3 种分级，就要给出评论但不会反映在 Gleason 评分中。建议以有序的方式处理前列腺根治切除后的标本，其中可根据优势结节或单独的肿瘤结节来做出判断。如果存在主要结节（单个或多个），应当单独给出该结节的 Gleason 评分，因为此结节常常是具有最高分级和/或分期的结节。

**表 3　Gleason 评分**

| 评分 | 判断 | 评分 | 判断 |
|---|---|---|---|
| Gleason 评分 X | 无法进行 Gleason 评分 | Gleason 评分≤6 | 分化良好（轻度间变） |
| Gleason 评分为 7 | 中度分化（中度间变） | Gleason 评分为 8～10 | 分化不良/未分化（显著间变） |

## 二、初始诊断、评估与分期

**表 4　初始评估**

<table>
<tr><th>初始检查</th><th>初始临床评估</th><th>分期检查</th><th colspan="4">风险组</th></tr>
<tr><td rowspan="8">DRE、PSA 主要和次要 Gleason 分级</td><td colspan="2">预期寿命≤5 年且没有症状</td><td colspan="4">除了高风险或极高风险患者外，在出现症状之前勿需进一步检查或治疗</td></tr>
<tr><td rowspan="7">预期寿命＞5 年或出现症状</td><td rowspan="3">有以下任何一项时行骨扫描：T1 且 PSA＞20；T2 且 PSA＞10；Gleason 评分≥8；T3，T4；有症状</td><td colspan="4">临床局限性</td></tr>
<tr><td>极低</td><td>低</td><td>中</td><td>高</td></tr>
<tr><td>T1c；Gleason 评分≤6 PSA＜10ng/mL 前列腺活检阳性少于 3 针，每针中肿瘤≤50% PSA 密度＜0.15ng/mL/g</td><td>T1～T2a，Gleason 评分≤6PSA≪10ng/mL</td><td>T2b～T2c，或 Gleason 评分 7 分或 PSA10～20ng/mL</td><td>T3a，或 Gleason 评分 8～10 分或 PSA＞20ng/mL</td></tr>
<tr><td colspan="4">有以下任何一项时行骨盆 CT 或 MRI 检查：T3～T4；T1～T2 及列线图显示淋巴结受累几率＞10%</td><td>可疑淋巴结，考虑活检</td></tr>
<tr><td rowspan="3">所有其他患者：不需额外影像学检查</td><td colspan="4">局部晚期</td></tr>
<tr><td>极高</td><td colspan="3">转移</td></tr>
<tr><td>T3b～T4</td><td colspan="3">任何 T、N1；任何 T、N、M1</td></tr>
</table>

注：临床试验批准的治疗为首选治疗方案。

## 三、根据风险分组确定初始治疗与辅助治疗方案

表 5 初始治疗与辅助治疗（1）

<table>
<tr><th>风险分组</th><th>预期患者生存期</th><th>初始治疗</th><th>辅助治疗</th></tr>
<tr><td rowspan="6">极低：T1c<br>Gleason 评分≤6<br>PSA < 10ng/mL 前列腺活检阳性少于3针，任何针中有≤50%肿瘤 PSA 密度＜0.15ng/mL/g</td><td rowspan="4">≥20 年</td><td colspan="2">动态监测<br>· PSA 至多每 6 个月 1 次，除非有临床指征<br>· DRE 至多每 12 个月 1 次，除非有临床指征<br>· 最多每 12 个月进行 1 次前列腺活检，除非有临床指征</td></tr>
<tr><td colspan="2">EBRT 或近距离放疗</td></tr>
<tr><td rowspan="2">如果预测淋巴结转移的概率≥2%，则行根治性前列腺切除术（RP）±盆腔淋巴结切除术（PLND）</td><td>不良特征：RT 或观察</td></tr>
<tr><td>淋巴结转移：ADT（1 类） ±RT（2B 类）或观察</td></tr>
<tr><td>10～20 年</td><td colspan="2">动态监测<br>· PSA 至多每 6 个月 1 次，除非有临床指征<br>· DRE 至多每 12 个月 1 次，除非有临床指征<br>· 最多每 12 个月进行 1 次前列腺活检，除非有临床指征</td></tr>
<tr><td>＜10 年</td><td colspan="2">观察</td></tr>
<tr><td rowspan="5">低：T1～T2a<br>Gleason 评分≤6 PSA＜10ng/mL</td><td rowspan="3">≥10 年</td><td colspan="2">动态监测<br>· PSA 至多每 6 个月 1 次，除非有临床指征<br>· DRE 至多每 12 个月 1 次，除非有临床指征<br>· 最多每 12 个月进行 1 次前列腺活检，除非有临床指征</td></tr>
<tr><td colspan="2">EBRT 或近距离放疗</td></tr>
<tr><td rowspan="2">如果预计淋巴结转移的概率≥2%则 RP±PLND</td><td>不良特征：RT 或观察</td></tr>
<tr><td rowspan="2">＜10 年</td><td>淋巴结转移<br>· ADT（1 类） ±RT（2B 类）<br>· 或观察</td></tr>
<tr><td colspan="2">观察</td></tr>
</table>

EBRT：外照射放疗；ADT：雄激素去势治疗；RP：前列腺切除术；PLND：盆腔淋巴结切除术。

表 6 初始治疗与辅助治疗（2）

<table>
<tr><th>风险分组</th><th>预期患者生存期</th><th>初始治疗</th><th>辅助治疗</th></tr>
<tr><td rowspan="5">中等：T2b～T2c 或 Gleason 评分 7 分或 PSA10～20ng/mL</td><td rowspan="3">≥10 年</td><td rowspan="2">如果预计淋巴结转移的概率≥2%，则 RP ＋PLND</td><td>不良特征：RT 或观察</td></tr>
<tr><td>淋巴结转移：ADT（1 类） ±RT（2B 类），或观察</td></tr>
<tr><td colspan="2">EBRT±ADT（4～6 月） ±近距离放疗，或单纯近距离放疗</td></tr>
<tr><td rowspan="2">＜10 年</td><td colspan="2">EBRT±ADT（4～6 月） ±近距离放疗，或单纯近距离放疗</td></tr>
<tr><td colspan="2">观察</td></tr>
</table>

续表

<table>
<tr><th>风险分组</th><th>预期患者生存期</th><th>初始治疗</th><th>辅助治疗</th></tr>
<tr><td rowspan="3">高危：T3a 或 Gleason 评分 8～10 分或 PSA＞20ng/mL</td><td colspan="3">EBRT＋ADT（2～3 年）（1 类），或 EBRT＋近距离放疗±ADT（2～3 年），或 EBRT＋ADT（2～3 年）＋多西他赛</td></tr>
<tr><td rowspan="2">或 RP＋PLND</td><td colspan="2">不良特征：RT，或观察</td></tr>
<tr><td colspan="2">淋巴结转移：ADT（1 类）±EBRT（2B 类），或观察（2B 类）</td></tr>
<tr><td colspan="2" rowspan="4">极高危：T3b～T4，或主要 Gleason 分级 5，或＞4 分伴 Gleason 8～10 分</td><td colspan="2">EBRT＋ADT（2～3 年）（1 类），或 EBRT＋近距离放疗± ADT（2～3 年），或 EBRT＋ADT（2～3 年）＋多西他赛</td></tr>
<tr><td rowspan="2">或 RP＋PLND（经选择的患者：肿瘤没有固定）</td><td>不良特征：RT，或观察</td></tr>
<tr><td>淋巴结转移：ADT（1 类）±EBRT（2B 类），或观察（2B 类）</td></tr>
<tr><td colspan="2">或经选择的患者行 ADT</td></tr>
<tr><td colspan="2">转移：任何 T、N1</td><td colspan="2">ADT，或 RT＋ADT（2～3 年）（1 类推荐）</td></tr>
<tr><td colspan="2">任何 T、任何 N、M1</td><td colspan="2">ADT</td></tr>
</table>

不良特征：切缘阳性、侵犯精囊、包膜外扩展或可检出 PSA。

## 四、监测与复发

表 7　监测与复发

<table>
<tr><th>初始治疗</th><th>监测</th><th colspan="3">复发</th></tr>
<tr><td rowspan="3">初始根治性治疗</td><td rowspan="3">· 前 5 年每 6～12 个月检测 1 次 PSA，随后每年 1 次<br>· 每年检测 1 次 DRE，但若未能检出 PSA 可不行该检查</td><td rowspan="4"></td><td rowspan="2">RP 后</td><td>PSA 没有降到不可检出水平以下（PSA 持续）</td></tr>
<tr><td>RP 后检测不到 PSA 水平，随后检出 PSA 并在以后两次或更多次测定中上升（PSA 复发）</td></tr>
<tr><td>EBRT 后</td><td>PSA 上升，或 DRE 阳性</td></tr>
<tr><td>N1 或 M1</td><td>每 3～6 个月查体及 PSA 检测</td><td>晚期病变</td><td>见晚期病变</td></tr>
</table>

## 五、根治性前列腺切除术后生化指标（PSA）升高

表 8　PSA 升高的处理

<table>
<tr><th>分类</th><th colspan="2">检查</th><th>处理</th></tr>
<tr><td>PSA 没有降到不可检出水平以下（PSA 持续）</td><td rowspan="2">· PSADT<br>· 考虑：CT/MRI/TRUS，骨扫描，C－11 胆碱 PET 前列腺活检（尤其在影像提示局部复发时）</td><td>远处转移检测结果为阴性</td><td>EBRT ±ADT，或观察</td></tr>
<tr><td>RP 后检测不到 PSA 水平，随后检出 PSA 并在以后 2 次或更多次测定中上升（PSA 复发）</td><td>远处转移检测结果为阳性</td><td>如累及负重骨骼或有症状时，对转移部位行 ADT±RT，或观察</td></tr>
</table>

## 六、放疗后复发处理

表 9 放疗后复发的处理

<table>
<tr><th></th><th>治疗分类</th><th>检查</th><th>检查结果</th><th>处理</th></tr>
<tr><td rowspan="4">生化失败或 DRE 阳性</td><td rowspan="3">局部治疗候选者：<br>· 初始临床分期 T1 ~ T2、Nx 或 N0<br>· 预期寿命 > 10 年<br>· 当前 PSA < 10ng/mL</td><td rowspan="3">PSADT<br>TRUS 活检<br>骨扫描<br>腹部/盆腔 CT/MRI<br>前列腺 MRI ± C − 11 胆碱 PET</td><td>前列腺 TRUS 活检阳性，远处转移阴性</td><td>观察，或 RP，或冷冻手术，或近距离放疗</td></tr>
<tr><td>前列腺 TRUS 活检阴性，远处转移阴性</td><td>观察，或 ADT，或临床试验，或对局部复发者进行更积极的检查（如重复活检、磁共振波谱、前列腺 MRI）</td></tr>
<tr><td>远处转移检测结果阳性</td><td>见远处转移病变</td></tr>
<tr><td colspan="3">不适合局部治疗</td><td>ADT，或观察</td></tr>
</table>

TRUS：经直肠超声检查　　PSADT：PSA 倍增时间

## 七、没有去势的进展性病变的全身治疗

表 10 没有去势的进展性病变的全身治疗

<table>
<tr><th></th><th>初始治疗</th><th colspan="5">后续治疗</th></tr>
<tr><td>M0</td><td>睾丸切除术，或 LHRH 激动剂 + 抗雄激素，或 LHRH 拮抗剂，或观察</td><td rowspan="3">进展</td><td colspan="3">远处转移检测结果阴性</td><td>见去势后复发前列腺癌的附加全身治疗</td></tr>
<tr><td rowspan="2">M1</td><td rowspan="2">睾丸切除术，或 LHRH 激动剂 ± 抗雄激素 ≥7d，以防止睾酮突然上升，或 LHRH 激动剂 + 抗雄激素，或 LHRH 拮抗剂，或持续 ADTl，和多西他赛 $75mg/m^2$ 联合或不联合泼尼松 6 个周期</td><td rowspan="2">远处转移检测结果阴性</td><td rowspan="2">如怀疑小细胞癌考虑活检</td><td>非小细胞</td><td>见去势后复发前列腺癌的附加全身治疗</td></tr>
<tr><td>小细胞</td><td>顺铂/依托泊苷，或卡铂/依托泊苷，或多西他赛为基础的治疗方案，或临床试验</td></tr>
</table>

## 八、对去势后复发前列腺癌（CRPC）M0 的全身治疗

表 11 CRPC − M0 的全身治疗

<table>
<tr><th>分类</th><th colspan="2">处理</th><th>监测</th><th>后续处理</th></tr>
<tr><td rowspan="2">远处转移检测结果阴性</td><td rowspan="2">维持睾酮血清在去势水平</td><td rowspan="2">· 临床试验（首选）<br>· 观察，尤其当 PSADT≥10 个月<br>· 二线激素治疗，尤其当 PSADT < 10 个月<br>· 抗雄激素<br>· 抗雄激素撤出<br>· 酮康唑<br>· 皮质类固醇<br>· DES 或其他雌激素</td><td rowspan="2">PSA 升高</td><td>PSA 复发，无转移：重复路径</td></tr>
<tr><td>转移：见去势后复发前列腺癌的附加全身治疗</td></tr>
</table>

## 九、对去势后复发前列腺癌（CRPC）M1 的全身治疗

表 12　CRPC－M1 的全身治疗

<table>
<tr><th>分类</th><th>初始治疗</th><th colspan="2">评估</th><th colspan="3">后续处理</th></tr>
<tr><td rowspan="2">CRPC，远处转移检测结果阳性</td><td rowspan="2">· 维持睾酮血清在去势水平（＜50ng/dL）<br>· 如果有骨转移，则考虑使用德尼单抗或唑来膦酸（1 类推荐）<br>· 如果无症状或症状轻微，没有肝转移，预计生存期＞6 个月，ECOG0～1 分（1 类），使用 T 细胞疫苗进行免疫治疗<br>· 对骨转移性疼痛进行姑息放疗<br>· 最佳支持治疗</td><td rowspan="2">内脏转移</td><td>没有内脏转移</td><td>· 阿比特龙联合泼尼松（1 类）<br>· 多西他赛联合泼尼松（1 类）<br>· 恩杂鲁胺（1 类）<br>· 镭－223 用于有骨转移症状患者（1 类推荐）<br>· 临床试验<br>· 二线激素治疗<br>抗雄激素，停用抗雄激素<br>酮康唑 ± 氢化可的松<br>糖皮质激素<br>DES 或其他雌激素</td><td rowspan="2">进展</td><td>进展后：<br>· 阿比特龙<br>· 恩杂鲁胺<br>· 多西他赛</td></tr>
<tr><td>有内脏转移</td><td>· 多西他赛联合泼尼松（1 类）<br>· 恩杂鲁胺（1 类）<br>· 醋酸阿比特龙联合泼尼松<br>· 替代治疗（米托蒽醌＋泼尼松）<br>· 临床试验<br>· 二线激素治疗<br>抗雄激素，停用抗雄激素<br>酮康唑 ± 氢化可的松<br>糖皮质激素，DES 或其他雌激素</td><td>所有其他治疗后进展，再重复前面治疗</td></tr>
</table>

DES：己烯雌酚

## 十、对去势后复发前列腺癌（CRPC）M1 的后续治疗

表 13　CRPC－M1 的后续治疗

| 分类 | 初始治疗 | 后续治疗 |
|---|---|---|
| 没有内脏转移 | 以前治疗为恩杂鲁胺/阿比特龙 | · 多西他赛联合泼尼松（1 类）<br>· 阿比特龙联合泼尼松<br>· 恩杂鲁胺<br>· 镭－223 用于有骨转移症状患者（1 类）<br>· 如果无症状或症状轻微，没有肝转移，预计生存期＞6 个月，ECOG0～1 分（1 类），使用 T 细胞疫苗<br>· 临床试验<br>· 其他二线激素治疗：抗雄激素，停用抗雄激素，酮康唑 ± 氢化可的松，糖皮质激素，DES 或其他雌激素<br>· 最佳支持治疗 |

续表

| 分类 | 初始治疗 | 后续治疗 |
| --- | --- | --- |
| 没有内脏转移 | 以前治疗为多西他赛 | · 恩杂鲁胺（1 类）<br>· 阿比特龙联合泼尼松（1 类）<br>· 镭 –223 用于有骨转移症状患者（1 类推荐）<br>· 卡巴他赛 + 泼尼松（1 类）<br>· 如果无症状或症状轻微，没有肝转移，预计生存期 > 6 个月，ECOG0 ~ 1 分（1 类），使用 T 细胞疫苗<br>· 临床试验<br>· 多西他赛再激发<br>· 替代化疗（米托蒽醌 + 泼尼松）<br>· 其他二线激素治疗：抗雄激素，停用抗雄激素，酮康唑 ± 氢化可的松，糖皮质激素，DES 或其他雌激素<br>· 最佳支持治疗 |
| 有内脏转移 | 以前治疗为恩杂鲁胺/阿比特龙 | · 多西他赛联合泼尼松（1 类）<br>· 临床试验<br>· 阿比特龙联合泼尼松<br>· 恩杂鲁胺<br>· 其他二线激素治疗：抗雄激素，停用抗雄激素，酮康唑 ± 氢化可的松，糖皮质激素，DES 或其他雌激素<br>· 最佳支持治疗 |
| | 以前治疗为多西他赛 | · 恩杂鲁胺（1 类）<br>· 阿比特龙联合泼尼松（1 类）<br>· 卡巴他赛 + 泼尼松（1 类）<br>· 临床试验<br>· 多西他赛再激发<br>· 替代化疗（米托蒽醌 + 泼尼松）<br>· 其他二线雄激素治疗：抗雄激素，停用抗雄激素，酮康唑 ± 氢化可的松，糖皮质激素，DES 或其他雌激素<br>· 最佳支持治疗 |

## 十一、预期寿命估计原则

（1）预期寿命的估计是前列腺癌早期诊断和治疗的知情决策的关键。

（2）对整个男性患者组进行预期寿命估计是可能的，对于单个人却有很大挑战性。

（3）预期寿命可以利用整体健康状况的临床评估进行调整：

①健康最佳四分位：加 50%。

②健康最差四分位：减 50%。

③健康中间两个四分位：不作调整。

## 十二、影像学检查原则

### （一）影像学目标

（1）进行影像学检查，以指导适当的治疗。

（2）影像学检查的进行应基于所能获得的最佳临床证据，不应被医疗服务人员的机构或个人利益影响。

（3）影像学技术可以评估解剖或功能参数。

（4）解剖影像学技术包括放射照片平片、超声、CT 和 MRI。

（5）功能性影像学技术包括放射性核素骨扫描、PET 和先进 MRI 检查，如磁共振波谱和弥散加权成像（DWI）。

**（二）影像学功效**

（1）对于 RP 后早期生化失败患者，影像学检查的使用取决于术前的病变风险组、Gleason 分期和分级，PSA，以及复发后的 PSA 倍增时间（PSADT）。术前较低血清 PSA 水平的低风险和中度风险组具有阳性骨扫描或 CT 扫描的风险非常低。

（2）影像学检查的频率应根据个体风险、年龄、PSADT、Gleason 评分和总体健康状况进行确定。

（3）在 PSA＜10ng/mL 的无症状患者中，骨扫描阳性较罕见。

**（三）放射照相平片**

放射照相平片可以用于评估骨骼中有症状的区域，对评估病理性骨折的风险尤其有用。但是，常规的 X 线平片不能检测骨病灶，除非骨矿物质含量的丢失或增加达 50%。

**（四）超声检查**

（1）超声检查使用高频声波对身体的小区域进行成像，标准的超声成像提供解剖信息，可以使用多普勒超声技术评估血管流量。

（2）使用直肠内超声引导经直肠的前列腺穿刺活检。疑似 RP 后复发的患者可以考虑直肠内超声检查。

（3）可用于前列腺成像以及区分前列腺癌和前列腺炎的先进超声技术正在评估中。

**（五）骨扫描**

（1）放射性核素骨扫描（也称为核素骨显像）是一种用于评估骨转移性病变的核医学技术。

（2）注入与骨基质具有亲和力的放射性化合物，对骨骼结构进行定位。摄取增加的部位提示骨转换加速，表明可能存在转移性病变。

（3）可以根据活动的整体模式，或联合解剖影像学，对骨转移性病变进行诊断。

（4）主要的骨扫描技术包括：

①常规骨扫描，使用$^{99m}$锝－美罗酸盐和伽马相机，采用平面成像或单光子发射计算机断层成像术（SPECT）的三维成像。

②PET 骨扫描，使用$^{18}$F－NaF 和 PET 扫描器。

③当使用混合成像设备（SPECT/CT 或 PET/CT）进行成像时，可以从两种技术获得附加值，这允许 SPECT 或 PET 示踪剂定位 CT 解剖的登记。

（5）骨扫描适用于高危骨转移患者的初始评估。

①T1 病变且 PSA≥20、T2 病变且 PSA≥10、Gleason 评分≥8，或 T3/T4 病变。

②任何分期的有症状病变均提示骨转移病变。

③当 PSA 没有降到不可检出水平以下，或 RP 后检测不到 PSA 水平但随后检出 PSA 并在以后 2 次或更多次测定中上升时，可考虑使用骨扫描评估前列腺切除术后患者。

④如果患者适合附加局部治疗，放疗后 PSA 水平升高或 DRE 阳性，可考虑进行骨扫描。

### （六）CT检查

（1）CT提供高水平的解剖细节，可检测大体囊外病变、淋巴结转移性疾病，以及内脏转移性病变。

（2）CT本身通常不足以评估前列腺。

（3）CT可以使用或不使用口服和静脉造影剂，应优化CT技术，以最大限度地提高诊断实用程序，同时尽量减少患者受到的辐射剂量。

（4）CT被用于对选定患者进行初始分期：

①T3或T4病变。

②T1～T2及列线图显示淋巴结受累几率>10%的患者可能适合盆腔成像，但是证据水平较低。

③RP后患者PSA没有降到不可检出水平以下，或RP后检测不到PSA水平但随后检出PSA并在以后两次或更多次测定中上升时，以及患者适合附加局部治疗并且放疗后PSA水平升高或DRE阳性，可以考虑进行CT检查。

### （七）核磁共振成像（MRI）

（1）MRI检查的优势包括高软组织对比度和表征、多参数图像采集、多平面成像能力、评估功能的先进计算方法。

（2）MRI检查可以使用或不使用静脉造影剂给药，可以使用直肠内线圈增强骨盆MR图像的分辨率。

（3）高危患者的初始评估可以考虑标准MRI技术。

①T3或T4病变。

②T1～T2及列线图显示淋巴结受累几率>10%的患者可能适合盆腔成像，但是证据水平较低。

③RP后患者PSA没有降到不可检出水平以下，或RP后检测不到PSA水平但随后检出PSA并在以后两次或更多次测定中上升时，以及患者适合附加局部治疗并且放疗后PSA水平升高或DRE阳性，可以考虑进行MRI检查。

④某些临床情况中，如前列腺活检阴性的情况下放疗后PSA水平升高或DRE阳性，先进MRI（直肠内MRI、MR灌注/扩散、对比度增强、MR光谱）可以提供额外的信息。在考虑局部补救治疗的患者中，这项技术的应用可能特别有用。

### （八）PET/CT

（1）PET/CT使用胆碱示踪剂后，可能能确定主要治疗失败后生化复发患者转移性病变的部位；其他胆碱放射性示踪剂正在评估中，需要进一步研究，以确定胆碱PET/CT成像在前列腺癌患者中的最佳使用。

（2）肿瘤方面的PET/CT检查通常使用$^{18}$F－氟脱氧葡萄糖（FDG），这是一种葡萄糖的放射性类似物。

（3）在某些临床情况中，FDG－PET/CT的使用可提供有用的信息，但是当前不建议将其作为常规使用。

（4）关于FDG－PET/CT在前列腺癌患者中使用的数据有限。

## 十三、雄激素去势治疗原则

### （一）用于局部疾病的ADT

（1）强烈反对在临床试验外用新辅助ADT来替代RP。

（2）放疗前、放疗期间以及放疗后实施ADT治疗可延长适合放疗患者的生存期。

(3) 短期(4~6个月)和长期(2~3年)新辅助ADT研究均采用完全雄激素阻断。是否有必要加入抗雄激素仍需要进一步研究。

(4) 到目前为止,在单纯采用高剂量(150mg)抗雄激素比卡鲁胺进行的最大规模的随机临床试验中,疾病的复发时间推迟但生存期没有改善,需要更长期的随访。

(5) 在一项随机临床试验中,RP后淋巴结阳性的患者立即并持续使用ADT比推迟接受ADT更能显著改善总体生存期。因此,这类患者应当考虑立即使用ADT。

(6) 很多连续ADT的副作用随ADT用药时间的推移而增加。

### (二) 生化失败的ADT使用时机

(1) 对于PSA水平升高作为唯一肿瘤证据的患者,其使用ADT的时机受到PSA变化速度、患者焦虑程度以及ADT的短期和长期副作用的影响。

(2) 这些患者中多数有很好的15年预后,但绝对PSA水平、PSA水平变化速率(PSADT),以及明确治疗时的初始分期、分级和PSA水平为估计预后的最佳指标。

(3) 较早使用ADT可能优于延迟使用ADT,虽然早期和晚期的定义(即PSA水平为多少)仍存在争议。由于早期使用ADT的益处尚不明确,治疗应个体化直至完成确定的研究。对于PSADT较短(即PSA快速变化)但预期寿命长的患者,应当鼓励其尽早接受ADT治疗。

(4) 一些患者在生化失败后适合补救治疗,包括手术失败后的放疗、根治性前列腺切除术,或放疗失败后的冷冻手术。

(5) PSA倍增时间较长(>12个月)和年龄较大的患者完全适合进行观察。

(6) 选择ADT的患者应考虑间歇性ADT。一项比较间歇性ADT和连续性ADT的三期试验显示,间歇性ADT在生存期上不逊于连续性ADT,而间歇性ADT组具有较好的生活质量。间歇性ADT组中死于前列腺癌的患者比连续性ADT组多7%,但是这被连续性ADT组中更多非前列腺癌死亡所抵消。

### (三) ADT用于转移性病变

ADT是转移性前列腺癌患者的金标准。一项三期试验对间歇性ADT和连续性ADT进行了比较,但该研究在统计学上没有做出非劣效性的定论,然而,停止ADT治疗后3个月,间歇性ADT组中对于勃起功能和心理健康的生活质量测量均优于连续性ADT组。

使用间歇性ADT时,要求密切监测PSA和睾酮水平以及进行影像学检查,尤其是在停止治疗期间,并且患者可能需要在出现疾病进展时转为连续性ADT治疗。

### (四) 优化ADT

(1) LHRH(促性腺激素释放激素)激动剂或拮抗剂(药物去势)和双侧睾丸切除术(手术去势)两者同样有效。

(2) 对于存在转移性病变的患者,未证实联合雄激素阻断(药物或手术去势联合一种抗雄激素药物)更优于单纯去势药物。

(3) 对于明显转移且有可能因初期单纯使用LHRH激动剂治疗引起睾酮急剧增加而出现相关症状的患者,抗雄激素治疗应当与初始LHRH治疗同时开始,或者提前开始,并应当持续这种联合治疗至少7d。

(4) 抗雄激素单药治疗的有效性似乎不及药物或手术去势,因此不应被推荐。其副作用不同,而且总体上耐受性更佳。

(5) 无临床资料支持使用三联雄激素阻断(非那雄胺或度他雄胺联合雄激素阻断)。

(6) 对于使用药物或手术去势后没有出现血清睾酮充分抑制(低50ng/dL)的患者,可考虑采用其他激素治疗(采用雄激素、抗雄激素,或甾体激素),但是临床获益不明。尚未确定血清睾酮下降的最佳水平。

### （五）二线激素治疗

（1）雄激素受体激活和自分泌/旁分泌雄激素合成是前列腺癌在 ADT 治疗期间复发（去势后复发前列腺癌 - CRPC）的潜在机制。因此，应用附加治疗时，应将睾酮维持在去势水平。

（2）一旦肿瘤开始对初始 ADT 治疗耐受，有多种可改善临床获益的治疗方案。根据患者是否具有影像学检查的转移证据，即非转移性 CRPC、转移性 CRPC（mCRPC），以及是否存在症状，来确定患者的可用治疗方案。

（3）当患者未接受过多西他赛治疗和没有症状或有轻微症状时，给予二线激素治疗，包括增加或改用不同的抗雄激素（氟他胺、比卡鲁胺、尼鲁米特、恩杂鲁胺），增加肾上腺/旁分泌雄激素合成抑制剂（酮康唑、阿比特龙），或考虑使用雌激素，如 DES。

（4）在一项在 mCRPC 情况下进行的随机对照试验中，与单用泼尼松相比，阿比特龙（每日 1000mg，空腹服用）联合低剂量泼尼松（每次 5mg，每日 2 次）能够改善影像学无进展生存期（rPFS）、至开始化疗的时间、至疼痛出现或恶化的时间和至体能状态下降的时间。总体生存率有改善的趋势。这种情况下阿比特龙与泼尼松的使用为 1 类推荐。使用阿比特龙时需要持续监测的副作用包括高血压、低血钾、周围水肿、房颤、充血性心力衰竭、肝损伤和疲劳，以及 ADT 和长期使用皮质类固醇的已知副作用。

（5）在针对未接受过多西他赛治疗的患者的未对照研究中，恩杂鲁胺（每日 160mg）治疗使得 PSA 出现显著降低，但是直到该情况下完成的随机对照试验报道了结果后，恩杂鲁胺在该情况中的使用才列为 2A 类推荐。使用恩杂鲁胺需要长期监测的副作用包括疲劳、腹泻、潮热、头痛和癫痫（使用恩杂鲁胺的发病率报告为 0.9%）。

（6）阿比特龙和恩杂鲁胺在未曾接受多西他赛治疗情况下的随机临床试验均在转移性 mCRPC 没有症状或轻微症状的患者中进行。相比多西他赛，这些药物在该类患者中的疼痛缓解作用尚不明确。但是，两种药物均对曾接受多西他赛治疗的患者具有姑息性疗效。阿比特龙获准用于这种情况，推荐级别为 1 类推荐，恩杂鲁胺在这种情况下的使用尚有待批准，两种药物均适用于不适合采用多西他赛治疗的患者。

（7）对于多西他赛治疗过的 CRPC 患者，随机对照临床试验发现恩杂鲁胺和阿比特龙 + 泼尼松能够延长生存期。因此，每种药物均为 1 类推荐。但是，对于这些药物在未曾接受或接受过多西他赛治疗的患者中的序贯使用，尚缺乏基于证据的指导。

### （六）监护/监测

（1）ADT 可产生各种不良影响，包括潮红、性欲减退和勃起功能障碍、阴茎和睾丸萎缩、肌肉萎缩和肌无力、疲劳、抑郁、脱发、骨质疏松、较高的临床骨折发生率、肥胖、胰岛素抵抗、血脂改变，以及较高的糖尿病和心血管疾病风险。治疗前应告知患者以及医生这些风险的信息。

（2）建议按照国家骨质疏松症基金会对普通人群的指南来筛查和治疗骨质疏松症。其建议为：所有 50 岁以上的男性补充钙（每日 1200mg）和维生素 $D_3$（每日 800 ~ 1000IU），以及当男性髋骨骨折的 10 年可能性≥3% 或严重骨质疏松症相关性骨折的 10 年可能性≥20% 时，便应给予额外治疗。可利用世界卫生组织发布的名为 FRAX 的算法来评估骨折风险。按照 FRAX 算法，ADT 应视为引起“继发性骨质疏松症”。

（3）增加骨密度（骨折风险的一个信号）的治疗方案包括地诺单抗（每半年 60mg，皮下注射）、唑来膦酸（每年 5mg 静注）和阿屈膦酸盐（每周 70mg 口服）。对于 FRAX 筛查结果显示骨折风险增加的患者，开始治疗前应进行基线 DEXA 扫描。国际临床骨密度协会建议治疗 1 年后行 1 次随访 DEXA 扫描，尽管对于监测药物治疗有效性的最佳方法尚未有一致性意见。不推荐使用骨代谢的生化标记物监测疗效。

（4）25－羟基维生素 D 的血清水平和每日平均膳食摄入维生素 D 的量将有助于营养学家制定针对具体患者的维生素 D 补充方案。当前尚无针对维生素 D 水平监测频率的指南。但对需要 DEXA 扫描进行监测的患者，同时检测血清维生素 D 水平还是有意义的。

（5）地诺单抗（每半年 60mg，皮下注射）、唑来膦酸（每年 5mg 静注）和阿屈膦酸盐（每周 70mg 口服）可在 ADT 治疗前列腺癌期间增加骨矿物质密度（这是骨折风险的指标）。如果绝对骨折风险需要采用药物治疗，建议采用地诺单抗、唑来膦酸或阿屈膦酸盐来治疗。

（6）建议对接受 ADT 的男性患者进行筛查和干预，以预防/治疗糖尿病和心血管病。这些疾病常见于老年人中，目前尚不确定接受 ADT 的患者与普通人群在糖尿病和心血管病的筛查、预防和治疗策略上是否应存在差别。

## 十四、化疗和免疫治疗原则

（1）应当鼓励晚期前列腺癌患者参与临床试验。无症状或症状轻微 mCRPC 患者可以考虑免疫治疗。

（2）一项Ⅲ期临床试验表明，自体细胞免疫 Sipuleucel－T（Provenge）可使平均生存期从对照组的 21.7 个月延长到治疗组的 25.8 个月，使死亡风险下降 22%。自体细胞免疫 Sipuleucel－T（Provenge）的耐受性良好，常见的并发症包括畏寒、发热、头痛。对于符合以下条件的去势后复发前列腺癌患者，可以考虑使用 Sipuleucel－T：良好的体能状态（ECOG 0－1）、估计预期寿命 >6 个月、无肝转移、没有症状或有轻微症状。

（3）除参与临床试验的患者外，mCRPC 患者，尤其是具有症状的患者，应继续接受全身性化疗。某些具有更多间变性特征的 mCRPC 患者亚组可能从较早的化疗中获益，但是这尚未在前瞻性临床试验中得到充分研究。

（4）根据在有症状的 mCRPC 患者中进行的 3 期临床试验的数据，将每 3 周 1 次的多西他赛 ± 泼尼松治疗作为优先考虑的一线化疗选择。已在不适合使用以多西他赛为基础的治疗方案，具有临床症状的患者中对镭－223 进行了研究，结果显示，镭－223 能改善总体生存期。尽管未在这种情况中研究阿比特龙和恩杂鲁胺，但是对于多西他赛治疗后存在症状的患者，这两种治疗均显示有效，因此在这种情况下两者都是合理的选择。米托蒽醌和泼尼松可提供姑息治疗，但是研究显示不能延长生存期。

（5）只有每 3 周用药 1 次的多西他赛方案能对改善生存期有益。应当根据对受益和毒性的评估来决定治疗的持续时间。在确定多西他赛化疗方案生存优势的临床试验中，如果没有出现疾病进展以及禁忌用药的毒性，患者可接受最多 10 个疗程的治疗。

（6）PSA 升高不应当用作疾病进展的唯一标准。有效性评估应当结合临床和影像学标准。

（7）以多西他赛为基础的化疗方案失败时，应鼓励患者参与临床试验。然而，一项随机三期临床研究显示，与米托蒽醌加泼尼松相比，卡巴他赛与泼尼松一起使用能够延长总体生存期、无进展生存期以及 PSA 的反应和放疗的有效性，并被 FDA 批准用于多西紫杉醇治疗后的二线治疗。考虑到该人群中中性粒细胞减少和其他副作用的高风险性，必须选择没有中性粒细胞减少且有足够肝、肾和骨髓功能的患者，同时要考虑预防性注射粒细胞生长因子。

（8）对于以前用多西他赛治疗的患者，米托蒽醌没有表现出生存期改善，但仍是一个姑息治疗方案，尤其是对于那些不适合卡巴他赛治疗的患者。到目前为止，没有证实任何化疗方案可在卡巴他赛治疗后改善生存期或生活质量，应当强烈鼓励患者参与临床试验。除了一项临床试验，一些单组临床试验显示有多种全身作用药物具有缓解症状作用。应当根据合并症和功能状况实现治疗决策的个体化。最后，对于在之前的多西他赛治疗中未表现出明确进展证据的患者，可尝试再度采用这种药物进行治疗。

（9）在有骨转移的去势后复发前列腺癌患者中，地诺单抗和唑来膦酸已被证明可以防止疾病相关的骨骼并发症，其中包括骨折、脊髓压迫或骨需要手术或 RT。

①与唑来膦酸相比，地诺单抗被证明在预防骨骼相关事件上有优势。药物的选择可能取决于潜在的合并症、患者以前是否用过唑来膦酸，和/或费用的考虑。

②唑来膦酸静脉滴注，每 3～4 周 1 次。剂量取决于每次给药前测定的血清肌酐浓度，剂量必须根

据肾功能受损程度调整。肌酐清除率 <30mL/min 则不建议使用唑来膦酸。

③地诺单抗是皮下注射给药，每 4 周 1 次。虽然不需要肾功能监测，但不建议将地诺单抗用于肌酐清除率 <30mL/min 的患者。若肌酐清除率 <60mL/min，则严重低血钙的风险增加。即使对于肾功能正常的患者，使用地诺单抗者低血钙的发生率是使用唑来膦酸者的两倍，使用地诺单抗的所有患者应定期监测血钙水平，并用维生素 D 和钙剂治疗。

④两种药物的使用者中均出现颌骨坏死、拔牙、口腔卫生不佳或使用牙科器械的患者的颌骨坏死风险更大。在开始唑来膦酸或地诺单抗治疗前，应推荐患者进行牙科评估。如果需要进行侵入性牙科手术，骨骼靶向的治疗应延迟，直到牙科医师表明患者已从该牙科手术中完全恢复。

⑤地诺单抗或唑来膦酸治疗的最佳持续时间仍不明。地诺单抗用于以前采用唑来膦酸治疗患者的毒性谱不明。

（阮之平）

## 第四节　睾丸肿瘤

据估计，2015 年美国有新发睾丸肿瘤 8 430 例，生殖细胞肿瘤（GCTs）占 95%。生殖细胞肿瘤也可在性腺外发生，但仍然按 GCTs 处理。GCTs 相当不常见，占男性肿瘤的 1%。睾丸 GCTs 是 20 ~ 34 岁男性最常见的实体肿瘤，在过去 20 年中发病率在增加。

已经确认的几个 GCTs 发生的高危因素包括 GCT 既往史、有 GCT 家族史、隐睾症、睾丸发育不全和克氏（Klinefelter's）综合征。GCTs 分为精原细胞瘤和非精原细胞瘤。非精原细胞瘤通常包括多种细胞类型，如胚胎细胞癌、绒毛膜癌、卵黄囊瘤和畸胎瘤。畸胎瘤根据是否成人型不同细胞类型或与胎儿类似的部分体细胞分化，分为成熟性畸胎瘤与未成熟性畸胎瘤。在组织机构上，畸胎瘤很少与体细胞肿瘤相似。

血清肿瘤标志物 AFP、乳酸脱氢酶（LDH）、β - 人绒毛膜促性腺激素（β - hCG）是 GCTs 诊断、预后判断和评价治疗结果的要素。在治疗前后和整个随访过程中，应该监测血清肿瘤标志物。对于所有分期的非精原细胞瘤的监测，血清肿瘤标志物是非常有用的。与 AFP、hCG 比较，LDH 标志物缺乏特异性。AFP 是非精原细胞瘤细胞（胚胎性癌、卵黄囊瘤）所产生的血清肿瘤标志物，在任何分期中均能检测到。

### 一、分期

**表 1　定义（AJCC，2010 年第 7 版）（1）**

| TNMS | 定义 | |
|---|---|---|
| T | 原发肿瘤的病变范围通常在根治性睾丸切除术后进行评估，据此进行病理分期 | |
| pTx | 原发肿瘤无法评估 | |
| pT0 | 无原发肿瘤的证据（如睾丸的组织学为瘢痕） | |
| pTis | 导管内生殖细胞瘤（原位癌） | |
| pT1 | 肿瘤局限于睾丸和附睾，无血管/淋巴管侵犯；肿瘤可以侵及白膜，但未累及鞘膜 | |
| pT2 | 肿瘤局限于睾丸和附睾，伴有血管/淋巴管浸润，或肿瘤穿透白膜侵及鞘膜 | |
| pT3 | 肿瘤侵犯精索，伴有或不伴有血管/淋巴管浸润 | |
| pT4 | 肿瘤侵犯阴囊，伴有或不伴有血管/淋巴管浸润 | |
| 除 pTis 和 pT4，原发肿瘤侵犯的范围通过睾丸切除术来确定，Tx 可用于未行睾丸切除术病人的分级 | | |
| N | 区域淋巴结 | |
| | 临床 | 病理 |

续表

| TNMS | 定义 | |
|---|---|---|
| Nx、pNx | 区域淋巴结无法评估 | 区域淋巴结无法评估 |
| N0、pN0 | 无区域淋巴结转移 | 无区域淋巴结转移 |
| N1、pN1 | 单个区域淋巴结转移最大直径≤2cm，或多个淋巴结转移，但无一最大直径>2cm者 | 转移的单个淋巴结最大直径<2cm，且≤5枚阳性淋巴结，无最大直径>2cm淋巴结者 |
| N2、pN2 | 转移的单个淋巴结最大径>2cm，但<5cm，或多个淋巴结转移，任何一个淋巴结最大直径>2cm但<5cm | 转移的单个淋巴结最大直径>2cm但≤5cm，或数量>5枚阳性淋巴结，无直径超过5cm的淋巴结，或肿瘤有淋巴结外扩散 |
| N3、pN3 | 转移的单个淋巴结最大径>5cm | 转移的单个淋巴结最大径>5cm |

**表2　定义（AJCC，2010年第7版）（2）**

| M | 远处转移 |
|---|---|
| Mx | 远处转移无法评估 |
| M0 | 无远处转移 |
| M1 | 有远处转移 |
| M1a | 远处淋巴结转移或肺转移 |
| M1b | 远处淋巴结和肺转移以外的远处转移 |
| S | 血清肿瘤标记物（S） |
| Sx | 血清肿瘤标记物未检测或结果无法评估 |
| S0 | 标记物水平在正常范围 |
| S1 | LDH<1.5×N 和 hCG<5 000mU/mL 和 AFP<1 000ng/mL |
| S2 | LDH1.5~10×N 或 hCG 5 000~50 000mU/mL，或 AFP 1 000~10 000ng/mL |
| S3 | LDH>10×N 或 hCG>50 000mU/mL，或 AFP>10 000ng/mL |

**表3　分期（AJCC，2010年第7版）**

| 分期 | 组成 |
|---|---|
| 0期 | pTis　N0　M0　S0 |
| Ⅰ期 | pT1~4　N0　M0　Sx |
| ⅠA期 | pT1　N0　M0　S0 |
| ⅠB期 | pT2　N0　M0　S0，PT3　N0　M0　S0，PT4　N0　M0　S0 |
| ⅠS期 | 任何pT/Tx　N0　M0　S1~3 |
| Ⅱ期 | 任何pT/Tx　N1~3　M0　Sx |
| ⅡA期 | 任何pT/Tx　N1　M0　S0，任何pT/Tx　N1　M0　S1 |
| ⅡB期 | 任何pT/Tx　N2　M0　S0，任何pT/Tx　N2　M0　S1 |
| ⅡC期 | 任何pT/Tx　N3　M0　S0，任何pT/Tx　N3　M0　S1 |

续表

| 分期 | 组成 |
| --- | --- |
| Ⅲ期 | 任何 pT/Tx　任何 N　M1　Sx |
| ⅢA 期 | 任何 pT/Tx　任何 N　M1a　S0，任何 pT/Tx　任何 N　M1a　S1 |
| ⅢB 期 | 任何 pT/Tx　N1～3　M0　S2，任何 pT/Tx　任何 N　M1a　S2 |
| ⅢC 期 | 任何 pT/Tx　N1～3　M0　S3，任何 pT/Tx　任何 N　M1a　S3 |
|  | 任何 pT/Tx　任何 N　M1b　任何 S |

## 二、检查与病理诊断：可疑睾丸肿块

表 4　可疑睾丸肿块的检查

| 检查 | 初始处理 | 病理诊断 |
| --- | --- | --- |
| · 查体<br>· AFP<br>· β－hCG<br>· LDH<br>· 生化检查<br>· 胸部 X 线检查<br>· 睾丸超声 | · 讨论精液保存（储藏）<br>· 根治性睾丸及腹股沟淋巴结切除<br>· 在下列情况下考虑对侧腹股沟淋巴结活检：<br>（1）超声发现睾丸内可疑异常情况<br>（2）隐睾<br>（3）明显萎缩 | 单纯精原细胞瘤（单纯精原细胞瘤组织学和 AFP 阴性，β－hCG 可能升高）<br><br>非精原细胞瘤（NSGCT）（包括混合性精原细胞瘤/非精原细胞瘤和伴有 AFP 升高的精原细胞瘤组织学） |

## 三、组织学诊断、检查与临床分期

表 5　组织学诊断、检查

| 组织学诊断 | 诊断后的检查 | 临床分期 |
| --- | --- | --- |
| 单纯精原细胞瘤（单纯精原细胞瘤组织学和 AFP 阴性，β－hCG 可能升高） | · 腹部及盆腔 CT<br>· 如果腹部 CT 或 X 线检查发现异常，则行胸部 CT<br>· 重复检测 β－hCG、LDH、AFP，TNM 分期是基于睾丸切除术后评价<br>· 如果有临床指证行脑部 MRI<br>· 如果有临床指证行骨扫描<br>· 讨论精液保存（储藏） | ⅠA，ⅠB，ⅠS，ⅡA，ⅡB，ⅡC，Ⅲ |

## 四、分期与初始治疗

表 6　分期与初始治疗

| （术后）分期 | （术后）初始治疗 | 随访 |
| --- | --- | --- |
| IA 期，IB 期 | 肿瘤监测（1 类推荐）（首选） | 见后精原细胞瘤：复发，治疗根据复发范围；讨论精液保存（储藏） |
|  | 单药卡铂化疗（AUC＝7×1 个周期或 AUC＝7×2 个周期） | 见后精原细胞瘤：复发，治疗根据复发范围 |
|  | 放疗（20Gy） | 见后精原细胞瘤：复发，治疗根据复发范围 |

续表

| （术后）分期 | （术后）初始治疗 | 随访 |
|---|---|---|
| IS期 | 肿瘤标志物反复升高和腹部/盆腔CT检查评估 | 复发，治疗根据复发范围 |
| ⅡA期 | 腹主动脉旁和同侧髂窝淋巴结进行30Gy放疗（首选） | 见后精原细胞瘤：复发，治疗根据复发范围 |
| | 初始化疗：对多发淋巴结阳性者进行EP4个周期，或BEP3个周期 | |
| ⅡB期 | 初始化疗（首选）：EP4个周期，或BEP3个周期 | |
| | 在经选择的非大肿块患者，对腹主动脉旁和同侧髂窝淋巴结进行36Gy放疗 | 见后精原细胞瘤：复发，治疗根据复发范围 |
| ⅡC期，Ⅲ期 | 低危：初始化疗：EP4个周期（1类推荐），或BEP3个周期（1类推荐） | |
| | 中危：BEP4个周期（1类推荐） | |

## 五、ⅡA期、ⅡB期、ⅡC期、Ⅲ期初始化疗后处理与随访

表7　初始化疗后处理与随访

| 初始化疗后检查 | 处理 | 随访 |
|---|---|---|
| 胸、腹部、盆腔CT血清肿瘤标记物 | 没有肿瘤残留或肿瘤残留≤3 cm和肿瘤标志物正常：监测 | 见后精原细胞瘤 |
| | 肿瘤残留＞3cm和肿瘤标志物正常：PET扫描（化疗后6周或更长时间）。阴性：监测；阳性则考虑：如果技术可行行腹膜后淋巴结切除（RPLND），或二线化疗 | |
| | 肿瘤进展（肿块增大或标志物升高） | |

## 六、非精原细胞瘤（NSGCT）

（包括混合型精原细胞瘤/非精原细胞瘤和伴有AFP升高的精原细胞瘤组织学）

表8　非精原细胞瘤：检查与分期

| 诊断后的检查 | 临床分期 |
|---|---|
| · 腹部/盆腔CT ± 胸部检查<br>· 重复检测β－hCG、LDH、AFP，TNM分期是基于睾丸切除术后评价<br>· 如果有临床指征行脑部MRI<br>· 如果有临床指征行骨扫描<br>· 讨论精液保存（储藏） | IA，IB，IS，ⅡA，ⅡB，ⅡC，ⅢA，ⅢB，ⅢC，脑转移 |

## 七、非精原细胞瘤：临床分期与初始治疗

表9　非精原细胞瘤：临床分期与初始治疗

| 临床分期 | 初始治疗 |
|---|---|
| ⅠA期 | 监测（首选），或神经保护性腹膜后淋巴结清扫（RPLND） |
| ⅠB期 | 神经保护性腹膜后淋巴结清扫（RPLND），或初始化疗：EP1～2个周期，或仅对T2监测（2B类） |
| ⅠS期 | 标志物持续升高（见后） |

续表

<table>
<tr><th>临床分期</th><th colspan="2">初始治疗</th></tr>
<tr><td>ⅡA 期</td><td colspan="2">标志物阴性：神经保护性腹膜后淋巴结清扫（RPLND），或初始化疗（2B 类）：EP4 个周期，或 BEP3 个周期；标志物持续升高（见后）</td></tr>
<tr><td rowspan="3">ⅡB 期</td><td rowspan="2">标志物阴性</td><td>淋巴结转移，在淋巴引流区：初始化疗：EP4 个周期，或 BEP3 个周期；在经严格选择的病例中进行神经保护性腹膜后淋巴结清扫</td></tr>
<tr><td>多病灶、有症状，或非淋巴引流区淋巴结转移：初始化疗：EP4 个周期，或 BEP3 个周期</td></tr>
<tr><td colspan="2">标志物持续升高（见后）</td></tr>
<tr><td rowspan="2">ⅡA、ⅡB 联合初始化疗后</td><td colspan="2">标志物阴性，CT 检查残留病灶≥1cm：神经保护性腹膜后淋巴结清扫（RPLND）</td></tr>
<tr><td colspan="2">标志物阴性，没有大肿块，或 CT 检查残留病灶 < 1cm：观察，或神经保护性腹膜后淋巴结清扫（RPLND）</td></tr>
<tr><td rowspan="4">IA、IB、ⅡA、ⅡB 联合神经保护性腹膜后淋巴结清扫初始治疗后</td><td colspan="2">pN0：观察</td></tr>
<tr><td colspan="2">pN1：观察（首选），或化疗：EP2 个周期，或 BEP2 个周期</td></tr>
<tr><td colspan="2">pN2：化疗（首选）：EP2 个周期，或 BEP2 个周期，或观察</td></tr>
<tr><td colspan="2">pN3：化疗：EP4 个周期，或 BEP3 个周期</td></tr>
</table>

## 八、非精原细胞瘤：临床分期、初始治疗与化疗后的处理

**表 10　非精原细胞瘤：初始治疗与化疗后的处理**

<table>
<tr><th>临床分期</th><th colspan="3">初始治疗</th><th colspan="2">化疗后的处理</th></tr>
<tr><td rowspan="2">预后良好，IS 期，ⅡA 期、S1，ⅡB 期、S1，ⅡC 期，ⅢA 期</td><td rowspan="2">初始化疗：EP4 个周期（1 类），或 BEP3 个周期（1 类）</td><td rowspan="5">评估</td><td rowspan="2">完全缓解，标志物阴性</td><td colspan="2">如果初始分期为 IS 期，则监测</td></tr>
<tr><td colspan="2">如果初始分期为ⅡA、S1，ⅡB、S1，ⅡC，ⅢA：监测，或在经选择的病例中进行双侧 RPLND ± 神经保护（2B 类）</td></tr>
<tr><td>中危，ⅢB 期</td><td>初始化疗：EP4 个周期（1 类）</td><td rowspan="2">部分缓解，肿瘤残留，AFP 与 β－hCG 在正常水平</td><td rowspan="2">对所有残留病灶进行切除</td><td>畸胎瘤或坏死，则监测</td></tr>
<tr><td rowspan="2">高危，ⅢC 期</td><td rowspan="2">初始化疗：EP4 个周期（1 类），经选择的患者 VIP4 个周期（1 类）</td><td>残留胚胎，卵黄囊，绒毛膜癌，精原细胞瘤成分：2 个周期化疗（EP 或 TIP，或 VIP/VeIP）</td></tr>
<tr><td>没有缓解</td><td colspan="2">见二线治疗</td></tr>
<tr><td>脑转移</td><td colspan="5">如果有临床指征，初始化疗 ± 放疗 ± 手术</td></tr>
</table>

## 九、复发与二线治疗

表 11　复发与二线治疗

<table>
<tr><th colspan="2">复发前的治疗</th><th colspan="8">二线治疗</th></tr>
<tr><td rowspan="5">以前做过化疗</td><td rowspan="2">预后良好：<br>· 低水平标志物<br>· 小体积肿块<br>· 一线治疗后完全缓解<br>· 睾丸根治性切除</td><td rowspan="2">化疗：<br>传统剂量的化疗（VeIP 方案或 TIP 方案）或高剂量化疗</td><td colspan="2">没有完全缓解或顽固性病变</td><td colspan="2">· 化疗<br>高剂量化疗（如果以前没有使用过则首选）<br>临床试验<br>· 如果为孤立性病变考虑外科挽救性治疗</td><td colspan="2">顽固性病变或复发</td><td rowspan="5">姑息性化疗或为孤立性病变考虑外科挽救性治疗</td></tr>
<tr><td colspan="2">完全缓解：随访</td><td colspan="4">复发：同“没有完全缓解或顽固性病变”不适合（1）者</td></tr>
<tr><td rowspan="2">预后不良：<br>· 没有完全缓解<br>· 高水平肿瘤标志物<br>· 大肿块<br>· 睾丸外肿瘤残留</td><td colspan="2" rowspan="2">· 化疗<br>临床试验<br>传统剂量的化疗（VeIP 方案或 TIP 方案）或高剂量化疗（2B 类）<br>· 如果为孤立性病变考虑外科挽救性治疗</td><td rowspan="3">评估</td><td colspan="4">完全缓解：随访（同上）</td></tr>
<tr><td rowspan="2">没有完全缓解或顽固性病变</td><td colspan="2" rowspan="2">· 化疗<br>高剂量化疗（如果以前没有使用过则首选）<br>姑息性化疗<br>临床试验<br>· 如果为孤立性病变考虑外科挽救性治疗</td><td rowspan="2">顽固性病变或复发</td></tr>
<tr><td>延迟复发（初始治疗完全缓解后 2 年以上复发）</td><td colspan="2">· 如果可以切除，外科挽救性治疗（首选）<br>· 化疗：传统剂量的化疗（VeIP 方案或 TIP 方案），或高剂量化疗</td></tr>
<tr><td colspan="2">以前没有做过化疗</td><td colspan="8">根据危险度进行治疗（见后），讨论精液储藏</td></tr>
</table>

## 十、精原细胞瘤随访计划

表 12　临床 I 期精原细胞瘤：睾丸切除术后监测

| | 年（月） | | | | |
|---|---|---|---|---|---|
| | 1 | 2 | 3 | 4 | 5 |
| 查体 | 每 3～6 月 1 次 | 每 6～12 月 1 次 | 每 6～12 月 1 次 | 每年 1 次 | 每年 1 次 |
| 腹部、盆腔 CT | 第 3、6、12 月各 1 次 | 每 6～12 月 1 次 | 每 6～12 月 1 次 | 每 12～24 月 1 次 | |
| 胸部 X 线检查 | 如果有临床指征，对有症状的患者考虑胸部 CT 检查 | | | | |

表 13　临床Ⅰ期精原细胞瘤：辅助治疗（化疗或放疗）后监测

| | 年（月） | | | | |
|---|---|---|---|---|---|
| | 1 | 2 | 3 | 4 | 5 |
| 查体 | 每 6～12 月 1 次 | 每 6～12 月 1 次 | 每年 1 次 | 每年 1 次 | 每年 1 次 |
| 腹部、盆腔 CT | 每年 1 次 | 每年 1 次 | 每年 1 次 | – | |
| 胸部 X 线检查 | 如果有临床指征，对有症状的患者考虑胸部 CT 检查 | | | | |

表 14　临床ⅡA 期和非大肿块ⅡB 期精原细胞瘤：放疗后监测

| | 年（月） | | | | |
|---|---|---|---|---|---|
| | 1 | 2 | 3 | 4 | 5 |
| 查体 | 每 3 月 1 次 | 每 6 月 1 次 | 每 6 月 1 次 | 每 6 月 1 次 | 每 6 月 1 次 |
| 腹部、盆腔 CT | 第 3 个月，然后每 6～12 个月 1 次 | 每年 1 次 | 每年 1 次 | 如果有临床指征 | |
| 胸部 X 线检查 | 每 6 月 1 次 | 每 6 月 1 次 | – | | |

表 15　大肿块临床分期ⅡB 期和Ⅲ期精原细胞瘤：化疗后没有肿瘤残留或残留 $<3$ cm、肿瘤标志物正常的监测

| | 年（月） | | | | |
|---|---|---|---|---|---|
| | 1 | 2 | 3 | 4 | 5 |
| 查体和肿瘤标志物 | 每 2 月 1 次 | 每 3 月 1 次 | 每 6 月 1 次 | 每 6 月 1 次 | 每年 1 次 |
| 腹部、盆腔 CT | 第 3～6 月 1 次腹部、盆腔 CT，然后根据临床指征 | | | | |
| 胸部 X 线检查 | 每 2 月 1 次 | 每 3 月 1 次 | 每年 1 次 | 每年 1 次 | 每年 1 次 |

表 16　临床分期 IA 期，NSGCT（非精原细胞瘤）：积极监测

| | 年（月） | | | | |
|---|---|---|---|---|---|
| | 1 | 2 | 3 | 4 | 5 |
| 查体和肿瘤标志物 | 每 2 月 1 次 | 每 3 月 1 次 | 每 4～6 个月 1 次 | 每 6 月 1 次 | 每年 1 次 |
| 腹部、盆腔 CT | 每 4～6 个月 1 次 | 每 6～12 个月 1 次 | 每年 1 次 | – | – |
| 胸部 X 线检查 | 第 4、12 月各 1 次 | 每年 1 次 | 每年 1 次 | 每年 1 次 | 每年 1 次 |

表 17　临床分期 IB 期，NSGCT（非精原细胞瘤）：积极监测

| | 年（月） | | | | |
|---|---|---|---|---|---|
| | 1 | 2 | 3 | 4 | 5 |
| 查体和肿瘤标志物 | 每 2 月 1 次 | 每 3 月 1 次 | 每 4～6 个月 1 次 | 每 6 月 1 次 | 每年 1 次 |
| 腹部、盆腔 CT | 每 4 个月 1 次 | 每 4～6 个月 1 次 | 每 6 个月 1 次 | 每年 1 次 | – |
| 胸部 X 线检查 | 每 2 月 1 次 | 每 3 月 1 次 | 每 4～6 个月 1 次 | 每 6 月 1 次 | 每年 1 次 |

表 18　临床分期 IB 期，NSGCT（非精原细胞瘤）：BEP 化疗 1～2 个周期之监测

| | 年（月） | | | | |
|---|---|---|---|---|---|
| | 1 | 2 | 3 | 4 | 5 |
| 查体和肿瘤标志物 | 每 3 月 1 次 | 每 3 月 1 次 | 每 6 个月 1 次 | 每 6 月 1 次 | 每年 1 次 |
| 腹部、盆腔 CT | 每年 1 次 | 每年 1 次 | – | – | – |
| 胸部 X 线检查 | 每 6～12 月 1 次 | 每年 1 次 | – | – | – |

表 19　临床分期Ⅱ～Ⅲ期，NSGCT（非精原细胞瘤）：化疗 ± 化疗 RPLND 完全缓解后的监测

| | 年（月） | | | | |
|---|---|---|---|---|---|
| | 1 | 2 | 3 | 4 | 5 |
| 查体和肿瘤标志物 | 每 2 月 1 次 | 每 3 月 1 次 | 每 6 个月 1 次 | 每 6 月 1 次 | 每 6 月 1 次 |
| 腹部、盆腔 CT | 每 6 月 1 次 | 每年 1 次 | - | - | - |
| 胸部 X 线检查 | 每 6 月 1 次 | 每 6 月 1 次 | 每年 1 次 | 每年 1 次 | - |

表 20　病理分期ⅡA/B 期 NSGCT：初始 RPLND 及辅助化疗后的监测

| | 年（月） | | | | |
|---|---|---|---|---|---|
| | 1 | 2 | 3 | 4 | 5 |
| 查体和肿瘤标志物 | 每 6 月 1 次 | 每 6 月 1 次 | 每年 1 次 | 每年 1 次 | 每年 1 次 |
| 腹部、盆腔 CT | RPLND 后 | | 有临床指征时 | | |
| 胸部 X 线检查 | 每 6 月 1 次 | 每年 1 次 | 每年 1 次 | 每年 1 次 | 每年 1 次 |

表 21　病理分期ⅡA/B 期 NSGCT：初始 RPLND 而没有给予辅助化疗后的监测

| | 年（月） | | | | |
|---|---|---|---|---|---|
| | 1 | 2 | 3 | 4 | 5 |
| 查体和肿瘤标志物 | 每 2 月 1 次 | 每 3 月 1 次 | 每 4 月 1 次 | 每 6 月 1 次 | 每年 1 次 |
| 腹部、盆腔 CT | 第 3～4 月 | 有临床指征时 | | | |
| 胸部 X 线检查 | 每 2～4 月 1 次 | 每 3～6 月 1 次 | 每年 1 次 | 每年 1 次 | 每年 1 次 |

## 十一、进展期病变的风险分类（睾丸切除术后）

表 22　进展期病变的风险分类

| 风险状态 | 非精原细胞瘤 | 精原细胞瘤 |
|---|---|---|
| 预后良好 | 睾丸或腹膜后原发肿瘤，和没有非肺的内脏转移，和睾丸切除术后以下所有标志物：AFP < 1000ng/mL，hCG < 5000IU/L，LDH < 1.5 × 正常值上限 | 任何部位的原发肿瘤，和没有非肺的内脏转移，和正常 AFP，任何 hCG、LDH |
| 中等度危险 | 睾丸或腹膜后原发肿瘤，和没有非肺的内脏转移，和睾丸切除术后以下所有标志物：AFP1000 ～ 10000ng/mL，hCG5000 ～ 50000IU/L，LDH < 1.5 ～ 10 × 正常值上限 | 任何部位的原发肿瘤，和没有非肺的内脏转移，和正常 AFP，任何 hCG、LDH |
| 预后不良 | 纵隔原发肿瘤，或非肺的内脏转移，或睾丸切除术后以下所有标志物：AFP > 10000ng/mL，hCG > 50000IU/L，LDH > 10 × 正常值上限 | 没有归为预后差的患者 |

## 十二、睾丸癌化疗方案

表 22 化疗方案

| 精原细胞瘤初始化疗方案 | | 转移性精原细胞瘤二线化疗方案 | | | |
| --- | --- | --- | --- | --- | --- |
| | | 传统剂量的化疗方案 | | 高剂量化疗方案 | |
| 名称 | 用法 | 名称 | 用法 | 名称 | 用法 |
| EP 方案 | 依托泊苷 100mg/$m^2$，d1～5，顺铂 20mg/$m^2$，d1～5，21d 重复 | VeIP 方案 | 长春碱 0.11mg/kg，静推，d1～2，美司钠 400mg/$m^2$，每 8h 1 次，d1～5，异环磷酰胺 1200mg/$m^2$，d1～5，顺铂 20mg/$m^2$，d1～5，21d 重复 | CE 方案 | 卡铂 700mg/$m^2$，依托泊苷 750mg/$m^2$外周血干细胞输注前第 5、4、3d，共 2 周期 |
| BEP 方案 | 依托泊苷 100mg/$m^2$，d1～5，顺铂 20mg/$m^2$，d1～5，博莱霉素 30 单位，静脉注射，每周 1 次，d1、8、15，或 d2、9、16，21d 重复 | TIP 方案 | 紫杉醇 250mg/$m^2$，d1，异环磷酰胺 1500mg/$m^2$，d2～5，美司钠 500mg/$m^2$，异环磷酰胺前，然后第 4、8 小时，d2～5，顺铂 25mg/$m^2$，d2～5，21d 重复 | TI→CP 方案 | 紫杉醇 200mg/$m^2$，静脉点滴 24h 以上，d1，异环磷酰胺 2000mg/$m^2$，静脉点滴 4h 以上，联合美司钠，d2～4。14d 重复，2 个周期。其后卡铂 AUC7～8，静脉点滴 60min 以上，d1～3，依托泊苷 400mg/$m^2$，静脉点滴，d1～3 外周血干细胞输注，在第 14d 到 21d 间隙期。3 个周期 |
| VIP 方案 | 依托泊苷 75mg/$m^2$，iv，d1～5，美司钠 120mg/$m^2$，缓慢静推，于异环磷酰胺前，d1，然后 120mg/$m^2$，静脉输注 d1～5，异环磷酰胺 1200mg/$m^2$，d1～5，顺铂 20mg/$m^2$，d1～5，21d 重复 | | | | |
| 转移性精原细胞瘤后续化疗方案（姑息性化疗方案） | | | | | |
| 吉西他滨/奥沙利铂，吉西他滨/紫杉醇，吉西他滨/紫杉醇/奥沙利铂，依托泊苷（口服） | | | | | |

（薛兴欢）

# 第五节 子宫肿瘤

子宫内膜癌（也称内膜癌，或子宫癌）是美国最常见的女性生殖系统恶性肿瘤，2014 年美国有 52 630 例新发病例，8 590 例患者死亡。子宫肉瘤不常见，占所有子宫恶性肿瘤的 3%。子宫肿瘤发生的危险因素包括雌激素水平（由肥胖、糖尿病和高脂饮食引起）、月经初潮较早、从未生育、绝经较晚、Lynch 综合征、老年（≥55 岁）和使用他莫昔芬。子宫内膜癌增加与肥胖有关。

子宫肉瘤分包括低级别子宫内膜间质肉瘤（ESS）、高级别 ESS、未分化子宫肉瘤（UUS）、子宫平滑肌肉瘤（uLMS），其他少见间叶细胞肉瘤亚型包括腺肉瘤、PEComas、横纹肌肉瘤。

## 一、分期

表 1　子宫内膜癌分期（AJCC，2010 年第 7 版；FIGO）

| AJCC（TNM） | FIGO 分期 | 外科病理发现（定义） |
|---|---|---|
| Tx | | 原发肿瘤无法评估 |
| T0 | | 没有原发肿瘤证据 |
| Tis | | 原位癌（侵袭前癌） |
| T1 | Ⅰ期 | 肿瘤局限于宫体 |
| T1a | IA 期 | 肿瘤局限于子宫内膜或＜1/2 肌层浸润 |
| T1b | IB 期 | 肿瘤≥1/2 肌层浸润 |
| T2 | Ⅱ期 | 肿瘤累及宫颈间质，未超出子宫 |
| T3a | ⅢA 期 | 肿瘤侵犯浆膜和/或附件（直接蔓延或转移） |
| T3b | ⅢB 期 | 肿瘤侵犯阴道（直接蔓延或转移）或子宫旁组织 |
| | ⅢC 期 | 肿瘤转移至盆腔和/或腹主动脉旁淋巴结 |
| | Ⅳ期 | 肿瘤侵犯膀胱和/或肠管黏膜层，和/或远处转移 |
| T4 | ⅣA 期 | 肿瘤侵犯膀胱黏膜层和/或肠管 |
| Nx | | 区域淋巴结无法评估 |
| N0 | | 没有区域淋巴结转移 |
| N1 | ⅢC1 期 | 盆腔淋巴结转移（盆腔淋巴结阳性） |
| N2 | ⅢC2 期 | 腹主动脉旁淋巴结转移，伴或不伴盆腔淋巴结转移 |
| M0 | | 没有远处转移 |
| M1 | ⅣB 期 | 远处转移（包括腹股沟淋巴结、腹腔淋巴结，或肺、肝、骨，不包括腹主动脉旁淋巴结、阴道、盆壁或附件） |

注：所有分期均是基于 2010 年 FIGO 分期

表 2　子宫肉瘤分期（包括子宫平滑肌肉瘤和子宫间质肉瘤）（AJCC，2010 年第 7 版；FIGO）

| TNM | FIGO | 定义 |
|---|---|---|
| Tx | | 原发肿瘤无法评估 |
| T0 | | 没有原发肿瘤证据 |
| T1 | Ⅰ期 | 肿瘤局限于子宫 |
| T1a | IA 期 | 肿瘤最大径＜5cm |
| T1b | IB 期 | 肿瘤最大径＞5cm |
| T2 | Ⅱ期 | 肿瘤超出子宫，但局限于盆腔内 |
| T2a | ⅡA 期 | 肿瘤侵犯附件 |
| T2b | ⅡB 期 | 肿瘤侵犯其他盆腔组织 |
| T3 | Ⅲ期 | 肿瘤扩散到腹腔（不单是突向腹腔） |

续表

| TNM | FIGO | 定义 |
|---|---|---|
| T3a | ⅢA 期 | 一处受累 |
| T3b | ⅢB 期 | 多处受累 |
| T4 | ⅣA 期 | T 肿瘤侵犯膀胱或直肠 |
| Nx | | 区域淋巴结无法评估 |
| N0 | | 没有区域淋巴结转移 |
| N1 | ⅢC 期 | 区域淋巴结转移 |
| M0 | | 没有远处转移 |
| M1 | ⅣB 期 | 远处转移（包括附件、盆腔和腹腔组织） |

注：所有分期均是基于 2010 年 FIGO 分期

## 二、初始检查

表 3　初始检查

<table>
<tr><th colspan="2">初始检查</th><th colspan="3">初始临床发现</th></tr>
<tr><td rowspan="6">· 病史和体格检查<br>· 全血细胞计数（包括血小板）<br>· 子宫内膜活检<br>· 胸部影像学检查<br>选择性检查：<br>· 肝功能/肾功能/电解质<br>· 建议遗传学咨询/<50 岁的患者和那些有显著子宫内膜和/或结直肠癌家族史的患者检测</td><td rowspan="6">病理复习</td><td rowspan="5">恶性上皮细胞（癌）</td><td rowspan="3">单纯子宫内膜癌</td><td>局限于子宫</td></tr>
<tr><td>可疑或肉眼子宫颈受侵</td></tr>
<tr><td>可疑子宫外病变</td></tr>
<tr><td colspan="2">浆液性癌或透明细胞癌</td></tr>
<tr><td colspan="2">癌肉瘤</td></tr>
<tr><td colspan="3">恶性间质瘤（肉瘤）：<br>· 低级别子宫内膜间质肉瘤（ESS）<br>· 高级别 ESS<br>· 未分化子宫肉瘤（UUS）<br>· 子宫平滑肌肉瘤（uLMS）</td></tr>
</table>

## 三、子宫内膜癌

表 4　初始临床表现与初始治疗

<table>
<tr><th>初始临床表现</th><th colspan="3">初始治疗</th></tr>
<tr><td rowspan="4">病变局限于子宫（子宫内膜组织学检查）</td><td rowspan="3">医学上可手术</td><td rowspan="2">全子宫切除＋双侧输卵管－卵巢切除术（TH/BSO）＋外科分期</td><td>根据外科分期进行辅助治疗</td></tr>
<tr><td>分期不充分</td></tr>
<tr><td colspan="2">患者渴望保留生育</td></tr>
<tr><td>不适合手术</td><td colspan="2">肿瘤定向放疗或对经选择的患者考虑内分泌治疗</td></tr>
</table>

**表5　附加检查**

<table>
<tr><th>初始发现</th><th colspan="3">附加检查</th><th colspan="3">初始处理（治疗）</th></tr>
<tr><td rowspan="6">可疑或肉眼子宫颈受侵（子宫内膜组织学检查）</td><td rowspan="6">考虑宫颈活检或MRI</td><td colspan="2">阴性结果</td><td>全子宫切除＋双侧输卵管－卵巢切除术（TH/BSO）＋外科分期</td><td rowspan="2">术后处理</td><td>根据外科分期进行辅助治疗</td></tr>
<tr><td rowspan="5">阳性结果或肉眼受侵</td><td rowspan="3">医学上可手术</td><td>根治性子宫切除＋（RH/BSO）双侧输卵管－卵巢切除术＋外科分期</td><td>分期不充分</td></tr>
<tr><td colspan="2">放疗：75～80GyA点/宫颈旁（2B）</td><td>全子宫切除＋双侧输卵管－卵巢切除术（TH/BSO）＋外科分期</td></tr>
<tr><td colspan="3"></td></tr>
<tr><td rowspan="2">不适合手术</td><td>肿瘤定向放疗±化疗</td><td colspan="2">如果可手术，外科切除</td></tr>
<tr><td>化疗（2B）</td><td colspan="2">如果可手术，外科切除（如果仍不能手术，肿瘤定向放疗）</td></tr>
<tr><td rowspan="5">可疑子宫外病变（子宫内膜组织学检查）</td><td rowspan="5">·CA－125（选择性）<br>·有临床指征时</td><td colspan="2">没有</td><td colspan="3">见初始治疗</td></tr>
<tr><td colspan="2">腹腔内：<br>·腹水　·网膜　·结节<br>·卵巢　·腹膜</td><td colspan="2">TH/BSO ＋外科分期/减瘤手术（可考虑术前化疗）</td><td>根据外科分期进行辅助治疗</td></tr>
<tr><td colspan="2" rowspan="2">子宫外盆腔病变初始治疗不能手术：<br>·阴道　·膀胱　·肠管/直肠　·子宫旁组织</td><td colspan="2">放疗＋近距离放疗±化疗</td><td>见监测</td></tr>
<tr><td colspan="2">化疗</td><td>对外科切除和/或放疗治疗反应再评价</td></tr>
<tr><td colspan="2">腹腔/肝脏</td><td colspan="2">·化疗和/或放疗，和/或内分泌治疗<br>·考虑姑息性TH/BSO</td><td>见监测</td></tr>
</table>

**表6　不良因素与组织学分级**

<table>
<tr><th colspan="2" rowspan="2">临床表现</th><th rowspan="2">不良因素</th><th colspan="3">组织学分级/辅助治疗</th></tr>
<tr><th>G1</th><th>G2</th><th>G3</th></tr>
<tr><td rowspan="4">外科分期：I期</td><td rowspan="2">IA期（子宫肌层浸润＜50%）</td><td>没有不良因素</td><td>观察</td><td>观察，或阴道近距离放疗</td><td>观察，或阴道近距离放疗</td></tr>
<tr><td>有不良因素</td><td>观察或阴道近距离放疗</td><td>观察，或阴道近距离放疗，和/或EBRT（EBRT为2B）</td><td>观察，或阴道近距离放疗，和/或EBRT</td></tr>
<tr><td rowspan="2">IB期（子宫肌层浸润≥50%）</td><td>没有不良因素</td><td>观察，或阴道近距离放疗</td><td>观察，或阴道近距离放疗</td><td>阴道放疗和/或EBRT或观察（观察为2B）</td></tr>
<tr><td>有不良因素</td><td>观察，或阴道近距离放疗，和/或EBRT</td><td>观察，或阴道近距离放疗，和/或EBRT</td><td>EBRT和/或阴道近距离放疗±化疗（化疗为2B）</td></tr>
</table>

续表

<table>
<tr><th rowspan="2">临床表现</th><th rowspan="2">不良因素</th><th colspan="3">组织学分级/辅助治疗</th></tr>
<tr><th>G1</th><th>G2</th><th>G3</th></tr>
<tr><td colspan="2">外科分期：Ⅱ期</td><td>阴道近距离放疗，和/或 EBRT</td><td>阴道近距离放疗，和/或 EBRT</td><td>EBRT ± 阴道近距离放疗 ± 化疗（化疗为 2B）</td></tr>
<tr><td colspan="2">外科分期：ⅢA 期</td><td>化疗 ± 放疗，或肿瘤定向放疗 ± 化疗，或 EBRT ± 阴道近距离放疗</td><td>化疗 ± 放疗或肿瘤定向放疗 ± 化疗或 EBRT ± 阴道近距离放疗</td><td>化疗 ± 放疗，或肿瘤定向放疗 ± 化疗，或 EBRT ± 阴道近距离放疗</td></tr>
</table>

**表 7 辅助治疗**

<table>
<tr><th>临床表现</th><th>分期</th><th colspan="5">辅助治疗</th></tr>
<tr><td rowspan="4">外科分期：ⅢB 期、ⅢC 期、Ⅳ期</td><td>ⅡB 期</td><td colspan="5">化疗和/或肿瘤定向放疗</td></tr>
<tr><td>ⅡC1 期</td><td colspan="3">盆腔淋巴结阳性</td><td colspan="2" rowspan="2">化疗和/或肿瘤定向放疗</td></tr>
<tr><td>ⅢC2 期</td><td colspan="3">腹主动脉旁淋巴结阳性 ± 盆腔淋巴结阳性</td></tr>
<tr><td>ⅣA 期、ⅣB 期</td><td colspan="3">减瘤手术和没有肉眼可见的残留病灶或显微镜下腹腔病灶</td><td colspan="2">化疗 ± 放疗</td></tr>
<tr><td rowspan="4">外科不能充分分期</td><td colspan="4">子宫内ⅠA 期、G1～2（子宫肌层浸润 < 50%，没有淋巴管、血管受侵，肿瘤 < 2cm）</td><td colspan="2">观察</td></tr>
<tr><td colspan="2" rowspan="3">子宫内 IA 期、G1～2（子宫肌层浸润 > 50%，淋巴管、血管受侵，或肿瘤 > 2cm，ⅠA 期 G3，ⅠB 期，Ⅱ期）</td><td rowspan="2">影像学检查</td><td>阴性</td><td colspan="2">如果最初指明（子宫内）：·Ⅰ期 ·Ⅱ期</td></tr>
<tr><td>可疑/阳性</td><td>在经选择的患者中进行外科再分期或病理学证实转移性病变</td><td rowspan="2">根据外科分期进行辅助治疗</td></tr>
<tr><td colspan="3">外科再分期（3 类）</td></tr>
</table>

**表 8 考虑保留生育选择的标准**

<table>
<tr><th colspan="2">考虑保留生育选择的标准：<br>子宫内膜癌的处理（所有标准必须适宜）</th><th>初始治疗</th><th colspan="4">监测</th></tr>
<tr><td rowspan="2">·通过刮宫（D&C），病理学专家证实的分化良好（1 级）子宫内膜样腺癌<br>·通过 MRI（首选）或经阴道超声证实病变局限于子宫内膜<br>·无可疑或影像学检查发现转移灶<br>·对临床治疗或怀孕没有禁忌证<br>·患者应该明白，对子宫内膜癌治疗而进行生育保留选择是没有标准的</td><td rowspan="2">·在治疗咨询生育专家<br>·在经选择的患者中进行遗传学咨询/检测</td><td rowspan="2">继续以黄体酮为基础的治疗：<br>·甲地孕酮<br>·甲羟孕酮<br>·左炔诺孕酮宫内避孕器（IUD）</td><td rowspan="2">每 3～6 个月进行子宫内膜取样检查（D&C，或内膜活检）</td><td>完全缓解 6 个月</td><td>鼓励怀孕（继续每 3～6 个月监测 1 次）</td><td>分娩完成或子宫内膜取样证实疾病进展后进行 TH/BSO 分期</td></tr>
<tr><td colspan="2">6～9 个月内出现子宫内膜癌</td><td>TH/BSO 加分期</td></tr>
</table>

表 9　监测与复发的治疗

<table>
<tr><th>监测</th><th>临床表现</th><th colspan="4">复发的治疗</th></tr>
<tr><td rowspan="4">· 体格检查：每 3 ~ 6 个月 1 次，连续 2 ~ 3 年，其后每 6 个月或 1 年 1 次<br>· CA－125（选择性）<br>· 有临床指征时进行影像学检查<br>· 对年龄 < 50 岁的子宫内膜癌患者和那些有家族性子宫内膜和/或结直肠癌和/或病理高危特征的患者进行遗传学咨询/检测<br>· 对患者进行潜在复发症状、生活方式、肥胖、锻炼、戒烟和营养等宣教<br>· 对患者进行性健康、阴道扩张器和阴道润滑剂/保湿乳液使用等宣教</td><td>局部/区域复发<br>· 通过放射影像学检查没有远处转移</td><td colspan="4">见复发治疗</td></tr>
<tr><td>孤立性远处转移</td><td colspan="2">· 考虑切除和/或放疗或消融治疗<br>· 考虑内分泌治疗（2B 类）<br>· 考虑化疗（3 类）</td><td>不适合局部治疗或再复发</td><td>按广泛转移治疗（见下）</td></tr>
<tr><td rowspan="2">广泛性转移</td><td>低级别或无症状或 ER/PR 阳性</td><td>内分泌治疗</td><td>如果疾病进展，则化疗</td><td rowspan="2">如果疾病再次进展，则最佳支持治疗或参加临床试验</td></tr>
<tr><td>有症状，或 2、3 级，或大肿块</td><td colspan="2">化疗 ± 姑息性放疗</td></tr>
</table>

表 10　临床表现与复发的治疗

<table>
<tr><th colspan="3">临床表现</th><th colspan="4">复发的治疗</th><th>附加治疗</th></tr>
<tr><td rowspan="6">局部/区域复发<br>· 影像学检查没有远处转移</td><td colspan="2" rowspan="2">非以前放疗部位复发</td><td rowspan="5">放疗 + 近距离放疗，或外科探查 + 切除 ± 术中放疗</td><td colspan="3">病变局限于阴道</td><td rowspan="2">肿瘤定向放疗 ± 近距离放疗 ± 化疗</td></tr>
<tr><td rowspan="4">病变超出阴道</td><td colspan="2">盆腔淋巴结阳性</td></tr>
<tr><td rowspan="4">放疗部位复发</td><td rowspan="3">以前仅近距离放疗</td><td colspan="2">主动脉淋巴结或髂总动脉旁淋巴结阳性</td><td>肿瘤定向放疗 ± 化疗</td></tr>
<tr><td rowspan="2">上腹部病变/腹水</td><td>显微镜下残留</td><td>化疗 ± 肿瘤定向放疗</td></tr>
<tr><td>上腹部大肿块残留</td><td>见复发治疗</td></tr>
<tr><td colspan="6">以前进行过外照射放疗</td></tr>
</table>

## 四、浆液性或透明细胞癌或子宫内膜癌肉瘤

表 11　病理分类

<table>
<tr><th>病理类型</th><th>附加检查</th><th>原发肿瘤治疗</th><th>分期</th><th>附加治疗</th></tr>
<tr><td rowspan="2">活检：<br>浆液性癌<br>或透明细胞癌<br>或癌肉瘤</td><td rowspan="2">· CA－125（选择）<br>· 临床有指征 MRI/CT/PET</td><td rowspan="2">· 包括外科分期，合并卵巢癌<br>· TH/BSO 和外科分期<br>· 对大肿块考虑最大减瘤术</td><td>Ⅰ A 期</td><td>观察，或化疗 ± 阴道近距离放疗，或肿瘤定向放疗</td></tr>
<tr><td>Ⅰ B 期、Ⅱ期、Ⅲ期、Ⅳ期</td><td>化疗 ± 肿瘤定向放疗</td></tr>
</table>

## 五、子宫切除术和病理学评估

TH/BSO：全子宫切除+双侧输卵管-卵巢切除术；RH：根治性子宫切除。

（1）子宫：侵犯子宫肌层厚度，肌层/间质深度比率，宫颈间质或腺体侵犯，肿瘤大小，肿瘤位置（基底部 vs 低位子宫/宫颈），组织学亚型与分级，淋巴管、血管受侵，对遗传性错配修复基因建议使用 IHC 和 MSI 筛查，对年龄<50 岁的子宫内膜癌患者和那些有家族性子宫内膜和/或结直肠癌和/或病理高危特征的患者进行基因突变检测，以确认家族性肿瘤综合征，如 Lynch 综合征/HNPCC3。

（2）输卵管/卵巢。

（3）腹水脱落细胞学检查。

（4）淋巴结（切除时）：淋巴结侵犯水平（即盆腔、髂总动脉旁、腹主动脉旁）。

## 六、评估原则与外科分期

### （一）子宫内膜癌的外科分期原则

（1）全子宫切除和双侧输卵管-卵巢切除术（TH/BSO）是局限性子宫内膜癌的主要治疗手段，除非患者需要保留生育功能。许多局部晚期子宫内膜癌患者也是 TH/BSO 的候选者。

（2）通过开腹、经阴道或微创性技术如腹腔镜或机器人手术可进行子宫切除术和附件切除术。

（3）对任何可疑病灶，不包括子宫外的病灶，对腹水、横膈膜和浆膜表面活检是非常重要的。

（4）腹水脱落细胞学检查不影响分期，FIGO 和 AJCC 仍然推荐进行检查和报告。

（5）组织学类型为浆液性癌、透明细胞癌或癌肉瘤的患者通常需进行网膜活检。

（6）盆腔或腹主动脉区域可疑病灶或大的淋巴结切除是很重要的，不包括远处转移淋巴结。

（7）对经选择的局限于子宫的子宫内膜癌进行盆腔淋巴结切除、病理评估仍然是外科分期的重要内容，这对判断预后和确定治疗方案非常重要。

（8）来自于髂外、髂内、闭孔和髂总动脉旁淋巴结的盆腔淋巴结为了分期通常需要切除。

（9）对经选择的高危肿瘤如病灶侵犯深、组织学分级高及组织学类型为浆液性癌、透明细胞癌或癌肉瘤患者，为了分期，也应对来自于肠系膜下和肾下极区域的腹主动脉旁淋巴结进行评估。

（10）在经选择的患者中可考虑前哨淋巴结检查。

（11）某些患者可能适合淋巴结清扫。

### （二）前哨淋巴结评估与外科分期原则

（1）一般而言，应该评估前哨淋巴结（SLN）。在子宫内膜癌中，没有前瞻性随机临床试验报道前哨淋巴结（SLN）评估方法。如果考虑前哨淋巴结评估，外科专家应该注意技术细节。在高危组织学类型肿瘤（浆液性癌、透明细胞癌或癌肉瘤）中评估前哨淋巴结应当特别谨慎。

（2）当通过影像学检查没有发现远处转移或剖腹探查没有发现明显的子宫外病灶，明显局限于子宫内的恶性肿瘤，为了外科分期可以考虑前哨淋巴结评估（3 类）。

（3）已经开始使用子宫颈注射染料方法，该方法对高危转移淋巴结（分期较早的子宫内膜癌的前哨淋巴结）的评估已通过验证。

（4）浅表（1～3mm）与深部（1～2cm）联合宫颈注射染料可使宫颈主要淋巴管道引流区染色，也就是表浅的浆膜下层、间质和较深的黏膜下层起源的淋巴引流部位。

（5）宫颈注射需要使用优质染料，以使染料渗透到子宫腔和主要的子宫淋巴管道，并浓集于子宫旁组织和盆腔较广泛的韧带，以及偶然浓集于主动脉旁前哨淋巴结。

（6）子宫体淋巴管道通常穿过闭塞的脐动脉，也是最常见的位于盆腔的前哨淋巴结，属于中间至外部、中腹部到下腹部，或闭塞区域的上部。

（7）当淋巴管道不穿过闭塞的脐部，向头侧移向输尿管系膜，通常难以发现前哨淋巴结；在这些患者中，通常在骶前区域可见前哨淋巴结。

（8）最常用胶质性放射性标记物$^{99m}$Tc进行宫颈注射，有多种染色剂可使用（1%异硫蓝、1%亚甲蓝、2.5%钠专利蓝）。

（9）吲哚菁绿（ICG）也用作成像染色，需要近红外线照相定位，可提供极高危前哨淋巴结切除率，目前已在许多临床中广泛使用。

（10）小体积的淋巴结转移，只有通过提高病理超分期才能检测前哨淋巴结，对用前哨淋巴结分期有潜在价值。

## 七、复发、转移或高危患者的全身治疗

### （一）内分泌治疗

（1）甲地孕酮/他莫昔芬（交替使用）。

（2）促孕药物。

（3）芳香化酶抑制剂。

（4）他莫昔芬。

### （二）化疗

（1）如果可耐受，首选多药联合化疗：卡铂/紫杉醇、顺铂/多柔吡星、顺铂/多柔吡星/紫杉醇、卡铂/多西他赛、异环磷酰胺/紫杉醇（对癌肉瘤为1类）、顺铂/异环磷酰胺（适用于肉瘤）。

（2）单药化疗：顺铂、卡铂、多柔吡星、脂质体多柔吡星、紫杉醇、拓扑替康、贝伐单抗、替西罗莫司、多西他赛（2B）、异环磷酰胺（癌肉瘤）。

## 八、子宫肉瘤

表12 临床表现与初始治疗

<table>
<tr><th>初始临床发现</th><th colspan="3">附加评估</th><th colspan="3">初始治疗</th></tr>
<tr><td rowspan="2">TH或次全子宫切除术（SCH）±BSO</td><td colspan="2" rowspan="2">·专家病历复习<br>·胸部/腹部/盆腔CT或MRI或PET－CT</td><td colspan="2">肿瘤最初分散或宫颈有肿瘤残留</td><td>考虑再切除</td><td rowspan="5">低级别ESS<br>或高级别ESS<br>或UUS<br>或uLMS</td></tr>
<tr><td colspan="2">输卵管/卵巢有肿瘤残留</td><td>如果为低级别ESS，考虑再次切除</td></tr>
<tr><td rowspan="4">通过活检或子宫肌瘤切除术等任何方式而诊断</td><td rowspan="4">·专家病历复习<br>·胸部/腹部/盆腔CT或MRI或PET－CT</td><td colspan="2">病变局限于子宫</td><td colspan="2">TH ± BSO<br>·术中发现子宫外病变根据个体情况进行扩大外科切除</td></tr>
<tr><td rowspan="2">已知或可疑子宫外病变</td><td rowspan="2">基于以下情况考虑外科切除：<br>·有症状<br>·病变范围<br>·可切除性</td><td>外科切除</td><td>TH ± BSO和转移灶切除</td></tr>
<tr><td colspan="2">不能外科切除</td></tr>
<tr><td colspan="2">初始治疗不适合外科切除</td><td>盆腔放疗±近距离放疗和/或全身治疗</td><td colspan="2">见监测</td></tr>
</table>

表 13 病理学分级与附加治疗

<table>
<tr><th colspan="2">病理学发现/组织学分级</th><th>附加治疗（如果初始外科切除后没有病变证据考虑观察）</th></tr>
<tr><td rowspan="3">低级别 ESS</td><td>Ⅰ期</td><td>观察或内分泌治疗（2B 类）</td></tr>
<tr><td>Ⅱ期、Ⅲ期、ⅣA 期</td><td>内分泌治疗 ± 治疗定向放疗（放疗为 2B 类）</td></tr>
<tr><td>ⅣB 期</td><td>内分泌治疗 ± 姑息性放疗</td></tr>
<tr><td rowspan="4">· 高级别 ESS<br>· US<br>· uLMS</td><td>Ⅰ期</td><td>观察或考虑化疗（2B 类）</td></tr>
<tr><td>Ⅱ期、Ⅲ期</td><td>考虑化疗和/或考虑肿瘤定向放疗</td></tr>
<tr><td>ⅣA 期</td><td>化疗和/或放疗</td></tr>
<tr><td>ⅣB 期</td><td>化疗 ± 姑息性放疗</td></tr>
</table>

表 14 监测与复发的治疗

<table>
<tr><th>监测</th><th colspan="2">复发</th><th>复发的治疗</th></tr>
<tr><td rowspan="4">· 病史和体格检查每 3 个月 1 次，连续 2 年，其后每 6 ~12 个月 1 次<br>· 对于高级别肉瘤患者，CT 检查（胸部/腹部/盆腔）每 3 ~6 个月 1 次，连续 2 ~3 年；其后每个月 1 次，连续 2 年；然后每年 1 次<br>· 当有临床指征时，考虑其他影像学检（MRI/PET）<br>· 对患者进行潜在复发症状、生活方式、肥胖、锻炼、戒烟和营养等宣教<br>· 对患者进行性健康、阴道扩张器和阴道润滑剂/保湿乳液使用等宣教</td><td colspan="2">局部复发：<br>· 阴道/盆腔<br>· 胸部和腹部/盆腔 CT 检查没有发现转移灶</td><td>见复发治疗</td></tr>
<tr><td rowspan="2">孤立性转移</td><td>可切除</td><td>· 外科切除或其他局部消融治疗：考虑术后全身治疗；考虑术后放疗</td></tr>
<tr><td>不可切除</td><td>全身治疗和/或局部治疗（肿瘤定向放疗或疾病消融治疗）</td></tr>
<tr><td>广泛转移</td><td colspan="2">全身治疗 ± 姑息性放疗，或支持治疗</td></tr>
</table>

表 15 复发的治疗

<table>
<tr><th colspan="2">复发</th><th colspan="4">对复发的治疗</th></tr>
<tr><td rowspan="5">影像学检查发现为孤立性阴道/盆腔复发</td><td rowspan="4">以前没有放疗</td><td rowspan="3">· 外科探查 + 切除 ± IORT（IORT 为 3 类）<br>· 考虑术前放疗</td><td>病变局限于阴道</td><td colspan="2">如果盆腔以前没有做过放疗，考虑肿瘤定向辅助放疗</td></tr>
<tr><td rowspan="2">病变侵犯超出阴道</td><td>仅有盆腔病变</td><td>肿瘤定向放疗</td></tr>
<tr><td>盆腔外有病变</td><td>全身治疗</td></tr>
<tr><td colspan="4">肿瘤定向放疗 ± 全身治疗</td></tr>
<tr><td>以前做过放疗</td><td colspan="4">外科探查 + 切除 ± IORT ± 全身治疗（IORT 为 3 类），或全身治疗，或再次肿瘤定向放疗</td></tr>
</table>

## 九、子宫肉瘤全身治疗

（强烈推荐参加临床试验）

**（一）联合化疗**

（1）多西他赛/吉西他滨（平滑肌肉瘤首选）。
（2）多柔吡星/异环磷酰胺。
（3）多柔吡星/达卡巴嗪。
（4）吉西他滨/达卡巴嗪。
（5）吉西他滨/长春瑞滨。

**（二）单药化疗（含靶向药物）**

（1）达卡巴嗪。
（2）多柔吡星。
（3）表柔吡星。
（4）艾瑞布林。
（5）吉西他滨。
（6）异环磷酰胺。
（7）脂质体多柔吡星。
（8）帕唑帕尼。
（9）替莫唑胺。
（10）长春瑞滨（2B 类）。
（11）多西他赛（3 类）。

**（三）内分泌治疗（低级别 ESS 或激素受体 ER/PR 阳性 uLMS）**

（1）醋酸甲羟孕酮（激素受体 ER/PR 阳性 uLMS 为 2B 类）。
（2）醋酸甲地孕酮（激素受体 ER/PR 阳性 uLMS 为 2B 类）。
（3）芳香化酶抑制剂。
（4）促性腺激素释放激素（GnRH）类似物（低级别 ESS 和激素受体 ER/PR 阳性 uLMS 为 2B 类）。

（李春燕）

## 第六节　宫颈癌

宫颈癌是全世界妇女最主要的健康问题之一，2012 年全球宫颈癌为 528 000 例，当年死亡为 266 000 例，居妇女常见肿瘤的第 4 位，85% 的患者发生于发展中国家，是导致妇女死亡的主要肿瘤。持续的人乳头瘤病毒（HPV）感染是宫颈癌发生的最重要的因素，宫颈癌的发病率似乎与人乳头瘤病毒流行有关，在宫颈癌高发的国家人乳头瘤病毒流行大约为 10%~20%，而发病率低的国家仅为 5%~10%。

抗 HPV 疫苗可防止感染针对其设计疫苗的各类 HPV，因此，可望预防妇女患上特定的 HPV 癌症。与宫颈癌相关的其他流行病学的风险因素是吸烟史、胎次、使用口服避孕药、发生性交年龄早、更多的性伴侣数、性传播疾病史、某些自身免疫性疾病和慢性免疫抑制。

宫颈癌中，鳞状细胞癌约占 80%，腺癌约占 20%。尽管存在种族、民族和地理差异，据推测，发达国家宫颈鳞状细胞癌发病率和死亡率大幅下降是得益于有效的筛查。

## 一、分期

表 1 AJCC（2010 年第 7 版）、FIGO（2009 年国际妇产科联盟）宫颈癌临床分期

| 分期 | 定义 |
| --- | --- |
| T | 原发肿瘤 |
| Tx | 原发肿瘤无法评估 |
| T0 | 无原发肿瘤证据 |
| Tis | 原位癌（浸润前期癌） |
| T1 | 宫颈肿瘤局限于宫颈（侵犯宫体可以不予考虑） |
| T1a，ⅠA 期 | 仅在显微镜下可见的浸润癌。间质浸润深度从上皮基底测量不超过 5mm，水平浸润范围不超过 7mm。脉管（静脉或淋巴管）间隙受侵不影响分类 |
| T1a1，ⅠA1 期 | 间质浸润深度不超过 3mm，水平浸润范围不超过 7mm |
| T1a2，ⅠA2 期 | 间质浸润深度 3～5mm，水平浸润范围不超过 7mm |
| T1b，ⅠB 期 | 局限于宫颈的临床可见病灶，或是大于 T1a/IA2 期的显微镜下可见病灶 |
| T1b1，ⅠB1 期 | 最大直径不超过 4cm 的临床可见病灶 |
| T1b2，ⅠB2 期 | 最大直径超过 4cm 的临床可见病灶 |
| T2，Ⅱ期 | 宫颈癌已经超出子宫，但未达盆壁或未达阴道下 1/3 |
| T2a，ⅡA 期 | 肿瘤无宫旁浸润 |
| T2a1，ⅡA1 期 | 最大直径不超过 4cm 的临床可见病灶 |
| T2a2，ⅡA2 期 | 最大直径超过 4cm 的临床可见病灶 |
| T2b，ⅡB 期 | 肿瘤有宫旁浸润 |
| T3，Ⅲ期 | 肿瘤扩散到盆壁和/或侵及阴道下 1/3 和/或引起肾盂积水或肾无功能 |
| T3a，ⅢA 期 | 肿瘤侵及阴道下 1/3，未扩散至盆壁 |
| T3b，ⅢB 期 | 肿瘤扩散到盆壁和/或引起肾盂积水或肾无功能 |
| T4，ⅣA 期 | 肿瘤侵及膀胱或直肠黏膜，和/或扩展超出真骨盆 |
| T4，ⅣB 期 | 远处转移 |

注：

（1）所有肉眼可见病灶即便是浅浸润也均为 T1b/IB。

（2）浸润局限于测量到的间质浸润范围，最大深度为 5mm，水平范围不超过 7mm。无论从腺上皮还是表面上皮起源的病变，从上皮的基底膜量起浸润深度不超过 5mm。浸润深度应始终以毫米报告，即便是“早期（微小）间质浸润”（–1mm）。脉管/淋巴间隙受侵不应改变分期。

（3）直肠检查时，肿瘤与盆腔壁间没有无肿瘤浸润间隙。所有不能找到其他原因的肾盂积水及肾无功能病例都应包括在内。

## 二、临床分期与初始治疗

表 2 分期与初始治疗

| 临床分期 | 初始治疗（保留生育能力） |
| --- | --- |
| IA1（没有淋巴、血管侵犯，LVSI） | 锥切活检边缘阴性（3mm 的非碎片标本阴性更好）（如果边缘阳性，再次锥切或宫颈切除术） |
| IA1（淋巴、血管侵犯），IA2 | ·切缘阴性的锥切（3mm 的非碎片标本阴性更好）（如果边缘阳性，再次锥切或宫颈切除术）+盆腔淋巴结清扫±主动脉旁淋巴结取样（2B 类）（考虑前哨淋巴结显影，2B 类）<br>·根治性宫颈切除术+盆腔淋巴结清扫（主动脉旁淋巴结取样，2B 类），（考虑前哨淋巴结显影，2B 类） |

续表

<table>
<tr><th>临床分期</th><th colspan="2">初始治疗（保留生育能力）</th></tr>
<tr><td>ⅠB1</td><td colspan="2">根治性宫颈切除术 + 盆腔淋巴结清扫 ± 主动脉旁淋巴结取样（2B 类）（考虑前哨淋巴结显影，2B 类）</td></tr>
<tr><td></td><td>活检结果</td><td>初始治疗（无生育要求）</td></tr>
<tr><td rowspan="4">ⅠA1（没有淋巴、血管侵犯）：锥切活检</td><td>切缘阴性和不能手术</td><td>观察</td></tr>
<tr><td>切缘阴性和可以手术</td><td>筋膜外子宫切除</td></tr>
<tr><td rowspan="2">发现异常或切缘阳性</td><td>· 如果癌切缘阳性，筋膜外或改进的子宫根治切除术 + 盆腔淋巴结清扫（淋巴结切除为 2B 类）（考虑前淋巴结显影，2B 类）</td></tr>
<tr><td>· 建议在锥切活检以评估侵犯深度</td></tr>
<tr><td rowspan="2">ⅠA1（淋巴、血管侵犯），ⅠA2</td><td colspan="2">· 改良的子宫根治切除术 + 盆腔淋巴结清扫 ± 主动脉旁淋巴结取样（2B 类）（考虑前哨淋巴结显影，2B 类）</td></tr>
<tr><td colspan="2">· 盆腔放疗 + 近距离放疗（总量：70～80Gy）</td></tr>
<tr><td rowspan="2">ⅠB1，ⅡA1</td><td colspan="2">· 根治性子宫切除术 + 盆腔淋巴结清扫 ± 主动脉旁淋巴结取样（初始手术为 1 类）（考虑前哨淋巴结显影，2B 类）</td></tr>
<tr><td colspan="2">· 盆腔放疗 + 近距离放疗（总量：70～80Gy）± 以含顺铂方案的同步化疗</td></tr>
<tr><td rowspan="3">ⅠB2，ⅡA2</td><td colspan="2">· 根治性盆腔放疗 + 以含顺铂方案的同步化疗 + 近距离放疗（总量：≥85Gy）（初始化放疗为 1 类）</td></tr>
<tr><td colspan="2">· 根治性子宫切除术 + 盆腔淋巴结清扫 ± 主动脉旁淋巴结取样（2B 类）</td></tr>
<tr><td colspan="2">· 盆腔放疗 + 以含顺铂方案的同步化疗 + 近距离放疗（总量：75～80Gy）+ 辅助子宫切除（3 类）</td></tr>
</table>

## 三、手术发现与辅助治疗

表 3　辅助治疗

<table>
<tr><th colspan="2">手术发现</th><th colspan="3">辅助治疗</th></tr>
<tr><td colspan="2" rowspan="2">· 淋巴结阴性，切缘阴性，宫旁组织阴性</td><td colspan="3">观察</td></tr>
<tr><td colspan="3">如果合并高危因素（如原发肿瘤大小、间质浸润，和/或 LVSI－1 类）进行盆腔放疗 ± 以含顺铂方案的同步化疗（化疗为 2B 类）</td></tr>
<tr><td colspan="2">· 盆腔淋巴结阳性和/或手术切缘阳性和/或宫旁组织阳性</td><td colspan="3">盆腔放疗 + 以含顺铂方案的同步化疗（1 类）± 阴道近距离放疗</td></tr>
<tr><td rowspan="3">· 通过手术分期为主动脉淋巴结阳性</td><td rowspan="3">胸部 CT 或 PET－CT 检查</td><td colspan="2">无远处转移</td><td rowspan="2">主动脉旁淋巴结放疗 + 以含顺铂方案的同步化疗 + 盆腔放疗 ± 近距离放疗</td></tr>
<tr><td rowspan="2">有远处转移：如有指证考虑可疑病灶活检</td><td>阴性</td></tr>
<tr><td>阳性</td><td>全身治疗 ± 个体化放疗</td></tr>
</table>

## 四、临床分期、辅助检查及初始治疗

表 4　辅助检查与初始治疗

<table>
<tr><th>临床分期</th><th colspan="2">辅助检查</th><th>初始治疗</th></tr>
<tr><td rowspan="4">ⅠB2，ⅡA2，ⅡB，ⅢA，ⅢB，ⅣA</td><td rowspan="2">影像学检查</td><td>淋巴结肿大阴性</td><td>盆腔放疗＋以含顺铂方案的同步化疗＋近距离放疗（1类）</td></tr>
<tr><td>淋巴结肿大阳性</td><td>考虑细针活检</td></tr>
<tr><td rowspan="2">外科淋巴结分期（2B类）：腹膜外或腹腔镜淋巴结切除</td><td>阴性</td><td>盆腔放疗＋以含顺铂方案的同步化疗＋近距离放疗（1类）</td></tr>
<tr><td>阳性</td><td>见后淋巴结处理</td></tr>
<tr><td rowspan="6">ⅠB2，ⅡA2，ⅢB，ⅢA，ⅢB，ⅣA 通过影像学检查分期：CT、MRI，和/或 PET 发现淋巴结肿大</td><td>检查结果</td><td colspan="2">初始治疗</td></tr>
<tr><td rowspan="3">盆腔淋巴结阳性，主动脉旁淋巴结阴性</td><td colspan="2">盆腔放疗＋以含顺铂方案的同步化疗＋近距离放疗（1类）±主动脉旁淋巴结放疗</td></tr>
<tr><td rowspan="2">腹膜外或腹腔镜淋巴结切除</td><td>主动脉旁淋巴结阴性：盆腔放疗＋以含顺铂方案的同步化疗＋近距离放疗（1类）</td></tr>
<tr><td>主动脉旁淋巴结阳性：扩大野放疗＋以含顺铂方案的同步化疗＋近距离放疗</td></tr>
<tr><td>盆腔淋巴结阳性，主动脉旁淋巴结阳性</td><td>腹膜外或腹腔镜淋巴结切除</td><td>扩大野放疗＋以含顺铂方案的同步化疗＋近距离放疗</td></tr>
<tr><td>远处转移，有临床指征时通过活检证实</td><td colspan="2">全身治疗±个体化放疗</td></tr>
</table>

## 五、ⅠB2，ⅡA2，ⅡB，ⅢA，ⅢB，ⅣA 期之淋巴结状态与初始治疗

表 5　淋巴结状态与初始治疗

<table>
<tr><th>分类</th><th colspan="3">初始治疗</th></tr>
<tr><td>手术发现：盆腔淋巴结阳性，主动脉旁淋巴结阴性</td><td colspan="3">盆腔放疗＋以含顺铂方案的同步化疗＋近距离放疗（1类）</td></tr>
<tr><td rowspan="3">手术发现：主动脉旁淋巴结阳性，当有临床指征时进一步进行影像学检查</td><td colspan="2">无远处转移</td><td rowspan="2">扩大野放疗＋以含顺铂方案的同步化疗＋近距离放疗</td></tr>
<tr><td rowspan="2">有远处转移，有指征时可疑病灶活检</td><td>阴性</td></tr>
<tr><td colspan="2">阳性：全身治疗±个体化放疗</td></tr>
</table>

## 六、单纯子宫切除术后偶然发现为浸润性癌的初始治疗

表 6　浸润性癌的初始治疗

<table>
<tr><th>分期</th><th colspan="5">初始治疗</th></tr>
<tr><td>Ⅰ A1</td><td colspan="5">病理复习：没有淋巴管、血管受侵→随访</td></tr>
<tr><td rowspan="5">伴有淋巴管、血管受侵的Ⅰ A1 期，或≥IA2 期</td><td rowspan="5">查体、血象检查、肾功能、胸部 X 线、CT 或 PET – CT，有指征时 MRI</td><td rowspan="3">切缘阴性，检查阴性</td><td colspan="3">盆腔放疗 + 近距离放疗 ± 以含顺铂方案的同步化疗</td></tr>
<tr><td rowspan="2">子宫全切术 + 阴道上端切除术 + 盆腔淋巴结清扫 ± 主动脉旁淋巴结取样</td><td colspan="2">淋巴结阴性：观察，或选择性盆腔放疗 ± 阴道近距离放疗（如果原发肿瘤大、侵犯到基质和/或 LVSI）</td></tr>
<tr><td>淋巴结阳性和/或外科切缘阳性和/或宫旁组织阳性</td><td rowspan="3">盆腔放疗（如果主动脉旁淋巴结阳性需放疗该淋巴结）+ 以含顺铂方案的同步化疗 ± 个体化近距离放疗（如果阴道切缘阳性）</td></tr>
<tr><td rowspan="2">切缘阳性，肿瘤残留或影像学检查阳性</td><td colspan="2">影像学检查为淋巴结阴性</td></tr>
<tr><td>影像学检查为淋巴结阳性</td><td>考虑外科扩大淋巴结清扫的减瘤手术</td></tr>
</table>

## 七、复发或转移性宫颈癌的化疗方案

表 7　化疗方案（强烈建议参加临床试验）

| 一线联合治疗 | 可使用的一线单药治疗 | 二线治疗（2B 类） |
| --- | --- | --- |
| · 顺铂/紫杉醇/贝伐单抗（1 类） | · 顺铂（单药时，顺铂首选） | · 贝伐单抗 |
| · 顺铂/紫杉醇（1 类） | · 卡铂 | · 多西他赛 |
| · 拓扑替康/紫杉醇/贝伐单抗（1 类） | · 紫杉醇 | · 5 – FU |
| · 卡铂/紫杉醇 | | · 吉西他滨 |
| · 顺铂/拓扑替康 | | · 异环磷酰胺 |
| · 拓扑替康/紫杉醇 | | · 伊立替康 |
| · 顺铂/吉西他滨（3 类） | | · 丝裂霉素 |
| | | · 培美曲塞 |
| | | · 长春瑞滨 |

## 八、评估与手术分期原则

### （一）宫颈癌的切除类型和治疗适用性

（1）宫颈癌的治疗按照本规范中所划分的分期进行分层。

（2）微浸润病变被定义为无淋巴脉管间隙浸润（LVSI）的 FIGOIA – 1 期，其发生淋巴转移的机会小于 1%，可行锥切活检进行保守治疗，以保留生育能力（切缘阴性），在不用保留生育能力或无关生

育能力时也可行单纯子宫切除术。

锥切活检的目的是使用手术刀整体切除宫颈和颈管，它可为病理医生提供一个完整、未被割裂的标本，没有电环切除的人工痕迹，有助于评估切缘状况。如果选择环形电切术（LEEP）进行治疗，标本不应被割裂，并且必须加以小心，最小化电环切除在切缘处的人工痕迹。锥切活检的形状和深度可以设计成与肿瘤病灶的大小、类型和部位相适应。如果担心是颈管内浸润性腺癌或原位腺癌，那么锥切活检将被设计为一个窄长可伸入内口的锥形体，以免漏诊宫颈管内可能存在的浸润组织。锥切活检适用于小型肿瘤的分诊和治疗，这种情况下不会出现切过可见肿瘤的可能性。伴 LVSI 的ⅠA1 期患者，采取锥切活检（切缘阴性）加腹腔镜下盆腔 SLN 定位（对 SLN 为 2B 类）/淋巴切除术是合理的策略。

（3）如果不用保留生育能力，根治性子宫切除术加双侧盆腔淋巴结切除术（有或没有 SLN 定位，对 SLN 为 2B 类）对于 FIGOIA－2、ⅠB 和ⅡA 期病变来说是首选治疗方法。

与单纯子宫切除术相比，根治性子宫切除术造成的切缘大得多，包括切除部分主韧带、宫骶韧带和阴道上部 1～2cm；另外，骨盆（有时主动脉旁）淋巴结也会被切除。根治性子宫切除术可通过开腹手术或腹腔镜来进行，而腹腔镜方法可通过常规或机器人技术来完成。Querleu 和 Morrow 分类系统是一个现代化的手术分类，其描述了三维切除平面中切除和神经保留的程度。

（4）对于经严格挑选病灶直径在 2cm 或以下的 IA－2 或 IB－1 期的患者来说，经阴道根治性宫颈切除术加腹腔镜下淋巴结切除术（有或没有 SLN 定位，对 SLN 为 2B 类）提供了一种可保留生育能力的治疗方案。B 型根治性子宫切除术切除宫颈、阴道上部和支持韧带，但宫体被保留。在目前报告的 300 多例随后妊娠中，孕中期流产可能性为 10%，但是 72% 的患者妊娠达到 37 周或更长时间。

腹式根治性宫颈切除术已成为一个合理的保留生育能力策略。与经阴道方法相比，这种术式的宫旁可切除范围更大，适用于选择的 IB1 期病例，并且已经用在病灶直径达 4cm 的病例。该手术类似 C 型根治性子宫切除术。

（5）晚期病例，包括 FIGOⅡB 期及以上，通常不采用子宫切除术治疗。美国大多数晚期病例通过根治性化放疗来治疗。在一些国家，ⅡB 期的选定病例可通过前期根治性子宫切除术来治疗或通过新辅助化疗后继以根治性子宫切除术来治疗。

（6）盆腔廓清术可能有潜力治愈放疗后盆腔中心复发或持续的病灶。廓清术的术前评估旨在用于确定或排除远处转移。如果复发限于盆腔，则进行手术探查。如果术中癌灶边缘和淋巴结评估为阴性，则完成盆腔脏器切除。根据肿瘤的位置，可以采用前、后或全盆腔廓清术。若肿瘤边缘有足够空间，可在提肌上切除术时保留盆底和肛门括约肌。这些都是复杂的术式，应当在具有廓清术高水平专业知识的医疗中心进行。初始盆腔廓清术（之前没有骨盆放疗）仅限于罕见病例，骨盆放疗是禁忌，或之前因其他指征接受过盆腔放疗后发展为异时性、局部晚期宫颈癌并且不适合进一步放疗的女性。

#### （二）宫颈癌的前哨淋巴结定位

SLN 定位作为对选定Ⅰ期宫颈癌患者手术处理的一部分在全世界妇科肿瘤实践中得到考虑。虽然这项技术已被用于直径达 4cm 的肿瘤，但在直径＜2cm 的肿瘤方面检出率和定位效果最好。SLN 在手术中通过直观视觉观察有色染料来识别，如果使用吲哚菁绿（ICG）则采用荧光摄像头，如果使用 $^{99}Tc$ 则采用 γ 探测器。宫颈注射后，SLN 通常被定位在髂外血管内侧中部、侧脐韧带外侧或闭孔窝的上部分。SLN 经病理学医生的超分期，可实现对微转移的更高检测，进而可能会改变术后管理。

### 九、宫颈癌放疗原则

#### （一）外照射放疗（EBRT）

（1）采用计算机断层扫描（CT）定位的治疗计划和适形设野被视为 EBRT 的标准治疗。MRI 是确定晚期肿瘤患者软组织和宫旁累及范围的最佳影像检查方式。对于未行手术分期的患者，PET 扫描有助于明确照射的淋巴结体积。

（2）EBRT体积应当能覆盖可见病灶（如果存在）、宫旁组织、宫骶韧带、距离可见病灶足够长的阴道边缘（至少3cm）、骶前淋巴结以及存在风险的其他淋巴结。对于手术或放射影像学检查淋巴结阴性的患者，放疗体积应包括髂外、髂内和闭孔淋巴结区。对于被视为存在淋巴结受累高风险的患者（如较大肿瘤或可疑/确定的下部真骨盆的淋巴结转移），放疗体积应扩大至包括髂总淋巴结区。对于已证实髂总和/或主动脉旁淋巴结受累者，则建议盆腔和主动脉旁延伸野的放疗，上达肾血管水平（甚或更高，视受累淋巴结分布而定）。

（3）镜下淋巴结受累需要的EBRT剂量约为45Gy（常规分割，1.8～2Gy/d），对于小体积可见未切除淋巴结区域可考虑高适形下10～15Gy的加量。对于绝大部分接受EBRT治疗宫颈癌的患者，在EBRT期间给予含顺铂（单用顺铂或顺铂+5－氟尿嘧啶）的同步化疗。

（4）在子宫已切除以及有必要进行腹主动脉旁淋巴结放疗的情况下，调强放疗（IMRT）和类似高度适形剂量照射方法有助于减少肠管及其他重要器官接受的放疗剂量。这些技术对于需要接受大剂量放疗来治疗区域淋巴结有可见疾病的患者同样有用。但是，在宫颈完好患者的中心病变治疗中，不应将调强放疗等适形外照射疗法作为近距离放疗法的常规替代方案。调强放疗和相关高度适形放疗技术正确运用，需要非常注意细节和重复性（包括考虑准确界定靶区和正常组织、患者和内脏器官的运动、软组织的形变、严格的剂量测定和物理质量控制）。

**（二）近距离放疗**

（1）对于所有患有原发性宫颈癌且不适合手术的患者而言，近距离放疗是根治性疗法中至关重要的组成部分。这通常通过腔内途径进行，采用宫腔内管和阴道施源器实施。根据患者和肿瘤的解剖情况，子宫颈完好的宫颈癌患者近距离放疗的阴道放射源可采用卵圆体、环或圆柱体（与宫腔内管联合使用）。在紧接近距离放疗前进行MRI影像可帮助划定残留肿瘤形状。当与EBRT联合时，近距离放疗通常于治疗后期阶段启用，此时原发肿瘤已发生充分消退，可以满足近距离放疗仪器几何外形要求。对于严格选择的极早期（即ⅠA2期）病例，单用近距离放疗不加外照射，可作为一种治疗选择。

（2）对于由于解剖学和肿瘤外形导致近距离放疗不能实施的罕见病例，最好采用组织间插植的方式；然而，这种组织间插植近距离放疗只允许由具有一定经验的专家在相应医院内个体化实施。

（3）对于经选择的子宫切除术后患者（尤其是阴道黏膜手术切缘阳性或近切缘者），可采用阴道圆柱体近距离放疗作为EBRT的辅助。

（4）体部立体定向放疗（SBRT）被认为不是一种可常规替代近距离放疗的恰当方法。

**（三）放疗剂量**

（1）最常用的近距离放疗传统剂量参数所采用的系统包括了明确指出的A点剂量，并整合了基于解剖学考虑的子宫和阴道的“放射源的装置和剂量分布”的具体指南。同时计算标准化的B点、膀胱和直肠位点的剂量。目前的三维影像技术指导下的近距离放疗致力于寻求对肿瘤的最佳植入剂量覆盖，同时有可能减少对邻近的膀胱、直肠和肠道脏器的剂量。然而，大量的经验和肿瘤控制结果，以及大部分不断开展的临床实践，均基于A点剂量系统。相对于A点剂量系统推荐剂量，通过影像技术指导下的近距离放疗来改进剂量设定的尝试需要谨慎，不要造成肿瘤受量不足。

（2）A点剂量推荐是基于传统的并已被广泛证实了的剂量分割及低剂量率（LDR）近距离治疗依据之上的。在所提供的剂量建议中，对于EBRT，剂量分割为1.8～2Gy/d；对于近距离放疗，A点剂量设定为一个40～70cGy/h的LDR。应用高剂量率（HDR）近距离放疗的临床医生应当依据线性二次方程来把HDR A点名义剂量转化成生物等效LDR A点剂量。当与EBRT联合时，有多种近距离治疗方案可用。然而，更常用的HDR方法之一为5次插入宫腔内管和阴道施源器，每次给出6Gy的名义剂量至A点。于是，30Gy的HDR A点名义剂量被分割为5次照射，这被普遍认可为等同于采用低剂量率近距离放疗时 A 点（代表肿瘤所受剂量）40Gy 的剂量。

### （四）完整宫颈的根治性放疗

对于子宫完整的宫颈癌患者（即未接受过手术的患者）而言，针对原发肿瘤和有风险的区域淋巴系统的典型治疗方案为根治性 EBRT，剂量约为 45Gy（40～50Gy）。EBRT 的体积需依照由手术或放射影像学确定的（如前所述）淋巴结状态而定。然后，原发宫颈肿瘤采用近距离放疗加量照射，对 A 点行 30～40Gy（LDR 的等效剂量）的额外照射，A 点总剂量达 80Gy（小体积宫颈肿瘤）至 85Gy 或更高（大体积宫颈肿瘤）。可对可见的受侵未切除淋巴结进行评估，看能否追加 10～15Gy 的高度适形（缩野）EBRT。采用更高剂量，尤其是 EBRT 时，必须要注意排除或严格限制被纳入高剂量区域中的正常组织体积。

### （五）子宫切除术后的辅助放疗

初始子宫切除术后，如存在 1 个或更多的病理风险因素则提示有必要进行辅助放疗。至少要包括如下范围：3～4cm 的上阴道残端，宫旁组织，最近的淋巴结区（如髂外和髂内淋巴结）。对于确定为淋巴转移的区域，放射野的上界需要适当延伸（如前所述）。通常推荐为标准分割的 45～50Gy 的剂量。可对可见的受侵未切除淋巴结进行评估，看能否追加 10～15Gy 的高度适形（缩野）EBRT。采用更高剂量，尤其是 EBRT 时，必须要注意排除或严格限制被纳入高剂量区域中的正常组织体积。

### （六）术中放疗

术中放疗（IORT）是一项在开放性手术过程中，针对高危瘤床或孤立无法切除残余灶给予单次、精确定位放疗的专业技术。尤其适用于在既往放疗体积内发生复发病灶的患者。在 IORT 过程中，可以把所覆盖的正常组织（如肠或其他内脏）人工移离有风险区域。IORT 通常通过不同尺寸（匹配手术确定的风险区）的限光筒引入的电子束完成，这样就进一步限制了放射接触的范围和深度，以避开周围正常组织结构。

（王国庆）

## 第七节 卵巢癌（包括输卵管癌和原发性腹膜癌）

卵巢癌包含了数种不同的组织病理类型，治疗方法取决于具体的肿瘤类型。上皮性卵巢癌占了恶性卵巢肿瘤的大部分（大约 90%）。但是，其他相对少见的病理学亚型也可能发生，包括卵巢低度恶性潜能（LMP）肿瘤、恶性生殖细胞肿瘤、癌肉瘤（卵巢恶性混合性苗勒氏瘤，MMMT）以及恶性性索－间质肿瘤。

在美国，上皮性卵巢癌是妇科癌症患者的最主要死因，也是该国妇女第 5 大常见的恶性肿瘤死亡原因。2015 年美国预计大约将有 21 290 例的新诊断病例以及大约 14 180 例的死亡病例，能获得治愈的上皮性卵巢癌患者不到 40%。卵巢癌的发病率随年龄增加而上升，在 60 至 70 岁达到发病高峰。诊断时的中位年龄约为 63 岁，其中大约 70% 的患者初诊时已是晚期。

流行病学研究已经确定一些引起卵巢癌发病的危险因素。怀孕或初产较年轻（25 岁及以下年龄）、使用口服避孕药和/或母乳喂养可以使患卵巢癌危险下降 30%～60%。相反，未产妇或初产年龄较大者（大于 35 岁）患卵巢癌的风险上升。有数据提示，激素治疗和盆腔炎可能会使卵巢癌的罹患风险增加。在为体外受精进行的卵巢刺激后，卵巢 LMP 肿瘤（亦称为交界性上皮性卵巢肿瘤）的风险可能增加。肥胖似乎与最具侵袭性的卵巢癌类型无关。环境因素也得到了研究，但迄今为止尚未发现这类因素与卵巢癌的发病有必然联系。

家族史（原发肿瘤患者一级亲属中有 2 人或以上患卵巢癌），包括携带 BRCA1 和 BRCA2 基因型

（遗传性乳腺癌卵巢癌综合征、HBOC 综合征）或具有 Lynch 综合征（遗传性非息肉病性结直肠癌，HNPCC）家族史的人群往往与早发性卵巢癌相关；然而，这一部分患者仅仅占卵巢癌患者的 15%。对于高危女性人群（存在 BRCA1 或 BRCA2 基因突变），预防性双侧输卵管卵巢切除（BSO）可使罹患乳腺癌、卵巢癌、输卵管癌和原发性腹膜癌的风险下降；然而，即使接受预防性 BSO 之后，这些高危女性人群仍有罹患原发性腹膜癌的风险，预防性输卵管卵巢切除术之后有时会发现隐匿性卵巢癌。

有数据显示，有些浆液性卵巢癌和原发性腹膜癌（包括输卵管浆液性上皮内癌，STIC）可能起源于输卵管。

## 一、分期

表 1　卵巢癌（包括输卵管癌和原发性腹膜癌）FIGO（2013 年）与 AJCC（2010 年第 7 版）

| TNM | FIGO 分期 | 定义 | 分期 | 组成 |
| --- | --- | --- | --- | --- |
| Tx | | 原发肿瘤不能评估 | Ⅰ期 | T1　N0　M0 |
| T0 | | 没有原发肿瘤证据 | ⅠA 期 | T1a　N0　M0 |
| T1 | Ⅰ期 | 肿瘤局限于卵巢（单侧或双侧） | ⅠB 期 | T1b　N0　M0 |
| T1a | ⅠA 期 | 肿瘤局限于一侧卵巢，无腹水，包膜完整，表面无肿瘤 | ⅠC 期 | T1c　N0　M0 |
| T1b | ⅠB 期 | 肿瘤局限于双侧卵巢，无腹水，包膜完整，表面无肿瘤 | Ⅱ期 | T2　N0　M0 |
| T1c | ⅠC 期 | Ⅰa 期或Ⅰb 期病变已累及卵巢表面，或包膜破裂，或腹水或腹腔冲洗液发现恶性细胞 | ⅡA 期 | T2a　N0　M0 |
| T2 | Ⅱ期 | 病变累及一侧或双侧卵巢，伴盆腔侵犯 | ⅡB 期 | T2b　N0　M0 |
| T2a | ⅡA 期 | 蔓延和/或转移至子宫或输卵管，腹水或腹腔冲洗液没有发现恶性细胞 | ⅡC 期 | T2c　N0　M0 |
| T2b | ⅢB 期 | 蔓延至其他盆腔组织，腹水或腹腔冲洗液没有发现恶性细胞 | Ⅲ期 | T3　N0　M0 |
| T2c | ⅡC 期 | Ⅱa 或Ⅱb 期病变已累及卵巢表面，或包膜破裂，在腹水中或腹腔冲洗液发现恶性细胞 | ⅢA 期 | T3a　N0　M0 |
| T3 | Ⅲ期 | 肿瘤侵及一侧或双侧卵巢，显微镜下证实伴盆腔以外腹膜种植，和/或区域淋巴结转移 | ⅢB 期 | T3b　N0　M0 |
| T3a | ⅢA 期 | 腹腔腹膜面有镜下种植，肿瘤超出盆腔（但没有肉眼可见肿瘤） | ⅢC 期 | T3c　N0　M0 任何 T　N1　M0 |
| T3b | ⅢB 期 | 腹腔腹膜种植瘤直径或最大径≤2cm | | |
| T3c | ⅢC 期 | 腹腔腹膜种植瘤 >2cm，伴或不伴区域淋巴结转移 | Ⅳ期 | 任何 T　任何 N　M1 |
| Nx | | 区域淋巴结无法评估 | | |
| N0 | | 无区域淋巴结转移 | | |
| N1 | ⅢC 期 | 有区域淋巴结转移 | | |
| M0 | | 无远处转移 | | |
| M1 | Ⅳ期 | 有远处转移，超出腹膜外的远处转移 | | |

注：

（1）肝包膜转移属于 T3 或Ⅲ期，肝实质转移属于 M1 或Ⅳ期，出现胸水必须有细胞学阳性证据才列为 M1 或Ⅳ期。

（2）卵巢癌和原发性腹膜癌的分期系统同样适用于恶性生殖细胞肿瘤、恶性性索间质肿瘤和癌肉瘤（恶性混合性苗勒肿瘤）。

表 2 输卵管癌 TNM、FIGO 分期与 AJCC 分期（2010 年第 7 版）

| TNM | FIGO 分期 | 定义 | 分期 | 组成 |
|---|---|---|---|---|
| | | | 0 期 | Tis N0 M0 |
| Tx | | 原发肿瘤不能评估 | Ⅰ期 | T1 N0 M0 |
| T0 | | 没有原发肿瘤证据 | ⅠA 期 | T1a N0 M0 |
| Tis | | 原位癌（局限于输卵管黏膜层） | | |
| T1 | Ⅰ期 | 肿瘤局限于输卵管 | ⅠB 期 | T1b N0 M0 |
| T1a | ⅠA 期 | 肿瘤局限于一侧输卵管，没有穿透浆膜表面，没有腹水 | ⅠC 期 | T1c N0 M0 |
| T1b | ⅠB 期 | 肿瘤局限于双侧输卵管，没有穿透浆膜表面，没有腹水 | Ⅱ期 | T2 N0 M0 |
| T1c | ⅠC 期 | 肿瘤局限于一侧或双侧输卵管，延伸或穿透浆膜，或在腹水中或腹腔冲洗液发现恶性细胞 | ⅡA 期 | T2a N0 M0 |
| T2 | Ⅱ期 | 肿瘤局限于一侧或双侧输卵管，侵犯盆腔 | ⅡB 期 | T2b N0 M0 |
| T2a | ⅡA 期 | 延伸和/或转移至子宫和/或卵巢 | ⅡC 期 | T2c N0 M0 |
| T2b | ⅡB 期 | 延伸到盆腔结构 | Ⅲ期 | T3 N0 M0 |
| T2c | ⅡC 期 | 盆腔受侵，或在腹水中或腹腔冲洗液发现恶性细胞 | ⅢA 期 | T3a N0 M0 |
| T3 | Ⅱ期 | 肿瘤侵犯一侧或双侧输卵管，盆腔外腹膜种植转移 | ⅢB 期 | T3b N0 M0 |
| T3a | ⅢA 期 | 显微镜下盆腔外腹膜种植转移 | ⅢC 期 | T3c N0 M0 任何 T N1 M0 |
| T3b | ⅢB 期 | 肉眼下盆腔外腹膜种植转移瘤直径或最大径小于 2cm | | |
| T3c | ⅢC 期 | 盆腔外腹膜种植瘤直径或最大径小于 2cm | Ⅳ期 | 任何 T 任何 N M1 |
| Nx | | 区域淋巴结无法评估 | | |
| N0 | | 无区域淋巴结转移 | | |
| N1 | ⅢC 期 | 有区域淋巴结转移 | | |
| M0 | | 无远处转移 | | |
| M1 | Ⅳ期 | 有远处转移（包括腹膜腔转移） | | |

表 3 卵巢、输卵管和腹膜癌 FIGO 分期分类

| FIGO | 分期 | 定义 |
|---|---|---|
| Ⅰ期 | T1 | 肿瘤局限于卵巢或输卵管（单侧或双侧） |
| ⅠA 期 | T1a | 肿瘤局限于单侧卵巢（包膜完整）或输卵管，卵巢或输卵管表面没有肿瘤，腹水或腹腔冲洗液未找到恶性细胞 |
| ⅠB 期 | T1b | 肿瘤局限于双侧卵巢（包膜完整）或双侧输卵管，卵巢或输卵管表面没有肿瘤，腹水或腹腔冲洗液未找到恶性细胞 |
| ⅠC 期 | | 肿瘤局限于单侧或双侧卵巢或输卵管，并有以下情况之一 |
| ⅠC1 期 | T1c1 | 手术导致肿瘤破裂 |
| ⅠC2 期 | T1c2 | 手术前肿瘤包膜已破裂或卵巢、输卵管表面有肿瘤 |
| ⅠC3 期 | T1c3 | 腹水或腹腔冲洗液发现恶性细胞 |
| Ⅱ期 | T2 | 肿瘤累及一侧或双侧卵巢或输卵管并有盆腔蔓延（在骨盆入口平面以下）或原发性腹膜癌 |
| ⅡA 期 | T2a | 肿瘤蔓延至或种植到子宫和/或输卵管和/或卵巢 |

续表

| FIGO | 分期 | 定义 |
| --- | --- | --- |
| ⅡB期 | T2b | 肿瘤蔓延至其他盆腔内组织 |
| Ⅲ期 | T1/T2～N1 | 肿瘤累及单侧或双侧卵巢或输卵管，或原发性腹膜癌，伴有细胞学或组织学证实的盆腔外腹膜转移或证实存在腹膜后淋巴结转移 |
| ⅢA1期 | | 仅有腹膜后淋巴结阳性（细胞学或组织学证实） |
| ⅢA1（ⅰ）期 | | 转移灶最大径不超过10mm |
| ⅢA1（ⅱ）期 | | 转移灶最大径超过10mm |
| ⅢA2期 | T3a2～N0/N1 | 镜下盆腔外（在骨盆入口平面以上）腹膜受累，伴或不伴腹膜后阳性淋巴结 |
| ⅢB期 | T3b～N0/N1 | 肉眼盆腔外腹膜转移，病灶最大径不超过2cm，伴或不伴腹膜后阳性淋巴结 |
| ⅢC期 | T3c～N0/N1 | 肉眼盆腔外腹膜转移，病灶最大径超过2cm，伴或不伴腹膜后阳性淋巴结（包括肿瘤蔓延至肝包膜和脾，但未转移到脏器实质） |
| Ⅳ期 | 任何T，任何N，M1 | 腹膜转移之外的远处转移 |
| ⅣA期 | | 胸水细胞学阳性 |
| ⅣB期 | | 实质转移和腹腔外器官转移（包括腹股沟淋巴结和腹腔外淋巴结转移） |

## 二、上皮性卵巢癌/输卵管癌/原发性腹膜癌

### （一）检查与治疗

表4　临床表现、检查、治疗

| 临床表现 | 检查 | 治疗 | |
| --- | --- | --- | --- |
| 腹部或盆腔检查时发现可疑的/可触及的盆腔肿块和/或腹水、腹部膨胀，和/或有腹胀、盆腔或腹部疼痛、进食困难或很快出现饱腹感或尿路症状（尿急或尿频，但没有明显的其他恶性肿瘤因素 | ·获取家族史<br>·进行遗传风险评估<br>·腹部/盆腔检查<br>·胸部影像学检查<br>·全血细胞计数（CBC），肝功能（LFT）等生化检查<br>·如有临床指征，行消化道检查<br>·如有临床指征，行超声和/或腹部/盆腔CT/MRI检查<br>·CA－125或根据临床指征行其他肿瘤标记物检查 | 剖腹探查/全子宫/双侧输卵管卵巢切除术，同时进行全面分期，或单侧输卵管卵巢切除术（如患者要求生育，经全面分期术后适用于所有分化程度的临床1A或1C期患者）或如果是临床Ⅱ、Ⅲ或Ⅳ期，行细胞减灭术或因合并症风险高或疾病因素而不适合手术的巨块肿瘤型Ⅲ/Ⅳ期患者（通过细针穿刺[FNA]、活检或腹腔穿刺引流术确诊），考虑新辅助化疗（1类）/初始间歇性细胞减灭术 | 所有卵巢癌、输卵管癌或原发性腹膜癌患者应转介进行遗传风险评估 |
| 经既往手术或组织活检（细胞病理学）诊断 | ·获取家族史<br>·遗传风险评估<br>·胸部影像学检查<br>·血常规、肝功能等生化检查<br>·病理切片复核<br>·如有临床指征，行超声和/或腹部/盆腔CT/MRI检查<br>·CA－125或根据临床指征行其他肿瘤标记物检查 | | 见后 |

### （二）既往手术及初始治疗情况

表 5　既往手术诊断之结果、治疗

<table>
<tr><th>经既往手术诊断</th><th colspan="2">手术诊断</th><th>初始治疗</th></tr>
<tr><td colspan="3">既往手术切除充分且分期全面</td><td></td></tr>
<tr><td rowspan="8">既往手术不彻底和/或分期不全面：<br>·存留子宫<br>·存留附件<br>·大网膜未切除<br>·分期记录不全面<br>·有可能切除的残留病灶<br>·预防性手术时发现隐匿性浸润癌</td><td colspan="2">疑为ⅠA或ⅠB期1级</td><td>手术分期</td></tr>
<tr><td rowspan="3">疑为ⅠA或ⅠB期2级</td><td>如果考虑观察</td><td>手术分期</td></tr>
<tr><td>疑似有残余病灶</td><td>完成手术/手术分期</td></tr>
<tr><td>疑似无残余病灶</td><td>完成手术/手术分期或6个周期化疗</td></tr>
<tr><td rowspan="2">疑为ⅠA或ⅠB期3级或透明细胞，或ⅠC期</td><td>疑似有残余病灶</td><td>完成手术/手术分期</td></tr>
<tr><td>疑似无残余病灶</td><td>完成手术/手术分期或6个周期化疗</td></tr>
<tr><td rowspan="2">Ⅱ、Ⅲ、Ⅳ期</td><td>疑似残余病灶仍可切除</td><td>减瘤术</td></tr>
<tr><td>疑似残余病灶无法切除</td><td>化疗总共6~8个周期，3个周期化疗后考虑完成手术</td></tr>
</table>

### （三）初始化疗与辅助化疗

表 6　病理分期与初始化疗/初始辅助化疗

<table>
<tr><th>病理分期</th><th colspan="2">初始化疗/初始辅助化疗</th></tr>
<tr><td rowspan="3">ⅠA或ⅠB期</td><td>病理1级：观察</td><td rowspan="3">·考虑对症处理及最佳支持治疗<br>·如果适当参考姑息治疗</td></tr>
<tr><td>病理2级：观察或静脉给药：紫杉类/卡铂3~6个周期</td></tr>
<tr><td>病理3级或透明细胞：静脉给药：紫杉类/卡铂3~6个周期</td></tr>
<tr><td>ⅠC期，病理分级1级、2级，或3级</td><td>静脉给药：紫杉类/卡铂3~6个周期</td><td></td></tr>
<tr><td rowspan="2">Ⅱ、Ⅲ、Ⅳ期</td><td>化疗：<br>·最佳为肿块<1cm，Ⅱ期和Ⅲ期患者进行腹腔灌注（IP）<br>·化疗（Ⅲ期患者为1类）<br>紫杉类/卡铂，总周期为6~8个周期（1类）</td><td rowspan="2">·考虑对症处理及最佳支持治疗<br>·如果适当参考姑息治疗</td></tr>
<tr><td>在经选择的患者中根据肿瘤反应和可潜在切除的可能性进行尽可能的完全切除</td></tr>
</table>

表 7　Ⅱ、Ⅲ、Ⅳ期初始治疗后的二线辅助治疗

| 分类 | 二线辅助治疗 |
| --- | --- |
| 临床完全缓解后 | ·临床试验<br>·或观察<br>·或完全缓解后给予帕唑帕尼（2B类）<br>·或完全缓解后给予紫杉醇（3类） |
| 临床部分缓解或进展 | 见残留或复发治疗 |

## （四）监测/随访

表 8 完全缓解的Ⅰ～Ⅳ期监测/随访

<table>
<tr><th></th><th>监测/随访</th><th colspan="3">疾病复发</th></tr>
<tr><td rowspan="3">完全缓解的Ⅰ、Ⅱ、Ⅲ和Ⅳ期</td><td rowspan="3">·每 2～4 个月随访 1 次，共 2 年；然后每 3～6 个月随访 1 次，共 3 年；5 年后每年随访 1 次体检，包括盆腔检查<br>·如首次确诊时 CA－125 或其他肿瘤标记物升高，则进行复查<br>·如果以前没有做过，需进行遗传风险评估<br>·如有指征，行血常规和生化检查<br>·如有临床指征，行胸部/腹部/盆腔 CT、MRI、PET－CT 或 PET（PET 为 2B 类）<br>·如有指征，行 X 光胸片检查</td><td colspan="2">·CA－125 上升，既往未化疗<br>·或临床复发，既往未化疗</td><td>如有临床指征行影像学检查：胸部/腹部/盆腔 CT、MRI、PET－CT 或 PET（PET 为 2B 类）</td></tr>
<tr><td colspan="2">临床复发，既往化疗过</td><td>如有临床指征行影像学检查：胸部/腹部/盆腔 CT、MRI、PET－CT 或 PET（PET 为 2B 类）</td></tr>
<tr><td>CA－125 持续升高，既往化疗过</td><td>如有临床指征行影像学检查：胸部/腹部/盆腔 CT、MRI、PET－CT 或 PET（PET 为 2B 类）</td><td>·延迟治疗直至临床复发<br>·或立即按疾病复发治疗（2B 类）<br>·或临床试验</td></tr>
</table>

表 9 疾病持续或复发的治疗

<table>
<tr><th colspan="2">疾病状态</th><th colspan="2">疾病持续或复发的治疗</th></tr>
<tr><td colspan="2">主要化疗中疾病进展、稳定或持续</td><td colspan="2">临床试验，和/或仅最佳支持治疗，和/或复发治疗</td></tr>
<tr><td colspan="2"><6 个月复发，或部分缓解的Ⅱ、Ⅲ、Ⅳ期</td><td colspan="2">临床试验，或复发治疗，和/或最佳支持治疗</td></tr>
<tr><td rowspan="2">完全缓解，但停止化疗后≥6 个月复发</td><td>影像学和/或临床复发</td><td>考虑二次细胞减灭术</td><td>临床试验，或初次复发首选铂类为基础的联合化疗（1 类），或复发治疗</td></tr>
<tr><td colspan="2">生化复发（CA－125 升高，但没有肿瘤的影像学证据）</td><td>临床试验，或延迟治疗直至临床复发，或立即按疾病复发治疗（复发治疗）（2B 类）</td></tr>
</table>

## （五）手术原则

（1）一般性考虑：

①对于怀疑有恶性卵巢/输卵管/原发性腹膜癌计划进行分期手术、初始瘤体减灭术、间歇性瘤体减灭术或辅助细胞减灭术的患者，需行包括腹部正中纵切口在内的开腹手术。

②通过冰冻切片进行的术中病理评估可能有助于患者的处理。

③对于某些患者，可以由有经验的妇科肿瘤医生进行微创手术，以实现下述的手术分期和瘤体减灭原则。

④使用微创技术无法获满意瘤体减灭的患者应转为开腹术式。

⑤在评估新诊断或复发性卵巢癌患者中能否实现最大细胞减灭时微创手术方法可能有用。如果临床判断表明无法达到最大细胞减灭，应考虑新辅助化疗。

（2）手术报告：

①手术医生应在手术报告中描述以下内容：骨盆、中腹或上腹部减瘤术前的原发病灶范围（临界

点：骨盆环到下部肋骨）。

②相同部位在瘤体减灭后的残余病灶数量。

③完全还是不完全切除；如果不完全，标明主要病灶大小和病灶总数。标明是粟粒样还是小病灶。

（3）新诊断明显局限于卵巢或骨盆的浸润性上皮性卵巢癌。

①进腹后，吸取腹水或腹腔冲洗液送腹腔细胞学检查。

②检视全部腹膜表面。任何疑有肿瘤转移灶的腹膜表面或粘连处均需行选择性切除或活检。如无可疑区域，需对盆腔、结肠旁沟、膈下腹膜面进行随机腹膜活检（膈下腹膜面巴氏涂片染色也是一个可以接受的替代方法）。

③术中应行双侧输卵管卵巢（BSO）和子宫切除，并尽最大努力保证切除时肿瘤包膜的完整性。

④有保留生育能力要求者，可考虑行单侧输卵管卵巢切除术（USO）。

⑤应行大网膜切除术。

⑥腹主动脉旁淋巴结切除：自下腔静脉和腹主动脉两侧剥除淋巴组织至少到肠系膜下动脉水平，最好达肾血管水平。

⑦切除盆腔淋巴结的首选方法是双侧切除覆盖髂总血管表面及前侧面的淋巴结、覆盖髂内血管及其间的淋巴结以及从闭孔窝向前至少到闭孔神经的淋巴结。

（4）新诊断累及骨盆和上腹部的浸润性上皮性卵巢癌。

①一般情况下，应尽一切努力实现最大限度的细胞减灭。残余病灶 <1cm 定义为满意的细胞减灭；然而，应尽最大努力切除所有可见病灶，因为这提供了更优的生存结局。

②应吸取腹水（如果存在）行腹腔细胞学检查，应切除所有受累大网膜。

③如果可能，所有可疑和/或增大的淋巴结均应切除。

④盆腔外肿瘤结节≤2cm（估计ⅢB 期）的患者应当行如前所述的双侧盆腔和腹主动脉旁淋巴结切除手术。

⑤为了达到满意的细胞减灭术（各期）可考虑的手术包括肠切除和/或阑尾切除术、膈面或其他腹膜表面剥除、脾脏切除术、膀胱部分切除和/或输尿管膀胱吻合术、肝脏部分切除术、胃部分切除术、胆囊切除术和/或胰体尾切除术。

⑥浸润性上皮卵巢癌或腹膜癌的患者，如细胞减灭术后残瘤负荷减小，可能适用腹腔（IP）化疗。对于这部分患者，应当考虑在初次手术时放置腹腔化疗导管。

（5）预防性输卵管卵巢切除术（RRSO）方案（BRCA/HBOC 综合征）。

①行腹腔镜手术。

②探查上腹部、肠道表面、大网膜、附件（如果存在）和盆腔器官。

③活检探查任何腹膜异常结果。

④取得盆腔冲洗液送细胞学检查（注入 50cc 生理盐水并立即抽吸）。

⑤行双侧输卵管整体切除，切除 2cm 的近端卵巢血管/IP 韧带、输卵管切除至宫角以及卵巢和输卵管周围的所有腹膜，尤其是输卵管和/或卵巢以及盆腔侧壁之间附着区域下层的所有腹膜。

⑥对输卵管和卵巢采用最低程度器械处理以避免细胞损伤脱落。

⑦卵巢和输卵管都应放入盆腔取出物的取物袋中。

（6）特殊情况。

①保留生育能力的手术。

某些明显为早期和/或低危肿瘤（早期浸润性上皮性肿瘤、低度恶性潜能病灶、恶性生殖细胞肿瘤或性索间质肿瘤）的患者，如果希望保留生育能力，可考虑保留子宫和对侧卵巢的单侧输卵管卵巢切除术（保留生育能力的手术）。

全面手术分期仍需进行，以排除可能存在的隐匿性晚期疾病，但是根据小儿外科文献，在出现明显临床早期恶性生殖细胞肿瘤的儿童/青少年患者中可省略。

②黏液性肿瘤：原发浸润性黏液性肿瘤很少见。所以要很仔细地行上、下消化道检查，以排除原发于消化道的隐匿肿瘤转移至卵巢的情况，对所有黏液性肿瘤患者均需行阑尾切除术。

③低度恶性潜能（LMP）肿瘤：虽然资料显示使用淋巴结清扫术出现分期升高，但其他资料显示，淋巴结清扫术不影响总存活期。然而，大网膜和腹膜（腹腔种植的最常见部位）的多次活检在大约30%的病例中可能使患者分期升高，并可能会对预后造成影响。

④第2次细胞减灭：完成初次化疗6~12个月以上后复发的卵巢癌患者，如果孤立肿瘤灶（或局限性灶）适合完整切除的并且没有腹水，可考虑第2次细胞减灭手术。鼓励患者参加临床试验，以评估第2次细胞减灭术的真正益处。

（7）辅助姑息手术治疗：这些术式可能适用于某些患者：腹腔穿刺引流术/腹腔置管，胸腔穿刺/胸膜固定术/电视辅助胸腔镜/胸腔置管，输尿管内支架/肾造口术，胃造口置管/小肠支架/解除肠梗阻的手术治疗。

**（六）化疗原则**

针对卵巢癌、输卵管癌和原发性腹膜癌。

（1）总则：

①应当在诊疗的各个方面鼓励卵巢癌、输卵管癌或腹膜癌患者加入临床试验。

②开始任何治疗之前：有生育能力的患者并希望采用保留生育能力术式的患者，应将其转至合适的生育专科医生。

③应讨论全身治疗的目标。

④在推荐化疗之前，要求患者具备足够的脏器功能和体能状态。

⑤化疗期间需对患者进行密切观察，任何并发症均需处理。适时地进行血液生化检查。根据患者的毒性反应情况以及治疗目标，适当减少化疗药物剂量并调整化疗方案。

⑥化疗完成之后，需要对患者在治疗期间及之后的缓解情况进行评估，并进行任何长期并发症的监测。

⑦在有多种相当的化疗药物可供选择时，目前的证据水平尚不足以支持采用化疗敏感性/耐药性和/或其他生物标记物检验来取代标准的化疗方案。

（2）对于新诊断的卵巢癌、输卵管癌或原发腹膜癌患者：

①如果符合化疗条件，需向患者告知现有的不同方案，即静脉化疗（IV）、腹腔（IP）和静脉的联合化疗，或者临床试验。

②采用IP和IV联合给药方案之前，患者需被告知与单独的IV化疗相比，联合给药方案毒性的增加（骨髓抑制、肾毒性、腹痛、神经疾病、胃肠道毒性、代谢毒性以及肝脏毒性的增加）。

③考虑采用IP和紫杉醇IP/IV方案的患者，基于IP/IV方案可能带来的毒性反应，在开始治疗前要求患者具有正常的肾功能，从医学角度看适合的体能状态，而且没有化疗期间可能明显恶化的医学问题（如已经存在的神经疾病）的既往证据。

④每个周期的顺铂IP之前和之后，需给患者IV大量补液以预防肾脏毒性。每周期的化疗完成后，需密切监测患者的骨髓抑制、脱水、电解质丢失、器官毒性（如肾脏和肝脏损害）和所有其他毒性反应情况。门诊化疗的患者在化疗后常需IV补液以预防或帮助治疗脱水。

（3）对于复发性卵巢癌、输卵管癌或原发性腹膜癌患者。

①患者的体能状态、终末器官状态和已经存在的既往化疗所致的毒性反应。如果合适，应当考虑将姑息治疗作为一种可能的治疗选择。

②由于既往的铂类药物应用史，复发患者如使用任何骨髓毒性药物，骨髓抑制的发生概率都较高。

③对于反复应用卡铂和/或顺铂的患者，发生危及生命的超敏反应（也称为过敏反应）的风险上升。因此，需向患者说明存在发生超敏反应的风险和超敏反应相关症状、体征。

④对于复发病例，临床医生在给患者实施任何化疗药物治疗之前，需对该药的代谢机制（即经肾脏、肝脏代谢）非常了解，并且确保患者是使用这一化疗药物的合适人选（如患者有足够的肾功能或肝功能）。

⑤临床医生应熟悉毒性反应处理和适当的药物减量。

⑥需要与患者以及照护者全面讨论任何一种治疗的用药计划、毒性反应及其可能的获益，患者宣教也应包括与患者讨论以减轻并发症严重程度及缩短持续时间的注意事项及措施。

（4）对于老年（>65 岁）和/或有合并症的患者：老年患者以及有合并症的患者可能不耐受本规范中推荐的联合化疗方案。铂类单药可能适用于某些患者。

### （七）初始化疗/初始辅助化疗方案

表 10　Ⅱ～Ⅳ期患者初始化疗/初始辅助化疗方案：卵巢癌、输卵管癌和原发性腹膜癌

| 分类 | 方案组成 |
| --- | --- |
| 腹腔灌注联合静脉化疗方案 | 紫杉醇：135mg/m²，持续静脉点滴 3h 以上或 24h，d1<br>紫杉醇：60mg/m²，腹腔灌注，d8<br>顺铂：75～100mg/m²，腹腔灌注，d2，即紫杉醇之后使用 3 周为 1 周期，共 6 个周期（1 类） |
| 静脉化疗方案 | 紫杉醇：175mg/m²，3h 以上，d1<br>卡铂：AUC5～6，1h 以上，d1 3 周为 1 周期，共 6 个周期（1 类） |
| | 剂量密集的紫杉醇：80mg/m²，1h 以上，d1、8、15<br>卡铂：AUC5～6，1h 以上，d13 周为 1 周期，共 6 个周期（1 类） |
| | 紫杉醇：60～80mg/m²，1h 以上<br>卡铂：AUC2，30min 以上每周 1 次，连续 18 周（1 类） |
| | 多西他赛：60～75mg/m²，1h 以上，d1<br>卡铂：AUC5～6，1h 以上，d13 周为 1 周期，共 6 个周期（1 类） |
| 含贝伐单抗方案 | 紫杉醇：175mg/m²，3h 以上，d1<br>卡铂：AUC5～6，1h 以上，d1<br>贝伐单抗：7.5mg/kg，30～90min 以上，d13 周为 1 周期，共 5～6 个周期。贝伐单抗持续 12 个周期（3 类） |
| | 紫杉醇：175mg/m²，3h 以上，d1<br>卡铂：AUC 4，1h 以上，d1，3 周为 1 周期，共 6 个周期。第 2 个周期开始的第 1d 给予贝伐单抗 15mg/kg，30～90min 以上，每 3 周 1 次，共 22 个周期（3 类） |

## （八）复发患者的治疗

表 11　可接受的复发治疗：卵巢癌、输卵管癌和原发性腹膜癌

| 分类 | 细胞毒药物治疗 | 激素治疗 | 靶向治疗 | 放射治疗 |
|---|---|---|---|---|
| 首选单药或联合化疗方案 | · 铂类敏感性肿瘤：<br>卡铂<br>卡铂＋多西他赛<br>卡铂＋吉西他滨<br>卡铂＋吉西他滨＋贝伐单抗（2B 类）<br>卡铂＋脂质体多柔吡星（1 类）<br>卡铂＋紫杉醇（1 类）<br>卡铂＋紫杉醇（每周 1 次）<br>顺铂<br>顺铂＋吉西他滨 |  | 贝伐单抗，奥拉帕尼（Olaparib） |  |
|  | · 铂类耐药性肿瘤：<br>多西他赛<br>依托泊苷（口服）<br>吉西他滨<br>脂质体多柔吡星<br>脂质体多柔吡星＋贝伐单抗<br>紫杉醇（每周 1 次）<br>紫杉醇（每周 1 次）＋贝伐单抗<br>拓扑替康<br>拓扑替康＋贝伐单抗 | · 芳香化酶抑制剂<br>· 醋酸亮丙瑞林<br>· 甲地孕酮<br>· 他莫昔芬 | 贝伐单抗，奥拉帕尼（Olaparib） | 姑息性局部放疗 |
| 其他有潜在活性的药物 | · 单药<br>六甲密胺<br>卡培他滨<br>环磷酰胺<br>多柔吡星<br>异环磷酰胺<br>伊立替康<br>米尔法兰<br>奥沙利铂<br>紫杉醇<br>白蛋白结合的紫杉醇<br>培美曲塞<br>长春瑞滨 |  |  |  |

注：表柔吡星、吡柔吡星可替代多柔吡星

## 三、卵巢肿瘤少见的病理组织学类型

表 12　少见组织学类型

<table>
<tr><th colspan="2">WHO 组织学分类</th><th>病理学性质</th><th colspan="2">WHO 组织学分类</th><th>病理学性质</th></tr>
<tr><td rowspan="2">颗粒细胞瘤</td><td>成年型</td><td>恶性</td><td rowspan="7">纤维瘤</td><td>细胞纤维瘤</td><td>恶性潜能</td></tr>
<tr><td>成年型</td><td>恶性</td><td>有丝分裂指数增加型纤维细胞瘤</td><td>恶性潜能</td></tr>
<tr><td rowspan="3">卵泡膜细胞瘤</td><td>典型卵泡膜细胞瘤</td><td>良性</td><td>纤维肉瘤</td><td>恶性</td></tr>
<tr><td>黄素化型卵泡膜细胞瘤</td><td>恶性潜能</td><td>含有少量性索间质成分的间质细胞瘤</td><td>良性</td></tr>
<tr><td>有丝分裂指数增加型卵泡膜细胞瘤</td><td>恶性潜能</td><td>硬化性间质瘤</td><td>良性</td></tr>
<tr><td colspan="2">睾丸支持细胞瘤</td><td>恶性潜能</td><td>印戒样间质瘤</td><td>良性</td></tr>
<tr><td colspan="2">睾丸间质细胞瘤</td><td>良性</td><td>未分类肿瘤</td><td>恶性潜能</td></tr>
<tr><td colspan="2">间质－睾丸间质细胞瘤</td><td>良性</td><td rowspan="4">睾丸支持细胞－间质细胞瘤</td><td>高分化</td><td>恶性潜能</td></tr>
<tr><td colspan="2">伴环形小管的性索间质瘤（SCTAT）</td><td>恶性</td><td>中分化</td><td>恶性</td></tr>
<tr><td colspan="2">合并 Peutz－Jeghers 综合征的微小型 SCTA</td><td>良性</td><td>低分化</td><td>恶性</td></tr>
<tr><td colspan="2">两性胚胎细胞瘤</td><td>恶性/恶性潜能</td><td>伴有异质成分的睾丸支持细胞－间质细胞瘤</td><td>恶性</td></tr>
<tr><td colspan="2">未分类的性索间质瘤</td><td>恶性潜能</td><td colspan="2">类固醇细胞瘤</td><td>恶性</td></tr>
</table>

表 13　临床表现、诊断

<table>
<tr><th>临床表现</th><th colspan="2">检查</th><th>诊断</th></tr>
<tr><td rowspan="4">盆腔肿块</td><td rowspan="4">·腹部/盆腔检查<br>·肝功能等生化检查<br>·血常规<br>·X 光胸片<br>·如有临床指征，行 CA－125、抑制素、β 人绒毛膜促性腺激素（β－hCG）、甲胎蛋白和乳酸脱氢酶（LDH）检查<br>·如有临床指征，行超声或胸部/腹部/盆腔 CT 检查<br>·如有临床指征，行消化道检查</td><td rowspan="4">手术和冰冻切片检查</td><td>恶性生殖细胞肿瘤</td></tr>
<tr><td>恶性性索间质肿瘤</td></tr>
<tr><td>癌肉瘤（恶性混合性苗勒氏瘤）</td></tr>
<tr><td>卵巢低度恶性潜能（LMP）肿瘤（交界性上皮性卵巢肿瘤）</td></tr>
</table>

## （一）恶性生殖细胞肿瘤

表 14　恶性生殖细胞肿瘤

<table>
<tr><th>分类</th><th colspan="3">检查</th><th colspan="2">初始治疗</th></tr>
<tr><td rowspan="2">初次手术</td><td colspan="2">有生育要求者</td><td colspan="3">行保留生育能力手术和全面分期</td></tr>
<tr><td colspan="2">无生育要求者</td><td colspan="3">全面手术分期</td></tr>
<tr><td rowspan="7">既往已行手术</td><td rowspan="6">手术分期不全面</td><td rowspan="3">无性细胞瘤或 1 级未成熟畸胎瘤</td><td>影像学检查阳性，肿瘤标记物阳性</td><td colspan="2">有生育要求则行保留生育能力手术和全面分期，无生育要求则行全面分期手术</td></tr>
<tr><td>影像学检查阴性，肿瘤标记物阳性</td><td colspan="2">考虑观察（2B 类）</td></tr>
<tr><td colspan="3">影像学检查阴性，肿瘤标记物阴性</td></tr>
<tr><td rowspan="3">胚胎瘤、内胚窦瘤（卵黄囊瘤），2～3 级未成熟畸胎瘤或混合组织学类型</td><td>影像学检查阳性，肿瘤标记物阳性</td><td colspan="2">有生育要求则行保留生育能力手术和全面分期，无生育要求则行全面分期手术和可能的肿瘤减灭术，或化疗</td></tr>
<tr><td colspan="2">影像学检查阴性，肿瘤标记物阳性</td><td>见后</td></tr>
<tr><td colspan="2">影像学检查阴性，肿瘤标记物阴性</td><td>见后</td></tr>
<tr><td colspan="3">手术分期全面</td><td colspan="2">见后</td></tr>
</table>

表 15　治疗、随访

<table>
<tr><th>临床表现</th><th>治疗</th><th colspan="2">监测/随访</th><th colspan="3">疾病复发/持续</th></tr>
<tr><td colspan="3">Ⅰ期无性细胞瘤或Ⅰ期 1 级的未成熟畸胎瘤</td><td>观察</td><td colspan="3"></td></tr>
<tr><td rowspan="6">任何分期胚胎瘤或任何分期的内胚窦瘤（卵黄囊瘤）或Ⅱ～Ⅳ期的无性细胞瘤或Ⅰ期 2～3 级或Ⅱ～Ⅳ期的未成熟畸胎瘤</td><td rowspan="6">化疗</td><td rowspan="2">临床完全缓解</td><td rowspan="2">观察</td><td rowspan="2">肿瘤标记物异常，明确疾病复发</td><td rowspan="2">考虑附加化疗（2B 类）或大剂量化疗（2B 类）</td><td>临床完全缓解：观察</td></tr>
<tr><td>没有临床完全缓解：见后</td></tr>
<tr><td rowspan="3">放射影像学检查有残余肿瘤，标记物正常</td><td rowspan="3">考虑手术切除或观察</td><td>坏死组织</td><td colspan="2">观察</td></tr>
<tr><td>良性畸胎瘤</td><td colspan="2">如有临床指征行 CT 或其他影像学检查</td></tr>
<tr><td>残留恶性肿瘤</td><td colspan="2">考虑铂类为基础的化疗（2B 类）</td></tr>
<tr><td colspan="2">肿瘤标记物持续升高，并有明确的残余病灶</td><td colspan="3">TIP（紫杉醇/异环磷酰胺/顺铂），或大剂量化疗</td></tr>
</table>

注：有下列临床表现的儿童/青年患者可考虑将观察或化疗作为治疗方案：ⅠA、ⅡB 期无性细胞瘤；ⅠA 期、1 级未成熟畸胎瘤；ⅠA 期胚胎瘤或ⅠA 期卵黄囊瘤。

### （二）恶性性索间质肿瘤

表 16 临床表现、治疗及复发的治疗

<table>
<tr><th colspan="3">临床表现</th><th colspan="2">治疗</th><th colspan="2">复发的治疗</th></tr>
<tr><td rowspan="3">恶性性索间质肿瘤</td><td rowspan="2">IA/IC 期：有生育要求</td><td rowspan="2">保留生育能力手术加全面分期</td><td colspan="2">Ⅰ期低危</td><td colspan="2">观察</td></tr>
<tr><td colspan="2">Ⅰ期高危（如IC 期肿瘤破裂或Ⅰ期低分化肿瘤）或中危（如异源成分）</td><td colspan="2">观察（2B 类）或考虑铂类为基础的化疗（2B 类）</td></tr>
<tr><td>所有其他情况</td><td>全面分期</td><td>Ⅱ～Ⅳ期</td><td>铂类为基础的化疗（2B 类）或对局限性病灶进行放疗（2B 类）</td><td>临床复发</td><td>临床试验，或考虑二次细胞减灭术或复发治疗</td></tr>
</table>

### （三）癌肉瘤（恶性混合性苗勒氏瘤）

对于卵巢癌肉瘤（恶性混合性苗勒氏瘤，MMMT）应进行手术全面分期，按上皮性卵巢癌进行治疗。

## 四、卵巢低度恶性潜能肿瘤（卵巢 LMP 肿瘤）

卵巢 LMP 肿瘤（也称为交界性上皮性卵巢肿瘤、交界性卵巢肿瘤或非典型增生肿瘤）是一种典型的浆液性瘤，其他组织学亚型也有出现。LMP 是一种原发性上皮性卵巢病变，细胞学特征提示为恶性，但无明显浸润性病变，疾病进展缓慢，预后好，5 年生存率超过 80%。与明显浸润性卵巢癌不同，卵巢 LMP 肿瘤的患者往往更年轻，经常诊断为Ⅰ期肿瘤，适合保留生育能力的手术。

卵巢 LMP 肿瘤最近被移到卵巢肿瘤少见的病理组织学类型的流程图，因为其是罕见肿瘤，处理也与高级别癌不同。典型的上皮性卵巢癌的病理特征为腹膜种植（显微镜下和/或大体浸润腹膜）。卵巢 LMP 肿瘤表现为肉眼可见的腹膜扩散。但镜下检查无肿瘤直接浸润的证据，尽管病理医生也可能会镜下发现与 LMP 病变诊断相一致的罕有发生的浸润。

卵巢 LMP 肿瘤的治疗准则取决于组织学和临床特征、患者年龄、诊断时疾病分期以及是否存在浸润种植。

有保留生育要求的 LMP 病变患者可在全面分期手术时仅行 USO（保留子宫和对侧卵巢）。如果患者不需要保留生育功能的手术，则推荐观察或标准的卵巢癌肿瘤细胞减灭术。然而，数据并没有显示出 LMP 因进行淋巴结清扫术和网膜切除术而使生存期延长。

已知患有 LMP 疾病的患者若既往手术不全面和/或初次经腹手术未完成全面的手术分期，治疗推荐要依是否存在浸润种植以及是否需要保留生育能力而定。需要保留生育能力的患者，如果既往未进行过分期，则应行保留生育能力的手术分期（2B 类）。一些研究者认为，腹膜表面有浸润性种植表现的 LMP 患者常提示预后相对较差，因此，对这些患者可以考虑采用与上皮性卵巢癌相同的治疗方式（2B 类），如术后化疗。然而，化疗（无论是 IP 还是 IV）对卵巢 LMP 肿瘤是否有益还存在争议。对显微镜下未证实有浸润性种植的患者，术后化疗是否有益尚未明确，因此对这些患者推荐观察。

当临床复发时，在适宜的情况下推荐进行手术评估和肿瘤细胞减灭术。有浸润性癌的患者，无论其级别高低，都可使用上皮性卵巢癌的方案治疗（低度为 2B 类），有 LMP 浸润性种植的患者可采用原发性肿瘤的推荐方案治疗，有非浸润性病灶的患者推荐接受观察。

表 17　临床表现、治疗

<table>
<tr><th colspan="4">临床表现</th><th>治疗</th></tr>
<tr><td rowspan="9">诊断为低度恶性潜能，并进行病理复核</td><td colspan="2" rowspan="2">既往完成全面手术分期</td><td>无浸润性种植</td><td>观察</td></tr>
<tr><td>有浸润性种植</td><td>观察或考虑参照上皮性卵巢癌治疗（2B 类）</td></tr>
<tr><td colspan="2">手术分期不全面</td><td colspan="2">见后</td></tr>
<tr><td rowspan="4">第一次手术后仍有残留病灶</td><td rowspan="2">有生育要求者</td><td>无浸润性种植或未知</td><td>观察，或如果既往未进行过，则行保留生育能力手术和全面手术分期（分期为 2 类）</td></tr>
<tr><td>既往手术时已有浸润性种植</td><td>如果既往未进行过，则行保留生育能力手术和全面手术分期（分期为 2 类），或观察（2B 类），或按上皮性卵巢癌治疗（2B 类）</td></tr>
<tr><td rowspan="2">无生育要求</td><td>无浸润性种植或未知</td><td>观察或完全手术</td></tr>
<tr><td>既往手术时已有浸润性种植</td><td>完全手术，或观察（2B 类），或按上皮性卵巢癌治疗（2B 类）</td></tr>
<tr><td colspan="3">第一次手术后无残留病灶</td><td>观察</td></tr>
</table>

注：

（1）化疗（ⅠV 或ⅠP）未显示对治疗卵巢低度恶性潜能肿瘤（交界性上皮性卵巢肿瘤）有获益。

（2）无论是否有生育要求，观察都是一个合理的方案。

（3）对于经病理证实的低度恶性潜能，可视具体情况考虑淋巴结评估。

表 18　监测、随访

<table>
<tr><th>随访</th><th>疾病复发</th><th colspan="2">复发治疗</th></tr>
<tr><td rowspan="3">每 3～6 个月随访 1 次，最多 5 年；然后每年随访 1 次<br>·体检，包括盆腔检查<br>·如首次确诊时 CA－125 或其他肿瘤标记物升高，每次随访进行复查<br>·单侧输卵管卵巢切除的患者完成生育后，考虑完全手术（2B 类）<br>·如有指征，行血常规和生化检查<br>·如有指征，保留生育能力手术的患者可行超声检查</td><td rowspan="3">临床复发</td><td rowspan="3">如果条件合适，可行手术探查＋减瘤术</td><td>无浸润性病灶：观察</td></tr>
<tr><td>低度恶性潜能浸润性种植：见前</td></tr>
<tr><td>浸润性癌（低度或高度）：按上皮性卵巢癌治疗（低度为 2B 类）</td></tr>
</table>

## 五、生殖细胞和性索间质肿瘤的监测

表 19　生殖细胞和性索间质肿瘤监测

| 年 | | ＜1 年 | 1～2 年 | 2～3 年 | 3～5 年 | ＞5 年 |
|---|---|---|---|---|---|---|
| 体格检查 | 生殖细胞肿瘤 | 每 2～4 个月 | 每 2～4 个月 | 每年 | 每年 | 每年 |
| | 性索间质肿瘤 | 每 2～4 个月 | 每 2～4 个月 | 每 6 个月 | 每 6 个月 | 每 6 个月 |
| 肿瘤标记物 | 生殖细胞肿瘤 | 每 2－4 个月 | 每 2－4 个月 | | | |
| | 性索间质肿瘤 | 每 2～4 个月 | 每 2～4 个月 | 每 6 个月 | 每 6 个月 | 每 6 个月 |

续表

| 年 | | <1 年 | 1~2 年 | 2~3 年 | 3~5 年 | >5 年 |
|---|---|---|---|---|---|---|
| 影像学检查 | 生殖细胞肿瘤 | 有临床指征时，除非初始表现时标记物正常 | 有临床指征时，除非初始表现时标记物正常 | 有临床指征时 | 有临床指征时 | 有临床指征时 |
| | 性索间质肿瘤 | 数据不足以支持常规使用 | 数据不足以支持常规使用 | 数据不足以支持常规使用 | 数据不足以支持常规使用 | 数据不足以支持常规使用 |
| 怀疑复发 | | CT 检查和肿瘤标记物 | CT 检查和肿瘤标记物 | CT 检查和肿瘤标记物 | CT 检查和肿瘤标记物 | CT 检查和肿瘤标记物 |

## 六、少见卵巢肿瘤的内科治疗

**表 20 少见的卵巢肿瘤组织学类型：可接受的原发性或复发性肿瘤的治疗（1）**

| 分类 | 方案 |
|---|---|
| 可接受的原发性肿瘤的治疗：恶性生殖细胞肿瘤 | · BEP（博莱霉素、依托泊苷、顺铂）<br>博莱霉素：30U，每周 1 次<br>依托泊苷：100mg/m$^2$，d1~5<br>顺铂：20mg/m$^2$，d1~5<br>21d 1 周期，共 3 个（预后好的）或 4 个（预后差的）周期 |
| | · 依托泊苷 + 卡铂（对经选择的 Ⅰ B~Ⅲ 期无性细胞瘤患者建议使用毒性最低的药物，可使用 3 个周期的依托泊苷 + 卡铂）<br>· 卡铂：400mg/m$^2$，d1<br>· 依托泊苷：120mg/m$^2$，d1~3<br>4 周为 1 周期，连续 3 个周期 |
| 可接受的复发肿瘤的治疗：恶性生殖细胞肿瘤 | 高剂量化疗<br>· 顺铂 + 依托泊苷<br>· 多西他赛<br>· 多西他赛 + 卡铂<br>· 紫杉醇<br>· 紫杉醇 + 异环磷酰胺<br>· 紫杉醇 + 卡铂<br>· 紫杉醇 + 吉西他滨<br>· VIP（依托泊苷、异环磷酰胺、顺铂）<br>· VeIP（长春碱、异环磷酰胺、顺铂）<br>· VAC（长春新碱、放线菌素 D、环磷酰胺）<br>· TIP（紫杉醇、异环磷酰胺、顺铂） |

表 21　少见的卵巢肿瘤组织学类型：可接受的原发性或复发性肿瘤的治疗（2）

| 分类 | 方案 |
| --- | --- |
| 可接受的复发肿瘤的治疗：恶性生殖细胞肿瘤 | · 放射治疗 |
| | · 仅仅支持治疗 |
| 恶性性索间质瘤 | · 芳香化酶抑制剂（阿拉曲唑、来曲唑） |
| | · 对于颗粒细胞瘤建议使用贝伐单抗，也可考虑使用亮丙瑞林 |
| | 化疗<br>· 多西他赛<br>· 紫杉醇<br>· 紫杉醇 + 异环磷酰胺<br>· 紫杉醇 + 卡铂/顺铂<br>· VAC 方案<br>· BEP（博莱霉素/依托泊苷/顺铂） |
| | · 他莫昔芬 |
| | · 放射治疗 |
| | · 仅仅支持治疗 |

（王玉珍）

## 第八节　阴茎癌

阴茎鳞状细胞癌（SCC）是一种罕见疾病，在美国和欧洲，占男性所有恶性肿瘤的 0.4%~0.6%。2012 年，美国新发阴茎癌 1 570 例，死亡 310 例。在发展中国家，如亚洲、非洲和南美洲发病率较高（10% 以上）。最多见的发病年龄为 50~70 岁。

早期诊断非常重要，因为这是一种外观严重毁损性疾病，5 年生存率约 50%（淋巴结阴性患者超过 85%，淋巴结阳性患者为 29%~40%，盆腔淋巴结受侵的患者生存率最低，为 0）。由于本病罕见，其前瞻性、随机临床试验很困难，根据阴茎癌专家的治疗经验，减少分歧，有助于其标准治疗。

美国阴茎癌诊断的中位年龄为 68 岁，年龄超过 50 岁是一个高危因素，仔细的体格检查有助于早期发现。包皮过长可能影响检查，龟头、包皮内、冠状沟、阴茎体是阴茎癌最常见发生的部位。包皮过长的男性其危险因素增加了 25%~60%，最近有报道，美国阴茎鳞状细胞癌 34.5% 的患者原发病变在龟头，13.2% 在包皮，5.3% 在阴茎体，有 4.5% 重叠，42.5% 未说明部位。其他危险因素包括龟头炎、慢性炎症、阴茎外伤、吸烟、硬化性苔藓、卫生差，性病感染史，尤其是感染 HIV、HPV。总体而言，大约 45%~80% 阴茎癌患者与感染 HPV 有关，且与亚型 16 密切相关，也与 HIV8 倍体增高有关。

### 一、分期

表 1　TNM 分期（AJCC，2010 年第 7 版）

| TNM | 定义 | 分期组成 | |
| --- | --- | --- | --- |
| T | 原发肿瘤 | 0 期 | Tis　N0　M0，Ta　N0　M0 |
| Tx | 不能评估原发肿瘤 | Ⅰ期 | T1a　N0　M0 |
| T0 | 没有原发肿瘤证据 | Ⅱ期 | T1b　N0　M0，T2　N0　M0，T3　N0　M0 |
| Ta | 非侵袭性疣状癌 | ⅢA 期 | T1~3　N1　M0 |
| Tis | 原位癌 | ⅢB 期 | T1~3　N2　M0 |

续表

| TNM | 定义 | 分期组成 | |
|---|---|---|---|
| T1a | 肿瘤侵犯上皮下结缔组织，没有侵犯淋巴管、血管，分化良好 | Ⅳ期 | T4　任何 N M0，任何 T N3 M0，任何 T 任何 N M1 |
| T1b | 肿瘤侵犯上皮下结缔组织，侵犯淋巴管、血管，或分化差 | | |
| T2 | 肿瘤侵犯尿道海绵体或阴茎海绵体 | | |
| T3 | 肿瘤侵犯尿道 | | |
| T4 | 肿瘤侵犯其他邻近结构 | | |
| cNx | 区域淋巴结不能评估 | | |
| cN0 | 没有淋巴结转移 | | |
| cN1 | 明显的、活动的单侧腹股沟淋巴结 | | |
| cN2 | 明显的、活动的多发或双侧腹股沟淋巴结 | | |
| cN3 | 明显的、固定的肿大淋巴结或盆腔单侧或双侧肿大淋巴结 | | |
| pNx | 区域淋巴结不能评估 | | |
| pN0 | 没有淋巴结转移 | | |
| pN1 | 单个腹股沟淋巴结转移 | | |
| pN2 | 多发或双侧腹股沟淋巴结转移 | | |
| pN3 | 转移性淋巴结结外受侵或单侧或双侧盆腔淋巴结转移 | | |
| M0 | 没有远处转移 | | |
| M1 | 远处转移 | | |

## 二、初始评估

表 2　初始评估

| | 初始评价 | 临床诊断 | 初始治疗 |
|---|---|---|---|
| 可疑阴茎病变 | 病史及体格检查<br>・危险因素：龟头炎，慢性炎症，阴茎外伤，包皮环切术后愈合差，吸烟，硬化性苔藓，卫生差，性传播疾病<br>・病变特征：直径，部位，病灶数量，形态（乳头状、结节状、溃疡性、扁平状），与其他结构的关系（黏膜下，海绵体，和/或阴茎海绵体，尿道），细胞学或组织学诊断<br>・穿刺，切除，或切取活检 | 原位癌或非侵袭性疣状癌 | 外治，或广泛局部切除，包括包皮环切术，或激光治疗（2B 类），或完整阴茎切除（2B 类） |
| | | T1 | 病理分级 1～2、3～4 级：见初始治疗 |
| | | T2 或更高 | 见初始治疗 |

## 三、病理诊断与初始治疗

表 3　初始治疗

| | 病理诊断 | 初始治疗 |
|---|---|---|
| T1 | 1～2 级 | 广泛性局部切除，可能采取 STSG，或 FTSG，或激光治疗（2B 类），或放疗（2B 类） |
| | 3～4 级 | 广泛性局部切除，或部分阴茎切除，或全部阴茎切除，或放疗（2B 类）联合化疗（3 类） |
| T2 或更高 | | 部分阴茎切除，或全部阴茎切除；或仅对于 T2 治疗：放疗，或放疗（2B 类）联合化疗（3 类） |

注：

（1）完整皮肤切除及切缘阴性时需要进行皮肤移植，术中冷冻切片可完成阴性切缘。STSG = split - thickness skin graft（分层厚度外阴植皮），FTSG = full - thickness skin graft（全层厚度外阴植皮）。

（2）仅对于肿瘤侵犯龟头进行适当的切缘阴性证实，分裂全部阴茎海绵体对达到阴性切缘是必要的，需要进行部分或全部阴茎切除。

## 四、可与不可触及的腹股沟淋巴结的处理

表 4　可与不可触及的腹股沟淋巴结的处理

<table>
<tr><th>淋巴结状态</th><th colspan="3">基于初始病变进行危险分层</th><th>治疗</th></tr>
<tr><td rowspan="2">不可触及的腹股沟淋巴结</td><td colspan="3">低危（Tis、Ta、T1a）</td><td>监测或动态前哨淋巴结活检（DSNB）（2B 类）</td></tr>
<tr><td colspan="3">中等危险（T1b）<br>高危（任何 T2，或 3 级，或 4 级）</td><td>腹股沟淋巴结切除（ILND），或（DSNB）（2B 类）</td></tr>
<tr><td rowspan="4">可触及的腹股沟淋巴结</td><td rowspan="3">单侧或双侧淋巴结 <4cm</td><td rowspan="2">低危原发病变</td><td>阴性</td><td>切除活检或监测：阴性者观察，阳性者 ILND</td></tr>
<tr><td>阳性</td><td>ILND</td></tr>
<tr><td colspan="2">高危原发病变</td><td>ILND</td></tr>
<tr><td colspan="3">淋巴结≥4cm（固定或活动）</td><td>见后面处理</td></tr>
</table>

注：

（1）疣状癌是一种分化良好的肿瘤，应该仅对腹股沟淋巴结进行监测。

（2）DSNB 适用于有经验的治疗医师。

（3）如果 DSNB 发现淋巴结阳性，推荐进行 ILND。

（4）对于腹股沟淋巴结分期，改良的/表皮腹股沟剥离术及术中冰冻切片是一种可接受的选择方法。

（5）影像学检查可评估区域淋巴结和远处转移。

（6）高危原发病灶指：T1，病理高级别，LVI，未分化成分 >50%。

## 五、大肿块/腹股沟淋巴结不能切除的处理

表 5　大肿块/腹股沟淋巴结不能切除的处理

<table>
<tr><th>淋巴结</th><th colspan="3">淋巴结</th><th colspan="3">治疗</th></tr>
<tr><td rowspan="8">可触及的腹股沟淋巴结（固定或活动）≥4cm</td><td rowspan="3">单侧，活动</td><td rowspan="3">穿刺活检</td><td rowspan="2">阳性</td><td rowspan="2">ILND，或考虑新辅助化疗后再 ILND</td><td colspan="2">可切除的 0～1 个阳性淋巴结</td></tr>
<tr><td>≥2 个阳性淋巴结，或结外侵犯</td><td>盆腔淋巴结切除（PLND）</td></tr>
<tr><td>阴性</td><td rowspan="2">切除活检</td><td colspan="2">阴性：随访</td></tr>
<tr><td rowspan="2">多发或双侧腹股沟淋巴结，活动或固定</td><td rowspan="2">穿刺活检</td><td>阴性</td><td>阳性：新辅助化疗</td><td rowspan="2">ILND 和 PLND</td></tr>
<tr><td>阳性</td><td colspan="2">新辅助化疗</td></tr>
<tr><td rowspan="3">盆腔淋巴结增大</td><td colspan="2" rowspan="2">潜在可切除</td><td rowspan="2">新辅助化疗</td><td>疾病稳定，或有治疗反应</td><td>手术切除</td></tr>
<tr><td>疾病进展或不能切除</td><td>追加全身化疗联合放疗（局部控制），或临床试验</td></tr>
<tr><td colspan="2">非手术候选患者</td><td colspan="2">同步化放疗</td><td>随访</td></tr>
</table>

## 六、随访

表 6　随访

| 解剖部位 | 初始治疗 | 随访 |
| --- | --- | --- |
| 原发病灶 | · 外治<br>· 激光治疗<br>· 放疗<br>· 广泛局部切除，包括包皮环切术 | 临床体格检查：每 3 个月 1 次，连续 1 ~ 2 年；然后每 6 个月 1 次，连续 3 ~ 5 年；然后每年 1 次，连续 5 ~ 10 年 |
| | · 部分阴茎切除<br>· 全部阴茎切除术 | 临床体格检查：每 6 个月 1 次，连续 1 ~ 2 年；然后每 12 个月 1 次，连续 3 ~ 5 年 |
| 淋巴结 | Nx | 临床体格检查：每 3 个月 1 次，连续 1 ~ 2 年；然后每 6 个月 1 次，连续 3 ~ 5 年 |
| | N0，N1 | 临床体格检查：每 6 个月 1 次，连续 1 ~ 2 年；然后每 12 个月 1 次，连续 3 ~ 5 年 |
| | N2，N3 | 临床体格检查：每 3 ~ 6 个月 1 次，连续 1 ~ 2 年；然后每 6 ~ 12 个月 1 次，连续 3 ~ 5 年<br>影像学检查：胸部（CT 或 X 线）每 6 个月 1 次，连续 1 ~ 2 年；腹部、盆腔（CT 或 MRI）每 3 个月 1 次，连续 1 年，然后每 6 个月 1 次，连续 2 年 |

## 七、复发病变的处理

表 7　复发病变的处理

| 分类 | 评估 | | 处理 |
| --- | --- | --- | --- |
| 初始治疗后阴茎病变复发 | 侵犯阴茎海绵体 | 不存在 | 部分阴茎切除，或全部阴茎切除，或再次阴茎保留治疗（2B 类） |
| | | 存在 | 部分阴茎切除，或全部阴茎切除， |
| 腹股沟区域局部复发 | 考虑全身化疗，和/或考虑外照射（EBRT），和/或考虑外科切除 | | |

## 八、转移性病变的处理

表 8　转移性病变的处理

| | 治疗方法 | 疗效评估 | 处理 |
| --- | --- | --- | --- |
| 转移性阴茎癌 | 全身化疗或放疗或同步放化疗 | CR（完全缓解）/PR（部分缓解），或 SD（稳定） | 联合手术 |
| | | 没有缓解/疾病进展 | 考虑挽救性全身化疗或考虑放疗进行局部控制和/或最佳支持治疗/临床试验 |

## 九、手术原则

（1）对于 Tis、Ta 期阴茎癌患者应进行阴茎保留的治疗方法，包括外治、局部切除、包皮环切、激光治疗（2B 类），或阴茎切除术（2B 类）。

（2）如果能保留阴茎功能和获得阴性切缘，则部分阴茎切除术应考虑作为高级别原发阴茎肿瘤的标准治疗。

（3）在缺乏可明显触及腹股沟肿块的阴茎癌患者中，如果有下列高危特征，对于可见的原发阴茎癌淋巴结转移进行标准的或改良的 ILND 或 DSNB（2B 类）：淋巴管、血管受侵，≥pT1G3，或≥T2，任何级别，>50% 分化差。

（4）在≥2 个腹股沟淋巴结患者进行 ILND（冷冻切片）时应该考虑同时进行 PLND，对于结外侵犯的患者进行同侧 ILND 或延迟 ILND。

## 十、放疗原则

### （一）初始放疗（2B 类）（保留阴茎）

（1）T1～2，N0。

①如果肿瘤<4cm。

包皮环切术后：单纯近距离放疗（首选方法）（应该首选组织间植入放疗），或外照射。

（EBRT）联合或不联合化疗：总剂量 65～70Gy，使用传统分割，对原发阴茎病灶部位 2cm 边缘可适当推量照射。

②如果肿瘤≥4cm。

包皮环切术后：外照射（EBRT）联合或不联合化疗：对部分阴茎或整个阴茎体放疗，根据肿瘤体积和侵犯范围，对盆腔/腹股沟淋巴结照射，剂量 45～50.4Gy，然后对原发病灶外照射边缘 2cm 进行推量照射，总剂量为 60～70 Gy；或近距离放疗（经选择的患者，且治疗后密切随访）。

（2）T3～4 或 N+（不能手术切除）。

包皮环切术后：外照射（EBRT）联合化疗：对整个阴茎体、盆腔淋巴结和双侧腹股沟淋巴结进行照射，剂量 45～50.4Gy，然后对原发灶边缘 2cm 和较大的淋巴结进行推量照射，总剂量为 60～70Gy。

### （二）术后辅助放疗

（1）腹股沟淋巴结阳性：腹股沟、盆腔淋巴结外照射 45～50.4Gy（强烈建议同步化疗）；对较大的淋巴结和结外侵犯区域进行推量照射，总剂量 60～70Gy；如果区域阳性，对原发部位进行照射。

（2）原发病灶部位切缘阳性：对原发病变部位和手术部位进行外照射 60～70Gy（对接近切缘的部位考虑照射与观察），如果不能或不适当进行淋巴结切除，则对双侧腹股沟淋巴结和盆腔淋巴结进行照射，近距离照射（经选择的患者）。

## 十一、化疗原则

### （一）新辅助化疗

（1）如果对转移性阴茎癌细针穿刺（FNA）活检为阳性，以顺铂为基础的新辅助化疗是腹股沟淋巴结（固定或活动）≥4cm，以前进行过 ILND 患者的标准治疗：初始治疗不能手术切除的原发肿瘤（T4）可以通过化疗达到降期的目的。

（2）分期为 Tx、N2～3、M0 阴茎癌的患者可接受 4 个周期的新辅助化疗，方案为 TIP：紫杉醇+异环磷酰胺+顺铂；新辅助化疗后，疾病稳定或有临床治疗反应的患者应该进行手术切除以达到治愈的目的。Ⅱ期研究报道，新辅助化疗的反应率为 50%；据估计，长期无进展生存（progression－free survival，PFS）率为 36.7%；无进展生存和总生存时间的改善与对化疗的客观反应有关。

### （二）辅助化疗

目前还没有足够的数据得出辅助化疗获益的结论，从新辅助化疗的数据推测，如果术前没有进行化疗和病理显示高危特征的患者给予4个周期的TIP方案是合理的。对于下列高危特征的患者，可考虑进行辅助EBRT或化放疗：盆腔淋巴结转移、结外侵犯、双侧腹股沟淋巴结受侵、淋巴结肿大为4cm。

（1）转移性病变。

①一线方案：对于转移性阴茎癌患者使用一线方案TIP是合理的，包括远处转移患者的姑息治疗。

5-FU+顺铂过去已经用于转移性阴茎癌，可以考虑替代TIP方案，尽管受毒性限制和需要降低剂量，但似乎对这类患者的疗效无差异。

含博莱霉素的方案与不能接受的毒性有关，现已不再推荐使用。

在发达国家由于本病发生率低，还没有随机临床试验。

②二线方案：目前还没有标准的二线治疗方案。

根据一线化疗方案，姑息性选择方案包括单药如卡培他滨、卡铂、多西他赛、5-FU、甲氨蝶呤和紫杉醇，强烈建议参加临床试验。

（2）联合化疗方案（首选）。

①TIP方案：紫杉醇：175mg/m$^2$，Ⅳ，3h以上，d1；异环磷酰胺：1200mg/m$^2$，Ⅳ，2h以上，d1～3；顺铂：25mg/m$^2$，Ⅳ，2h以上，d1～3。21d重复。

②PF方案（2B类）：5-FU：每日1000mg/m$^2$，持续Ⅳ（120h），d1～5；顺铂：100mg/m$^2$，Ⅳ，d1。3～4周重复。

（3）放疗增敏单药和联合化疗（化放疗同步）。

①首选：单药顺铂，或顺铂联合5-FU。

②替代方案选择：丝裂霉素联合5-FU、卡培他滨（姑息性）。

（易平勇）

## 第九节 外阴癌

外阴癌是第四大常见的妇科肿瘤，排在子宫癌、卵巢癌和子宫颈癌之后，占所有妇科肿瘤的5%。预计2016年美国的患病人数约为6 000例，死亡人数约为1 000例。

最近的研究指出，大约15%的外阴癌发生在40岁以下女性中。根据诱发因素可分为两大类，一类是人乳头状瘤病毒（HPV）感染引起，常见于年轻患者；另一类非HPV感染引起，常见于无皮肤黏膜上皮内瘤样病变的中老年患者。

鳞状细胞癌（SCC）是外阴部最常见的恶性肿瘤（95%）。SCC可被分为三种主要组织学亚型，即疣状、基底细胞样和角化，其中，角化型为主要亚型，65%～80%的SCC为该类型，常发生在绝经后；其他的SCC组织学为基底细胞样和疣状，常发生在绝经前或绝经期。

外阴癌最常见的临床症状是长时间的外阴瘙痒，其他临床症状有外阴出血、分泌物过多、排尿困难、外阴疼痛。外阴癌最明显的症状是外阴有肿块或瘤块，可呈溃疡状、白斑、多肉或疣状。

### 一、分期

外阴癌的分期采用常用的TNM分期，基于肿瘤大小（T）、是否转移到淋巴结（N）、是否发生远端转移（M）进行分期。最终的诊断取决于手术标本（外阴和淋巴结）的全面组织学评估。分期反映了外阴癌的进展。

一般来说，外阴癌会首先扩展到邻近器官，如阴道、尿道和肛门，随后从淋巴结转移到相近的其他淋巴结，如从腹股沟到股骨、盆腔淋巴结，最后扩散到远端器官，如肝脏、肺等。

表 1　AJCC 与 FIGO

| 原发肿瘤 T | | | TNM | FIGO 分期 | 定义 |
|---|---|---|---|---|---|
| TNM | FIGO 分期 | 定义 | N1a | ⅢA 期 | 1 个或 2 个淋巴结转移，每个淋巴结 <5mm |
| Tx | | 原发肿瘤不能评估 | N1b | ⅢA 期 | 1 个转移淋巴结 >5mm |
| T0 | | 没有原发肿瘤证据 | N2 | ⅢB 期 | 具有下列特征的区域淋巴结转移 |
| Tis | | 原位癌 | N2a | ⅢB 期 | >3 个转移淋巴结，每个淋巴结 <5mm |
| T1a | A 期 | 病灶为 2cm 或更小，局限于外阴或会阴，伴有基质浸润 1mm 或更浅 | N2b | ⅢB 期 | >2 个转移淋巴结，每个淋巴结 ≥5mm |
| T1b | ⅠB 期 | 病灶 >2cm，或任何大小，伴有基质浸润 >1mm，但局限于外阴或会阴 | N2c | ⅢC 期 | 淋巴结转移，伴结外侵犯 |
| T2 | Ⅱ期 | 任何大小的肿瘤，肿瘤侵犯至会阴邻近结构（尿道 1/3 近端、远端，阴道 1/3 近端、远端，肛门受侵） | N3 | ⅣA 期 | 区域转移性淋巴结固定，或伴溃疡 |
| T3 | ⅣA 期 | 任何大小的肿瘤，肿瘤侵犯至以下任何一种：尿道 2/3 上端、近端，阴道 2/3 上端、近端，膀胱黏膜、直肠黏膜，或与盆骨固定 | M | | 远处转移 |
| Nx | | 区域淋巴结无法评估 | M0 | 没有远处转移 | |
| N0 | | 没有区域淋巴结转移 | M1 | 有远处转移（包括盆腔淋巴结转移） | |
| N1 | | 具有下列特征的 1 个或 2 个淋巴结转移 | | | |

## 二、检查与临床分期

外阴癌最常见的临床症状是长时间的外阴瘙痒，其他临床症状有外阴出血、分泌物过多、排尿困难、外阴疼痛。外阴癌最明显的症状是外阴有肿块或瘤块，可呈溃疡状、白斑、多肉或疣状。

表 2　检查与分期

| 检查 | 临床分期 |
|---|---|
| ·病史及体格检查<br>·全血细胞计数<br>·活检，病理复核<br>·肝肾功能<br>·影像学检查（CT/PET/MRI），必要时勾画肿瘤侵犯范围或制订治疗计划<br>·当有临床指征时，麻醉下膀胱镜检查或直肠镜检<br>·戒烟和如果有临床指征进行干预咨询 | 分期较早：T1，更小的 T2 |
| | 局部晚期：大的 T2、T3（非内脏保留的初始手术切除） |
| | 超出盆腔的转移性病变：任何 T，任何 N，M1（超出盆腔） |

## 三、临床分期、病理发现、初始治疗

表 3　初始治疗

<table>
<tr><th>临床分期</th><th colspan="2">病理发现</th><th colspan="3">初始治疗</th></tr>
<tr><td rowspan="3">早期：<br>・T1，较小的 T2：活检</td><td rowspan="2">≤ 1mm 的浸润</td><td rowspan="2">广泛性局部切除</td><td colspan="3">观察</td></tr>
<tr><td>外侧病灶（从外阴中线计算 ≥2cm）</td><td>根治性局部切除，或改良的根治性外阴切除和同侧腹股沟淋巴结评估：<br>・对前哨淋巴结（SLNs）或同侧腹股沟淋巴结切除</td><td rowspan="2">原发肿瘤和淋巴结术后病理评估</td></tr>
<tr><td colspan="2">＞1mm 的浸润</td><td>外阴中线病灶（前或后）</td><td>根治性局部切除，或改良的根治性外阴切除和双侧腹股沟淋巴结评估：<br>・SLNs 或双侧腹股沟淋巴结切除</td></tr>
</table>

## 四、原发肿瘤危险因素与原发病灶的辅助治疗

表 4　原发灶辅助治疗

<table>
<tr><th colspan="3">原发肿瘤危险因素</th><th>原发病灶的辅助治疗</th></tr>
<tr><td colspan="3">阴性切缘</td><td rowspan="2">根据其他危险因素进行观察，或辅助放疗</td></tr>
<tr><td rowspan="3">浸润性病变伴切缘阳性</td><td rowspan="2">再切除</td><td>浸润性病变阴性切缘</td></tr>
<tr><td>浸润性病变阳性切缘</td><td rowspan="2">辅助放疗</td></tr>
<tr><td colspan="2">不能切除</td></tr>
</table>

## 五、淋巴结的辅助治疗

表 5　淋巴结辅助治疗

<table>
<tr><th>淋巴结评估</th><th colspan="2">淋巴结辅助治疗</th></tr>
<tr><td colspan="2">淋巴结阴性（前哨淋巴结）或腹股沟淋巴结阴性</td><td>观察</td></tr>
<tr><td rowspan="2">SLNs 阳性</td><td colspan="2">放疗 ± 同步化疗（放疗为 1 类证据）</td></tr>
<tr><td>完整性腹股沟淋巴结切除</td><td rowspan="2">放疗 ± 同步化疗（尤其是 ≥2 个阳性淋巴结或 1 个 ＞2mm 阳性淋巴结）（放疗 1 类）</td></tr>
<tr><td colspan="2">腹股沟淋巴结阳性</td></tr>
</table>

## 六、局部晚期的初始治疗

表 6 局部晚期的初始治疗

<table>
<tr><th>临床分期</th><th>检查</th><th colspan="3">初始治疗</th></tr>
<tr><td rowspan="3">局部晚期：<br>·大的 T2、T3（非内脏保留的初始手术切除）<br>·如果以前没有进行放射影像学检查，可行该检查项目</td><td rowspan="2">临床上/影像学检查淋巴结阴性</td><td rowspan="2">腹股沟淋巴结/股动脉旁淋巴结切除</td><td>淋巴结阳性</td><td>对原发肿瘤/腹股沟/盆腔进行放疗+同步化疗</td></tr>
<tr><td>淋巴结阴性</td><td>对原发肿瘤（±选择性腹股沟淋巴结区域）进行放疗+同步化疗</td></tr>
<tr><td>临床上/影像学检查淋巴结阳性（包括盆腔淋巴结——定义为 M1，其他淋巴结）</td><td>非首选腹股沟淋巴结/股动脉旁淋巴结切除</td><td>对较大的淋巴结考虑细针抽吸活检（FNA）</td><td>对原发肿瘤/腹股沟/盆腔进行放疗+同步化疗</td></tr>
<tr><td colspan="2">超出盆腔的转移性病变：任何 T，任何 N，M1（超出盆腔）</td><td colspan="3">局部控制放疗/缓解症状和/或化疗，或最佳支持治疗</td></tr>
</table>

## 七、治疗反应评估与追加治疗

表 7 治疗反应评估

<table>
<tr><th colspan="2">治疗反应评估</th><th colspan="4">追加治疗</th></tr>
<tr><td rowspan="2">原发肿瘤部位和淋巴结临床检查没有发现肿瘤残留</td><td rowspan="2">病理学证实的完全缓解（pCR）者考虑肿瘤床活检</td><td>活检阴性</td><td colspan="2"></td><td rowspan="2">见随访</td></tr>
<tr><td rowspan="3">活检阳性</td><td rowspan="2">切除</td><td>阴性切缘</td></tr>
<tr><td colspan="2" rowspan="2">原发肿瘤部位和淋巴结临床检查发现肿瘤残留</td><td>阳性</td><td rowspan="2">考虑追加及个体化放疗和/或化疗，或最佳支持治疗</td></tr>
<tr><td colspan="2">不能切除</td></tr>
</table>

## 八、随访与检查

表 8 随访与检查

<table>
<tr><th>随访</th><th colspan="3">检查</th></tr>
<tr><td rowspan="2">·体格检查：每 3～6 个月进行 1 次，连续 2 年；每 2～6 个月进行 1 次，连续 3～5 年；然后，根据患者肿瘤复发风险进行 1 年 1 次<br>·对发现低位生殖道肿瘤有临床指征时，进行宫颈/阴道细胞学筛查<br>·基于患者症状或体检时发现可疑复发，进行血液学检查（胸部拍片，CT、PET/CT、MRI）<br>·基于患者症状或体检时发现可疑复发，进行实验室检查评估（全血细胞计数、BUN、肌酐）<br>·对患者进行如下知识教育：潜在复发的症状、外阴营养障碍、定期自我检查、生活方式、减肥、锻炼、戒烟和营养咨询<br>·指导患者：性健康、阴道扩张器的使用、阴道润滑剂/保湿剂的使用（如雌激素膏）</td><td rowspan="2">临床怀疑复发</td><td rowspan="2">·影像学检查转移灶<br>·对证实的远处转移灶考虑活检</td><td>对临床发现局限于外阴的复发病变进行治疗</td></tr>
<tr><td>对临床发现的淋巴结或远处复发病变进行治疗</td></tr>
</table>

## 九、复发部位与复发的治疗

表 9 复发的治疗

<table>
<tr><th colspan="2">复发部位</th><th colspan="3">复发病变的治疗</th><th>随访</th></tr>
<tr><td rowspan="5">临床发现淋巴结或复发病变</td><td rowspan="3">腹股沟</td><td rowspan="2">以前没有做过盆腔放疗</td><td>对阳性淋巴结进行切除 ± 腹股沟淋巴结切除</td><td>放疗 ± 同步化疗</td><td>监测</td></tr>
<tr><td>淋巴结阳性和固定或复发病变体积较大</td><td>放疗 + 同步化疗</td><td>监测</td></tr>
<tr><td>以前做过盆腔放疗</td><td colspan="3" rowspan="2">全身化疗，或姑息治疗/最佳支持治疗，或临床试验</td></tr>
<tr><td colspan="2">盆腔多发淋巴结肿大或远处转移，或以前做过盆腔放疗</td></tr>
<tr><td colspan="2">孤立的盆腔淋巴结复发但以前没有做过放疗</td><td>考虑切除</td><td>放疗 ± 同步化疗</td><td>监测</td></tr>
</table>

## 十、手术原则

由于外阴癌的生长特点为局部浸润较广泛而且可多点发生，故外阴癌的首选治疗方法是根治式外阴及双侧腹股沟淋巴结切除术，即使是对于很小的外阴浸润肿瘤同样适用。但这种手术常伴伤口感染和术后并发症，发生率大约为 50%。手术还会直接影响到外阴外观，影响患者性生活、性功能，甚至是自信心。目前，已采用更个性化、更人性化的手术来治疗外阴癌。此外，广泛局部切除局部病灶（T1）和前哨淋巴结（SLN）活检可减少伤口并发症和淋巴水肿。

### （一）肿瘤切缘状态

（1）研究发现，外阴癌的局部复发率很高，在外阴鳞癌中，肿瘤切缘状态是公认的、最重要的预后因素。

（2）在初始手术切除时应尽力获得足够的切缘（1～2cm）。

（3）对接近阳性切缘或阳性切缘（与肿瘤的距离 <8mm）考虑再次切除以获得足够的切缘，辅助性局部放射治疗是另外一种选择。对于每一个患者必须个体化，应考虑这些治疗方法的风险 - 受益比率和并发症情况。

（4）肿瘤侵犯尿道、肛门或阴道多为接近阳性切缘或阳性切缘，在对患者生活质量不导致严重的、潜在的并发症和负面影响的情况下，或许仍是不可切除的。

（5）在决定是否进行序贯手术切除需考虑的其他因素包括淋巴结状态，接近阳性外阴肿瘤边缘的再次切除对可能在术后需要放疗联合或不联合化疗的腹股沟淋巴结转移的患者中可能不会获益。

（6）在外阴鳞癌评估肿瘤侵犯深度和表现时常常使得病理学家面临挑战。目前，间质浸润深度被定义为从邻近最表面真皮层乳头上皮 - 间质连接处到最深的肿瘤浸润点。

### （二）外科分期

（1）外阴癌外科分期采用 AJCC 和 FIGO 分期系统。

（2）分期包括原发外阴肿瘤的完整手术切除、至少 1cm 的切缘、单侧或双侧腹股沟淋巴结切除，或经选择的患者进行前哨淋巴结活检；腹股沟淋巴结切除术包括浅表到腹股沟韧带、最邻近的股三角区和深的筋膜。

（3）淋巴结状态是生存的最重要的因素。

（4）既往采用的外阴肿瘤的整块切除和完整的双侧腹股沟淋巴结切除（腹股沟浅表的和股动脉旁淋巴结）术可出现严重的并发症。

（5）目前标准的切除是外阴肿瘤切除和淋巴结清扫术分开进行。

（6）外阴肿瘤切除方法的选择是依据原发病灶侵犯范围，包括局部根治性切除术和改良的根治性外阴切除术。

（7）局部根治性切除术与根治性外阴切除术（即泌尿生殖膈膜）的切除深度相似。

（8）没有前瞻性试验研究比较上面两种切除方法，回顾性数据显示局部根治性切除术与根治性外阴切除术的复发情况没有差异。

（9）对于<2cm 原发肿瘤、距离外阴中线 2cm 或 2cm 以上，临床上腹股沟淋巴结阴性，进行单侧腹股沟淋巴结切除或前哨淋巴结切除是适当的。

（10）对于<2cm 原发肿瘤、穿越外阴中线，推荐双侧腹股沟淋巴结清扫或前哨淋巴结活检。

（11）一些患者不适宜进行淋巴结清扫术，包括ⅠA 期病变，因为淋巴结转移的风险<1%。

（12）ⅠB~Ⅱ期患者推荐进行腹股沟淋巴结清扫术，因为淋巴结转移的风险>8%。

（13）单侧淋巴结清扫术结果阴性者，对侧淋巴结转移的风险<3%。

（14）单侧淋巴结清扫术结果阳性者，推荐对侧淋巴结切除或对侧区域淋巴结放疗。任何大淋巴结或可疑转移，在单侧淋巴结清扫术时应该在术中进行冰冻切片、病理评估，以便确定切除范围和双侧淋巴结清扫。

（15）局部晚期病变可从以铂类为基础放射增敏的新辅助化疗中获益，化疗如果没有达到完全缓解，且适合手术并可切除的患者推荐对残留病变手术切除。

（16）在不能切除或 T3 原发外阴肿瘤中伴有大腹股沟淋巴结的处理方法目前还不明确，但对大淋巴结进行初始减瘤手术后对双侧腹股沟和原发外阴肿瘤采取以铂类为基础的增敏化放疗，或单纯对双侧腹股沟和原发外阴肿瘤采取以铂类为基础的增敏化放疗，这些都是合理的。

**（三）腹股沟前哨淋巴结处理程序**

（1）单侧或双侧腹股沟淋巴结清扫术与术后高并发症发生率相关，20%~40%的患者有发生伤口并发症的风险，30%~70%的患者有发生淋巴水肿的风险。

（2）愈来愈多的证据建议，在经选择的女性外阴鳞癌患者中进行腹股沟前哨淋巴结活检，该方法可替代接近标准的淋巴结清扫术。

（3）前哨淋巴结活检术后并发症的增加不低于转移性淋巴结的切除。

（4）在外阴癌中，一些前瞻性、协作组试验评价了前哨淋巴结活检方法与外科手术方法，证实了前者的可行性、安全性和低的腹股沟复发风险。

（5）适宜于前哨淋巴结活检的患者是指临床检查和影像学检查腹股沟淋巴结阴性、原发单病灶<4cm、以前没有进行过损害腹股沟淋巴区域引流的外阴手术史的患者。

（6）如果考虑前哨淋巴结活检，理想的是应该进行大容量的前哨淋巴结手术，大容量手术可提高前哨淋巴结的检出率。

（7）当使用放射性胶体和染料，需注意提高前哨淋巴结检测的敏感性，最常用的方法是将放射性胶体$^{99m}$Te（锝）注射到外阴肿瘤内，通常在外阴切除术和淋巴结清扫术前 2~4h 内注射。为了有助于前哨淋巴结的解剖定位，可进行术前淋巴显像。染色通常使用1%异硫蓝染料，约 3~4cc 在肿瘤周围注射，分 4 个点，即 2、5、7 和 10 钟点方向，开始手术前 15~30min 内在手术室进行皮内注射。

（8）在切除外阴肿瘤前进行前哨淋巴结（SLN）处理流程时，需避免破坏原发外阴肿瘤和腹股沟淋巴区域之间的淋巴网络。此外，原发外阴肿瘤第一组淋巴结应迅速集中注射（30~60min）染料。

（9）在进行腹股沟切开以前，推荐在腹股沟区域使用一个伽马探针探测所注射的放射性胶体，以便确定切口位置和大小。

（10）如果同侧未检测出一个前哨淋巴结，推荐进行完整的腹股沟淋巴结清扫术。

（11）阳性前哨淋巴结的处理方法目前还在评估中，可能包括完整的腹股沟淋巴结清扫术和/或对受到影响的腹股沟区域进行辅助放疗。

（12）如果同侧前哨淋巴结阳性，对侧腹股沟淋巴结应该进行手术和/或放疗评估。

## 十一、放疗原则

### （一）一般原则

（1）对已明确的肿瘤或可疑肿瘤侵犯部位进行定向放疗。一般而言，应对外阴和/或腹股沟、髂内和髂外淋巴引流区域进行定向外照射（EBRT），有时需对原发肿瘤进行推量近距离照射。应当注意照射野要覆盖足够的肿瘤区域，这需要结合临床检查、影像学发现和淋巴结大小确定靶标体积。

（2）靶组织的放疗为每日 1 次，每周 5d，应避免治疗中断。足够的剂量很重要，采用 3 维（3D）适型或调强（IMRT）放疗方法，只要确保足够的剂量和覆盖肿瘤侵犯的高危部位即可。辅助放疗的剂量为每次 1.8Gy、总剂量 50.4Gy，而不能切除的病变的剂量为每次 1.8Gy、总剂量 59.4～64.8Gy。在经选择的患者中，大淋巴结总剂量可增加到约 70Gy。

（3）确保对整个肿瘤边缘的全覆盖，仅在经严格选择的患者中对外阴表皮进行照射，可使用浅表电子束进行照射。

### （二）三维适型/前后/后前（AP/PA）照射野

（1）根据临床查体和 CT 检查是确定靶标最好的方法，推荐勾画出靶标组织的等高线。当首先使用 AP/PA 时，通常是宽的 AP 野和窄的 PA 野，如果腹股沟淋巴结的深度在电子束范围内，对腹股沟区域进行补充电子束照射。根据肿瘤范围和解剖位置，选择更好的适型技术如 3－或 4 野技术可更大限度地保护肠管和/或膀胱。使用 CT 或 MRI 可能的图像融合技术可确保足够的剂量和原发肿瘤、腹股沟和髂窝淋巴结的覆盖。在进行模拟定位时，放射性不透明标记应该放置在关键部位，有助于确定初始靶标。

（2）照射野上界应该不低于骶髂关节的底部或更高 L4/L5 连接处，除非盆腔淋巴结受侵；如果盆腔淋巴结受侵，上界可以升高到最头侧阳性淋巴结之上 5cm，上界应该延伸水平线，覆盖髂前下棘水平的腹股沟淋巴结。沿髂前下棘的垂直线即外阴的外侧界，为了靶区充分的覆盖腹股沟淋巴结引流区，腹股沟淋巴结靶区的前下界应该与腹股沟折痕平行，至少应该包括腹股沟淋巴结至股骨转子间或者隐股交界下 1.5～2cm。外阴的下界应该更低，至少包括外阴最下端 2cm，股骨头及股骨颈应该注意保护。

（3）组织补偿物的使用可确保肿瘤区表面有足够剂量。

### （三）调强放疗（IMRT）

（1）在 CT 定位上勾画靶区，GTV 包括影像学可见的外阴病变及肉眼可见或查体可触及的侵及的阴道病灶。外阴 CTV 包括 GTV 或瘤床区及外阴毗邻皮肤、黏膜、皮下组织，但不包括骨性结构。在 CT 模拟定位时，可行线性标记，这对界定外阴皮肤界限及 GTV 非常有必要，对于肛门、尿道、阴蒂的任何疤痕的标记有助于放疗计划的制订。

（2）为了确保外阴靶区有足够的安全界，在治疗过程中可在外阴表面填充假体或组织补偿物，在治疗初始，靶区的剂量应该用热释光探测量系统（TLD）予以确认。

（3）盆腔淋巴引流区 CTV 包括双侧髂外、闭孔、髂内淋巴结区域，沿血管至少均匀外放 7mm（但不包括肌肉和骨骼）。

（4）血管均匀外放不能用于腹股沟淋巴结引流区的靶区勾画。腹股沟淋巴结引流区 CTV：腹股沟血管外放至缝匠肌及股直肌内侧，后界至股直肌的前面和耻骨肌的内测或者血管内外放 2.5～3cm。靶区上界应该延伸至缝匠肌（腹股沟区最上面的肌肉）的上面，腹股沟淋巴结下界可至小转子上缘。

（5）CTV 不应超出皮肤，至少在皮肤下 3mm（当皮肤有侵犯时，CTV 应该延伸至皮肤并且治疗时使用组织补偿物），PTV 在 CTV 基础上外放 7～10mm。

（6）使用图像引导放疗可在部分选择性病例中使用，例如外阴水肿，标记肿瘤回归。

（7）计划制定时应注意正常组织耐受量（直肠、膀胱、小肠、股骨头及股骨颈）。

## 十二、全身治疗

### （一）化放疗

（1）顺铂：

5－FU＋顺铂。

5－FU＋丝裂霉素 C。

### （二）局部晚期、复发、转移性病变的化疗

（1）顺铂。

（2）顺铂/长春瑞滨。

（3）顺铂/紫杉醇。

（李丽娜）

# 第五章　淋巴造血系肿瘤

## 第一节　霍奇金淋巴瘤

霍奇金淋巴瘤（HL）是一种不常见的累及淋巴结及淋巴系统的恶性肿瘤。大部分患者好发于15～30岁，成年人另一发病高峰为55岁及更大年龄者。2014年，美国预计有9 190人诊断患上HL，并将有1 180人死于该病。

WHO分类将HL分为两种主要类型，即结节型淋巴细胞为主型霍奇金淋巴瘤（NLP－HL）和经典型霍奇金淋巴瘤（CHL）。CHL分为4种亚型，即结节硬化型CHL（NS－CHL）、混合细胞型CHL（MC－CHL）、少淋巴细胞型CHL（LD－CHL）、富含淋巴细胞型CHL（LR－CHL）。在西方国家，CHL占所有HL患者的95%，NLP－HL占5%。CHL特点为炎性背景中存在Reed－Sternberg细胞，相比之下NLP－HL缺乏Reed－Sternberg细胞，其特点为存在淋巴细胞为主型细胞，有时被称为爆米花样细胞。

近几十年来，HL患者的治疗已有明显进展，现在至少80%患者可被治愈。近40年来，随着更有效的治疗方案问世，该病5年生存率已有明显改善，其他所有癌症只能望其项背。每一新被诊断为HL的患者经合适治疗后被治愈的可能性非常大。事实上，随着HL治愈率明显提高，使得治疗时首要考虑的因素往往是如何减少其长期治疗时的毒性，尤其是早中期患者。临床试验仍将重点放在如何提高晚期病人的治愈率上，但是治疗的潜在长期效果仍是一个重要考虑因素。

### 一、分期

霍奇金淋巴瘤和非霍奇金淋巴瘤分期。

美国癌症联合会（AJCC）和国际抗癌联盟（UICC）均采用AnnArbor分期法作为描述霍奇金淋巴瘤和非霍奇金淋巴瘤的解剖学病变范围的正式分期系统。

**表1　淋巴瘤AnnArbor分期**

| 分期 | 定义 |
|---|---|
| Ⅰ期 | 单一的淋巴结区受侵（Ⅰ）；或单一淋巴结外器官或部位的局限受侵，并且不伴有任何淋巴结受侵（ⅠE）（在霍奇金淋巴瘤中少见） |
| Ⅱ期 | 膈肌同侧的两个或两个以上的淋巴结区受侵（Ⅱ）；或在膈肌同侧的单一淋巴结外器官或部位的局限受侵伴有区域淋巴结受侵，伴有或不伴有其他淋巴结区的受侵（ⅡE）。受侵区域的数目可用下脚标表示，如Ⅱ3 |
| Ⅲ期 | 膈肌两侧的淋巴结区受侵（Ⅲ）；可伴有由于相邻受侵淋巴结的蔓延而致的淋巴结外病变（ⅢE），或伴有脾受侵（ⅢS）；或二者均有（ⅢE，ⅢS） |
| Ⅳ期 | 弥漫性或播散性的一个或多个淋巴结外器官受侵，伴有或不伴有相应的淋巴结受侵；或孤立的淋巴结外器官受侵而没有相邻区域的淋巴结受侵，但伴有远处部位的受侵。任何肝或骨髓受侵，或一叶或多叶肺内的结节性受侵 |
| E（结外），S（脾） | |

## 二、诊断、检查与临床分期

**表 2　诊断、检查与临床分期**

<table>
<tr><th rowspan="2">诊断</th><th colspan="2">检查</th><th colspan="2">临床分期</th></tr>
<tr><th>基本项目</th><th>某些情况下有助于诊断的检查</th><td rowspan="3">经典霍奇金淋巴瘤（CHL）</td><td>ⅠA、ⅡA 期良好</td></tr>
<tr><td rowspan="3">· 淋巴结切除活检（建议）<br>· 采用空芯针活检可能已足够诊断<br>· 免疫组织化学评估</td><td rowspan="3">· H&P 包括：B 症状、酒精不耐受、皮肤瘙痒症、疲劳、体能状态、淋巴区、脾脏、肝脏的检查<br>· CBC、白细胞分类、血小板计数、红细胞沉降率（ESR）<br>· LDH、LFT、白蛋白、BUN、肌酐<br>· 妊娠试验：育龄期妇女<br>· 胸部 X 片 · 诊断性 CTC（对比增强）<br>· PET－CT 扫描（选择性：根据患者自愿）<br>· ⅠB、ⅡB 和Ⅲ～Ⅳ期行充分骨髓活检<br>· 评估采用含阿霉素方案患者的射血分数<br>· 咨询：生育情况、戒烟、社会心理学</td><td rowspan="3">· 保留生育功能<br>· 若考虑放疗，行颈部 CT<br>· 若正在进行 ABVD 或 BEACOPP 治疗，应行肺功能检查（PFT，包括 DLCO）<br>· 若考虑行脾脏放疗，则注射肺炎球菌、H 型流感及脑膜炎球菌疫苗<br>· HIV 检测（鼓励）</td><td>Ⅰ～Ⅱ期不良（巨块型病变）</td></tr>
<tr><td>Ⅰ～Ⅱ期不良（非巨块型病变）</td></tr>
<tr><td>结节型淋巴细胞为主型霍奇金淋巴瘤（NLP－HL）</td><td>Ⅲ～Ⅳ期</td></tr>
</table>

## 三、经典型霍奇金淋巴瘤

**表 3　IA、IIA 期（预后良好）**

<table>
<tr><th>分类</th><th colspan="8">主要治疗</th></tr>
<tr><td rowspan="9">IA、IIA 期（预后良好）</td><td colspan="3" rowspan="3">联合治疗方案：<br>· ABVD×4 周期（1 类）<br>· ABVD×2 周期（1 类）◆<br>· Stanford Ⅴ方案×8 周</td><td rowspan="3">化疗完成后用PET－CT 再分期</td><td colspan="2">Deauville 1～4°（1～3：摄取≤肝脏；4：中度摄取增加＞肝脏）</td><td colspan="2">受累野放疗（ISRT）</td></tr>
<tr><td colspan="2" rowspan="2">Deauville 5°（原部位显著增加摄取＞肝脏）</td><td rowspan="2">活检</td><td>阳性：见难治性病变</td></tr>
<tr><td>阴性：ISRT</td></tr>
<tr><td rowspan="6">· 单用 ABVD</td><td rowspan="3">2 周期</td><td rowspan="3">采用原发病变区域的诊断性 CT 检查进行再分期</td><td rowspan="2">CT 检查完全缓解（CR）或未确认的完全缓解（Cru）</td><td rowspan="2">ABVD×2 周期（共 4 周期）</td><td rowspan="3">PET－CT 再分期（选择性：根据患者自愿）</td><td colspan="2">Deauville 1～3°：见随访</td></tr>
<tr><td colspan="2">Deauville 4°：ISRT</td></tr>
<tr><td>CT 检查部分缓解（PR）</td><td>ABVD×4 周期（共 6 周期）</td><td colspan="2">Deauville 5°：活检→<br>阴性：ISRT<br>阳性：见难治性病变</td></tr>
<tr><td rowspan="3">3 周期（2B 类）</td><td rowspan="3">再用 PET－CT 分期（选择性：根据患者自愿）</td><td colspan="5">Deauville 1～2°：见随访</td></tr>
<tr><td colspan="5">Deauville 3～4°：ABVD1 个周期（共 4 个周期）＋ISRT（30Gy）</td></tr>
<tr><td colspan="5">Deauville 5°：活检→<br>阴性：ISRT<br>阳性：见难治性病变</td></tr>
</table>

◆指用于排除Ⅰ～Ⅱ期病变不良因素的患者，不良因素包括：巨块型纵隔病变或＞10cm 病变、B 症状、ESR＞30 或＞50、＞3 处病变。

表 4 Ⅰ～Ⅱ期预后不良（巨块型纵隔病变，或 > 10 cm，淋巴结肿大 ± B 症状）的治疗

<table>
<tr><th>分类</th><th colspan="5">主要治疗</th></tr>
<tr><td rowspan="8">Ⅰ～Ⅱ期预后不良：巨块型纵隔病变，或 > 10cm，淋巴结肿大 ± B 症状</td><td rowspan="4">ABVD × 4 个周期（1 类）</td><td rowspan="4">再用 PET－CT 分期（选择性：根据患者自愿）</td><td colspan="2">Deauville 1～3°：ABVD × 2 周期（共 6 个周期）＋ISRT，或单用 ISRT</td><td>随访</td></tr>
<tr><td colspan="2">Deauville 4°：ABVD × 2 周期（共 6 个周期）＋ISRT</td><td>随访</td></tr>
<tr><td rowspan="2">Deauville 5°：活检</td><td>阴性：ABVD × 2 周期（共 6 个周期）＋ISRT</td><td>随访</td></tr>
<tr><td colspan="2">阳性：见难治性病变</td></tr>
<tr><td rowspan="2">Stanford V × 12 周（巨块或非巨块）</td><td rowspan="2">再用 PET－CT 分期（同上）</td><td>Deauville 1～4°</td><td colspan="2">对 > 5cm 的初始病灶进行 ISRT（2～3 周内 30～36Gy）</td></tr>
<tr><td>Deauville 5°</td><td colspan="2">活检→阴性 ISRT，阳性者见难治病变</td></tr>
<tr><td rowspan="2">递增剂量：BEACOPP × 2 ＋ ABVD × 2 ＋ ISRT（经选择的年龄小于 60 岁的患者）（巨块或非巨块）</td><td rowspan="2">化疗结束后再用 PET－CT 分期（同上）</td><td colspan="3">Deauville 1～4°：ISRT</td></tr>
<tr><td colspan="3">Deauville 5°：活检→阴性 ISRT，阳性者见难治性病变</td></tr>
</table>

表 5 Ⅰ～Ⅱ期预后不良（非巨块型）的治疗

<table>
<tr><th>分类</th><th colspan="5">主要治疗</th></tr>
<tr><td rowspan="6">Ⅰ～Ⅱ期预后不良（非巨块型）</td><td rowspan="4">ABVD × 4 个周期</td><td rowspan="4">再用 PET－CT 分期（选择性：根据患者自愿）</td><td colspan="3">Deauville1～3°：ABVD × 2 周期（共 6 个周期），或 ISRT</td></tr>
<tr><td rowspan="2">Deauville 4°：ABVD × 2 周期（共 6 个周期）</td><td rowspan="2">再 PET－CT 分期（同上）</td><td>Deauville1～3°：ISRT</td></tr>
<tr><td>Deauville 4～5°：活检→阴性 ISRT，阳性者见难治性病变</td></tr>
<tr><td colspan="3">Deauville 5°：活检→阴性 ABVD × 2 周期（共 6 个周期）＋ISRT，阳性者见难治性病变</td></tr>
<tr><td colspan="2">Stanford V × 12 周</td><td colspan="3">同“Stanford V × 12 周（巨块或非巨块）”</td></tr>
<tr><td colspan="2">BEACOPP × 2 ＋ ABVD × 2 ＋ISRT</td><td colspan="3">同“BEACOPP × 2 ＋ ABVD × 2 ＋ISRT”</td></tr>
</table>

表 6 Ⅲ～Ⅳ期治疗

<table>
<tr><th>分类</th><th colspan="6">主要治疗</th></tr>
<tr><td rowspan="9">Ⅲ～Ⅳ期</td><td rowspan="3">ABVD×2 个周期</td><td rowspan="9">再用 PET－CT 分期（同前）</td><td colspan="2">Deauville1～3°：ABVD×4 周期（共 6 个周期）</td><td colspan="2">观察，或初始巨块，或 PET＋部位行 ISRT</td></tr>
<tr><td rowspan="2">Deauville 4～5°：ABVD×4 周期（共 6 个周期）或递增剂量 BEACOPP</td><td rowspan="2">再用 PET－CT 分期（同前）</td><td colspan="2">Deauville 1～3°：观察，或初始巨块，或 PET＋部位行 ISRT</td></tr>
<tr><td colspan="2">Deauville 4～5°：PET＋部位行 ISRT，或活检→阳性者见难治性病变，阴性者观察，或初始巨块，或 PET＋部位行 ISRT</td></tr>
<tr><td rowspan="2">Stanford V×12 周（IPS＜3 的选择病例）</td><td>Deauville 1～4°</td><td colspan="3">对＞5cm 的初始病灶进行 ISRT（2～3 周内 30～36Gy）</td></tr>
<tr><td>Deauville 5°</td><td colspan="3">活检→阴性者，对＞5cm 的初始病灶进行 ISRT（2～3 周内 30～36Gy），阳性者见难治性病变</td></tr>
<tr><td rowspan="4">递增剂量 BEACOPP（选择 IPS≥4、年龄＜60 岁的患者）</td><td>Deauville 1～2°</td><td colspan="3">随访</td></tr>
<tr><td>Deauville 3～4°</td><td colspan="2">对 PET 阳性、＞2.5cm 的残留病灶进行 ISRT</td><td>观察，对初始大病灶或 PET 阳性病灶进行 ISRT</td></tr>
<tr><td rowspan="2">Deauville 5°</td><td rowspan="2">活检</td><td>阴性</td><td rowspan="2">见难治性病变</td></tr>
<tr><td>阳性</td></tr>
</table>

## 四、结节型淋巴细胞为主型霍奇金淋巴瘤

表 7 分类与治疗

<table>
<tr><th>分类</th><th colspan="3">主要治疗</th></tr>
<tr><td>CS IA、IIA（非肿块型）</td><td>观察，或 ISRT（首选）</td><td rowspan="4">再用 PET－CT 分期（同前）</td><td rowspan="2">临床有反应：如果无症状观察，或 ISRT（如果以前未行 RT）</td></tr>
<tr><td>CS IB、IIB，或 CS IA、IIA（肿块型）</td><td>化疗＋ISRT±利妥昔单抗</td></tr>
<tr><td>CS ⅢA、ⅣA</td><td>化疗±利妥昔单抗±ISRT，或局部放疗（仅为缓解病情），或利妥昔单抗</td><td rowspan="2">疾病稳定或进展：活检→阴性者如果无症状观察，阳性者见难治性病变</td></tr>
<tr><td>CS ⅢB、ⅣB</td><td>化疗±利妥昔单抗±ISRT</td></tr>
</table>

## 五、治疗结束后随访和迟发反应的监测

表 8 随访与监测

| (1) 总要求 |
| --- |
| · 在完成治疗时，建议提供治疗总结给患者 |
| · 建议由肿瘤内科医生对患者进行随访以便发现病情复发，第一个 5 年内尤应如此，然后每年 1 次以确定是否有迟发性并发症，如继发性癌症和心血管疾病。远期复发或转化为大细胞淋巴瘤可发生于 NLP - HL 患者 |
| · 检查的频率和类型可根据临床状况、年龄、诊断分期、社会习惯以及治疗方式等因素确定 |
| **(2) 治疗结束后随访最多 5 年** |
| · 中期查体：每 3 ~ 6 个月 1 次，持续 1 ~ 2 年；然后每 6 ~ 12 个月 1 次，再持续至第 3 年，之后每年随访 1 次；每年注射 1 次流感疫苗 |
| · 实验室检查：<br>1）每次门诊随访，进行血常规、血小板、ESR（若初始诊断时增高）、化学分析<br>2）如果对颈部行 RT，至少每年 1 次促甲状腺激素（TSH） |
| · 前 2 年内每 6 ~ 12 月进行 1 次胸部 X 光或 CT 检查，然后可选行胸部 X 光检查 |
| · 前 2 年内每 6 ~ 12 月进行 1 次腹部/盆腔 CT 检查 |
| · 咨询：生育、健康生活习惯、心理、心血管疾病、乳腺癌自检、皮肤癌风险及治疗终点等 |
| · 监测性 PET 检查可增加假阳性风险，因此不应常规采用。不能只根据 PET 检查进行治疗决策，需同时联系临床或病理情况进行决策 |
| **(3) 5 年后开始监测迟发反应** |
| · 中期体格检查：每年 1 次<br>1）每年检查血压，积极控制心血管风险因素<br>2）若患者此前行脾脏放疗或脾切除，则 5 ~ 7 年后注射肺炎球菌、脑膜炎球菌和 H 型流感疫苗<br>3）每年注射 1 次流感疫苗 |
| · 心血管病症状可发生于年轻患者<br>1）应考虑在治疗结束后每隔 10 年行负荷试验或超声心动图，尤其对于曾行胸部心脏区照射患者<br>2）在接受颈部照射的情况下，应考虑每隔 10 年进行一次颈动脉超声检查 |
| · 实验室检查<br>1）每年 1 次血常规、血小板、化学分析<br>2）如果对颈部行 RT，至少每年 1 次促甲状腺激素（TSH）<br>3）每年检查 1 次血脂 |
| · 对于患肺癌风险增加的患者，考虑行胸部影像学检查 |
| · 每年乳腺癌筛查：接受胸部或腋窝放射治疗的女性，应在治疗结束后 8 ~ 10 年内或 40 岁时（以较早者为准）进行 |
| · 咨询：生育、健康生活习惯、心理、心血管疾病、乳腺癌自检和皮肤癌风险 |

## 六、经典型霍奇金淋巴瘤 - 难治性病变的二线与附加治疗

（经活检证实为难治性病变）

表9　难治性病变的二线治疗

| 二线治疗 | 附加治疗 | | | 维持治疗 |
| --- | --- | --- | --- | --- |
| 二线化疗 | PET－CT再分期（同前） | Deauville 1～3° | HDT/ASCR ± ISRT（1类） | 如果初始即为难治性病变或初始治疗后12个月内复发者使用Brentu × imab vedotin 1年 |
| | | Deauville 4° | 观察 ± ISRT（如果存在HDT/ASCR禁忌） | 随访 |
| | | | HDT/ASCR ± ISRT | 如果初始即为难治性病变或初始治疗后12个月内复发者使用Brentu × imab vedotin 1年 |
| | | Deauville 5° | ISRT | 随访 |
| | | | 附加全身治疗 ± ISRT | 随访 |
| | | | ISRT，或附加全身治疗 ± ISRT | 随访 |

## 七、经典型霍奇金淋巴瘤－疑似复发的二线治疗

表10　疑似复发的二线治疗

| 检查 | | | | 二线治疗 | | |
| --- | --- | --- | --- | --- | --- | --- |
| 再次活检 | 阴性 | | | 短间隔随访观察 | | |
| | 阳性 | 再分期（与初次检查相同） | 初始IA～IIA期（原发部位无放疗失败经历） | 二线全身治疗 HDT/ASCR ± ISRT（首选）或对经过严格选择的病例进行RT | 用PET－CT再分期 | 同上“难治或复发”的治疗方案 |
| | | | 所有其他 | 二线化疗 | | |

## 八、结节型淋巴细胞为主型霍奇金淋巴瘤－难治性或复发的二线治疗

表11　难治性或复发的二线治疗

| 检查 | | | 二线治疗 |
| --- | --- | --- | --- |
| 再次活检 | 侵袭性B细胞淋巴瘤 | | 见弥漫大B细胞淋巴瘤的治疗 |
| | 活检阴性 | | 随访 |
| | NLP－HL | 无症状 | 随访 |
| | | 有症状 | 利妥昔单抗 ± 化疗 ± ISRT→治疗后再评价，有临床反应者，如果无症状则观察；如果疾病进展，则再次活检 |

## 九、Ⅰ～Ⅱ期霍奇金淋巴瘤不良危险因素

表12　Ⅰ～Ⅱ期霍奇金淋巴瘤不良危险因素

| 危险因素 | GHSG | EORTC | NCIC | NCCN |
| --- | --- | --- | --- | --- |
| 年龄 | | ≥50岁 | ≥40岁 | |
| 组织学 | | | MC或LD | |

续表

| 危险因素 | GHSG | EORTC | NCIC | NCCN |
| --- | --- | --- | --- | --- |
| ESR 和 B 类症状 | 如果 A，>50；如果 B，>30 | 如果 A，>50；如果 B，>30 | >50 或任何 B sx | >50 或任何 B sx |
| 纵隔肿块 | MMR >33 | MTR >35 | MMR >33 或 >10cm | MMR >33 |
| 淋巴结病灶数量 | >2 | >3 | >3 | >3 |
| E 病变 | 任何 | | | |
| 巨块型 | | | | >10cm |

注：

GHSG：德国霍奇金淋巴瘤研究组

EORTC：欧洲癌症研究与治疗组织

NCIC：加拿大国家癌症研究所

MC：混合细胞型

LD：淋巴细胞消减型

MMR：纵隔肿块比，即肿块最大宽度/胸腔内最大直径

MTR：纵隔胸廓比，即纵隔肿块最大宽度/T5～6 水平胸腔内最大直径

GHSG 关于淋巴结部位的定义同 Annbor 系统，不同的是锁骨下区域包括同侧颈/锁骨区，双侧肺门区包括纵隔区，腹部分为两区，即上区（脾门部、腹腔、肝门部）和下区。

具有下列每项因素为国际预后评分（IPS）加 1 分（主要指晚期病变）：

（1）白蛋白 <4g/dL

（2）血红蛋白 <10.5g/dL

（3）男性

（4）年龄≥45 岁

（5）Ⅳ期病变

（6）白细胞增多（白细胞计数至少 15000/$mm^3$）

（7）淋巴细胞减少（淋巴细胞计数占白细胞计数少于 8%，和/或淋巴细胞计数少于 600$mm^3$）

## 十、全身治疗原则

表 13　全身治疗方案

| 分类 | 方案 |
| --- | --- |
| 经典霍奇金淋巴瘤 | 最常使用的化疗方案包括 ABVD 方案和 Stanford V 方案，不推荐常规使用生长因子，白细胞减少不是延迟化疗或减少化疗剂量的要素（剂量递增的 BEACOPP 方案除外） |
| | · ABVD（阿霉素、博莱霉素、长春碱、达卡巴嗪）±RT |
| | · Stanford V（阿霉素、长春碱、氮芥、依托泊苷、长春新碱、博莱霉素、强的松） |
| | · 递增剂量 BEACOPP 方案（博莱霉素、依托泊苷、阿霉素、环磷酰胺、长春新碱、丙卡巴肼、强的松） |
| | · 递增剂量 BEACOPP 继以 ABVD+RT |
| 结节型淋巴细胞为主型霍奇金淋巴瘤 | · ABVD（阿霉素、博莱霉素、长春碱、达卡巴嗪）±利妥昔单抗 |
| | · CHOP（环磷酰胺、阿霉素、长春新碱、强的松）±利妥昔单抗 |
| | · CVP（环磷酰胺、长春新碱、强的松）±利妥昔单抗 |
| | · 利妥昔单抗单药方案 |

## 十一、Deauville 的 PET 标准（5 分法）

表 14　Deauville 的 PET 标准

| 评分 | PET 结果 |
|---|---|
| 1 | 背景以上无摄取 |
| 2 | 摄取≤纵隔 |
| 3 | 摄取＞纵隔，但≤肝脏 |
| 4 | 任何病灶摄取程度较肝脏适度增加 |
| 5 | 任何病灶摄取程度较肝脏明显增加 |
| X | 新的摄取区域不太可能与淋巴瘤相关 |

## 十二、复发性或难治性病变全身性治疗原则

### （一）原则

（1）根据复发的形式和先前采用的药物选择二线化疗方案。

（2）一些研究表明，复发时伴有最小疾病负担（非难治性）的患者在采用大剂量化疗和干细胞解救前可能不需行附加治疗。然而，在伴有最小疾病负担状态下进行移植倾向于有良好的效果。因此，在接受大剂量化疗及干细胞解救前采用肿瘤细胞减灭处理及化疗可能是有益的。

此外，二线化疗方案可以用来检测药物的敏感性，并且促进干细胞移植发挥作用。氮芥、丙卡巴肼、卡莫司汀及美法仑可能会影响到干细胞采集的质量和数量。

（3）对采用 HDT/ASCR 方案或先前至少采用过 2 种多药化疗方案失败的经典霍奇金淋巴瘤患者，Brentu×imab vedotin 可作为一种治疗选择。

（4）复发性或难治性 NLP－HL 的所有二线化疗方案中均应考虑使用利妥昔单抗。

### （二）治疗方案

表 15　化疗方案

| 二线治疗方案或后续治疗方案 | 附加治疗选择（用于 CHL）方案 |
|---|---|
| · Brentu×imab vedotin（仅用于 CHL） | · 苯达莫司汀 |
| · C－MOPP（环磷酰胺、长春新碱、丙卡巴肼、泼尼松）（2B 类） | · 依维莫司 |
| · DHAP（地塞米松、顺铂、大剂量阿糖胞苷） | · 来那度胺 |
| · ESHAP（依托泊苷、甲基泼尼松龙、大剂量阿糖胞苷、顺铂） | |
| · GCD（吉西他滨、卡铂、地塞米松） | |
| · GVD（吉西他滨、长春瑞滨、脂质体阿霉素） | |
| · ICE（异环磷酰胺、卡铂、依托泊苷） | |
| · IGEV（异环磷酰胺、吉西他滨、长春瑞滨） | |
| · Mini－BEAM（卡氮芥、阿糖胞苷、依托泊苷、美法仑） | |
| · MINE（依托泊苷、异环磷酰胺、美司钠、米托蒽醌） | |

（陈文娟）

## 第二节 非霍奇金淋巴瘤

非霍奇金淋巴瘤（NHL）是一组多样化的淋巴增殖性疾病，起源于B淋巴细胞、T淋巴细胞或自然杀伤（NK）细胞。在美国，B细胞淋巴瘤约占NHL的80%～85%，而T细胞淋巴瘤约占15%～20%。NK细胞淋巴瘤非常罕见。在2013年，估计将有约69 740例新诊断的NHL病例，并将有19 020例患者死于该病，慢性淋巴细胞白血病（CLL）的估算不算在内。NHL居男性和女性新发癌症病例的第7位，也占新发肿瘤病例的4%和肿瘤相关死亡的3%。

1970年至1995年期间，NHL发病率急剧上升，至20世纪90年代中期上升速度有所减慢。NHL发病率增高可部分归咎于人类免疫缺陷病毒（HIV）流行及获得性免疫缺陷综合征（AIDS）相关淋巴瘤的增多。然而观察发现，发病率增高多见于60～70岁患者；很大一部分发病率增高与其他原因导致的死亡率下降相平行。过去20年中，NHL患者的中位年龄有所升高。因此，NHL患者可能患有严重的合并症，使治疗的选择更加复杂。

### 一、分类

在1956年，Rappaport等人根据细胞生长的类型（结节型或弥漫型）以及肿瘤细胞的大小和形状对淋巴瘤进行了分类。虽然这种分类方法曾经在美国被广泛使用，但是由于不同类型淋巴细胞（B、T和NK淋巴细胞）存在的发现而迅速过时。Kiel分类将这些新信息应用于对淋巴瘤的分类，从而成为首个最为重要的分类方法。

根据Kiel分类，基于组织学特征淋巴瘤可以被分为低级别和高级别两种。这种分类方法曾在欧洲被广泛使用。各个临床研究中采用的不同分类系统使研究结果难以进行比较。因此，发展形成了NHL国际工作分类（IWF），对淋巴瘤的分类进行标准化。

#### （一）国际工作分类（IWF）

IWF基于形态学表现和自然病程将NHL分为3种主要的类别，即低级别、中级别和高级别三大类。这种分类方法将弥漫性大B细胞淋巴瘤（DLBCL）归为中级别和高级别。但是，这些区别没有重现性。由于这种分类不包括免疫表型，所分类型没有重现性。此外，在发表这种分类方法之后，又发现的许多新的疾病是IWF分类方法没有包括在内的。

#### （二）修订的欧美淋巴系肿瘤分类

在1994年，国际淋巴瘤研究组（ILSG）提出了修订的欧美淋巴系肿瘤分类（REAL），根据细胞起源（B、T或NK细胞）、形态、免疫表型、遗传特征和临床特征将淋巴瘤进行分类和描述。1997年，国际淋巴瘤分类计划在1 403例NHL患者队列中对修订的欧美分类（REAL）方法进行了一项临床评价。NHL诊断在其中的1 378例患者（98.2%）中得到了确认。该研究确定了13种最为常见的组织学类型，这些类型约占美国所有NHL病例的90%。这些结果如下：弥漫性大B细胞淋巴瘤（DLBCL）占31%，滤泡性淋巴瘤（FL）占22%，小淋巴细胞淋巴瘤/慢性淋巴细胞白血病（SLL/CLL）占6%，套细胞淋巴瘤（MCL）占6%，外周T细胞淋巴瘤（PTCL）占6%，黏膜相关淋巴组织（MALT）淋巴瘤占5%。其余亚型中，每种的发生率都不足2%。重要的是，美国超过50%的淋巴瘤病例为DLBCL或FL。研究者总结称，REAL分类方法在临床上可以对NHL各种类型进行准确分型。

#### （三）世界卫生组织分类

在2001年，世界卫生组织（WHO）更新了造血系统和淋巴组织肿瘤分类。WHO2001分类采用了REAL分类的原则，代表了对血液系统恶性肿瘤分类的第一个国际共识。REAL/WHO分类增加了多种疾病类型，这些类型在IWF中尚未得到认识。考虑到细胞起源（B、T或NK细胞），这种分类方法将淋巴瘤再细分为来源于前体淋巴细胞的淋巴瘤及来源于成熟淋巴细胞的淋巴瘤。该分类还根据免疫表型、遗传和临床特征对分类进行进一步的完善，这些考虑有助于确定具体淋巴瘤亚型的积极治疗。

在2008年，国际T细胞淋巴瘤项目在对1 314例PTCL和自然杀伤/T细胞淋巴瘤（NKTCL）患者的队列研究中对T细胞淋巴瘤的WHO分类进行了评价。其中1 153例患者的PTCL或NKTCL（88%）诊断被确认。最常见的亚型是外周T细胞淋巴瘤－非特指（PTCL－NOS，25.9%），血管免疫母细胞性淋巴瘤（18.5%），自然杀伤/T细胞淋巴瘤（NKTCL，10.4%），成人T细胞白血病/淋巴瘤（ATLL，9.6%），ALK阳性间变性大细胞淋巴瘤（ALCL）（6.6%）和ALK阴性ALCL（5.5%）。该研究结果证实了WHO对T细胞淋巴瘤的亚型分类是可用的。

2008年9月，WHO分类再次进行更新，加入了过去十年间发现的新的疾病和亚型，并且基于最新进展更好地确定了一些异质性和不明确的分类。细胞遗传学或荧光原位杂交（FISH）检测的一些遗传学特征在确定特定的NHL亚型中起的作用越来越重要。此外，对病毒，特别是对EB病毒、HHV8和HTLV1的检测，通常是建立特异性诊断所必需的。

## 二、淋巴结引流分区

表1　淋巴结引流分区

| 分区 | 范围 |
|---|---|
| 左、右肢端 | 2个独立体区 |
| 头颈部 | 下缘—锁骨上缘、T1棘突 |
| 胸部 | 上缘—锁骨上缘，下缘—胸廓下缘，侧缘—腋中线、肩关节（包括腋窝） |
| 腹部/生殖器 | 上缘—胸廓下缘，下缘—腹股沟、会阴前，侧缘—腋中线 |
| 上背部 | 上缘—T1棘突，下缘—胸廓下缘，侧缘—腋中线 |
| 下背部/臀部 | 上缘—胸廓下缘，下缘—腹股沟、会阴前（包括会阴），侧缘—腋中线 |
| 每一上臂 | 上缘—肩关节（不包括腋窝），下缘—肘关节 |
| 每一前臂/手 | 上缘—肘关节 |
| 每一大腿 | 上缘—腹股沟，下缘—髌骨中部、腘窝中部 |
| 每一小腿/足 | 上缘—髌骨中部、腘窝中部 |

## 三、分期

美国癌症联合会（AJCC）和国际抗癌联盟（UICC）均采用AnnArbor分期法作为描述霍奇金淋巴瘤和非霍奇金淋巴瘤的解剖学病变范围的正式分期系统。

### （一）AnnArbor分期系统

表2　AnnArbor分期

| 分期 | 定义 |
|---|---|
| Ⅰ期 | 单一的淋巴结区受侵（Ⅰ）；或单一淋巴结外器官或部位的局限受侵，并且不伴有任何淋巴结受侵（ⅠE）（在霍奇金淋巴瘤中少见） |
| Ⅱ期 | 膈肌同侧的两个或两个以上的淋巴结区受侵（Ⅱ）；或在膈肌同侧的单一淋巴结外器官或部位的局限受侵伴有区域淋巴结受侵，伴有或不伴有其他淋巴结区的受侵（ⅡE）。受侵区域的数目可用下脚标表示，如Ⅱ3 |

续表

| 分期 | 定义 |
| --- | --- |
| Ⅲ期 | 膈肌两侧的淋巴结区受侵（Ⅲ）；可伴有由于相邻受侵淋巴结的蔓延而致的淋巴结外病变（ⅢE），或伴有脾受侵（ⅢS）；或二者均有（ⅢE，ⅢS） |
| Ⅳ期 | 弥漫性或播散性的一个或多个淋巴结外器官受侵，伴有或不伴有相应的淋巴结受侵；或孤立的淋巴结外器官受侵而没有相邻区域的淋巴结受侵，但伴有远处部位的受侵。任何肝或骨髓受侵，或一叶或多叶肺内的结节性受侵 |
| E（结外），S（脾） | |

### （二）CLL 分期系统

表 3　CLL－Rai 分期系统

| 分期 | 定义 | 危险分级 |
| --- | --- | --- |
| 0 | 淋巴细胞增多，外周血淋巴细胞，＞15 000/mcL，骨髓淋巴细胞＞40% | 低危 |
| I | 0 期伴淋巴结肿大 | 中危 |
| II | 0～I 期伴脾大、肝大或肝脾大 | 中危 |
| Ⅲ | 0～Ⅱ期伴血红蛋白＜11 g/dL 或红细胞压积＜33% | 高危 |
| Ⅳ | 0～Ⅲ期伴血小板＜100 000/mcL | 高危 |

表 4　CLL－Binet 分期系统

| 分期 | 定义 |
| --- | --- |
| A 期 | 血红蛋白≥10g/dL，及血小板≥100 000/$mm^3$和受累淋巴结区＜3 个 |
| B 期 | 血红蛋白≥10g/dL，及血小板≥100 000/$mm^3$和受累淋巴结区≥3 个 |
| C 期 | 血红蛋白＜10g/dL，和/或血小板＜100 000/$mm^3$，和不论受累淋巴结区的数目 |

### （三）皮肤淋巴瘤 TNM 分期系统

表 5　皮肤淋巴瘤 TNM 分期（MF/SS 除外）

| TNM | 定义 |
| --- | --- |
| T1 | 孤立性皮肤病变 |
| T1a | 孤立病灶直径＜5cm |
| T1b | 孤立病灶直径＞5cm |
| T2 | 区域性皮肤病变：多发病灶限于 1 个体区或 2 个毗邻体区 |
| T2a | 所有病灶位于直径＜15cm 的圆圈内 |
| T2b | 所有病灶位于 15cm＜直径＜30cm 的圆圈内 |
| T2c | 所有病灶位于直径＞30cm 的圆圈内 |
| T3 | 皮肤广泛性病变 |
| T3a | 多发病灶，累及 2 个非毗邻的体区 |
| T3b | 多发病灶，累及≥3 个体区 |
| N0 | 无淋巴结受累的临床或病理学依据 |

续表

| TNM | 定义 |
| --- | --- |
| N1 | 侵犯1个外周淋巴结区，该淋巴结为目前或以前皮肤病灶的引流区 |
| N2 | 侵犯2个或者更多的淋巴结区，或者侵犯以前或目前皮肤病灶非引流淋巴结区 |
| N3 | 中央淋巴结受累 |
| M0 | 无皮肤外非淋巴结病变证据 |
| M1 | 有皮肤外非淋巴结病变 |

## 四、慢性淋巴细胞白血病/小淋巴细胞淋巴瘤（CLL/SLL）

### （一）诊断

表6　诊断

| 基本项目 | 有助于确定预后和/或治疗决策的检查 |
| --- | --- |
| · 如果依据淋巴结或骨髓活检进行诊断，应对所有切片进行血液病理学检查（至少1个为含肿瘤组织的石蜡块）。如果认为所获标本不足以确诊，则需重新活检 | · FISH或刺激细胞遗传以检测：t（11；14）、t（11q；v）、+12、del（11q）、del（13q）、del（17p）<br>· 分子学分析检测：IGHV突变情况<br>· 流式细胞术或免疫组化检测CD38和Zap70表达<br>· TP53测序 |
| · 血液流式细胞术足以诊断CLL/SLL（通常不需要活组织检查）<br>1）CLL诊断需要外周血单克隆B细胞数≥5×10⁹/L<br>2）克隆性B细胞应该由流式细胞术验证<br>3）通过流式细胞术进行表面标记物分析建立必要的免疫表型：κ/λ、CD19、CD20、CD5、CD23、CD10，也包括cyclin D1或FISH检测t（11；14）、t（11q；v）<br>4）SLL诊断需要淋巴结肿大和/或脾肿大，及外周血B淋巴细胞数≤5×10⁹/L<br>5）SLL应该经淋巴结活检组织病理学证实 | |
| · 如果不能通过流式细胞术确诊，需继续淋巴结活检。单独细针穿刺（FNA）或空芯针活检不宜作为淋巴瘤初始诊断的依据。在某些情况下，当淋巴结难以切除或切取活检时，联合FNA和空芯针活检并结合辅助检查（免疫组化、流式细胞术）也许足以诊断<br>通过免疫组化检测免疫表型：CD3、CD5、CD10、CD20、CD23、cyclin D1 | |
| · B淋巴细胞绝对值计数 | |

## （二）检查

表 7 检查

| 基本项目 | 某些情况下有助于诊断的检查 |
|---|---|
| ·体检：注意带有淋巴结的区域，包括韦氏环以及肝脾的大小<br>·体能状态<br>·B 症状<br>·CBC、白细胞分类、血小板计数<br>·LDH<br>·生化常规<br>·如果拟用 CD20 单克隆抗体，则行乙型肝炎相关检测<br>·如果需要蒽环类或蒽二酮为基础的方案，行 MUGA 扫描/超声心动图<br>·育龄期妇女进行妊娠试验（如拟行化疗） | ·免疫球蛋白定量<br>·网织红细胞计数、结合珠蛋白测定，以及直接 Coombs 试验<br>·应当在开始治疗前行胸/腹/盆腔 CT（特别是当存在浅表淋巴结肿大和有症状提示存在巨大淋巴结时）<br>·$\beta_2$ 微球蛋白<br>·尿酸<br>·初始治疗时骨髓活检（±穿刺涂片）<br>·讨论生育问题和精子储存<br>·PET 扫描对于 CLL 无用，但如果怀疑出现 Richter 转化，可以协助引导淋巴结活检 |

## （三）支持治疗

表 8 支持治疗

| 分类 | 处理 |
|---|---|
| ·反复鼻窦肺感染（需静脉用抗生素或住院治疗） | ·给予合适的抗微生物治疗 |
| | ·检测血清 IgG，如＜500mg/dL。①开始每月 IVIG0.3～0.5g/kg，②调整用药剂量/间隔时间，维持 IgG 最低浓度为约 500mg/dL |
| ·抗感染预防 | ·如可耐受，建议患者在治疗期间及治疗后接受嘌呤类似物和/或阿仑单抗治疗①疱疹病毒（阿昔洛韦或类似药物）②卡氏肺囊虫肺炎（复方新诺明/甲氧苄啶或类似药物） |
| | ·阿仑单抗：临床医生必须知道巨细胞病毒激活的高风险。目前对何种治疗更合适存在争议。一些医生在病毒血症存在时便预防性使用更昔洛韦（口服或静脉注射），而另外一些医生仅在病毒载量增加时才这么做。CMV 病毒血症应该使用 PCR 方法至少每 2～3 周定量检测一次。必要时，请传染病专家协助诊治 |
| | ·建议接受抗 CD20 单克隆抗体和阿仑单抗的高危患者进行乙肝预防和监测 |
| ·自身免疫性血细胞减少 | ·自身免疫性溶血性贫血（AIHA）：通过网织红细胞计数、结合珠蛋白、直接抗人球蛋白试验（DAT）诊断对于氟达拉滨治疗期间发生的 AIHA，应立即停药，给予治疗并避免再次使用氟达拉滨 |
| | ·免疫性血小板减少性紫癜（ITP）：检查骨髓以明确血小板减少原因 |
| | ·纯红细胞再生障碍性贫血（PRCA）：检测微小病毒 B19 和骨髓 |
| | ·治疗：皮质类固醇、利妥昔单抗、IVIG、环孢素 A、脾切除、艾曲波帕或罗米司亭（ITP） |

续表

| 分类 | 处理 |
| --- | --- |
| ·疫苗接种 | ·每年接种流感疫苗 |
| | ·每5年接种1次肺炎球菌疫苗（首选 Prevnar） |
| | ·避免所有活疫苗，包括带状疱疹病毒疫苗（Zoster） |
| ·血制品输注 | ·根据卫生行政部门公布的标准进行输注 |
| | ·所有血制品均应进行照射，以防止输血相关性移植物抗宿主病（GVHD） |
| ·肿瘤溶解综合征 | 伴肿块型病变且具有患 TLS 高风险患者考虑采取肿瘤预防措施 |
| ·燃瘤反应 | ·接受来那度胺患者发生燃瘤反应的推荐治疗 |
| | ·燃瘤反应：<br>痛性淋巴结肿大或淋巴结肿大伴局部炎症证据，在治疗开始时发生；也可伴有脾脏肿大，低烧，和/或皮疹 |
| | ·治疗：<br>①类固醇（如泼尼松 25～50mg，口服 5～10d）<br>②抗组胺药治疗皮疹和瘙痒（西替利嗪 10mg，口服，4次/d，或氯雷他定 10mg，口服，1次/d） |
| | ·预防：<br>①考虑用于伴肿块型淋巴结患者（>5cm）<br>②类固醇（如泼尼松 20mg，口服 5～7d，然后 5～7d 迅速减量） |
| ·预防血栓形成 | 建议接受来那度胺患者预防血栓栓塞性事件：若血小板高于 $50\times10^{12}$/L，每天给予阿司匹林 81mg |

## （四）推荐治疗方案

表9　推荐治疗方案（1）

| 分类 | 体弱、有严重合并症的患者（不能耐受嘌呤类似物治疗） | 一线治疗 | 复发/难治性病例治疗 |
| --- | --- | --- | --- |
| 不伴 Del（11q）或 Del（17p）的 CLL | ·阿托珠单抗＋苯丁酸氮芥（1类）<br>·奥法木单抗＋苯丁酸氮芥<br>·利妥昔单抗＋苯丁酸氮芥<br>·阿托珠单抗（2B类）<br>·利妥昔单抗（2B类）<br>·苯丁酸氮芥（2B类）<br>·皮质类固醇间断冲击治疗（3类） | ·年龄≥70岁，或有合并症的小于70岁的患者：<br>①阿托珠单抗＋苯丁酸氮芥（1类）<br>②奥法木单抗＋苯丁酸氮芥<br>③利妥昔单抗＋苯丁酸氮芥<br>④苯达莫司汀（如果可以耐受 70mg/m$^2$ 升到 90mg/m$^2$）±利妥昔单抗<br>⑤阿托珠单抗（2B类）<br>⑥氟达拉滨±利妥昔单抗（2B类）<br>⑦苯丁酸氮芥（2B类）<br>⑧利妥昔单抗（3类）<br>⑨克拉曲滨（3类） | ·年龄≥70岁，或有合并症的小于70岁的患者：<br>①Ibrutinib（1类）<br>②Idelalisib±利妥昔单抗<br>③化学免疫治疗：<br>减量的 FCR、减量的 PCR 苯达莫司汀±利妥昔单抗<br>大剂量泼尼松（HDMP）＋利妥昔单抗<br>利妥昔单抗＋苯丁酸氮芥<br>④奥法木单抗<br>⑤Obinutuzumab<br>⑥来那度胺±利妥昔单抗<br>⑦阿伦单抗±利妥昔单抗<br>⑧剂量密集利妥昔单抗（2B类） |

续表

| 分类 | 体弱、有严重合并症的患者（不能耐受嘌呤类似物治疗） | 一线治疗 | 复发/难治性病例治疗 |
|---|---|---|---|
| 不伴 Del（11q）或 Del（17p）的 CLL | · 阿托珠单抗 + 苯丁酸氮芥（1 类）<br>· Ofatumumab + 苯丁酸氮芥<br>· 利妥昔单抗 + 苯丁酸氮芥<br>· 阿托珠单抗（2B 类）<br>· 利妥昔单抗（2B 类）<br>· 苯丁酸氮芥（2B 类）<br>· 皮质类固醇间断冲击治疗（3 类） | · 年龄＜70 岁无明显合并症：<br>化学免疫治疗：<br>①FCR（氟达拉滨、环磷酰胺、利妥昔单抗）（1 类）<br>②FR（氟达拉滨、利妥昔单抗）<br>③PCR（喷司他丁、环磷酰胺、利妥昔单抗）<br>④苯达莫司汀 ± 利妥昔单抗 | · 年龄＜70 岁无明显合并症：<br>①Ibrutinib（1 类）<br>②Idelalisib ± 利妥昔单抗<br>③化学免疫治疗：<br>FCR、PCR，苯达莫司汀 ± 利妥昔单抗，氟达拉滨 + 阿仑单抗，RCHOP，OFAR（奥沙利铂，氟达拉滨，阿糖胞苷，利妥昔单抗），奥法木单抗，阿托珠单抗，来那度胺 ± 利妥昔单抗，阿仑单抗 ± 利妥昔单抗，大剂量泼尼松（HDMP）+利妥昔单抗 |

表 10 推荐治疗方案（2）

| 分类 | 一线治疗 | 复发/难治性病例治疗 |
|---|---|---|
| 伴 Del（17p）的 CLL | · Ibrutinib | · Ibrutinib |
| | · HDMP +利妥昔单抗 | · Idelalisib ± 利妥昔单抗 |
| | · PCR | · HDMP ± 利妥昔单抗 |
| | · FR | · 阿伦单抗 ± 利妥昔单抗 |
| | · 阿托珠单抗 + 苯丁酸氮芥 | · 来拉度胺 ± 利妥昔单抗 |
| | · 阿仑单抗 ± 利妥昔单抗 | · 奥法木单抗 |
| | | · OFAR |
| 伴 Del（11q）的 CLL | · 年龄≥70 岁或有合并症的小于 70 岁的患者：<br>①阿托珠单抗 + 苯丁酸氮芥（1 类）<br>②奥法木单抗 + 苯丁酸氮芥<br>③利妥昔单抗 + 苯丁酸氮芥<br>④苯达莫司汀（如果可以耐受 $70mg/m^2$ 升到 $90mg/m^2$）± 利妥昔单抗<br>⑤环磷酰胺、泼尼松 ± 利妥昔单抗<br>⑥减量 FCR<br>⑦苯丁酸氮芥<br>⑧利妥昔单抗（3 类） | · 年龄≥70 岁，或有合并症的小于 70 岁的患者：<br>①Ibrutinib（1 类）<br>②Idelalisib ± 利妥昔单抗<br>③化学免疫治疗：<br>减量 FCR，减量 PCR 苯达莫司汀 ± 利妥昔单抗 HDMP + 利妥昔单抗利妥昔单抗 + 苯丁酸氮芥<br>④奥法木单抗<br>⑤阿托珠单抗<br>⑥来那度胺 ± 利妥昔单抗<br>⑦阿仑单抗 ± 利妥昔单抗<br>⑧减量密集的利妥昔单抗（2B 类） |
| | · 年龄＜70 岁无明显合并症：<br>化学免疫治疗：<br>FCR<br>苯达莫司汀 ± 利妥昔单抗<br>PCR<br>阿托珠单抗 + 苯丁酸氮芥 | · 年龄＜70 岁无明显合并症：<br>①Ibrutinib（1 类）<br>②Idelalisib ± 利妥昔单抗<br>③化学免疫治疗：<br>FCR，CR 苯达莫司汀 ± 利妥昔单抗<br>氟达拉滨 + 阿仑单抗 OFAR<br>④奥法木单抗<br>⑤阿托珠单抗<br>⑥来那度胺 ± 利妥昔单抗<br>⑦阿仑单抗 ± 利妥昔单抗<br>⑧HDMP + 利妥昔单抗 |

### （五）CLL 疗效判定

表 11　CLL 疗效判定

| 参数 | | 完全缓解 | 部分缓解 | 疾病进展 |
|---|---|---|---|---|
| A 组 | 淋巴结肿大 | 无淋巴结 >1.5cm | 下降≥50% | 增加≥50% |
| | 肝大 | 无 | 下降≥50% | 增加≥50% |
| | 脾大 | 无 | 下降≥50% | 增加≥50% |
| | 骨髓 | 细胞增生正常，淋巴细胞 <30%，无 B 淋巴细胞结节；骨髓细胞减少定义为 CR 伴骨髓恢复不完全（Cri） | 骨髓浸润或 B 淋巴结中减少 50% | |
| | 血淋巴细胞 | <4 000/μL | 较基线值下降≥50% | |
| B 组 | 未使用生长因子的血小板计数 | >100 000/μL | >100 000/μL 或较基线值增加 50% | 较基线值增加≥50% |
| | 未输血及未使用生长因子的血红蛋白值 | >11 g/dL | >11g/dL 或较基线增加≥50% | 较 CLL 二线治疗基线值下降≥50% |
| | 未使用生长因子的嗜中性粒细胞 | >1 500/μL | >1 500/μL 或较基线升高 >50% | 较 CLL 二线治疗基线值下降 >2g/dL |

## 五、滤泡性淋巴瘤

### （一）滤泡性淋巴瘤的 GELF 治疗标准

（1）受累淋巴结区≥3 个，每个区域的淋巴结直径≥3cm。
（2）任何淋巴结或结外瘤块直径≥7cm。
（3）B 症状。
（4）脾大。
（5）胸腔积液或腹水。
（6）血细胞减少（白细胞 $<1\times10^9$/L 和/或血小板 $<100\times10^9$/L）。
（7）白血病（恶性细胞 $>5\times10^9$/L）。

### （二）滤泡性淋巴瘤 1～2 级：分期与治疗

表 12　滤泡性淋巴瘤 1～2 级：分期与治疗

| 分期 | 初始治疗 | 随访 |
|---|---|---|
| Ⅰ、Ⅱ期 | · ISRT 临床Ⅰ期或连续Ⅱ期（首选治疗）<br>· 免疫治疗 ± 化疗<br>· 免疫治疗 ± 化疗 + ISRT（2B 类）<br>· 观察（某些选定病例） | · 5 年内每 3～6 个月进行 1 次 H&P 和实验室检查，之后每年进行 1 次，或出现临床指征时进行<br>· 治疗结束后随访 2 年：每隔至少 6 个月进行 1 次 CT 检查 |

续表

| 分期 | 初始治疗 | 随访 |
| --- | --- | --- |
| Ⅱ期大肿块、Ⅲ、Ⅳ期 | · 治疗指征：<br>①适宜行临床试验<br>②有症状<br>③有终末器官损害风险<br>④淋巴瘤继发的血细胞减少<br>⑤巨块型病变<br>⑥持续进展 | · 无指征：观察（1 类）：<br>①5 年内每 3 ~ 6 个月进行 1 次 H&P 和实验室检查，之后每年进行 1 次，或出现临床指征时进行<br>②治疗结束后随访 2 年：每隔至少 6 个月进行 1 次 CT 检查 |
| | | · 有指征：<br>①见推荐治疗方案<br>②或临床试验<br>③或局部放疗（缓解局部症状） |

ISRT：侵袭部位（靶病灶）放疗

### （三）组织学转化为弥漫性大 B 细胞淋巴瘤

表 13　组织学转化为弥漫性大 B 细胞淋巴瘤

| 分类 | 处理 | |
| --- | --- | --- |
| 既往多次治疗 | ①临床试验<br>②或放射免疫治疗<br>③或化疗 ± 利妥昔单抗<br>④或 ISRT<br>⑤或最佳支持治疗 | 疾病缓解：考虑大剂量化疗联合自体干细胞解救或异基因干细胞移植 |
| 既往很少化疗或未化疗 | 化疗（首选以蒽环类为基础的方案，除非存在禁忌证）（一线治疗）+ 利妥昔单抗 ± RT | CR：观察，或临床试验，或考虑大剂量化疗联合自体干细胞解救或异基因干细胞移植 |
| | | PR：考虑大剂量化疗联合自体干细胞解，救或异基因干细胞移植，或临床试验，或考虑放射免疫治疗 |
| | | NR 或疾病进展：临床试验，或放射免疫治疗，或姑息治疗，或最佳支持治疗 |

### （四）滤泡性淋巴瘤：1 ~ 2 级一线、二线、巩固治疗

表 14　滤泡性淋巴瘤：1 ~ 2 级一线、二线、巩固治疗

| 一线治疗 | 老年或体弱患者的一线治疗（如医生认为一线方案均不耐受） | 一线巩固或维持治疗（可选） | 二线及后续治疗 | 二线巩固或维持治疗 |
| --- | --- | --- | --- | --- |
| · 苯达莫司汀 + 利妥昔单抗（1 类） | · 利妥昔单抗（首选）（375mg/m$^2$，每周 1 次，4 次） | · 高肿瘤负荷患者采用利妥昔单抗维持治疗：每 8 周给予 375mg/m$^2$ 1 次，持续 12 次（1 类） | · 化学免疫治疗（同一线治疗）<br>· 利妥昔单抗<br>· 来那度胺 ± 利妥昔单抗<br>· 放射免疫治疗（1 类） | · 利妥昔单抗维持治疗：每 12 周给予 375mg/m$^2$ 1 次，持续 2 年（1 类）（可选） |
| · RCHOP（利妥昔单抗、环磷酰胺、阿霉素、长春新碱、泼尼松）（1 类） | · 烷化剂单药（如苯丁酸氮芥或环磷酰胺）± 利妥昔单抗 | · 如果初始治疗使用利妥昔单抗单药，维持治疗可用利妥昔单抗每 8 周给予 375mg/m$^2$ 1 次，持续 4 次 | | · 大剂量化疗联合自体干细胞解救 |

续表

| 一线治疗 | 老年或体弱患者的一线治疗（如医生认为一线方案均不耐受） | 一线巩固或维持治疗（可选） | 二线及后续治疗 | 二线巩固或维持治疗 |
|---|---|---|---|---|
| ·RCVP（利妥昔单抗、环磷酰胺、长春新碱、泼尼松）（1类） | ·放射免疫治疗 | ·放射免疫治疗（诱导化疗后或化疗免疫治疗后） | ·Idelalisib<br>·氟达拉滨+利妥昔单抗<br>·RFND（利妥昔单抗、氟达拉滨、米托蒽醌、地塞米松） | ·对经过严格选择的患者，可进行异基因干细胞移植 |
| ·利妥昔单（375mg/m$^2$，每周1次，4次） | | | | |
| ·来那度胺+利妥昔单抗 | | | | |

## 六、结外边缘区B细胞淋巴瘤－胃MALT淋巴瘤

表15　胃MALT淋巴瘤分期：不同分期系统的比较

<table>
<tr><th colspan="2">胃肠道淋巴瘤的Lugano分期系统</th><th>Ann Arbor分期系统</th><th>适用于胃淋巴瘤的TNM分期系统</th><th>肿瘤范围</th></tr>
<tr><td rowspan="4">IE期</td><td colspan="4">局限于胃肠道</td></tr>
<tr><td>IE1：黏膜、黏膜下层</td><td>IE</td><td>T1 N0 M0</td><td>黏膜、黏膜下层</td></tr>
<tr><td rowspan="2">IE2：固有肌层、浆膜层</td><td>IE</td><td>T2 N0 M0</td><td>固有肌层</td></tr>
<tr><td>IE</td><td>T3 N0 M0</td><td>浆膜层</td></tr>
<tr><td rowspan="3">Ⅱ E期</td><td colspan="4">扩散到腹腔</td></tr>
<tr><td>Ⅱ E1期：局部淋巴结受累</td><td>Ⅱ E</td><td>T1～3 N1 M0</td><td>胃周淋巴结</td></tr>
<tr><td>Ⅱ E2期：远处淋巴结受累</td><td>Ⅱ E</td><td>T1～3 N2 M0</td><td>更远部位的淋巴结</td></tr>
<tr><td>Ⅱ E期</td><td>突破浆膜层累及邻近器官或组织</td><td>Ⅱ E</td><td>T4 N0 M0</td><td>侵及邻近结构</td></tr>
<tr><td rowspan="2">Ⅳ期</td><td rowspan="2">弥漫性结外受累或伴有横膈上淋巴结受累</td><td>Ⅲ E</td><td>T1～4 N3 M0</td><td rowspan="2">横膈两侧淋巴结/远处侵犯（例如骨髓或者其他结外部位）</td></tr>
<tr><td>Ⅳ</td><td>T1～4 N0～3 M1</td></tr>
</table>

表16　分期与初始治疗

| 分期 | 初始治疗 |
|---|---|
| ·IE1期，幽门螺杆菌阳性 | ·常规的抗幽门螺杆菌治疗：内镜评价幽门螺杆菌清除情况 |
| ·IE2期或IIE期，幽门螺杆菌阳性 | ·常规的抗幽门螺杆菌治疗：内镜评价幽门螺杆菌清除情况 |
| ·IE期或IIE期，幽门螺杆菌阴性 | ·RT（首选）或利妥昔单抗（如果有放疗禁忌证）：内镜再分期 |

续表

<table>
<tr><th>分期</th><th colspan="2">初始治疗</th></tr>
<tr><td rowspan="2">· ⅢE/Ⅳ期（不常见晚期病变）</td><td rowspan="2">· 治疗指征：<br>适宜行临床试验<br>有症状<br>胃肠道（GI）出血<br>有终末器官损害风险<br>巨块型病变<br>持续进展<br>患者意愿</td><td>无指征：观察</td></tr>
<tr><td>有指征：诱导化学免疫治疗或在特定情况下行局部区域放疗：内镜再分期</td></tr>
</table>

**表 17　3 个月再分期和内镜随访后的处理**

<table>
<tr><th>结果</th><th>处理</th></tr>
<tr><td rowspan="4">感染治疗后 3 个月，通过内镜/活检检测幽门螺杆菌/淋巴瘤来进行再分期（如有症状，不到 3 个月即可再分期）</td><td>· 幽门螺杆菌阴性，淋巴瘤阴性：观察</td></tr>
<tr><td>· 幽门螺杆菌阴性，淋巴瘤阳性：无症状，观察 3 个月或 RT；有症状：RT</td></tr>
<tr><td>· 幽门螺杆菌阳性，淋巴瘤阴性：二线抗生素治疗</td></tr>
<tr><td>· 幽门螺杆菌阳性，淋巴瘤阳性：疾病稳定，二线抗生素治疗；疾病进展或有症状，放疗联合二线抗生素治疗</td></tr>
<tr><td rowspan="4">放疗后 3～6 个月，通过内镜/活检进行再分期</td><td>· 幽门螺杆菌阴性，淋巴瘤阴性：观察</td></tr>
<tr><td>· 幽门螺杆菌阴性，淋巴瘤阳性：见滤泡淋巴瘤</td></tr>
<tr><td>· 幽门螺杆菌阳性，淋巴瘤阴性：考虑抗生素治疗</td></tr>
<tr><td>· 幽门螺杆菌阳性，淋巴瘤阳性：见滤泡淋巴瘤</td></tr>
</table>

**表 18　结外边缘区 B 细胞淋巴瘤 – 非胃型 MALT 淋巴瘤**

<table>
<tr><th>分期</th><th colspan="2">初始治疗</th><th>随访</th></tr>
<tr><td rowspan="4">Ⅰ～Ⅱ期</td><td colspan="3">ISRT（首选）</td></tr>
<tr><td rowspan="2">某些部位可以考虑手术（肺、乳腺局部病灶切除术、甲状腺、结肠/小肠）</td><td>切缘阳性：考虑局部区域放疗</td><td rowspan="2">5 年内每 3～6 个月随访 1 次，之后每年临床随访 1 次，或根据临床指征进行随访</td></tr>
<tr><td>切缘阴性：观察</td></tr>
<tr><td colspan="3">选定病例予以观察</td></tr>
<tr><td colspan="2">结外病变（多个部位）</td><td colspan="2">放疗或选定病例予以观察</td></tr>
<tr><td colspan="2">Ⅲ、Ⅳ期：结外病变和多个淋巴结病变</td><td colspan="2">按晚期滤泡淋巴瘤治疗</td></tr>
<tr><td colspan="2">Ⅰ～Ⅳ期，并发大细胞淋巴瘤的 MALT 淋巴瘤</td><td colspan="2">按弥漫大 B 细胞淋巴瘤治疗</td></tr>
</table>

## 七、套细胞淋巴瘤

### （一）分期与治疗

表 19　分期与治疗

<table>
<tr><th>分期</th><th>诱导治疗</th><th>疗效判定</th><th>随访/巩固治疗</th><th>复发处理</th><th>二线治疗</th></tr>
<tr><td rowspan="3">· Ⅰ、Ⅱ期（局限性病变，极少见）</td><td rowspan="3">推荐治疗方案 ± 放疗或 RT</td><td rowspan="2">完全缓解</td><td rowspan="2">5 年内每 3～6 个月随访 1 次，之后每年临床随访 1 次，或根据临床指征进行随访</td><td>治疗前加单独 RT</td><td></td></tr>
<tr><td>治疗前加化疗 ± RT</td><td rowspan="6">临床试验或二线治疗：<br>· 放疗<br>· 见推荐治疗方案</td></tr>
<tr><td>部分缓解或进展</td><td colspan="2">治疗前加单独 RT 治疗前加化疗 ± RT</td></tr>
<tr><td rowspan="4">· Ⅱ期大肿块、Ⅲ期、Ⅳ期</td><td rowspan="4">临床试验或见推荐治疗方案或对于严格选择的病例可进行观察</td><td rowspan="2">完全缓解</td><td>适宜采用 HDT/ASCR：<br>临床试验<br>· 大剂量化疗联合自体干细胞解救</td><td rowspan="2">5 年内每 3～6 个月随访 1 次，之后每年临床随访 1 次，或根据临床指征进行随访</td></tr>
<tr><td>不适宜行 HDT/ASCR：<br>采用 RCHOP 治疗或 BR→利妥昔单抗维持治疗(1 类)<br>不采用 RCHOP 或 BR 治疗</td></tr>
<tr><td>部分缓解</td><td colspan="2">考虑二线治疗</td></tr>
<tr><td>进展</td><td colspan="2"></td></tr>
</table>

### （二）推荐治疗方案

表 20　推荐治疗方案

<table>
<tr><th colspan="3">诱导治疗</th><th rowspan="2">一线治疗</th><th rowspan="2">一线巩固治疗</th><th rowspan="2">二线治疗</th></tr>
<tr><th colspan="2">高强度治疗</th><th>非高强度治疗</th></tr>
<tr><td>· GALGB 方案：<br>治疗 1、2、2.5：<br>利妥昔单抗 + 甲氨蝶呤联合强化 CHOP（环磷酰胺、阿霉素、长春新碱、泼尼松）<br><br>治疗 3：<br>依托泊苷、阿糖胞苷、利妥昔单抗</td><td>· HyperCVAD 方案：<br>（环磷酰胺、长春新碱、阿霉素、地塞米松与大剂量甲氨蝶呤和阿糖胞苷交替）+ 利妥昔单抗<br><br>· NORDIC 方案：<br>强化剂量诱导免疫化疗，即利妥昔单抗 + 环磷酰胺、长春新碱、阿霉素、泼尼松（ma × i －CHOP）与利妥昔单抗 + 大剂量阿糖胞苷交替</td><td>· 苯达莫司汀 + 利妥昔单抗 ± 利妥昔单抗维持治疗<br><br>· VR－CAP 方案：<br>硼替佐米、利妥昔单抗、环磷酰胺、阿霉素、泼尼松<br><br>· 克拉曲滨 + 利妥昔单抗</td><td>· 临床试验<br><br>· 大剂量化疗联合自体干细胞解救</td><td>· 苯达莫司汀 ± 利妥昔单抗<br>· 硼替佐米 ± 利妥昔单抗<br><br>· 克拉曲滨 + 利妥昔单抗<br><br>· FC（氟达拉滨、环磷酰胺）± 利妥昔单抗</td><td>异基因干细胞移植（非清髓性或清髓性）</td></tr>
</table>

续表

| 诱导治疗 | | | 一线治疗 | 一线巩固治疗 | 二线治疗 |
|---|---|---|---|---|---|
| 高强度治疗 | | 非高强度治疗 | | | |
| 治疗4：<br>卡莫司汀、依托泊苷、环磷酰胺/自体造血干细胞解救<br><br>治疗5：<br>利妥昔单抗（维持治疗）（若采用治疗3前骨髓活检＞15% MCL，给予治疗2.5） | · CHOP＋利妥昔单抗，继以利妥昔单抗维持巩固治疗（$375mg/m^2$，每8周1次除非进展）（维持治疗为1类）<br><br>· 患者＞65岁采用改良的利妥昔单抗－Hyper－CVAD加利妥昔单抗维持治疗 | · 临床试验<br><br>· 大剂量化疗联合自体干细胞解救 | | · FMR（氟达拉滨、米托蒽醌、利妥昔单抗）<br>· Ibrutinib<br><br>· 来那度胺±利妥昔单抗<br><br>· PCR（喷司他丁、环磷酰胺、利妥昔单抗）<br><br>· PEPC（泼尼松、依托泊苷、丙卡巴肼、环磷酰胺）±利妥昔单抗 | |

## 八、弥漫性大B细胞淋巴瘤

### （一）诊断与亚型

表21　诊断与亚型

| 诊断 | | 亚型 |
|---|---|---|
| 基本项目 | 某些情况下有助于诊断的检查 | 亚型包括：<br>· DLBCL、NOS<br>· 与任何级别滤泡性淋巴瘤并存的DLBCL<br>· 与胃MALT淋巴瘤并存的DLBCL<br>· 与非胃MALT淋巴瘤并存的DLBCL<br>· 3级滤泡性淋巴瘤<br>· 血管内大B细胞淋巴瘤<br>· 慢性炎症相关性DLBCL<br>· ALK阳性DLBCL<br>· 老年EBV阳性DLBCL<br>· 富含T细胞/组织细胞的大B细胞淋巴瘤 |
| · 对所有切片进行血液病理学检查（至少1个为含肿瘤组织的石蜡块）。如果认为所获标本不足以确诊，则需重新活检 | · 进一步免疫组化检查，确定淋巴瘤亚型IHC抗原谱：细胞周期蛋白D1、κ/λ、CD30、CD138、EBER－ISH、ALK、HHV8 | |
| · 单独细针穿刺（FNA）或空芯针活检不宜作为淋巴瘤初始诊断的依据。但是在某些情况下，当淋巴结难以切除或切取活检时，联合FNA和空芯针活检并结合辅助检查（免疫组化、流式细胞术、PCR检测IgH和TCR基因重排、FISH检测主要的染色体易位）可以为诊断提供充分的信息 | · 分子学分析检测：抗原受体基因重排，CCND1，BCL2，BCL6，FISH或IHC检测MYC重排 | |

续表

| 诊断 | | 亚型 |
|---|---|---|
| ·确诊和确定 GCB 或非 GCB 源性必须依赖于充分的免疫表型分型<br>IHC 抗原谱：CD20、CD3、CD5、CD10、CD45、BCL2、BCL6、Ki-67、IRF4/MUM1 或流式细胞术应做的细胞表面标记物分析：κ/λ、CD45、CD3、CD5、CD19、CD10、CD20 | ·细胞遗传或 FISH：t（14；18）、t（3；v）、t（8；14） | 亚型不包括：<br>·原发皮肤 B 细胞淋巴瘤<br>·原发中枢神经系统 DLBCL |

## （二）分期与诱导治疗

表 22　分期与诱导治疗

| 分期 | | 诱导治疗 |
|---|---|---|
| Ⅰ、Ⅱ期 | 非巨块型 <7.5cm | ·RCHOP×3 个周期 +RT·RCHOP×6 个周期 ±RT |
| | 肿块型≥7.5cm | RCHOP×6 个周期 ±RT（1 类） |
| Ⅲ、Ⅳ期 | | ·临床试验<br>·或 RCHOP（1 类），2~4 个周期后再进行中期评价 |

## （三）后续治疗与评估

表 23　后续治疗与评估

<table>
<tr><th colspan="2">放疗前评估</th><th colspan="2">后续治疗</th><th>治疗结束时再分期</th><th colspan="2">初始疗效（在诱导化疗结束后）</th><th>随访</th></tr>
<tr><td rowspan="7">Ⅰ、Ⅱ期：放疗前评估，复查所有阳性结果。如果 PET-CT 扫描阳性，在改变治疗方案前再次活检</td><td colspan="3">完全缓解（PET 阴性）</td><td colspan="4">完成既定治疗计划</td></tr>
<tr><td rowspan="5">部分缓解（PET 阳性）</td><td colspan="2">·完成高剂量放疗</td><td rowspan="5">在治疗结束时，复查所有阳性结果。如果 PET-CT 阳性，在改变治疗前再次活检</td><td rowspan="3">完全缓解</td><td colspan="2" rowspan="3">·5 年内每 3~6 个月进行 1 次 H&P 和实验室检查，之后每年进行 1 次，或出现临床指征时进行<br>·治疗结束后 2 年内每隔不超过 6 个月进行 1 次 CT 检查，之后仅在有临床指征时进行该检查</td></tr>
<tr><td colspan="2">·如果 RCHOP6 个周期后 PET-CT 阳性，大剂量化疗联合自体干细胞解救 ± 移植前或移植后放疗</td></tr>
<tr><td colspan="2" rowspan="3">·临床试验（可包括异基因干细胞移植 ± 移植前或移植后放疗）</td></tr>
<tr><td colspan="2">部分缓解</td><td rowspan="2">按复发难治方案处理</td></tr>
<tr><td colspan="2">无效或疾病进展</td></tr>
<tr><td colspan="2">无效或疾病进展</td><td colspan="5">见复发后附加治疗，或对于不适宜化疗的选定病例进行放疗</td></tr>
</table>

## （四）中期分期与后续治疗

表 24 中期分期与后续治疗

<table>
<tr><th colspan="2">中期再分期</th><th>后续治疗</th><th>治疗结束时<br>再分期</th><th colspan="2">初始疗效<br>（在诱导化疗结束后）</th><th>随访</th></tr>
<tr><td rowspan="4">Ⅲ、Ⅳ期：2～4周期后再分期以确定缓解情况</td><td rowspan="3">对治疗有反应的病变</td><td rowspan="3">· 继续 RCHOP 方案总共达到 6 个周期<br>· 临床试验</td><td rowspan="3">在治疗结束时，复查既往所有阳性结果。如果 PET－CT 扫描阳性，在改变治疗方案前再次活检</td><td>完全缓解（PET 阴性）</td><td>· 观察<br>· 考虑对初始巨块型病变部位实施放疗（2B 类）<br>· 考虑对高危患者进行大剂量化疗联合自体干细胞解救（2B 类）</td><td>· 5 年内每 3～6 个月进行 1 次 H&P 和实验室检查，之后每年进行 1 次，或出现临床指征时进行<br>· 治疗结束后 2 年内每隔不超过 6 个月进行 1 次 CT 检查，之后仅在有临床指征时进行该检查</td></tr>
<tr><td colspan="2">部分缓解（PET 阳性）</td><td rowspan="2">按复发难治方案处理</td></tr>
<tr><td colspan="2">无效或疾病进展</td></tr>
<tr><td colspan="2">无效或疾病进展</td><td colspan="4">见复发后附加治疗，或对于不适宜化疗的选定病例进行放疗</td></tr>
</table>

## （五）复发/难治性疾病

表 25 复发/难治性疾病

<table>
<tr><th>分类</th><th>其他治疗</th><th>第 2 次疗效评价</th><th>巩固性/附加治疗</th><th>第 2 次或<br>更多次复发</th></tr>
<tr><td rowspan="2">对拟行大剂量化疗患者</td><td rowspan="2">二线治疗见推荐治疗方案</td><td>完全缓解或部分缓解</td><td>· 大剂量化疗联合自体干细胞解救（对完全缓解者为 1 类，其他所有患者为 2A 类）± 受累野放疗<br>· 临床试验<br>· 对选定病例实施异基因干细胞移植</td><td>临床试验</td></tr>
<tr><td>无效</td><td colspan="2">临床试验，或姑息放疗，或最佳支持治疗</td></tr>
<tr><td colspan="2">不宜行大剂量化疗</td><td colspan="3">· 临床试验<br>· 二线治疗见推荐治疗方案<br>· 姑息放疗</td></tr>
</table>

## （六）预后指数

表 26 预后指数

| 国际预后指数 | | 经年龄校正的国际预后指数 | | NCCN－IPI | |
|---|---|---|---|---|---|
| 所有患者 | 预后指数 | 年龄≤60 岁的患者 | 预后指数 | 指数 | 危险分组 |
| 年龄＞60 岁 | 低危：0 或 1 | Ⅲ或Ⅳ期 | 低危：0 | 年龄 | 低危：0～1 |
| 血清 LDH 水平＞正常 | 低/中危：2 | 血清 LDH 水平＞正常 | 低/中危：1 | ＞40≤60：1 | 低/中危：2～3 |

续表

<table>
<tr><th colspan="2">国际预后指数</th><th colspan="2">经年龄校正的国际预后指数</th><th colspan="2">NCCN－IPI</th></tr>
<tr><td>体能状态评分2～4</td><td>中/高危：3</td><td rowspan="2">体能状态评分2～4</td><td>中/高危：2</td><td>＞60＜75:2</td><td>中/高危：4～5</td></tr>
<tr><td>Ⅲ或Ⅳ期</td><td>高危：4或5</td><td>高危：3</td><td>≥75:3</td><td>高危：6</td></tr>
<tr><td colspan="2">结外受累区＞1个</td><td colspan="2"></td><td rowspan="2">LDH</td><td>＞1≤3:1</td></tr>
<tr><td colspan="4">中枢神经系统病变风险的预后指数</td><td>＞3:2</td></tr>
<tr><td rowspan="3">指标</td><td rowspan="3">· 年龄＞60岁1分<br>· 血清LDH＞正常1分<br>· 体能状态评分＞1分<br>· Ⅲ期或Ⅳ期1分<br>· 结外侵犯＞1个病灶1分<br>· 肾或肾上腺受侵1分</td><td rowspan="3">风险</td><td rowspan="3">低危：0～1<br>中危：2～3<br>高危：4～6</td><td colspan="2">Ann Arbor分期 Ⅲ～Ⅳ:1</td></tr>
<tr><td colspan="2">结外病灶:1</td></tr>
<tr><td colspan="2">体能状态≥2:1</td></tr>
</table>

**（七）原发纵隔大B细胞淋巴瘤**

（1）定义：原发纵隔大B细胞淋巴瘤（PMBL）在临床上表现为原发病灶位于纵隔，伴或不伴其他。

部位受累，具有DLBCL的组织学特征。PBML与灰区淋巴瘤重叠，具有介于霍奇金淋巴瘤和PMBL之间的特点和独特的诊断特点。诊断需结合临床病理学。

（2）治疗：其最佳一线治疗较其他NHL亚型更具争议，然而治疗方案包括：

①RCHOP6个周期＋R。

②剂量调整的EPOCH－R6个周期，若病变局限可加RT。

③RCHOP4个周期后再序贯ICE3个周期±RT。

注：放疗的作用还存在争议。如果治疗结束后PET－CT扫描阴性且原发病变为非巨块型，可考虑停药观察。纵隔残留包块常见，治疗后必须进行PET－CT检查。如果考虑对PET－CT扫描阳性的患者进行额外的全身治疗，推荐对包块进行活检。

**（八）灰区淋巴瘤**

**表27　灰区淋巴瘤**

| | |
|---|---|
| **定义** | 是指介于弥漫性大B细胞淋巴瘤和经典霍奇金淋巴瘤（CHL）之间的不能分类的B细胞淋巴瘤，具有霍奇金病特点的大B细胞淋巴瘤，包括霍奇金样间变性大细胞淋巴瘤 |
| **临床表现** | 表现为前纵隔大型肿块，伴或不伴锁骨上淋巴结肿大；男性更常见，位于20～40岁之间 |
| **形态学** | 多形性细胞位于弥漫性纤维间质中，通常比PMBL中细胞更大及更具多形性，有时类似腔隙或霍奇金样细胞。不伴中性粒细胞浸润性坏死 |
| **免疫表型** | 常表现为CHL和PMBL之间的过渡特征：<br>CD45常呈阳性，CD30、CD15、CD20、CD79a常呈阳性，EBV（＜20%病例呈＋），PA×5、BOB·1、OCT－2常呈阳性，BCL6变异型，CD10、ALK呈阴性<br>若形态学上与PMBL相近，缺乏CD20、CD15＋或存在EBV则提示灰区淋巴瘤诊断<br>若形态学上与CHL相近，CD20强阳性且其他B细胞标记物以及缺乏CD15，则提示灰区淋巴瘤诊断 |
| **治疗** | 其预后较CHL或PMBL更差。尽管在治疗上尚未达成共识，已提议采用侵袭性大B细胞淋巴瘤（或霍奇金型）治疗方案。若肿瘤细胞呈CD20＋，应考虑在化疗基础上加用利妥昔单抗治疗。数据表明，采用剂量调整R－EPOCH是有效的。若病变局限，可采用或不采用放疗 |

### （九）治疗方案

表 28　推荐治疗方案

| 分类 | 方案名称及组成 |
| --- | --- |
| 一线治疗方案 | · RCHOP－21（利妥昔单抗、环磷酰胺、阿霉素、长春新碱、泼尼松）（1 类）<br>· RCHOP－14 剂量密集方案（3 类）<br>· 剂量调整的 EPOCH（依托泊苷、泼尼松、长春新碱、环磷酰胺、阿霉素）＋利妥昔单抗（2B 类） |
| 左室功能不全患者的一线治疗方案 | · RCEPP（利妥昔单抗、环磷酰胺、依托泊苷、泼尼松、丙卡巴肼）<br>· RCDOP（利妥昔单抗、环磷酰胺、脂质体阿霉素、长春新碱、泼尼松）<br>· RCNOP（利妥昔单抗、环磷酰胺、米托蒽醌、长春新碱、泼尼松）<br>· DA－EPOCH（依托泊苷、泼尼松、长春新碱、环磷酰胺、阿霉素）＋利妥昔单抗<br>· RCEOP（利妥昔单抗、环磷酰胺、依托泊苷、长春新碱、泼尼松） |
| ＞80 岁伴有并发症的患者 | R－mini－CHOP |
| 一线巩固方案（可选） | 伴年龄调整的 IPI 高风险病变患者采用大剂量化疗加自体造血干细胞解救（2B 类） |
| 合并有 CNS 病变表现的患者 | · 脑实质：在 RCHOP－21d 疗程的第 15d（一直接受生长因子支持治疗）采用 $3g/m^2$ 或更高剂量甲氨蝶呤全身给药<br>· 软脑膜：鞘内注射甲氨蝶呤/阿糖胞苷，考虑植入脑部注射留置装置和/或全身应用甲氨蝶呤（$3\sim3.5g/m^2$） |
| 二线治疗方案（适宜大剂量化疗联合自体干细胞解救的患者） | · DHAP（地塞米松、顺铂、阿糖胞苷）±利妥昔单抗<br>· ESHAP（依托泊苷、甲泼尼龙、阿糖胞苷、顺铂）±利妥昔单抗<br>· GDP（吉西他滨、地塞米松、顺铂）±利妥昔单抗或（吉西他滨、地塞米松、卡铂）±利妥昔单抗<br>· GemO×（吉西他滨、奥沙利铂）±利妥昔单抗<br>· ICE（异环磷酰胺、卡铂、依托泊苷）±利妥昔单抗<br>· MINE（美司钠、异环磷酰胺、米托蒽醌、依托泊苷）±利妥昔单抗 |

## 九、伯基特淋巴瘤

### （一）诊断与检查

表 29　诊断与检查

<table>
<tr><th colspan="2">诊断</th><th colspan="2">检查</th></tr>
<tr><td>基本项目</td><td>某些情况下有助于诊断的检查</td><td>基本项目</td><td>对于选定的病例有助于诊断的检查</td></tr>
<tr><td>·对所有切片进行血液病理学检查（至少 1 个为含肿瘤组织的石蜡块）。如果认为所获标本不足以确诊，则需重新活检</td><td rowspan="2">·细胞遗传 ± FISH：t(8；14）或变异型；MYC；BCL2；BCL6 重排</td><td rowspan="3">·体检：注意带有淋巴结的区域，包括韦氏环，以及肝脾的大小<br>·体能状态、B 症状<br>·CBC、白细胞分类、血小板计数<br>·LDH、生化常规、尿酸<br>·胸/腹/盆腔诊断增强 CT<br>·腰椎穿刺、脑脊液流式细胞学检测<br>·单侧或者双侧骨髓活检 ± 穿刺涂片<br>·HⅣ检查、乙肝检查<br>·如果需要蒽环类或蒽二酮为基础的方案，行 MUGA 扫描/超声心动图<br>·育龄期妇女进行妊娠试验（如拟行化疗）</td><td rowspan="3">·颈部 CT<br>·讨论生育问题和精子储存<br>·脑 MRI 检查<br>·PET－CT 扫描</td></tr>
<tr><td>·单独细针穿刺（FNA）或空芯针活检不宜作为淋巴瘤初始诊断的依据。但是在某些情况下，当淋巴结难以切除或切取活检时，联合 FNA 和空芯针活检并结合辅助检查（免疫组化、流式细胞术、PCR 检测 IgH 和 TCR 基因重排、FISH 检测主要的染色体易位）可以为诊断提供充分的信息</td></tr>
<tr><td>确诊必须依赖于充分的免疫表型分型<br>IHC 抗原谱：CD45（LCA）、CD20、CD3、CD10、Ki-67、BCL2、BCL6、TdT<br>流式细胞术应做的细胞表面标记物分析：κ/λ、CD45、CD20、CD3、CD5、CD19、CD10、TdT</td><td>·EBER－FISH</td></tr>
</table>

### （二）以危险程度决定诱导治疗

表 30　以危险程度决定诱导治疗

<table>
<tr><th>危险程度</th><th>诱导治疗</th><th colspan="2">初始疗效</th><th>复发</th></tr>
<tr><td rowspan="2">低危<br>·LDH 正常<br>·腹部病灶完全切除或者单个腹外病灶直径 <10cm</td><td rowspan="2">临床试验或见推荐治疗方案</td><td colspan="2">完全缓解后随访：第 1 年，每 2～3 个月 1 次；第 2 年每 3 个月 1 次，之后每 6 个月 1 次</td><td>·临床试验<br>·或对选定病例，实施二线化疗后再进行 HDT/ASCR 或异基因干细胞移植<br>·或最佳支持治疗</td></tr>
<tr><td colspan="3">达不到完全缓解：临床试验，或个体化治疗，或姑息放疗</td></tr>
<tr><td rowspan="3">高危</td><td rowspan="3">临床试验或见推荐治疗方案</td><td rowspan="2">完全缓解</td><td colspan="2">观察：完全缓解后随访：第 1 年，每 2～3 个月 1 次；第 2 年，每 3 个月 1 次，之后每 6 个月 1 次</td></tr>
<tr><td>针对巩固治疗的临床试验</td><td>·临床试验<br>·或对选定病例，实施二线化疗后再进行 HDT/ASCR 或异基因干细胞移植<br>·或最佳支持治疗</td></tr>
<tr><td colspan="3">达不到完全缓解：<br>·临床试验<br>·或个体化治疗<br>·或姑息放疗</td></tr>
</table>

## （三）推荐治疗方案

表 31 推荐治疗方案（注：CHOP 方案治疗是不够充分的）

| 诱导治疗 | |
|---|---|
| 低危 – 联合方案 | 高危 – 联合方案 |
| · CALGB 10002 方案<br>（环磷酰胺、泼尼松继以含异环磷酰胺或环磷酰胺的治疗数周期，大剂量甲氨蝶呤、亚叶酸、长春新碱、地塞米松 + 阿霉素或依托泊苷或阿糖胞苷，或鞘内三联治疗［甲氨蝶呤、阿糖胞苷、氢化可的松］）+利妥昔单抗 | · CALGB 10002 方案<br>（环磷酰胺、泼尼松继以含异环磷酰胺或环磷酰胺的治疗数周期；大剂量甲氨蝶呤、亚叶酸、长春新碱、地塞米松 + 阿霉素或依托泊苷或阿糖胞苷，或鞘内三联治疗［甲氨蝶呤、阿糖胞苷、氢化可的松］，选定病例进行中枢神经系统预防性放疗）+利妥昔单抗 |
| · CODOX – M（标准或改良方案）<br>（环磷酰胺、阿霉素、长春新碱，鞘内注射甲氨蝶呤 + 阿糖胞苷，继以大剂量全身甲氨蝶呤治疗）± 利妥昔单抗（3 个周期） | · CODOX – M（标准或改良方案）<br>（环磷酰胺、阿霉素、长春新碱，鞘内注射甲氨蝶呤 + 阿糖胞苷，继以大剂量全身甲氨蝶呤治疗）与ⅣAC（异环磷酰胺、阿糖胞苷、依托泊苷及鞘内注射甲氨蝶呤）交替应用 ± 利妥昔单抗 |
| · 剂量调整的 EPOCH<br>（依托泊苷、泼尼松、长春新碱、环磷酰胺、阿霉素）+利妥昔单抗（至少 3 个周期，获得完全缓解后再进行 1 个周期）（本方案包括鞘内注射甲氨蝶呤）（数据针对无中枢神经系统疾病的病例） | · 剂量调整的 EPOCH<br>（依托泊苷、泼尼松、长春新碱、环磷酰胺、阿霉素）+ 利妥昔单抗（适用于不能耐受高强度治疗的高危患者）（本方案包括鞘内注射甲氨蝶呤）（数据针对无中枢神经系统疾病的病例） |
| · HyperCVAD<br>（环磷酰胺、长春新碱、阿霉素、地塞米松）与大剂量甲氨蝶呤 + 阿糖胞苷交替应用，+利妥昔单抗（本方案包括鞘内注射） | · HyperCVAD<br>（环磷酰胺、长春新碱、阿霉素、地塞米松）与大剂量甲氨蝶呤 + 阿糖胞苷交替应用，+利妥昔单抗（本方案包括鞘内注射） |

| 二线治疗方案<br>（对得到明显缓解的选定病例）没有确定的二线治疗方案可选时，基于有限资料可选用以下方案 |
|---|
| · 剂量调整的 EPOCH<br>（依托泊苷、泼尼松、长春新碱、环磷酰胺、阿霉素）+利妥昔单抗（至少 3 个周期，获得完全缓解后再进行 1 个周期）（本方案包括鞘内注射甲氨蝶呤）（数据针对无中枢神经系统疾病的病例） |
| · RICE<br>（利妥昔单抗、异环磷酰胺、卡铂、依托泊苷）鞘内注射甲氨蝶呤（若先前未接受过该方案） |
| · RIVAC<br>（利妥昔单抗、异环磷酰胺、阿糖胞苷、依托泊苷）鞘内注射甲氨蝶呤（若先前未接受过该方案） |
| · RGDP<br>利妥昔单抗、吉西他滨、地塞米松、顺铂 |
| · HDAC<br>大剂量阿糖胞苷 |

## 十、淋巴母细胞淋巴瘤

表 32 诊断与检查

<table>
<tr><th colspan="2">诊断</th><th colspan="2">检查</th></tr>
<tr><td>基本项目</td><td>某些情况下有助于诊断的检查</td><td>基本项目</td><td>对于选定的病例有助于诊断的检查</td></tr>
<tr><td>· 对所有切片进行血液病理学检查（至少 1 个为含肿瘤组织的石蜡块）。如果认为所获标本不足以确诊，则需重新活检</td><td rowspan="2">· 进一步免疫组化检查，确定淋巴瘤亚型石蜡切片抗原谱：CD22、CD4、CD8、细胞周期蛋白 D1</td><td rowspan="4">· 体检：注意带有淋巴结的区域，包括韦氏环，以及肝脾的大小<br>· 体能状态、B 症状<br>· CBC、白细胞分类、血小板计数<br>· LDH、生化常规、尿酸<br>· 胸/腹/盆腔诊断质量增强 CT<br>· 腰椎穿刺、脑脊液流式细胞学检测<br>· 单侧或者双侧骨髓活检 ± 穿刺涂片<br>· HIV 检查、乙肝检查<br>· 如果需要蒽环类或蒽二酮为基础的方案，行 MUGA 扫描/超声心动图<br>· 育龄期妇女进行妊娠试验（如拟行化疗）</td><td rowspan="4">· 头部 MRI<br>· 讨论生育问题和精子储存<br>· $\beta_2$ 微球蛋白<br>· PET－CT 扫描</td></tr>
<tr><td>· 单独细针穿刺（FNA）或空芯针活检不宜作为淋巴瘤初始诊断的依据。但是在某些情况下，当淋巴结难以切除或切取活检时，联合 FNA 和空芯针活检并结合辅助检查（免疫组化、流式细胞术、PCR 检测 IgH 和 TCR 基因重排、FISH 检测主要的染色体易位）可以为诊断提供充分的信息</td></tr>
<tr><td>· 确诊必须依赖于充分的免疫表型分型：<br>IHC 抗原谱：<br>CD45（LCA）、CD19、CD20、CD79a、CD3、CD2、CD5、CD7、TdT、CD1a、CD10、细胞周期蛋白 D1<br>流式细胞术应做的细胞表面标记物：<br>κ/λ、CD45、CD3、CD5、CD4、CD7、CD8、CD19、CD20、CD10、TdT、CD13、CD33、CD1a、胞浆 CD3、CD22、髓过氧化物酶</td><td rowspan="2">· 分子学分析检测：抗原受体基因重排</td></tr>
<tr><td>· 细胞遗传 ± FISH：<br>MYC；t（9；22）；t（8；14）及其变异型或 BCR－ABL PCR 检查</td></tr>
</table>

## 十一、原发皮肤 B 细胞淋巴瘤

表 33　诊断与检查

<table>
<tr><th colspan="2">诊断</th><th colspan="2">检查</th></tr>
<tr><th>基本项目</th><th>某些情况下有助于诊断的检查</th><th>基本项目</th><th>对于选定的病例有助于诊断的检查</th></tr>
<tr><td>·在做出原发皮肤 B 细胞淋巴瘤诊断时，须由经验丰富的病理医师对所有切片进行检查（至少 1 个为含肿瘤组织的石蜡块）。如果认为所获标本不足以确诊，则需重新活检</td><td rowspan="2">·进一步免疫组化检查，确定淋巴瘤亚型：<br>IHC 抗原谱：Ki－67、CD43、CD21、CD23<br>石蜡切片抗原谱：<br>细胞周期蛋白 D1<br>对 IgM 和 IgD 表达进行评估（以进一步区分腿型 DLBCL 和滤泡中心淋巴瘤）</td><td rowspan="6">·病史和体检，包括完整的皮肤检查，CBC、白细胞分类、生化常规、LDH<br>·如果拟用利妥昔单抗，行乙型肝炎检查<br>·胸/腹/盆腔 CT<br>·如为 PC－DLBCL（腿型），行骨髓活检<br>·育龄期妇女进行妊娠试验（如拟行化疗）</td><td rowspan="6">·PET－CT 扫描<br>·骨髓活检<br>如为 PCFCL，考虑进行；如为 PCMZL，可选<br>·如 CBC 显示淋巴细胞增多，进行外周血流式细胞术检测<br>·如为 PCMZL，行 SPEP/免疫球蛋白定量检测</td></tr>
<tr><td rowspan="2">·足够的活检组织进行组织病理学检查（穿刺、切取或切除活检）</td></tr>
<tr><td rowspan="2">·分子学分析检测：抗原受体基因重排，PCR 检测 IG 基因重排</td></tr>
<tr><td rowspan="3">·确诊必须依赖于充分的免疫表型分型：<br>IHC 抗原谱：CD20、CD79a、CD3、CD5、CD10、BCL2、BCL6、κ/λ、IRF4/MUM1</td></tr>
<tr><td>·细胞遗传或 FISH：t（14；18）</td></tr>
<tr><td>·如果可提供足够的活检材料，流式细胞术检查有助于确定 B 细胞克隆分型</td></tr>
</table>

## 十二、原发皮肤边缘区或滤泡中心淋巴瘤

表 34　分期与治疗

<table>
<tr><th>分期</th><th colspan="4">初始治疗</th><th>次要治疗</th></tr>
<tr><td rowspan="3">单发/局部，T1～2（Ann Arbor：IE 期）</td><td>局部放疗（首选），和/或切除</td><td rowspan="3">完全/部分缓解（CR/PR）</td><td rowspan="3">疾病持续或进展</td><td>区域性病变</td><td>观察，或切除，或局部治疗，或注射类固醇，或局部放疗</td></tr>
<tr><td rowspan="2">某些情况下：观察，或局部治疗，或病灶内类固醇</td><td>全身性疾病（皮肤外病变）</td><td>见下“全身性疾病”</td></tr>
<tr><td>全身疾病（仅皮肤病变）</td><td>见“滤泡性淋巴瘤”</td></tr>
<tr><td>全身性疾病（仅皮肤病变），T3</td><td colspan="3">观察，或利妥昔单抗，或局部治疗，或局部放疗缓解症状，或病灶内类固醇激素，或姑息化疗，如苯丁酸氮芥±利妥昔单抗，或 CVP±利妥昔单抗</td><td>完全/部分缓解（CR/PR）</td><td>病持续或进展→按“复发性疾病”处理</td></tr>
</table>

续表

<table>
<tr><th>分期</th><th colspan="3">初始治疗</th><th>次要治疗</th></tr>
<tr><td rowspan="4">复发性疾病</td><td>分期</td><td colspan="3">附加治疗</td></tr>
<tr><td>单发/局部，T1～2（Ann Arbor：IE 期）</td><td>观察<br>或切除<br>或局部治疗<br>或病灶内类固醇<br>或局部放疗</td><td>完全/部分缓解（CR/PR）</td><td>疾病持续或进展→<br>· 区域性病变<br>· 全身性疾病（皮肤外病变）<br>· 全身疾病（仅皮肤病变）</td></tr>
<tr><td>全身性疾病（仅皮肤病变），T3</td><td>观察或利妥昔单抗或局部治疗或局部放疗缓解症状或病灶内类固醇治疗<br>或姑息化疗，如苯丁酸氮芥 ± 利妥昔单抗，或 CVP ± 利妥昔单抗</td><td>完全/部分缓解（CR/PR）</td><td>疾病持续或进展→重复前面的治疗</td></tr>
<tr><td>皮肤外病变</td><td colspan="3">见“滤泡性淋巴瘤”</td></tr>
</table>

## 十三、原发皮肤弥漫大 B 细胞淋巴瘤（腿型）

表 35　原发皮肤弥漫大 B 细胞淋巴瘤（腿型）的治疗

| 分期 | 初始治疗 | 疗效评价 | 次要治疗 |
| --- | --- | --- | --- |
| 局部单发 T1～2（Ann Arbor：IE 期） | RCHOP + 局部 RT 或局部放疗，或临床试验 | CR→观察→复发→PR | RCHOP（若未曾用过）或以前未照射肿瘤行局部放疗 |
| 全身性疾病（仅皮肤病变），T3 | RCHOP ± 局部 RT 或临床试验 | CR→观察→复发→PR | 局部放疗缓解症状或放射免疫治疗 |
| 皮肤外病变 | 见前 | | |

## 十四、外周 T 细胞淋巴瘤

### （一）亚型与检查

表 36　诊断与亚型及检查

<table>
<tr><th colspan="2">诊断</th><th colspan="2">亚型</th></tr>
<tr><td>基本项目</td><td>某些情况下有助于诊断的检查</td><td>包括的亚型</td><td>不包括的亚型</td></tr>
<tr><td>· 需要擅长 PTCL 诊断的血液病理科医生对所有切片进行检查（至少 1 个为含肿瘤组织的石蜡块）。如果认为所获标本不足以确诊，则需重新活检</td><td>· 分子学分析检测：抗原受体基因重排；t（2；5）及变异型</td><td rowspan="3">· 外周 T 细胞淋巴瘤（PTCL），非特指性<br>· 血管免疫母细胞 T 细胞淋巴瘤（AITL）<br>· 间变性大细胞淋巴瘤（ALCL），ALK 阳性 ALCL – ALK 阴性<br>· 肠病相关性 T 细胞淋巴瘤（EATL）</td><td rowspan="3">· 原发皮肤 ALCL<br>· 所有其他 T 细胞淋巴瘤</td></tr>
<tr><td>· 仅凭肿块细针穿刺（FNA）不足以做出外周 T 细胞淋巴瘤的初始诊断</td><td>· 进一步免疫组化检查，确定淋巴瘤亚型：βF1、CD279/PD1、CXCL – 13</td></tr>
<tr><td rowspan="2">· 确诊必须依赖于充分的免疫表型分型：<br>IHC 抗原谱：<br>CD20、CD3、CD10、BCL6、Ki – 67、CD5、CD30、CD2、CD4、CD8、CD7、CD56、CD57、CD21、CD23、EBER – ISH、ALK<br>或流式细胞术应做的细胞表面标记物：<br>κ/λ、CD45、CD3、CD5、CD19、CD10、CD20、CD30、CD4、CD8、CD7、CD2、TCRαβ、TCRγ</td><td>· 细胞遗传检查以进行克隆性分析</td></tr>
<tr><td>· 对危险人群进行 HTLV – 1 血清学检查，若血清学检查不能确定行 HTLV – 1PCR 测定</td><td colspan="2">结外 NK/T 细胞淋巴瘤（鼻型）</td></tr>
<tr><td colspan="4">检查</td></tr>
<tr><td>基本项目</td><td>· 体检：完整皮肤检查<br>· 注意带有淋巴结的区域，包括韦氏环，以及肝脾大小和鼻咽检查<br>· 体能状态，B 症状<br>· CBC、白细胞分类、血小板计数<br>· 骨髓活检<br>· LDH、生化常规、尿酸<br>· 胸/腹/盆腔具有诊断质量的增强 CT 和/或 PET – CT<br>· 计算国际预后指数（IPI）<br>· 如果需要蒽环类或蒽二酮为基础的方案，行 MUGA 扫描/超声心动图<br>· 育龄期妇女进行妊娠试验（如拟行化疗）</td><td>对于选定的病例有助于诊断的检查</td><td>颈部 CT，头部 CT 或 MRI，皮肤活检，讨论生育问题和精子储存，HIV 检查</td></tr>
</table>

## （二）分期与诱导治疗

表 37　分期与诱导治疗

<table>
<tr><th colspan="2">分期</th><th colspan="4">诱导治疗</th></tr>
<tr><td rowspan="2">ALCL－ALK＋</td><td>Ⅰ、Ⅱ期</td><td colspan="3">·多药化疗×6 个周期±ISRT（30～40Gy）<br>·多药化疗×3～4 周期±ISRT（30～40Gy）</td><td rowspan="2">复发：见附加治疗</td></tr>
<tr><td>Ⅲ、Ⅳ期</td><td colspan="3">多药化疗×6 个周期</td></tr>
<tr><td rowspan="3">PTCL，NOS<br>ALCL，ALK－<br>AITL，EATL</td><td rowspan="3">Ⅰ～Ⅳ期</td><td colspan="3">临床试验（首选）</td><td rowspan="2">临床试验或大剂量化疗联合干细胞解救或观察</td></tr>
<tr><td rowspan="2">多药化疗×6 周期±ISRT（30～40Gy）</td><td rowspan="2">在治疗结束时，复查既往所有阳性结果。如果 PET－CT 扫描阳性，在改变治疗方案前再次活检</td><td>完全缓解</td></tr>
<tr><td>部分缓解或无效或疾病进展</td><td>复发：见附加治疗</td></tr>
</table>

注意预防肿瘤溶解综合征

## （三）复发/难治性疾病的治疗

表 38　复发/难治性疾病

<table>
<tr><th>分类</th><th colspan="3">附加治疗</th><th>第 2 次或者更多次复发</th></tr>
<tr><td rowspan="2">适宜移植</td><td rowspan="2">临床试验（首选）或二线治疗见推荐治疗方案</td><td>完全缓解或部分缓解</td><td>临床试验，或考虑进行异基因干细胞移植（清髓或非清髓性）或考虑行大剂量化疗联合干细胞解救</td><td rowspan="3">临床试验或二线方案或最佳支持治疗或姑息放疗</td></tr>
<tr><td colspan="2">无效</td></tr>
<tr><td>不适宜移植</td><td colspan="3">临床试验，或二线方案，或姑息放疗</td></tr>
</table>

## （四）预后指数

表 39　预后指数

| 国际预后指数 | | PTCL－U（PIT）预后指数 | | 经年龄校正的国际预后指数 | |
|---|---|---|---|---|---|
| 所有患者 | 国际预后指数 | 危险因素 | 预后风险 | 年龄≤60 岁的患者 | 年龄≤60 岁的患者 |
| 年龄>60 岁 | 低危 0 或 1 | 年龄>60 岁 | 1 组 0 | Ⅲ或Ⅳ期 | 低危 0 |
| 血清 LDH 水平>正常 | 低/中危 2 | 血清 LDH 水平>正常 | 2 组 1 | 血清 LDH 水平>正常 | 低/中危 1 |
| 体能状态评分 2～4 | 中/高危 3 | 体能状态评分 2～4 | 3 组 2 | 体能状态评分 2～4 | 中/高危 2 |
| Ⅲ或Ⅳ期 | 高危 4 或 5 | 骨髓受累 | 4 组 3 或 4 | | 高危 3 |
| 结外受累区>1 个 | | | | | |

### （五）推荐治疗方案

表 40　推荐治疗方案

<table>
<tr><th>一线治疗方案</th><th>一线巩固治疗</th><th>二线治疗和后续治疗<br>（适宜移植患者）</th><th>二线治疗<br>（不适宜移植的患者）</th></tr>
<tr><td>· 临床试验</td><td rowspan="3">· 除低危患者外所有患者（根据 aaIPI）考虑以大剂量化疗联合干细胞解救来巩固治疗<br>· ALCL、ALK 阳性亚型预后良好，在缓解期不需要巩固性移植治疗</td><td rowspan="3">· 首选临床试验<br>· 苯达莫司汀<br>· Belinostat（2B 类）<br>· Brentuximab vedotin 仅用于全身性 ALCL（不包括原发皮肤 ALCL）<br>· Brentuximab vedotin 用于全身性 CD30 + PTCL<br>· DHAP（地塞米松、顺铂、阿糖胞苷）<br>· ESHAP（依托泊苷、甲泼尼龙、阿糖胞苷、顺铂）<br>· 剂量调整的 EPOCH（依托泊苷、泼尼松、长春新碱、环磷酰胺、阿霉素）<br>· GDP（吉西他滨、地塞米松、顺铂）<br>· GemOx（吉西他滨、奥沙利铂）<br>· ICE（异环磷酰胺、卡铂、依托泊苷）<br>· MINE（美司钠、异环磷酰胺、米托蒽醌、依托泊苷）<br>· 普拉曲沙<br>· 罗米地辛</td><td rowspan="3">· 首选临床试验<br>· 阿仑单抗<br>· 苯达莫司汀<br>· Belinostat（2B 类）<br>· 硼替佐米（2B 类）<br>· Brentuximab vedotin 仅用于全身型 ALCL（不包括原发皮肤 ALCL）<br>· Brentuximab vedotin 用于全身性 CD30 + PTCL<br>· 环孢素仅用于 AITL 患者剂量调整的 EPOCH（依托泊苷、泼尼松、长春新碱、环磷酰胺、阿霉素）<br>· 吉西他滨<br>· 普拉曲沙<br>· 放疗<br>· 罗米地辛</td></tr>
<tr><td>· ALCL - ALK + 组织学类型：<br>CHOP - 21（环磷酰胺、阿霉素、长春新碱、泼尼松）<br>CHOEP - 21（环磷酰胺、阿霉素、长春新碱、依托泊苷、泼尼松）</td></tr>
<tr><td>· 其他组织学类型（ALCL，ALK - PTCL，NOS，AITL，EATL），可采用的方案包括：<br>首选方案：<br>CHOEP、CHOP - 14、CHOP - 21，剂量调整的 EPOCH（依托泊苷、泼尼松、长春新碱、环磷酰胺、阿霉素）<br>交替方案：<br>CHOP 方案治疗后使用ⅣE 方案（异环磷酰胺、依托泊苷、表柔比星）与中等剂量甲氨蝶呤交替<br>HyperCVAD（环磷酰胺、长春新碱、阿霉素和地塞米松），与大剂量甲氨蝶呤和阿糖胞苷交替</td></tr>
</table>

## 十五、成人T细胞白血病/淋巴瘤

### （一）诊断与检查

表41　诊断与检查

| 诊断 | | 检查 | |
|---|---|---|---|
| 基本项目 | 某些情况下有助于诊断的检查 | 基本项目 | 对于选定的病例有助于诊断的检查 |
| · HTLV－1血清学检查：酶联免疫吸附试验（ELISA），如ELISA阳性，行Western印迹试验以确证，若Western免疫印迹无法确定，可行HTLV－1 PCR<br>· 对非典型细胞CBC和外周血涂片分析：急性与慢性亚型均有淋巴细胞增多（成人淋巴细胞绝对值，ALC）＞4000/μL<br>· 外周血细胞流式细胞术检测 | · 以下情况需要淋巴结（切除）活检、皮肤活检、胃肠道，或骨髓活检外周血检查不能确诊或为排除潜在的感染（结核、组织胞浆菌、弓形体感染等）<br>若进行活检，推荐应用以下石蜡切片免疫组织化学抗体谱：<br>CD3、CD4、CD5、CD7、CD8、CD25、CD30 | · 完整H&P检查，包括完整皮肤检查<br>· 电解质、BUN、肌酐、血钙、血清LDH<br>· 胸/腹部/盆腔/颈部CT扫描<br>· 育龄期妇女进行妊娠试验（如拟行化疗） | · 上消化道内镜检查<br>· 有症状的患者进行骨髓检查<br>· 粪便检查寄生虫（极易发生类圆线虫感染）<br>· PET－CT扫描<br>· 中枢神经系统评估：所有急性或淋巴瘤亚型患者或有神经系统表现的患者进行CT扫描、MRI扫描和/或腰椎穿刺 |

### （二）初始治疗与疗效评价

表42　初始治疗与疗效评价

| 亚型 | 初始治疗 | 疗效 |
|---|---|---|
| 慢性/沉闷型白血病 | 临床试验或观察或根据临床指征给予作用于皮肤的治疗或齐多夫定及干扰素 | 缓解者：继续使用齐多夫定和干扰素治疗<br>未缓解者：临床试验，或化疗或最佳支持治疗 |
| 急性白血病 | 临床试验或齐多夫定及干扰素或化疗 | 缓解者：继续以前治疗或考虑异基因干细胞移植<br>未缓解者：临床试验<br>或最佳支持治疗<br>或替代治疗，而非以前治疗过<br>或齐多夫定及干扰素<br>→缓解者：考虑异基因干细胞移植 |
| 淋巴瘤 | 临床试验或化疗 | 缓解者：继续化疗或考虑异基因干细胞移植<br>未缓解者：临床试验<br>或最佳支持治疗<br>或化疗<br>→缓解者：考虑异基因干细胞移植 |

### （三）ATLL 临床亚型诊断标准和分类

表 43 ATLL 临床亚型诊断标准和分类

| 项目 | 健康携带者 | 沉闷型 ATL | 慢性 ATL | 急性 ATL | ATL 淋巴瘤 |
|---|---|---|---|---|---|
| 抗 HTLV－1 血清学检查 | + | + | + | + | + |
| 前病毒克隆性整合 | －（血） | +（血） | +（血） | +（血） | +（淋巴结） |
| 淋巴细胞计数 | 正常 | 正常 | 升高 | 升高 | 升高 |
| 异常细胞比例（%） | <5% | >5% | >5% | >5% | <1% |
| 高钙血症 | － | － | － | + | + |
| LDH | 正常 | ≤正常值 1.5 倍 | ≤正常值 2 倍 | >正常值 2 倍 | >正常值 2 倍 |
| 皮肤与肺受累 | － | + | + | + | + |
| 骨髓或脾受累 | － | － | + | + | + |
| 骨、消化道或中枢神经系统受累 | － | － | － | + | + |

### （四）ATLL 缓解标准

表 44 ATLL 缓解标准

| 治疗反应 | 定义 | 淋巴结 | 结外肿块 | 肝、脾 | 皮肤 | 外周血 | 骨髓 |
|---|---|---|---|---|---|---|---|
| 完全缓解 | 所有疾病消失 | 正常 | 正常 | 正常 | 正常 | 正常 | 正常 |
| 不确定的完全缓解 | 肿块病变中的残留病灶稳定 | 下降≥75% | 下降≥75% | 正常 | 正常 | 正常 | 正常 |
| 部分缓解 | 疾病消退 | 下降≥50% | 下降≥50% | 无增加 | 下降≥50% | 下降≥50% | 无关 |
| 疾病稳定 | 未获得完全/部分缓解，但疾病无进展 | 大小无变化 | 大小无变化 | 大小无变化 | 大小无变化 | 无变化 | 无变化 |
| 疾病复发或进展 | 新病灶或原有病灶增多 | 新或增加 50% | 新或增加 50% | 新或增加 50% | 新或增加 50% | 新或增加 50% | 复发 |

### （五）推荐治疗方案

（1）CHOP（环磷酰胺、阿霉素、长春新碱、泼尼松）。

（2）CHOEP（环磷酰胺、阿霉素、长春新碱、依托泊苷和泼尼松）。

（3）剂量调整的 EPOCH（依托泊苷、泼尼松、长春新碱、环磷酰胺、阿霉素）。

（4）HyperCVAD（环磷酰胺、长春新碱、阿霉素和地塞米松），与大剂量甲氨蝶呤和阿糖胞苷交替。

## 十六、结外 NK/T 细胞淋巴瘤（鼻型）

### （一）诊断与检查

表 45　诊断与检查

<table>
<tr><th colspan="3">诊断</th><th colspan="2">检查</th></tr>
<tr><td>基本项目</td><td>有助于诊断的检查</td><td>亚型</td><td>基本项目</td><td>对于选定的病例有助于诊断的检查</td></tr>
<tr><td>· 对所有切片进行血液病理学检查（至少 1 个为含肿瘤组织的石蜡块）<br>如果认为所获标本不足以确诊，则需重新活检</td><td rowspan="4">分子学分析检测：TCR 基因重排</td><td rowspan="4">· 亚型包括：<br>结外 NK/T 细胞淋巴瘤（鼻型）<br><br>· 不包括的亚型：<br>NK 细胞白血病前体 NK 细胞肿瘤</td><td rowspan="4">· 体检：完整的耳鼻喉科检查时要注意鼻咽部受累（包括韦氏环），检查睾丸和皮肤<br>· 体能状态、B 症状、CBC、白细胞分类、血小板计数、LDH、生化常规，尿酸<br>· 骨髓活检 + 穿刺涂片<br>· 胸/腹/盆腔诊断增强 CT<br>· PET 检查<br>· 鼻腔、硬腭、颅前窝或鼻咽部专用 CT 或 MRI<br>· 计算 NK/T 细胞增生指数（PI）<br>· 如果所使用方案包括含蒽环类或含蒽醌类药物，行 MUGA 扫描/超声心动图检查<br>· EBV 病毒载量</td><td rowspan="4">· 育龄期妇女进行妊娠试验<br>· 讨论生育问题和精子储存<br>· HⅣ 检测</td></tr>
<tr><td>· 单独细针穿刺（FNA）或空芯针活检不宜作为淋巴瘤初始诊断的依据</td></tr>
<tr><td>· 但是在某些情况下，当淋巴结难以切除或切取活检时，联合 FNA 和空芯针活检并结合辅助检查（免疫组化、流式细胞术、PCR 检测抗原受体基因重排、FISH 检测主要的染色体易位）可以为诊断提供充分的信息</td></tr>
<tr><td>· 确诊必须依赖于充分的免疫表型分型<br>· IHC 抗原谱：<br>对于临床上高度怀疑 NKTL 者，第一表型分析应包括：cCD3ε、CD56、EBER－ISH<br>B 细胞系：CD20<br>T 细胞系：CD2、CD7、CD8、CD4、CD5<br>NK 细胞系：CD56，Ki－67</td></tr>
</table>

### （二）分期与诱导治疗

表 46　分期与诱导治疗

<table>
<tr><th colspan="3">分期</th><th>诱导治疗</th></tr>
<tr><td rowspan="4">鼻</td><td rowspan="2">Ⅰ期：评估危险因素</td><td>无危险因素存在</td><td>临床试验，或单独放疗，或同步化放疗，或序贯化放疗</td></tr>
<tr><td>存在任何危险因素</td><td rowspan="2">临床试验，或同步化放疗，或序贯化放疗</td></tr>
<tr><td colspan="2">Ⅱ期</td></tr>
<tr><td colspan="2">Ⅳ期</td><td rowspan="2">临床试验，或同步化放疗，或联合化疗方案（以培门冬酶为基础）± 放疗</td></tr>
<tr><td>鼻外</td><td colspan="2">Ⅰ、Ⅱ、Ⅳ期</td></tr>
</table>

## （三）放疗后评估

表 47 放疗后评估

<table>
<tr><th colspan="3">放疗后评估</th><th>其他治疗</th></tr>
<tr><td rowspan="4">· 重复最初的影像学检查，CT、MRI，或 PET－CT 扫描<br>· 内镜下目视检查和重复活检<br>· EBV 病毒载量</td><td rowspan="3">鼻</td><td rowspan="2">Ⅰ期，伴或不伴危险因素</td><td>CR：观察</td></tr>
<tr><td>PR：若符合条件，造血干细胞移植（HSCT）</td></tr>
<tr><td>Ⅱ、Ⅳ期</td><td>难治性疾病：二线化疗，或最佳支持治疗→若符合条件，HSCT</td></tr>
<tr><td>鼻外</td><td>Ⅰ、Ⅱ、Ⅳ期</td><td>· 完全或部分缓解：考虑行 HSCT<br>· 难治性疾病：二线化疗或最佳支持治疗</td></tr>
</table>

## （四）预后指数与风险因素

表 48 预后指数与风险因素

| 预后指数 | 危险因素的数字 | 风险因素 |
|---|---|---|
| 所有患者：<br>· 血清 LDH 水平＞正常<br>· B 症状，淋巴结，N1 到 N3 期<br>· 未达 M1 期<br>· Ⅳ期 | 低危 0<br>低/中危 1<br>高/中危 2<br>高危 3 或 4 | 包括“预后指数”中的 NK/T 细胞淋巴瘤增生指数（PI）等因素：<br>· 年龄＞60 岁<br>· B 症状<br>· ECOG 体能状态评分（PS）≥2<br>· LDH 升高<br>· 区域性淋巴结受累<br>· 肿瘤局部入侵（LTI）：骨或皮肤<br>· 高 Ki－67 染色的组织学证据<br>· EBV DNA 滴度≥6.1×10 拷贝/mL |

## （五）推荐治疗方案

表 49 推荐治疗方案

| 分类 | 方案 |
|---|---|
| 联合化疗方案（以培门冬酶为基础） | AspaMetDex 方案：<br>培门冬酶、甲氨蝶呤、地塞米松（作为二线治疗方案） |
| | SMILE 方案：<br>类固醇（地塞米松）、甲氨蝶呤、异环磷酰胺、培门冬酶、依托泊苷 |
| 同步化放疗（CCRT） | CCRT 方案：<br>放射剂量 50Gy 及 3 个疗程的 DeVIC：地塞米松、依托泊苷、异环磷酰胺、卡铂 |
| | CCRT 方案：<br>放射剂量 40～52.8Gy，联合顺铂<br>随后行 3 周期的 VIPD 化疗：依托泊苷、异环磷酰胺、顺铂、地塞米松 |
| 序贯化放疗 | SMILE 继以放疗（45～50.4Gy） |
| | VIPD 继以放疗（45～50.4Gy） |
| 单纯放疗 | 推荐的肿瘤放射剂量为≥50Gy<br>· 早期或前期放疗对于提高鼻型局限性鼻外 NK/T 细胞淋巴瘤（位于上呼吸消化道）患者的总生存期（OS）和无病生存期（DFS）有着重要作用<br>· 对于Ⅰ期患者，前期放疗可能对生存期更有益 |

## 十七、肿瘤溶解综合征（TLS）

表 50 肿瘤溶解综合征（TLS）

| 项目 | 内容 |
|---|---|
| TLS 的实验室特点 | 高钾、高尿酸、高磷、低钙 |
| TLS 的症状 | 恶心呕吐、呼吸短促、心律不齐、尿液混浊、嗜睡和/或关节不适 |
| 高危特征 | · 组织学类型为伯基特淋巴瘤和淋巴母细胞淋巴瘤，偶尔出现于 DLBCL 和 CLL 患者<br>· 自发性 TLS<br>· WBC 升高<br>· 骨髓受累<br>· 基础性尿酸升高<br>· 别嘌呤醇无效<br>· 肾脏疾病或肿瘤肾脏转移 |
| TLS 的治疗 | · 如果能在化疗前预期到 TLS 的可能并开始治疗，那么就能很好地防治 TLS<br>关键治疗包括：<br>（1）严格输液<br>（2）处理高尿酸血症<br>（3）严密监测电解质，积极纠正电解质紊乱<br>· 一线治疗及再治疗：<br>（1）化疗开始前 2～3d 开始给予别嘌呤醇，持续 10～14d<br>（2）或有以下任何一种危险因素的患者予以拉布立酶<br>①有任何高危特征存在<br>②大肿块病人迫切需要开始治疗<br>③充分输液可能很困难或不可能的情况下<br>④急性肾衰竭<br>（3）1 个剂量的拉布立酶通常就足够了，3～6mg 剂量通常是有效的，再次给药要遵循个体化原则<br>· TLS 如未得到治疗，可进一步发展成急性肾衰竭、心律失常、癫痫、肌肉失控以及死亡 |

## 十八、非霍奇金淋巴瘤的缓解标准

表 51 非霍奇金淋巴瘤的缓解标准

| 反应 | 部位 | PET－CT（代谢反应） | CT（放射反应） |
|---|---|---|---|
| 完全缓解 | 淋巴结及结外部位 | 在 5 个点的刻度盘（5－PS）上，分值 1、2、3 有或没有残留肿块 | 包括下列所有的：靶病灶最大径≤1.5cm，没有结外病变 |
| | 不可测量的病灶 | 不适用 | 无 |
| | 器官增大 | 不适用 | 退回到正常 |
| | 新病灶 | 无 | 无 |
| | 骨髓 | 骨髓中没有 FDG 存在的证据 | 形态学正常，如果不确定，细胞免疫组化阴性 |
| | 淋巴结及结外部位 | 与基线比较，分值为 4 或 5 伴吸收减少。没有新的或进展的病灶。这些发现只暂时提示疾病反应，在接受治疗后，这些发现可能提示有残留病灶 | 包括下列所有的：当病灶小到可通过 CT 测量时，6 个可测量的靶病灶淋巴结和结外病灶 SPD 减少 50%（5mm×5mm 可作为无价值评估，对于一个淋巴结＞5mm×5mm 但比正常小，按实际测量计算） |

续表

| 反应 | 部位 | PET－CT（代谢反应） | CT（放射反应） |
|---|---|---|---|
| 部分缓解 | 不可测量的病灶 | 不适用 | 无发现/正常，复原但无增大 |
| | 器官增大 | 不适用 | 脾脏增大其长径必须超过正常的 50% |
| | 新病灶 | 无 | 无 |
| | 骨髓 | 残留吸收较正常骨髓高，但与基线比较则减少（弥散吸收与化疗反应变化一致）。在淋巴结有治疗反应的情况下，如果骨髓存在顽固性病灶，考虑进一步活检评价，或间隔扫描 | CT 不适用 |
| 稳定 | 靶病灶淋巴结/淋巴结肿大，结外病灶 | 暂时或化疗结束后，与基线比较，分值为 4 或 5 且 FDG 没有显著性差异；没有新病灶或进展病灶 | 6 个主要的、可测量的靶病灶淋巴结和结外病灶 SPD 减少低于 50%，没有发现疾病进展 |
| | 不可测量的病灶 | 不适用 | 没有增大，无进展 |
| | 器官增大 | 不适用 | 没有增大，无进展 |
| | 新病灶 | 无 | 无 |
| | 骨髓 | 与基线比较没有变化 | 不适用 |
| 进展 | 单个靶病灶淋巴结/淋巴结肿大，结外病灶 | 与基线比较，分值为 4 或 5 且 FDG 吸收显著增加，和/或在治疗间隙期或治疗结束后评估有新的吸收病灶 | 至少需要下列一个 PPD 进展：单个淋巴结/病灶必须是异常的，且从 PPD 最低点算 LDi > 1.5cm 和增大 > 50%；从最低点 LDi 或 SDi 增加病灶 0.5～2cm，病灶 > 2cm；脾脏增大，其脾脏长径在原来基线基础上增大超过 50%；新发现脾脏增大或脾脏增大复发 |
| | 不可测量的病灶 | 无 | 新发或以前存在不可测量的病灶明显进展 |
| | 新病灶 | 新的 FDG 吸收与淋巴结一致而不是其他病变（如感染、炎症），如果不能确定新病灶的性质，考虑活检或间隔扫描 | 以前消失的病灶重新生长，新淋巴结任何轴线 > 1.5 cm，新的结外病灶任何轴线 > 1 cm，任何轴线，病灶必须是不含糊的和必须是淋巴瘤所致的，任何不含糊的病灶评估是淋巴瘤所致的 |
| | 骨髓 | 新的或复发 FDG 吸收病灶 | 新的或复发病灶 |

（赵　征）

## 第三节　多发性骨髓瘤

多发性骨髓瘤（MM）是浆细胞恶性增殖性疾病，骨髓中克隆性浆细胞异常增生病分泌单克隆免疫球蛋白或其片段（M 蛋白），导致相关器官或组织损伤。常见临床表现为骨痛、贫血、肾功能不全及感染等。

## 一、分期

表 1　分期标准

| 分期 | Durie－Salmon 分期标准 | ISS 标准 |
| --- | --- | --- |
| Ⅰ期 | 以下所有：<br>·血红蛋白＞100g/L<br>·血清钙正常或≤3.0mmZQol/L<br>·骨 X 线检查（正常骨结构）或仅有孤立性骨型浆细胞<br>·血清骨髓瘤蛋白产率较低：IgG＜50g/L，IgA＜30g/L<br>尿本周氏蛋白＜4g/24h，瘤细胞数＜$0.6\times10^{12}/m^2$体表面积 | ·血清 β2－微球蛋白＜3.5mg/L<br>·血清白蛋白≥35g/L |
| Ⅱ期 | 非Ⅰ期或Ⅲ期 | 非Ⅰ期或Ⅲ期 |
| Ⅲ期 | 符合下述一项或多项：<br>·血红蛋白＜85g/L<br>·血清钙正常或＞3.0mmZQol/L<br>·晚期溶骨病变<br>·血清骨髓瘤蛋白产率非常高：IgG＞70g/L，IgA＞50g/L<br>尿本周氏蛋白＞12g/24h，骨骼溶骨病损＞3 处 | 血清 β2－微球蛋白≥5.5mg/L |
| 亚型：A 组肾功能正常（血肌酐水平＜176.8mmol/L），B 组肾功能不正常（血肌酐水平≥176.8mmol/L） | | |

## 二、检查与临床表现

表 2　检查

| 检查 | | 临床表现 |
| --- | --- | --- |
| 基本项目 | 有助于诊断的检查 | |
| ·H&P、血常规、ESR<br>·尿素氮/肌酐、电解质、LDH、血钙/白蛋白、β2 微球蛋白<br>·血清游离轻链（FLC）检测<br>·血清免疫球蛋白定量检测、血清蛋白电泳（SPEP）、血清免疫固定电泳（SIFE）、24h 尿总蛋白、尿蛋白电泳（UPEP）和尿免疫固定电泳（UIFE）<br>·骨髓检查<br>单侧骨髓穿刺＋活检，包括骨髓的免疫组化和/或骨髓流式细胞术<br>骨骼 X 线检查<br>·细胞遗传学检测：<br>FISH：del13、del17p13、t（4；14）、t（11；14）、t（14；16）、1q21 扩增 | ·MRI<br>·CT 扫描（避免增强 CT）<br>·PET－CT 扫描<br>·组织活检以诊断孤立性浆细胞瘤（骨或骨外）<br>·骨密度测定<br>·浆细胞标记指数<br>·骨髓和脂肪垫的淀粉样蛋白染色<br>·血黏度<br>·HLA 分型 | ·孤立性浆细胞瘤<br>·冒烟型（无症状性）<br>·活动型（症状性） |

## 三、临床表现与主要治疗及随访/监测

表 3 治疗及随访/监测

<table>
<tr><th>临床表现</th><th>主要治疗</th><th colspan="3">随访/监测</th></tr>
<tr><td>孤立性骨型</td><td>对受累野 RT（≥45Gy）</td><td rowspan="2">· 全血细胞计数，血清生化包括肌酐、白蛋白、校正血钙<br>· 有临床指征时查 LDH，有临床指征时查 β2 微球蛋白<br>· 血清 FLC 检测，24h 尿总蛋白、UPEP、UIFE<br>· 血清免疫球蛋白定量检测、SPEP、SIFE<br>· 有临床指征时骨髓穿刺活检，有临床指征时或每年 1 次进行骨检查<br>· 有临床指征时行 MRI 和/或 CT 和/或 PET/CT</td><td rowspan="2">原发进展性或缓解后发生进展</td><td rowspan="2">通过骨髓瘤检查进行再分期</td></tr>
<tr><td>孤立性骨外型</td><td>对受累野 RT（≥45Gy）和/或手术治疗</td></tr>
<tr><td>冒烟型（无症状性）</td><td>以 3~6 个月的间隔进行观察（1 类）或参加临床试验</td><td>· 免疫球蛋白定量检测 + M 蛋白定量检测（血和尿）<br>· CBC、白细胞分类、血小板计数、BUN、肌酐、校正血钙<br>· 每年 1 次或有症状时进行骨检查，有临床指征时骨髓穿刺活检<br>· 有临床指征时行血清 FLC 检测，有临床指征时行 MRI<br>· 有临床指征时行 PET/CT，有临床指征时行多参数流式细胞术</td><td>进展为症状性骨髓瘤</td><td>见活动型（症状性）骨髓瘤</td></tr>
<tr><td>活动型（症状性）</td><td>有指征时接受骨髓瘤治疗，双膦酸盐类药物 + 辅助治疗</td><td>· 免疫球蛋白定量检测 + M 蛋白定量检测（血和尿）<br>· 全血细胞计数、白细胞分类、血小板计数、BUN、肌酐、校正血钙<br>· 每年 1 次或有症状时进行骨检查有临床指征时骨髓穿刺活检<br>· 有临床指征时行血清 FLC 检测<br>· 有临床指征时行 MRI<br>· 有临床指征时行 PET/CT</td><td colspan="2">若为移植候选患者，应采集干细胞（足够两次移植使用）</td></tr>
</table>

## 四、活动型（症状性）骨髓瘤主要治疗后的后续治疗及其随访

表 4 活动型（症状性）骨髓瘤主要治疗后的后续治疗及其随访

<table>
<tr><th>后续治疗</th><th>随访</th></tr>
<tr><td>· 自体干细胞移植（1 类推荐）</td><td rowspan="2">· 至少每 3 月进行 1 次免疫球蛋白定量检测 + M 蛋白定量检测<br>· 全血细胞计数、白细胞分类、血小板计数、BUN、肌酐、血钙<br>· 每年 1 次或有症状时进行骨检查，有临床指征时骨髓穿刺活检，有临床指征时行血清 FLC 检测<br>· 有临床指征时行 MRI，有临床指征时行 PET/CT</td></tr>
<tr><td>· 在临床试验中行异基因干细胞移植</td></tr>
<tr><td>· 继续骨髓瘤治疗直至获得最佳缓解</td><td>按前述方法进行监测和/或维持治疗</td></tr>
</table>

## 五、活动型（症状性）骨髓瘤附加治疗

表 5　活动型（症状性）骨髓瘤附加治疗

<table>
<tr><th colspan="2">分类</th><th colspan="2">附加治疗</th></tr>
<tr><td rowspan="2">异基因干细胞移植后</td><td colspan="2">进展性疾病→</td><td rowspan="2">补救性治疗（参加或不参加临床试验）或供者淋巴细胞输注</td></tr>
<tr><td>缓解或病情稳定</td><td>参加临床试验来维持治疗，或观察→进展性疾病</td></tr>
<tr><td rowspan="2">自体干细胞移植后</td><td>进展性疾病</td><td colspan="2">补救性治疗（参加或不参加临床试验）或参加临床试验进行异基因干细胞移植</td></tr>
<tr><td>缓解或病情稳定</td><td>诱导治疗，或第二次序贯移植 ± 维持治疗或观察→进展性疾病</td><td>补救性治疗（参加或不参加临床试验）± 附加的自体干细胞移植，或参加临床试验进行异基因干细胞移植</td></tr>
<tr><td rowspan="2">复发或进展性疾病</td><td>移植候选者</td><td>自体干细胞移植（1 类）→进展性疾病→</td><td>补救性治疗（参加或不参加临床试验），或参加临床试验进行异基因干细胞移植</td></tr>
<tr><td>非移植候选者</td><td>补救性治疗（参加或不参加临床试验）</td><td>姑息治疗</td></tr>
</table>

## 六、多发性骨髓瘤病情判断标准

表 6　病情判断标准

| 分类 | 标准 |
|---|---|
| 严格的完全缓解（sCR） | 正常的血清游离轻链（FLC）比值和免疫组化或免疫荧光检测示骨髓中不存在克隆细胞 |
| 完全缓解（CR） | 血清、尿免疫固定电泳阴性，以及不存在任何软组织浆细胞瘤，以及骨髓中浆细胞瘤≤5% |
| 很好的部分缓解（vgPR） | 固定电泳可检测到血清、尿 M 蛋白，但电泳阴性，或血清 M 蛋白降低≥90% 且尿 M 蛋白水平 < 100mg/24h |
| 部分缓解（PR） | 血清 M 蛋白降低≥50% 且 24h 尿 M 蛋白水平降低≥90% 或达到 < 200mg/24h<br>· 如果无法检测血清、尿 M 蛋白，受累区和非受累区 FLC 水平落差需≥50%，以代替 M 蛋白标准<br>· 如果无法进行血清、尿 M 蛋白检测及血清自由轻链检测，浆细胞减少需≥50%，以代替 M 蛋白标准。前提是基线骨髓浆细胞百分比≥30%<br>除以上列出的标准之外，如果目前在基线水平，软组织浆细胞瘤大小需降低≥50% |
| 病情稳定（SD） | 不推荐作为缓解指标使用，对疾病稳定性最好的描述是为至进展时间的估计；不符合以上标准 |
| 疾病进展 | 用以计算至疾病进展时间以及无进展生存时间，及作为所有患者，包括 CR 患者的时点使用（包括原发疾病进展和治疗时或未治疗时疾病进展）<br>符合以下 1 项或多项：比基线水平升高≥25%<br>· 血清 M 成分和/或升高的绝对值应≥0.5g/dL<br>· 尿 M 成分和/或升高的绝对值应≥200mg/24h<br>· 适用于无法测得血清、尿 M 蛋白水平的患者：受累区和非受累区 FLC 水平差距。升高的绝对值应 > 10mg/dL<br>· 骨髓浆细胞百分比：绝对值应≥10%<br>· 明确发生新的骨受损或软组织浆细胞瘤或现有的骨病变或软组织浆细胞瘤的大小有明确增加<br>· 发生高钙血症（校正的血清钙 > 11.5mg/dL，或 2.65mmol/L）（只归因于浆细胞增殖病变的） |

续表

| 分类 | 标准 |
| --- | --- |
| 临床复发 | 符合以下 1 项或多项：<br>病变增加和/或终末器官功能障碍的直接指标（CRAB 表现），它不用于计算至进展时间或无进展生存率，把它列在这里只是用于可选择性地报告或用于临床实践<br>· 发生新的软组织浆细胞瘤或骨病变<br>· 现有浆细胞瘤或骨病变大小有明确增加（指连续测量后，可测量病变的交叉直径乘积和明确增加 50% 以上，并且至少 1cm）<br>· 高钙血症（>11.5mg/dL，或 2.65mmol/L）<br>· 血清白蛋白降低 2g/dL（≥1.25mmol/L）<br>· 血清肌酐增加 2mg/dL（117μmol/L）或更多 |
| CR 后复发 | 只有终点研究是无病生存期才使用，符合以下 1 项或多项：<br>· 免疫固定或电泳检查又出现血清或尿 M 蛋白<br>· 骨髓浆细胞发展≥5%<br>· 出现其他任何进展标志（如新浆细胞瘤、溶骨性病变或高钙血症） |

## 七、适合移植治疗者在采集干细胞前应限制骨髓毒性药物

表 7　移植与非移植治疗方案

| 分类 | 首选方案 | 其他方案 |
| --- | --- | --- |
| 移植候选者主要治疗（2 周期后疗效评估） | · 硼替佐米/地塞米松（1 类）<br>· 硼替佐米/环磷酰胺/地塞米松<br>· 硼替佐米/阿霉素/地塞米松（1 类）<br>· 硼替佐米/来那度胺/地塞米松<br>· 硼替佐米/沙利度胺/地塞米松（1 类）<br>· 来那度胺/地塞米松（1 类） | · 地塞米松（2B 类）<br>· 脂质体阿霉素/长春新碱/地塞米松（DVD）（2B 类）<br>· 沙利度胺/地塞米松（2B 类） |
| 非移植候选者主要治疗（2 周期后疗效评估） | · 硼替佐米/地塞米松（1 类）<br>· 来那度胺/小剂量地塞米松（1 类）<br>· 美法仑/泼尼松/硼替佐米（MPB）（1 类）<br>· 美法仑/泼尼松/来那度胺（MPL）（1 类）<br>· 美法仑/泼尼松/沙利度胺（MPT）（1 类） | · 地塞米松（2B 类）<br>· 脂质体阿霉素/长春新碱/地塞米松（DVD）（2B 类）<br>· 美法仑/泼尼松<br>· 沙利度胺/地塞米松（2B 类）<br>· 长春新碱/阿霉素/地塞米松（VAD）（2B 类） |
| 维持治疗 | · 硼替佐米<br>· 来那度胺（1 类）<br>· 沙利度胺（1 类） | · 硼替佐米 + 泼尼松（2B 类）<br>· 硼替佐米 + 沙利度胺（2B 类）<br>· 干扰素<br>· 类固醇<br>· 沙利度胺 + 泼尼松（2B 类） |

## 八、挽救性治疗方案

表 8　挽救性治疗方案

| 分类 | 首选方案 | 其他方案 |
| --- | --- | --- |
| 补救性治疗 | 重复主要诱导治疗（如果复发间隔时间 >6 个月）<br>· 硼替佐米（1 类）<br>· 硼替佐米/地塞米松<br>· 硼替佐米/来那度胺/地塞米松（1 类）<br>· 硼替佐米/脂质体阿霉素<br>· 硼替佐米/沙利度胺/地塞米松<br>· 来那度胺<br>· 环磷酰胺/硼替佐米/地塞米松<br>· 环磷酰胺/来那度胺/地塞米松<br>· 地塞米松/环磷酰胺/依托泊苷/顺铂（DCEP）<br>· 地塞米松/沙利度胺/顺铂/环磷酰胺/依托泊苷（DT－PACE）±硼替佐米（VTD－PACE）<br>· 大剂量环磷酰胺<br>· 来那度胺/地塞米松<br>· 沙利度胺/地塞米松 | · 苯达莫司汀<br>· 硼替佐米/伏立诺他<br>· 来那度胺/苯达莫司汀/地塞米松 |

## 九、多发性骨髓瘤定义

表 9　多发性骨髓瘤定义

| 分类 | 指标 |
| --- | --- |
| 冒烟型（无症状性）骨髓瘤 | · 血清 M－蛋白：IgG≥30g/L，IgA >10g/L<br>· 或尿本周氏蛋白 >1g/24h<br>· 和/或骨髓克隆性浆细胞≥10%，无相关器官或组织受损（无终末器官受损，包括骨受损）或症状 |
| 活动型（症状性）骨髓瘤（符合以下 1 项或多项） | · 血钙升高（ >11.5mg/dL）（ >2.65mmol/L）<br>· 肾功能不全（肌酐 >2mg/dL）（ >177μmol/L 或更高）<br>· 贫血（血红蛋白 <100g/L）<br>· 骨病（溶骨性病变或骨质疏松） |

（韩丽丽）

# 第四节　急性髓系白血病

急性髓系白血病（AML）是一种异质性血液系统恶性肿瘤，其特征是外周血、骨髓和/或其他组织中骨髓幼稚细胞克隆扩增。急性髓系白血病最常见的类型为成人急性髓系白血病，在美国每年有大量的患者死于白血病。据估计，2014 年，有 18 860 人被诊断为 AML，有 10 460 人死于 AML。与 2013 年统计数据比较，尽管死亡例数轻度增加（260 例），但新增加了 5 000 例，诊断的中位年龄是 67 岁，54% 的患者的诊断年龄为 65 岁或更大（≥75 岁的患者约占 1/3）。因此，随着人口老龄化、骨髓增生异常，AML 的发病率似乎在持续增加。

早已确认，环境因素包括长期暴露于石油化工产品、苯溶剂、农药和电离辐射是骨髓增生异常综合征（myelodysplastic syndromes，MDS）和 AML 发生的高危因素。同样的，在儿童和年轻成人癌症幸存者中，其治疗相关性骨髓增生异常和急性白血病发病率在增加。确切的治疗相关性骨髓增生异常综合征和急性白血病（MDS/AML）发病率目前还不清楚，随原发肿瘤治疗的方式不同而变化。有报道称，5% ~20% 的 MDS/AML 为治疗相关性 MDS/AML。

目前已公认，治疗相关性髓系白血病（第二原发 MDS/AML）是实体肿瘤或血液恶性肿瘤患者接受细胞毒治疗的结果。在某些原发肿瘤中，包括乳腺癌、妇科肿瘤和淋巴瘤（霍奇金和非霍奇金淋巴瘤），治疗相关性 MDS/AML 发生率更高，主要是血液毒性的细胞毒药物所致，在上述肿瘤中细胞毒药物使用更为广泛。有证据表明，与治疗相关性 MDS/AML 发病的细胞毒药物为烷化剂类药物（如环磷酰胺、米尔法兰）和拓扑异构酶抑制剂（如依托泊苷、多柔吡星、米托蒽醌）。淋巴增生性病变患者中使用抗代谢类药物，如嘌呤类似物氟达拉滨，特别是与烷化剂类药物联合使用时更易发生 MDS/AML。在自体造血干细胞移植（Autologous hematopoietic cell transplantation，AHCT）之前给予放射治疗，特别是在骨髓抑制的情况下（如全身放疗或放射免疫治疗），可能增加治疗相关性 MDS/AML 的发生风险。

治疗相关性 MDS/AML 的病程通常是一个渐进过程，与初始发生的 MDS/AML 比较，可能对传统的细胞毒药物更有抵抗性。重要的是，除治疗相关性急性早幼粒细胞白血病 APL 亚型或预后良好的核连接因子（CBF）易位外，与初始发生的患者比较，治疗相关性 MDS/AML 患者的临床预后明显较差（无复发生存时间 terms of relapse - free survival，RFS，总生存时间 OS）。有不良细胞遗传学趋势的患者在治疗相关性 AML 中所占的比率较高，甚至在预后良好的核亚型中，那些治疗相关性 AML 有预后不好的趋势。

## 一、检查、诊断

表 1　急性白血病的评估与诊断

| 急性白血病的评估 | 诊断性研究（WHO2008） | 诊断 |
|---|---|---|
| ·病史和体格检查（H&P）<br>·全血细胞计数（CBC）、血小板、生化检查<br>·凝血酶原时间（PT）、部分凝血激酶时间（PTT）、纤维蛋白原<br>·骨髓细胞遗传学检查（染色体 ± FISH）和分子分析（KIT、FLT3 - ITD、NPM1、CEBPA 基因突变）<br>·免疫分型和细胞化学<br>·兄弟姊妹或非血缘关系的捐赠者（除外造血干细胞移植伴有主要禁忌证的患者）的人类白细胞抗原（HLA）类型<br>·如果有神经系统症状进行 CT/MRI 检查<br>·如果有症状行腰椎穿刺（LP）（对无症状的患者为 2B 类推荐）<br>·对于有心脏病病史或既往使用过心脏毒性药物或胸部接受过放疗的患者需评估心脏功能（超声心动图或 MUGA 扫描）<br>·建立中心性静脉通路 | 多学科诊断研究 | 急性早幼粒细胞白血病（APL）<br>急性髓系白血病（AML）<br>骨髓增生异常综合征（MDS）<br>B 淋巴细胞或 T 淋巴细胞白血病/淋巴瘤 |

注：

（1）在亚型患者（2A 类）中，分子学异常（KIT、FLT3 - ITD、NPM1、CEBPA 基因突变）对预后判断非常重要，并可指导治疗性干预（2B 类）。

（2）分子分析适用于染色体正常（特别是 FLT3－ITD、NPM1 突变）或核结合因子（特别是 KIT 突变）的患者。

（3）多基因检测和测序分析对于评价可能影响 AML 预后的其他分子异常很实用。

（4）如果在你所在的医疗机构不能进行基因检测，可保留初始诊断标本材料，到其他实验室进行检测，其细胞学数据是可用的。

（5）对于在诊断时有主要的神经系统症状或体征的患者，应该进行影像学检查以发现脑膜病变、绿色瘤或中枢神经系统出血。

（6）影像学检查没有发现肿块/病灶，应该进行腰椎穿刺（LP）。

（7）对于患者诊断时有单核细胞变异或 WBC＞40 000/mcL 的患者，在初始缓解时应该考虑进行筛查性 LP。

（8）世界卫生组织对急性白血病的定义是骨髓或外周血中原始细胞≥20%。

（9）在复发性细胞遗传学异常【如 t（15；17），t（8；21），t（16；16），inv（16）】的患者中，AML 的诊断可＜20%。

（10）来源于 MDS 的 AML（AML－MDS）通常较先前没有血液疾病的 AML 对细胞毒药物化疗更抵抗，可能具有更惰性的病程。

（11）一些对高级别的 MDS 临床试验设计允许 AML－MDS 患者入组。

（12）家系模糊的急性白血病，包括混合表型的急性白血病（根据 2008WHO 分类），目前这类病例很少，强烈建议向有经验的血液病理学家咨询。

（13）年轻成人也适合参加更密集的诱导方案和移植选择的小儿临床试验，AML 患者应该更适宜在有经验的、容易得到临床试验的白血病中心进行治疗。

（14）孤立性髓外病变（髓样肉瘤）患者应该采用全身治疗。

（15）局部治疗（外科/放疗）可用于残留病灶的处理。

## 二、急性早幼粒细胞白血病（APL）

### （一）诱导治疗与巩固治疗

表 2　APL 诱导治疗与巩固治疗

| 检测 | 危险分级 | 诱导治疗 | | | 巩固治疗 |
|---|---|---|---|---|---|
| | | 可接受蒽环类药物治疗 | | | |
| 采用细胞遗传学或分子检测 APL 形态学和 t（15；17）；考虑 APL 变异的可能性 | 高危（WBC 计数＞10 000/mcL） | 不能接受蒽环类药物治疗 | 全反式维 A 酸（ATRA）每日剂量 45mg/m$^2$，分为每日 2 次，联合三氧化二砷 0.15mg/kg，静脉注射，每日 1 次，直至骨髓缓解 | 在 WBC 计数恢复到正常时继续进行巩固治疗 | 三氧化二砷每日 0.15mg/kg，静脉注射，每周 5d，连用4 周，每 8 周算 1 个周期，连用 4 个周期；全反式维 A 酸（ATRA）每日剂量 45mg/m$^2$，口服，连用2 周，每 4 周算 1 个周期，连用 7 个周期 |
| | 低危/中危（WBC 计数≤10 000/mcL） | | | 见下面的诱导、巩固治疗 | |

## （二）诱导治疗与巩固治疗：高危

表3 诱导治疗与巩固治疗：高危

| 诱导治疗（高危） | | 巩固治疗 |
|---|---|---|
| 全反式维A酸（ATRA）每日剂量45mg/$m^2$，分为2次/d，直至临床缓解加柔红霉素50mg/$m^2$ ×4d，加阿糖胞苷200mg/$m^2$ ×7d | 在WBC计数恢复到正常时及腰椎穿刺正常时继续进行巩固治疗 | 三氧化二砷每日0.15mg/kg，连用5d，5周1个周期，连用2个周期；然后ATRA 45mg/$m^2$ ×7d加柔红霉素50mg/$m^2$ ×3d，2个周期 |
| 全反式维A酸（ATRA）每日剂量45mg/$m^2$，分为每日2次，直至临床缓解加柔红霉素60mg/$m^2$ ×3d，加阿糖胞苷200mg/$m^2$ ×7d | 在WBC计数恢复到正常时及腰椎穿刺正常时继续进行巩固治疗 | 柔红霉素60mg/$m^2$ ×3d加阿糖胞苷200mg/$m^2$ ×7d，1个周期；然后加阿糖胞苷2g/$m^2$（年龄<50岁）或1.5g/$m^2$（年龄50~60岁），每12h 1次，连用5d，加柔红霉素45mg/$m^2$ ×3d，1个周期，5个剂量鞘内注射化疗(1类) |
| 全反式维A酸（ATRA）每日剂量45mg/$m^2$，分为2次/d，直至临床缓解加去甲氧基柔红霉素12mg/$m^2$，d2、4、6、8 | 在WBC计数恢复到正常时及腰椎穿刺正常时继续进行巩固治疗 | ATRA45mg/$m^2$ ×15d加去甲氧基柔红霉素5mg/$m^2$加阿糖胞苷1g/$m^2$，4×1个周期；然后ATRA45mg/$m^2$ ×15d，米托蒽醌每天10mg/$m^2$ ×5d，1个周期；然后ATRA45mg/$m^2$ ×15d，去甲氧基柔红霉素12mg/$m^2$ ×1次剂量，阿糖胞苷150mg/$m^2$，每1次/8h，4d×1周期 |
| ATRA45mg/$m^2$（d1~36，分次服用），加年龄调整的去甲氧基柔红霉素12mg/$m^2$，d2、4、6、8，加三氧化二砷每0.15mg/kg（d9~26，静脉点滴2h） | 在WBC计数恢复到正常时及腰椎穿刺正常时继续进行巩固治疗 | ATRA45mg/$m^2$，28d加三氧化二砷每天0.15mg/kg，28d，连用5周×1个周期；然后ATRA45mg/$m^2$ ×7d，每2周为1周期×3周期，三氧化二砷每天0.15mg/kg×5d，连用5周×1个周期 |
| 临床试验 | | |

## （三）诱导治疗与巩固治疗：低危/中危

表 4　APL 诱导治疗与巩固治疗：低危/中危

| 诱导治疗（低危/中危） | | 巩固治疗 |
|---|---|---|
| 全反式维 A 酸（ATRA）每日剂量 45mg/m$^2$，分为 2 次/d，直至临床缓解，加三氧化二砷（0.15mg/kg）/d，静脉注射，直至骨髓缓解（1 类） | 在 WBC 计数恢复到正常时继续进行巩固治疗 | 三氧化二砷（0.15mg/kg）/d，每周 5d，连用 4 周，每 8 周 1 周期，共 4 个周期，加 ATRA（45mg/m$^2$）/d，连用 2 周，每 4 周为 1 周期，共 7 个周期（1 类） |
| 全反式维 A 酸（ATRA）每天剂量 45mg/m$^2$，分为 2 次/d，直至临床缓解，加柔红霉素 50mg/m$^2$ ×4d，加阿糖胞苷 200mg/m$^2$ ×7（1 类） | 在 WBC 计数恢复到正常时继续进行巩固治疗 | 三氧化二砷每天 0.15mg/kg × 5d，连用 5 周，5 周为 1 周期，用 2 个周期；然后 ATRA45mg/m$^2$ × 7d，柔红霉素 50mg/m$^2$ × 3d，用 2 个周期(1 类) |
| 全反式维 A 酸（ATRA）每天剂量 45mg/m$^2$，分为 2 次/d，直至临床缓解，加柔红霉素 60mg/m$^2$ ×3d，加阿糖胞苷 200mg/m$^2$ ×7（1 类） | 在 WBC 计数恢复到正常时继续进行巩固治疗 | 柔红霉素 60mg/m$^2$ ×3d 加阿糖胞苷 200mg/m$^2$ × 7d × 1 个周期；然后阿糖胞苷 1g/m$^2$，1 次/12h，连用 4d，柔红霉素 45mg/m$^2$ × 3d × 1 个周期(1 类) |
| 全反式维 A 酸（ATRA）每天剂量 45mg/m$^2$，分为 2 次/d，直至临床缓解，加去甲氧基柔红霉素 12mg/m$^2$，d2、4、6、8（1 类） | 在 WBC 计数恢复到正常时继续进行巩固治疗 | ATRA45mg/m$^2$ × 15d 加去甲氧基柔红霉素 5mg/m$^2$ ×4d × 1 个周期；然后 ATRA × 15d，米托蒽醌（10mg/m$^2$）/d × 5d × 1 个周期；然后 ATRA × 15d，去甲氧基柔红霉素 12mg/m$^2$ × 1 次剂量 × 1 个周期（1 类） |
| 临床试验 | | |

## （四）巩固治疗与监测

表 5　巩固治疗与监测

<table>
<tr><th colspan="3">巩固后的治疗</th><th colspan="4">监测</th></tr>
<tr><td rowspan="5">有资料证明巩固治疗后达到分子缓解</td><td rowspan="3">聚合酶链反应（PCR）阴性（-）</td><td rowspan="3">按初始治疗计划进行维持治疗</td><td rowspan="3">使用 PCR 监测，持续 2 年</td><td>PCR 阴性（-）</td><td colspan="2">按初始治疗计划进行维持治疗</td></tr>
<tr><td rowspan="2">PCR 阳性性（+）</td><td rowspan="2">4 周内重复进行 PCR 检查并确认</td><td>PCR 阴性（-）：同上</td></tr>
<tr><td>PCR 阳性（+）：见第 1 次复发治疗</td></tr>
<tr><td rowspan="2">PCR 阳性（+）</td><td colspan="2" rowspan="2">4 周内重复进行 PCR 检查并确认</td><td>PCR 阴性（-）</td><td colspan="2">按初始治疗计划进行维持治疗</td></tr>
<tr><td>PCR 阳性（+）</td><td colspan="2">见第 1 次复发治疗</td></tr>
</table>

### （五）复发治疗与附加治疗

表 6 复发治疗与附加治疗

<table>
<tr><th></th><th colspan="2">复发的治疗</th><th colspan="5">附加治疗</th></tr>
<tr><td rowspan="5">首次复发（形态学或分子分析）</td><td rowspan="2">先前没有使用过三氧化二砷或使用过三氧化二砷但延迟复发（≥6个月）</td><td rowspan="2">三氧化二砷（0.15mg/kg）/d，静脉注射 ± ATRA（45mg/$m^2$）/d，分为 2 次使用，直至 WBC 计数恢复正常及骨髓证实完全缓解</td><td rowspan="4">第 2 次缓解（形态学）</td><td rowspan="4">CNS 预防</td><td rowspan="2">PCR 阴性（-）</td><td>移植候选者</td><td>自体 HCT</td></tr>
<tr><td>非移植候选者</td><td>三氧化二砷巩固治疗（总计 6 个周期）</td></tr>
<tr><td rowspan="2">只使用过 ATRA 或三氧化二砷（没有使用过蒽环类药物）后早期复发（<6 个月）</td><td rowspan="2">考虑使用 ATRA（45mg/$m^2$）/d，口服加去甲氧基柔红霉素 12mg/$m^2$，d 2、4、6、8 加三氧化二砷（0.15mg/kg）/d，静脉注射，直至 WBC 计数恢复正常及骨髓证实完全缓解</td><td rowspan="2">PCR 阳性（+）</td><td>移植候选者</td><td>匹配的兄弟姊妹或供选择的捐赠 HCT</td></tr>
<tr><td>非移植候选者</td><td>临床试验</td></tr>
<tr><td>使用过三氧化二砷/含蒽环类药物方案后早期复发（<6 个月）</td><td>三氧化二砷（0.15mg/kg）/d，静脉注射 ± ATRA（45mg/$m^2$）/d，分为 2 次使用，直至 WBC 计数恢复正常及骨髓证实完全缓解</td><td>没有缓解</td><td colspan="4">临床试验或有匹配的兄弟姊妹或供选择的捐赠者进行 HCT</td></tr>
</table>

## 三、急性髓系白血病

### （一）诱导治疗：年龄 <60 岁

表 7 诱导治疗（年龄 <60 岁）

<table>
<tr><th colspan="2">分类</th><th>诱导治疗</th></tr>
<tr><td rowspan="2">AML</td><td>年龄 <60 岁</td><td>· 临床试验（首选）<br>· 或标准剂量的阿糖胞苷 100～200mg/$m^2$，持续输注，连用 7d，联合去甲氧基柔红霉素 12mg/$m^2$或柔红霉素 60～90mg/$m^2$ ×3d（1 类推荐）<br>· 或标准剂量的阿糖胞苷 200mg/$m^2$，持续输注，连用 7d，联合柔红霉素 60mg/$m^2$ ×3d，克拉曲滨 5mg/$m^2$ ×5d（1 类推荐）<br>· 或高剂量阿糖胞苷（HiDAC）2g/$m^2$，每 12h 1 次，连用 6d；或 3g/$m^2$，每 12h 1 次，连用 4d；联合去甲氧基柔红霉素 12mg/$m^2$或柔红霉素 60mg/$m^2$ ×3d（1 个周期）（年龄≤45 岁为 1 类推荐，其他年龄组为 2B 类推荐）</td></tr>
<tr><td>年龄≥60 岁</td><td>见表 10</td></tr>
</table>

表 8　AML 诱导后的治疗，标准剂量的阿糖胞苷治疗后，年龄 <60 岁

<table>
<tr><td rowspan="3">诱导治疗完成后7～10d进行骨髓活检随访</td><td>明显的残留病变，不伴有骨髓细胞减少</td><td>单用 HiDAC（HiDAC2g/m²，每 12h 1 次 ×6d），或标准剂量的阿糖胞苷联合：<br>去甲氧基柔红霉素<br>或柔红霉素<br>或参见诱导失败的治疗</td><td rowspan="3">在适当的时候，骨髓检查证实为缓解状态，血液学指标恢复正常，包括细胞遗传学和分子分析</td><td>完全缓解</td><td>巩固治疗</td></tr>
<tr><td>明显的细胞减少，伴有较少的残留的原始细胞</td><td>标准剂量的阿糖胞苷联合：<br>去甲氧基柔红霉素<br>或柔红霉素</td><td rowspan="2">诱导治疗失败</td><td rowspan="2">· 临床试验<br>· 或有匹配的兄弟姊妹或供选择的捐赠者进行 HCT<br>· 或 HiDAC（如果以前在第 15d 没有对顽固性病变进行治疗）± 蒽环类药物（柔红霉素或去甲氧基柔红霉素）如果不符合临床试验，等待确认捐赠者<br>· 或参见复发/难治性病变的治疗<br>· 或最佳支持治疗</td></tr>
<tr><td>骨髓发育不良</td><td>等待康复</td></tr>
<tr><td rowspan="3">诱导治疗完成后7～14d进行骨髓活检随访</td><td colspan="2">明显的残留病变，不伴有骨髓细胞减少</td><td colspan="3">· 临床试验<br>· 或有匹配的兄弟姊妹或供选择的捐赠进行 HCT<br>· 或参见复发/难治性病变的治疗<br>· 或最佳支持治疗</td></tr>
<tr><td>明显的细胞减少，伴有较少的残留的原始细胞</td><td>等待恢复</td><td rowspan="2">在适当的时候，骨髓检查证实为缓解状态，血液学指标恢复正常，包括细胞遗传学和分子分析</td><td>完全缓解</td><td>巩固治疗</td></tr>
<tr><td>骨髓发育不良</td><td>等待恢复</td><td>诱导失败</td><td>· 临床试验<br>· 或有匹配的兄弟姊妹或供选择的捐赠进行 HCT<br>· 或参见复发/难治性病变的治疗<br>· 或最佳支持治疗</td></tr>
</table>

## （二）缓解后的治疗：年龄 <60 岁

表 9　缓解后的治疗

<table>
<tr><th></th><th>危险状态</th><th>缓解后治疗</th></tr>
<tr><td rowspan="3">年龄 <60 岁</td><td>细胞遗传学核连接因子易位或风险低的分子异常</td><td>· 临床试验<br>· 或 HiDAC 3g/m²，静脉点滴 3h 以上，每 12h 1 次，d1、3、5 × 3～4 周期（1 类推荐）</td></tr>
<tr><td>中等风险的细胞遗传学和/或分子异常</td><td>· 临床试验<br>· 或有匹配的兄弟姊妹或供选择的捐赠进行 HCT<br>· 或 HiDAC 2～3g/m²，静脉点滴 3h 以上，每 12h1 次，d 1、3、5 ×3～4 周期</td></tr>
<tr><td>治疗相关性病变或高风险的细胞遗传学和/或分子异常</td><td>· 临床试验<br>· 或有匹配的兄弟姊妹或供选择的捐赠进行 HCT</td></tr>
</table>

## （三）诱导治疗：年龄≥60岁

表10 诱导治疗（年龄≥60岁）

<table>
<tr><th colspan="3">年龄</th><th>诱导治疗</th></tr>
<tr><td rowspan="3">年龄≥60岁</td><td rowspan="2">PS0～2</td><td>初始AML患者，不伴有不良的细胞遗传学/分子标记/先前没有血液疾病/非治疗相关性AML</td><td>·临床试验<br>·或标准剂量的阿糖胞苷（100～200mg/m²，持续静脉输注，连用7d）联合：<br>去甲氧基柔红霉素12mg/m²（首选）<br>或柔红霉素45～90mg/m²×3d<br>或米托蒽醌12mg/m²×3d<br>·或低强度治疗（皮下注射阿糖胞苷）（5－氮杂胞苷、地西他滨）（对老年患者或有合并症的患者可能更适合）</td></tr>
<tr><td>有不良的细胞遗传学/分子标记/先前有血液疾病/治疗相关性AML</td><td>·临床试验<br>·或低强度治疗（5－氮杂胞苷、地西他滨）<br>·或标准剂量的阿糖胞苷（100～200mg/m²，持续静脉输注，连用7d）联合：<br>去甲氧基柔红霉素12mg/m²（首选）<br>或柔红霉素45～90mg/m²×3d<br>或米托蒽醌12mg/m²×3d（对随后进行HCT的患者可能更合适）</td></tr>
<tr><td colspan="2">PS>2或PS0～3，伴有明显的并发症，年龄≥75岁</td><td>·临床试验<br>·或低强度治疗（皮下注射阿糖胞苷、5－氮杂胞苷、地西他滨）<br>·或最佳支持治疗（羟基脲、输血支持）</td></tr>
</table>

表11 AML诱导后的治疗，标准剂量的阿糖胞苷治疗后（年龄≥60岁）

<table>
<tr><td rowspan="2">诱导治疗完成后7～10d进行骨髓活检随访</td><td>病变残留</td><td>·临床试验<br>·或增加标准剂量的阿糖胞苷联合蒽环类药物（去甲氧基柔红霉素或柔红霉素）或米托蒽醌或含中等剂量的阿糖胞苷（1～2g/m²）方案<br>·或如果符合HCT，可降低剂量强度，有匹配的兄弟姊妹或其他捐赠者，进行HCT<br>·或等待康复<br>·或最佳支持治疗</td></tr>
<tr><td>骨髓发育不良</td><td>等待康复</td></tr>
</table>

## （四）缓解后的治疗：年龄≥60岁

表12　AML缓解后的治疗（年龄≥60岁）

<table>
<tr><td rowspan="2">骨髓检查证实为缓解状态，直至血液学恢复正常（4～6周）</td><td>完全缓解</td><td>·临床试验<br>·或降低强度的HCT<br>·或标准剂量的阿糖胞苷（每天100～200mg/m$^2$×5～7d×1～2个周期）±蒽环类药物（去甲氧基柔红霉素或柔红霉素）<br>·或对于体能状态好的患者，肾功能正常，风险较低，或正常染色体组型，良好的分子标记，考虑阿糖胞苷每天1～1.5 g/m$^2$×4～6次×1～2周期<br>·或持续低强度的方案（5-氮杂胞苷、地西他滨）<br>·或最佳支持治疗</td></tr>
<tr><td>诱导治疗失败</td><td>·临床试验<br>·或与临床试验联合进行降低强度的HCT<br>·或最佳支持治疗</td></tr>
</table>

## （五）AML的监测

表13　AML的监测（巩固治疗完成后）

<table>
<tr><th colspan="3">监测（巩固治疗完成后）</th><th colspan="2">复发/难治性病变的治疗</th></tr>
<tr><td rowspan="4">·CBC、血小板，每1～3个月1次，连续2年；然后每3～6个月1次，连续3年<br>·骨髓穿刺活检仅仅在外周血涂片不正常或进行性血细胞减少时进行<br>·同时有其他治疗方法的机构，对于适合的患者，如果已经确认没有兄弟姊妹捐献者，则寻找捐献者（包括脐带血）应该在首次复发的初期即进行</td><td rowspan="4">复发</td><td rowspan="2">年龄＜60岁</td><td>早期复发（＜12个月）</td><td>·临床试验（强烈推荐首选）<br>·或化疗后有匹配的兄弟姊妹或其他捐赠者进行HCT</td></tr>
<tr><td>延迟复发（＞12个月）</td><td>·临床试验（强烈推荐首选）<br>·或化疗后有匹配的兄弟姊妹或其他捐赠者进行HCT<br>·或在初始复发时进行成功的诱导治疗</td></tr>
<tr><td rowspan="2">年龄≥60岁</td><td>早期复发（＜12个月）</td><td>·临床试验（强烈推荐首选）<br>·或最佳支持治疗<br>·或化疗后有匹配的兄弟姊妹或其他捐赠者进行HCT</td></tr>
<tr><td>延迟复发（＞12个月）</td><td>·临床试验（强烈推荐首选）<br>·或在初始复发时进行成功的诱导治疗<br>·或化疗后有匹配的兄弟姊妹或其他捐赠者进行HCT<br>·或最佳支持治疗</td></tr>
</table>

### （六）AML：根据细胞遗传学和分子分析检测确认异常的风险状态

表 14 AML：根据细胞遗传学和分子分析检测确认异常的风险状态

| 风险状态 | 细胞遗传学 | 分子异常 |
|---|---|---|
| 低风险 | 核结合因子：inv（16），或 t（16；16），或 t（8；21）t（15；17） | 细胞遗传学正常：在 FLT3－ITD 缺失中 NPM1 突变，或单独的等位基因 CEBPA 突变 |
| 中等风险 | 细胞遗传学正常＋单一 t（9；11），其他不明确的 | T（8；21），inv（16），t（16；16）：伴有 c－KIT 突变 |
| 高风险 | 多个（≥3 个克隆染色体异常）单体染色体组型－5，5q－，－7，7q－11q23－non t（9；11）inv（3），t（3；3）t（6；9）t（9；22） | 细胞遗传学正常：伴有 FLT3－ITD 突变 |

### （七）AML：中枢神经系统白血病评估与治疗

表 15 AML：中枢神经系统白血病评估与治疗

<table>
<tr><td rowspan="3">在诊断时即有神经系统症状</td><td rowspan="3">CT/MRI 检查以排除颅内出血或肿块</td><td rowspan="2">没有肿块</td><td rowspan="2">LP（腰穿）</td><td>阴性</td><td>观察，如果有症状再次腰穿</td></tr>
<tr><td>形态学或流式细胞学检查阳性</td><td>鞘内化疗，每周 2 次，直至检查阴性，然后每周 1 次，连续 4～6 周</td></tr>
<tr><td>有肿块，或颅内压增高</td><td>考虑针吸活检</td><td colspan="2">· 强烈建议放射治疗（RT）后鞘内化疗，每周 2 次，直至检查阴性，然后每周 1 次，连续 4～6 周<br>· 或以 HiDAC 为基础的治疗＋地塞米松以降低颅内压</td></tr>
<tr><td colspan="3" rowspan="2">首次完全缓解筛查时没有神经系统症状</td><td rowspan="2">LP（腰穿）</td><td>阴性</td><td>观察和如果有症状再次腰穿</td></tr>
<tr><td>形态学或流式细胞学检查阳性</td><td>· 鞘内化疗，每周 2 次，直至检查阴性<br>· 或如果患者接受 HiDAC，则随访，即治疗完成后腰穿证实细胞学检查阴性</td></tr>
</table>

## 四、支持治疗

### （一）急性髓系白血病

各医疗机构的支持治疗是有差异的，但在对 AML 患者管理时以下事项很重要。

一般原则

（1）血液制品：

①因为移植而使用白细胞减少药物。

②对接受免疫抑制治疗（即氟达拉滨、HCT）的患者使用的血液制品需进行照射。

③输血阈值：Hgb≤8g/dL，或根据当地规定，或根据贫血症状；血小板＜10 000/mcL 或有任何出血倾向。

④对考虑可能进行 HCT 的候选者进行巨细胞病毒（CMV）筛查。

（2）肿瘤细胞溶解综合征：水化利尿、别嘌呤醇或拉布立酶对肿瘤细胞快速溶解，高尿酸或有肾功能损害证据的患者在初始治疗时即应该考虑使用拉布立酶。

（3）接受 HiDAC 治疗的患者（特别是那些肾功能损害的患者），或年龄 >60 岁、使用中等剂量的阿糖胞苷的患者，这些患者可有发生小脑毒性反应的风险。

①在每次使用阿糖胞苷前，应该进行神经系统的评估，包括眼球震颤试验、言语不清和辨距困难。

②因为肿瘤溶解而导致肌酐快速升高的患者应该停止 HiDAC 治疗，直至肌酐恢复正常。

③发生小脑毒性的患者应该停用阿糖胞苷，这些患者在以后的治疗周期中不再进行 HiDAC 治疗。

（4）对所有进行 HiDAC 治疗的患者，用生理盐水或类固醇滴眼液对双眼滴眼，每日 4 次，直至阿糖胞苷使用完后 24h。

（5）可考虑将使用生长因子作为缓解后支持治疗的一部分。

①需要注意的是，使用这类药物可能影响骨髓的评价。

②在获得骨髓缓解前至少 7d，停用 GM - CSF 或 G - CSF。

（6）抗生素的使用和选择应该根据个体化和耐药情况而定。与氟康唑、伊曲康唑比较，泊沙康唑可显著减少真菌感染，其他抗真菌唑类药物如伏立康唑、棘白菌素或两性霉素 B 有同等疗效。

### （二）急性早幼粒细胞白血病

（1）临床凝血障碍和明显出血。

①临床凝血障碍和明显出血：积极进行血小板输注以维持血小板 ≥50 000/mcL；用冷凝蛋白质和新鲜冰冻血浆替代纤维蛋白原，以保持 >150mg/dL 水平和 PT、PTT 接近正常水平；每日监测直至凝血障碍解除。

②中心性静脉导管需一直用至出血控制。

（2）在高 WBC 的 APL 患者常规处理中不推荐血细胞去除术，因为存在白血病生物学方面的差异；然而，对于其他治疗没有反应而生命受到威胁的白血病患者，可谨慎考虑使用血细胞去除术。

（3）APL 变异综合征：

①APL 变异综合征是指有一直持续的、可疑的高指数（即常常在初始诊断或复发时出现发热，常伴有 WBC 计数升高，>10 000/mcL，呼吸急促，低氧血症，胸膜腔或心包积液），当有临床指征时，密切监测容量负荷过重和肺功能状态。在开始有呼吸困难的体征或症状（即缺氧、肺浸润、胸膜腔或心包积液）时即开始使用地塞米松（10mg，2 次/d，连用 3 ~ 5d，逐渐减少剂量，时间超过 2 周）。考虑中断 ATRA 治疗直至缺氧消除。

②在 ATRA + 三氧化二砷的整个诱导治疗中，用泼尼松（0.5 mg/kg）/d 进行预防；如果患者出现变异综合征，可将泼尼松更换为地塞米松 10mg，2 次/d，直至急性变异综合征消除，然后再恢复使用原剂量的泼尼松。

（4）三氧化二砷的监测

①初始治疗前：对 QTc 间期延长的患者进行心电图评估，血清电解质（Ca、K、Mg）和肌酐。

②治疗期间：可能延长 QTc 间期的药物需使用最小剂量，维持钾浓度 >4mEq/dL，维持镁浓度 >1.8mg/dL，再次评估患者绝对 QTc 间期值 >500ms（在诱导治疗期间，每周 1 次；缓解后每疗程治疗前 1 次）。

（5）在诱导治疗期间，不应该使用骨髓生长因子，但在经选择的患者（威胁生命的感染、有败血症的症状/体征）巩固治疗期间可考虑使用；在巩固治疗中，预防性使用骨髓生长因子还没有最终数据。

## 五、急性髓系白血病缓解标准

（1）形态学上白血病完全缓解状态。

①骨髓抽吸活检原始细胞 <5%。

②没有奥氏小体原始细胞或髓外病变。

（2）如果存在白血病残留，应该在一周内再次进行骨髓活检。

（3）完全缓解：

①形态学完全缓解－患者不依赖输血：中性粒细胞绝对计数＞1 000/mcL，血小板≥100 000/mcL，髓外没有病变残留证据。

②细胞遗传学完全缓解－细胞遗传学正常（以前细胞遗传学异常的那些患者）。

③分子完全缓解－分子分析阴性。

④CRi：有一些临床试验，特别是老年患者或先前骨髓发育不良的患者，包括一种变异的完全缓解，可参考 CRi。CRi 的定义是骨髓原始细胞＜5%，或中性粒细胞＜1 000/mcL，或血小板＜100 000/mcL，不需要输血但持续性血细胞减少（通常是血小板减少）。

（4）部分缓解：如上所述，部分缓解是指骨髓活检和血细胞计数证实原始细胞较治疗前减少50%，仅占 5%～25% 的病例。

（5）如果没有达到完全缓解，可以认为治疗是失败的。

（6）完全缓解的复发的定义是在外周血中白血病原始细胞再次出现或骨髓中原始细胞＞5%，非其他原因引起（如巩固治疗后骨髓再生）或髓外病变复发。

## 六、治疗期间的监测

### （一）诱导治疗阶段

（1）每日监测 CBC（全血细胞）（在化疗期间的不同的日期内，及白细胞计数＞500/mcL 恢复后直至正常分化或顽固性白血病的其他时间），住院期间每日进行血小板检测直至不依赖输注血小板。

（2）从积极治疗直到肿瘤溶解的危险期之后，进行生化方面检测，至少 1 次/d，包括电解质、肝功能、血尿素氮（BUN）、肌酐、尿酸和 PO4。如果患者正在接受对肾脏有损害的药物，在住院整个过程中需要密切监测。

（3）肝功能检测每周 1～2 次。

（4）凝血功能每周 1～2 次。

（5）完成以阿糖胞苷为基础的化疗后 7～10d 进行骨髓活检以证实骨髓发育不全；如果不能证实或不能确定骨髓发育不全，7～14d 内再次活检以确认是否为顽固性白血病；如果为骨髓发育不全，在血液学恢复正常时任何时间内再次活检，以证实骨髓是否缓解；如果细胞遗传学在初始诊断时即异常，需将细胞遗传学检查作为证实缓解的一部分。

### （二）缓解后的治疗阶段

（1）在化疗期间，CBC、血小板，每周 2 次。

（2）在化疗期间，每日进行生化检查，如电解质。

（3）化疗后门诊患者：CBC、血小板、电解质，每周 2～3 次，直至完全恢复正常。

（4）仅仅在外周血细胞计数异常或 5 周内血细胞计数没有恢复正常的情况下进行骨髓检查。

（5）具有高危特征的患者，包括预后差的细胞遗传学、治疗相关性 AML、以前即患有 MDS，或可能 2 个或 2 个以上诱导治疗疗程到达完全缓解，其复发风险增加，可能需考虑早期寻找非血缘骨髓捐献者。

## 七、复发/难治性病变的治疗

### （一）适宜于侵袭性（高强度）治疗的患者

（1）克拉屈滨＋阿糖胞苷＋G－CSF±米托蒽醌或去甲氧基柔红霉素。

（2）HiDAC（如果以前没有使用过）±蒽环类药物。
（3）氟达拉滨+阿糖胞苷+G－CSF±去甲氧基柔红霉素。
（4）依托泊苷+阿糖胞苷±米托蒽醌。
（5）氯法拉滨±阿糖胞苷+ G－CSF±去甲氧基柔红霉素。

**（二）低侵袭性（低强度）治疗的患者**

（1）低剂量阿糖胞苷。
（2）低甲基化药物（5－氮杂胞苷或地西他滨）。
（3）低甲基化药物（5－氮杂胞苷或地西他滨）+索拉菲尼（FLT3－ITD突变患者）。

## 八、研究进展

**（一）年龄≥60岁AML患者的治疗**

1. 诱导治疗

标准阿糖胞苷和蒽环类药物治疗≥60岁这一患者群预后较差。对于≥60岁的患者，良好CBF易位患者的比例降低，数量相当于单独NPM1突变的患者数，而不良的染色体组型和突变患者数量增加；继发性急性髓系白血病（AML）（与先前的骨髓增生异常或化学疗法相关）也增加，并伴随多药耐药性蛋白表达比例增加。

在过去30余年里，<60岁的患者预后得到改善，但老年患者群体并没有得到类似的改善。这一患者组的治疗相关死亡率不断增加而且缓解期短暂，尤其是>75岁的患者或发生显著合并症或ECOG体能状态>2的患者。

对于老年（年龄≥60岁）AML患者，除使用不良特征（如无不良细胞遗传学或分子标记的原发性AML、治疗相关AML、先前的血液病）和合并症外，还应根据患者体能状态来选择治疗方案，而不是仅仅依赖于患者的年龄。

德国AML合作组制定了一种适用于以前未经治疗的、医学健康的老年（年龄≥60岁）AML患者的治疗决策算法。根据一项纳入老年患者（$n$=1 406）的大型研究数据，明确了患者和疾病因素与CR和/或早期死亡相关，根据多变量回归分析制定了风险评分。这一预测模型随后通过一组独立的老年患者群（$n$=801）接受2个疗程的诱导疗法（阿糖胞苷和柔红霉素）治疗得到验证。这种算法加或不加细胞遗传学或分子风险因素可以预测未经治疗的老年患者达到CR的可能性和早期死亡风险，这些患者医学上健康，因此适合接受标准治疗。这种算法包含的因素有体温（≤38℃，>38℃）、血红蛋白水平（≤10.3g/dL，>10.3g/dL），血小板计数（≤28K/mcL，>28K/mcL～≤53K/mcL，>53K/mcL～≤10K/mcL，>10K/mcL），纤维蛋白原水平（≤150mg/dL，>150mg/dL）、诊断时的年龄（60～64，>64～67，>67～72，>72）和白血病种类（原发性、继发性）。

另外一种适用于预测新诊断AML患者诱导治疗之后早期死亡的预测模型认为年龄可能是其他共变式的反映，对这些因素的评估可能提供一种更加精确的预测模型。这一模型包括体能评分、年龄、血小板计数、人血白蛋白、继发性AML的存在或缺失、WBC计数、外周血原始细胞比例和血清肌酐。将这些因素合并起来考虑可使0.82（完整相关是1的曲线下面积）曲线（AUC）下面积的预测准确。这种模型比较复杂，而且目前没有有效工具来实施这一模型。这种模型的简化形式是以共变式为基础的，包括年龄、PS和血小板计数。这一简化模型提供了0.71的AUC，不如复杂模型精确，但是比仅仅依赖于年龄的治疗决策更加精确。

如果不考虑患者的年龄，具有完整功能状态（ECOG评分0～2）、并发症最小、无不良细胞遗传学或分子标记的原发性AML，无先前血液血病，无治疗相关AML的老年患者可能从标准疗法中获益。这些患者的合理治疗方案包括标准剂量的阿糖胞苷（100～200mg/$m^2$，每天连续输注，共7d）加3d的蒽环类药物。尽管发生严重合并症的 >75 岁的老年患者通常不会从常规化疗中获益，但少数良好风险或 NK - AML 患者和无严重合并症的患者可能例外。阿糖胞苷联合去甲基柔红霉素、柔红霉素或米托蒽醌治疗 NK - AML 患者的缓解率为 40% ~50%。

急性白血病法国协会（ALFA）进行的随机研究 -9801 研究（$n=468$）显示，50 ~70 岁患者接受去甲氧基柔红霉素（每天标准 12mg/$m^2$，共 3d 或 4d）治疗达到的 CR 显著高于大剂量柔红霉素（最大 80mg/$m^2$）治疗（80% vs. 70%；$P=0.03$）。所有患者的中位 OS 为 17 个月。2 年的 EFS 和 OS 率分别为 23.5% 和 38%，4 年的 EFS 和 OS 率分别为 18% 和 26.5%。两个治疗组在 EFS、OS 和累积复发率方面无差异。

ALFA -9803 研究（$n=416$）评估了去甲氧基柔红霉素（每天 9mg/$m^2$，共 4d）对比柔红霉素（每天 45mg/$m^2$，共 4d）诱导治疗 ≥65 岁患者的疗效。在这项试验中，诱导之后的 CR 率为 57%，10% 的患者发生诱导死亡。所有患者的中位 OS 为 12 个月；2 年的 OS 率为 27%。这些结果与蒽环类药物治疗组无显著差异。以上两项 ALFA 试验（9801 和 9803 研究；$n=727$）数据的综合分析所得长期预后显示标准去甲氧基柔红霉素（总剂量 36mg/$m^2$）诱导疗法治疗老年 AML 患者（年龄≥50 岁）的疗效优于柔红霉素（<65 岁的患者总剂量为 240mg/$m^2$；≥65 岁患者的总剂量为 180mg/$m^2$）诱导疗法。中位精确随访 7.5 年，纳入分析的所有患者的中位 OS 为 14.2 个月。5 年的 OS 率为 15.3%，总治愈率为 13.3%。标准去甲氧基柔红霉素诱导疗法达到的治愈率高于柔红霉素疗法（16.6% vs. 9.8%；$P=0.018$）。对于 <65 岁的患者组，尽管柔红霉素剂量（总剂量 240mg/$m^2$）较大，但是去甲氧基柔红霉素的治愈率仍高于柔红霉素（27.4% vs. 15.9%；$P=0.049$）。

在 HOVON 试验中，≥60 岁的患者随机分配接受诱导疗法——标准剂量的阿糖胞苷联合标准剂量的柔红霉素（每天 45mg/$m^2$，共 3d；$n=411$）或剂量增加的柔红霉素（每天 90mg/$m^2$，共 3d；$n=402$），OR 率分别为 54% 和 64%（$P=0.002$）。治疗组的 EFS、DFS 或 OS 结果无显著差异。对于 60 ~65 岁患者（$n=299$）亚组，在 CR 率（73% vs. 51%），2 年 EFS（29% vs. 14%）和 2 年 OS（38% vs. 23%）方面，剂量增加的柔红霉素疗法优于标准剂量柔红霉素。在 ALFA -9801 试验中，剂量增加的柔红霉素和去甲氧基柔红霉素疗法（每天 12mg/$m^2$，共 3d）的这些结果似乎相似，其 4 年的 EFS 和 OS 率分别为 21% 和 32%。在 HOVON 试验中，剂量增加柔红霉素的 OS 获益仅发生于≤65 岁的患者或 CBF 易位的患者。

关于吉妥珠单抗和奥佐米星（GO）治疗老年 AML 患者的数据存在一些矛盾。三项Ⅲ期随机试验评估了在柔红霉素和阿糖胞苷诱导疗法中加入抗 CD33 抗体 - 药物共轭 GO 治疗未经治疗的 AML 老年患者的有效性和安全性。

在 ALFA -0701 的Ⅲ期试验中，50 ~70 岁的原发性 AML 患者（$n=280$）随机分配接受柔红霉素（每天 60mg/$m^2$，共 3d）和阿糖胞苷（200mg/$m^2$ 连续输注 7d）诱导疗法加或不加分级的 GO 3mg/$m^2$（第 1、4、7d）。第 15d 骨髓原始细胞稳定的患者接受额外的柔红霉素和阿糖胞苷治疗。诱导治疗之后达到 CR 或达到 CR 并伴随外周血细胞计数不完全恢复（CRi）的患者接受两个巩固疗程的柔红霉素和阿糖胞苷，加或不加 GO（3mg/$m^2$，第 1d）。GO 组和对照组诱导后的 CR/CRi 相似（81% vs. 75%）。GO 组 2 年的 EFS（41% vs. 17%；$P=0.0003$）、RFS（50% vs. 23%；$P=0.0003$）和 OS（53% vs. 42%；$P=0.0368$）率显著高于对照组。GO 组的血液学毒性发生率较高（16% vs. 3%；$P<0.0001$）；但是这与毒性死亡风险增加无关。

在另一项来自英国和丹麦的多中心、Ⅲ期、随机试验（AML -16 试验）中，>50 岁的以前未经治疗的 AML 患者或高危 MDS 患者（$n=1\ 115$）随机分配接受柔红霉素诱导疗法（柔红霉素联合阿糖胞苷或氯法拉滨）加或不加 GO（3mg/$m^2$，诱导治疗第一疗程的第 1d）。患者的中位年龄为 67 岁（范围 51 ~84 岁），98% 的患者年龄大于 60 岁，31% 的患者年龄大约 70 岁。GO 组和对照组的 CR/CRi 比率相似（70% vs. 68%）。与对照组相比，GO 组 3 年的复发累积发生率较低（68% vs. 76%；$P=0.007$），3 年的 RFS（21% vs. 16%；$P=0.04$）和 OS（25% vs. 20%；$P=0.05$）率较高。治疗组的早期死亡率无差异（30d 死亡率：9% vs. 8%）；另外，GO 组的不良反应未显著增加。这两项试验表明在标准诱导疗法中加入 GO 可降低以前未经治疗的 AML 老年患者的复发风险，改善 OS 预后。

第三项Ⅲ期试验联合了 GO 和化学疗法，显示出与前两项试验不同的结果。在这项研究中，61～75 岁的患者接受化学疗法（米托蒽醌、阿糖胞苷和依托泊苷）（$n=472$）。一半的患者在接受化学疗法之前的第 1 和 15d 接受剂量为 $6mg/m^2$ 的 GO。在缓解期，治疗包括两个疗程的巩固疗法加或不加 $3mg/m^2$ 的 GO（第 0 d）。两组的 OS 相似（GO 组，45% vs. 无 GO 组，49%），但是 GO 组的诱导和 60d 死亡率较高（GO，17% vs. 无 GO，12% 和 GO，22% vs. 无 GO，18%）。仅有一小部分 <70 岁的继发性 AML 患者显示出治疗获益。连同毒性增加方面，该研究结果表明 GO 治疗 AML 老年患者并不优于标准化学疗法。如上所述，考虑到 GO 在临床试验中的早期、非复发死亡率，FDA 撤销了该药物治疗复发 AML 老年患者的批准之后，目前 GO 在美国无法使用，使得它的使用复杂化。

建议监测全血细胞计数，包括血小板，患者完成巩固疗法的前 2 年，每 1～3 个月监测 1 次，之后 3～6 个月监测 1 次，共监测 5 年。只有在血象异常时进行骨髓评估，而不是在固定间隔进行常规监测，除非骨髓评估作为临床研究方案的一部分。

匹配的 URD 搜寻（包括脐带血）应当首先用于首次完全缓解（CR）之后适合 HCT 的高危患者，或与再诱导疗法一起用于首次复发的合适患者。

2. 复发治疗

复发的治疗策略通过患者的年龄进行分类。对于 <60 岁的复发患者，参与临床试验是一种合适方案，而且是专家强烈推荐的首选方案。如果复发发生比较晚（>12 个月），通过之前的成功诱导疗法进行再次治疗是一种选择。当肿瘤负荷较低时检测出复发，且患者有之前经鉴定的兄弟姐妹或 URD 时，可以考虑进行化学疗法治疗之后进行异体 HCT，只有在患者达到缓解或在临床试验情况下才能考虑进行移植。

类似的，≥60 岁的健康且想要再复发之后进行治疗的患者可以考虑以下方案：

（1）临床试验（专家强烈建议的首选疗法）。

（2）化学疗法治疗之后进行匹配的兄弟姐妹或可替代供体 HCT（只有在患者达到缓解或在临床试验情况下才能考虑进行移植）。

（3）通过之前成功的诱导疗法对达到长期缓解的患者（如，>12 个月复发）进行再治疗。

最佳支持性疗法通常是对强化疗法不能耐受或不愿再进行强化疗法患者的一种选择。

复发/难治性疾病治疗分为侵袭性治疗和侵袭性较小的治疗。这些治疗包含嘌呤类似物（如氟达拉滨、克拉屈滨、氯法拉滨），它们在临床试验中显示缓解率为 30%～45%，在过去的 10 年里，被用作美国合作组试验的比较组。

3. 侵袭性治疗

（1）克拉屈滨、阿糖胞苷和粒细胞集落刺激因子（G－CSF），加或不加米托蒽醌或去甲氧基柔红霉素。

（2）HiDAC，如果在之前的治疗中未接受，则加或不加米托蒽醌。

（3）氟达拉滨、阿糖胞苷和 G－CSF（FLAG 疗法）加或不加去甲氧基柔红霉素。

（4）依托泊苷和阿糖胞苷，加或不加米托蒽醌。

（5）氯法拉滨（每天 $25mg/m^2$，共 5d），去甲氧基柔红霉素（每天 $2mg/m^2$，共 5d）和 G－CSF。

（6）氯法拉滨（每天 $22.5mg/m^2$，共 5d），去甲氧基柔红霉素（每天 $6mg/m^2$，共 3d），阿糖胞苷。（每天 $0.75g/m^2$，共 5d）和 G－CSF。

（7）氯法拉滨（每天 $22.5mg/m^2$，共 5d），去甲氧基柔红霉素（每天 $10mg/m^2$，共 3d）。

（8）氯法拉滨单药。

侵袭性较小的疗法可能包括低剂量阿糖胞苷或去甲基化药物。索拉非尼可添加至去甲基化药物中治疗 FLT3－ITD 突变的患者。

一项随机，空白对照Ⅲ期试验（CLASSICI）评估了氯法拉滨（40mg/$m^2$）联合阿糖胞苷（2g/$m^2$）疗法治疗复发/难治AML患者的疗效，结果显示ORR为47%（CR率为35%），中位OS为6.6个月。最近一项回顾性研究比较了氯法拉滨对比氟达拉滨联合HiDAC加或不加G－CSF疗法。经氯法拉滨治疗的患者（$n=50$）比氟达拉滨基础疗法治疗的患者（$n=101$）CR率高（OR，9.57；$P<0.0001$），生存期长（死亡率HR，0.43；$P=0.0002$）。另外，如果之前HiDAC加或不加蒽环类药物未在第15d用于顽固疾病的治疗，可以考虑将HiDAC用于复发/难治疾病。显而易见，这些治疗方案是适合耐受这些疗法的侵袭性疗法；对于其他患者，侵袭性较小的疗法可能包括低剂量阿糖胞苷或去甲基化药物。

最近一项研究表明，阿扎胞苷治疗之后进行供体淋巴细胞输注可能是治疗异体干细胞移植之后复发AML患者的一种选择。这些数据是以纳入28名患者的前瞻性Ⅱ期试验为基础的。在这一研究中，22名患者接受供体淋巴细胞输注，ORR为30%，其中包括7名CR患者和2名部分缓解患者。在文章发表时，有5名患者仍然处于CR，中位777d（范围461～888d）。Ⅲ/Ⅳ级嗜中性粒细胞减少症和血小板减少症是最常见的不良反应（分别为65%和63%）。急性和慢性移植物抗宿主并发生率分别为37%和17%相关性分析表明，骨髓发育异常相关改变（$P=0.011$）和原始细胞计数较低的患者（$P=0.039$）或高危细胞遗传学患者（$P=0.035$）缓解较良好。但是，结果的解释因研究范围较小而受到阻碍。

4. 支持治疗

尽管制度上的标准与实践之间存在偏差，但是一些支持性疗法问题对AML患者的治疗很重要。一般而言，支持性疗法可能包括血液制品的使用或输血支持、肿瘤溶解预防法、神经病学评估、抗感染预防和生长因子，这些支持性疗法集中解决个体患者的特定需求和感染敏感性。

当需要输血支持时，应当使用去白细胞血液制品进行输注。建议所有接受免疫抑制疗法的患者进行全血制品辐射，尤其是接受氟达拉滨疗法和HCT的患者。潜在HCT候选人的巨细胞病毒（CMV）筛选是由关于为诊断时CMV阴性患者提供CMV阴性血液制品的制度上策略决定的。

标准肿瘤溶解预防法包括利尿的水合作用和别嘌呤醇治疗或拉布立酶治疗。拉布立酶是一种从遗传角度设计的尿酸氧化酶重组形式。应当考虑拉布立酶作为原始细胞计数迅速增加，高尿酸或肾功能受损患者的初始疗法。以前建议尿碱化作用作为增加尿酸溶解度、降低尿酸在小管的沉淀的一种方法。但是，这种方法通常是不利的，因为没有数据支持这一实践，而且单一盐水合作用可以观察到相似结果。碱化作用可以通过增加重要器官（如肾、心脏）中磷酸钙的沉淀，引发高磷酸盐血症而使治疗复杂化。另外，与别嘌呤醇相比，拉布立酶有额外的益处——快速分解血清尿酸，消除尿碱化作用。

接受HiDAC治疗的患者应当密切监测其肾功能变化，因为肾功能不全与小脑毒性风险增加高度相关。在接受每一剂量的HiDAC之前，应当监测和评估患者的眼球震颤、辨距不良、言语不清和共济失调。显示出任何神经病学标志的患者应当中止HiDAC疗法，而且随后所有的阿糖胞苷疗法应当按标准剂量进行。发生小脑毒性的患者在未来的治疗中不应再接受HiDAC，因肿瘤溶解引发肌酐酸迅速增加的患者也应当中止HiDAC治疗。

关于预防和治疗感染的抗体选择和使用的决策应当由一般机体的个体情况和他们耐药模式决定。一项随机Ⅲ期研究显示在接受诱导化学疗法期间发生嗜中性粒细胞减少症的AML或MDS患者中，泊沙康唑预防侵袭性真菌感染的疗效显著优于氟康唑或伊曲康唑，而且导致OS预后改善。

APL患者诱导治疗时，不建议使用生长因子，因为生长因子使缓解的评估复杂化并增加分化综合征的风险。但是，对于AML（非APL）患者，生长因子可能在患有败血症和致命感染的患者诱导治疗时使用，缩短嗜中性粒细胞减少症的持续时间。目前没有证据证明巩固期间使用生长因子对长期预后的影响是积极还是消极。

生长因子可能被视为缓解后疗法中支持性护理的一部分。但是并不建议生长因子常规用于缓解后疗法，除了发生致命感染或出现败血症且白血病发生缓解的情况。生长因子的使用可能是骨髓评估结果病理学解释的混合因素。因此，在记录缓解状态时，评估骨髓样本之前，G－CSF或粒细胞－巨噬细胞集落刺激因子应当中断至少7d。

### （二）CNS白血病的评估和治疗

AML患者的柔脑膜损伤发生率（＜3%）明显低于ALL患者，因此，不建议LP作为常规诊断的一部分。然而，如果诊断时出现神经系统综合征（比如头痛、混乱、感官接受改变），应当进行初始CT/MRI排除颅内出血或肿块/病变存在的可能性。如果没有肿块影响，脑脊液细胞学应当通过LP抽取样本。如果LP对白血病细胞阴性，症状持续则再次进行LP，如果LP是阳性，建议使用IT化学疗法，同时进行全身诱导疗法。IT疗法可能包括药物HiDAC、IT甲氨蝶呤、脂质体阿糖胞苷、皮质类固醇。

IT疗法药物（如单药、联合、三药IT疗法）和给药方案的选择在很大程度上依赖于特定的临床表现（如CNS白血病的程度、症状、同时给予系统疗法）和院内诊疗。最初，IT疗法通常每周2次直至细胞学显示无原始细胞，之后每周1次，持续4～6周。脂质体形式阿糖胞苷的IT疗法（半衰期较长）以少于每周1次的服药频率给药即可获益。重要的是，IT疗法应当只能由经验和知识丰富的临床医生在IT疗法介导时进行。

当HiDAC作为诱导疗法的一部分时可能代替IT化学疗法，因为它能够穿过血脑屏障。当完成诱导疗法时必须进行脑脊液评估，而且视情况进行进一步的IT治疗。

如果由于脑的薄壁组织病变，初始CT/MRI鉴定出肿块反应或颅内压力增加，应当考虑进行针刺活检或组织活检。如果结果是阳性，应强烈考虑放射疗法随后进行IT疗法。IT疗法或HiDAC不应当与颅骨放射同时进行，因为神经毒性会增加。这些患者的其他疗法包括HiDAC的疗法加或不加地塞米松，降低颅内压力。

不建议大多数发生隐性CNS疾病且达到缓解的AML患者进行定期检查。诊断时单核细胞分化、双表型白血病或WBC计数高于40 000/mcL的患者例外。对于细胞学阳性的患者，建议使用IT化学疗法在HiDAC化学疗法第一疗程之后进行CNS疾病清除。除了推荐的CNS白血病评估和治疗，应当根据院内诊疗进行进一步CNS监测。

（吴剑秋）

## 第五节　慢性髓系白血病

慢性髓系白血病（chronic myelogenous leukemia，CML）是一种起源于造血干细胞的获得性克隆性疾病，占成人白血病的15%，中位年龄为67岁；然而，CML在任何年龄均可发生。2015年，在美国估计有6 660例新发病例，1 140人死亡。

Ph染色体（费城染色体）是一种特异性染色体，它首先由诺维尔（Nowell）和亨格福德（Hungerford）在美国费城（Philadelphia）从慢性髓系白血病患者的外周血细胞中发现。Ph染色体是慢性髓系白血病的特征性改变，由22号染色体的长臂与9号染色体的短臂相互易位的结果，即t（9；22）（q34；q11）。97.5%的Ph（＋）CML具有典型的t（9；22）易位，其余以变异Ph易位形式出现。易位的结果是形成BCR－ABL融合基因，产生BCR－ABL蛋白，有证据提示BCR－ABL蛋白可能直接导致白血病的形成。

BCR基因定位于22q11，长130kb，有21个外显子，起始方向5′端至中心粒有4.5kb和6.7kb两种不同的BCR mRNA转录方式，编码一分子量为160 000的蛋白p160BCR，该蛋白有激酶活性。原癌基因c－abl定位于q34，在物种发育过程中高度保守编码在所有哺乳动物组织和各种类型细胞中均普遍表达的一个蛋白质c－abl长约230kb，含有11个外显子。

BCR－ABL 融合基因产生的融合蛋白（p210）可以抑制酪氨酸激酶的活性，在 CML 发病中发挥着中心作用；其他融合蛋白如 p190 也是其表达蛋白之一，通常在 Ph（+）急性淋巴细胞白血病（ALL）中表达，只有 1% 的 CML 患者表达 p190 蛋白。BCR－ABL 融合蛋白的潜在致癌性已经在体内外通过它转换造血祖细胞的能力而得到了证实。p210 促使细胞从良性状态向恶性状态转化的机制目前还不十分清楚。然而，BCR 序列与 ABL1 在 3 个关键功能上的改变是相关的：①ABL1 蛋白可维持酪氨酸激酶的活性，②减弱 ABL1 的 DNA 蛋白连接活性，③ABL1 与细胞骨架肌动蛋白微丝的连接得到增强，这些效应增加了细胞分裂增殖、影响分化和阻滞凋亡。

CML 病程有三个不同阶段（慢性期、加速期、爆发期），通常在慢性期得到诊断，未经治疗的慢性期 CML（CP－CML）在 3～5 年内可能最终发展到进展期阶段。在加速期的 CML（AP－CML）与爆发期的 CML（BP－CML）之间的密切关联的基因表达谱已经明确，在从 CP－CML 过渡到 AP－CML 的进展过程中，大多数基因发生改变。在 CML 粒细胞－巨噬细胞祖细胞（祖细胞可增强自我更新活性和这些细胞转化为白血病细胞的可能性）中，β－连环蛋白信号转导通路激活可能是演变为 BP－CML 的关键病理事件。

## 一、检查与初始治疗

**表 1　检查与初始治疗**

<table>
<tr><th colspan="2">检查</th><th colspan="3">初始治疗</th></tr>
<tr><td rowspan="3">· 病史和体格检查，包括脾脏大小（通过触诊，肋缘下多少厘米）<br>· 血细胞计数、血小板<br>· 电解质<br>· 骨髓抽吸活检或组织活检形态学：原始细胞百分比，嗜碱性粒细胞百分比，细胞遗传学：FISH 检测<br>· 使用国际标准定量 RT－PCR（QPCR）（血液或骨髓）<br>· 风险评分<br>· 如果考虑进行异基因造血细胞移植（all－HCT），则进行人类白细胞抗原（HLA）试验</td><td>Ph（+）或 BCR－ABL1（+）</td><td>CML 慢性阶段</td><td>治疗选择：<br>· 酪氨酸激酶抑制剂（TKI）<br>· HCT<br>· 临床试验</td><td>伊马替尼 400mg，1 次/d（1 类）或尼洛替尼 300mg，2 次/d（1 类）或达沙替尼 100mg，1 次/d（1 类）</td></tr>
<tr><td rowspan="2">Ph（－）或 BCR－ABL1（－）</td><td colspan="3">CML 急性阶段</td></tr>
<tr><td colspan="3">排除 CML 疾病的评价</td></tr>
</table>

注：

（1）初始检查应该进行骨髓检查，不仅可提供形态学信息，还可确定外周血 FISH 检查不能发现的染色体异常；如果不能取得骨髓，可行外周血 FISH 检测。

（2）异基因造血细胞移植的适应证依赖于年龄和并发症、捐献者配型、移植中心。

## 二、随访与治疗

表 2　每 3 个月随访的治疗

<table>
<tr><th>分类</th><th colspan="2">检查</th><th colspan="3">治疗</th></tr>
<tr><td rowspan="3">每 3 个月评价</td><td colspan="2">QPCR（IS）检测 BCR－ABL1 转录水平≤10% 或如果不能进行 QPCR（IS）检测，则可进行骨髓细胞学检查部分细胞遗传学缓解（PCyR）</td><td colspan="2">继续相同剂量的伊马替尼，或尼洛替尼，或达沙替尼</td><td>每 3 个月使用 QPCR（IS）监测</td></tr>
<tr><td rowspan="2">QPCR（IS）检测 BCR－ABL1 转录水平＞10% 或如果不能进行 QPCR（IS）检测，骨髓细胞学检查无 PCyR</td><td colspan="2" rowspan="2">· 评价患者依从性和药物相互作用<br>· 突变分析</td><td>使用伊马替尼进行初始治疗</td><td>临床试验或改变 TKI 耐药的治疗，或当可耐受时，增加伊马替尼的剂量到最大 800mg 和评价 HCT</td></tr>
<tr><td>使用尼洛替尼，或达沙替尼进行初始治疗</td><td>临床试验，或继续原剂量的尼洛替尼或达沙替尼，或改变 TKI 耐药的治疗，或当可耐受时，增加伊马替尼的剂量到最大 800mg 和 HCT 评价</td></tr>
</table>

表 3　每 6 个月的随访治疗

<table>
<tr><th>分类</th><th>检查</th><th colspan="2">治疗</th></tr>
<tr><td rowspan="2">每 6 个月评价</td><td>QPCR（IS）检测 BCR－ABL1 转录水平≤10% 或如果不能进行 QPCR（IS）检测，骨髓细胞遗传学≥PCyR</td><td>继续相同剂量的 TKI</td><td>每 3 个月使用 QPCR（IS）进行监测根据细胞遗传学检查有缓解，见每 12 个月评估</td></tr>
<tr><td>BCR－ABL1 转录水平＞10%，或如果不能进行 QPCR（IS）检测，骨髓细胞学检查无 PCyR</td><td>· 评估患者的依从性和药物间的相互作用<br>· 突变分析</td><td>临床试验，或替换 TKI（不是伊马替尼）和 HCT 评价</td></tr>
</table>

IS（international standard）：国际标准

表 4　每 12 个月和超过 12 个月的随访治疗

<table>
<tr><td rowspan="4">如果以前没有达到 CCyR 或 MMR，每 12 个月和 12 个月以上进行骨髓细胞遗传学检测</td><td colspan="2">通过检测 QPCR（IS）证实完全细胞遗传学缓解或 BCR－ABL1≤1%，但 >0.1%</td><td colspan="2">继续使用相同剂量的 TKI</td></tr>
<tr><td>通过检测 QPCR（IS）证实 PCyR 或 BCR－ABL1 转录水平 ≤10%，但 >1%</td><td>· 评估患者的依从性和药物间的相互作用<br>· 考虑突变分析</td><td>替换 TKI（不是伊马替尼）或继续使用相同剂量的 TKI 或如果能耐受（不是替换 TKI 或高三尖杉酯碱的候选者），可增加伊马替尼剂量至最大 800mg</td><td rowspan="3">在第 3 个月再次进行骨髓评估以证实是否达到 CCyR，如果 <CCyR，则按 <CCyR 进行治疗</td></tr>
<tr><td>通过检测 QPCR（IS）证实，没有达到 PCyR 或 BCR－ABL1 转录 >10%</td><td>· 评估患者的依从性和药物间的相互作用<br>· 考虑突变分析</td><td>替换 TKI（不是伊马替尼）和 HCT 评价或临床试验</td></tr>
<tr><td>细胞遗传学证实复发</td><td>· 评估患者的依从性和药物间的相互作用<br>· 考虑突变分析</td><td>替换 TKI（首选）（不是伊马替尼）或如果能耐受（不是替换 TKI 或高三尖杉酯碱的候选者），可增加伊马替尼剂量至最大 800mg，HCT 评价或临床试验</td></tr>
</table>

## 三、进展阶段的检查与治疗

表 5　进展阶段的检查与治疗

<table>
<tr><th colspan="2">分类</th><th colspan="2">检查</th><th>治疗</th></tr>
<tr><td rowspan="3">进展阶段</td><td>加速期</td><td colspan="2">· 骨髓细胞遗传学检查<br>· 流式细胞检查<br>· 突变分析<br>· 强烈推荐患者在专业中心治疗</td><td>临床试验或 TKI，或高三尖杉酯碱根据肿瘤反应考虑 HCT</td></tr>
<tr><td rowspan="2">爆发期</td><td rowspan="2">· 骨髓细胞遗传学检查<br>· 流式细胞检查<br>· 细胞化学检查（如果可能）：髓过氧化物酶，末端脱氧核苷酸转移酶（TdT）<br>· 突变分析<br>· 强烈推荐患者在专业中心治疗</td><td>淋巴样</td><td>临床试验或所有类型进行诱导化疗＋TKI，随后如果可行行 HCT 或 TKI，随后如果可行行 HCT</td></tr>
<tr><td>髓样</td><td>临床试验或 AML－类型诱导化疗＋随后如果可行行 HCT 或 TKI，随后如果可行行 HCT</td></tr>
</table>

## 四、细胞遗传学或血液学对 TKI 抵抗的处理

表 6　细胞遗传学或血液学对 TKI 抵抗的处理

<table>
<tr><th>初始治疗</th><th colspan="2">二线和后续治疗</th></tr>
<tr><td rowspan="3">伊马替尼</td><td>达沙替尼→尼洛替尼，或博舒替尼，或帕纳替尼</td><td rowspan="3">临床试验或根据治疗反应对 HCT 进行评估或高三尖杉酯碱</td></tr>
<tr><td>尼洛替尼→达沙替尼，或博舒替尼，或帕纳替尼</td></tr>
<tr><td>博舒替尼→达沙替尼，或尼洛替尼，或帕纳替尼</td></tr>
<tr><td rowspan="2">达沙替尼</td><td>尼洛替尼→博舒替尼，或帕纳替尼</td><td rowspan="4">临床试验或根据治疗反应对 HCT 进行评估或高三尖杉酯碱</td></tr>
<tr><td>博舒替尼→尼洛替尼，或帕纳替尼</td></tr>
<tr><td rowspan="2">尼洛替尼</td><td>达沙替尼→博舒替尼，或帕纳替尼</td></tr>
<tr><td>博舒替尼→达沙替尼，或帕纳替尼</td></tr>
</table>

表 7　评估与监测

<table>
<tr><th></th><th>评估</th><th colspan="2">监测</th><th>随访治疗</th></tr>
<tr><td rowspan="3">异基因 HCT</td><td rowspan="2">CCyR</td><td rowspan="2">每 3 个月进行 1 次 QPCR 监测（外周血），连续 2 年，其后每 3～6 个月 1 次</td><td>阳性</td><td>与移植团队讨论治疗选择：<br>伊马替尼<br>或达沙替尼<br>或尼洛替尼，<br>或博舒替尼<br>或帕纳替尼）<br>或高三尖杉酯碱<br>或捐献者淋巴细胞输注（DLI）<br>或干扰素/长效干扰素<br>或临床试验<br>或临床试验</td></tr>
<tr><td>阴性</td><td>每 3 个月进行 1 次 QPCR 监测（外周血），连续 2 年，其后每 3～6 个月 1 次</td></tr>
<tr><td>没有达到 CCYR 或复发</td><td colspan="2">监测并停用免疫抑制药物</td><td>与移植团队讨论治疗选择：<br>伊马替尼<br>或达沙替尼<br>或尼洛替尼<br>或博舒替尼<br>或帕纳替尼<br>或高三尖杉酯碱<br>或捐献者淋巴细胞输注（DLI）<br>或干扰素/长效干扰素<br>或临床试验</td></tr>
</table>

## 五、对 TKI 治疗反应与突变分析的监测

表 8 对 TKI 治疗反应与突变分析的监测

| 检测 | 建议 |
| --- | --- |
| 骨髓细胞遗传学 | · 确认疾病阶段，如果采集骨髓不可行，可对外周血标本 BCR 和 ABL 基因进行双探针 FISH 检测，这对确认 CML 诊断是可接受的方法<br>· 如果 QPCR 无法使用国际标准（IS），从初始治疗算起，在第 3 个月和第 6 个月评价 TKI 治疗反应<br>· 从初始治疗算起，在第 12 个月，如果没有达到 CCyR 或 MMR，但在达到 CCyR 而未达到 MMR 时，不能认为是治疗失败<br>· BCR－ABL1 转录水平增加 1 个对数级没有达到 MMR |
| 使用国际标准（IS）的定量 RT－PCR（QPCR） | · 诊断时<br>· 初始治疗后每 3 个月 1 次；达到 CCyR 后，每 3 个月 1 次，连续 2 年；然后每 3－6 个月 1 次<br>· 如果 BCR－ABL1 转录水平增加 1 个对数级且达到 MMR，QPCR 分析应该在 1－3 个月内重复 1 次 |
| BCR－ABL 激酶结构域突变分析 | · 慢性期：<br>TKI 初始治疗的反应不足（在第 3 个月和第 6 个月时没有达到 PCyR 或 BCR－ABL1 转录水平 >10%，或在第 12 个月时低于 CCyR 或 BCR－ABL1 转录 >1%）<br>任何没有治疗反应的征象（定义为血液学或细胞遗传学复发）<br>BCR－ABL1 转录水平增加 1 个对数级且没有达到 MMR<br>· 疾病进展到加速期或爆发期 |

## 六、风险计算表

表 9 风险计算表

| 研究者 | 计算方法 | 风险定义 |
| --- | --- | --- |
| Sokal et al，1984 | 自然函数 0.0116 ×（年龄－43.4）+（脾脏大小－7.51）+0.188 ×[（血小板计数 ÷700）$^2$－0.563] +0.0887 ×（原始细胞数－2.10） | 低风险：<0.8，中等风险：0.8～1.2，高风险：>1.2 |
| Hasford et al，1998 | 0.666（当年龄≥50 岁时）+（0.042 × 脾脏大小）+1.0956（当血小板计数 >1500 ×10$^9$/L 时）+（0.0584 × 原始细胞数）+0.20399（当嗜碱性粒细胞 >3% 时）+（0.0413 × 嗜酸性粒细胞）×100 | 低风险：≤780，中等风险：781～1480，高风险：>1480 |

## 七、对白细胞增多症和血小板增多症的支持治疗策略

（1）当进行治疗时应考虑以下因素：患者的年龄、血栓栓塞的风险和血小板增多的程度。

（2）有症状的白细胞增多症：治疗选择包括羟基脲、血浆分离置换法、伊马替尼、达沙替尼、尼洛替尼，或临床试验。

（3）有症状的血小板增多症：治疗选择包括羟基脲、抗血小板聚集药物、阿那格雷，或血浆分离置换法。

## 八、伊马替尼毒性处理

### （一）剂量调整

（1）血液毒性：

①慢性期，中性粒细胞绝对数（ANC）$<1\times10^9/L$，和/或血小板$<50\times10^9/L$，停止使用伊马替尼直至ANC$\geqslant1.5\times10^9/L$和血小板$\geqslant75\times10^9/L$，然后重新开始400mg的剂量。如果复发，ANC$<1\times10^9/L$，和/或血小板$<50\times10^9/L$，停止使用，直至ANC$\geqslant1.5\times10^9/L$和血小板$\geqslant75\times10^9/L$，然后重新开始300mg的剂量。

②加速期和爆发期，ANC$<0.5\times10^9/L$，和/或血小板$<10\times10^9/L$，可能与本病相关的血细胞减少。如果血细胞减少与本病无关，减量到400mg；如果血细胞减少持续2周，进一步减量到300mg；如果血细胞减少持续4周，停用伊马替尼直至ANC$\geqslant1\times10^9/L$和血小板计数$\geqslant20\times10^9/L$，然后重新开始300mg的剂量。

③对于顽固性中性粒细胞减少患者，伊马替尼可联合使用生长因子。

④3～4级贫血：查网织红细胞计数、铁蛋白、铁饱和度、$B_{12}$、叶酸和纠正营养缺乏。如果患者有贫血症状，应该进行输血支持治疗。

（2）非血液毒性：

①胆红素超过正常上限值（IULN）的3倍，或肝转氨酶超过正常值上限的5倍，停止使用伊马替尼直至胆红素$<1.5\times$IULN和转氨酶$<2.5\times$IULN，重新减少每日剂量（400mg减到300mg、600mg减到400mg，或800mg减到600mg）。

②严重的肝脏毒性或严重的液体潴留，停止使用伊马替尼直至这些事件消除，根据事件的严重程度而确定重新开始治疗。

③伴有中度肾功能损害的患者（CrCL＝20～39mL/min）在推荐的初始剂量上减少50%，其后的剂量在能够耐受的情况下可以增加。轻度肾功能损害（CrCL＝40～59mL/min）的患者推荐剂量不超过600mg，中度肾功能损害的患者推荐剂量不超过400mg，对于严重肾功能损害的患者使用伊马替尼应该谨慎。

### （二）特定干预

（1）液体潴留（胸腔积液、心包积液、水肿和腹水）：利尿剂，支持治疗，降低剂量，中断治疗，考虑超声心动图测定心功能（LVEF）。

（2）胃肠道功能紊乱：药物治疗，饮食调理及多饮水。

（3）肌肉痉挛：补钙，奎宁水。

（4）皮疹：局部外用或全身用类固醇，降低剂量，中断治疗。

## 九、尼洛替尼毒性处理

（1）尼洛替尼可延长QT间期，在使用尼洛替尼前及定期监测低血钾或低血镁，并纠正缺失。

应该有基线心电图QTc，起始治疗后7d、定期及任何剂量调整时进行心电图检查。

（2）在接受尼洛替尼治疗而突然死亡的患者应该上报。

（3）避免使用明确可延长QT间期和增强CYP3A4抑制的药物。

（4）避免服药前2h和服药后1h进食。

### （一）QT间期延长

（1）心电图QTc＞480ms：停药。如果血钾和镁的水平低于正常值的下限，补充钾、镁以维持在正常范围内，检查合并用药情况。如果QTc＜450ms或基线20ms内，2周内重复先前剂量；如果2周后，QTc在450ms与480ms之间，减量（400mg，1次/d）；如果QTc又回到＞480ms，应停用尼洛替尼。任何剂量调整后7d和监测QTc时均应该进行心电图检查。

### （二）剂量调整

（1）血液毒性：

①慢性期或加速期，ANC＜$1\times10^9$/L，和/或血小板＜$50\times10^9$/L，停用尼洛替尼，监测血细胞计数；如果ANC＞$1\times10^9$/L，和/或血小板＞$50\times10^9$/L，2周内重复先前剂量；如果低的血细胞计数持续时间＞2周，则减量到400mg，1次/d。

②对于顽固性中性粒细胞减少、血小板减少的患者，尼洛替尼可联合使用生长因子。

③3～4级贫血：查网织红细胞计数、铁蛋白、铁饱和度、$B_{12}$、叶酸和纠正营养缺乏，如果患者有贫血症状，应该进行输血支持治疗。

（2）非血液毒性：

①血清脂肪酶、淀粉酶、胆红素或肝转氨酶水平升高≥3级，停用尼洛替尼，监测其血清水平。如果血清水平恢复到≤1级，重新给予尼洛替尼400mg，1次/d。

②肝脏损害。

③考虑替代治疗。

### （三）血糖

（1）在初始治疗前和监测治疗期间要评估血糖水平罕见但严重的毒性。

（2）外周动脉闭塞性疾病（Peripheral arterial occlusive disease，PAOD）：血管严重不良事件风险的增加与使用尼洛替尼相关，包括PAOD，对有心血管风险因素存在的或有PAOD病史的患者慎用尼洛替尼。在初始治疗之前和治疗期间，应对有PAOD病史的患者进行血管危险因素进行评估。如果确认有PAOD存在，应该永远不使用尼洛替尼。

### （四）特定干预

皮疹：局部或全身使用类固醇，减量，停药。

## 十、达沙替尼毒性处理

### （一）剂量调整

（1）血液毒性：

①慢性期，ANC＜$0.5\times10^9$/L，或血小板＜$50\times10^9$/L，停用达沙替尼直至ANC≥$1\times10^9$/L和血小板≥$50\times10^9$/L；然后，如果在7d内细胞计数恢复到正常值，重新开始给予初始剂量。如果血小板＜$25\times10^9$/L或ANC再次＜$0.5\times10^9$/L超过7d，停用达沙替尼直至ANC≥$1\times10^9$/L和血小板≥$50\times10^9$/L；然后，第二阶段，达沙替尼减量为80mg，1次/d；第三阶段，进一步减量为50mg，1次/d（新近诊断的患者），或停用达沙替尼（指对先前治疗包括伊马替尼治疗抵抗的或顽固性病变的患者）。

②加速期和爆发期，ANC＜$0.5\times10^9$/L，或血小板＜$10\times10^9$/L，可能与疾病相关的血细胞减少的

患者，如果血细胞减少与疾病无关，停用达沙替尼直至 ANC≥$1\times10^9$/L 和/或血小板≥$20\times10^9$/L，重新开始给予初始剂量。如果再次发生血细胞减少，停用达沙替尼直至 ANC≥$1\times10^9$/L 和血小板≥$20\times10^9$/L，重新开始，达沙替尼减量为 100mg，1 次/d（第二阶段），或 80mg，1 次/d（第三阶段）。

③对于顽固性中性粒细胞减少、血小板减少的患者，达沙替尼可联合使用生长因子。

④3～4 级贫血：查网织红细胞计数、铁蛋白、铁饱和度、$B_{12}$、叶酸和纠正营养缺乏，如果患者有贫血症状，应该进行输血支持治疗。

（2）非血液毒性：

①如果使用达沙替尼出现严重的非血液毒性不良反应，必须停药直至不良反应完全消除或明显改善。其后，根据初始治疗时不良事件的严重程度在适当的时候重新开始减量治疗罕见但严重的毒性。

②肺动脉高压（PAH）：达沙替尼可能增加 PAH 发生的风险，PAH 可发生于使用达沙替尼之后的任何时候，包括治疗后 1 年以上。在停用达沙替尼后，PAH 是可逆的。在使用达沙替尼之前和治疗期间需对有潜在心肺疾病体征和症状的患者进行评估，如果确认有 PAH 存在，应该永久停用达沙替尼。

### （二）特定干预

（1）液体潴留（胸腔积液、心包积液、水肿和腹水）：利尿剂，支持治疗。

（2）胸腔积液、心包积液：利尿剂，停药。如果患者有明显的症状，考虑短期使用类固醇（泼尼松每日 20～50mg，3～4d，逐步减量按每日 20mg，3～4d），缓解后减量 1 个剂量水平。

（3）胃肠道功能紊乱：药物治疗，饮食调理及多饮水。

（4）皮疹：局部或全身使用类固醇，减量，停药。

## 十一、博舒替尼毒性处理

### （一）剂量调整

（1）血液毒性：

①ANC＜$1\times10^9$/L 或血小板＜$50\times10^9$/L，停用博舒替尼直至≥$1\times10^9$/L 和血小板≥$50\times10^9$/L，如果 2 周内恢复，重复相同剂量治疗；如果低的血细胞计数持续 2 周以上，到恢复时，剂量减少 100mg；如果再次发生血细胞减少，再减少 100mg，直至恢复；剂量小于每天 300mg 目前还不能评价。

②对于顽固性中性粒细胞减少、血小板减少的患者，博舒替尼可联合使用生长因子。

③3～4 级贫血：查网织红细胞计数、铁蛋白、铁饱和度、$B_{12}$、叶酸和纠正营养缺乏，如果患者有贫血症状，应该进行输血支持治疗。

（2）非血液毒性：

①肝脏转氨酶＞5×IULN：停用博舒替尼直至恢复到≤2.5×IULN，然后 400mg，每日 1 次。如果恢复时间超过 4 周，则停用博舒替尼。如果转氨酶升高≥3×IULN，同时伴有胆红素升高＞2×IULN、碱性磷酸酶＜2×IULN，停用博舒替尼。

②腹泻：NCI－CTCAE3－4 级腹泻（通过预处理后，每日大便次数在基线水平上增加≥7 次），停用博舒替尼直至≤1 级，在使用博舒替尼 400mg，1 次/d。

③其他临床上明显的、中等度的或严重的非血液毒性，停用博舒替尼直至毒性解除，然后考虑重新使用，博舒替尼 400mg，每日 1 次。如果临床上许可，可考虑再次增加博舒替尼的剂量，500mg，1 次/d。

（3）特定人群：对既往有轻度的、中度的和严重的肝脏损害的患者，博舒替尼的推荐剂量为每天 200mg；已预测到，肝损害患者每天 200mg 剂量的 AUC 与正常肝功能患者每天 500mg 剂量的 AUC 相似；然而，对于肝损害的 CML 患者每天 200mg 剂量的有效性还没有临床数据加以证实。

### （二）特定干预

（1）液体潴留（胸腔积液、心包积液、水肿和腹水）：利尿剂，支持治疗。

（2）胃肠道功能紊乱：药物治疗，饮食调理及多饮水。

（3）皮疹：局部或全身使用类固醇，减量，停药。

## 十二、高三尖杉酯碱毒性处理

### 剂量调整

（1）血液毒性：

①在诱导治疗和初始维持治疗周期时，应该进行全血细胞计数（CBCs）检查；初始维持治疗周期后，每 2 周或有临床表现时监测 CBCs。

②ANC $<0.5\times10^9/L$，或血板减计数 $<50\times10^9/L$，推迟下一周期治疗直至 ANC $\geq1\times10^9/L$ 和血小板计数 $\geq50\times10^9/L$，减少天数到 2d。

（2）非血液毒性：

①3～4 级高血糖：经常监测血糖水平，尤其是那些糖尿病或有糖尿病风险的患者，对于血糖控制差的患者避免使用高三尖杉酯碱。

②对其他明显的非血液毒性症状进行处理，停用和/或延迟给药直至毒性完全解除。

## 十三、帕纳替尼毒性处理

（1）血管闭塞：在使用帕纳替尼的患者中，曾发生过动脉和静脉血栓与闭塞，包括致命的心肌梗死和脑卒中，需对血栓栓塞和血管闭塞发生风险进行监测。对发生血管闭塞患者要立即停用帕纳替尼。

（2）使用帕尼替尼治疗的患者曾发生过心衰，应监测心脏功能，对新发生的心衰或心衰恶化应停用帕尼替尼。

（3）肝脏毒性：在使用帕尼替尼的患者中，曾发生过肝脏毒性、肝功能衰竭和死亡。在治疗之前和治疗期间，需监测肝功能，如果怀疑肝脏毒性，应停用帕尼替尼。

（4）心血管风险：在使用帕尼替尼之前，需对动脉粥样硬化的危险因素进行确认与控制（如糖尿病、高血压、高脂血症、吸烟、使用雌激素）。有心血管风险因素的患者应该咨询心血管病专家。

（5）与帕尼替尼相关的≥3 级皮疹和胰腺炎，需进行剂量调整（延迟或减量）。

剂量：推荐帕尼替尼的初始剂量为 1 次/d，1 次 45mg。然而，对伴有风险因素的患者最初开始剂量 30mg 可能是安全和有效的。低于 45mg 的初始剂量的安全性和有效性正在一个随机临床试验中进行评价。

### （一）剂量调整

（1）血液毒性：

①首次发生 ANC $<1\times10^9/L$ 或血小板 $<50\times10^9/L$，停用帕尼替尼直至 ANC $\geq1.5\times10^9/L$ 和血小板 $\geq75\times10^9/L$，再重新开始 45mg 的初始剂量；第二次发生，停用帕尼替尼直至 ANC $\geq1.5\times10^9/L$ 和血小板 $\geq75\times10^9/L$，再重新开始 30mg 剂量；第三次发生，停用帕尼替尼直至 ANC $\geq1.5\times10^9/L$ 和血小板 $\geq75\times10^9/L$，再重新开始 15mg 剂量。

②对于顽固性中性粒细胞减少和血小板减少患者，帕尼替尼可联合生长因子。

③3～4级贫血：检查网织红细胞计数、铁蛋白、铁饱和度、$B_{12}$、叶酸，纠正营养缺乏；如果患者有贫血症状，可输血进行支持治疗。

（2）非血液毒性：

①肝脏转氨酶>3×IULN（≥2级）：监测肝功能，停用帕尼替尼直至<3×IULN，再使用低剂量（如果患者初始使用45mg则减为30mg，如果患者初始使用30mg则减为15mg），如果患者初始使用15mg则停用。

②AST或ALT≥3×IULN，同时伴有胆红素>2×IULN，碱性磷酸酶（ALP）<2×IULN，停用帕尼替尼。

③血清脂肪酶水平1或2级（无症状）：考虑停药或减量。3或4级（>2×IULN）（无症状）或无症状性胰腺炎：停用帕尼替尼直至血清水平<1.5×IULN，恢复后重新使用低剂量（如果患者初始使用45mg则减为30mg，如果患者初始使用30mg则减为15mg），如果患者初始使用15mg则停用。

④胰腺炎（有症状），血清脂肪酶水平3级：停用帕尼替尼直至血清脂肪酶水平≤1级，恢复后重新使用低剂量（如果患者初始使用45mg则减为30mg，如果患者初始使用30mg则减为15mg）。4级：停用帕尼替尼。

### （二）少见但严重的毒性

（1）出血：在临床试验中有报道出血事件的发生，最普遍报道的、严重的出血部位是颅脑和胃肠道，严重出血应停药。

（2）心律失常：劝告患者报告心率变化引起的症状（昏厥、头晕、胸痛或心悸）。

（3）肿瘤细胞溶解综合征：对于进展期的CML患者在使用帕尼替尼初始治疗前，确保足够的水化，纠正高尿酸水平。

### （三）特定干预

（1）对发生液体潴留（水肿、腹水、心包积液、胸膜腔积液）伴有临床症状的患者采取药物干预、减量或停用帕尼替尼。

（2）高血压：监测和处理血压。

（3）皮疹：局部或全身使用类固醇，减量，停止治疗。

## 十四、血液学、细胞遗传学和分子学方面治疗反应和复发的评价标准

### （一）血液学完全缓解

（1）外周血细胞计数完全恢复正常，白细胞计数<$10\times10^9$/L。

（2）血小板计数<$450\times10^9$/L。

（3）外周血中没有幼稚细胞，如中幼粒细胞、早幼粒细胞，或原始细胞。

（4）没有明显脾肿大相关的体征和症状。

### （二）细胞遗传学反应

（1）细胞遗传学完全缓解（CCyR）：没有Ph－阳性中期分裂细胞。

（2）细胞遗传学部分缓解（PCyR）：有1%～35%的Ph－阳性中期分裂细胞。

（3）主要细胞遗传学缓解：有0～35%的Ph－阳性中期分裂细胞（完全缓解＋部分缓解）。

（4）次要细胞遗传学缓解：有>35%的Ph－阳性中期分裂细胞。

### （三）分子学反应

（1）早期缓解（EMR）：第3个月、第6个月QPCR（国际标准）检测，BCR－ABL1转录水平≤10%。

（2）主要分子缓解（MMR）：QPCR（国际标准）检测，BCR－ABL1转录水平为0.1%；或如果不能进行QPCR（国际标准）检测，BCR－ABL1 mRNA从标准基线减少≥3个对数级。

（3）完全分子缓解（CMR）：使用标准基线下至少4.5个对数级的敏感分析QPCR（国际标准）。检测没有发现BCR－ABL mRNA。CMR的描述是不确定的，敏感程度分析是最好的（即MR4.5）。

### （四）复发

（1）任何无治疗反应的征象（血液学或细胞遗传学证实复发）。

（2）BCR－ABL1转录水平1个对数级的增加伴MMR的缺失有助于评价骨髓CCyR缺失，但该情况本身不能定义为复发。

### （五）加速期的定义

（1）安德森癌症中心（MD Anderson Cancer Center）改良标准（在临床试验中使用最广泛）：
①外周血原始细胞≥15%、<30%。
②外周血原始细胞＋早幼粒细胞≥30%。
③外周血嗜碱性粒细胞≥20%。
④血小板≤100×$10^9$/L（与治疗无关）。
⑤克隆评估。
（2）WHO标准（病理学家使用最广泛）：
①外周血白细胞和/或骨髓有核细胞10%～19%。
②外周血嗜碱性粒细胞≥20%。
③与治疗无关的顽固性血小板减少（<100×$10^9$/L），或对治疗无反应的血小板增多（>1 000×$10^9$/L）。
④对治疗无反应的脾脏增大和白细胞计数增多。
⑤克隆遗传学证据评价。

### （六）急性转化期的定义

（1）WHO标准：
①外周血白细胞或骨髓有核细胞中原始（幼稚）细胞≥20%。
②髓外白血病细胞爆发性增殖。
③骨髓组织活检中有大量的点状或簇状原始细胞。
（2）国际骨髓移植注册机构标准：
①血液、骨髓，或二者中原始细胞≥30%。
②髓外白血病细胞浸润。

（阮之平）

## 第六节　巨球蛋白血症/淋巴浆细胞性淋巴瘤

瓦尔登斯特伦巨球蛋白血症（Waldenström's macroglobulinemia，WM）是一种源于能分化为成熟浆细胞的B淋巴细胞的恶性增生性疾病，有其独特的临床病理特点，主要表现为骨髓中有浆细胞样淋巴细胞浸润，并合成单克隆lgM。淋巴浆细胞性淋巴瘤（LBL）由REAL和WHO分类系统命名。

## 一、诊断、检查、治疗指征

表 1　诊断、检查、治疗指征

| 诊断 | 检查 | | 治疗适应证 |
| --- | --- | --- | --- |
| 必需的：<br>・对显示肿瘤存在的所有切片及至少 1 个蜡块进行血液病理学复诊，如果活检标本材料不能诊断，需再次活检<br>・对确立诊断选择足够的免疫表型：<br>典型的免疫表型：<br>CD19+、CD20+、sIgM+、CD5、CD10、CD23 可能在 10%～20% 的病例中表达阳性，不能排除诊断 | 必需的：<br>・病史与体格检查<br>・全血细胞分类，血小板计数<br>・综合治疗专家组<br>・免疫球蛋白定量/血清免疫固定电泳<br>・血清蛋白电泳（SPEP）<br>・β-2 微球蛋白<br>・血清黏度<br>・单侧骨髓抽吸和组织活检<br>・胸部/腹部/盆腔 CT<br>・MYD88 L265P AS-PCR 骨髓检查 | 在某些情况下，下列检查是有益的：<br>・丙型肝炎检测<br>・如果计划使用利妥昔单抗，检测乙型肝炎<br>・Cryocrit<br>・冷凝集素<br>・神经系统检查<br>・抗-MAG 抗体/抗-GMIg<br>・脊髓电流图<br>・脂肪垫活检和/或骨髓淀粉样蛋白刚果红染色<br>・视黄醛检测（如果 IgM≥3.0g/dL 或可疑高黏血症） | 相关症状：<br>・高黏血症<br>・神经病变<br>・器官肿大<br>・淀粉样变性病<br>・冷凝集素病<br>・冷球蛋白血症<br>・与本病相关的细胞减少巨大淋巴结 |

## 二、初始治疗与复发处理

表 2　初始治疗与复发

<table>
<tr><th colspan="3">初始治疗</th><th colspan="3">复发</th></tr>
<tr><td rowspan="4">有症状的高黏血症采取血浆置换法和初始治疗：<br>・联合治疗，或单药治疗（如利妥昔单抗）或临床试验</td><td>完全缓解</td><td>观察直至疾病进展，或考虑使用利妥昔单抗进行维持治疗</td><td rowspan="2">瓦尔登斯特伦巨球蛋白血症/淋巴浆细胞性淋巴瘤</td><td><12 个月</td><td>选择替代疗法</td></tr>
<tr><td rowspan="2">・非常好的部分缓解<br>・部分缓解<br>・微小缓解</td><td>无症状：观察直至疾病进展，或考虑使用利妥昔单抗进行维持治疗</td><td>≥12 个月</td><td>可以使用以前的治疗方案，或考虑替代疗法</td></tr>
<tr><td>症状持续存在</td><td colspan="3" rowspan="2">如果可以转换，选择替代疗法</td></tr>
<tr><td colspan="2">没有缓解/疾病进展</td></tr>
</table>

## 三、诊断标准

（1）淋巴浆细胞性淋巴瘤。

小 B 淋巴细胞、浆细胞样淋巴细胞和浆细胞肿瘤：通常侵犯骨髓，有时侵犯淋巴结和脾脏；不能满足任何其他小 B 细胞，可能有浆细胞分化的淋巴瘤的标准。

（2）瓦尔登斯特伦巨球蛋白血症：伴有骨髓受侵的、任何 IgM 单克隆丙种球蛋白病的淋巴浆细胞性淋巴瘤。

（3）瓦尔登斯特伦巨球蛋白血症诊断建议标准。

①任何 IgM 单克隆丙种球蛋白病。

②小淋巴细胞、浆细胞样淋巴细胞和浆细胞侵犯骨髓。

③骨髓侵犯为弥漫、间隙、结节型。

④CD19 +、CD20 +、sIgM +、CD5、CD10、CD23 可能在瓦尔登斯特伦巨球蛋白血症中表达，不能排除诊断。

## 四、治疗方案建议

表 3　治疗方案（按字母顺序排列，不提示优先选择）

| 分类 | 非骨髓干细胞毒性 | | 可能有干细胞毒性和/或转化风险（或不明确） |
| --- | --- | --- | --- |
| 初始治疗 | · 贝伐单抗 ± 利妥昔单抗<br>· 贝伐单抗/地塞米松<br>· 贝伐单抗/地塞米松/利妥昔单抗<br>· 来那度胺/利妥昔单抗/地塞米松<br>· 环磷酰胺/多柔吡星/长春新碱/泼尼松/利妥昔单抗 | · 依鲁替尼<br>· 利妥昔单抗<br>· 利妥昔单抗/环磷酰胺/泼尼松<br>· 利妥昔单抗/环磷酰胺/地塞米松<br>· 沙利度胺 ± 利妥昔单抗 | · 苯达莫司汀 ± 利妥昔单抗<br>· 克拉屈滨 ± 利妥昔单抗<br>· 苯丁酸氮芥<br>· 氟达拉滨 ± 利妥昔单抗<br>· 氟达拉滨/环磷酰胺/利妥昔单抗 |
| 既往治疗过的 WM/LPL | · 阿仑单抗<br>· 硼替佐米 ± 利妥昔单抗<br>· 硼替佐米/地塞米松<br>· 硼替佐米/地塞米松/利妥昔单抗<br>· 环磷酰胺/多柔吡星/长春新碱/泼尼松/利妥昔单抗<br>· 依维莫司 | · 依鲁替尼<br>· 奥法木单抗（适用于不能耐受利妥昔单抗的患者）<br>· 利妥昔单抗<br>· 利妥昔单抗/环磷酰胺/泼尼松<br>· 利妥昔单抗/环磷酰胺/地塞米松<br>· 沙利度胺 ± 利妥昔单抗 | · 苯达莫司汀 ± 利妥昔单抗<br>· 克拉屈滨 ± 利妥昔单抗<br>· 苯丁酸氮芥<br>· 氟达拉滨 ± 利妥昔单抗<br>· 氟达拉滨/环磷酰胺/利妥昔单抗 |

## 五、治疗缓解标准

已获得共识的 WM 缓解分类与标准（见表 4）。IgM 作为该病一种替代的标记物可能是波动的，不依赖肿瘤细胞杀伤情况，特别是使用新的生物靶向药物，如利妥昔单抗、硼替佐米和依维莫司。当使用单药利妥昔单抗治疗和与其他药物联合时，包括环磷酰胺、核苷类似物和沙利度胺，可引起血清 IgM 水平上下波动，可能延续几周到几个月。然而，在某些患者中，硼替佐米和依维莫司不依赖肿瘤细胞杀伤情况，可抑制 IgM 水平。而且，Varghese 等指出，使用选择性 B 细胞耗尽药物如利妥昔单抗和阿仑单抗的患者，残留的、产生 IgM 的浆细胞可全部消除，且一直持续，因此对治疗相关的反应和评估有潜在的偏移。

在血清 IgM 的水平与患者临床进展不相符的情况下，为了明确患者的肿瘤负荷，应该考虑骨髓活检。

表 4　国际工作组关于 WM 的缓解标准（第 6 版）

| | | |
|---|---|---|
| 完全缓解 | CR | IgM 在正常值范围内，免疫固定电泳检查没有发现单克隆蛋白；骨髓组织学检查证实没有骨髓侵犯，任何淋巴结肿大/器官肿大（如果基线存在）消除，没有 WM 相关症状或体征。需要通过再次免疫固定电泳检查以再次证实为 CR 状态 |
| 非常好的部分缓解 | VGPR | 血清 IgM 减少≥90%，查体或 CT 检查证实淋巴结肿大/器官肿大（如果基线评估时存在）缩小，活动性病变没有新的症状或体征 |
| 部分缓解 | PR | 血清 IgM 减少≥50%，查体或 CT 检查证实淋巴结肿大/器官肿大（如果基线评估时存在）缩小，活动性病变没有新的症状或体征 |
| 微小缓解 | MR | 血清 IgM 减少≥25%但<50%，活动性病变没有新的症状或体征 |
| 疾病稳定 | SD | 血清 IgM 减少<25%、增加<5%，不伴有淋巴结肿大/器官肿大、血细胞减少，或临床有明显的症状和/或 WM 体征 |
| 疾病进展 | PD | 血清 IgM 增加≥25%，或临床主要体征（贫血、血小板减少、白细胞减少、淋巴结/器官增大）或 WM 引起的症状（不能解释的周期性发热≥38.4℃、体重下降≥10%、高黏血症、神经病变、有症状的冷球蛋白血症、淀粉样病变）进展 |

（冯继锋）

# 第六章 其他肿瘤

## 第一节 骨肿瘤

原发性骨肿瘤是一类少见恶性肿瘤，占所有恶性肿瘤的比例低于0.2%。2015年，美国约有2 970例骨肿瘤患者被诊断，约有1 490例患者死于骨肿瘤。已经证实，原发性骨肿瘤具有广泛的临床异质性，通常适当的治疗可获得很好的疗效。

骨肉瘤（35%）、软骨肉瘤（30%）和Ewing's（16%）是骨肿瘤中最常见的骨肿瘤。比较而言，骨高级别未分化多形性肉瘤（UPS）、纤维肉瘤、脊索瘤和骨巨细胞瘤较少见，占所有原发性骨肿瘤的1%~5%。

骨巨细胞瘤（GCTB）有良性和恶性两种类型，良性是最常见的亚型。骨肿瘤的不同类型是根据它们的组织学起源而定，软骨肉瘤起源于软骨，骨肉瘤起源于骨，纤维组织是骨纤维肉瘤起源的地方，因此，血管内皮瘤和血管外皮瘤起源于血管组织。脊索瘤起源于脊索组织。几种原发骨肿瘤，包括家族性Ewing's肉瘤（ESFT），组织起源还不清楚。

软骨肉瘤通常发生于中老年人，骨肉瘤和Ewing's肉瘤主要发生于青少年，脊索瘤男性更常见，发病的峰值年龄为50~60岁。

绝大多数骨肿瘤发病原因和流行病学还不明确。家族性EWS和ETS基因重排是ESFT的发病机制，特定的生殖细胞系突变也是骨肉瘤的发病机制；利弗老梅尼综合征具有TP53基因生殖细胞系突变的特征，与骨肉瘤进展的高危因素相关；骨肉瘤是视网膜母细胞瘤患者的最常见的第二原发肿瘤，骨肉瘤发病率的增加也与其他DNA解旋酶突变的遗传易感综合征相关，骨肉瘤也是最常见的放射相关性骨肉瘤。

新辅助和辅助的多药联合化疗可改善骨肉瘤和ESFT的预后，随着多学科治疗模式的参与，几乎3/4的骨肉瘤患者可以治愈，90%~95%的骨肉瘤患者能成功进行保留肢体而不是截肢。70%的局部ESFT患者生存可以改善。在经选择的转移性ESFT和骨肉瘤患者中，治愈仍然是可以达到的。所有类型骨肿瘤患者的5年生存率达到66.1%。

### 一、分期

表1 定义、分期（AJCC，2010年第7版）

| TNM | 定义 | 分期 | 组别 |
|---|---|---|---|
| T | 原发肿瘤 | ⅠA期 | T1 N0 M0，G1、2低级别，Gx |
| Tx | 原发肿瘤不能评估 | ⅠB期 | T2 N0 M0，G1、2低级别，Gx<br>T3 N0 M0，G1、2低级别，Gx |
| T0 | 没有原发肿瘤证据 | ⅡA期 | T1 N0 M0，G3、4 |
| T1 | 肿瘤≤8cm | ⅡB期 | T2 N0 M0，G3、4 |
| T2 | 肿瘤>8cm | Ⅲ期 | T3 N0 M0，G3 |
| T3 | 在原发骨部位出现不连续肿瘤 | ⅣA期 | 任何T N0 M1a，任何G |

续表

| TNM | 定义 | 分期 | 组别 |
|---|---|---|---|
| N | 区域淋巴结 | ⅣB 期 | 任何 T　N1　M，任何 G；任何 T　任何 N　M1b，任何 G |
| Nx | 区域淋巴结不能评估 | 外科分期系统 | |
| N0 | 没有区域淋巴结转移 | ⅠA 期 | G1，局限性（T1） |
| N1 | 区域淋巴结转移 | ⅠB 期 | G1，侵袭性（T2） |
| M | 远处转移 | ⅡA 期 | G2，局限性（T1） |
| M0 | 无远处转移 | ⅡB 期 | G2，侵袭性（T2） |
| M1 | 有远处转移 | Ⅲ期 | 任何 G，区域或远处转移，任何 T |
| M1a | 肺转移 | | |
| M1b | 其他远处转移 | | |
| G | 组织学分级 | | |
| Gx | 组织学不能分级 | | |
| G1 | 分化良好（低级别） | | |
| G2 | 分化中等（低级别） | | |
| G3 | 分化差 | | |
| G4 | 未分化 | | |

## 二、检查

表 2　检查

<table>
<tr><th colspan="3">一般情况</th><th colspan="4">处理</th></tr>
<tr><td rowspan="3">有症状的骨病灶</td><td rowspan="3">异常影像学表现</td><td><40 岁</td><td colspan="4">咨询整形外科肿瘤专家：在治疗机构进行活检</td></tr>
<tr><td rowspan="2">≥40 岁</td><td rowspan="2">当有临床指征时进行潜在的骨转移灶检查</td><td rowspan="2">· 病史和体格检查<br>· 骨扫描<br>· 胸部影像学检查<br>· 血清蛋白电泳/实验室<br>· 胸部/腹部/盆腔 CT<br>· 前列腺特异性抗原<br>· 乳腺 X 线摄片</td><td>没有其他病灶（可能是骨原发病灶）</td><td>咨询整形外科肿瘤专家：在治疗机构进行活检</td></tr>
<tr><td>有其他病灶（可疑性非骨原发病灶）</td><td>参阅下面治疗</td></tr>
</table>

## 三、软骨肉瘤

表 3　初始治疗与监测

<table>
<tr><th>临床表现</th><th>初始治疗</th><th>监测</th><th colspan="4">复发</th></tr>
<tr><td rowspan="3">低级别，局限性</td><td rowspan="3">· 局部切除 ± 外科辅助性切除<br>· 如果可能，广泛切除<br>· 如果不能切除，考虑放疗（2B 类）</td><td rowspan="3">前 2 年每 6～12 个月进行 1 次查体及胸部和原发部位影像学检查，其后每年根据具体情况而定</td><td rowspan="3">局部复发</td><td rowspan="2">如果可能，广泛切除</td><td>切缘阳性</td><td>考虑放疗；或考虑再切除，达到外科切缘阴性</td></tr>
<tr><td>切缘阴性</td><td>观察</td></tr>
<tr><td colspan="3">如果不能切除，放疗（2B 类）</td></tr>
</table>

续表

<table>
<tr><th>临床表现</th><th>初始治疗</th><th>监测</th><th colspan="4">复发</th></tr>
<tr><td rowspan="3">高级别（Ⅱ、Ⅲ级）或透明细胞，或侵袭性</td><td rowspan="3">· 如果可能，广泛切除<br>· 如果不能切除，考虑放疗（2B类）</td><td rowspan="3">· 体格检查<br>· 当有临床指征，进行原发病灶部位和/或横断面影像学检查<br>· 胸部影像学检查，每3～6月1次，连续5年；然后每年至少1次，连续10年<br>· 每次随访时再评估功能</td><td rowspan="2">局部复发</td><td rowspan="2">· 如果可能，广泛切除<br>· 如果不能切除，放疗（2B类）</td><td>切缘阳性</td><td>考虑放疗；或考虑再切除，达到外科切缘阴性</td></tr>
<tr><td>切缘阴性</td><td>观察</td></tr>
<tr><td>全身转移</td><td colspan="3">· 临床试验（首选）<br>· 环磷酰胺＋西罗莫司（2B类）<br>· 手术切除</td></tr>
<tr><td>去分化</td><td colspan="6">按“骨肉瘤”方案处理（2B）</td></tr>
<tr><td>间叶细胞样</td><td colspan="6">按“尤文肉瘤”方案处理（2B）</td></tr>
</table>

## 四、脊索瘤

表4 检查

<table>
<tr><th>检查</th><th>组织学亚型</th></tr>
<tr><td rowspan="2">· 由有脊索瘤管理经验专家组成的多学科团队对所有患者进行评估和治疗<br>· 病史和体格检查<br>· 原发部位适当影像学检查（如X线、CT±MRI），脊髓MRI筛查<br>· 胸部/腹部/盆腔CT扫描<br>· 考虑PET扫描<br>· 如果PET阴性，考虑骨扫描<br>· 活检证实组织学亚型</td><td>常见的，或软骨样的</td></tr>
<tr><td>去分化</td></tr>
</table>

表5 初始治疗与辅助治疗

<table>
<tr><th>临床表现</th><th colspan="2">初始治疗</th><th colspan="2">辅助治疗</th></tr>
<tr><td rowspan="2">骶尾部和运动性脊柱</td><td colspan="2">如果可以切除，广泛切除±放疗</td><td colspan="2">对阳性切缘或大的侵袭性肿瘤，考虑放疗</td></tr>
<tr><td colspan="4">如果不能切除，考虑放疗</td></tr>
<tr><td rowspan="2">颅底/斜坡</td><td>如果可能，局部切除±放疗</td><td rowspan="2">采用MRI对切除进行随访评估</td><td colspan="2" rowspan="2">· 对阳性切缘或大的侵袭性肿瘤，考虑放疗<br>· 如果有必要，考虑再次切除</td></tr>
<tr><td>如果不能切除，考虑放疗</td></tr>
</table>

表6 监测与复发

<table>
<tr><th>监测</th><th>复发</th><th>治疗</th></tr>
<tr><td rowspan="2">· 体格检查<br>· 当有临床指征时进行影像学检查（如X线、CT±MRI）<br>· 胸部影像学检查，每6个月1次，连续5年，其后每年1次<br>· 每年1次腹部横断面影像学检查</td><td>局部复发</td><td>外科切除和/或放疗，和/或全身治疗</td></tr>
<tr><td>转移性复发</td><td>全身治疗和/或外科切除，和/或放疗，和/或最佳支持治疗</td></tr>
</table>

## 五、家族性 Ewing's 肉瘤（尤文氏肉瘤）

表 7　检查与初始治疗

<table>
<tr><th>检查</th><th>初始治疗</th><th>再分期</th><th>疗效评估</th></tr>
<tr><td rowspan="2">· 病史和体格检查<br>· 原发部位 MRI ± CT<br>· 胸部 CT<br>· PET 扫描和/或骨扫描<br>· 骨髓活检和/或脊髓、盆腔 MRI<br>· 细胞遗传学和/或分子检测（如果需要，再次活检）<br>· 乳酸脱氢酶（LDH）<br>· 建议生育咨询</td><td rowspan="2">至少在局部治疗前 12 周内进行多药联合化疗（1 类）</td><td>对病变局限的患者进行再分期：<br>· 胸部影像学检查<br>· 原发部位影像学检查<br>· 考虑 PET 或骨扫描检查</td><td>治疗有反应</td></tr>
<tr><td>对转移性病变的患者进行再分期：<br>· 胸部影像学检查<br>· 原发部位影像学检查<br>· 考虑 PET 或骨扫描检查<br>· 再次腹部检查</td><td>疾病进展</td></tr>
</table>

表 8　初始治疗后评估及后续治疗

<table>
<tr><th>分类</th><th>局部治疗</th><th colspan="2">辅助治疗/附加治疗</th><th>监测</th><th colspan="2">局部进展/复发</th></tr>
<tr><td rowspan="4">通过初始治疗后疾病稳定或改善</td><td rowspan="2">广泛切除</td><td>切缘阳性</td><td>继续化疗（1 类），其后放疗或放疗 + 化疗（化疗为 1 类）</td><td rowspan="4">· 每 2～3 个月 1 次体格检查、原发部位和胸部、原发部位影像学检查<br>· 当有临床指征时，全血细胞计数及其他实验室检查<br>· 增加体格检查和胸部、原发部位影像学检查间隔时间，24 个月后、5 年后，每年 1 次（2B）（不确定）<br>· 考虑 PET 或骨扫描</td><td rowspan="3">复发较早</td><td rowspan="4">化疗 ± 放疗</td></tr>
<tr><td>切缘阴性</td><td>化疗（1 类）</td></tr>
<tr><td colspan="3">根治性放疗 + 化疗</td></tr>
<tr><td>经选择的患者截肢</td><td colspan="2">术后化疗，根据切缘状态进行放疗</td><td>复发较晚</td></tr>
<tr><td colspan="2">初始治疗后疾病进展</td><td colspan="3">对局部控制或缓解的，考虑放疗和/或原发灶手术切除</td><td colspan="2">化疗或最佳支持治疗</td></tr>
</table>

## 六、骨巨细胞肿瘤

表 9　检查

<table>
<tr><th>检查</th><th>表现</th></tr>
<tr><td rowspan="2">· 病史和体格检查<br>· 原发部位影像学检查（X 线，MRI ± CT）<br>· 胸部影像学检查<br>· 骨扫描（可选择）<br>· 活检证实诊断<br>· 如果有恶性转化，按“骨肉瘤”处理</td><td>局部病变</td></tr>
<tr><td>转移性病变</td></tr>
</table>

表 10　初始治疗、评估与后续治疗

<table>
<tr><th>分类</th><th>评估</th><th>初始治疗</th><th>评估</th><th colspan="2">后续治疗</th></tr>
<tr><td rowspan="5">局部病变</td><td>可切除</td><td>切除</td><td></td><td colspan="2"></td></tr>
<tr><td rowspan="4">可切除，但可有不可接受的并发症和/或不能切除病灶</td><td rowspan="4">分次栓塞和/或地诺单抗，和/或干扰素，和/或聚乙二醇干扰素和/或放疗</td><td>疾病稳定/改善</td><td colspan="2"></td></tr>
<tr><td rowspan="2">稳定/改善，但没有完全治愈</td><td colspan="2">转化为可手术：手术切除</td></tr>
<tr><td>仍然不能手术</td><td rowspan="2">再重复前面的治疗</td></tr>
<tr><td colspan="2">疾病进展</td></tr>
<tr><td rowspan="2">转移性病变</td><td>可切除</td><td colspan="4">考虑原发病灶、转移病灶按上述方案切除</td></tr>
<tr><td>不可切除</td><td colspan="4">考虑以下选择：<br>· 地诺单抗<br>· 干扰素和/或聚乙二醇干扰素<br>· 放疗<br>· 观察</td></tr>
</table>

表 11　监测与复发

<table>
<tr><th>监测</th><th>复发</th><th colspan="2">处理</th></tr>
<tr><td rowspan="3">· 体格检查<br>· 当有临床指征时对手术部位影像学检查（X 线，MRI ± CT）<br>· 胸部影像学检查：每 6 个月 1 次，连续 2 年，其后每年 1 次</td><td rowspan="2">局部复发</td><td>可切除：考虑胸部影像学检查，术前给予地诺单抗</td><td>见表 14</td></tr>
<tr><td>可切除，但可有不可接受的并发症和/或不能切除病灶</td><td>见表 14</td></tr>
<tr><td>转移性复发</td><td colspan="2">见表 14</td></tr>
</table>

## 七、骨肉瘤

表 12　初始治疗与辅助治疗

<table>
<tr><th>检查</th><th colspan="3">初始治疗</th><th colspan="3">辅助治疗</th></tr>
<tr><td rowspan="7">· 病史与体格检查<br>· 原发部位 MRI ± CT<br>· 胸部 CT<br>· PET 扫描和/或骨扫描<br>· 骨转移灶 MRI 或 CT<br>· LDH<br>· ALP<br>· 考虑生育咨询</td><td colspan="2">低级别骨肉瘤</td><td rowspan="2">广泛切除</td><td>高级别</td><td colspan="2">化疗（2B）</td></tr>
<tr><td>骨膜骨肉瘤</td><td>考虑化疗</td><td>低级别</td><td colspan="2">随访</td></tr>
<tr><td rowspan="5">高级别骨肉瘤</td><td rowspan="5">新辅助治疗：术前化疗（1 类）</td><td rowspan="5">再分期：治疗前根据影像学检查结果对肿瘤进行再评估<br>· 胸部影像学检查<br>· 原发部位影像学检查<br>· 考虑 PET 或骨扫描</td><td>不可切除</td><td colspan="2">· 放疗　　· 化疗</td></tr>
<tr><td rowspan="4">可切除：广泛切除</td><td rowspan="2">阳性切缘</td><td>新辅助化疗反应良好：<br>· 化疗<br>· 考虑增加局部治疗（外科切除 ± 放疗）</td></tr>
<tr><td>新辅助化疗反应差：<br>· 考虑增加局部治疗（外科切除 ± 放疗）<br>· 考虑更换化疗方案（2B 类）</td></tr>
<tr><td rowspan="2">阴性切缘</td><td>新辅助化疗反应良好：<br>· 化疗</td></tr>
<tr><td>新辅助化疗反应差：<br>· 考虑更换化疗方案（2B 类）</td></tr>
</table>

续表

<table>
<tr><th>检查</th><th colspan="2">初始治疗</th><th>辅助治疗</th></tr>
<tr><td rowspan="3"></td><td rowspan="2">转移性病变</td><td>可再切除（肺、内脏或骨转移灶）</td><td>· 见原发肿瘤的治疗<br>· 化疗<br>· 转移灶切除术</td></tr>
<tr><td>不能切除</td><td>· 化疗<br>· 放疗<br>· 对原发肿瘤部位再评估，适当时对局部进行控制</td></tr>
<tr><td colspan="3">骨外骨肉瘤</td></tr>
</table>

表 13　监测与复发

<table>
<tr><th>监测</th><th colspan="3">复发处理</th></tr>
<tr><td rowspan="2">· 体格检查，原发部位和胸部影像学检查<br>随访计划（整形外科与肿瘤科）：<br>每 3 个月 1 次，第 1～2 年；每 4 个月 1 次，第 3 年；每 6 个月 1 次，第 4～5 年；其后每年 1 次<br>· 当有临床指征时，全血细胞学计数和其他实验室检查<br>· 考虑 PET 和/或骨扫描（2B）<br>· 每次随访时对功能进行评估</td><td rowspan="2">复发：化疗和/或如果可能，手术切除</td><td>有治疗反应</td><td>监测</td></tr>
<tr><td>复发/进展</td><td>如果可能，手术切除<br>或临床试验<br>或 $^{153}$Sm－EDTMP 和 Ra－223<br>或姑息性放疗<br>或最佳支持治疗</td></tr>
</table>

## 八、骨肿瘤全身治疗方案

表 14　一线、二线治疗方案

<table>
<tr><th>肿瘤名称</th><th colspan="2">一线治疗药物或方案选择</th><th>二线治疗药物或方案选择</th></tr>
<tr><td>软骨肉瘤</td><td colspan="3">· 传统软骨肉瘤（1～3 级）还没有标准化疗方案选择：环磷酰胺和西罗莫司可用于高级别的软骨肉瘤复发的治疗（2B 类）<br>· 间质软骨肉瘤：遵循 Ewing's 肉瘤方案（2B 类）<br>· 去分化软骨肉瘤：遵循骨肉瘤方案（2B 类）</td></tr>
<tr><td>脊索瘤</td><td colspan="3">伊马替尼，伊马替尼联合顺铂或西罗莫司、厄洛替尼、苏尼替尼、拉帕替尼用于 EGFR 突变阳性的脊索瘤（2B 类）</td></tr>
<tr><th></th><th>一线治疗（初始治疗/新辅助治疗/辅助治疗）</th><th>转移性病变的初始治疗</th><th>二线治疗方案（复发/顽固性或转移性病变）</th></tr>
<tr><td rowspan="2">Ewing's 肉瘤</td><td>· VAC/IE（“长春新碱＋多柔吡星＋环磷酰胺”与“异环磷酰胺＋依托泊苷”交替）</td><td>· VAC（长春新碱＋多柔吡星＋环磷酰胺）</td><td>· 环磷酰胺＋拓扑替康</td></tr>
<tr><td>· VAI（长春新碱＋多柔吡星＋异环磷酰胺）</td><td>· VAC/IE</td><td>· 伊利替康±替莫唑胺</td></tr>
</table>

续表

| | 一线治疗（初始治疗/新辅助治疗/辅助治疗） | 转移性病变的初始治疗 | 二线治疗方案（复发/顽固性或转移性病变） |
|---|---|---|---|
| | · VIDE（长春新碱 + 异环磷酰胺 + 多柔吡星 + 依托泊苷） | · VAI | · 异环磷酰胺（高剂量）± 依托泊苷 |
| | | · VIDE | · 异环磷酰胺 + 卡铂 + 依托泊苷 |
| | | | · 多西他赛 + 吉西他滨 |
| 骨巨细胞瘤 | · 地诺单抗、α－干扰素、聚乙二醇干扰素 α－2a（长效干扰素） | | |
| 骨肉瘤 | · 顺铂 + 多柔吡星 | · 多西他赛 + 吉西他滨<br>· 环磷酰胺 + 依托泊苷<br>· 环磷酰胺 + 拓扑替康 | |
| | · MAP（大剂量甲氨蝶呤 + 顺铂 + 多柔吡星） | · 吉西他滨<br>· 异环磷酰胺（高剂量）± 依托泊苷 | |
| | · 多柔吡星 + 顺铂 + 异环磷酰胺 + 大剂量甲氨蝶呤 | · 异环磷酰胺 + 卡铂 + 依托泊苷<br>· 大剂量甲氨蝶呤 + 依托泊苷 + 异环磷酰胺 | |
| | · 异环磷酰胺 + 顺铂 + 表柔吡星 | · $^{153}$Sm－EDTMP 用于复发或顽固性病变二线以上的治疗，Ra－223 | |
| | | · 索拉菲尼<br>· 索拉菲尼 + 依维莫司 | |
| 高级别未分化多形性肉瘤（UPS） | · 按照骨肉瘤方案进行治疗（2B） | | |

## 九、骨肿瘤处理原则

### （一）活检

（1）在进行准备手术前或原发部位固定术前活检诊断是必要的。
（2）为了制订治疗决策，中心部位活检是最佳选择。
（3）活检部位选择非常重要。
（4）活检应该使用粗针或手术活检。
（5）活检方法：粗针活检或开放活检，对颅底肿瘤不推荐针吸活检。
（6）外科医生与骨放射学家和骨病理学家进行适当的交流是非常重要的。
（7）分子研究需要新鲜组织标本。
（8）一般而言，适当的活检失败可导致不良的后果。
（9）最终的病理学评价应该包括肿瘤切缘和大小的评估。

### （二）手术

（1）广泛切除应该达到组织学切缘阴性。
（2）阴性切缘可使局部肿瘤得到最佳的控制。
（3）通过保留肢体或截肢手术可以达到肿瘤局部控制（必须个体化诊疗）。
（4）如果期望能够保留肢体功能，那么保留肢体的手术是优先选择。

### （三）化疗

（1）化疗之前应该注意生育问题。

（2）应该由多学科团队心理专家对骨肿瘤患者进行关怀。

### （四）骨肿瘤放疗原则

1. 软骨肉瘤

（1）颅骨肿瘤：术后或对不能切除的病灶进行放疗，剂量＞70Gy。

（2）颅外部位：如果估计术后可能为阳性切缘，建议术前放疗（19.8～50.4Gy），术后放疗需个体化，最终靶标剂量为70Gy（R1切除）和72～78Gy（R2切除）；对术后于病理学高级别/去分化/间质亚型或阳性切缘，建议术后放疗（60～70Gy）；对于不能切除的病变采用高剂量放疗。

2. 脊索瘤

（1）颅底部位：术后放疗（R1、R2切除）或肿瘤不能切除放疗剂量为70Gy或更高剂量（总剂量根据正常组织耐受剂量），对R0切除考虑术后放疗。

（2）运动性脊柱：建议术前放疗（19.8～50.4Gy）和术后放疗，总剂量70Gy（总剂量根据正常组织耐受剂量）。

3. 尤文氏家族性肉瘤

（1）原发肿瘤的治疗。

①根治性放疗：VAC/IE方案化疗第12周或VIDE方案化疗第18周开始进行放疗。

治疗的靶标体积与剂量：初始大体肿瘤体积（GTV）+1－1.5cm临床靶标体积（CTV1）+0.5－1cm计划靶标体积（PTV1），剂量为45Gy；圆锥向下（CD）覆盖原发骨肿瘤范围＋化疗后软组织（GTV2）+1－1.5cmCTV2＋0.5－1cmPTV2，剂量为55.8Gy的总剂量；考虑对化疗反应率＜50%的患者剂量追加至总剂量59.4Gy。

②术前放疗：对于肿瘤可切除的可能性很低时，可给予同步、联合化疗。治疗的靶标体积与剂量：GTV＋2cm，剂量36～45Gy。

③术后放疗：应该在术后60d内，并给予同步、联合化疗。

治疗的靶标体积与剂量：R0切除者，对于放化疗组织学反应差，即使切缘足够，也应考虑治疗（GTV2等效体积＋1－1.5cmCTV1＋0.5－1cmPTV1，剂量为45Gy）；R1切除者，GTV2等效体积＋1－1.5cm CTV1 ＋0.5－1cmPTV1，剂量为45Gy；R2切除者，GTV2等效体积＋1－1.5cm CTV1＋0.5－1cm PTV1，剂量为45Gy，随后对残留病灶追加总剂量至55.8Gy（GTV2等效体积＋1－1.5cmCTV2 ＋0.5－1cmPTV2）。

④半侧胸廓放疗：对于胸膜侵犯的患者考虑胸壁放疗，15～20Gy（1.5Gy/fx），随后对原发病灶进行圆锥向下（CD）覆盖放疗（最后剂量根据切缘状况而定）。

（2）转移性病灶的治疗。

①全肺放疗后完成化疗/转移灶切除：年龄＜14岁者，15Gy（1.5Gy/fx）；年龄＞14岁者，18Gy。

②目前儿童研究组（COG）对年龄进行了分层，＜16岁与＞6岁（12Gyvs.15Gy）。

4. 骨巨细胞肿瘤

转移性病灶的治疗：对不能切除的/进展的/复发的病变且对栓塞、地诺单抗、干扰素或聚乙二醇干扰素无效的患者考虑放疗（50～60Gy），恶性转化风险增加的患者在一些研究中已明确给予放疗。

5. 骨肉瘤

（1）原发肿瘤的治疗：对切缘阳性、部分切除或不能切除的患者建议给予放疗，术后放疗（R1、R2切除）55Gy，对微小或明显的残留病灶追加9～13Gy（对于高危病变可给予64～68Gy），不能切除的病变放疗剂量为60～70Gy（总剂量根据正常组织的耐受剂量而定）。

（2）转移性病灶的治疗：建议使用$^{153}$Sm－EDTMP和$^{223}$Radium；建议立体定向放疗，尤其是那些孤立转移病灶。

（邓智平）

## 第二节　软组织肉瘤

肉瘤包括多种不同间质细胞来源的少见实体肿瘤，其临床和病理学特征有显著的差别，通常可以分为两大类，即软组织肉瘤（包括脂肪、肌肉、神经和神经鞘膜、血管，其他结缔组织）与骨的肉瘤。

软组织肉瘤（soft tissue sarcoma，STS）是最常见的肉瘤，肉瘤占成人恶性肿瘤的1%，儿童恶性肿瘤的15%。2015年，美国软组织肉瘤的新发病例约11 930例，死亡人数约4 870例。肉瘤实际发生率还要更高，因为在2001年前有很大一部分胃肠道间质瘤没有被录入肿瘤登记库，美国每年大约有5 000例胃肠道间质瘤新发病例。

放疗是STS的危险因素，因为放疗后的部位在若干年后可能发生肉瘤。目前已经明确的STS亚型有50多种，最常见的STS依次为多形性肉瘤（也称恶性纤维组织细胞瘤，MFH）、GIST、脂肪肉瘤、平滑肌肉瘤、滑膜肉瘤和恶性神经鞘瘤，儿童最常见的肉瘤是横纹肌肉瘤。在所有肉瘤中，最常见的原发部位是四肢60%、躯干19%、腹膜后15%、头颈部9%。原发病灶的解剖部位是影响治疗效果和预后的一个重要因素。软组织肉瘤最常见转移至肺，腹腔内肉瘤则更常见转移至肝及腹膜。

### 一、分期

表1　定义（AJCC，2010年第7版）

| TNM | 定义 | 分期 | 分组 |
|---|---|---|---|
| T | 原发肿瘤 | IA期 | T1a　N0　M0　G1，Gx；T1b　N0　M0　G1，Gx |
| Tx | 原发肿瘤无法评价 | IB期 | T2a　N0　M0　G1，Gx；T2b　N0　M0　G1，Gx |
| T0 | 无原发肿瘤证据 | ⅡA期 | T1a　N0　M0　G2，G3；T1b　N0　M0　G2，G3 |
| T1 | 肿瘤最大径≤5cm | ⅡB期 | T2a　N0　M0　G2；T2b　N0　M0　G2 |
| T1a | 表浅肿瘤 | Ⅲ期 | T2a、T2b　N0　M0 G3；任何T　N1　M0　任何G |
| T1b | 深部肿瘤 | Ⅳ期 | 任何T　任何N　M1　任何G |
| T2 | 肿瘤最大径＞5cm | | |
| T2a | 表浅肿瘤 | | |
| T2b | 深部肿瘤 | | |
| N | 区域淋巴结 | | |
| Nx | 区域淋巴结无法评价 | | |
| N0 | 无区域淋巴结转移 | | |
| N1 | 有区域淋巴结转移 | | |
| M | 远处转移 | | |
| M0 | 没有远处转移 | | |
| M1 | 有远处转移 | | |
| G | 组织学分级：Gx、G1、G2、G3 | | |

注：表浅肿瘤指肿瘤位于深筋膜浅层且未侵犯深筋膜层，深部肿瘤指肿瘤位于深筋膜深层、肿瘤位于深筋膜浅层但已侵犯深筋膜或肿瘤同时位于深筋膜浅层及深层。腹膜后、纵隔及盆腔肉瘤都归属于深部肿瘤。

## 二、病理分型

表2 2002WHO 分类标准

| 分类 | 种类 |
| --- | --- |
| 脂肪细胞肿瘤 | 去分化脂肪肉瘤<br>黏液/小圆细胞脂肪肉瘤<br>多形性脂肪肉瘤 |
| 纤维母细胞/肌纤维母细胞肿瘤 | 纤维肉瘤<br>肌纤维肉瘤，低级别<br>低级别纤维黏液肉瘤<br>硬化性上皮样纤维肉瘤 |
| 所谓的纤维组织细胞肿瘤 | 未分化多形性肉瘤/恶性纤维组织细胞瘤（MFH）（包括多形性，巨细胞，黏液性/高级别黏液纤维肉瘤和炎症性肉瘤） |
| 平滑肌肿瘤 | 平滑肌肉瘤 |
| 骨骼肌肿瘤 | 横纹肌肉瘤（胚胎性，腺泡状和多形性） |
| 血管肿瘤 | 上皮样血管内皮细胞瘤、血管肉瘤 |
| 周围神经肿瘤 | 恶性周围神经鞘瘤 |
| 软骨/骨肿瘤 | 骨外软骨肉瘤（间质细胞和其他变种）骨外骨肉瘤 |
| 分化不明确的肿瘤 | 滑膜肉瘤<br>上皮样肉瘤<br>腺泡状软组织肉瘤<br>软组织透明细胞肉瘤<br>骨外黏液样软骨肉瘤<br>原始神经外胚层肿瘤（PNET）/骨外 Ewing 肉瘤<br>促纤维增生性小圆细胞性肿瘤<br>肾外横纹肌样瘤<br>未分化肉瘤<br>未分类肉瘤 |

注：（1）目前认为去分化脂肪肉瘤是由不典型/高分化脂肪肉瘤变化而来，后者因为不具备转移能力而被看做是中间恶性肿瘤。

（2）纤维肉瘤包括皮肤隆突性纤维肉瘤。

（3）不包括以下组织学类型：炎症性肌纤维母细胞瘤、硬纤维瘤（纤维瘤病）、间皮瘤、软组织外（如间质器官）的肉瘤。

## 三、四肢/躯干、头/颈部软组织肉瘤

表3 检查

<table>
<tr><th>检查要点</th><th>可选择</th><th colspan="2">组织学类型与分期</th></tr>
<tr><td rowspan="9">· 所有患者应由多学科肉瘤专家组治疗<br>· 体格检查<br>· 对所有可能为恶性的病变应该进行充分的影像学检查（MRI＋CT）<br>· 原发部位平片（可选择）<br>· 精心计划的病理检查（充分的影像学检查后方可进行粗针穿刺或切开活检，活检通道应便于将来手术切除，活检时应尽量减少损伤和出血）<br>· 活检应能确定肿瘤的分级及组织学亚型<br>· 适当选择辅助诊断的方法<br>· 胸部影像</td><td rowspan="9">· PET 扫描可能对预后判断、分级及化疗效果评价有一定帮助<br>· 对黏液性/圆细胞脂肪肉瘤、上皮样肉瘤、血管肉瘤及平滑肌肉瘤，可行腹部/盆腔 CT 检查<br>· 对黏液性/圆细胞脂肪肉瘤，可进行全脊髓 MRI 检查<br>· 对腺泡状软组织肉瘤及血管肉瘤，可进行 CNS 检查</td><td rowspan="4">特别考虑特定的组织学类型</td><td>硬纤维肿瘤（侵袭性纤维瘤病）</td></tr>
<tr><td>尤文氏肉瘤</td></tr>
<tr><td>胃肠间质瘤（GISTs）</td></tr>
<tr><td>横纹肌肉瘤（RMS）</td></tr>
<tr><td rowspan="5">其他软组织肉瘤</td><td>Ⅰ期</td></tr>
<tr><td>Ⅱ、Ⅲ期，可切除并能保留适当功能</td></tr>
<tr><td>Ⅱ、Ⅲ期，可切除但不能保留功能或不能切除</td></tr>
<tr><td>Ⅳ期</td></tr>
<tr><td>复发性病变</td></tr>
</table>

**表 4　分期治疗与随访（1）**

| 分期 | 检查 | 初始治疗 | | 随访 |
|---|---|---|---|---|
| ⅠA 期（T1a ~ 1b，N0，M0），低级别<br>ⅠB 期（T2a ~ 2b，N0，M0），低级别 | 手术切除，获得足够的肿瘤切缘 | 肿瘤学上适当的切缘，或筋膜层完整 | | ·康复的评价：职业疗法（OT），物理疗法（PT），直至最大功能完全恢复<br>·2 ~ 3 年内每 3 ~ 6 月复查体格检查，之后每年 1 次：<br>每 6 ~ 12 月行胸部影像学检查，根据局部复发的风险，对原发部位术后定期进行影像学检查（MRI、CT、考虑超声） |
| | | 获得肿瘤学上适当的切缘失败，或筋膜层不完整 | ·再切除<br>·观察（指 IA 期肿瘤）<br>·考虑放疗（对 IA 期肿瘤为 1A 类，对 IB 期肿瘤为 1 类） | |

注：（1）切缘状态不能确定的患者，建议咨询放疗专家；切缘 >1.0cm，如果可能，再切除是必要的。

（2）对于不典型脂肪瘤/分化良好的脂肪瘤（ALT/WDLS）的切除应当最大限度地降低并发症而调整手术方案。

（3）随机临床试验数据支持在经适当选择的患者术后给予辅助放疗，可改善无病进展时间（DFS），但不能改善总生存。

（4）对于临床体格检查就能随访的部位，可以不进行影像学检查。

（5）对于 ALT/WDS、再次切除而切缘阳性的患者建议观察，如果复发而没有严重的病情，继续观察。对于复发或原发肿瘤浸润深有局部复发风险的患者，根据肿瘤局部情况、患者年龄将放疗作为保留。10 年后，复发的可能性很小，其随访应个体化。

**表 5　分期治疗与随访（2）**

| 分期 | | 初始治疗 | 随访 |
|---|---|---|---|
| Ⅱ、Ⅲ期可手术切除，且无明显功能影响 | ⅡA 期 | 手术，获得适当的切缘 | ·康复的评价：职业疗法（OT），物理疗法（PT），直至最大功能完全恢复<br>·术后 2 ~ 3 年内每 3 ~ 6 月体格检查及胸部影像（平片或 CT），接着 2 年内每 6 月复查，之后每年复查：<br>根据不同的局部复发率对原发部位术后定期行基本的影像学检查（MRI、CT、可选择超声） |
| | | 手术，获得适当的切缘→放疗（1 类） | |
| | | 术前放疗→手术，获得适当的切缘 | |
| | ⅡB 期、Ⅲ期 | 手术，获得适当的切缘→放疗（1 类），或放疗 + 辅助化疗（2B 类） | |
| | | 术前放疗，或术前化放疗（2B 类）→手术，获得适当的切缘→考虑追加放疗 ± 辅助化疗（2B 类） | |
| | | 术前化疗（2B 类）→手术，获得适当的切缘→放疗，或放疗 + 化疗（2B 类） | |

注：（1）Ⅲ期有淋巴结转移者应该在处理原发病灶同时行区域淋巴结清扫 ± RT。

（2）Ⅱ和Ⅲ期肉瘤的治疗方案应该由多学科合作的治疗组制定，而且应该考虑以下因素：患者的一般状态，合并症（包括年龄），肿瘤部位，组织学亚型，治疗经验。

（3）如果肿瘤较小，也可单纯广泛切除。

（4）在肿瘤局限或因为功能不能再次切除的切缘阳性的患者可考虑局部放疗。

（5）Ⅱ期或Ⅲ患者，辅助化疗获益有限，且存在争论。

**表 6　分期治疗与随访（3）**

<table>
<tr><th>分期</th><th colspan="5">初始治疗</th><th>随访</th></tr>
<tr><td rowspan="2">Ⅱ、Ⅲ期可手术切除但会影响术后功能，或不能切除原发灶</td><td rowspan="2">放疗<br>化放疗<br>化疗<br>肢体局部治疗</td><td rowspan="2">→</td><td>保留适当功能的再切除</td><td>手术，获得适当的切缘</td><td>· 如果以前没有做过放疗，进行放疗<br>· 放疗 + 辅助化疗（2B 类）<br>· 考虑追加放疗 ± 辅助化疗（2B 类）</td><td rowspan="3">· 康复的评价（OT、PT）：随防至最大功能恢复<br>· 术后 2～3 年内每 3～6 月体格检查及胸部影像（平片或 CT），接着 2 年内每 6 月复查，之后每年复查<br>· 根据不同的局部复发率对原发部位术后定期行基本的影像学检查（MRI、CT、可选择超声）</td></tr>
<tr><td>再切除影响功能或不能切除原发灶</td><td colspan="2">选择：<br>· 如果以前没有做过放疗，进行根治性放疗<br>· 化疗<br>· 姑息性手术<br>· 如果无症状，观察<br>· 最佳支持治疗<br>· 截肢</td></tr>
<tr><td rowspan="2">Ⅳ期</td><td colspan="2">单器官转移且肿瘤体积有限，能完全手术切除</td><td colspan="3">原发肿瘤的处理同前，同时可考虑行：<br>· 转移灶切除 ± 化疗 ± 放疗<br>· 消融治疗（如射频消融，或冷冻消融）<br>· 栓塞治疗<br>· 立体定向放射治疗（SBRT）<br>· 观察</td></tr>
<tr><td colspan="2">多发转移</td><td colspan="4">姑息性治疗选择：<br>· 化疗<br>· 放疗<br>· 手术<br>· 如果无症状，观察<br>· 支持治疗<br>· 消融治疗（如射频消融，或冷冻消融）<br>· 栓塞治疗<br>· 立体定向放射治疗（SBRT）</td></tr>
</table>

**表 7　复发病变处理**

<table>
<tr><th>肿瘤复发</th><th colspan="2">初始治疗</th></tr>
<tr><td>局部复发</td><td colspan="2">完善检查后，可以按照处理原发病灶的方法来进行治疗</td></tr>
<tr><td rowspan="3">转移</td><td>单器官转移且肿瘤体积有限或区域淋巴结转移</td><td>可选择：<br>· 转移灶切除 ± 术前或术后化疗 ± 放疗（化疗、放疗为 2B 类）<br>· 消融治疗（射频消融 – RFA，冷冻治疗）<br>· 栓塞治疗<br>· 立体定向放射治疗（SBRT）</td></tr>
<tr><td>多发转移</td><td>姑息治疗选择：<br>· 化疗<br>· 放疗<br>· 手术<br>· 如果无症状，观察<br>· 支持治疗<br>· 消融治疗（射频消融（RFA），冷冻治疗）<br>· 栓塞治疗<br>· 立体定向放射治疗（SBRT）</td></tr>
<tr><td>孤立区域病变或淋巴结转移</td><td>选择：<br>· 对淋巴结受侵者进行局部切除 ± 放疗 ± 化疗（化疗为 2B 类）<br>· 转移灶切除 ± 术前或术后化疗 ± 放疗（化疗、放疗为 2B 类）<br>· 栓塞治疗</td></tr>
</table>

## 四、腹膜后/腹腔内肉瘤

**表 8　检查**

<table>
<tr><th>检查项目</th><th>评估</th></tr>
<tr><td rowspan="2">· 在初始治疗前，所有患者均应由在肉瘤方面有经验的专家和多学科团队进行评估和制订治疗方案<br>· 体格检查<br>· 胸部/腹腔/盆腔增强 CT ± MRI<br>· 如果肿瘤为其他恶性肿瘤的可能性很小，可以不行术前活检<br>· 接受术前放疗或化疗的患者须行病理活检<br>· 影像（CT 或超声）引导下空心针活检优于外科活检<br>· 对于有利弗劳梅尼综合征家族史的患者建议进一步遗传学评估</td><td>可切除</td></tr>
<tr><td>不可切除或Ⅳ期/转移性病变</td></tr>
</table>

**表 9　初始治疗**

<table>
<tr><th colspan="3">评估</th><th colspan="2">初始治疗</th></tr>
<tr><td rowspan="5">可切除病变</td><td rowspan="4">已活检</td><td colspan="2">胃肠道间质瘤（GIST）</td><td>见胃肠道间质瘤</td></tr>
<tr><td colspan="2">硬性纤维瘤（侵袭性纤维瘤病）</td><td>见表 15</td></tr>
<tr><td rowspan="2">其他肉瘤</td><td colspan="2">· 手术并获得适当的切缘 ± 琥珀酸盐（IORT：术中放疗）</td></tr>
<tr><td colspan="2">· 术前治疗（2B 类）：放疗，或化疗→手术并获得适当的切缘 ± IORT</td></tr>
<tr><td colspan="2">未活检或诊断不明</td><td colspan="2">手术并获得适当的切缘 ± IORT</td></tr>
</table>

注：如果术中冰冻病理明确不是 GIST 和硬纤维瘤，可考虑术中放疗（IORT）。

**表 10　术后治疗**

<table>
<tr><th colspan="2">手术/临床病理结果</th><th colspan="2">术后治疗</th><th>随访</th><th>复发</th></tr>
<tr><td colspan="2">R0 切除</td><td colspan="2">术后不应进行常规放疗，除非经过严格选择的患者和局部复发患者，因为可引起并发症</td><td rowspan="3">· 术后 2～3 年内每 3～6 月进行体格检查和影像学检查（腹腔/盆腔 CT），接着 2 年内每 6 月复查，之后每年复查<br>· 可考虑胸部影像学检查</td><td>不能切除，或Ⅳ期病变</td></tr>
<tr><td colspan="2">R1 切除</td><td colspan="2">· 术后不应进行常规放疗，除非经过严格选择的患者和局部复发患者，因为可引起并发症<br>· 或术后外照射<br>· 或术前给予了放疗，考虑追加放疗（10～16Gy）</td><td rowspan="2">再切除</td></tr>
<tr><td colspan="2">R2 切除</td><td colspan="2">如果技术上可行，可再切除；或见初始治疗</td></tr>
<tr><td rowspan="2">不能切除，或Ⅳ期病变</td><td rowspan="2">活检</td><td colspan="2">尽力降期，选择：<br>· 联合化疗<br>· 化放疗<br>· 放疗</td><td colspan="2">再切除；不能切除或疾病进展，同姑息治疗选择（见下）</td></tr>
<tr><td>不能降期，仅能姑息治疗</td><td colspan="3">姑息治疗选择：<br>· 化疗<br>· 放疗<br>· 手术控制症状<br>· 支持治疗<br>· 如果无症状，观察</td></tr>
</table>

## 五、硬性纤维瘤（侵袭性纤维瘤病）

表 11　检查与评估

<table>
<tr><th colspan="2">检查</th><th>评估</th></tr>
<tr><td rowspan="2">· 在初始治疗前，所有患者均应由在肉瘤方面有经验的专家和多学科团队进行评估和制订治疗方案<br>· 病史和体格检查，包括 Gardner's 综合征的评价<br>· 根据临床需要，对原发肿瘤部位进行 CT 或 MRI 检查</td><td rowspan="2">活检</td><td>可切除</td></tr>
<tr><td>不可切除或术后会带来严重并发症</td></tr>
</table>

表 12　初始治疗与随访

<table>
<tr><th colspan="4">初始治疗</th><th colspan="2">随访</th></tr>
<tr><td rowspan="5">可切除</td><td>观察</td><td colspan="2">稳定：继续观察<br>进展：见下面治疗</td><td rowspan="5">· 对症状进行监测<br>· 对康复进行评价（OT、PT）：持续至获得最大功能恢复<br>· 术后 2～3 年内每 3～6 月复查：H&P 和适当的影像学检查，之后每年复查</td><td rowspan="5">如果疾病进展或复发，考虑：<br>· 全身治疗<br>· 或手术切除<br>· 或切除 + 放疗（如果以前没有做过放疗，50Gy）<br>· 或单纯放疗（如果以前没有做过放疗，56～58Gy）</td></tr>
<tr><td rowspan="4">治疗</td><td rowspan="3">手术</td><td>R0 切除：观察</td></tr>
<tr><td>R1 切除：观察，或考虑再切除</td></tr>
<tr><td>R2 切除：根治性放疗，或全身治疗，或如果没有其他并发症考虑积极手术，或观察</td></tr>
<tr><td colspan="2">放疗和/或全身治疗</td></tr>
<tr><td colspan="2">不可切除或术后会带来严重并发症</td><td colspan="2">根治性放疗，或全身治疗，或如果没有其他并发症考虑积极手术，或观察</td><td>· 对康复进行评价（OT、PT）：持续至获得最大功能恢复<br>· 术后 2～3 年内每 3～6 月复查：H&P 和适当的影像学检查，之后每年复查</td><td>如果疾病进展或复发，见初始治疗</td></tr>
</table>

## 六、横纹肌肉瘤

表 13　诊断与治疗

<table>
<tr><th colspan="2">诊断</th><th>治疗</th></tr>
<tr><td rowspan="2">横纹肌肉瘤（RMS）</td><td>多形性 RMS</td><td>考虑按软组织肉瘤进行治疗</td></tr>
<tr><td>非多形性 RMS（包括泡状性和胚胎性）</td><td>· 强烈建议咨询专家<br>· 多学科评价，包括儿科、内科、外科和放疗科<br>· 需要多学科团队制订治疗计划和风险分层</td></tr>
</table>

## 七、肉瘤切片病理学评价的原则

（1）活检应该尽可能提供足够的组织，以满足恶性肿瘤的特异性诊断，有限的组织材料可能会低估组织学分级。

（2）没有明确诊断的患者多为初始活检时组织样本太少，为了明确诊断应该考虑重新活检。

（3）对活检或手术标本进行评价的病理医师必须具备丰富的肉瘤诊断经验。

（4）肉瘤诊断的金标准是显微镜下组织切片的形态学诊断，一些辅助方法可以用于肉瘤的诊断（包括免疫组化、经典的细胞遗传学和分子基因分析），诊断医师必须掌握这些辅助诊断方法。

（5）一份完整的病理诊断报告应该包括以下内容：

①器官、部位和手术方式。

②初始诊断（使用标准化术语，如 WHO 软组织肉瘤分类）：肿瘤深度【表浅（肿瘤未侵犯浅筋膜）、深在】、肿瘤大小、病理分级（至少要区分高级别或低级别）。理想的分级方法可参考法国国家联邦癌症中心（FNCLC）或美国国家癌症中心（NCI）分级标准、坏死【有或无，显微镜下或肉眼，大概的坏死程度（比率）】。

③切缘情况：未侵犯，少于 2cm（标明具体切缘的位置和大小），受侵犯（标明具体切缘的位置）。

④淋巴结情况：部位，检查的淋巴结数，阳性淋巴结数。

⑤辅助手段的结果：检测方法（电子显微镜，免疫组化，分子基因分析），检测的机构。

⑥其他肿瘤特征：有丝分裂比率，是否有脉管癌栓，肿瘤的边缘（包膜完整或浸润性），炎性浸润（类型和程度），TNM 分期。

## 八、肉瘤的有效辅助诊断方法

显微镜下组织切片的形态学诊断是肉瘤诊断的金标准，但是一些辅助手段可以用于支持形态学诊断，包括免疫组化、经典的细胞遗传学和分子基因分析。分子基因分析是一种新兴的很有效的辅助诊断方法，因为很多肉瘤亚型具有特征性的遗传变异，包括单个碱基对替换、缺失或扩增、移位等。大部分的分子测定都是利用荧光原位杂交（FISH）和聚合酶链反应（PCR）技术。

**表 14　肉瘤之细胞遗传学和分子基因分析**

| 肿瘤 | | 变异 | 基因变化 |
|---|---|---|---|
| 恶性小圆细胞肿瘤 | 腺泡状横纹肌肉瘤 | T（2；13）（q35；q14）；<br>t（1；13）（p36；q14）；<br>t（X；2）（q13；q35） | PAX3－FOXO1；<br>PAX7－FOXO1；<br>PAX3－AFX |
| | 粗纤维增生性小圆细胞肿瘤 | t（11；22）（p13；q12） | EWSR1－WT1 |
| | 胚胎性横纹肌肉瘤 | 染色体改变 | 复合型，MYOD1 突变 |
| | 尤文肉瘤/周围神经外胚层肿瘤 | t（11；22）（q24；q12）；<br>t（21；22）（q22；q12）；<br>t（2；22）（q33；q12）；<br>t（7；22）（p22；q12）；<br>t（17；22）（q12；q12）；<br>inv（22）（q12q；12）；<br>t（16；21）（p11；q22） | EWS1－FLI1；<br>EWS1－ERG；<br>EWSR1－FEV；<br>EWSR1－ETV1；<br>EWSR1－E1AF；<br>EWSR1－ZSG；<br>FUS－ERG |
| 脂肪性肿瘤 | 不典型/高分化脂肪肉瘤（ALT/WDLPS） | 环状染色体，巨型染色体 | 12q14～15 区的扩增，包括 MDM2、CDK4、HMGA2、SAS、GL1 |
| | 黏液样/圆细胞性脂肪肉瘤 | t（12；16）（q13；p11）；<br>t（12；22）（q13；q12） | FUS－DD1T3、EWSR1－DD1T3 |
| | 去分化脂肪肉瘤 | 同 ALT/WDLPS | 同 ALT/WDLPS |
| | 多形性脂肪肉瘤 | 复杂变异 | 不明确 |

续表

| 肿瘤 | | 变异 | 基因变化 |
|---|---|---|---|
| 其他肿瘤 | 腺泡状软组织肉瘤 | der（17）t（X；17）（p11；q25） | ASPL－TFE3 |
| | 血管瘤样纤维组织细胞瘤 | t（12；22）（q13；q12）；<br>t（2；22）（q33；q12）；<br>t（12；16）（q13；p11） | EWSR1－ATF1；<br>EWSR1－CREB1；<br>FUS－ATF1 |
| | 透明细胞肉瘤 | t（12；22）（q13；q12）；<br>t（2；22）（q33；q12） | EWSR1－ATF1；<br>EWSR1－CREB1 |
| | 先天性/婴儿型纤维肉瘤 | t（12；15）（p13；q25） | ETV6－NTRK3 |
| | 皮肤隆突性纤维肉瘤 | t（17；22）（q22；q13）；衍生染色体环 | COLIA1－PDGFB |
| | 硬性纤维瘤病 | 三体8或20；5q缺失 | CTNNB1或APC突变 |
| | 上皮样血管内皮瘤 | t（1；13）（p36；q25）；<br>t（X；11）（q22；p11.23） | WWTR1－CAMTA1；<br>YAP1－TFE3 |
| | 上皮样肉瘤 | INI1（SMARCB－1）失活、缺失，或突变 | INI1（SMARCB－1） |
| | 肾外横纹肌样瘤 | t（9；22）q22；q12）；<br>t（9；17）（q22；q11）；<br>t（9；15）（q22；q21）；<br>t（3；9）（q11；q22） | EWSR1－NR4A3；<br>TAF2N－NR4A3；<br>TCF12－NR4A3；<br>TFG－NR4A3 |
| | 散发性与家族性GIST<br>Carney－Stratakis综合征（胃GIST和副神经节瘤） | 活化激酶突变<br>Krebs循环突变 | KIT或PDGFRA种系SDH亚基突变 |
| | 炎症性肌纤维母细胞瘤（IMT） | t（1；2）（q22；p23）；<br>t（2；19）（p23；p13）；<br>t（2；17）（p23；q23）；<br>t（2；2）（p23；q13）；<br>t（2；11）（p23；p15）；<br>inv（2）（p23；q35） | TPM3－ALK；<br>TPM4－ALK；<br>CLTC－ALK；<br>RANBP2－ALK；<br>CARS－ALK；<br>ATIC－ALK |
| | 平滑肌肉瘤 | 复杂变异 | 不明确 |
| | 低级别纤维黏液肉瘤 | t（7；16）（q33；p11）；<br>t（11；16）（p11；p11） | FUS－CREB3L2；<br>FUS－CREB3L1 |
| | 恶性外周神经鞘瘤 | 复杂变异 | 不明确 |
| | 间质软骨肉瘤 | | HEY1－NCOA2 |
| | 孤立性纤维瘤 | | NAB2－STAT6 |
| | 滑膜肉瘤 | t（X；18）（p11；q11）；<br>t（X；18）（p11；q11）；<br>t（X；18）（p11；q11） | SS18－SSX1；<br>SS18－SSX2；<br>SS18－SSX4 |
| | 腱鞘滑膜巨细胞瘤/色素沉着绒毛结节型滑膜炎（TGCT/PVNS） | t（1；2）（p13；q35） | CSF1 |

注：分子基因分析的检测程序非常复杂。任何方法的敏感性和特异性都不是绝对的，所以，检测结果必须与临床特征及病理特征相结合才能得出较准确的结论。操作医师必须非常熟悉肉瘤的诊断和分子诊断技术。

## 九、软组织肉瘤亚型（非特指）全身治疗方案和原则

表 15 全身治疗方案

<table>
<tr><th colspan="2">非特指软组织肉瘤亚型</th><th rowspan="2">GIST</th><th rowspan="2">硬纤维瘤（侵袭性纤维瘤病）</th></tr>
<tr><td>联合方案</td><td>单药方案</td></tr>
<tr><td>· AD（多柔吡星、达卡巴嗪）<br>· AIM（多柔吡星、异环磷酰胺、美司钠）<br>· MAID（美司钠、多柔吡星、异环磷酰胺、达卡巴嗪）<br>· 异环磷酰胺 + 表柔吡星 + 美司钠<br>· 吉西他滨 + 多西他赛<br>· 吉西他滨 + 长春瑞滨<br>· 吉西他滨 + 达卡巴嗪</td><td>· 多柔吡星<br>· 异环磷酰胺<br>· 表柔吡星<br>· 吉西他滨<br>· 达卡巴嗪<br>· 脂质体表柔吡星<br>· 替莫唑胺<br>· 长春瑞滨<br>· 帕唑帕尼<br>· 艾日布林</td><td>· 伊马替尼<br>· 苏尼替尼<br>· 瑞戈非尼<br>伊马替尼、苏尼替尼、瑞戈非尼使用后疾病进展：<br>· 索拉菲尼<br>· 尼洛替尼<br>· 达沙替尼（D842V 突变患者）<br>· 帕唑帕尼</td><td>· 亚磺酰茚乙酸或者其他非甾体抗炎药（NSAIDS），包括塞来昔布<br>· 他莫昔芬 ± 亚磺酰茚乙酸<br>· 他莫昔芬<br>· 甲氨蝶呤 + 长春碱<br>· 低剂量干扰素<br>· 以多柔吡星为基础的化疗<br>· 伊马替尼<br>· 索拉菲尼<br>· 甲氨蝶呤 + 长春瑞滨<br>· 脂质体多柔吡星</td></tr>
</table>

<table>
<tr><td colspan="2">非多形性横纹肌肉瘤</td><td>血管肉瘤</td><td>孤立性纤维瘤/血管外皮细胞瘤</td></tr>
<tr><td>联合方案</td><td>联合方案</td><td rowspan="2">· 紫杉醇<br>· 多西他赛<br>· 长春瑞滨<br>· 索拉菲尼<br>· 苏尼替尼<br>· 贝伐单抗<br>· 所有非特指性软组织肉瘤其他治疗选择</td><td rowspan="2">· 贝伐单抗 + 替莫唑胺<br>· 舒尼替尼</td></tr>
<tr><td rowspan="4">· 长春新碱 + 放线菌素 D + 环磷酰胺<br>· 长春新碱 + 多柔吡星 + 环磷酰胺<br>· 长春新碱 + 多柔吡星 + 环磷酰胺与异环磷酰胺 + 依托泊苷交替<br>· 长春新碱 + 多柔吡星 + 异环磷酰胺<br>· 环磷酰胺 + 拓扑替康<br>· 异环磷酰胺 + 多柔吡星<br>· 异环磷酰胺 + 依托泊苷<br>· 伊利替康 + 长春新碱<br>· 长春新碱 + 放线菌素 D<br>· 卡铂 + 依托泊苷<br>· 长春瑞滨 + 低剂量环磷酰胺<br>· 长春新碱 + 伊利替康 + 替莫唑胺</td><td rowspan="2">· 多柔吡星<br>· 伊利替康<br>· 拓扑替康<br>· 长春瑞滨<br>· 大剂量甲氨蝶呤</td></tr>
<tr><td>腺泡状软组织肉瘤（ASPS）：<br>· 苏尼替尼（2B 类）</td><td>血管周围上皮细胞肿瘤，复发血管平滑肌脂肪瘤，淋巴管平滑肌瘤病</td></tr>
<tr><td colspan="2">炎症性肌纤维幕细胞瘤（IMT）合并间变大细胞淋巴瘤激酶（ALK）移位：克唑替尼、色瑞替尼</td><td rowspan="2">· 西罗莫司<br>· 依维莫司<br>· 替西罗莫司</td></tr>
<tr><td colspan="2">腱鞘滑膜巨细胞瘤/色素沉着绒毛结节型滑膜炎（TGCT/PVNS）：伊马替尼</td></tr>
</table>

注：多柔吡星、表柔吡星、吡柔比星可互换

（师建国）

## 第三节　神经内分泌肿瘤

### 一、概述

神经内分泌肿瘤是一组起源于弥散内分泌系统的肿瘤。它包含了一系列的肿瘤，其中最常见的是类癌（最常见起源于肺及支气管、小肠、阑尾、直肠和胸腺）及胰腺神经内分泌肿瘤，其次常见的好发部位是甲状旁腺、甲状腺、肾上腺和垂体。

根据SEER数据库的研究提示，2004年美国的神经内分泌肿瘤发病率约为5.25/100 000。该研究显示，神经内分泌肿瘤的发病率正在上升，目前美国有超过100 000例神经内分泌肿瘤患者。另一项针对SEER数据库的研究同样发现，胃肠道神经内分泌肿瘤自1975年到2008年发病率在持续上升。其原因尚未清楚，可能与诊断水平的提高有关。

神经内分泌肿瘤多为散发性。目前对散发性神经内分泌肿瘤发病的相关危险因素的认识还很缺乏。神经内分泌肿瘤也可见于某些遗传综合征，包括多发性内分泌腺瘤病1型（MEN1）和2型（MEN2）。

MEN1的发病与menin基因突变有关，主要的临床表现为同时合并甲状旁腺、垂体和胰腺的多发肿瘤。

MEN2为原癌基因RET突变所致，以甲状腺髓样癌、嗜铬细胞瘤（常为双侧）、甲状旁腺功能亢进三者并存为特点。人们还发现，神经内分泌肿瘤与Von Hippel－Lindau综合征、结节性硬化症、神经纤维瘤病存在相关性。

神经内分泌肿瘤可以根据有无激素分泌亢进而分为有症状和无症状两种。例如，类癌患者的症状可表现为间歇性脸色潮红、腹泻，嗜铬细胞瘤患者表现为高血压。胰腺神经内分泌肿瘤患者由于胰岛素、胰高血糖素、胃泌素等相关激素的异常分泌引发不同的症状。有激素相关症状表现，则认为肿瘤是“有功能”的，相反则是“无功能”的。

### 二、组织学分类

神经内分泌肿瘤一般依据原发部位、分期、组织学特征进一步分类。神经内分泌肿瘤的组织学分类主要基于肿瘤的分化程度（高分化或低分化）、肿瘤的级别（G1～G3）两方面。多数神经内分泌肿瘤可归为以下3大类：高分化，低级别（G1）；高分化，中等级别（G2）；低分化，高级别（G3）。

肿瘤分化程度、肿瘤级别，与核分裂象及Ki－67增殖指数有关。事实上，最常用的组织学分类系统（包括欧洲神经内分泌肿瘤学会及WHO）均一致认为需参考核分裂象计数和Ki－67指数。许多研究也已证实，高核分裂象计数、高Ki－67增殖指数，与更高的疾病侵袭性、更差的预后相关。多数情况下，高分化、低级别肿瘤的核分裂象计数小于2个/10个高倍镜视野（HPF），Ki－67增殖指数小于3%。高分化、中间级别肿瘤的核分裂象计数介于2～20个/10HPF，Ki－67增殖指数介于3%～20%。高级别肿瘤的核分裂计数超过20个/10HPF，Ki－67增殖指数超过20%。肿瘤级别的判定依据核分裂象计数和Ki－67指数，取其高者。某些情况下会出现“矛盾”，如有的形态学上高分化、核分裂象计数低的神经内分泌肿瘤，其Ki－67增殖指数却达到高级别肿瘤的标准。按照分级标准它属于高级别肿瘤，此时该诊断便应再综合考量。

建议病理报告中应包含肿瘤的分化程度、核分裂象数和Ki－67增殖指数3部分，方便为临床医师分析病情、最终制订治疗方案提供依据。

肺及胸腺类癌的分类系统不同于胃肠胰神经内分泌肿瘤，无需参考Ki－67增殖指数，但要结合肿瘤的坏死情况进行分类。高分化的肺或胸腺神经内分泌肿瘤可分为典型类癌（低级别，核分裂象小于2/HPF，无坏死）和不典型类癌（核分裂象介于2～10/HPF，伴或不伴局灶坏死）两种。低分化的肺或胸腺神经内分泌癌可分为大细胞癌和小细胞癌，核分裂象超过10个/HPF。

有关 Ki－67 增殖指数最佳临界值的选取以及后续治疗方式的选择，仍有很多争议的地方。有回顾性研究指出，Ki－67 指数大于或等于 55% 的患者对以铂类为基础的化疗最敏感，该研究共纳入 252 例高级别的消化道神经内分泌癌患者。此结果提示，对高级别肿瘤，选取比目前推荐的更高的 Ki－67 指数临界值可能更合理。相反地，对低级别肿瘤，有研究认为目前选取的临界值偏低了。一项纳入 274 例胰腺神经内分泌肿瘤的研究指出，Ki－67 指数的临界值选为 5%（相比 2%）更能反映预后。另一项基于 691 例空肠、回肠、盲肠神经内分泌肿瘤的研究同样发现，相比核分裂象 2 个/10HPF，临界值选为核分裂象 5 个/10HPF 对预后的提示更好。

人们对神经内分泌肿瘤相关的分子机制还知之甚少。对预测预后有意义的分子标志物仍在研究寻找中。近期的研究发现，哺乳动物雷帕霉素靶蛋白（mTOR）或其下游靶蛋白的过表达（overexpression）与更差的总生存率相关，该研究分析了 195 例神经内分泌肿瘤组织样本，其中 15% 为胰腺，85% 为胃肠道。对小肠类癌的研究已经发现，周期素依赖性激酶抑制因子 CDKN1B（p27）存在频发突变（recurrent mutation），CDKN1B 的表达丧失在胃肠胰腺 NET 中被认为是预后不良的因素。

血液循环中检出肿瘤细胞提示肿瘤转移的可能，因此循环肿瘤细胞（circulating tumor cell，CTC）适用于预后分析。近期的研究发现，对不同原发部位的转移性 NET，治疗前检查，如果每 7.5mL 血中检测出超过（或等于）1 个 CTC，提示更差的 PFS 和 OS（是预后的独立因素）。

## 三、分期

神经内分泌肿瘤（胃、小肠、结肠、直肠及壶腹部类癌 TNM 分期系统）（AJCC，2010 年第 7 版）。

表 1　胃、小肠、结肠、直肠及壶腹部类癌 TNM 分期（1）

| TNM | 胃 | 十二指肠/壶腹部/空肠/回肠 |
|---|---|---|
| | 定义 | 定义 |
| Tx | 原发肿瘤无法评价 | 原发肿瘤无法评价 |
| T0 | 无原发肿瘤证据 | 无原发肿瘤证据 |
| Tis | 原位癌/异型增生（肿瘤小于 0.5mm），局限于黏膜 | |
| T1 | 肿瘤侵犯黏膜固有层或黏膜下层，且肿瘤≤1cm | 肿瘤侵犯黏膜固有层或黏膜下层，且肿瘤≤1cm（小肠肿瘤）；肿瘤≤1cm（壶腹部肿瘤） |
| T2 | 肿瘤侵犯固有肌层或肿瘤＞1cm | 肿瘤侵犯固有肌层或肿瘤＞1cm（小肠肿瘤）；肿瘤＞1cm（壶腹部肿瘤） |
| T3 | 肿瘤穿透固有肌层 | 肿瘤穿透固有肌层到达浆膜下层，但未穿透浆膜层（空肠或回肠肿瘤），或侵犯胰腺/后腹膜（壶腹部或十二指肠肿瘤），或侵犯无腹膜覆盖的组织 |
| T4 | 肿瘤侵犯腹膜脏层（浆膜层）或其他器官、邻近组织 | 肿瘤侵犯腹膜脏层（浆膜层）或其他器官、邻近组织 |
| Nx | 区域淋巴结无法评价 | 区域淋巴结无法评价 |
| N0 | 无区域淋巴结转移 | 无区域淋巴结转移 |
| N1 | 有区域淋巴结转移 | 有区域淋巴结转移 |
| M0 | 无远处转移 | 无远处转移 |
| M1 | 有远处转移 | 有远处转移 |

表 2　胃、小肠、结肠、直肠及壶腹部类癌 TNM 分期（2）

| TNM | 结肠/直肠 | 胰腺 |
|---|---|---|
| | 定义 | 定义 |
| T0 | 无原发肿瘤证据 | 无原发肿瘤证据 |
| Tis | | 原位癌 |
| T1 | 肿瘤侵犯黏膜固有层或黏膜下层，且肿瘤≤2cm | 肿瘤局限于胰腺，最长径≤2cm |
| T1a | 肿瘤最长径＜1cm | |
| T1b | 肿瘤最长径 1～2cm | |
| T2 | 肿瘤侵犯固有肌层，或肿瘤＞2cm 且侵犯黏膜固有层或黏膜下层 | 肿瘤局限于胰腺，最长径＞2cm |
| T3 | 肿瘤穿透固有肌层到达浆膜下层，或到达无腹膜覆盖的结直肠肠旁组织 | 肿瘤累及胰外，但未累及腹腔干或肠系膜上动脉 |
| T4 | 肿瘤侵犯腹膜脏层或其他器官 | 肿瘤累及腹腔干或肠系膜上动脉（原发肿瘤无法切除） |
| N0 | 无区域淋巴结转移 | 无区域淋巴结转移 |
| N1 | 有区域淋巴结转移 | 有区域淋巴结转移 |
| M0 | 无远处转移 | 无远处转移 |
| M1 | 有远处转移 | 有远处转移 |
| 0 期 | Tis　N0　M0 | Tis　N0　M0 |
| Ⅰ期 | T1　N0　M0 | |
| ⅠA 期 | | T1　N0　M0 |
| ⅠB 期 | | T2　N0　M0 |
| ⅡA 期 | T2　N0　M0 | T3　N0　M0 |
| ⅡB 期 | T3　N0　M0 | T1　N1　M0，T2　N1　M0，T3　N1　M0 |
| Ⅲ期 | | T4 任何 N　M0 |
| ⅢA | T4　N0　M0 | |
| ⅢB | 任何 T　N1　M0 | |
| Ⅳ | 任何 T　任意 N　M1 | 任何 T　任何 N　M1 |

表 3　胃、小肠、结肠、直肠及壶腹部类癌 TNM 分期（3）

| TNM | 类癌 | 肾上腺 |
|---|---|---|
| | 定义 | 定义 |
| Tx | 原发肿瘤无法评价 | 原发肿瘤无法评价 |
| T0 | 无原发肿瘤证据 | 无原发肿瘤证据 |
| T1 | 肿瘤最长径≤2cm | 肿瘤最长径≤5cm，无肾上腺外侵犯 |
| T1a | 肿瘤最长径≤1cm | |

续表

<table>
<tr><th rowspan="2">TNM</th><th>类癌</th><th>肾上腺</th></tr>
<tr><th>定义</th><th>定义</th></tr>
<tr><td>T1b</td><td>肿瘤最长径大于1cm，但小于等于2cm</td><td></td></tr>
<tr><td>T2</td><td>肿瘤大于2cm，但小于等于4cm，或累及盲肠</td><td>肿瘤大于5cm，无肾上腺外侵犯</td></tr>
<tr><td>T3</td><td>肿瘤大于4cm，或累及回肠</td><td>任何大小的肿瘤，伴局部浸润，但不累及邻近器官</td></tr>
<tr><td>T4</td><td>肿瘤侵犯其他邻近器官或结构如腹壁和骨骼肌</td><td>任何大小的肿瘤，伴累及邻近器官</td></tr>
<tr><td>Nx</td><td>区域淋巴结无法评价</td><td>区域淋巴结无法评价</td></tr>
<tr><td>N0</td><td>无区域淋巴结转移</td><td>无区域淋巴结转移</td></tr>
<tr><td>N1</td><td>有区域淋巴结转移</td><td>有区域淋巴结转移</td></tr>
<tr><td>M0</td><td>无远处转移</td><td>无远处转移</td></tr>
<tr><td>M1</td><td>有远处转移</td><td>有远处转移</td></tr>
<tr><td>Ⅰ期</td><td>T1 N0 M0</td><td>T1 N0 M0</td></tr>
<tr><td>Ⅱ期</td><td>T2 N0 M0</td><td>T2 N0 M0</td></tr>
<tr><td>Ⅲ期</td><td>T4 N0 M0，任意T N1 M0</td><td>T1 N1 M0，T2 N1 M0，T3 N0 M0</td></tr>
<tr><td>Ⅳ</td><td>任何T 任何N M1</td><td>T3 N1 M0，T4 N0 M0，T4 N1 M0，任何T 任何N M1</td></tr>
</table>

## 四、类癌

表4 消化道、肺和胸腺神经内分泌肿瘤（1）

<table>
<tr><th>部位</th><th colspan="2">评估</th><th>非转移性肿瘤的<br>初始治疗方式</th><th>治疗后监测</th></tr>
<tr><td rowspan="2">空肠/回肠/结肠</td><td rowspan="2">推荐：腹盆腔CT或MRI<br>酌情：生长抑素受体显像(somatostatin scintigraphy，SSR)<br>肠镜：<br>·小肠造影<br>·胸部CT<br>·相关的生化检测（如有临床表现）</td><td>无远处转移</td><td>肠切除＋区域淋巴结清扫术，酌情可行预防性胆囊切除</td><td rowspan="3">术后3～12个月：<br>·病史和查体<br>·腹盆腔CT或MRI<br>·相关的生化检测（如有临床表现）<br>术后1～10年：<br>每6～12月1次：<br>·病史和查体，CT或MRI<br>·相关的生化检测（如有临床表现）</td></tr>
<tr><td>有远处转移</td><td>见转移性肿瘤的处理</td></tr>
<tr><td rowspan="2">十二指肠</td><td rowspan="2">推荐：腹盆腔CT或MRI<br>酌情：生长抑素受体显像(somatostatin scintigraphy，SSR)<br>·EGD/EUS<br>·胸部CT<br>·相关的生化检测（如有临床表现）</td><td>无远处转移</td><td>·内镜下切除<br>·局部切除（经十二指肠）±淋巴结活检术<br>·胰十二指肠切除术</td></tr>
<tr><td>有远处转移</td><td colspan="2">见转移性肿瘤的处理</td></tr>
</table>

续表

<table>
<tr><th>部位</th><th colspan="2">评估</th><th>非转移性肿瘤的<br>初始治疗方式</th><th>治疗后监测</th></tr>
<tr><td rowspan="3">阑尾</td><td colspan="2">≤2cm且局限于阑尾</td><td colspan="2">单纯阑尾切除术</td></tr>
<tr><td>>2cm或切除不完全（淋巴结，切缘）</td><td>推荐：腹盆腔CT或MRI<br>酌情：<br>·胸部CT<br>·相关的生化检测（如有临床表现）</td><td>·再次探查<br>·右半结肠切除术</td><td>术后3～12个月：<br>·病史和查体，腹部CT或MRI<br>·相关的生化检测<br>术后1～10年：<br>·每6～12月1次病史和查体，CT或MRI<br>·相关的生化检测（如有临床表现）</td></tr>
<tr><td colspan="2">有远处转移</td><td colspan="2">见转移性肿瘤的处理</td></tr>
</table>

表5 消化道、肺和胸腺神经内分泌肿瘤（2）

<table>
<tr><th>部位</th><th colspan="2">评估</th><th colspan="2">非转移性肿瘤的<br>初始治疗方式</th><th colspan="3">治疗后监测</th></tr>
<tr><td rowspan="3">空肠/回肠/结肠</td><td rowspan="3">推荐：<br>·结肠镜<br>·腹盆腔CT或MRI<br>·直肠腔内MRI或EUS<br>酌情：<br>·生长抑素受体显像<br>·胸部CT<br>·相关的生化检测（如有临床表现）</td><td>≤2cm</td><td colspan="2">肠切除+区域淋巴结清扫术，酌情可行预防性胆囊切除</td><td colspan="3" rowspan="3"><1cm：无需随访<br>1≤2cm：术后第6月和第12月，内镜配合直肠MRI或EUS；往后视情况而定<br>术后3～12月：<br>·病史和查体<br>·腹盆部CT或MRI<br>·相关的生化检测（如有临床表现）<br>术后1～10年：<br>·每6～12月1次，病史和查体，CT或MRI<br>·相关的生化检测（如有临床表现）</td></tr>
<tr><td>>2cm</td><td colspan="2">低前位切除术，或腹会阴联合切除术（APR）</td></tr>
<tr><td>有远处转移</td><td colspan="2">见转移性肿瘤的处理</td></tr>
<tr><td rowspan="4">胃</td><td rowspan="4">推荐：<br>·EGD<br>·胃泌素水平<br>·胃泌素水平正常者，行多排CT，或MRI<br>酌情：<br>·EUS<br>·肺部CT<br>·胃泌素水平正常者，行生长抑素受体显像<br>·高胃泌素血症者，检查$B_{12}$<br>·胸部CT<br>·相关的生化检验（如有临床表现）</td><td rowspan="3">局限区域肿瘤</td><td rowspan="2">高胃泌素血症者</td><td>肿瘤≤2cm孤立或多发</td><td colspan="2">·观察<br>·或内镜下切除+肿瘤、邻近黏膜的活检<br>·或奥曲肽/兰瑞肽用于Zollinger－Ellison综合征患者</td><td>·病史和查体，第1～3年内：每6～12月检查EGD，第4年往后：每年1次EGD<br>·影像学检查（如有临床表现）</td></tr>
<tr><td>肿瘤>2cm孤立或多发</td><td>·如可能，内镜下切除<br>·或手术切除</td><td colspan="2" rowspan="2">术后3～12月：<br>·病史和查体<br>·相关的生化检验（如有临床表现）<br>·多排CT或MRI<br>术后1～10年：<br>·每6～12月病史和查体，可考虑行多排CT或MRI<br>·相关的生化检测（如有临床表现）</td></tr>
<tr><td>正常胃泌素水平者</td><td colspan="2">·根治性胃切除术+淋巴结清扫<br>·肿瘤≤2cm，可考虑内镜下切除术或楔形切除术</td></tr>
<tr><td colspan="4">有远处转移</td><td colspan="2">见转移性肿瘤的处理</td></tr>
</table>

**表 6　消化道、肺和胸腺神经内分泌肿瘤（3）**

<table>
<tr><th>部位</th><th>评估</th><th colspan="4">非转移性肿瘤的初始治疗方式</th><th>治疗后监测</th></tr>
<tr><td rowspan="3">支气管肺</td><td rowspan="3">推荐：<br>·胸、腹多排 CT 或 MRI<br>酌情：<br>·生长抑素受体显像<br>·支气管镜<br>·Cushing 综合征的相关生化检验<br>·相关的其他生化检测（如有临床表现）</td><td colspan="5">局部肿瘤</td></tr>
<tr><td colspan="5">局限区域肿瘤</td></tr>
<tr><td colspan="5">有远处转移</td></tr>
<tr><td rowspan="4">胸腺</td><td rowspan="4">推荐：<br>·胸/纵隔、腹多排 CT 或 MRI<br>酌情：<br>·生长抑素受体显像<br>·支气管镜<br>·Cushing 综合征的相关生化检验<br>·相关的其他生化检测（如有临床表现）</td><td>局部肿瘤</td><td colspan="4">手术切除</td></tr>
<tr><td rowspan="2">局限区域肿瘤</td><td rowspan="2">手术切除</td><td colspan="3">完全切除</td></tr>
<tr><td>不完全切除</td><td>放疗和/或化疗（3类）</td><td>术后 3～12 月：<br>·病史和查体<br>·相关的生化检验（如有临床表现）<br>·胸/纵隔、腹多排 CT 或 MRI<br>术后 1～10 年：<br>·每 6～12 月，病史和查体，可考虑行 CT 或 MRI<br>·相关的生化检测（如有临床表现）</td></tr>
<tr><td colspan="2">有远处转移</td><td colspan="3">见转移性肿瘤处理</td></tr>
</table>

**表 7　局部不可切除和/或有远处转移的肿瘤的治疗**

<table>
<tr><th>检查</th><th>治疗</th><th>后续治疗</th></tr>
<tr><td rowspan="5">·影像学：<br>多排 CT 或 MRI<br>可考虑行生长抑素受体显像<br>·可考虑行 24h 尿 5－HIAA 检查（如之前未检查）<br>·可考虑检查 CgA（3 类）</td><td>如可能完全切除：<br>切除原发灶＋转移灶</td><td rowspan="5">临床提示疾病显著进展：<br>奥曲肽或兰瑞肽（如之前未曾接受该治疗）及可考虑肝的区域治疗（动脉栓塞、药物栓塞、放疗栓塞）（2B），或可考虑减瘤术/消融治疗（2B 类证据），或可考虑依维莫司治疗（10mg/d）（3 类），或可考虑干扰素 alfa－2b（3 类），或如无其他选择，可考虑细胞毒性药物化疗（3 类）</td></tr>
<tr><td>无症状、低肿瘤负荷者：<br>随访观察，每 3～12 个月复查标志物和影像学或奥曲肽、兰瑞肽治疗</td></tr>
<tr><td>原发灶引起症状者：<br>可考虑切除原发灶</td></tr>
<tr><td>临床提示肿瘤负荷显著者：<br>奥曲肽、兰瑞肽治疗</td></tr>
<tr><td>类癌综合征患者：<br>奥曲肽、兰瑞肽治疗，心脏超声</td></tr>
</table>

## 五、胰腺神经内分泌肿瘤

表 8　评估与初始治疗（1）

| 分类 | 评估 | | | | | 非转移性肿瘤的初始治疗方式 |
|---|---|---|---|---|---|---|
| 无功能性肿瘤 | 推荐：<br>·多排 CT 或 MRI<br>酌情：<br>·生长抑素受体显像<br>·EUS<br>·相关的生化检验（如有临床表现） | 局限区域的肿瘤 | 肿瘤≤2cm | | | 剜除术±区域淋巴结清扫，或远端胰腺切除术±区域淋巴结清扫/脾脏切除术，胰十二指肠切除术±区域淋巴结清扫，或可考虑对某些患者选择性随访观察 |
| | | | 肿瘤>2cm，或具侵袭性 | 胰头部 | | 胰十二指肠切除术±区域淋巴结清扫 |
| | | | | 胰体尾部 | | 远端胰腺切除术+区域淋巴结清扫+脾脏切除术 |
| | | 有远处转移 | | | | 见转移性肿瘤处理 |
| 胃泌素瘤（常位于十二指肠或胰头） | 推荐：<br>·胃泌素水平（基值或激发后，如有临床表现）<br>·多排 CT 或 MRI<br>酌情：<br>·生长抑素受体显像<br>·EUS<br>·相关的其他生化检验（如有临床表现） | 局限区域的肿瘤 | 质子泵抑制剂控制胃酸分泌亢进可考虑奥曲肽或兰瑞肽治疗 | 隐匿影像学未发现原发灶或转移灶 | | 随访观察，或探查性手术，包括十二指肠切开、术中超声检查；肿瘤局部切除术/剜除术+十二指肠周围淋巴结清扫 |
| | | | | 十二指肠 | | 十二指肠切开、术中超声检查；肿瘤局部切除术/剜除术+十二指肠周围淋巴结清扫 |
| | | | | 胰腺头部 | | 影像学提示外生性或周围性肿瘤：肿瘤剜除术+十二指肠周围淋巴结清扫 |
| | | | | | | 深部或侵袭性肿瘤，靠近主胰管：胰十二指肠切除术 |
| | | | | 胰体尾部 | | 远端胰腺切除术±脾脏切除术 |
| | | 有远处转移 | | | | 见转移性肿瘤处理 |
| 胰岛素瘤 | 推荐：<br>·多排 CT 或 MRI<br>酌情：<br>·EUS<br>·相关的生化检验（如有临床表现） | 局限区域的肿瘤 | 通过饮食和/或二氮嗪控制血糖 | 影像学提示外生性或周围性肿瘤 | 头部或远端 | 肿瘤剜除术，可考虑腹腔镜下切除 |
| | | | | 深部或侵袭性肿瘤，靠近主胰管 | 头部 | 胰十二指肠切除术 |
| | | | | | 远端 | 远端胰腺切除术（保留脾脏）可考虑腹腔镜下切除 |
| | | 有远处转移 | | | | 酌情：生长抑素受体显像，见转移性肿瘤处理 |

**表9　评估与初始治疗（2）**

<table>
<tr><th>分类</th><th colspan="3">评估</th><th>非转移性肿瘤的初始治疗方式</th></tr>
<tr><td rowspan="3">胰高血糖素瘤（常位于胰腺尾部）</td><td rowspan="3">推荐：<br>·胰高血糖素/血糖<br>·多排增强 CT 或 MRI<br>酌情：<br>·生长抑素受体显像<br>·EUS<br>·相关的生化检验（如有临床表现）</td><td rowspan="2">局限区域的肿瘤</td><td rowspan="2">通过静脉补液和奥曲肽/兰瑞肽稳定血糖水平<br>视情况决定是否处理高血糖及糖尿病</td><td>头部（罕见）：胰十二指肠切除术＋胰周淋巴结清扫</td></tr>
<tr><td>远端：远端胰腺切除术＋胰周淋巴结清扫＋脾切除术</td></tr>
<tr><td>有远处转移</td><td colspan="2">见转移性肿瘤处理</td></tr>
<tr><td rowspan="3">VIP 瘤</td><td rowspan="3">推荐：<br>·电解质<br>·VIP<br>·多排 CT 或 MRI<br>酌情：<br>·生长抑素受体显像<br>·EUS<br>·相关的生化检验（如有临床表现）</td><td rowspan="2">局限区域的肿瘤</td><td rowspan="2">通过静脉补液和奥曲肽/兰瑞肽稳定血糖水平<br>纠正电解质紊乱<br>（$K^+$、$Mg^{2+}$、$HCO_3^-$）</td><td>头部（罕见）：胰十二指肠切除术＋胰周淋巴结清扫</td></tr>
<tr><td>远端：远端胰腺切除术＋胰周淋巴结清扫＋脾切除术</td></tr>
<tr><td>有远处转移</td><td colspan="2">见转移性肿瘤处理</td></tr>
</table>

**表10　监测与复发后的治疗**

| 治疗后的监测 | 疾病复发 | 复发后的处理 |
|---|---|---|
| 术后3～12月<br>·病史和查体，相关的生化标志物检验（如有临床提示）<br>·多排 CT 或 MRI | 局限区域的肿瘤 | 可切除：手术切除<br>不可切除：见表11 |
| 术后1～10年<br>·每6～12月：病史和查体，相关的生化标志物检验（如有临床提示），可考虑行多排 CT 或 MRI | 有远处转移 | 见转移性肿瘤处理 |

**表11　局部不可切除和/或有远处转移的肿瘤的治疗**

<table>
<tr><th>评估</th><th colspan="2">治疗</th></tr>
<tr><td>如可能完全切除</td><td colspan="2">切除转移灶＋原发灶</td></tr>
<tr><td>无症状、低肿瘤负荷，且疾病稳定者</td><td colspan="2">随访观察，每3～12个月复查标志物和影像学，可考虑奥曲肽、兰瑞肽治疗</td></tr>
<tr><td>有症状或临床提示肿瘤负荷显著者或临床提示疾病显著进展者</td><td>酌情处理临床显著的症状</td><td>可考虑奥曲肽或兰瑞肽（如之前未曾接受该治疗），和/或依维莫司（10mg/d），或舒尼替尼（37.5mg/d），或细胞毒性药物化疗，或肝的区域治疗（动脉栓塞、药物栓塞、放疗栓塞）[2B 类]），或减瘤术/消融治疗（2B 类）</td></tr>
</table>

## 六、原发灶不明的神经内分泌肿瘤

表 12　检查与治疗

<table>
<tr><th colspan="4">检查与评估</th><th>治疗</th></tr>
<tr><td rowspan="3">活检证实的原发灶不明的 NET</td><td rowspan="3">肿瘤定位性检查<br>· 多排 CT 或 MRI<br>· 可考虑行生长抑素受体显像，超声，或 EUS<br>· 骨扫描，如有症状<br>· 可考虑行 PET－CT，脑显像仅用于低分化肿瘤<br>· 可考虑行 EGD 和/或结肠镜</td><td rowspan="2">未发现原发灶</td><td>病理低分化</td><td>见低分化（高级别）神经内分泌肿瘤的主要治疗方式</td></tr>
<tr><td>病理高分化</td><td>见类癌</td></tr>
<tr><td colspan="2">发现原发灶</td><td>见相应类型的肿瘤</td></tr>
</table>

## 七、肾上腺肿瘤

表 13　检查与诊断

<table>
<tr><th colspan="4">检查</th><th>诊断</th></tr>
<tr><td rowspan="3">影像学发现肾上腺肿瘤</td><td colspan="3">病史提示既往或目前罹患肿瘤，有风险或可疑有肾上腺转移</td><td></td></tr>
<tr><td rowspan="2">病史提示既往或目前无肿瘤</td><td>形态学评估</td><td>肾上腺 CT 或 MRI，评价肿瘤的大小、异质性、脂肪含量（MRI）、动态增强（CT）和边缘特征</td><td>醛固酮增多症，Cushing 综合征，无功能性肿瘤，多种激素</td></tr>
<tr><td>功能学评估</td><td colspan="2">相关的生化检验（如有临床表现），包括：<br>· 醛固酮增多症<br>· Cushing 综合征<br>· 嗜铬细胞瘤</td></tr>
</table>

表 14　初始治疗（1）

<table>
<tr><th>临床诊断</th><th colspan="3">其他评估</th><th>初始治疗</th></tr>
<tr><td rowspan="2">病史提示既往或目前罹患肿瘤，有风险或可疑有肾上腺转移</td><td rowspan="2">· 除外嗜铬细胞瘤的可能<br>· 检查血清或 24h 尿内分馏的甲氧肾上腺素</td><td rowspan="2">可考虑行影像学引导下的细针活检，如已排除嗜铬细胞瘤的可能</td><td colspan="2">肾上腺皮质组织</td></tr>
<tr><td colspan="2">发现是其他部位的转移</td></tr>
<tr><td rowspan="3">醛固酮增多症，可疑良性</td><td colspan="3">无手术可能</td><td rowspan="2">药物（螺内酯或依普利酮）治疗高血压和低血钾</td></tr>
<tr><td rowspan="2">有手术可能</td><td rowspan="2">考虑行肾上腺静脉插管采血测定醛固酮和皮质醇</td><td>双侧有醛固酮分泌</td></tr>
<tr><td>单侧有醛固酮分泌</td><td>肾上腺切除术，推荐腹腔镜手术</td></tr>
<tr><td colspan="4">醛固酮增多症，可疑恶性</td><td>肾上腺切除术（开放性）</td></tr>
</table>

续表

<table>
<tr><th>临床诊断</th><th colspan="3">其他评估</th><th colspan="3">初始治疗</th></tr>
<tr><td rowspan="5">ACTH 不依赖性 Cushing 综合征</td><td colspan="3">肿瘤 <4cm，对侧肾上腺正常，呈限制性生长，有其他良性的影像学特征</td><td colspan="3">肾上腺切除术，推荐腹腔镜手术，术后待下丘脑-垂体-肾上腺（HPA）轴功能恢复，即开始皮质类固醇补充治疗</td></tr>
<tr><td rowspan="2">肿瘤 < 4cm，有其他良性的影像学特征，对侧肾上腺异常</td><td rowspan="2">肾上腺静脉插管采血测定皮质醇</td><td>皮质醇分泌不对称</td><td colspan="3">· 单侧肾上腺切除术（最活跃侧），推荐腹腔镜手术<br>· 术后待 HPA 轴功能恢复，即开始皮质类固醇补充治疗</td></tr>
<tr><td>皮质醇分泌对称</td><td>药物（酮康唑、米托坦）治疗高皮质醇血症（推测由肾上腺多结节性增生引起）</td><td colspan="2">如果症状严重且药物治疗失败，行双侧肾上腺切除术</td></tr>
<tr><td rowspan="2">肿瘤 >4cm，或质地不均，边缘不规则，局部侵袭，或其他提示恶性可能的影像学特征</td><td colspan="2" rowspan="2">行胸腹盆影像学检查评估是否有肿瘤远处转移或局部侵袭</td><td>明确的局限病灶，局部可切除的病灶，或局部进展的病灶</td><td colspan="2">行肾上腺切除术，切除可疑的恶性肿瘤，不推荐腹腔镜手术</td></tr>
<tr><td colspan="3">有远处转移</td></tr>
<tr><td>ACTH 依赖性 Cushing 综合征</td><td colspan="6">评估及治疗分泌 ACTH 的垂体或异位肿瘤</td></tr>
<tr><td rowspan="6">无功能性肿瘤</td><td colspan="2" rowspan="2">CT 或 MRI 下，形态良性的腺瘤（ <4cm），或无症状的髓性脂肪瘤（任意大小）</td><td rowspan="2">6～12 月内复查影像学</td><td>无变化</td><td colspan="2">终止随访</td></tr>
<tr><td>增大（1 年内 >1cm）</td><td colspan="2">考虑肾上腺切除术或缩短随访间隔</td></tr>
<tr><td colspan="2" rowspan="2">CT 或 MRI 下，形态良性的腺瘤（4～6cm）</td><td rowspan="2">3～6 月内复查影像学</td><td>无变化</td><td colspan="2">6～12 月后再复查</td></tr>
<tr><td>增大（1 年内 >1cm）</td><td rowspan="2">行肾上腺切除术，切除可疑的恶性肿瘤</td><td rowspan="2">见肾上腺癌</td></tr>
<tr><td rowspan="2">可疑肾上腺癌</td><td colspan="2" rowspan="2">胸腹盆影像学检查评估是否有肿瘤远处转移或局部侵袭</td><td>肿瘤中等大小（4～6cm），有侵袭的特征</td></tr>
<tr><td>肿瘤 >6cm，有侵袭的特征</td><td colspan="2">见肾上腺癌</td></tr>
</table>

**表 15 初始治疗（2）**

<table>
<tr><th>临床诊断</th><th>评估</th><th colspan="2">初始治疗</th><th>随访</th></tr>
<tr><td rowspan="2">肾上腺癌</td><td>肿瘤局限</td><td>切除肿瘤及邻近淋巴结，建议开放性手术</td><td>如果局部复发的可能性大：可考虑对瘤床行外照射放疗，可考虑米托坦辅助性治疗（3 类）</td><td>每 3～12 月 1 次，持续 5 年（第 5 年结束后，如有临床提示再复查）可考虑行影像学和相关标志物检测（如果肿瘤初诊时为功能性）</td></tr>
<tr><td>有远处转移</td><td colspan="3">· 惰性肿瘤可考虑每 3 个月 1 次随访，复查影像学和相关标志物检测（如果肿瘤初诊时为功能性）<br>· 超过 90% 的肿瘤（包括原发灶及转移灶）能够切除时可考虑手术，尤其对功能性肿瘤<br>· 可考虑全身治疗，尤其是参加临床研究，顺铂或卡培他滨 + 依托泊苷 ± 阿霉素 ± 米托坦，链佐星 ± 米托坦，或米托坦单药治疗</td></tr>
</table>

## 八、嗜铬细胞瘤/副神经节瘤

表 16　评估与治疗

| | 评估 | 治疗方式 |
|---|---|---|
| 嗜铬细胞瘤/副神经节瘤 | 推荐：<br>· 检查血清或 24h 尿内分馏的甲氧肾上腺素<br>· 胸/腹多排 CT，MRI，或 FDG－PET<br>· 建议遗传咨询<br>酌情：<br>· 骨扫描，如有症状<br>· MIBG 扫描/生长抑素受体显像，如怀疑多发肿瘤或 CT 结果阴性 | 术前给予 α 受体阻滞剂，同时充分扩容 ±α－甲基酪氨酸 ±β 受体阻滞剂（α 受体阻滞剂使用后才能给予 β 受体阻滞剂） |

注：快速起效的静脉用 α－肾上腺能阻滞剂（如酚妥拉明）和 β 受体阻滞剂（如艾司洛尔）是术中控制血压的主要用药。α1－受体阻滞剂如哌唑嗪、特拉唑嗪、多沙唑嗪也可用于晚期嗜铬细胞瘤的长期治疗。β－受体阻滞剂的使用必须在 α－受体阻滞剂之后，可考虑非心选择性 β 受体阻滞剂如普萘洛尔、纳多洛尔、拉贝洛尔，也可考虑心选择性的 β1－受体阻滞剂如阿替洛尔、美托洛尔等。二氢吡啶类钙离子通道阻滞剂也可控制血压，替代用于不能耐受 β 受体阻滞剂的患者。出现直立性低血压时要停用 α－受体阻滞剂。

表 17　治疗与监测

<table>
<tr><th>分类</th><th>治疗</th><th>监测</th></tr>
<tr><td>可切除的肿瘤</td><td>术前给予 α 受体阻滞剂，同时充分扩容 ±α－甲基酪氨酸 ±β 受体阻滞剂（α 受体阻滞剂使用后才能给予 β 受体阻滞剂）＋手术（如安全可行，建议行腹腔镜手术）</td><td>术后 3～12 个月：<br>· 病史查体、血压、相关标志物的检测<br>· 可考虑 CT，MRI，或 FDG－PET<br>术后 1～10 年：<br>· 病史查体、血压、相关标志物的检测：1～3 年：每 6～12 个月 1 次；4～10 年：每年 1 次<br>· 可考虑 CT，MRI，或 FDG－PET<br>· 遗传咨询/检测，如有临床提示</td></tr>
<tr><td>局部不可切除的肿瘤</td><td>放疗＋α 受体阻滞剂 ±α－甲基酪氨酸 ±β 受体阻滞剂 ± 减瘤术（R2）</td><td rowspan="2">· 每 3～12 个月：<br>病史查体、血压、相关标志物的检测；可考虑 CT，MRI，或 FDG－PET<br>· 遗传咨询/检测，如有临床提示</td></tr>
<tr><td>有远处转移的肿瘤</td><td>长期 α 受体阻滞剂 ±α－甲基酪氨酸 ±β 受体阻滞剂（选择性）± 减瘤术（R2）<br>或临床试验<br>或全身化疗（如氮烯唑胺、环磷酰胺、长春新碱）<br>或碘－131－MIBG 治疗（需要 MIBG 扫描结果阳性）</td></tr>
</table>

## 九、低分化（高级别）/大或小细胞肿瘤

表 18 低分化（高级别）/大或小细胞肿瘤

<table>
<tr><th></th><th>评估</th><th colspan="2">治疗</th><th>监测</th></tr>
<tr><td rowspan="3">低分化（高级别）NET或大或小细胞癌（除肺外）</td><td rowspan="3">推荐：<br>·胸/腹/盆 CT<br>酌情：<br>·颅脑 MRI 或 CT<br>·FDG－PET 扫描<br>·生长抑素受体显像<br>·其他扫描，如有临床提示<br>·血清 ACTH 或其他生化标记物检测，如有临床提示</td><td>可切除的肿瘤</td><td>手术＋化疗±放疗或可考虑行根治性放化疗</td><td>病史查体＋影像学检查：<br>·第 1 年每 3 月 1 次，往后每 6 月 1 次</td></tr>
<tr><td>局部无法切除的肿瘤</td><td>放疗＋化疗</td><td rowspan="2">病史查体＋影像学检查：<br>·每 3 月 1 次</td></tr>
<tr><td>有远处转移的肿瘤</td><td>化疗</td></tr>
</table>

## 十、多发性内分泌腺瘤病 1 型（MEN1）

### （一）确诊或疑诊

（1）临床诊断的 MEN1 包括甲状旁腺多腺体增生、胰腺 NET、垂体肿瘤，还可能表现为肺及胸腺类癌、肾上腺肿瘤、多发脂肪瘤、皮肤血管瘤，MEN1 患者较散发性患者更有可能表现为多发 PanNET。

（2）对确诊或可疑 MEN1 者，临床评估项目包括评估激素水平的生化检查、影像学检查（用于病灶定位）、遗传咨询及检测。

（3）临床确诊或疑诊 MEN1 的个体及已知有 MEN1 胚系基因突变的个体的风险亲属，需要接受遗传咨询及 MEN1 相关的基因检测。

（4）临床确诊或疑诊 MEN1 的个体，即便 MEN1 相关的基因检测结果为阴性，也需要接受 MEN1 临床评估；风险亲属，即便其患病的家庭成员未发现 MEN1 基因突变，或者其患病/有患病风险的家庭成员尚未做 MEN1 相关的基因检测，也需要接受 MEN1 临床评估。

（5）MEN1 患者最常见的相关疾病是甲状旁腺增生（累及 98% 的 MEN1 患者），其次是胰岛细胞肿瘤（50%）、垂体腺瘤（35%）、肺/胸腺类癌（10%）。

（6）2 型胃类癌常见于伴有胃泌素瘤的 MEN1 患者身上，MEN1 患者的肾上腺肿瘤发病率更高，对同时伴有甲状旁腺功能亢进、PanNET 的 MEN1 患者，一般优先处理甲状旁腺功能亢进。

表 19 确诊或疑诊 MEN1 之评估与治疗方式

| 临床评估 | 治疗 |
|---|---|
| 甲状腺<br>·推荐：<br>血清钙、甲状旁腺激素（PTH）<br>·酌情：<br>24h 尿钙，颈部超声，甲状旁腺 sestamibi 扫描 | 甲状旁腺次全切除术±离体甲状旁腺组织的冷冻保存±胸腺切除术或甲状旁腺全切除术＋甲状旁腺组织自体移植±离体甲状旁腺组织的冷冻保存±胸腺切除术 |
| 胰腺神经内分泌肿瘤（PanNET）<br>·推荐：<br>相关的生化检测，如有临床指征，多排 CT 或 MRI<br>·酌情：<br>EUS，生长抑素受体显像 | 见 MEN1 相关 PanNET 的治疗及见散发性 PanNET 的检查和治疗 |

续表

| 临床评估 | 治疗 |
| --- | --- |
| 垂体<br>· 推荐：<br>垂体 MRI，相关的生化检测，如有临床指征 | 可考虑转诊到内分泌科进一步检查 |

表 20　MEN1 治疗后监测与处理

| 分类 | | 处理 |
| --- | --- | --- |
| 甲状旁腺：<br>· 每年检测血清钙 | · 如血清钙升高：血清 PTH，复查颈部超声和/或甲状旁腺 sestamibi 扫描，可考虑颈部 MEI | 转诊 |
| PanNET：<br>· 每年检测血清胃泌素<br>· 每年检测血清 CgA 和/或胰多肽（3 类）<br>· 复查其他既往曾升高的激素，或当临床提示时再检查<br>· 可考虑每 1～3 年 1 次横断面的影像学检查<br>· 可考虑系列性 EUS 检查 | | 见散发性 PanNET 的检查和治疗 |
| 垂体：<br>· 垂体 MRI，每 3～5 年 1 次<br>· 复查催乳素、IGF－1 及其他既往曾有异常的垂体激素，每年 1 次或当有临床指征时再检查 | | 如果肿瘤变大或激素水平升高，转诊 |

### （二）MEN1 相关 PanNET 的治疗

（1）一般而言，MEN1 相关 PanNET 的治疗类似散发性 PanNET。要特别指出的是，MEN1 相关的胰腺十二指肠多病灶性 NET 是一个例外，对该处的多病灶性 NET，手术治疗仍存在争议。

（2）对多病灶性疾病，是选择切除胰腺还是十二指肠的病灶，情况较复杂。如果手术的目的是切除有功能的肿瘤，手术前应当努力对有功能的肿瘤进行定位。

当有以下情况出现，可考虑手术：

①有症状的功能性肿瘤，药物治疗效果不佳。

②瘤体大于 1～2cm。

③持续超过 6～12 月，生长相对较快的肿瘤。术前要行 EUS 对肿瘤进行评估、定位。

（3）MEN1 相关的转移性 PanNET 进展速度常常慢于散发性的 PanNET，对无功能的、“懒惰的”肿瘤可考虑随诊观察。

## 十一、多发性内分泌腺瘤病 2 型（MEN2）

### （一）确诊或临床可疑的 MEN2

（1）MEN2 分为 MEN2A 和 MEN2B，甲状腺髓样癌（MTC）几乎见于所有的 MEN2A 及 MEN2B 患者中，而且常为首发症状。

（2）临床诊断 MEN2A，需要满足在单一个体（或近亲）中发现≥2 种的 MEN2A 相关肿瘤（MTC、嗜铬细胞瘤或甲状旁腺功能亢进）。

（3）临床诊断 MEN2B，要包括 MTC、嗜铬细胞瘤、分布在舌和唇黏膜神经瘤、角膜神经粗大、口唇增厚、Marfanoid 体型、泪液分泌少等。

（4）对确诊或可疑 MEN2 的患者，临床评估的项目包括：

①相关激素水平的生化检验。

②影像学检查（用于肿瘤定位）。

③遗传咨询/检测。

（5）确诊 MTC 或 MEN2，或原发性甲状腺 C 细胞增生，确诊胚系 RET 基因突变的个体的风险亲属，需接受遗传咨询和 RET 基因检测；对风险家属，年轻时便应进行基因检测。

（6）确诊或临床可疑的 MEN2 的个体，即便 RET 基因检测阴性。风险亲属，即便患病个体未检出 RET 基因突变，又或患病个体、风险亲属的其中 1 人未检测 RET 基因时，这些个体需接受 MEN2 的临床评估。

（7）MEN2A 患者最常见的相关疾病是 MTC（累及 98% 的患者），其次是肾上腺嗜铬细胞瘤（50%），甲状旁腺增生（25%）。

（8）MEN2B 患者最常见的相关疾病是 MTC（累及 98% 的患者），其次是黏膜神经瘤或肠神经节细胞瘤（95%）、肾上腺嗜铬细胞瘤（50%）、甲状旁腺增生（<1%）。

（9）MEN2 患者的其他查体发现包括眼晶状体异位（MEN2B）、Marfoid 体型（MEN2B）、扁平苔藓样变性（MEN2A），先天性巨结肠见于 2% ~5% 的 MEN2A 患者中，且仅见于家族性 MTC 中。

**表 20　确诊或临床可疑的 MEN2 之评估与治疗**

<table>
<tr><th>评估</th><th>治疗</th><th>监测</th></tr>
<tr><td>甲状腺髓样癌：<br>· 降钙素，CEA<br>· 颈部超声（检查甲状腺及颈部淋巴结）</td><td>见甲状腺癌的治疗</td><td></td></tr>
<tr><td>甲状旁腺：<br>· 推荐：<br>相关的生化检测，如有临床指征<br>· 酌情：<br>24h 尿钙，颈部超声，甲状旁腺 sestamibi 扫描</td><td>“探查 4 个甲状旁腺”（Four-glandidentification）选择性甲状旁腺次全切除术</td><td>术后 3 ~6 个月：<br>· 病史和查体、血压、相关标志物的检测<br>术后半年 ~10 年：<br>· 病史查体、血压、相关标志物的检测<br>1 ~3 年：每 6 个月 1 次<br>4 ~10 年：每年 1 次<br>可考虑 CT，MRI</td></tr>
<tr><td colspan="2">嗜铬细胞瘤：<br>· 推荐：<br>相关的生化检测，如有临床指征，MRI 或腹部多排 CT<br>· 酌情：<br>MIBG 扫描/生长抑素受体显像</td><td>术前给予 α 受体阻滞剂 + β 受体阻滞剂和肾上腺切除术<br>仅限患侧，如可能，推荐腹腔镜手术</td></tr>
</table>

## 十二、NET 病理诊断及报告的原则

**表 21　病理报告内容**

| 必须报告的内容 | 可选择报告的内容 |
| --- | --- |
| · 肿瘤部位<br>· 分级<br>· 核分裂象和/或 Ki－67<br>· 肿瘤大小<br>· 有无多中心性病灶<br>· 有无脉管侵犯<br>· 有无神经束侵犯<br>· 有无其他病理成分（如非神经内分泌成分）<br>· 淋巴结转移，包括阳性淋巴结数目以及送检淋巴结数目<br>· 切缘情况（报告为阴性或阳性）<br>· TNM 分期 | · 一般的神经内分泌标志物的免疫组化染色结果<br>· 特殊肽的标志物的免疫组化染色结果<br>· 有无非缺血性肿瘤坏死<br>· 有无异常的组织学特征（如嗜酸细胞，透明细胞，腺体形成等）<br>· 肿瘤到切缘的距离（如果 <0.5cm）<br>· 肿瘤所在器官除肿瘤外的病理背景（如胰腺腺管内上皮瘤，ECL 细胞增生） |

表 22　病理分级

| 分级 | 胃肠胰腺神经内分泌肿瘤（GEP - NET） | 肺和胸腺 | 分化程度 |
| --- | --- | --- | --- |
| 低级别（G1） | <2 分裂象/10HPF 和/或 Ki - 67 指数 <3% | <2 分裂象/10HPF 及无坏死 | 高分化 NET |
| 中级别（G2） | 2 ~ 20 分裂象/10HPF 和/或 Ki - 67 指数 3% ~20% | 2 ~ 10 分裂象/10HPF 和/或局灶坏死 | 高分化 NET |
| 高级别（G3） | >20 分裂象/10HPF 和/或 Ki - 67 指数 >20% | >10 分裂象/10HPF 和/或局灶坏死 | 低分化 NEC（神经内分泌癌） |

**（一）功能状态**

相同解剖部位的 NET，不论是功能性还是无功能性，不影响其病理诊断。肿瘤有无功能需依据临床症状进行判断，但不影响病理诊断。如果某个临床症状与组织学中发现的对应肽类激素相匹配，可进一步加作组织化学/免疫组化协助诊断，同时记录在病理报告中。

**（二）免疫组化及其他辅助技术**

（1）当获取的肿瘤标本已足够诊断高分化 NET 时，不要求加行免疫组化及其他辅助技术。

（2）以下标志物可协助判断肿瘤的神经内分泌分化方向：chromogranin A、synaptophysin、CD56（虽然近期已证实 CD56 的特异性不高）。对非分化良好的 NET 或原发灶不明的 NET，免疫组化有很好的诊断价值。

（3）尽管并非 100% 特异，甲状腺转录因子 1（TTF - 1）阳性提示来源于肺，CDX2 阳性提示来源于肠或胰腺，Isl1 和 PAX8 阳性提示来源于胰腺或直肠。

**（三）分类与分级**

（1）NET 的分类方式有多种，WHO 的分类系统针对 GEP - NET 提出，并尝试统一欧洲及美国的分类系统。针对不同部位肿瘤的分级系统也有多种。因此，病理报告中应指出应用的是哪种分类及分级系统，避免不同用语及不同标准引起的混乱。

（2）与分级相关的指标（如核分裂象，增值指数）的具体数值应在病理报告中列出。

（3）重点指出的是，不管用哪种分类系统，单纯诊断“神经内分泌肿瘤”或“神经内分泌癌”却无进一步的分级，不足以作为判断预后及制订治疗方案的依据，同时也不符合病理报告的要求。

**（四）核分裂象**

（1）核分裂象计数时应计数分裂象活跃的区域，40 倍放大下至少计数 40 个高倍视野。

（2）记录为“核分裂象数目/10HPF”或“核分裂象数目/$2mm^2$”。多数显微镜下 10HPF 等于 $2mm^2$。

（3）取材不足（如 FNA 的活检组织）会影响核分裂象计数的准确性，因此在评价肿瘤的增值活性时更倾向使用 Ki - 67 指数。

**（五）Ki - 67 指数**

（1）Ki - 67 指数计数时应当挑选表达最强的区域计数阳性肿瘤细胞的百分比。推荐计数 2 000 个肿瘤细胞，但实际操作中较难实现。因此，目测估计百分比的方法（尽管可重复性差）是可以接受的。

（2）肿瘤分级时若核分裂象计数和 Ki－67 指数不一致时，按更高级别者为准。

（3）有时组织形态学上“高分化”的 NET，其 Ki－67 指数却达到“高级别”的标准，当出现这种组织形态学与增值指数不符的情况时，不建议将“高分化”的 NET（神经内分泌瘤）改为“低分化”的 NEC（神经内分泌癌），建议在病理报告中记录为核分裂及 Ki－67 指数特异的高分化 NET（在肺、胸腺中称作“非典型类癌”）。

（4）与分级相关的指标（如核分裂象，增值指数）的具体数值应在病理报告中列出。

（5）2004 年 WHO 临床病理分类标准没有将 Ki－67 作为胸腺、肺 NET 分级的参考指标，但是，当病理取材不足、无法准确计数核分裂象时，Ki－67 指数便有很好的参考价值。目前对 Ki－67 指数的临界值选定仍有争议，一般情况下可参考 GEP－NET 的 Ki－67 指数临界值进行分级。Ki－67 指数 <20% 可排除肺小细胞癌。

## 十三、生化检验原则

（1）根据 NET 的症状安排相应激素的检测。

（2）多数情况下，血液检测前需空腹 8h 并作相应的饮食调整。

（3）某些药物可能影响检验结果。

（4）质子泵抑制剂可引起血清胃泌素及 CgA 假性升高。

（5）可疑 MEN2 的患者应优先行嗜铬细胞瘤/副神经节瘤、垂体瘤、胰腺肿瘤的相关检查。对于 PanNET 的筛查，推荐每年 1 次，化验项目包括胃泌素、胰高血糖素、VIP（血管活性肠肽瘤）、胰多肽、CgA、胰岛素。

表 23　检测指标

| 分类 | 部位 | 症状 | 检测指标 |
|---|---|---|---|
| 类癌 | 胃肠道（如回肠、阑尾、直肠、胰腺）的原发肿瘤一般不分泌激素，除非已有肝广泛转移。类癌综合征更多见于胃肠道外（如肺、支气管）的原发肿瘤 | 无症状，或表现为脸色潮红、腹泻、心脏瓣膜纤维化，支气管收缩 | · CgA（3 类）<br>· 24h 尿 5－HIAA：<br>检查前 48h 内，禁食牛油果、皱皮瓜、香蕉、茄子、菠萝、李子、西红柿、山核桃、大蕉、猕猴桃、海枣、葡萄柚、蜜瓜、核桃；避免饮用咖啡、含酒精饮料，禁止吸烟 |
| PanNET | 胰腺 | 根据分泌激素的类型，也可无症状 | · 血清胰多肽（3 类）<br>· CgA（3 类）<br>· 降钙素<br>· PTH－rp<br>· GHRH |
| 胰岛素瘤 | 胰腺 | 低血糖 | · 血清胰岛素、前胰岛素、C 肽<br>· 如对诊断仍有疑问，可行 72h 饥饿试验 |
| VIP 瘤 | 多位于胰腺，也可位于胰腺外 | 腹泻，低钾血症 | 血清 VIP |
| 胰高血糖素瘤 | 胰腺 | 脸色潮红，腹泻，高血糖 | 血清胰高血糖素 |
| 胃泌素瘤 | 胰腺 | 胃溃疡 | 血清胃泌素 |
| 嗜铬细胞瘤/副神经节瘤 | 肾上腺，或肾上腺外交感神经/副交感神经节 | 高血压，心动过速，多汗，晕厥 | · 血清或 24h 尿分泌的甲氧肾上腺素<br>· 颈副神经节瘤：可化验血清或尿多巴胺/甲氧酪胺（多巴胺的代谢物） |

续表

| 分类 | 部位 | 症状 | 检测指标 |
|---|---|---|---|
| 垂体肿瘤 | 垂体（MEN1 相关） | 可无症状，取决于有无激素分泌 | ·血清 IGF－1（2B 类）<br>·血清泌乳素<br>·LH/FSH<br>·α 亚单位<br>·TSH<br>·ACTH |
| Cushing 综合征 | 肾上腺，垂体，或异位 | 向心性肥胖，紫纹，高血压，高血糖，抑郁，多毛 | 高皮质醇血症可通过以下检查确诊：<br>·午夜 1mg 地塞米松抑制试验<br>·午夜唾液皮质醇测定<br>·24h 尿游离皮质醇<br>如有高皮质醇血症，应加做 ACTH 试验 |
| 醛固酮增多症 | 肾上腺 | 高血压，低血钾 | 血清醛固酮/肾素活性比值<br>生理盐水滴注试验可作为确诊试验 |

注：有些药物会干扰检验结果，如对乙酰氨基酚、拉贝洛尔、索他洛尔、甲基多巴、三环抗抑郁药物、丁螺环酮、酚苄明、单胺氧化酶抑制剂、拟交感神经药、可卡因、左旋多巴等。

## 十四、神经内分泌肿瘤外科治疗原则

（1）局限性 PanNET 应行手术切除，除非患者同时合并其他重大疾病、手术风险高或肿瘤已广泛转移。外周型胰岛素瘤和瘤体小（＜2cm）的无功能性肿瘤可选择行开放性或腹腔镜下剜除术/局部切除术或保留脾的胰体尾切除术。实际上，由于低血糖等代谢合并症，胰岛素瘤不管大小均应行手术切除。无功能性 PanNET、大小 1～2cm 者有一定的风险（7%～26%）发生淋巴结转移，故术中需考虑同时行淋巴结清扫。

（2）瘤体较大（＞2cm），或有恶性外观特点的无功能性 PanNET，或功能性 PanNET（如胰高血糖素瘤、VIP 瘤、生长抑素瘤）的手术，要求完整切除肿瘤、肿瘤切缘（包括邻近器官）阴性、清扫干净周围淋巴结。肿瘤位于胰头一般行胰十二指肠切除术（Whipple 术）；肿瘤位于胰腺远端时可行胰体尾切除术加脾切除术，或行保脾手术。一般而言，手术应联合切除脾，但良性胰岛素瘤可考虑保留脾。

（3）胃肠道类癌切除术应保证足够的淋巴结清扫范围，术中探查彻底有无其他同时合并的原发 NET（发生率 15%～30%）。

（4）疾病于局部复发、转移灶孤立或以前无法切除治疗后退缩的患者，如需手术，应充分评估患者的身体情况。

（5）对复发的肿瘤，如有局部症状或激素过多分泌引起的症状，通过次全切除术（一般切除超过肿瘤的 90%）可以有效地缓解症状。对无法切除和/或有远处转移的肿瘤，则需要医生结合经验合理地制订治疗方案。对无症状或无功能性肿瘤，如疾病进展，是否必要择期行细胞减灭术/不全切除术（R2 术）目前存在争议。

（6）对进展期 NET、拟行手术的患者，由于长期使用生长抑素类似物会增加胆道症状及胆结石风险，如果术后预期需要长期使用奥曲肽治疗，术中建议实行预防性胆囊切除术。

（7）胰十二指肠切除术后发生肝转移的 NET，针对肝脏的治疗（如肝切除术、热消融术、药物栓塞术）会增加肝周围脓毒症和肝脓肿的发生风险。

（8）对功能性类癌患者，如需手术，手术前应予胃肠道外的奥曲肽治疗，以预防类癌危象的发生（如无发生，术后第 1d 可停药）。

（9）如需行脾切除术，患者术前应注射三价疫苗（如肺炎球菌、乙型流感嗜血杆菌、丙型脑膜炎球菌）。

（10）一般而言，腹腔镜手术适于肿瘤较小（＜6cm），临床考虑良性、功能性的肾上腺肿瘤。开放性手术适于恶性可能大的肿瘤。

## 十五、全身抗肿瘤治疗原则

并非所有的无法切除或已发生远处转移的肿瘤均适合接受全身治疗，建议多学科讨论后制定最佳治疗方案，如病情稳定、肿瘤负荷一般者可选择随访观察。以肝转移为主的患者可选择行肝局部治疗，减瘤术、全身治疗等也可在合适的患者中选择性进行。

相比全身治疗，目前仍无相关数据支持开展序列性局部治疗。同时，目前也无资料用于指导安排以下全身治疗的先后顺序。

类癌术后安排的全身治疗，可作为术后辅助治疗的 1 种，其作用仍未明确。

药物的剂量及服用时间可根据实际情况进行合理调整。

激素相关症状的治疗。

### （一）类癌：无法切除及/或转移性消化道、肺及胸腺 NET

（1）生长抑素类似物（剂量用法同样适用于局部区域性的 NET）：奥曲肽 LAR：20～30mg，肌肉注射，每月 1 次。为控制症状，可予奥曲肽 150～250mcg，皮下注射，3 次/d；或奥曲肽 LAR20～30mg，肌肉注射，4 周 1 次。药物剂量和频次根据症状控制情况，可酌情增加。奥曲肽 LAR 注射后 10～14d，体内的奥曲肽方达到治疗有效浓度。为了迅速缓解症状，可以在长效奥曲肽基础上添加短效奥曲肽。

兰瑞肽 120mg，皮下深部注射，每月 1 次。

（2）可考虑使用以下全身治疗药物：细胞毒性药物化疗（3 类），对疾病进展、缺乏其他治疗选择的晚期患者，可考虑使用 5－FU、卡培他滨、达卡巴嗪、奥沙利铂、链佐星、替莫唑胺、依维莫司（3 类）及干扰素 α－2b（3 类）。

### （二）无法切除及/或转移性胰腺 NET

（1）生长抑素类似物（剂量用法同样适用于局部区域性的 NET）：奥曲肽 LAR 20～30mg，肌肉注射，每月 1 次；兰瑞肽 120mg，皮下深部注射，每月 1 次。

（2）靶向药物：依维莫司 10mg，口服，每天；舒尼替尼 37.5mg，口服，每天。

（3）细胞毒性药物化疗：对瘤体大、有症状及/或疾病进展的患者，可考虑使用 5－FU、卡培他滨、达卡巴嗪、奥沙利铂、链佐星、替莫唑胺。

（4）常用化疗方案：替莫唑胺/卡培他滨、5－FU/阿霉素/链佐星（FAS）、阿霉素/链佐星、阿霉素/5－FU。

无法切除或转移性 PanNET 可选择细胞毒性化疗药物，对进展期 PanNET 可使用链佐星，据报道，阿霉素联合链佐星有 69% 的总反应率。MD Anderson 肿瘤中心的一项回顾性综述指出，5－FU＋阿霉素＋链佐星可达到 39% 的客观反应率。Ⅱ/Ⅲ期临床研究 E1281 中，分别比较了阿霉素＋5FU、链佐星＋5FU 两组对不同部位（包括胰腺）NET 的疗效，两组的反应率无差异，约为 16%。病情进展后给予氮烯唑胺的反应率为 8%。另一项Ⅱ期临床研究的结果显示，卡培他滨＋奥沙利铂对低分化 NET 有 23% 的反应率，高分化者的反应率为 30%。口服以替莫唑胺为基础的化疗已用于进展期 PanNET，替莫唑胺可单独或联合其他药物治疗。一项回顾性研究发现，替莫唑胺和卡培他滨联合应用后，影像学显示可有 70% 的反应率，患者的中位 PFS 为 18 个月。另一项回顾性综述指出，替莫唑胺和卡培他滨联合应用有 61% 的反应率，总共入组的 18 例患者中有 1 例术后病理证实完全缓解。还有一项小型回顾性研究（$n=7$）报道反应率为43%。一项Ⅱ期研究评估了替莫唑胺联合贝伐单抗治疗的安全性与疗效，15例PanNET患者中有5例影像学结果见有反应，毒性可以耐受。

恶性PanNET常发生肝转移，对于转移灶局限者，可同期或分期行原发灶切除和肝转移灶切除（尽可能达到全部切除），经选择的部分患者也可考虑行非根治性的减瘤手术。当要分期手术时，应首先行肝切除术再行胰腺切除术，以减少胆道污染引起的肝周围脓毒症。尽管手术可能会获益，但多数晚期患者都将面临复发，如可能，可再次手术或行消融治疗。

不幸的是，多数进展期PanNET患者的病灶无法手术切除。这部分患者中，无症状、低肿瘤负荷、疾病稳定的可以考虑观察（每3～12个月复查肿瘤标志物/影像学，直到肿瘤显著进展）。此外，这部分患者也可给予奥曲肽/兰瑞肽治疗。对肿瘤不可切除的、有症状的患者，当肿瘤负荷高或疾病显著进展时，可考虑全身治疗，包括奥曲肽/兰瑞肽、靶向药物（依维莫司或舒尼替尼，2A类证据）、细胞毒性药物化疗（2A类证据）。

**（三）生长抑素类似物用于控制症状及肿瘤生长**

转移性神经内分泌肿瘤并类癌综合征患者应行生长抑素类似物（奥曲肽或兰瑞肽）治疗。长效释放配方（long－acting relese，LAR）的奥曲肽常用于类癌综合征。长效奥曲肽标准剂量是20～30mg，肌内注射，4周1次。剂量和频次根据症状控制情况可酌情增加。奥曲肽LAR注射后10～14d，体内的奥曲肽方达到治疗的有效浓度。为了迅速缓解症状，可以在长效奥曲肽基础上添加短效奥曲肽（150～250mg，皮下注射，每天3次）。

兰瑞肽的作用机制类似奥曲肽，但需皮下深部注射，研究显示它能有效控制类癌、胃泌素瘤、血管活性肠肽瘤（VIP瘤）的症状。类癌综合征患者常并发心脏病，有研究显示，59%的类癌综合征患者中可发现三尖瓣反流。最近另一项有250例类癌综合征患者参与的研究发现，24h尿5－HIAA含量测定高于300pmol，每天超过3次潮红发作的患者发生心脏病的危险更高。

既往未接受奥曲肽或兰瑞肽治疗、肿瘤负荷显著或疾病进展的患者，建议开始接受奥曲肽或兰瑞肽治疗以控制肿瘤继续进展。

**（四）依维莫司用于治疗进展期消化道、肺、胸腺神经内分泌肿瘤**

转移性神经内分泌肿瘤进展后可选择依维莫司治疗。依维莫司是mTOR抑制剂，耐受性好，有Ⅱ期临床研究的证据显示，配合长效奥曲肽使用于进展期类癌患者上是有效的。依维莫司的主要不良反应是口腔炎、皮疹、疲乏、腹泻等。

**（五）进展期消化道、肺、胸腺神经内分泌肿瘤的细胞毒药物治疗**

细胞毒性药物化疗：细胞毒性药物化疗在进展期神经内分泌肿瘤上应用的效果充其量只能说一般。反应率总体较低，未看到明显的PFS获益。近期一项Ⅱ期临床研究的结果显示，卡培他滨用于治疗转移性神经内分泌肿瘤患者（共19例），未发现客观缓解病例，但13例肿瘤稳定。另一项Ⅱ期研究评价了卡培他滨联合奥沙利铂的疗效，其中病理分化较差组的反应率为23%，病理分化较好组的反应率为30%。Ⅲ期研究E1281评价了5－FU联合链佐星或阿霉素疗效，两组反应率均在16%左右。疾病进展后给予达卡巴嗪，反应率为8%。进展期类癌对替莫唑胺反应率很低。

**（六）转移性肾上腺癌的治疗**

肿瘤比例超过90%（包括转移灶）能够切除时可考虑手术。否则，建议行全身治疗。惰性肿瘤可考虑每3个月1次随访观察（影像学及标志物检查），如有进展再行全身治疗。

进展期肾上腺癌的全身治疗包括米托坦单药治疗，顺铂、卡铂、依托泊苷、阿霉素、链佐星、米托坦不同组合的联合方案治疗。米托坦单药治疗局部进展或转移性疾病的疗效PR最多10%～30%，米托坦联合顺铂、依托泊苷等细胞毒药物的疗效也有报道。其中一项较大的研究，纳入72例不可切除的肾上腺癌，接受米托坦（4g/d）联合顺铂、依托泊苷和阿霉素治疗，结果ORR为49%，其中功能性肿瘤的应答率为16/42。另一项研究发现，米托坦联合链脲霉素的ORR为36%，该研究中，12例进展期患者中有3例（25%）治疗后肿瘤转化为可切除，术后无病生存或SD达3～18年；1例治疗后3月复查SD；其他8例（67%）无反应。

随机对照Ⅲ期临床研究FIRM－ACT对比了依托泊苷＋阿霉素＋顺铂＋米托坦方案和链佐星＋米托坦方案在晚期ACC的疗效（治疗期间如出现疾病进展，则改为接受另一种联合化疗方案进行二线替代治疗），发现二者的OS无差异（14.8月vs.12.0月；HR，0.79；95%CI，0.61～1.02；$P=0.07$）。但四药方案应答率更好、PFS更长，而且在没有接受二线治疗的患者中，四药组的OS更长（17.1m vs. 4.7m）安全性方面，各亚组间严重不良事件的发生率无统计学差异。

如要使用多种细胞毒药物联合米托坦的方案，要注意毒性反应，米托坦单药方案仍是某些患者合适的选择。对晚期患者，米托坦的最佳剂量和治疗持续时间并未有共识，但有的单位建议，如能耐受，米托坦的浓度水平要达到14～20mcg/mL。较高剂量的药物会降低患者的耐受性，但较低剂量的药物却可能降低疗效。从开始应用到体内的米托坦维持在稳定水平需要数月的时间。由于米托坦会抑制肾上腺皮质功能，故需注意补充皮质激素（氢化可的松或泼尼松龙等）以避免肾上腺功能衰竭的发生。

### （七）嗜铬细胞瘤/副神经节瘤

80%～90%嗜铬细胞瘤来源于肾上腺髓质的嗜铬细胞。副神经节瘤是肾上腺外的嗜铬细胞瘤，起源于主动脉旁的交感神经节。嗜铬细胞瘤/副神经节瘤引起的高血压占所有高血压患者的0.05%～0.1%。美国的年发病率约为500～1 600例。

嗜铬细胞瘤释放儿茶酚胺及其代谢产物去甲肾上腺素和异丙肾上腺素，可导致高血压、心律失常、高血糖等表现。约40%副神经节瘤也能分泌儿茶酚胺。嗜铬细胞瘤发病高峰年龄是30～40岁，但往往在更小年龄即发病。对家族性疾病患者，双侧发病更多见。与肾上腺髓质来源的嗜铬细胞瘤相比，副神经节瘤恶性的可能更高（约10% vs. 40%）。

遗传综合征相关的嗜铬细胞瘤/副神经节瘤与散发性嗜铬细胞瘤/副神经节瘤相比，有更高的侵袭性和远处转移可能。近期一项研究发现，20岁前发病的遗产综合征相关的嗜铬细胞瘤/副神经节瘤，如有远处转移，87.5%可检测到某些基因发生了胚系突变。如无远处转移，突变的发生率仍高达64.7%。家族性副神经节瘤患者从发病到发生远处转移可间隔长达30年，且治疗后晚期患者仍可长期存活。因此，儿童期、青春期或青年期发病的患者需要终身随访监测。

嗜铬细胞瘤/副神经节瘤无论良恶性，手术是主要治疗手段。手术或应激可诱发儿茶酚胺突然的大量释放，引起显著，有时甚至可威胁生命的血压升高。因此术前准备要给予α－受体阻滞剂（如酚苄明、多沙唑嗪），同时充分扩容。α1－受体阻滞剂如哌唑嗪、特拉唑嗪、多沙唑嗪也可用于晚期嗜铬细胞瘤的长期治疗。术前联用酪氨酸羟化酶抑制剂α－甲基酪氨酸能预防高血压危象。β－受体阻滞剂的使用必须在α－受体阻滞剂之后，在低血容量已纠正的前提下防治快速性心律失常，可考虑非心选择性β受体阻滞剂如普萘洛尔、纳多洛尔、拉贝洛尔，也可考虑心选择性的β1－受体阻滞剂如阿替洛尔、美托洛尔等。二氢吡啶类钙离子通道阻滞剂也可控制血压，替代用于不能耐受β受体阻滞剂的患者。出现直立性低血压时要停用α－受体阻滞剂。

在安全可行的前提下，腹腔镜手术是肾上腺髓质肿瘤包括嗜铬细胞瘤的首选手术方式。对孤立的远处转移灶，如可切除，仍推荐行减瘤手术。局部不可切除的肿瘤如可能也推荐手术减瘤，术后加行放疗。晚期患者的治疗，推荐减瘤手术后联合使用长期的α－受体阻滞剂±α－甲基酪氨酸±β受体阻滞剂。对晚期、不可切除的肿瘤其他的治疗选择还包括加入临床试验、全身化疗（环磷酰胺＋长春新碱±氮烯唑胺）、碘－131－MIBG治疗（如果证实肿瘤摄取MIBG）。

（雷光焰）

# 第四节　黑色素瘤

## 一、概述

据估计，2014 年美国有黑色素瘤新增病例数 76 100 例，死亡例数 9 710 例，然而这些数字还过于保守，因为很多表浅和原位癌的门诊患者未统计在内。黑色素瘤发病率仍持续增加。从 2002 年到 2006 年，男性总发病率为 33%，女性为 23%。黑色素瘤较其他恶性肿瘤增长迅速，在女性中，除肺癌外，黑色素瘤增长较其他恶性肿瘤增长快。2005 年出生人口中发生黑色素瘤的几率为 1/55 人，中位发病年龄为 59 岁。

发生黑色素瘤的高危因素包括明确的家族史，黑色素瘤病史，多发非典型痣或发育不良痣和罕见的先天基因突变。对有明显家族史的人应该咨询遗传学专家。除遗传因素外，阳光暴晒也可能对黑色素瘤的发生发展起促进作用。遗传易感性与阳光暴晒的相互作用表明黄褐色、白皙皮肤的人容易晒伤，是黑色素瘤发生的高危因素。然而黑色素瘤也发生于任何人种和未接受过大量阳光暴晒的人群。

与其他恶性肿瘤一样，黑色素瘤的预后依赖于与初始诊断时的分期，约 82% ~85% 的黑色素瘤患者表现为局限性疾病，10% ~13% 患者表现为区域转移，2% ~5% 发生远处转移。通常而言，预后好者为局限性病变，原发肿瘤厚度 ≤1mm，90% 的患者获得长期生存；肿瘤厚度 >1mm 的长期生存为 50% ~90% 不等。

肿瘤厚度越厚，淋巴结受累的可能性越高。区域淋巴结受累，生存率几乎减半；然而，Ⅲ期患者 5 年生存率为 20% ~70% 不等，取决于瘤负荷等因素。远处转移患者的长期生存总体不超过 10%，但也有部分患者生物学特性独特而进展缓慢。

## 二、分期

**表 1　TNM 定义（AJCC，2010 年第 7 版）**

| TNM | | 定义 | TNM | | 定义 |
|---|---|---|---|---|---|
| 原发肿瘤（T） | Tx | 原发灶无法评价（如黑色素瘤退化或薄片活检） | 区域淋巴结（N） | Nx | 区域淋巴结无法评价 |
| | T0 | 无肿瘤证据 | | N0 | 无淋巴结转移 |
| | Tis | 原位黑色素瘤 | | N1 ~3 | 区域淋巴结转移依据淋巴结转移数目和淋巴管内有无转移（移行转移或卫星转移） |
| | T1 | 厚度 ≤1mm，伴或不伴溃疡 | | N1 | 一个区域淋巴结转移 |
| | T1a | 不伴溃疡，有丝分裂 $<1/mm^2$ | | N1a | 微小转移（前哨淋巴结活检和完整淋巴结切除后诊断），只有显微镜下可见的转移 |
| | T1b | 伴溃疡，或有丝分裂 $\geq 1/mm^2$ | | N1b | 显性转移（前哨淋巴结活检和完整淋巴结切除后诊断），肉眼可见的转移 |
| | T2 | 厚度 1.01 ~2.0mm | | N2 | 2 ~3 个区域淋巴结转移或移行转移 |
| | T2a | 不伴溃疡 | | N2a | 微小转移 |
| | T2b | 伴溃疡 | | N2b | 显性转移 |
| | T3 | 厚度 2.01 ~4mm | | N2c | 卫星灶或移行转移（经淋巴道转移）而无淋巴结转移 |
| | T3a | 不伴溃疡 | | N3 | 4 个或更多区域淋巴结转移，或簇样转移结节，或移行转移合并区域淋巴结转移，或卫星灶合并区域淋巴结转移 |

续表

| TNM | | 定义 |
|---|---|---|
| 原发肿瘤（T） | T3b | 伴溃疡 |
| | T4 | 厚度≥4.0mm |
| | T4a | 不伴溃疡 |
| | T4b | 伴溃疡 |

| TNM | | 定义 |
|---|---|---|
| 远处转移（M） | Mx | 远处转移无法评价 |
| | M0 | 无远处转移 |
| | M1 | 有远处转移 |
| | M1a | 皮肤、皮下组织，或区域淋巴结以外的淋巴结转移 |
| | M1b | 肺转移 |
| | M1c | 其他内脏转移或任何远处转移伴 LDH 升高 |

**表 2　临床与病理分期**

| 临床分期 | | 病理分期 | |
|---|---|---|---|
| 0 期 | Tis　N0　M0 | 0 期 | Tis　N0　M0 |
| IA 期 | T1a　N0　M0 | IA 期 | T1a　N0　M0 |
| IB 期 | T1b　N0　M0，T2a　N0　M0 | IB 期 | T1b　N0　M0，T2a　N0　M0 |
| ⅡA 期 | T2b　N0　M0，T3a　N0　M0 | ⅡA 期 | T2b　N0　M0，T3a　N0　M0 |
| ⅡB 期 | T3b　N0　M0，T4a　N0　M0 | ⅡB 期 | T3b　N0　M0，T4a　N0　M0 |
| ⅡC 期 | T4b　N0　M0 | ⅡC 期 | T4b　N0　M0 |
| Ⅲ期 | 任何 T　≥N1　M0 | ⅢA 期 | T（1～4）a　N1a　M0，T（1～4）a　N2a　M0 |
| Ⅳ期 | 任何 T　任何 N　M1 | ⅢB 期 | T（1～4）b　N1a　M0，T（1～4）b　N2a　M0，T（1～4）a　N1b　M0，T（1～4）a　N2b　M0，T（1～4）a　N2c　M0 |
| | | ⅢC 期 | T（1～4）b　N1b　M0，T（1～4）b　N2b　M0，T（1～4）b　N2c　M0，任何 T　N3　M0 |
| | | Ⅳ期 | 任何 T　任何 N　M1 |

注：（1）临床分期包括原发灶病理分期和临床/影像学所确认的转移灶。常规来说，应在原发灶切除和分期检查完成后确定分期。

（2）病理组织类型：原位癌、恶性黑色素瘤、NOS、浅表扩散型黑色素瘤、结节性黑色素瘤、恶性雀斑样痣黑色素瘤、肢端雀斑样痣性黑色素瘤、上皮样黑色素瘤、促纤维增生性黑色素瘤、梭形细胞黑色素瘤、恶性无色素痣、气球样细胞黑色素瘤、巨大色素痣恶性黑色素瘤。

## 三、黑色素瘤 Clark 分级法

Ⅰ级：瘤细胞限于基底膜以上的表皮内。

Ⅱ级：瘤细胞突破基底膜侵犯到真皮乳头层。

Ⅲ级：瘤细胞充满真皮乳头层，并进一步向下侵犯，但未到真皮网状层。

Ⅳ级：瘤细胞已侵犯到真皮网状层。

Ⅴ级：瘤细胞已穿过真皮网状层，侵犯到皮下脂肪层。

1970 年 Breslow 研究了黑色素瘤垂直厚度与预后的关系，根据目镜测微器测量的黑色素瘤最厚部分（从颗粒层到黑色素瘤最深处的厚度），将黑色素瘤分为 5 级：

1 级：＜0.75mm

2 级：0.76～1.5mm

3 级：1.51～3mm

4 级：3.01～4.5mm

5 级：>4.5mm

## 四、临床表现与病理报告

表 3 病理报告

<table>
<tr><th colspan="2">临床表现</th><th>病理报告</th><th>初始检查</th><th>临床分期</th></tr>
<tr><td rowspan="2">可疑色素病灶→活检</td><td>未能诊断→再次活检→确诊为黑色素瘤</td><td rowspan="2">· 肿瘤厚度<br>· 是否伴有溃疡<br>· 真皮层有丝分裂率<br>· 活检深度和病灶边缘情况<br>· 有无微卫星灶<br>· Clark 分级（厚度≤1mm，有丝分裂率不确定的非溃疡病灶）<br>· 单纯粘连<br>· 有无脉管浸润<br>· ±免疫组化<br>· ±基因突变情况</td><td rowspan="2">· 病史和查体，注意局部及区域淋巴结<br>· 全身皮肤检查<br>· 评估黑色素瘤相关危险因子</td><td rowspan="2">0 期、IA 期、IB 期、Ⅱ 期、Ⅲ 期、Ⅳ期</td></tr>
<tr><td>确诊为黑色素瘤</td></tr>
</table>

注：(1) 对于临床初步诊断无远处转移的黑色素瘤患者，切除活检一般建议完整切除，不主张穿刺或切取活检；如病灶面积过大或已有远处转移而需确诊者，可局部切除。

(2) 病理报告中必须包括肿瘤厚度、是否有溃疡。

## 五、临床分期与初始治疗

表 4 临床分期与初始治疗

<table>
<tr><th>临床分期</th><th colspan="2">检查</th><th colspan="2">初始治疗</th><th>辅助治疗</th></tr>
<tr><td>0 期原位癌</td><td colspan="2" rowspan="3">· H&P<br>· 不推荐常规影像/实验室检查<br>· 影像学检查（CT/PET－CT/MRI）仅推荐用于评价特殊症状及体征</td><td colspan="2" rowspan="3">原发灶扩大切除</td><td rowspan="4">见随访</td></tr>
<tr><td>IA 期（厚度≤0.75mm，无溃疡，有丝分裂率<1/mm²）</td></tr>
<tr><td>IB 期（厚度≤0.75mm，伴溃疡，或/且有丝分裂率≥1/mm²）</td></tr>
<tr><td rowspan="3">IA 期（厚度在 0.76～1mm 之间，无溃疡，有丝分裂率 0/mm²）</td><td rowspan="3">· H&P<br>· 不推荐常规影像/实验室检查<br>· 影像学检查（CT/PET－CT/MRI）仅推荐用于评价特殊症状及体征</td><td rowspan="3">讨论并实施前哨淋巴结活检</td><td colspan="2">扩大切除（1 类）</td></tr>
<tr><td rowspan="2">扩大切除（1 类）加前哨淋巴结活检（2B 类）</td><td>前哨淋巴结阴性</td><td>定期查体</td></tr>
<tr><td>前哨淋巴结阳性</td><td>见 Ⅲ 期检查与初始治疗</td></tr>
</table>

续表

<table>
<tr><th>临床分期</th><th colspan="2">检查</th><th colspan="2">初始治疗</th><th>辅助治疗</th></tr>
<tr><td rowspan="3">IB期、Ⅱ期（厚度在0.76～1mm之间伴溃疡或有丝分裂率≥1/mm²或厚度大于1mm，任何特征）N0</td><td rowspan="3">· H&P<br>· 不推荐常规影像/实验室检查<br>· 影像学检查（CT/PET－CT/MRI）仅推荐用于评价特殊症状及体征</td><td rowspan="3">讨论并实施前哨淋巴结活检</td><td colspan="2">扩大切除（1类）</td><td rowspan="2">如果IB、ⅡA期：临床试验，或观察<br>如果ⅡB、ⅡC期：临床试验，或α－IFN（2B类），或观察</td></tr>
<tr><td rowspan="2">扩大切除（1类）加前哨淋巴结活检</td><td>前哨淋巴结阴性</td></tr>
<tr><td>前哨淋巴结阳性</td><td>见Ⅲ期检查与初始治疗</td></tr>
<tr><td>Ⅲ期（前哨淋巴结阳性）</td><td colspan="2">· 考虑做影像学检查作为基线检查和评估特异症状或体征（CT，PET±CT，MRI）</td><td>完整性淋巴结清扫</td><td colspan="2">临床试验，或观察，或α－IFN（2B类）</td></tr>
<tr><td>Ⅲ期（临床发现淋巴结转移）</td><td colspan="2">· 如果可行，首选FNA活检，或淋巴结活检<br>· 推荐做影像学检查作为基线检查和为评估特异症状或体征（CT，PET±CT，MRI）</td><td>广泛性原发肿瘤切除（1类）＋完整性淋巴结清扫</td><td colspan="2">临床试验，或观察，或α－IFN（2B类），和/或若多个淋巴结受累或肉眼结外侵犯的考虑病灶基部放疗（2B类）</td></tr>
<tr><td>Ⅲ期移行转移</td><td colspan="2">· 如果可行，首选FNA活检，或空心针活检，或切取活检<br>· 推荐做影像学检查作为基线检查或为评估特异症状或体征（CT±PET，MRI）</td><td>优先临床试验<br>原发部位治疗可选择：<br>优先外科完全切除至切缘阴性<br>或瘤体内注射（BCG，IFN）（2B类）<br>或局部消融（2B类），或液氮（2B类）<br>或对不可切除的病灶考虑姑息放疗（2B类）<br>局部治疗可选择：<br>美法仑隔离肢体热灌注/输注（2A类），全身治疗</td><td>无瘤</td><td>临床试验<br>或观察<br>或α－IFN（2B类）<br>α－2b－IFN1年（2B类）<br>或长效干扰素5年（2B类）</td></tr>
</table>

## 六、临床病理分期与随访

表5　临床病理分期与随访

<table>
<tr><th>临床病理分期</th><th>各期常规随访</th><th>分期随访</th><th>复发</th></tr>
<tr><td>0期（原位癌）</td><td rowspan="3">· 至少每年做皮肤检查（终生）<br>· 教育患者定期做皮肤自查<br>· 不推荐做常规血液学检查<br>· 有某些症状或体征时可行影像学检查<br>· 体格检查发现可疑淋巴结的患者，没有进行前哨淋巴结活检（SLNB）的患者，不能进行前哨淋巴结活检或活检失败，或前哨淋巴结阳性但没有进行淋巴结清扫的患者，均应进行区域淋巴结超声</td><td>同常规随访</td><td rowspan="3">· 顽固性疾病或真正的局部瘢痕复发<br>· 局部，卫星灶，和/或移行复发<br>· 淋巴结复发<br>· 远处转移</td></tr>
<tr><td rowspan="2">· A～ⅡA期</td><td>· 病史和查体（重点为皮肤和淋巴结）每6～12月1次，连续5年；以后根据临床每年1次<br>· 不推荐为无症状复发或转移做常规影像学检查筛查</td></tr>
<tr><td>· 病史和查体（重点为皮肤和淋巴结）每3～6月1次，连续2年；其后每3～12月1次，连续3年；以后根据临床1年1次</td></tr>
</table>

续表

| 临床病理分期 | 各期常规随访 | 分期随访 | 复发 |
| --- | --- | --- | --- |
| ⅡB期～Ⅳ期 | 检查，在这一点上，结节超声检查不能替代前哨淋巴结活检或完整淋巴结清扫（CLND）<br>·随访安排受复发风险、原发灶情况、黑色素瘤家族史和其他因素影响，如不典型痣，发育不良痣或者患者/主管医生的考虑 | ·考虑每3～12个月行CT和/或PET－CT等筛查是否复发或转移<br>·考虑每年做1次脑MRI<br>·3～5年后，不推荐再为无症状复发或转移做常规实验室/影像学检查 | |

## 七、复发的治疗

表6　复发的治疗

<table>
<tr><th>复发类型</th><th>检查</th><th colspan="3">治疗</th><th>辅助治疗</th></tr>
<tr><td>顽固性疾病或真正的局部瘢痕复发</td><td>·活检以明确诊断<br>·根据原发肿瘤特征进行适当检查</td><td colspan="3">·淋巴扫描<br>·根据原发肿瘤特征进行前哨淋巴结活检</td><td>治疗需要基于复发的病理分期</td></tr>
<tr><td>局部，卫星灶和/或移行复发</td><td>·细针穿刺或切除活检<br>·考虑影像学检查作为基线检查，或为评估特异症状或体征（2B类）<br>（CT，PET－CT，MRI）</td><td colspan="3">·首选临床试验<br>·原发部位治疗可选择：<br>如果可行，外科完全切除至切缘阴性<br>瘤体内注射（BCG，IFN，IL－2）（2B类）<br>局部消融（2B类）<br>表皮病灶局部用药（2B类）<br>对不可切除的病灶考虑放疗（2B类）<br>·局部治疗可选择：<br>美法仑隔离肢体热灌注/输注（2A类）<br>·全身治疗</td><td>如果无肿瘤存在：<br>临床试验<br>或观察<br>或α－IFN（2B类）</td></tr>
<tr><td rowspan="4">淋巴结复发</td><td rowspan="4">·细针穿刺（优先）或淋巴结活检<br>·推荐影像学检查作为基线检查或为评估特异症状或体征（2B类）<br>（CT，PET－CT，MRI）<br>·盆腔CT：如临床发现腹股沟淋巴结阳性</td><td colspan="3">既往未切除：淋巴结切除</td><td rowspan="2">考虑辅助性放疗（2B类）和/或临床试验，或观察或α－IFN（2B）</td></tr>
<tr><td rowspan="3">既往切除过</td><td rowspan="2">切除复发灶；如既往未做完全性淋巴结清扫，可完全性淋巴结清扫</td><td>完整切除</td></tr>
<tr><td>不能完整切除</td><td rowspan="2">放疗和/或全身治疗或临床试验或最佳支持治疗</td></tr>
<tr><td colspan="2">不可切除或远处转移</td></tr>
</table>

## 八、转移病变的治疗原则

表 7　转移病变的治疗原则

<table>
<tr><th>复发类型</th><th>检查</th><th colspan="5">转移后治疗</th></tr>
<tr><td rowspan="7">远处转移</td><td rowspan="7">· 细针穿刺（优选）或活检<br>· LDH<br>· 推荐影像学检查作为基线检查或为评估特异症状或体征：<br>胸、腹/盆腔 CT，头颅 ± MRI 和/或 PET－CT</td><td rowspan="5">局限性（可切除）</td><td rowspan="2">再次切除</td><td colspan="3">没有病变存在：临床试验，或观察</td></tr>
<tr><td colspan="3">有残留病变：按弥漫型治疗方法（见下）</td></tr>
<tr><td rowspan="3">观察或全身治疗后，复查</td><td rowspan="2">无其他病灶</td><td rowspan="2">再次切除</td><td>无其他病灶证据：临床试验，或观察</td></tr>
<tr><td>有残留病灶：按弥漫型治疗方法（见下）</td></tr>
<tr><td colspan="2">有其他病灶</td><td>按弥漫型治疗方法（见下）</td></tr>
<tr><td rowspan="2">广泛转移（不可切除）</td><td colspan="3">无脑转移</td><td rowspan="2">全身治疗或临床试验和/或有症状者考虑姑息性切除或放疗或最佳支持治疗</td></tr>
<tr><td>有脑转移</td><td colspan="2">考虑切除和/或放疗</td></tr>
</table>

## 九、活检与病理要求

表 8　活检与病理要求

| 活检要求 | 病理要求 |
|---|---|
| · 切除性活检（圆形，钻孔或削取）最好切除病灶边缘 1～3mm。避免边缘切除太宽以保证随后准确的淋巴结扫描（SLNB）<br>· 活检应制定一个确切的切除宽度<br>· 病灶应沿深度全部切开，或取临床病灶最厚的部位活检，尤其特殊解剖部位的病灶（如手掌、足底、指趾、脸或耳朵）或巨大病灶<br>· 当黑色素瘤可能性低时，刮取活检进行病理诊断和充分的 Breslow 厚度评估 | · 须由经验丰富的病理专家诊断<br>· 病理报告应包括病变厚度（mm），有无溃疡，真皮层有丝分裂，Clark 分级（≤1mm 者推荐，＞1mm 者最优）和活检边缘及深度（阳性或阴性）<br>· 有无微卫星灶<br>· 其他应写入报告的因素（与美国皮肤学学会推荐的一致）：<br>◆位置<br>◆分化程度<br>◆有无淋巴细胞浸润（TIL）<br>◆垂直生长期（VGP）<br>◆有无脉管侵犯<br>◆有无神经侵犯<br>◆组织类型亚型<br>◆单纯粘连形成（单纯的、混合的）<br>· 使用对比基因组杂交技术（CGH）或荧光原位杂交技术（FISH）检测组织学不明病变 |

## 十、原发黑色素瘤广泛切除外科切缘原则

表 9 原发黑色素瘤广泛切除外科切缘原则

| 肿瘤厚度 | 临床推荐切除边缘 |
|---|---|
| 原位 | 0.5cm |
| ≤1mm | 1cm（1 类） |
| 1.01～2mm | 1～2cm（1 类） |
| 2.01～4mm | 2cm（1 类） |
| ＞4mm | 2cm（1 类） |

注：切除边缘须根据解剖部位及功能需求调整：

（1）黑色素瘤原位癌，如位于肢端型的较大病灶，外科切缘＞5mm 才能达到病理切缘净。建议应用详尽的病理技术来评估切缘，术后切缘阳性的患者考虑局部应用咪喹莫特（原位癌）或放疗（2B 类）。

（2）临床外科切缘并不一定要与最终的病理切缘一致（1 类）。

## 十一、淋巴结清扫及放射治疗原则

表 10 淋巴结清扫及放射治疗原则

| 淋巴结清扫原则 | 放射治疗原则 |
|---|---|
| 区域淋巴结充分切除：<br>· 受累淋巴结基部须在解剖学上完全切除<br>· 在腹股沟区，如临床发现浅表淋巴结或阳性浅表淋巴结≥3 个，选择性行髂骨和闭孔肌淋巴结切除（2B 类）<br>· 如果盆腔 CT 提示（2A 类）或 Cloquet 淋巴结阳性（2B 类）行髂骨和闭孔肌淋巴结切除<br>· 对于临床发现或显微镜下发现腮腺阳性淋巴结的头颈部原发黑色素瘤，推荐腮腺切除和适当的颈部淋巴引流区域淋巴结清扫 | 以下情况考虑放射治疗：<br>原发疾病：<br>对于切缘窄的促纤维增生性黑色素瘤、复发病变及广泛亲神经性黑色素瘤行辅助治疗<br>区域疾病：<br>辅助：<br>· 淋巴结外受累，≥4 个受累淋巴结，受累淋巴结大小≥3cm<br>· 颈部＞腋窝＞腹股沟淋巴结基底部，复发淋巴结切除术后<br>姑息：<br>· 不可切除的淋巴结、卫星灶或移行病变<br>转移性疾病：<br>脑转移：立体定位放射手术和/或全脑放疗既可作为辅助治疗，也可作为一线治疗。其他有症状或潜在症状的软组织和/或骨转移 |

## 十二、转移性或不能切除病变的全身治疗原则

表 11 转移性或不能切除病变的全身治疗原则

| BRAF 状态 | 疾病状态 | 一线治疗 | 体能状态 | | 二线或后续治疗 |
|---|---|---|---|---|---|
| 转移或不能切除：BRAF V600 野生型（WT） | 预计临床稳定＞12 周（治疗目的：长期生存） | 全身治疗选择：<br>· Pembrolizumab<br>· Nivolumab（1 类）<br>· Ipilimumab（伊匹木单抗）（1 类）<br>· 高剂量 IL－2 | 疾病进展 | PS0－2 | 全身治疗选择：<br>· Pembrolizumab<br>· Nivolumab<br>· 伊匹木单抗（1 类）<br>· 高剂量 IL－2<br>· 细胞毒药物<br>· C－KIT 突变的肿瘤使用伊马替尼<br>· 生物化疗（2B 类） |

续表

<table>
<tr><th>BRAF 状态</th><th>疾病状态</th><th>一线治疗</th><th colspan="2">体能状态</th><th>二线或后续治疗</th></tr>
<tr><td></td><td>预计临床进展≤12 周</td><td>全身治疗选择：<br>· Pembrolizumab<br>· Nivolumab（1 类）<br>· 细胞毒药物<br>· C－KIT 突变的肿瘤使用伊马替尼<br>· 生物化疗（2B 类）</td><td></td><td>PS3～4</td><td>建议最佳支持治疗</td></tr>
<tr><td rowspan="4">转移或不能切除：BRAF V600 突变型（MT）</td><td rowspan="2">预计临床稳定＞12 周（治疗目的：长期生存）</td><td rowspan="2">全身治疗选择：<br>· Pembrolizumab<br>· Nivolumab（1 类）<br>· Ipilimumab（1 类）<br>· Dabrafenib＋Trametinib（1 类）<br>· 高剂量 IL－2</td><td rowspan="4">疾病进展或从 BFRA 靶标治疗中获益</td><td>PS0～2</td><td>再次评估疾病状态和采用适当的方法治疗</td></tr>
<tr><td>PS3～4</td><td>建议最佳支持治疗</td></tr>
<tr><td rowspan="2">预计临床进展≤12 周</td><td rowspan="2">全身治疗选择：<br>· Dabrafenib ＋ Trametinib（1 类）（首选）<br>· Vemurafenib（1 类）<br>· Dabrafenib（1 类）<br>· Pembrolizumab<br>· Nivolumab（1 类）</td><td>PS0～2</td><td>全身治疗选择：<br>· Pembrolizumab<br>· Nivolumab<br>· Ipilimumab（1 类）<br>· 高剂量 IL－2<br>· 细胞毒药物<br>· 如果一线治疗没有用过，可考虑：Vemurafenib，Dabrafenib ± Trametinib<br>· Trametinib（对 BRAF 抑制剂不耐药的患者）<br>· 生物化疗（2B 类）</td></tr>
<tr><td>PS3～4</td><td>建议最佳支持治疗</td></tr>
</table>

注：Ⅳ期转移者检查，为了基线检查或为了评估特异症状或体征，推荐胸部、腹部、盆腔 CT，脑部 MRI，和/或 PET－CT

## 十三、转移性或不能切除病变的全身治疗

表 12　转移性或不能切除病变的全身治疗

| 细胞毒药物 | 生物化疗 |
| --- | --- |
| · 达卡巴嗪<br>· 替莫唑胺<br>· 紫杉醇<br>· 白蛋白结合的紫杉醇<br>· 卡铂/紫杉醇 | · 达卡巴嗪/顺铂/长春碱 ± IL－2、α－IFN（2B）<br>· 替莫唑胺/顺铂/长春碱 ± IL－2、α－IFN（2B）<br>· 达卡巴嗪/顺铂/血管内皮抑素（恩度） |

## 十四、免疫靶向治疗与靶向治疗原则

### （一）免疫靶向治疗原则

（1）抗－PD1 药物（pembrolizumab 和 nivolumab）：如果 BRAF V600 突变，使用一种 BRAF 抑制剂 ipilimumab 后疾病进展，可使用 pembrolizumab 和 nivolumab。专家一致的意见是，与 ipilimumab 比较，

这两种药物有较高的反应率和较低的毒性反应，应该作为一线治疗选择。

一项大样本的Ⅰ期研究表明，pembrolizumab 的总反应率（ORR）为38%，但所有剂量组均未达到中位反应时间；在以前使用过 ipilimumab 的患者中，pembrolizumab 的总反应率（ORR）为26%，也未达到中位反应时间。

在一项大的Ⅲ期研究中，以前没有治疗的、无潜在 BRAF 突变的患者，nivolumab 与达卡巴嗪比较，结果表明，nivolumab 改善了1年总生存（OS）（73% vs. 42%），中位无进展生存（PFS）（5.1个月 vs. 2.2个月）和总反应率（ORR）（40% vs. 14%）。

（2）细胞毒药物治疗：pembrolizumab 和 nivolumab 可引起免疫介导的副作用，3～4级毒性反应比 ipilimumab 少，但需要专业人员处理。最常见的副作用（20%以上的患者发生）包括疲乏、皮疹、瘙痒、咳嗽、腹泻、食欲下降、便秘和关节痛。如果反应严重，应该停用 pembrolizumab 和 nivolumab。对于中度到重度反应，如肺炎、肠炎、肝炎、下垂体炎、肾炎和甲亢，应该使用皮质类固醇。对于以前 ipilimumab 引起的下垂体炎，如果患者进行适当的生理性内分泌替代治疗，可以使用 pembrolizumab。有关 pembrolizumab 和 nivolumab 的更多的毒性与毒性处理信息可参见处方说明书。ipilimumab：两个独立的Ⅲ期研究，ipilimumab 单药、ipilimumab + 达卡巴嗪与对照组比较，有 OS 优势。在既往治疗的患者中，与 gp100 疫苗比较，ipilimumab 单药改善了中位 OS，从6.5个月提高到10.1个月（$P=0.003$）。在既往没有治疗的患者中，与达卡巴嗪比较，ipilimumab + 达卡巴嗪改善了中位 OS（11.2个月 vs. 9.1个月，$P<0.001$）。

毒性处理：ipilimumab 有潜在的、严重的免疫介导并发症，需进行风险评估和制订缓解策略（REMS）和/或根据经验用药，密切随访是必要的。使用 ipilimumab 应该极其谨慎，因为可能发生严重的自身免疫功能紊乱。

有关 ipilimumab 的更多的毒性与毒性处理信息可参见 REMS 资料与处方说明书。

**（二）靶向治疗原则**

（1）BRAF 抑制剂和联合 BRAF/MEK 抑制剂对于潜在 BRAF 基因 V600 突变的患者产生快速反应是可能的，其检测方法需由 FDA 批准。

（2）BRAFV600 突变的患者，与达卡巴嗪比较，单药 BRAF 抑制剂 vemurafenib 和 dabrafenib，同样能改善 OS 和 PFS。另外，BRAF V600 突变的患者，单药 MEK 抑制剂或 trametinib 在6个月时可适度改善 OS 和 PFS。Trametinib 对于 BRAF 抑制剂耐药的患者几乎没有活性。因此，trametinib 单药的初始反应似乎存在于 BRAF 突变但对 BRAF 抑制剂不耐药的患者中。

（3）一个大的Ⅲ期试验中，dabrafenib + trametinib 与单药 vemurafenib 比较，在12个月时，改善了 OS（72% vs. 65%）、PFS（11.4个月 vs. 7.3个月）及客观反应率。在一个独立的Ⅲ期试验中，与 dabrafenib 单药比较，dabrafenib + trametinib 在6个月时改善了 OS（93% vs. 85%）、ORR（67% vs. 51%）和 PFS（9.3个月 vs. 8.8个月）。在这两个试验中，联合治疗增加了相关性发热。

（4）Dabrafenib 与 trametinib 联合使用提高了临床疗效，但与 BRAF 抑制剂单药比较，一些患者对联合用药的耐受性降低了。

（5）毒性的处理：

①皮肤用药：常规皮肤用药评估，建议咨询皮肤科医生或在靶向治疗引起皮肤病诊断与处理方面有经验的医生。与 BRAF 抑制剂相关的皮肤鳞状细胞癌、严重光敏感和其他皮肤毒性，MEK 抑制剂非常罕见。

②发热：BRAF 和 MEK 抑制剂联合使用，其发热（38.5℃或以上）是很常见的（55%），但 BRAF 抑制剂单药使用时，发热很少（20%）。发热是间断的，通常是在治疗开始的2～4周，中位时间是9d。发热可能伴有寒战、夜间出汗、皮疹、脱水、电解质紊乱和低血压。停用或继续使用 dabrafenib 与 trametinib，发热通常可能会停止，在发热及发热相关性综合征消失时，可以使用足量的 dabrafenib与trametinib。再次使用dabrafenib与trametinib，发热可能再发生，但>3度的发热少见（21%）。偶然的情况是，发热延长或更严重不是对dabrafenib和trametinib停用的反应，可使用低剂量的皮质激素（泼尼松10mg/d），发热患者建议使用解热药物和增加液体。

（姚俊涛）

# 第五节　默克尔（Merkel）细胞癌

## 一、概述

Merkel细胞是由19世纪德国解剖学家和组织病理学家默克尔于1872年首次描述，根据他的名字命名为Merkel细胞。其后在电镜下发现Merkel细胞内含神经内分泌颗粒，组织化学和免疫组化观察到其含有与神经组织有关的酶，如特异性乙酰胆碱酯酶、三磷酸核苷酶、神经特异性烯醇化酶（NSE）等，因此将Merkel细胞归类于APUD细胞（胺前体摄取与脱羧细胞）。

Merkel细胞癌（Merkel cell carcinoma，MCC）是一种临床罕见的高度恶性神经内分泌肿瘤，具有较强的侵袭性，为浸润性非黑色素瘤皮肤癌。1972年Toker首次报道，之后的大量研究证实了这种皮肤肿瘤来源于Merkel细胞，并具有神经内分泌功能。肿瘤呈坚实性圆顶状，红色或紫色结节，直径0.5~2cm，常单发，迅速增长，常见于老年患者的曝光部皮肤。平均发病年龄为68岁，女性多于男性。原发部位为头、颈部（44%）、腿部（28%）、臀部（9%）、臂部（16%）。肿瘤趋于局部浸润到脂肪、筋膜及肌肉，可以早期转移，通常转移至局部淋巴结。肿瘤也可通过血行播散到肝、肺、脑及骨骼。几个大的回顾性研究报告指出，所有MCC的局部复发率为25%~30%，区域性病变为52%~59%，远处转移发生率为34%~36%。MCC死亡率很高，超过黑色素瘤，5年总生存率为30%~64%。

既往皮肤接受过广泛的日光照射是MCC发生的主要因素。年龄较大的（≥65岁）高加索人易发生MCC，且集中在受日光照射的皮肤区域。MCC在免疫抑制患者中更常见，如器官移植、淋巴组织恶性增生（如慢性淋巴细胞白血病），或HⅣ感染。

2008年，Feng和他的同事在MCC肿瘤组织中鉴定出多瘤病毒，在43%~100%的患者组织样本中检测到这种Merkel多瘤病毒（MCV或MCPyV）。MCV在MCC的发病机制中的作用还处于研究中。关于MCV预测治疗结果和复发的血清基线水平还在研究中。

## 二、分期

表1　分期（AJCC，2010年第7版）

| TNM | 定义 | 分期 | 组成 |
|---|---|---|---|
| T | 原发肿瘤 | 0期 | Tis　N0　M0 |
| Tx | 原发肿瘤无法评估 | IA期 | T1　pN0　M0 |
| T0 | 没有原发肿瘤证据 | IB期 | T1　cN0　M0 |
| Tis | 原位癌 | ⅡA期 | T2/T3　pN0　M0 |
| T1 | 肿瘤最大直径≤2cm | ⅡB期 | T2/T3　cN0　M0 |
| T2 | 肿瘤最大直径2~5cm | ⅡC期 | T4　N0　M0 |
| T3 | 肿瘤最大直径>5cm | ⅢA期 | 任何T　N1a　M0 |
| T4 | 原发肿瘤侵犯骨骼、肌肉、筋膜或软骨 | ⅢB期 | 任何T　N1b/N2　M0 |

续表

| TNM | 定义 | 分期 | 组成 |
| --- | --- | --- | --- |
| N | 区域淋巴结 | Ⅳ期 | 任何 T　任何 N　M1 |
| Nx | 无法评估区域淋巴结转移 | | |
| N0 | 没有区域淋巴结转移 | | |
| cN0 | 临床未发现淋巴结（没有进行病理学检查） | | |
| pN0 | 病理学检查淋巴结阴性 | | |
| N1 | 区域淋巴结转移 | | |
| N1a | 淋巴结微转移 | | |
| N1b | 淋巴结显性转移 | | |
| N2 | 淋巴结转移 | | |
| M0 | 无远处转移证据 | | |
| M1 | 超过区域淋巴结的转移 | | |
| M1a | 转移至皮肤、皮下组织或远处淋巴结转移 | | |
| M1b | 转移至肺 | | |
| M1c | 转移至所有其他内脏器官 | | |

## 三、检查与诊断

表 2　检查与诊断

<table>
<tr><th>临床表现</th><th>初始检查</th><th>诊断</th><th>附加检查</th><th>临床分期</th></tr>
<tr><td rowspan="3">可疑病灶</td><td rowspan="3">· 病史与体格检查<br>· 皮肤与淋巴结全面检查<br>· 活检：HE 染色，免疫组化</td><td rowspan="3">Merkel 细胞癌</td><td rowspan="3">· 在有临床指征时进行影像学检查<br>· 考虑多学科团队讨论</td><td>临床 N0</td></tr>
<tr><td>临床 N +</td></tr>
<tr><td>临床 M1</td></tr>
</table>

## 四、N0 病变的初始治疗与辅助治疗

表 3　初始治疗与辅助治疗

<table>
<tr><th>初始治疗</th><th colspan="2">辅助治疗</th></tr>
<tr><td>原发肿瘤的处理：广泛局部切除</td><td colspan="2">对原发肿瘤部位给予辅助放疗，或考虑对原发肿瘤肿瘤部位进行观察</td></tr>
<tr><td rowspan="2">引流区域淋巴结的处理：<br>· 前哨淋巴结活检（SLNB）<br>· 适当进行免疫组化检查</td><td>前哨淋巴结阳性：<br>· 如果以前没有进行基线影像学检查，则考虑此检查</td><td>· 如果可行，首选临床试验<br>· 多学科讨论<br>· 淋巴结切除和/或对淋巴结部位进行放射治疗</td></tr>
<tr><td>前哨淋巴结阴性</td><td>观察淋巴结部位或对高危患者淋巴部位考虑放疗</td></tr>
</table>

## 五、N+病变的初始治疗与辅助治疗

表4　N+病变的初始治疗与辅助治疗

<table>
<tr><th>检查</th><th colspan="5">诊断</th><th>治疗</th></tr>
<tr><td rowspan="3">·细针抽吸活检（FNA）或粗针活检<br>·免疫组化</td><td colspan="3">阳性</td><td rowspan="2">推荐影像学检查</td><td>M0</td><td>·多学科团队讨论<br>·淋巴结切除和/或放疗</td></tr>
<tr><td rowspan="2">阴性</td><td rowspan="2">考虑开放性活检</td><td>活检阳性</td><td>M1</td><td>如果可行则首选临床试验<br>或最佳支持治疗<br>和考虑联合以下治疗：<br>·化疗<br>·放疗<br>·手术</td></tr>
<tr><td colspan="4">活检阴性：随访</td></tr>
</table>

## 六、随访与复发

表5　随访与复发

<table>
<tr><th>随访</th><th colspan="2">复发与处理</th></tr>
<tr><td rowspan="3">·体格检查，包括整个皮肤与淋巴结检查：每3～6个月1次，连续2年，然后每6～12个月1次<br>·有临床指征时进行影像学检查，有高危因素的患者常规检测</td><td rowspan="3">复发</td><td>局部复发：个体化治疗</td></tr>
<tr><td>区域复发：个体化治疗</td></tr>
<tr><td>广泛转移：按转移治疗</td></tr>
</table>

## 七、病理诊断原则

（1）病理学家应该具有鉴别MCC与皮肤类似病变、皮肤转移癌的经验。

（2）首先做简要报告。

（3）最基本的表格内容包括肿瘤大小（cm）、边界和深度、切缘状况、淋巴血管侵犯情况、真皮外侵犯情况（即骨、肌肉、筋膜、软骨）。

（4）强烈鼓励增加临床相关因素内容的报告：深度（Breslow，mm），有丝分裂指数（首选#/$mm^2$，#/HPF），或MIB－1指数，肿瘤浸润性淋巴细胞（不确定，灵敏，不灵敏），肿瘤生长方式（结节性或浸润性），并发第二恶性肿瘤（即同时发生鳞状细胞癌，SCC）。

（5）适当选择免疫组化标记，最好包括CK20和甲状腺转录因子（TTF－1）。CK20和极低分子量的标志物典型阳性是细胞核旁“点状”染色。CK7和TTF－1（80%以上的小细胞肺癌为阳性）呈典型阴性。

（6）对可疑病变，考虑增加神经内分泌标记物免疫染色，如嗜铬粒蛋白（CgA）、突触素（Syn）、CD56、神经特异性烯醇化酶（NSE）和神经微丝。

（7）基于原发肿瘤免疫染色类型，特别是如果HE染色阴性，以及肿瘤负荷（结节的百分比）、肿瘤位置（如被膜下静脉窦、实质）和有/无被膜外侵犯，应该选择适当的免疫标记（即CK20和角蛋白AE1/AE3）。

## 八、放疗原则

### （一）原发肿瘤部位

（1）原发MCC既往肿瘤切除：

①当原发肿瘤很小（即<1cm），扩大切除和没有其他高危因素（如淋巴血管受侵或免疫抑制）。
②阴性切缘：50~56Gy。
③镜下轻微阳性切缘：56~60Gy。
④肉眼阳性切缘和没有再次切除的可能：60~66Gy。
（2）原发MCC既往没有切除肿瘤：不能切除、患者拒绝手术、手术切除可能导致明显并发症，60~66Gy。
（3）引流区域淋巴结：
①前哨淋巴结或区域淋巴结没有切除。
临床证实淋巴结病变：60~66Gy。
临床检查淋巴结阴性，但有亚临床病变危险因素存在：46~50Gy。
②前哨淋巴结切除但没有切除区域淋巴结。
前哨淋巴结阴性：无放疗指征，除非有假阴性前哨淋巴结的危险因素，否则观察。
前哨淋巴结阳性：50~56Gy。
（4）淋巴结切除后：多个淋巴结受侵和/或被膜外受侵，50~60Gy。
①手术切除后，立即进行初始辅助治疗是首选，因为延迟治疗可能出现更坏的结果。
②标准分割剂量为每天2Gy，在姑息治疗中，延迟性分割计划如30Gy分为10次很少使用。
③淋巴管内放疗通常不可行，除非原发肿瘤与结节部位非常接近。

## 九、手术切除原则

### （一）目标

（1）临床可行，应获得组织学切缘阴性。
（2）外科切缘应该考虑到并发症，如果适当，则应避免延迟放疗。

### （二）手术方法

在确定切除前，无论采取何种手术方法，前哨淋巴结的外科处理同等重要。切除方法包括：当临床可行时，切缘为肿瘤侵犯到肌肉或骨膜的距离1~2cm。如果临床指征与前哨淋巴结无矛盾，应该评估更彻底的组织学切缘的手术方法（Mohs技术、修改的Mohs、CCPDMA）。

## 十、化疗原则

### （一）局部病变

不推荐辅助化疗，除非临床判断其他部位有病变存在。

### （二）区域病变

不常规推荐辅助化疗，因为足够的临床试验评价无获益，但临床判断其他部位有病变存在时可辅助化疗：
①顺铂±依托泊苷。
②卡铂±依托泊苷。

### （三）病变广泛

（1）根据临床判断：
①顺铂±依托泊苷。

②卡铂 ± 依托泊苷。
③拓扑替康。
（2）CAV 方案：环磷酰胺、多柔吡星（或吡柔吡星、表柔吡星）、长春新碱。

（陈　勇）

# 第六节　皮肤基底细胞癌

皮肤基底细胞癌和皮肤鳞状细胞癌均为非黑色素皮肤癌（NMSCs），在美国是最常见的癌。2006年，约有 350 万 NMSCs，超过所有其他癌的发病率。而且，这种常见癌的发病率还在快速增加，基底细胞癌（Basal cell carcinomas，BCCs）是鳞状细胞癌（squamous cell carcinomas，SCCs）的 4 ~ 5 倍。尽管 BCC 和 SCC 很少发生转移，但可造成严重的局部破坏和毁容，可广泛侵犯软组织、软骨和骨。每年美国治疗这两种病的医疗费用超过 40 亿美元，然而 NMSCs 却有好的预后。

NMSCs 最公认的致癌因素是日光照射。有证据显示，皮肤长期暴露于日光与 SCC 发生密切相关，但基底细胞癌的发生原因更复杂。白种人接受更多的日光照射是皮肤癌发生的最大危险因素，绝大多数皮肤癌发生于日光照射部位，尤其是头颈部区域（占所有皮肤癌的 80%）。辐射暴露，特别是在年轻时，与 NMSC 的发生密切相关。日光性角化症是日光引起的癌前病变，同时可发生鲍文氏疾病（原位鳞状细胞癌）。这两种病变如果未得到治疗，可进展为具有潜在转移的侵袭性鳞状细胞癌。专家们建议对人们进行皮肤癌预防教育，预防非常重要。

## 一、临床表现与检查

**表 1　临床表现与检查**

<table>
<tr><th>临床表现</th><th>检查</th><th>危险状态</th></tr>
<tr><td rowspan="2">可疑病灶</td><td rowspan="2">· 病史与体格检查<br>· 皮肤全面检查<br>· 组织活检：如果超过浅表部位，首选深网状层活检<br>· 对有临床指征的可疑性广泛病变进行影像学检查</td><td>低风险</td></tr>
<tr><td>高风险</td></tr>
</table>

## 二、初始治疗与辅助治疗

**表 2　初始治疗与辅助治疗**

<table>
<tr><th></th><th colspan="3">初始治疗</th><th>辅助治疗</th></tr>
<tr><td rowspan="5">低风险的皮肤基底细胞癌</td><td rowspan="2">刮除术和电干燥法</td><td colspan="2">不包括终毛支撑区域，如头皮、阴部、腋窝区域和男性胡须区域</td><td>随访</td></tr>
<tr><td colspan="3">如果侵及脂肪层，通常首选手术切除，而且需要标准切除</td></tr>
<tr><td rowspan="2">标准切除：<br>病灶联同 4mm 的临床边缘切除，二期愈合，线型修复，或皮肤移植</td><td rowspan="2">切缘</td><td>阳性</td><td>对外科完整切缘进行评估<br>或区域性标准再切除<br>或非手术患者进行放疗</td></tr>
<tr><td>阴性</td><td>随访</td></tr>
<tr><td colspan="2">对不能手术切除的患者进行放疗</td><td colspan="2">随访</td></tr>
</table>

表 3　初始治疗与辅助治疗

<table>
<tr><th></th><th colspan="2">初始治疗</th><th colspan="3">辅助治疗</th></tr>
<tr><td rowspan="5">高风险皮肤基底细胞癌</td><td rowspan="2">标准切除：<br>当切除高风险的肿瘤时，推荐更宽的外科线型切缘，或延迟修复，以及再次标准切除</td><td rowspan="2">切缘</td><td>阳性</td><td>对外科完整切缘进行评估，或放疗</td><td>如果病变有残留且进一步外科切除和放疗为禁忌证，则考虑肿瘤多学科团队讨论（考虑 hedgehog 信号通路抑制剂，或临床试验）</td></tr>
<tr><td>阴性</td><td colspan="2" rowspan="2">如果神经周围广泛侵犯或大的神经受侵，推荐辅助放疗</td></tr>
<tr><td rowspan="2">对外科完整切缘进行评估</td><td rowspan="2">切缘</td><td>阴性</td></tr>
<tr><td>阳性</td><td colspan="2">放疗，或肿瘤多学科团队讨论（考虑 hedgehog 信号通路抑制剂，或临床试验）</td></tr>
<tr><td colspan="2">对不能手术切除的患者进行放疗</td><td colspan="3">随访</td></tr>
</table>

## 三、随访

表 4　随访

<table>
<tr><th>随访</th><th>复发</th><th></th></tr>
<tr><td rowspan="2">病史和体格检查：<br>・包括完整的皮肤检查，每 6～12 个月 1 次<br>患者终生教育：<br>・日晒防护<br>・自我检查</td><td>局部复发</td><td>见前</td></tr>
<tr><td>淋巴结或远处转移</td><td>手术切除和/或放疗<br>多学科肿瘤团队讨论（考虑 hedgehog 信号通路抑制剂，或临床试验）</td></tr>
</table>

## 四、复发的危险因素

表 5　复发的危险因素

<table>
<tr><th colspan="2">分类</th><th>低风险</th><th>高风险</th></tr>
<tr><td rowspan="7">病史与查体</td><td rowspan="3">部位/大小</td><td>区域 L＜20mm</td><td>区域 L≥20mm</td></tr>
<tr><td>区域 M＜10mm①</td><td>区域 M≥10mm</td></tr>
<tr><td>区域 H＜6mm②</td><td>区域 H≥6mm</td></tr>
<tr><td>边界</td><td>边界清楚</td><td>边界不清</td></tr>
<tr><td>原发与复发</td><td>原发</td><td>复发</td></tr>
<tr><td>免疫抑制</td><td>（－）</td><td>（＋）</td></tr>
<tr><td>初始放疗部位</td><td>（－）</td><td>（＋）</td></tr>
<tr><td rowspan="2">病理</td><td>亚型</td><td>结节性，浅表性②</td><td>侵袭性生长③</td></tr>
<tr><td>神经周围、淋巴管或血管受侵</td><td>（－）</td><td>（＋）</td></tr>
</table>

注：区域 H：面部包裹区域（面中部、眼睑、眉毛、眼眶、鼻部、唇部－皮肤和口红处、颏部、下颌部、耳前部和耳后部皮肤、太阳穴、耳部、外阴部、手、足部位）。

区域 M：面颊、前额、头皮、颈部和胫前。

区域 L：躯干和四肢（不包括胫前、手、足、指甲和踝）。

①大小可能是高危独立因素。

②低风险的组织学亚型包括结节性和浅表性和其他非侵袭性的，如角化病、囊状结节、纤维上皮瘤。

③伴有硬皮病、基底鳞状（异型）、硬化型、混合浸润性，或任何肿瘤中有小结节特征。在一些病例中，基底鳞状（异型）肿瘤可能与鳞状细胞癌的预后相似，推荐临床病理会诊。

### 五、外科治疗原则

（1）皮肤基底细胞癌的主要治疗目标是肿瘤治愈和最大限度地保护功能和美容，所有的治疗决策必须个体化和尊重患者的选择权，通常需要根据患者年龄和肿瘤范围参数来修订治疗方案。

（2）手术方式的选择通常要求是最有效的和达到治愈的，但考虑功能、美容和患者的偏好，有可能选择放射治疗作为初始治疗以达到最佳的结果。

（3）一些多原发肿瘤高危患者需要密切监测和采取预防措施。

（4）在一些低风险、浅表性皮肤基底细胞癌患者中手术或放疗属于禁忌或不适宜，即使治愈率较低，也可考虑局部治疗如氟尿嘧啶、咪喹莫特、光动力治疗（如氨基乙酰丙酸、卟吩姆钠），或考虑冷冻治疗。

### 六、放疗治疗原则

**表 6　剂量与照射野**

| 肿瘤直径 | 边缘 | 电子束剂量与分割举例 |
|---|---|---|
| ＜2cm | 1～1.5cm | 64Gy/32f，6～6.4 周以上；5Gy/20f，4 周以上<br>50Gy/15f，3 周以上；35Gy/5f，5d 以上 |
| ≥2cm | 1.5～2cm | 66Gy33f，6～6.6 周以上；55Gy/20f，4 周以上 |
| 术后辅助治疗 | | 50Gy/20f，4 周以上；60Gy/30f，6 周以上 |

（1）延迟分割放疗可改善美容效果。

（2）易于形成皮肤癌的良性皮肤病（如基底细胞痣综合征、着色性干皮病）和结缔组织疾病（如硬皮病）放疗是禁忌的。如果需要保护临近结构（如眼眶）且需窄的照射野时，可使用电子束准直照射。为达到足够的表面剂量，使用推量照射是必要的。

（张　曦）

## 第七节　皮肤鳞状细胞癌

### 一、分期

**表 1　皮肤鳞状细胞癌 TNM 分期（AJCC，2010 年第 7 版）**

| TNM | 定义 | 分期 | 组成 |
|---|---|---|---|
| T | | 0 | Tis N0 M0 |
| Tx | 原发肿瘤不能评估 | Ⅰ期 | T1 N0 M0 |
| T0 | 没有原发肿瘤证据 | Ⅱ期 | T2 N0 M0 |
| Tis | 原位癌 | Ⅲ期 | T3 N0 M0<br>T1 N1 M0<br>T2 N1 M0<br>T3 N1 M0 |
| T1 | 肿瘤最大径≤2cm，高危特征少于 2 个 | | |
| T2 | 肿瘤最大径＞2cm，或任何肿瘤大小但伴有 2 个或 2 个以上高危特征 | | |
| T3 | 肿瘤侵袭上颌骨、下颌骨、眼眶或颞骨 | Ⅳ期 | T1 N2 M0 |
| T4 | 肿瘤侵犯骨骼（躯干或四肢）或颅底神经浸润 | | T2 N2 M0 |
| N | | | T3 N2 M0 |
| Nx | 区域淋巴结不能评估 | | 任何 T N3 M0 |
| N0 | 没有区域淋巴结转移 | | T4 任何 N M0 |
| N1 | 同侧单个淋巴结转移，最大径≤3cm | | 任何 T 任何 N M1 |

续表

| 分期 | 组成 |
| --- | --- |
| N2 | 同侧单个淋巴结转移，最大径 >3cm、<6cm；或同侧多个淋巴结转移，最大径 <6cm；或双侧或对侧淋巴结转移，最大径 <6cm |
| N2a | 同侧单个淋巴结转移，最大径 >3cm、<6cm |
| N2b | 同侧多个淋巴结转移，最大径 <6cm |
| N2c | 双侧或对侧淋巴结转移，最大径 <6cm |
| N3 | 转移的淋巴结最大径 >6cm |
| M | |
| M0 | 没有远处转移 |
| M1 | 有远处转移 |

注：原发肿瘤 T 分期高危特征：
深度/侵袭：厚度（深度）>2mm，Clark 分级≥Ⅳ级，侵犯周围神经。
解剖部位：原发肿瘤位于耳部。
位置：原发肿瘤位于没有毛发的唇部。
分化：分化差或未分化。

## 二、检查

表 2　检查

<table>
<tr><th>临床表现</th><th>检查</th><th colspan="2">危险状态</th></tr>
<tr><td rowspan="3">可疑病灶</td><td rowspan="3">· 病史与体格检查<br>· 完整的皮肤与区域淋巴结检查<br>· 活检：如果病灶超过浅表，首选网状真皮层深度活检<br>· 当有临床指征时对可疑侵犯部位进行影像学检查</td><td rowspan="2">局部</td><td>低危</td></tr>
<tr><td>高危</td></tr>
<tr><td colspan="2">对相关区域淋巴结进行临床或影像学检查</td></tr>
</table>

## 三、初始治疗与辅助治疗

表 3　初始治疗与辅助治疗

<table>
<tr><th></th><th colspan="5">初始治疗</th><th>辅助治疗</th></tr>
<tr><td rowspan="4">局部的、低危的皮肤鳞状细胞癌</td><td rowspan="2">刮除术和电干燥法</td><td colspan="4">· 不包括终端毛发支撑区域，如头皮、阴部、腋窝和男性胡须部位</td><td>随访</td></tr>
<tr><td colspan="4">· 如果侵犯到脂肪层，应该首选外科手术切除→“标准切除”</td><td>随访</td></tr>
<tr><td rowspan="2">标准切除</td><td rowspan="2">· 病灶连同 4～6mm 的临床边缘切除，二期愈合，线型修复，或皮肤移植</td><td rowspan="2">切缘</td><td>阳性</td><td colspan="2">对外科完整切缘进行评估，或对 L 区域再次标准切除，或对非外科切除的患者进行放疗</td></tr>
<tr><td>阴性</td><td colspan="2">随访</td></tr>
</table>

续表

<table>
<tr><th></th><th colspan="5">初始治疗</th><th>辅助治疗</th></tr>
<tr><td rowspan="5">局部的、高危的皮肤鳞状细胞癌</td><td colspan="3" rowspan="2">标准切除：<br>当切除高风险的肿瘤时，推荐更宽的外科线型切缘，或延迟修复，以及再次标准切除</td><td rowspan="2">切缘</td><td>阳性</td><td>对外科完整切缘进行评估，或放疗</td></tr>
<tr><td>阴性</td><td>随访</td></tr>
<tr><td rowspan="2">对外科完整切缘进行评估</td><td rowspan="2">切缘</td><td>阳性</td><td colspan="3">放疗</td></tr>
<tr><td>阴性</td><td colspan="3">如果神经周围广泛侵犯或大的神经受侵，推荐辅助放疗</td></tr>
<tr><td colspan="3">对非外科切除的患者进行放疗 ± 全身治疗</td><td colspan="3">随访</td></tr>
</table>

## 四、临床分期与术前评估

表 4 临床分期与术前评估

<table>
<tr><td rowspan="6">临床分期与术前评估</td><th colspan="6">初始治疗</th><th>辅助治疗</th></tr>
<tr><td rowspan="5">细针或粗针活检</td><td rowspan="2">阴性</td><td rowspan="2">考虑再次评估：临床，影像学，重复 FNA 活检，粗针活检，或开放性淋巴结活检</td><td colspan="3">阴性</td><td>随访</td></tr>
<tr><td colspan="3">阳性：同下面“阳性”处理</td><td></td></tr>
<tr><td rowspan="3">阳性</td><td rowspan="3">为了明确淋巴结大小、数目和部位、远处病变进行影像学检查</td><td rowspan="3">外科评价</td><td rowspan="2">可手术</td><td>头颈部</td><td>随访</td></tr>
<tr><td>躯干和四肢</td><td>考虑放疗，尤其是多个淋巴结受侵或存在结节外浸润（ECE）</td></tr>
<tr><td>不能手术</td><td>放疗 ± 同步全身治疗</td><td>四肢</td></tr>
</table>

## 五、辅助治疗

表 5 辅助治疗

<table>
<tr><th>区域淋巴结</th><th colspan="2">头颈部的治疗</th><th>辅助治疗</th></tr>
<tr><td>实性结节 ≤3cm</td><td>切除原发肿瘤和有指征时选择性同侧颈部淋巴结清扫</td><td>1 个阳性结 ≤3cm，没有结节外浸润（ECE）</td><td>放疗，或观察</td></tr>
<tr><td>实性结节 >3cm，或同侧多个结节</td><td>切除原发肿瘤和有指征时广泛性同侧颈部淋巴结清扫</td><td>≥2 个阳性结节，或 1 个 >3cm，没有 ECE</td><td>放疗</td></tr>
<tr><td>双侧结节</td><td>切除原发肿瘤和有指征时广泛性双侧颈部淋巴结清扫</td><td>伴有 ECE 的任何结节</td><td rowspan="2">放疗，考虑联合同步全身治疗</td></tr>
<tr><td>腮腺结节受侵</td><td>切除原发肿瘤，表浅性腮腺切除，有指征时同侧颈部淋巴结清扫</td><td>没有完整切除结节病变</td></tr>
</table>

## 六、随访

表 6　复发/疾病进展

<table>
<tr><th>随访</th><th colspan="2">复发/疾病进展</th></tr>
<tr><td rowspan="3">局部病变：<br>病史与体格检查，每 3～12 个月 1 次，连续 2 年，然后每年 1 次直至终身<br>·患者教育：日晒防护，皮肤自查<br>区域病变：<br>病史与体格检查，每 1～3 个月 1 次，连续 1 年，然后每 2～4 个月 1 次，连续 1 年，其后每 4～6 个月 1 次，连续 3 年，其后每年 1 次直至终身<br>·患者教育：日晒防护，皮肤自查</td><td>局部</td><td></td></tr>
<tr><td>新发区域病变</td><td></td></tr>
<tr><td>区域复发或远处转移</td><td>多学科团队讨论</td></tr>
</table>

## 七、局部复发或转移的风险因素评估

表 7　局部复发或转移的风险因素评估

| 分类 | | 低危 | 高危 |
|---|---|---|---|
| 病史与查体 | 部位/大小 | 区域 L < 20mm | 区域 L≥20mm |
| | | 区域 M < 10mm | 区域 M≥10mm |
| | | 区域 H < 6mm | 区域 H≥6mm |
| | 边界 | 边界清楚 | 边界不清 |
| | 原发与复发 | 原发 | 复发 |
| | 免疫抑制 | (－) | (＋) |
| | 初始放疗部位或慢性炎性过程 | (－) | (＋) |
| | 肿瘤迅速生长 | (－) | (＋) |
| | 神经症状 | (－) | (＋) |
| 病理 | 分化程度 | 分化良好或中分化 | 低分化 |
| | 腺样（棘状）腺棘癌（有黏液分泌），促结缔组织增生或基底鳞状（异型性）亚型 | (－) | (＋) |
| | 深度：厚度或 Clark 级别 | <2 mm，或Ⅰ、Ⅱ、Ⅲ | ≥2mm，或Ⅳ、Ⅴ |
| | 神经周围、淋巴管或血管受侵 | (－) | (＋) |

注：

区域 H：面部包裹区域（面中部、眼睑、眉毛、眼眶、鼻部、唇部－皮肤和口红处、颏部、下颌部、耳前部和耳后部皮肤、太阳穴、耳部、外阴部、手、足部位）。

区域 M：面颊、前额、头皮、颈部和胫前。

区域 L：躯干和四肢（不包括胫前、手、足、指甲和踝）。

## 八、治疗原则

（1）皮肤鳞状细胞癌的主要治疗目标是肿瘤治愈和最大限度地保护功能和美容，所有的治疗决策必须个体化和尊重患者的选择权。

（2）手术方式的选择通常要求是最有效的和达到治愈的，但考虑功能、美容和患者的偏好，有可能选择放射治疗作为初始治疗以达到最佳的结果。

（3）一些多原发肿瘤高危患者需要密切监测和采取预防措施。

（4）在一些低复发风险的原位皮肤鳞状细胞癌（鲍温氏病）患者，即使治愈率较低，也可考虑局部治疗，如选择5-氟尿嘧啶、咪喹莫特、光动力治疗（如氨基乙酰丙酸、卟吩姆钠）治疗，或冷冻治疗。

## 九、放射治疗原则

表8　剂量与照射野

| | | 剂量时间分割计划：剂量分割和治疗持续时间举例 |
|---|---|---|
| 原发肿瘤直径 | <2cm | 64Gy/32f，6~6.4周以上；55Gy/20f，4周以上<br>50Gy/15f，3周以上；35Gy/5f，5d以上 |
| | ≥2cm | 66 Gy/33f，6~6.6周以上；55Gy/20f，4周以上 |
| | 术后辅助治疗 | 50 Gy/20f，4周以上；60Gy/30f，6周以上 |
| 区域病变 | | 使用缩野技术，每次2Gy，达到总剂量 |
| 淋巴结清扫后 | 头颈部，伴有ECE | 60~66Gy，6~6.6周以上 |
| | 头颈部，不伴有ECE | 56Gy，5.6周以上 |
| | 腋窝、腹股沟，伴有ECE | 60Gy，6周以上 |
| | 腋窝、腹股沟，不伴有ECE | 54Gy，5.4周以上 |
| 没有进行淋巴结清扫 | 临床阴性但有亚临床病变风险 | 50Gy，5周以上 |
| | 临床上明显的腺病：头颈部 | 66~70Gy，6.6~7周以上 |
| | 临床上明显的腺病：腋窝、腹股沟 | 66Gy，6.6周以上 |

（1）ECE等同于淋巴结外浸润。

（2）延迟分割放疗可改善美容效果。

（3）易于形成皮肤癌的良性皮肤病（如基底细胞痣综合征、着色性干皮病）和结缔组织疾病（如硬皮病）放疗是禁忌的。如果原发肿瘤<2cm，照射野为1~1.5cm；如果原发肿瘤>2cm，照射野为1.5~2cm。如果需要保护临近结构（如眼眶）且需窄的照射野时，可使用电子束准直照射。为达到足够的表面剂量，使用推量照射是必要的。

## 十、高危患者的定义和管理

（1）有一些特定人群可能有发生多发皮肤鳞状细胞癌的高危风险，而且这些肿瘤可能具有侵袭性，包括器官移植者、其他免疫抑制患者（如淋巴瘤、慢性淋巴细胞白血病、药物引起的、HIV）、着色性干皮病及患者。

（2）对这些高危人群应该密切随访。

（3）重要的个体风险包括肿瘤总数目、肿瘤进展速度、肿瘤侵袭性的发生（如侵袭皮肤结构、神经周围侵犯、肿瘤较大、分化差、≥3个高危复发因素）。

（4）对于这些患者及时诊断和治疗非常重要，在有重大淋巴结转移风险的患者应该考虑淋巴结分期（影像学或病理学）。

（5）高风险人群中的皮肤病变的临床诊断是很困难的，因此对可疑病灶进行活检是必要的。

## 十一、癌前病变的治疗

（1）日光性角化症在发生之初即应该积极治疗。

①可接受的治疗方法包括冷冻治疗、局部使用5-氟尿嘧啶、咪喹莫特、光动力治疗（如氨基乙酰丙酸、卟吩姆钠）、刮除术和电干燥法。

②其他治疗方法包括双氯芬酸钠（2B 类）、化学蜕皮术（三氯乙酸）、皮肤消融表面重修（如激光、磨皮术）。

（2）日光性角化症具有典型的临床表现，或对适当的治疗无反应时应该进行活检，进行组织学评价。

（3）激光消融红唇切除术对广泛光化性唇炎的治疗是有价值的。

### 十二、皮肤癌的治疗

（1）高危人群患者可能在短时间内出现多发病灶，由于毁损方法具有治疗多发病灶的优势，因此对于临床上低危肿瘤患者进行损毁治疗（如刮除术、电干燥术和冷冻疗法）或许是首选，如果进行刮除术仅仅是基于临床表现为低危肿瘤，那么在刮除术的同时应该进行活检病理检查，以确认没有高危病理特征，否则需采取比刮除术更进一步的治疗。

（2）很靠近眉睫之间的多发相邻肿瘤的患者，需对侵袭性病变进行切除，不包括原位病变，组织修复应最小化，原位病变可以次要处理。

（3）位于手臂和前臂的多发相邻肿瘤的患者，可采取大块切除和皮肤移植。然而，愈合延迟和并发症值得注意。

（4）与低危人群比较，对于神经周围侵犯的患者放疗更常用。

（5）在神经周围侵犯的这些人群中，卫星病灶和皮肤转移病变更易发生，他们必须按侵袭性肿瘤进行治疗，并进行多学科讨论。

（6）器官移植者，威胁生命的皮肤癌或多发肿瘤发展迅速的患者，可考虑降低免疫抑制治疗水平和/或联合 mTOR 抑制剂。

### 十三、随访与患者教育

（1）随访计划应该根据肿瘤生长速度而定，很少病例需要每周随访。

（2）对个体风险评估是必要的，且应该进行讨论。

（3）需要对患者进行有关避免日光照射和日晒防护等方面的广泛和重复的教育。

（4）避免日光照射和日晒防护的方法必须是严格的。

（5）推荐对全部皮肤表面进行每月 1 次的自我检查，有侵袭性皮肤癌病史的患者，应该指导如何进行淋巴结自我检查。

（6）迅速加入卫生服务体系，阻止肿瘤进展是很重要的。

（7）对于接受器官移植的患者一开始及着色性干皮病患者一出生或诊断时，即应该接受教育。

### 十四、预防

（1）在高危人群中口服维甲酸类药物（维生素 A 酸、异维 A 酸），对减少日光角化症和皮肤癌的发生是有效的，但副作用可能明显。在停药后治疗作用很快会消失。口服维甲酸类药物有致畸作用，在打算怀孕的妇女中使用时必须高度谨慎。

（2）癌前病变的积极治疗或许可阻止后续侵袭性肿瘤的发生。

（张彦兵）

## 第八节　隆突性皮肤纤维肉瘤

隆突性皮肤纤维肉瘤（dermato fibrosarcoma protuberans，DFSP）是经典的中间型（交界性）纤维组织细胞肿瘤的代表。由于 DFSP 易局部复发，也常被称为恶性潜能未定的潜在低度恶性肿瘤。DFSP 的浸润生长能力很低，极少发生转移，因此不是真正的恶性肿瘤。

1890 年 Taglor 首次报道此病，1924 年 Darier 等将其描述为“进行性复发性真皮纤维瘤”，1925 年

Hoffmann 将其命名为 DFSP。

DFSP 很少见，为成纤维细胞中的低级别肉瘤，发病率为 4.2/100 万～4.5/100 万（美国）。很少转移，然而，初始误诊、延误准确诊断和诊断时肿瘤体积很大等现象十分普遍。DFSP 三维结构重建显示很不规则的形态，常常可见指状生长，因此很难完整切除，术后复发很常见。DFSP 局部复发率为 10%～60%，但局部进展或远处转移仅为 1%、4%～5%。

## 一、可疑病灶的检查

（1）病史与体格检查。
（2）系统的皮肤检查。
（3）活检：HE 染色，免疫标记（如 CD34、XⅢa），注明并报告纤维肉瘤变异的证据或其他高危特征。

## 二、手术切除与辅助治疗

切除与辅助治疗

<table>
<tr><th>治疗</th><th colspan="4">辅助治疗</th><th>随访</th><th colspan="2">对复发转移的治疗</th></tr>
<tr><td rowspan="4">切除</td><td colspan="3">阴性切缘</td><td rowspan="2">观察</td><td rowspan="4">·每 6～12 个月对原发肿瘤部位进行体格检查<br>·对患者进行自查教育</td><td rowspan="3">复发</td><td rowspan="3">如果可能再切除（首选）和考虑辅助放疗，或如果既往未做放疗且不能切除则可放疗，或不能切除，或术后可能发生不能接受的功能影响或美容损害，考虑使用伊马替尼</td></tr>
<tr><td rowspan="3">阳性切缘</td><td rowspan="3">再切除直至切缘干净或直至不能再切除</td><td>切缘阴性</td></tr>
<tr><td rowspan="2">切缘阳性</td><td rowspan="2">放疗（首选）或考虑使用伊马替尼</td></tr>
<tr><td>转移</td><td>·多学科讨论<br>·考虑临床试验，伊马替尼，化疗，放疗，或可能时手术切除</td></tr>
</table>

注：（1）如果纤维肉瘤变异/恶性转化，则按软组织肉瘤进行处理。
（2）制订 DFSP 手术切除计划必须谨慎，肿瘤大小和位置、美容是手术前必须考虑的。
（3）不鼓励深部切除，因为切缘如果不能达到病理学上的阴性，后续的再切除也是很可能的。
（4）对阳性切缘或接近切缘阳性给予 5 000～6 000cGy（每天分割 200 cGy）的照射，当临床可能时，照射野要远远超过外科切缘（如 3～5cm）。
（5）当肿瘤缺乏 t（17；22）移位时，可能对伊马替尼无治疗反应。
（6）在给予伊马替尼治疗前应该使用细胞遗传学进行肿瘤分子分析。
（7）对于高危或扩大手术的患者进行影像学检查可较早发现复发。
（8）化疗可选择 AIM（多柔吡星/异环磷酰胺/美司钠）联合方案或单药（多柔吡星、异环磷酰胺、表柔吡星、吉西他滨、达卡巴嗪、脂质体多柔吡星、替莫唑胺、长春瑞滨或帕唑帕尼）。

## 三、病理诊断

DFSP 好发于青壮年，病变部位主要是躯干和四肢近侧端的真皮组织，临床表现为无痛性持续缓慢生长的单个结节，呈隆起状、瘢痕样或斑块状。瘤体大小不一，直径约为 0.5～12cm，切面灰白，无包膜，边缘尚清，不与筋膜和肌肉组织粘连。

（1）DFSP 的瘤细胞较为丰富，呈梭形，大小形态较一致。瘤细胞和胶原纤维常呈席纹状、轮辐状、编织状、旋涡状或束状排列。

（2）在免疫组化染色中，DFSP 瘤细胞对波形蛋白（vimentin）呈强而弥漫性的阳性反应；CD34 一般呈强而弥漫性的阳性反应，阳性率为 72%～92%；溶菌酶（lysozyme）呈局灶性阳性反应；平滑肌肌动蛋白（SMA）在 DFSP 的表达阳性率为 50%～95%，但是其表达常不稳定并且常呈局灶性。CD34 阳性表达最常见，XⅢa 阴性表达。

（3）纤维肉瘤恶性转化（FS－DFSP）通过高级别的细胞结构、细胞异型性、有丝分裂活性度（＞5/10HPF）和CD34阴性来体现。

（4）对可疑病灶增加免疫标记染色，如巢蛋白、载脂蛋白D和组织蛋白酶K，对于胶原蛋白Ⅰ型α1移位（COL1A1，17q22）伴有血小板衍生生长因子β（PDGFβ，22q13）形成致癌融合基因t（17；22）（q22；q13）进行FISH或PCR检测。

（5）切缘需要H&E染色及CD34免疫组化检测。

## 四、手术原则

### （一）目的

尽力做到干净的外科切缘（阴性切缘），尽可能地进行完整的外科切缘组织学评价。肿瘤特征包括较长、不规则、亚临床扩张，切除的样本应该检查以明确是否存在纤维肉瘤恶性转化。

### （二）不同的手术方法

（1）Mohs方法。

（2）改良Mohs方法。

（3）CCPDMA：完整的周围边界和深度切缘评估。

（田　涛）

# 第九节　原发灶不明的肿瘤

原发灶不明的肿瘤（cancer of unknown primary，CUPs）是指在治疗评估前组织病理学证实为转移癌而原发部位不能确定，这些异质性肿瘤在大多数患者中有多种多样的临床表现和预后差的特点。肿瘤隐匿的患者通常表现为普通症状，如食欲下降、体重下降。早期转移、侵袭性和转移方式不能预测是这类肿瘤的特征，预期寿命非常短。局限性淋巴结转移的患者中位生存期大约6～9个月，同时这些有结外病变的患者的中位生存期约2～4个月。CUPs中经选择的、预后良好的患者的总生存期为12～36个月。

## 一、初始评估与组织病理学诊断

表1　初始评估与组织病理学诊断

<table>
<tr><th></th><th>初始评估</th><th>检查</th><th colspan="2">病理学诊断</th></tr>
<tr><td rowspan="7">怀疑转移性恶性肿瘤</td><td rowspan="7">·全面询问病史及体格检查，包括乳腺、泌尿生殖系统、盆腔和直肠检查<br>特别注意以下情况：<br>既往活组织检查，或恶性肿瘤，已切除病灶，自然消退的病灶<br>目前影像学检查<br>·全血细胞学检查<br>·电解质<br>·肝功能<br>·肌酐<br>·钙<br>·胸部/腹部/盆腔CT扫描<br>·大便潜血试验<br>·内镜检查直接发现的症状</td><td rowspan="7">活检<br>·最易达到的部位进行细针穿刺活检（首选）<br>·咨询病理学家，获得足够的标本，进行其他研究，包括免疫组织化学染色<br>·根据标准处理，不推荐组织起源的基因检测</td><td colspan="2">上皮来源的，非特定部位</td></tr>
<tr><td colspan="2">淋巴瘤和其他血液恶性肿瘤</td></tr>
<tr><td colspan="2">甲状腺癌</td></tr>
<tr><td colspan="2">黑色素瘤</td></tr>
<tr><td colspan="2">肉瘤</td></tr>
<tr><td colspan="2">生殖细胞肿瘤</td></tr>
<tr><td>非恶性肿瘤诊断</td><td>进一步评估和适当随访</td></tr>
</table>

## 二、病理学诊断与临床表现

表 2　病理学诊断与临床表现

<table>
<tr><th colspan="2">病理诊断</th><th>临床表现</th></tr>
<tr><td rowspan="6">上皮来源，非特定部位</td><td rowspan="4">腺癌或非其他特指癌</td><td>· 颈部结节<br>· 锁骨上结节<br>· 腋窝结节</td></tr>
<tr><td>· 纵隔<br>· 胸腔（多发结节）或胸腔积液<br>· 腹水</td></tr>
<tr><td>· 腹膜后肿块<br>· 腹股沟结节<br>· 肝</td></tr>
<tr><td>· 骨<br>· 脑<br>· 多处病变，包括皮肤</td></tr>
<tr><td>鳞状细胞癌</td><td></td></tr>
<tr><td>神经内分泌肿瘤</td><td></td></tr>
</table>

## 三、临床表现与附加检查

表 3　临床表现与附加检查（1）

<table>
<tr><th colspan="2">临床表现</th><th>附加检查</th></tr>
<tr><td rowspan="3">腺癌或非其他特指癌</td><td>颈部结节</td><td></td></tr>
<tr><td>锁骨上结节</td><td>男性与女性：<br>· 颈部/胸部/腹部/盆腔 CT（如果以前没有做过）<br>女性：<br>· 乳房 X 线照片；对乳腺癌，有临床指征时，如果没有诊断结论和组织学证据，进行乳腺 MRI 和/或乳腺超声检查<br>· 适当的免疫组织学检查<br>男性：<br>· >40 岁：前列腺特异性抗原（PSA）</td></tr>
<tr><td>腋窝结节</td><td>男性与女性：<br>· 颈部/胸部/腹部（如果以前没有做过）<br>女性：<br>· 乳房 X 线照片；对乳腺癌，有临床指征时，如果没有诊断结论和组织学证据，进行乳腺 MRI 和/或乳腺超声检查<br>· 适当的免疫组织学检查<br>男性：<br>· >40 岁：前列腺特异性抗原（PSA）</td></tr>
</table>

表 4　临床表现与附加检查（2）

| 临床表现 | | 附加检查 |
| --- | --- | --- |
| 腺癌或非其他特指癌 | 纵隔 | 男性与女性：<br>· 颈部/胸部/腹部/盆腔 CT（如果以前没有做过）<br>· β－hCG、甲胎蛋白（AFP）<br>女性：<br>· 乳房 X 线照片；对乳腺癌，有临床指征时，如果没有诊断结论和组织学证据，进行乳腺 MRI 和/或乳腺超声检查<br>· 适当的免疫组织学检查<br>男性：<br>· >40 岁：PSA<br>· 如果 β－hCG 和 AFP 标记物升高，行睾丸超声 |
| | 胸腔（肺多发结节）或胸腔积液 | 男性和女性：<br>· 胸部/腹部/盆腔 CT（如果以前没有做过）<br>女性：<br>· CA－125<br>· 适当的免疫组织学检查<br>· 如果有临床指征，咨询妇产科专家<br>· 乳房 X 线照片；对乳腺癌，有临床指征时，如果没有诊断结论和组织学证据，进行乳腺 MRI 和/或乳腺超声检查<br>男性：<br>· >40 岁：PSA |
| | 腹水 | 男性和女性：<br>· 胸部/腹部/盆腔 CT（如果以前没有做过）<br>· 尿脱落细胞学检查，如果可疑行膀胱镜检查<br>· 如果怀疑胰腺或胆道原发肿瘤，进行血清 CA19－9 水平检测<br>女性：<br>· CA－125<br>· 适当的免疫组织学检查<br>· 乳房 X 线照片；对乳腺癌，有临床指征时，如果没有诊断结论和组织学证据，进行乳腺 MRI 和/或乳腺超声检查<br>· 咨询妇产科专家<br>男性：<br>· >40 岁：PSA |
| | 腹膜后肿块 | 男性和女性：<br>· 胸部/腹部/盆腔 CT（如果以前没有做过）<br>· 尿脱落细胞学检查，如果可疑行膀胱镜检查<br>女性：<br>· CA－125<br>· 适当的免疫组织学检查<br>· 乳房 X 线照片；对乳腺癌，有临床指征时，如果没有诊断结论和组织学证据，进行乳腺 MRI 和/或乳腺超声检查<br>· 如果有临床指征，咨询妇产科专家<br>男性：<br>· >40 岁：PSA<br>· <65 岁：如果 β－hCG 和 AFP 标记物升高，行睾丸超声 |

表 5　临床表现与附加检查（3）

| 临床表现 | | 附加检查 |
|---|---|---|
| 腺癌或非其他特指癌 | 腹股沟结节 | 男性和女性：<br>· 腹部/盆腔 CT（如果以前没有做过）<br>· 如果有临床指征，进行直肠镜检<br>女性：<br>· CA－125<br>· 咨询妇产科专家<br>男性：<br>· >40 岁：PSA |
| | 肝脏 | 男性和女性：<br>· 胸部/腹部/盆腔 CT（如果以前没有做过）<br>· 内镜评估<br>· 如果怀疑胰腺或胆道原发肿瘤，进行血清 CA19－9 水平检测<br>· 甲胎蛋白<br>女性：<br>· 适当的免疫组织学检查<br>· 乳房 X 线照片；对乳腺癌，有临床指征时，如果没有诊断结论和组织学证据，进行乳腺 MRI 和/或乳腺超声检查 |
| | 骨骼 | 男性和女性：<br>· 骨扫描（如果以前没有做过 PET/CT）<br>· 对疼痛部位和/或骨扫描阳性部位和/或承重骨进行放射学检查<br>· 胸部/腹部/盆腔 CT（如果以前没有做过）<br>女性：<br>· 适当的免疫组织学检查<br>· 乳房 X 线照片；对乳腺癌，有临床指征时，如果没有诊断结论和组织学证据，进行乳腺 MRI 和/或乳腺超声检查<br>男性：<br>· PSA |
| | 脑 | 男性和女性：<br>· 见中枢神经系统肿瘤<br>· 胸部/腹部 CT（以前没有做过）<br>女性：<br>· 适当的免疫组织学检查<br>· 乳房 X 线照片；对乳腺癌，有临床指征时，如果没有诊断结论和组织学证据，进行乳腺 MRI 和/或乳腺超声检查 |
| | 多个部位受侵犯 | 男性和女性：<br>· 胸部/腹部/盆腔 CT（以前没有做过）<br>女性：<br>· 适当的免疫组织学检查<br>· 乳房 X 线照片；对乳腺癌，有临床指征时，如果没有诊断结论和组织学证据，进行乳腺 MRI 和/或乳腺超声检查<br>男性：<br>· PSA |

## 四、检查发现与基于检查结果的处理

**表 6　检查发现与基于检查结果的处理**

<table>
<tr><th colspan="2">检查发现</th><th colspan="3">处理</th></tr>
<tr><td colspan="2">原发肿瘤明确</td><td colspan="3">按相关原发肿瘤进行诊治</td></tr>
<tr><td rowspan="2">局部腺癌，或其他非特指肿瘤</td><td>头颈部锁骨上</td><td colspan="3"></td></tr>
<tr><td></td><td colspan="3">女性：按原发乳腺癌进行处理<br>男性：腋窝结节切除，如果有临床指征考虑放疗 ± 化疗（2B 类）</td></tr>
<tr><td rowspan="16">局部腺癌，或其他非特指肿瘤</td><td rowspan="3">纵隔</td><td rowspan="3">如果进一步分析有帮助，考虑咨询病理学家以决定治疗方案</td><td><40 岁</td><td>低危生殖细胞肿瘤参见睾丸肿瘤处理，或生殖细胞肿瘤见卵巢癌处理</td></tr>
<tr><td>40～50 岁</td><td>低危生殖细胞肿瘤参见睾丸肿瘤处理，或生殖细胞肿瘤见卵巢癌处理，或见非小细胞肺癌处理</td></tr>
<tr><td>≥50 岁</td><td>见非小细胞肺癌处理</td></tr>
<tr><td>肺结节</td><td colspan="3">· 如果可行，考虑手术切除<br>· 首选临床试验<br>· 考虑化疗<br>· 控制临床症状<br>· 立体定向放疗（SBRT）</td></tr>
<tr><td rowspan="2">胸腔积液</td><td rowspan="2">考虑局部处理</td><td>乳腺癌标记阳性</td><td>治疗见乳腺癌</td></tr>
<tr><td>其他</td><td>· 首选临床试验<br>· 考虑化疗<br>· 控制临床症状</td></tr>
<tr><td rowspan="2">腹水</td><td colspan="2">组织学检查来源于卵巢，肝脏阴性</td><td>见卵巢癌处理</td></tr>
<tr><td colspan="2">其他</td><td>· 首选临床试验<br>· 考虑化疗<br>· 控制临床症状</td></tr>
<tr><td rowspan="2">腹膜后肿块</td><td colspan="2">如果男性、女性组织学类型与生殖细胞肿瘤一致</td><td>低危生殖细胞肿瘤参见睾丸肿瘤处理，或生殖细胞肿瘤见卵巢癌处理</td></tr>
<tr><td colspan="2">非生殖细胞肿瘤</td><td>· 外科手术和/或放疗<br>· 对经选择的或者进行化疗（2B 类）</td></tr>
<tr><td rowspan="2">腹股沟结节</td><td colspan="2">单侧</td><td>淋巴结外科切除，如果有临床指征，考虑放疗 ± 化疗</td></tr>
<tr><td colspan="2">双侧</td><td>双侧淋巴结外科切除，如果有临床指征，考虑放疗（单独放疗为 2B 类） ± 化疗</td></tr>
<tr><td rowspan="2">肝脏</td><td colspan="2">不能切除</td><td>按广泛病变进行处理和/或考虑局部治疗方案选择（见肝胆肿瘤）</td></tr>
<tr><td colspan="2">可以切除</td><td>如果有手术禁忌，按不能切除处理；手术切除 ± 化疗</td></tr>
<tr><td>骨骼</td><td colspan="2">孤立病灶或疼痛病灶或承重骨有潜在骨折风险</td><td>对即将的骨折进行手术治疗（适用于 ps 好的或者）和/或放疗</td></tr>
<tr><td>颅脑</td><td colspan="2"></td><td>见转移病变的处理</td></tr>
<tr><td colspan="2">扩散性病变</td><td colspan="3">控制症状，首选临床试验，根据个体情况考虑化疗，专业性方法</td></tr>
</table>

## 五、鳞癌：临床表现与附加检查

表 7　鳞癌附加检查

<table>
<tr><th></th><th>临床表现</th><th>附加检查</th></tr>
<tr><td rowspan="5">鳞状细胞癌</td><td>头颈部淋巴结</td><td>参见头颈部肿瘤</td></tr>
<tr><td>锁骨上淋巴结</td><td>· 参见头颈部肿瘤<br>· 胸部/上腹部 CT</td></tr>
<tr><td>腋窝淋巴结</td><td>胸部 CT</td></tr>
<tr><td>腹股沟淋巴结</td><td>· 腹部/盆腔 CT<br>· 仔细检查外阴部和下肢，包括阴茎、阴囊、妇产科检查、肛门<br>· 咨询妇产科专家<br>· 直肠镜检查<br>· 如果有临床指征，考虑膀胱镜检查</td></tr>
<tr><td>骨骼</td><td>· 骨扫描（如果以前没有做过 PET/CT）<br>· 对疼痛部位和/或骨扫描阳性部位和/或承重骨进行放射学检查</td></tr>
</table>

## 六、特定部位的鳞癌：检查结果与处理

表 8　特定部位鳞癌检查与处理

<table>
<tr><th colspan="2">检查结果</th><th>处理</th></tr>
<tr><td colspan="2">头颈部</td><td>见头颈部肿瘤</td></tr>
<tr><td colspan="2">锁骨上（双侧或单侧）</td><td>见头颈部肿瘤/原发灶不明</td></tr>
<tr><td colspan="2">腋窝</td><td>腋窝淋巴结切除，有临床指征考虑放疗 ± 化疗</td></tr>
<tr><td colspan="2">纵隔</td><td>见非小细胞肺癌</td></tr>
<tr><td colspan="2">多发肺结节</td><td>· 首选临床试验<br>· 化疗<br>· 控制临床症状</td></tr>
<tr><td colspan="2">胸水</td><td>· 首选临床试验<br>· 化疗<br>· 控制临床症状</td></tr>
<tr><td rowspan="2">腹股沟</td><td>单侧</td><td>淋巴结切除，有临床指征考虑放疗 ± 化疗</td></tr>
<tr><td>双侧</td><td>双侧淋巴结切除，有临床指征考虑放疗（单独放疗为 2B 类）± 化疗</td></tr>
<tr><td rowspan="2">骨骼</td><td>孤立病灶或疼痛部位或承重骨有潜在骨折风险且骨扫描阳性的部位</td><td>对即将发生骨折的患者进行手术（一般状态良好）和/或放疗</td></tr>
<tr><td>多发病灶</td><td>见多发转移</td></tr>
<tr><td>脑</td><td></td><td>见中枢神经系统转移瘤的处理</td></tr>
</table>

## 七、对所有原发灶不明肿瘤患者的随访（没有积极治疗）

（1）对活跃性病变或缓解期的局部病变患者的随访频率应根据临床需要而确定：病史和体格检

查，基于症状进行诊断性检查。

（2）对活跃性和不可治愈性病变，在适当的时候，应考虑和进行社会心理支持、症状处理、临终时治疗讨论、姑息治疗参与和临终关怀。

## 八、不明原发肿瘤的免疫组化标记物

免疫组化标记物对原发灶不明肿瘤的原发部位判断可提供一定的信息资源，但通常与特定部位不一致或不敏感，避免使用过多的标记物，与病理学家保持信息沟通对检查而言是很必要的。

**表9　肿瘤特异性标记物和它们的染色**

| 标记物 | 肿瘤（部位）名称 | 染部位色位置 |
| --- | --- | --- |
| TTF－1（甲状腺转录因子1） | 肺癌、甲状腺癌 | 细胞核 |
| 甲状腺球蛋白 | 甲状腺癌 | 细胞质 |
| HepPar－1（hepatocyte paraffin 1） | 肝细胞癌 | 细胞质 |
| CDX2 | 结直肠/十二指肠 | 细胞核 |
| Villin（绒毛蛋白） | 胃肠（刷状缘上皮） | 顶端 |
| ER/PR（雌/孕激素受体） | 乳腺、卵巢、子宫内膜 | 细胞核 |
| GCDFP－15（明显囊性病变流动蛋白15） | 乳腺 | 细胞质 |
| 乳腺球蛋白 | 乳腺 | 细胞质 |
| 肾细胞癌标记物 | 肾 | 细胞膜 |
| PSA（前列腺特异抗原） | 前列腺 | 细胞质 |
| PAP（前列腺酸性磷酸酶） | 前列腺 | 细胞质 |
| 尿路上皮特异蛋白Ⅲ | 泌尿道上皮 | 细胞膜 |
| 抑制素B | 性索－间质，肾上腺皮质 | 细胞质 |
| 黑色素－A | 肾上腺皮质，黑色素瘤 | 细胞质 |
| 钙结合蛋白 | 间皮瘤，性索－间质，肾上腺皮质 | 细胞核/细胞质 |
| WT1（Wilms肿瘤1蛋白） | 浆液性卵巢癌、间皮瘤、Wilms、促纤维增生性小圆细胞肿瘤 | 细胞核 |
| 间皮素 | 间皮瘤 | 细胞质/细胞膜 |
| D2－40 | 间皮瘤，淋巴内皮细胞标记物 | 细胞膜 |

**表10　未分化肿瘤：确定肿瘤细胞系**

| 标记物 | 细胞系 |
| --- | --- |
| 总角蛋白（AE1/AE3、CAM5.2） | 癌 |
| CK5/6，p63/p40 | 鳞状细胞癌 |
| S100，SOX10 | 黑色素瘤 |
| LCA ± CD20 | 淋巴瘤 |
| OCT3/4 ± SALL4 | 生殖细胞肿瘤 |
| WT1，钙结合蛋白，间皮素 | 间皮瘤 |

表 11 原发灶不明肿瘤的免疫组织化学标记（1）

| 肿瘤部位或类型 | CK7、CK20 | 其他阳性标记物 | 其他有用的标记物 |
| --- | --- | --- | --- |
| 肾上腺皮质癌 | CK –/CK20 – | 钙结合蛋白（Calretinin），抑制素 B，Melan A | 多克隆（Polyclonal）CEA – |
| 乳腺癌 | CK7 +/CK20 – | GATA3，GCDFP – 15（BRST2）±，乳腺珠蛋白 ± | ER/PR ± |
| 子宫内膜腺癌 | CK7 +/CK20 – | 多克隆 CEA，p16 ±（弥散染色），PAX8 ± | 波形蛋白 –，ER/PR – |
| 子宫内膜样腺癌 | CK7 +/CK20 – | Vimentin（波形蛋白），PAX8，WT1，间皮素（Mesothelin） | 多克隆 CEA –，p16 –（与子宫内膜腺癌不同的是没有弥散染色） |
| 肝细胞癌 | CK7 –/CK20 – | 精氨酸 1（Arginase – 1），HepPar – 1，磷脂酰肌醇聚糖 3（Glypican – 3），CD10，多克隆 CEA ±（周围微管图案） | MOC31 –（不同于胆管细胞型肝癌） |
| 低位胃肠癌，包括小肠、阑尾和结直肠癌 | CK7 ±/CK20 + | 多克隆 CEA，CDX2，Villin，SATB2 | |
| 肺腺癌 | CK7 +/CK20 – | TTF1，天冬氨酸蛋白酶 A（Napsin A） | |
| 间皮瘤 | CK7 ±/CK20 – | Calretinin，WT1，CK5/6，D2 – 40，Mesothelin | p63 –，CEA –，MOC31 –，Be-rEP4 –，TTF – 1 –（不同于腺癌） |
| 神经内分泌癌 | CK7 ±/CK20 ±（在 Merkel 细胞癌中为“点样”图案） | 嗜铬粒蛋白，突触素，CD56 | TTF1 ±，CDX – 2 ±，Ki67（不同级别） |
| 非精原生殖细胞瘤 | CK7 –/CK20 – | SAL4，OCT3/4 | CD30，Glypican – 3，PLAP（进一步亚型分型） |
| 卵巢黏液癌 | CK7 +/CK20 ± | PAX8 ±，CDX2 ± | |
| 卵巢浆液癌 | CK7 +/CK20 – | PAX8，WT1，Mesothelin | Polyclonal CEA – |
| 胰胆管癌，包括肝内胆管细胞型肝癌 | CK7 +/CK20 + | Polyclonal CEA，CDX2，CK19，CEAp，CA19 – 9 | SMAD4 减少 ±（胰腺癌和肝外胆管癌） |
| 前列腺癌 | CK7 –/CK20 – | PSA，PSAP，NKX3 – 1，P501S（蛋白），ERG ± | |
| 肾细胞癌 | CK7 ±/CK20 – | PAX2，PAX8，碳酸酐酶 IX（CA9）±，EMA ±，Vimentin ±，CD10 ±（细胞膜），RCC 抗原 | |
| 唾液腺癌 | CK7 +/CK20 – | CK5/6，p63 | |
| 鳞状细胞癌 | CK7 –/CK20 – | CK5/6，p63 or p40，34βE12 | p16（弥散染色）和/或 HPV – 相关癌 |
| 甲状腺癌（滤泡状或乳头状癌） | CK7 +/CK20 – | TTF1，PAX8，CK19 ± | 甲状腺球蛋白 |

**表 12　原发灶不明肿瘤的免疫组织化学标记（2）**

| 肿瘤部位或类型 | CK7、CK20 | 其他阳性标记物 | 其他有用的标记物 |
|---|---|---|---|
| 甲状腺癌（髓样癌） | CK7 +/CK20 - | TTF1，PAX8，CK19 ± | 降钙素，突触素，嗜铬粒蛋白，单克隆 CEA |
| 尿路上皮癌 | CK7 +/CK20 ± | 其他阳性标记：GATA3，p63 或 p40，CK5/6 ±，34βE12，S100，尿路上皮特异蛋白Ⅱ | |
| 上消化道癌，包括食管和胃 | CK7 +/CK20 ± | Polyclonal CEA，CDX - 2 ±，Villin ± | |

**表 13　细胞角蛋白/角蛋白分布**

<table>
<tr><th colspan="2">CK7 +、20 +</th><th colspan="2">CK7 -、20 +</th><th colspan="2">CK7 +、20 -</th><th colspan="2">CK7 -、20 -</th></tr>
<tr><td>肿瘤</td><td>百分比（%）</td><td>肿瘤</td><td>百分比（%）</td><td>肿瘤</td><td>百分比（%）</td><td>肿瘤</td><td>百分比（%）</td></tr>
<tr><td>卵巢黏液癌</td><td>90</td><td>结直肠腺癌</td><td>80</td><td>卵巢非黏液癌</td><td>100</td><td>肾上腺肿瘤</td><td>100</td></tr>
<tr><td>胰腺癌</td><td>65</td><td>Merkel 细胞癌</td><td>70</td><td>甲状腺癌（所有 3 种类型）</td><td>100</td><td>精原细胞瘤和 YST</td><td>95</td></tr>
<tr><td>移行性细胞癌</td><td>65</td><td>胃腺癌</td><td>35</td><td>乳腺癌</td><td>90</td><td>前列腺癌</td><td>85</td></tr>
<tr><td>胆道癌</td><td>65</td><td colspan="2" rowspan="9">排除以下肿瘤（≤5%）：乳腺癌、肺类癌、胆道癌、食管鳞癌、生殖细胞肿瘤、肺癌所有类型、肝细胞癌、卵巢癌、胰腺癌、肾上腺癌、移行细胞癌、子宫内膜癌</td><td>肺腺癌</td><td>90</td><td>肝细胞癌</td><td>80</td></tr>
<tr><td>胃腺癌</td><td>40</td><td>子宫内膜癌</td><td>85</td><td>肾腺癌</td><td>80</td></tr>
<tr><td colspan="2" rowspan="7">排除以下肿瘤（≤5%）：良性肿瘤、生殖细胞肿瘤、食管鳞癌、头颈部鳞癌、肝细胞癌、肺小细胞癌、肾上腺癌</td><td>胚胎性癌</td><td>80</td><td>胃肠类癌/肺癌</td><td>80</td></tr>
<tr><td>间皮瘤</td><td>65</td><td>肺小细胞癌和鳞癌</td><td>75</td></tr>
<tr><td>移行细胞癌</td><td>35</td><td>食管鳞癌</td><td>70</td></tr>
<tr><td>胰腺癌</td><td>30</td><td>头颈部鳞癌</td><td>70</td></tr>
<tr><td>胆道癌</td><td>30</td><td>间皮瘤</td><td>35</td></tr>
<tr><td colspan="2" rowspan="2">排除以下肿瘤（≤5%）：结直肠腺癌、卵巢黏液癌、卵黄囊瘤（YST）</td><td colspan="2" rowspan="2">排除以下肿瘤（≤5%）：乳腺癌、胆道癌、肺腺癌、卵巢癌、胰腺癌</td></tr>
<tr></tr>
</table>

## 九、化疗原则

（1）有症状的（PS1 ~ 2）或无症状（PS0）的侵袭性肿瘤患者考虑化疗。

（2）根据肿瘤组织学类型选择化疗方案。

## 十、不明原发灶肿瘤的化疗方案

表 14 腺癌：化疗方案

| 方案组成 | 用法 |
| --- | --- |
| 紫杉醇 + 卡铂 | 紫杉醇：200mg/$m^2$，3h，iv，d1<br>卡铂：AUC6，iv，d1<br>每 3 周重复 |
| 紫杉醇 + 卡铂 + 依托泊苷 | 紫杉醇：200mg/$m^2$，1h，iv，d1<br>卡铂：AUC6，iv，d1<br>依托泊苷：50mg/d，PO，与 100mg/d，PO 交替，d1～10<br>每 3 周重复 |
| 多西他赛 + 卡铂 | 多西他赛：65mg/$m^2$，iv，d1<br>卡铂：AUC6，iv，d1<br>每 3 周重复 |
| 吉西他滨 + 顺铂 | 吉西他滨：1250mg/$m^2$，iv，d1、8<br>顺铂：100mg/$m^2$，iv，d1<br>每 3 周重复 |
| 多西他赛 + 顺铂 | 多西他赛：75mg/$m^2$，iv，d1<br>顺铂：75mg/$m^2$，iv，d1<br>每 3 周重复 |
| 吉西他滨 + 多西他赛 | 吉西他滨：1000mg/$m^2$，iv，d1、8<br>多西他赛：75mg/$m^2$，iv，d8<br>每 3 周重复 |
| mFOLFOX6 | 奥沙利铂：85mg/$m^2$，iv，2h 以上，d1<br>亚叶酸钙：400mg/$m^2$，iv，2h 以上，d1<br>5－FU：400mg/$m^2$，iv 推注，d1，然后 1 200mg/$m^2$/d × 2d<br>（总量 2 400mg/$m^2$，46～48h 以上），持续 iv<br>每 2 周重复 |
| CapeOX | 奥沙利铂：130mg/$m^2$，iv，2h 以上，d1<br>卡培他滨：850～1 000mg/$m^2$，PO，每天 2 次，d1～14<br>每 3 周重复 |
| 伊利替康 + 卡铂 | 伊利替康：60mg/$m^2$，iv，d1、8、15<br>卡铂：AUC 5，iv，d1<br>每 4 周重复 |
| 伊利替康 + 吉西他滨 | 伊利替康：100mg/$m^2$，iv，d1、8<br>吉西他滨：1 000mg/$m^2$，iv，d1、8<br>每 3 周重复 |

表 15　鳞癌：化疗方案

| 方案组成 | 用法 |
| --- | --- |
| 紫杉醇＋卡铂 | 紫杉醇：200mg/$m^2$，3h，iv，d1<br>卡铂：AUC6，iv，d1<br>每 3 周重复 |
| 顺铂＋吉西他滨 | 顺铂：100mg/$m^2$，iv，d1<br>吉西他滨：1 250mg/$m^2$，iv，d1、8<br>每 3 周重复 |
| mFOLFOX6 | 奥沙利铂：85mg/$m^2$，iv，2h 以上，d1<br>亚叶酸钙：400mg/$m^2$，iv，2h 以上，d1<br>5－FU：400mg/$m^2$，iv 推注，d1，然后 1 200mg/（$m^2$·d×2d）（总量 2 400mg/$m^2$，46～48h 以上），持续 iv<br>每 2 周重复 |
| 多西他赛＋顺铂＋5－FU | 多西他赛：75mg/$m^2$，iv，d1<br>顺铂：75mg/$m^2$，iv，d1<br>5－FU：750mg/$m^2$/d，持续静脉输注，d1～5<br>每 3 周重复 |
| 紫杉醇＋顺铂 | 紫杉醇：175mg/$m^2$，iv，d1<br>顺铂：60mg/$m^2$，iv，d1<br>每 3 周重复 |
| 多西他赛＋卡铂 | 多西他赛：75mg/$m^2$，iv，d1<br>卡铂：AUC5，iv，d1<br>每 3 周重复 |
| 多西他赛＋顺铂（1） | 多西他赛：60mg/$m^2$，iv，d1<br>顺铂：80mg/$m^2$，iv，d1<br>每 3 周重复 |
| 多西他赛＋顺铂（2） | 多西他赛：75mg/$m^2$，iv，d1<br>顺铂：75mg/$m^2$，iv，d1<br>每 3 周重复 |
| 顺铂＋5－FU | 顺铂：20mg/$m^2$，iv，d1～5<br>5－FU：700mg/$m^2$，iv，每日持续静脉输注 24h 以上，d1～5<br>每 4 周重复 |

## 十一、放疗原则

### （一）局限性病变

（1）对局限性病变的患者考虑根治性放疗。

（2）对局限性肺转移性病变（1～3 个转移灶）考虑立体定向消融放疗（SABR），48～60Gy/4～5 次分割。

### （二）辅助治疗

如果病变局限于单个淋巴结病灶伴有结外侵犯，或不能充分切除多发阳性淋巴结的患者，在淋巴结切除后，考虑辅助放疗，剂量为45Gy；或对孤立的锁骨上、腋窝、腹股沟转移淋巴结不进行推量5～9Gy/1.8～2Gy分割放疗。

### （三）姑息治疗

对于有症状的患者考虑姑息性放疗，大分割放疗可用于不能控制的疼痛、即将发生的病理性骨折或脊髓压迫。剂量为8Gy1次分割、20Gy4～5次分割、30Gy10次分割。

（宋张骏）

## 第十节 青少年和年轻成人肿瘤

### 一、概述

在过去的20多年，儿童和老年肿瘤患者的生存得到了很大改善，但青少年和年轻成人（AYA）肿瘤患者的生存没有显著改善。治疗结果未得到改善和参加临床试验比率很低是其主要原因之一，在美国，大约15岁到19岁中只有10%，20～39岁中只有1%～2%进行了临床试验登记。除参加临床试验的比率低外，其他几个因素也与结果差相关，如生物学行为的差异、缺乏一致性的治疗方法、依从性差，或对治疗不能耐受，缺乏健康保险，诊断延误，缺乏家庭医生等。生物学、流行病学和临床结局等方面，青少年和年轻成人肿瘤患者与较年轻的、老年肿瘤患者通常不同。另外，青少年和年轻成人基因、生理和药理变化方面可能影响对肿瘤治疗的耐受能力和对治疗的反应。

不同的综合性老年评估，有利于临床医师协调治疗计划，明确老年患者的功能需求，而对于AYA患者还没有类似报告，还缺乏试验数据指导这些患者的治疗。

青少年和年轻成人肿瘤患者应该被认为是一组特定的人群，需要特定的医疗和精神需求。特定的疾病生物学和年龄相关的青少年和年轻成人肿瘤患者应该考虑制订诊断、治疗质量计划。

青少年和年轻成人肿瘤患者是指在初始肿瘤诊断时的年龄为15～39岁。在美国，这个年龄段的肿瘤患者每年约有70 000人，是小于15岁年龄肿瘤患者的7倍多。2014年，有5 330例青少年肿瘤患者和610人死亡。在急性髓系白血病、非霍奇金淋巴瘤、Burkitt's淋巴瘤和Burkitt样淋巴瘤、横纹肌肉瘤的AYA肿瘤患者中，年龄增加与预后更差相关。AYA人群的肿瘤类型有一定特殊性，与小儿和老年人群的肿瘤类型是不同的。

除杀人犯、自杀或意外伤害外，癌症是青少年和年轻成人的主要死亡原因。在这个年龄组中95%的肿瘤是淋巴瘤、黑色素瘤、睾丸癌、生殖系恶性肿瘤、甲状腺癌、骨和软组织肉瘤、白血病、中枢神经系统肿瘤、乳腺癌和非生殖细胞肿瘤，在青少年和年轻成人肿瘤发病率和分布情况方面有显著差异。

对于青少年和年轻成人肿瘤患者应给予及时检查和初始治疗，提高治疗依从性，多学科专家团队参与，包括生育、远期副作用、社会心理和社会经济、交通、临床预约、儿童照顾、治疗依从性和疾病生物学特征。

国家癌症协会（the national cancer institute，NCI）监测，流行病学和最终结果（surveillance，epidemiology，and end results，SEER）数据库的定义是青少年和年轻成人（adolescent and young adult，AYA）肿瘤患者在初始肿瘤诊断时的年龄为15～29岁，NCI's AYA Oncology Progress Review Group为15～39岁，NCCN指南也是15～39岁。

## 二、筛查、评估和评价

表1　筛查、评估和评价

<table>
<tr><td rowspan="2">AYA 患者通常比老年人有更强的治疗耐受性，治疗方法随诊断变化而变化</td><td rowspan="2">强烈建议，由有肿瘤专家的中心进行治疗，并鼓励参加临床试验</td><td rowspan="2">哪些患者需要在 24h 内进行紧急治疗</td><td>是</td><td>用适当的干预措施稳定病情</td></tr>
<tr><td>否</td><td></td></tr>
</table>

## 三、综合评估

（1）提供与肿瘤相关的准确年龄信息。

（2）在初始治疗前讨论避孕情况。

（3）讨论因为肿瘤及其治疗导致的不育和保留生育的措施。

（4）社会心理评估。

（5）对遗传和家族风险进行评估/咨询（在治疗开始的 2 个月内）。

①乳腺癌的风险因素评估：BRCA1、BRCA2、TP53 胚系突变（Li – Fraumeni，李 – 佛美尼综合征）或 PTEN（Cowden 氏综合征），胸部放射学检查。

②结肠癌风险评估：MRR 基因突变（遗传性非息肉性结肠癌，HNPCC 或 Lynch 综合征），或 APC 基因（家族性腺瘤样息肉病，FAP）。

③软组织肉瘤风险评估。

④Li – Fraumeni 综合征。

⑤视网膜母细胞瘤（Rb）基因胚系突变或琥珀酸脱氢酶（SDH）基因突变，SDH 亚基因胚系突变检测推荐用于野生型胃肠间质瘤（GIST）（KIT 缺乏或 PDGFRA 突变）或副神经节瘤。

⑥FAP 相关性硬纤维瘤（侵袭性纤维瘤）。

⑦多发性神经纤维瘤 – 1（NF – 1）基因突变与恶性外周神经鞘瘤（MPNST）相关。

⑧多型性神经内分泌瘤危险因素评估。

## 四、治疗相关问题的处理

### （一）给药方案

（1）AYA 患者通常比老年患者更能耐受强烈治疗：剂量强度、剂量密度与结果改善相关。

（2）减少剂量通常是基于避免严重的、不可逆的器官损害：如果患者有明显的长期生存和终末器官损害，应该以长期功能和生活质量考虑为主。

（3）某些药物治疗累积剂量与不可逆的器官损害相关，应该终身监测：蒽环类为基础的化疗（心功能不全），博莱霉素（肺毒性）、顺铂（听力损害和肾功能不全）、鬼臼毒素类（第二急性髓系白血病/骨髓增生异常综合征，AML/MDS）、异环磷酰胺（肾功能不全）。

（4）最大累积量的参数通常是根据降低不可逆损害风险而确定的。

### （二）毒性监测

（1）可逆性毒性没有必要减少剂量。

（2）对于以下治疗相关性毒性，建议加强筛查：

①心脏毒性：进行常规超声心电图检查，治疗完成后和当有临床指征时进行基线心电图检查。

②肾毒性：以顺铂或异环磷酰胺为基础的化疗，应该常规监测肾小球滤过率（GFR）。

③神经毒性：以顺铂或卡铂为基础的化疗常规监测听力丧失情况。
④对选择性或全身放疗的干细胞移植的患者应该监测内分泌、眼和牙。

## 五、对生育/内分泌的考虑

表2　对生育/内分泌的考虑

| | | | |
|---|---|---|---|
| 对生育和内分泌的考虑 | ·在因为癌症治疗而导致任何影响生育风险的AYA肿瘤患者的管理中，保留生育和性功能是必要的<br>·讨论因癌症及其治疗导致的生育风险、保留生育，以及在治疗开始前进行避孕：<br>治疗后男性精子缺乏的风险，随着时间延长，可能或不可能解决因为化疗引起女性卵巢功能早衰的风险 | 如果需要，在24h内，请求精神健康专业医生帮助所有患者对生育保留选择做出复杂的决策 | 男性：<br>·讨论精子保存事宜<br>·建议保存在当地精子库，或通过网络联系精子库<br>女性：<br>·讨论胚胎或卵母细胞低温保存（如果有捐献精子者，首选胚胎低温保存）<br>在开始治疗时，如果医生认为该治疗可能长期延误卵母细胞1个循环周期的刺激（即对于低－中等危险因素的霍奇金淋巴瘤、低级别肉瘤和乳腺癌）<br>·卵巢固定术<br>在肿瘤治疗期间或分步骤通过外科将卵巢移出（卵巢在照射野之外）<br>·抑制月经<br>在预测发生血小板减少延长的协议中可使用甲羟孕酮或口服避孕药或促性腺激素释放激素（GnRH）激动剂<br>无论月经抑制是否可保护卵巢功能还没有结论；但新数据显示，在年轻女性乳腺癌患者初始化疗前使用GnRH激动剂抑制月经可保护卵巢功能 |

## 六、对社会心理/行为的考虑

表3　对社会心理/行为的考虑（1）

| 评估 | 评价 | 支持治疗/干预措施 |
|---|---|---|
| 个体化 | ·特征：<br>认知功能<br>情感问题<br>对其他精神症状、抑郁和焦虑进行评估<br>生存状态：孤独，配偶/伙伴，父母，孩子<br>·行为：<br>遵守治疗<br>继续/中断上学/工作/照顾孩子<br>吸烟、饮酒或药物滥用<br>性行为/危险因素/关注点<br>饮食需求<br>锻炼需求<br>·用治疗干预心理问题 | ·精神健康医生和以社区为基础的资源对认知功能障碍或其他精神症状（如抑郁、焦虑）的AYA患者进行服务<br>·提供社会心理支持和帮助解除悲痛<br>·遵守治疗<br>在治疗开始之前和每次治疗计划修改时，对每一种药物治疗提供教育和/或指导<br>讲明药物名称、剂量、治疗目的和副作用<br>在医学可能的情况下，选择适合AYA患者生活方式和正常行为的治疗方法，如简化给药方案、调整给药时间、给药频率、给药方式<br>对肿瘤治疗相关性副作用提供系统的和标准的处理方法<br>·确保AYAs在日常活动中（学习/工作/照顾孩子）不中断他们继续治疗，提供灵活的治疗时间、咨询时间和流程（晚上/周末）<br>·根据患者药物滥用或成瘾的症状、特征和病史制订降低药物滥用风险的计划<br>·提供有关性健康（包括避孕、性传播感染性疾病）、饮食等方面的教育<br>·对所有患者提供有关治疗相关性不孕的咨询服务，在治疗开始前讨论保留生育的选择<br>·根据患者的经验，在以信仰为基础的资源或活动（如牧师青年组织、顾问）的公平、公正的社会里增强他们的信仰或信念 |

表 4　对社会心理/行为的考虑（2）

| 评估 | 评价 | 支持治疗/干预措施 |
| --- | --- | --- |
| 人际关系 | · 家庭状况<br>与父母的关系，与配偶/父母的关系，带有小儿的患者<br>· 同伴关系<br>· 参加社区和社会活动（如宗教组织、俱乐部、体育运动/娱乐、音乐、青年组织）<br>· 与医疗专业人员保持联系，进行治疗选择的决策：家庭、朋友、临床治疗团队，和/或自己，与父母保持信息沟通 | · 促进 AYA 患者与家庭成员之间的信息交流：父母、配偶/父母、兄弟姐妹<br>· 对家庭成员和同伴提供有关社会心理支持和行为服务的信息：在 AYAs 患者中，要注意与肿瘤诊断相关的、可能的社会心理问题，以便家庭成员和父母持续支持患者<br>· 以家庭为基础的、来自于儿童研究的干预模式也适用于 AYAs：父母支援小组，AYA 支援小组，社会与娱乐计划，心理教育<br>· 提供有关同等支持小组的信息以帮助 AYAs 建立、维持与其他 AYAs 肿瘤患者一样的关系：面对面会议，在线支持小组<br>· 提供灵活的探望时间和环境，鼓励同事看望 AYA 肿瘤患者<br>· 医疗专业人员应该与每一位患者建立直接的信息交流：增强 AYA 肿瘤患者参与治疗决策的重要性，请求允许与家庭成员享有同样的信息，提供与年龄相适应的有关肿瘤情况、治疗选择和潜在副作用等信息 |
| 社会经济问题 | · 保险的可用性和安全性：雇主－提供者，父母的保险<br>· 对保险损失风险的评估：失业，父母保险年龄已过<br>· 经济损失或破产的风险<br>· 儿童看护<br>· 交通情况<br>· 如果去接受治疗，住宿问题<br>· 对补充和替代疗法（CAM）的愿望<br>· 失去居住的地方 | · 对有资格的 AYA 患者进行医疗补助、社会保险，和/或伤残保险<br>· 告诉 AYA 患者有关的利益，如短期或长期残废，国家伤残抚恤金和/食品救济<br>· AYA 患者直接的法律资源/代讼人讲明健康保险责任范围<br>· 判定对患者小儿临时照看所需的资源<br>· 提供交通援助计划<br>· 提供声誉好的 CAM 服务<br>· 提供 AYAs 推荐表和可靠的在线资源以便获得肿瘤相关信息<br>· 对 AYAs 肿瘤幸存患者的经济援助需要与生存治疗计划相结合<br>· 完成治疗以后，由于检查和对治疗的近期疗效观察，AYAs 肿瘤患者需要长期随访、护理 |

## 七、对 AYA 肿瘤幸存者的筛查

表 5　AYA 肿瘤幸存者筛查

| 生存 | | 已施行过的治疗 | 筛查推荐 |
| --- | --- | --- | --- |
| AYA 肿瘤幸存者 | · 定期对病史、体格检查和治疗疗效之重点进行评价<br>· 接种疫苗：对年龄 9～26 岁的男性和女性患者推荐 HPV 疫苗，每年 1 次的流感疫苗<br>· 咨询生活方式和降低风险的方法（如避免吸烟、提高体力活动水平）<br>· 扩大适当的医疗卫生服务范围<br>· 对接受化疗和/或放疗的患者推荐每 6 个月进行 1 次牙科检查和清洗 | 颅骨或全脑全脊髓放疗 | · 神经－内分泌轴筛查<br>· 神经心理学评估 |
| | | 胸部放疗 | · 女性：乳腺癌筛查<br>· 甲状腺筛查<br>· 心血管风险评估与筛查<br>· 心肌病变筛查<br>· 对心脏瓣膜病变筛查<br>· 肺筛查 |
| | | 腹部或盆腔放疗 | · 结直肠癌筛查<br>· 性功能评估<br>· 肾或膀胱病变筛查 |

续表

| 生存 | | 已施行过的治疗 | 筛查推荐 |
|---|---|---|---|
| | | 烷化剂 | ·肾或膀胱病变筛查<br>·性功能评估<br>·对 t－AML 或骨髓发育不良进行筛查<br>·肺筛查（经选择的患者） |
| | | 蒽环类药物 | ·心肌病变筛查<br>·对 t－AML 或骨髓发育不良进行筛查 |
| | | 博莱霉素 | ·肺筛查 |
| | | 顺铂/卡铂 | ·心血管风险评估<br>·肾或膀胱病变筛查<br>·听力评估<br>·对 t－AML 或骨髓发育不良进行筛查 |
| | | 鬼臼毒素类药物 | ·对 t－AML 或骨髓发育不良进行筛查 |

## 八、与年龄相关的特定肿瘤

表 6　与年龄相关的特定疾病

| 种类 | 备注 |
|---|---|
| 急性淋巴细胞白血病（ALL） | |
| 骨与软组织肉瘤 | 横纹肌肉瘤：小儿以外的患者很罕见，应该在有横纹肌肉瘤处理经验的机构中治疗 |
| 结直肠癌 | ·黏液样组织学类型发生率很高<br>·右半结肠更常见<br>·印戒细胞和微卫星不稳定型（MSI）发生率更高<br>·分期时大多数为进展期<br>·KRAS 基因突变发生率低<br>·染色体不稳定型发生率在下降<br>·在这些患者中错配修复基因缺失<br>·合并其他恶性肿瘤的风险在增加 |
| 黑色素瘤 | ·不确定的、潜在恶性的黑色素细胞肿瘤（MELTUMP）在年轻患者中很常见，当怀疑时，推荐咨询在黑色素细胞损伤鉴定方面有经验的病理学家<br>·年轻患者的病理学检查原则是对组织学不能确定的病灶增加比较基因组杂交（CGH）或荧光原位杂交（FISH）对经选择的基因突变进行检测<br>·前哨淋巴结活检：青年患者发生率更高<br>·对年龄 <18 岁的患者的手术切缘还不明确，因为在临床试验中不包括此项内容<br>·在怀孕期间被诊断为癌症的 AYA 妇女应该由多学科团队包括内科、外科、放疗专家参与，妇产科、产科、围产学专家视情况而定<br>·根据个体肿瘤生物学行为、肿瘤分期和胎儿最重要的妊娠阶段制定合适的治疗计划<br>·在妊娠期间，肿瘤的诊断与治疗应该咨询相关专家，并强烈鼓励了解母胎医学和生理变化等方面的知识<br>·在第一孕期应该避免化疗，因为化疗致畸效应和宫内胎儿死亡的风险较大<br>·在妊娠期间，禁忌放疗。几乎没有适合放疗的病例报道，但在适当子宫保护、胎儿暴露最小的情况下可给予低剂量放疗 |

## 九、幸存者筛查推荐

下列筛查来自于儿童肿瘤学组（COG）指南是基于儿童癌症治疗，同样，也可用于青少年和青年成人肿瘤幸存者，如急性白血病、霍奇金淋巴瘤和非霍奇金淋巴瘤、成神经管细胞瘤和肉瘤。另外，由于一些青年成人肿瘤的治疗，如男性生殖细胞肿瘤，与儿童癌症治疗类似（如顺铂、博莱霉素、腹部放疗），这些推荐也适用于青年成人肿瘤。相反，COG 推荐通常不适用于特有的年轻成年人发生的肿瘤，如乳腺癌、结直肠癌和卵巢癌。

表 7　有很多因素可影响近期疗效，如家族史、生活方式、行为与合并健康问题（1）

| 种类 | | 高危人群 | 筛查推荐 |
|---|---|---|---|
| 神经内分泌筛查 | 生长激素缺乏 | 对下丘脑－垂体－肾上腺（HAP）轴的放疗剂量 > 18Gy | 身高、体重和体重指数，每 6 个月 1 次，直至成年，然后每年 1 次【注：大多数 AYA 患者可以达到（或接近达到）最终的身高，生长激素状态的重要意义和处理在达到最终身高的幸存者中是有争议的】 |
| | 中枢性甲状腺功能减退 | 对下丘脑－垂体－肾上腺（HAP）轴的放疗总剂量 > 40Gy | 促甲状腺素（TSH）和 T4，每年 1 次 |
| | 促性腺激素缺乏 | 对下丘脑－垂体－肾上腺（HAP）轴的放疗总剂量 > 40Gy | FSH，黄体生成激素（LH），当有临床指征时筛查睾酮（男性）、FSH、LH、雌二醇（女性）；如果患者要求或对生育评价则进行精液分析（男性） |
| | 中枢性肾上腺功能不全 | 对下丘脑－垂体－肾上腺（HAP）轴的放疗总剂量 > 40Gy | 治疗后和有临床指征时，神经病理学评价，于早上 8：00 查血清皮质醇，每年 1 次，至少 15 年 |
| | 在 AYA 癌症包括中枢神经系统肿瘤的幸存者中有严重的神经认知功能障碍并不常见，然而，在较高剂量（ >18Gy）的颅脑放疗的患者中可发生轻微的认知功能、持续注意力、记忆力障碍 | | |
| | 筛查推荐：对于有学习或工作能力损害的患者推荐进行神经心理学评价 | | |
| 乳腺癌（女性） | 30 岁以前接受过 >20Gy 的胸壁放疗 | | 乳腺 MRI 和 X 线检查，每年 1 次，25 岁开始，或放疗后 8 年开始，对心血管风险进行评估与筛查 |
| | 全身照射，纵隔/胸部放疗剂量 >20Gy | | 测量血压和体重指数，每年 1 次；空腹血糖、血脂每 2 年 1 次 |
| | 对缺血性冠状动脉病变的筛查存在争议，对接受剂量 >20Gy 的胸部放疗患者建议咨询心血管病专家（放疗后 5 ~ 10 年） | | |
| 心肌病/无症状性心力衰竭的筛查 | | 蒽环类药物累积量 > 300$mg/m^2$，胸部放疗 > 30Gy，胸部放疗联合蒽环类药物 | 超声心动图室（或 MUGA 扫描），每 1 ~ 2 年 1 次（检查频率根据治疗时间与治疗剂量而定，对于蒽环类药物累计剂量低的乳腺癌幸存者的检查频率尚未确定） |
| 瓣膜性心脏病的筛查 | | 胸部放疗 > 30Gy | 超声心动图室，每 1 ~ 2 年 1 次 |

**表 8 有很多因素可影响近期疗效，如家族史、生活方式、行为与合并健康问题（2）**

| 种类 | 高危人群 | 筛查推荐 |
| --- | --- | --- |
| 肺筛查 | 胸部放疗 >15Gy（大面积肺照射）、全身照射（TBI）（单次分割剂量 >6Gy，或分割剂量 >12Gy）、博莱霉素 >400U/$m^2$，胸部放疗联合博莱霉素，烷化剂（白消胺 >500mg，卡莫司汀 600mg/$m^2$） | 对于有异常表现或肺功能不全进展的患者，以及治疗后基线测定及有临床指征时，进行肺功能检测（包括一氧化碳肺弥散容量 - DLCO 和呼吸量） |
| 甲状腺筛查 | 甲状腺异常：甲状腺功能减退（非常常见）、甲状腺癌（常见）和甲状腺功能亢进（少见），甲状腺在照射野内 | TSH 和甲状腺/颈部检查，每年 1 次 |
| 结直肠癌筛查 | 腹部或盆腔放疗 >30Gy | 35 岁时或放疗后 10 年开始进行结肠镜检查 |
| 肾或膀胱病变筛查 | 肾功能不全和继发性肾性/肾 - 血管性高血压：<br>放疗 >10Gy，放疗联合肾毒性药物（如顺铂、异环磷酰胺、氨基糖甙类、两性霉素 B、免疫抑制剂） | 治疗后 BUN 基线、Cr、Na、K、Cl、$CO_2$，Ca、Mg、$PO_4$，当有临床指征时重复检测，每年检查 1 次血压及尿液分析 |
|  | 出血性膀胱炎/膀胱纤维化：环磷酰胺 >3g/$m^2$，盆腔放疗 >30Gy | 尿液分析，每年 1 次 |
|  | 膀胱癌：环磷酰胺联合盆腔放疗 | 尿液分析，每年 1 次 |
| 性功能评估 男性 不育 | 中等剂量到高剂量烷化剂药物化疗（如 MOPP >3 个周期，白消胺 >600mg/$m^2$，环磷酰胺累积量 >7.5g/$m^2$，或造血干细胞移植时，异环磷酰胺累积量 >60g/$m^2$），全身放疗（TBI），睾丸放疗 >2Gy，烷化剂联合睾丸放疗或全身放疗 | 当患者要求时或需对生育评估时进行精液分析，定期评估时间为治疗后 10 年直至精子恢复 |
| 性功能评估 男性 睾丸间质细胞功能障碍 | 睾丸放疗 >20Gy | 有睾酮缺乏体征和症状的患者进行睾酮检测 |
| 性功能评估 女性 生育（急性卵巢功能衰竭或更年期提前） | 中等剂量到高剂量烷化剂药物化疗（如 MOPP >3 个周期，白消胺 >600mg/$m^2$，环磷酰胺累积量 >7.5g/$m^2$，或造血干细胞移植时，异环磷酰胺累积量 >60g/$m^2$），全身放疗（TBI），睾丸放疗 >2Gy，烷化剂联合睾丸放疗或全身放疗 | 月经不规则的患者有临床指征时，以及原发或继发闭经，或有雌激素缺乏的体征和症状时，检测 FSH、LH |
| t - AML 或骨髓增生异常的筛查 | 鬼臼毒素、烷化剂、顺铂，和/或蒽环类药物 | 全血细胞计数（CBC）/分类，每年 1 次，直至治疗后 10 年 |
| 听力评估 | 顺铂 >360mg/$m^2$，卡铂联合造血干细胞移植，耳部放疗剂量 >30Gy，顺铂联合颅骨/耳部放疗 | 治疗后基线听力检查，然后当有听力丧失体征和症状时进行听力检查 |

（郭亚焕）

# 第十一节　老年肿瘤

## 一、概述

癌症是60～79岁女性和男性的主要死亡原因，在美国所有癌症死亡50%以上和癌症相关死亡70%以上的患者年龄在65岁或65岁以上。据估计，到2030年，大约所有癌症的70%在65岁或65岁以上被诊断。老年人肿瘤较年轻人肿瘤发现更晚，而且，美国人老龄化和预期寿命的增加意味着老年癌症将变得日益普遍的问题。

对老年肿瘤患者的治疗有许多特殊问题需要考虑。肿瘤的生物学行为和肿瘤对治疗的反应随着患者的年龄变化而变化，而且患者的生理状态、合并症和偏好可能会影响特定治疗的选择和耐受性。同时，特别强调老年肿瘤患者治疗要考虑年龄相关因素。

对于新的肿瘤治疗方法，老年肿瘤患者参加临床试验的很少。因此，这类患者的治疗缺乏循症医学数据作为指导。然而，有效的肿瘤治疗方法高龄患者不应该排除在外，这些方法能够改善患者生活质量或明显延长生存期，应该避免那些不能提高生活质量或对生存无益的治疗。已有的数据建议，有好的体能状态的老年患者能够与年轻患者一样耐受常用的化疗方案，但要特别注意给予适当的支持治疗。然而，几乎没有关于年龄很大或其体能状态差的老年肿瘤患者的临床研究。

与年龄相关的心理变化可影响老年患者对肿瘤治疗的耐受能力，在治疗决策中应当加以考虑。选择适当的患者是肿瘤治疗管理的有效性和安全性的关键，在预期寿命较短和对压力耐受性降低的高风险人群中评估其治疗是否预期获益是老年肿瘤患者处理面临的挑战。

## 二、老年肿瘤的治疗决策

**表1　老年肿瘤的治疗决策**

<table>
<tr><td rowspan="4">他或她的总的预期寿命是否存在中等或高度死亡或遭受痛苦的危险因素</td><td>没有</td><td colspan="5">对症处理/支持治疗</td></tr>
<tr><td rowspan="3">有</td><td rowspan="3">患者有无做出决策的能力，患者必须有能力做出：<br>·能明白检查诊断或治疗的相关信息<br>·能清楚他们目前的状况（包括潜在的价值和目前的医疗现状）<br>·做出决策的动机<br>·沟通他们的选择</td><td>没有能力</td><td colspan="3">·从以下方面获得信息：<br>患者的代理人，高级指导，生前遗嘱，健康委托书，临床医生的证明文书<br>·考虑咨询伦理委员会或社会工作者或姑息治疗医生</td></tr>
<tr><td rowspan="2">有能力</td><td rowspan="2">·评估患者的目标和关于肿瘤处理的意义<br>·患者的目标和肿瘤治疗的缺陷是什么</td><td>没有</td><td>对症处理/支持治疗</td></tr>
<tr><td>有</td><td>评估高危因素</td></tr>
</table>

## 三、危险因素的评估

**表 2 危险因素的评估**

<table>
<tr><td rowspan="4">肿瘤治疗不良后果的危险因素有：<br>·合并症：心血管疾病，肾功能不全，神经性病变，贫血症，骨质疏松症，肝脏疾病，糖尿病，肺部疾病，听力或视力丧失，慢性感染，褥疮或压疮<br>·老年综合征：功能性依赖（ADL，IADL），运动问题，肥胖，痴呆，精神错乱，抑郁，营养不良，多重用药<br>·社会经济问题：生活条件差，没有照料者或有限的社会支持，低收入，交通落后，不足额保险和/或高的医疗现款支付</td><td>无</td><td colspan="5">按照推荐的治疗方案进行治疗</td></tr>
<tr><td rowspan="3">有</td><td rowspan="3">有无可改善的高危因素</td><td rowspan="2">没有</td><td rowspan="2">考虑交替治疗选择以降低毒性</td><td>不能</td><td>对症处理/支持治疗咨询</td></tr>
<tr><td>可以</td><td rowspan="2">参见能够耐受治疗的患者的特别建议</td></tr>
<tr><td>有</td><td colspan="2">治疗高危因素</td></tr>
</table>

## 四、对能耐受治疗的患者的特别建议

**表 3 对能耐受治疗的患者的特别建议**

<table>
<tr><td>外科手术</td><td>·一般而言，年龄不是外科主要考虑的风险因素<br>·急诊外科可增加并发症的风险<br>·评估生理状态<br>·美国老年病学会（AGS）特别小组和美国外科医师学会对老年患者外科提供了一般准则，这些准则适用于老年肿瘤患者外科治疗<br>·这些数据建议，对于老年肿瘤患者外科手术而言，在外科手术前增加功能帮助的需求（通过 ADL、IADL 和 PS 来测算），可预测术后并发症、延长住院和半年死亡率<br>·持续性认知障碍状态是术后的一个高危因素，可延长术后住院时间和半年总死亡率<br>·进行了普通外科手术的患者：老年是术后精神错乱的一个高危因素，术后精神错乱又是功能和认知减退的危险因素<br>·预防精神错乱的发生：<br>耶鲁大学精神错乱预防试验和老年住院计划（HELP）：参考美国健康与卓越临床研究所（NICE）有关预防精神错乱的指南</td></tr>
<tr><td>放射治疗</td><td>·谨慎使用同步化放疗，调整化疗剂量是必要的<br>·如果发生放射相关性黏膜炎，则营养支持治疗和疼痛控制是必要的</td></tr>
<tr><td>全身治疗</td><td>·通过综合老年医学评估（CGA）参数预测化疗毒性：高龄患者评分表评估化疗因素，癌症与老年研究小组化疗毒性计算法</td></tr>
</table>

## 五、全身治疗

**表 4 全身治疗**

| 分类 | 处理方法 |
|---|---|
| 腹泻 | ·在使用止泻药物前排除其他腹泻原因<br>·建议早期补充液体<br>·如果口服无效，可使用奥曲肽 |

续表

| 分类 | 处理方法 |
|---|---|
| 便秘 | 见姑息治疗 |
| 恶心/呕吐 | 见止吐治疗 |
| 黏膜炎 | · 对于吞咽困难/腹泻的患者早期住院是必要的<br>· 提供营养支持治疗 |
| 骨髓抑制 | · 根据治疗反应确定剂量强度，预防使用集落刺激因子是必要的 |
| 神经毒性 | · 考虑交替使用非神经毒性药物<br>· 如果发生显著的听力丧失，密切监测听力丧失情况和避免使用神经毒性药物<br>· 如果使用高剂量阿糖胞苷，密切监测小脑功能<br>· 监测周围神经病变<br>· 监测认知功能紊乱 |
| 跌倒 | · 对所有患者评估既往跌倒、平衡和运动情况 |
| 心脏毒性 | · 对有症状或无症状的心力衰竭（CHF）进行监测：<br>谨慎使用蒽环类药物，考虑交替治疗；谨慎使用曲妥珠单抗（在 LVEF 正常的患者中，高危因素包括老年，以蒽环类药物为基础的化疗方案，基线 LVEF 为 50% ~54%，以及冠心病、高血压和每周使用曲妥珠单抗的患者） |
| 肾毒性 | · 计算肌酐清除率以评价肾功能<br>· 根据肾小球滤过率调整剂量以降低全身毒性 |
| 失眠 | · 对于老年失眠症，苯二氮卓类或其他镇静催眠药物不应该作为一线用药<br>· 首选非药物疗法，如认知行为治疗和生活方式调整 |

## 六、与年龄相关的特定肿瘤疾病

### （一）急性淋巴细胞白血病

强烈推荐老年性急性淋巴细胞白血病（ALL）在专科中心进行治疗。

1. 费城染色体阳性（Ph +）急性淋巴细胞白血病

（1）费城染色体阳性（Ph +）急性淋巴细胞白血病（Ph + ALL）55 岁以上的老年患者的一项随机研究比较了伊马替尼与化疗一线治疗，研究表明，与单纯化疗比较，伊马替尼有更好的耐受性和较高的缓解率，及与化疗相当的总生存（OS）。

（2）一项Ⅱ期研究表明，成年人 Ph + ALL 使用酪氨酸激酶抑制剂（伊马替尼或达沙替尼）联合类固醇及鞘内注射化疗药物有很高的反应率（血液学完全缓解率达 100%），且无早期死亡。

（3）55 岁以上的 Ph + ALL 老年患者诱导化疗后给予伊马替尼联合类固醇的一项Ⅱ期研究表明，与既往单一化疗比较，该治疗方案有更高的完全缓解率（CR）和生存。

2. 其他急性淋巴细胞白血病

（1）Hyper CVAD 方案在老年性 ALL 中也有很高的 CR 与 OS（与既往的方案比较），然而，有更高的骨髓抑制相关死亡风险。因此，在 >60 岁的患者中阿糖胞苷的剂量应减至 $1g/m^2$。

（2）一项Ⅱ期随机研究，比较了 55 岁以上的 Ph + ALL 老年患者采用脂质体阿霉素与持续输注阿霉素的疗效，结果表明，二者获益没有差异。

（3）化疗加利妥昔单抗对于 Ph（ - ）、CD20（ + ）的 ALL 老年患者是否获益还没有得到证实。

### （二）急性髓系白血病

（1）在急性髓系白血病（acute myeloid leukemia，AML）老年患者中，随着年龄增加而预后越差。其他较差的预后指标有：FLT3 内部衔接重复、不良的细胞遗传学、白细胞计数增加、体能状态差和AML 化疗或放疗治疗相关的或治疗之前的骨髓发育不良（可使用预测工具评估标准诱导化疗的安全性与有效性）。

（2）一项Ⅱ期随机研究比较了 55 岁以上的 AML 老年患者诱导化疗联合阿糖胞苷（每日 $100mg/m^2$,d1～7）与随后加用含蒽环类药物方案（多柔吡星 $45mg/m^2/d$，d1～3；米托蒽醌 $12mg/m^2/d$，d1～3；去甲氧基柔红霉素 $12mg/m^2/d$，d1～3）的疗效，结果表明，在疗效方面无显著差异。

（3）一项Ⅲ期随机研究，比较了 56 岁以上的既往未治疗的 AML 老年患者采用 AD 方案（阿糖胞苷 $200mg/m^2/d$，d1～7，持续输注；多柔吡星 $45mg/m^2/d$，d1～3）与 ME（米托蒽醌 $10mg/m^2/d$，d1～5；依托泊苷 $100mg/m^2/d$，d1～5）；然而，ME 组在 2 年时的 OS 更差。因此，如果给予标准诱导化疗，可使用含阿糖胞苷的方案。

（4）一项Ⅱ期随机研究显示，使用阿糖胞苷（$100mg/m^2/d$，d1～7）60 岁以上的老年患者，使用更高剂量的多柔吡星 $90mg/m^2$ 与 $45mg/m^2$（静点 3 h 以上，d1～3）比较，有更好的 CR 率，但没有生存获益；然而，随后的分析显示 65 岁以上的患者，特别是那些 CBF－AML 的患者，使用高剂量的多柔吡星有潜在的生存获益。

（5）56 岁以上患者标准化疗相关死亡风险为 10%～20%（使用网络工具可计算 CR 的风险和治疗相关死亡风险率）。

### （三）膀胱癌

（1）年龄非常大的患者（80 岁以上）的浅表性膀胱癌给予 BCG 疗效会降低。

（2）在老年患者中，单一的年龄因素不能作为膀胱切除、放疗和化疗之决策。

（3）从新辅助化疗中改善某些特定病变患者的生存与年龄相关。

### （四）乳腺癌

（1）与年轻患者比较，75 岁以上的早期乳腺癌老年女性患者通常接受伤害小的治疗，且有更高的死亡率。

（2）Ⅰ期、雌激素受体阳性、接受乳房肿瘤切除术、切缘阴性、可能接受 5 年内分泌治疗、70 或 70 岁以上的患者不应该进行放射治疗，不进行放疗的局部复发风险为中等（5 年时为 4% vs. 1%，10 年时为 10% vs. 2%），但是总生存或远处转移无差异。

（3）从腋窝淋巴结清扫中能否获得更好的生存还缺乏明确的数据加以证实，≥65 岁、没有可触及的腋窝淋巴结的患者进行腋窝淋巴结清扫可能对下列患者是一个选择：

①特别是预后较好的肿瘤患者。

②对选择全身辅助治疗不会受到影响的患者。

③老年患者或有严重合并症的患者。

④目前对于非外科候选患者（预期寿命缩短），其初始内分泌治疗应该保留。

⑤应该在临床试验老年组中进行登记。CALGB 回顾性研究表明，在美国，≥65 岁淋巴结阳性乳腺癌患者中只有 8%（542/6 487）的患者在合作试验小组中进行了登记，≥70 岁的只有 2%（159/6 487）的患者进行了登记。

（4）在辅助化疗合作试验小组中登记的老年乳腺癌患者（≥65 岁）其获益（DFS 与 OS）与年轻患者相当，但发生副作用和治疗相关性死亡的风险增加。

（5）在≥65 岁乳腺癌患者辅助治疗中，单药卡培他滨疗效低于环磷酰胺、甲氨蝶呤和氟尿嘧啶

（CMF 方案）或多柔吡星、环磷酰胺（AC），意外亚组分析发现其最大的差异表现在激素受体阴性的妇女。

（6）一项随机、双盲、安慰剂对照的Ⅲ期研究，对象为 HER2 阳性、转移性乳腺癌老年患者，一线治疗，帕妥珠单抗、曲妥珠单抗、多柔吡星与安慰剂、曲妥珠单抗、多西他赛比较，结果表明，使用帕妥珠单抗、曲妥珠单抗、多西他赛有更好的 PFS，但帕妥珠单抗、曲妥珠单抗、多柔吡星发生腹泻、中性粒细胞减少和味觉障碍的发生频率较安慰剂、曲妥珠单抗、多西他赛更高，≥65 岁的老年患者（与 <65 岁比较）更易出现腹泻、食欲下降、呕吐、疲乏、乏力和味觉障碍。相反，<65 岁的成年人发生中性粒细胞减少和发热性中性粒细胞减少症更少，但老年人可减小多西他赛剂量和更少的中位周期数。

（7）一项随机、双盲、安慰剂对照Ⅲ期试验，依维莫司联合依西美坦与依西美坦联合安慰剂对 HER－2 阴性、激素受体阳性乳腺癌患者疗效的比较，前者更能改善 PFS，但依维莫司联合依西美坦治疗的患者口腔炎、肺炎、感染、皮疹和高血糖发生的风险增加。老年人可能有与年轻人相似的不良事件，但老年人更可能发生治疗相关性死亡。在使用依维莫司治疗期间应密切监测和适当地减少或阻止不良事件的发生。

（8）一项回顾性研究报道，Ⅰ～Ⅲ期、66 岁以上的老年乳腺癌患者使用曲妥珠单抗 CHF 发生率几乎达到 30%，且实际高于临床试验的报道。在使用曲妥珠单抗的患者中，年龄较大、高血压、使用蒽环类药物、冠心病和非西班牙黑人增加了每周使用曲妥珠单抗患者的 CHF 发生率。那些没有使用曲妥珠单抗的患者可能更多地使用了含蒽环类药物的化疗方案。

### （五）中枢神经系统肿瘤

1. 胶质母细胞瘤

（1）外科：>70 岁的老年胶质母细胞瘤患者进行肿瘤全部切除治疗较部分切除有更好的 OS，如同年轻患者一样，确定手术方案或选择偏好是很困难的。

（2）术后治疗：

①>70 岁的老年胶质母细胞瘤患者术后单纯进行放疗是有效的，缩短治疗时间是合理的。

②64 岁以上的间变型星形细胞瘤和胶质母细胞瘤患者单用替莫唑胺不优于单纯放疗。

③在甲基鸟嘌呤甲基转移酶基因启动子甲基化的肿瘤患者中，单用替莫唑胺较单纯放疗更能改善无事件生存。

④>70 岁的老年胶质母细胞瘤患者超过 2 周的超分割放疗或单用替莫唑胺与超过 6 周的标准分割放疗比较，均有 OS 获益。这个研究也证实了甲基鸟嘌呤甲基转移酶（MGMT）启动子甲基化状态可预测使用替莫唑胺是否获益。

⑤与放疗同时使用替莫唑胺再序贯至少 6 个月的替莫唑胺辅助治疗可改善 60～70 岁患者的生存。对于年龄 >70 岁的多形性胶质母细胞瘤患者采用同步化放疗是否获益还不清楚，但根据回顾性数据分析，在合适的老年患者中可能有益。

（3）复发病变的治疗：在≥55 岁的复发胶质母细胞瘤患者中，贝伐单抗可能改善生活质量和 OS。

2. 中枢神经系统淋巴瘤

>60 岁的原发中枢神经系统淋巴瘤的老年患者初始治疗即应该进行化疗，放疗可作为挽救性姑息治疗。

### （六）结肠癌

1. 外科

早期和转移性结肠癌患者年龄不应该作为手术的禁忌证，仔细制订术前计划和非紧急手术更可能获得最理想的结果。

2. 辅助治疗

（1）对于辅助治疗而言，以氟尿嘧啶为基础的化疗老年人可获得与年轻人一样的获益（DFS、OS），但老年人的血液毒性增加。

（2）各个年龄组的患者均能从辅助治疗中获益，但化疗绝对获益较小，因为死亡的抵消。

（3）来自于辅助治疗的综合数据没有显示年龄大于70岁的患者给予氟尿嘧啶为基础的治疗中加入奥沙利铂在DFS或OS方面有获益。75岁或更大年龄的患者数据分析显示，含奥沙利铂与不含奥沙利铂方案比较，其获益很有限。由于缺乏前瞻性数据，75岁或更大年龄的患者采用以奥沙利铂为基础的辅助治疗应该个体化。

3. 转移性病变

（1）对于转移性病变，以氟尿嘧啶为基础的治疗老年人可与年轻人获得相同的获益（DFS、OS），但老年人发生血液毒性的风险增加。

（2）在联合化疗期间，就老年患者降低毒性而言，断断续续或维持单药治疗策略可能是满意的。

（3）在5－FU或卡培他滨中增加减量的奥沙利铂改善PFS的试验已经失败。同样的研究也表明，联合卡培他滨与联合5－FU比较，3级毒性发生率更高，没有改善生活质量。

（4）回顾性分析建议，尽管数据有限，对于老年患者可接受抗EGFR抗体药物，毒性可耐受。抗EGFR抗体药物，老年患者与青年患者可有类似的获益。

（5）在≥70岁的转移性结肠癌患者一线治疗中，卡培他滨联合贝伐单抗与单药卡培他滨比较，更能改善PFS。接受贝伐单抗的患者3级或3级以上血栓栓塞、任何级别的出血或高血压事件发生的风险增加。排除标准是明显的心血管疾病或既往6个月内有血栓病史的患者。

### （七）直肠癌

（1）来自一些回顾性研究，在局部晚期直肠癌患者中以5－FU为基础的新辅助化放疗的耐受性有互相矛盾的报道；然而，由于对于局部晚期直肠癌的标准治疗是新辅助化疗加放疗，医学上适宜的老年患者应该建议采用这种方案，或参加临床试验。

（2）22项、8 000例直肠癌患者的临床试验分析证实，无论年龄大小，围手术期放疗减少了直肠癌局部复发和死亡的风险；然而，在老年患者中非肿瘤相关性死亡风险增加。

（3）已有的数据证实，对适宜的Ⅲ期直肠癌老年患者给予术后化放疗可改善OS。

（4）大量的回顾性研究证实，随着年龄的增加而外科未充分保留括约肌，则老年患者术后并发症有轻微的增加。

（5）实际上，有关老年直肠癌患者现有的主要的回顾性数据评价的治疗方案不是当今标准治疗方案。在直肠癌处理中，合并症的多学科评价和最优化的治疗是获得理想结果的重要方法。

### （八）头颈部肿瘤

1. 局部/进展期头颈部癌的初始外科治疗方法

头颈部肿瘤老年患者似乎有类似的外科疗效，但有更高的并发症发生率。

2. 术后化放疗

头颈部鳞状细胞癌（SCCHN）切除后的辅助治疗，对70岁以上患者的支持或拒绝顺铂联合放疗的患者很少。

3. 局部/进展期头颈部癌的根治性放疗

70岁以上的头颈部鳞状细胞癌患者放疗有与年轻患者相同的OS，但急性黏膜炎的毒性增加，但在迟发型毒性反应方面与年轻患者无显著差异（中位随访3年）。

4. 化疗/放疗

关于70岁以上的头颈部癌患者的在放疗中增加化疗的初始治疗还没有足够的数据而得出严密的生

存获益结论，局限性 T2 和 T3 的老年、较年轻的 60 岁喉癌患者放疗联合顺铂同步化疗较单纯放疗更能保留发音功能。回顾性研究表明，在老年患者中同步化放疗其迟发型毒性增加。64 岁以上的局部晚期头颈部鳞状细胞癌患者采用西妥昔单抗联合放疗的证据有限或没有获益；对于 64 岁以上的患者，在放疗中增加西妥昔单抗，目前的证据还没有得出生存获益的严密结论。

5. 诱导治疗

70 岁以上患者包括诱导化疗在内的临床试验非常少，在这些亚组患者中关于疗效和毒性的数据很有限。

6. 复发/转移性病变的化疗

回顾性研究表明，复发/转移性头颈部癌老年患者，其化疗的毒性增加。

### （九）肝细胞癌

1. 肝脏切除、肝移植和区域治疗

已发布的数据（主要是回顾性分析）显示，治疗方式选择与年龄相关；然而，在肝细胞肝癌患者中，老年患者与年轻患者适宜选择在结果上无显著差异。几个中心对经严格选择的 70 岁以上患者进行肝移植获得了成功，但数据不充分，不足以在肝细胞肝癌老年患者中进行推荐。基于回顾性分析，老年患者可能从肝切除或肝移植中获益，但需要严格、仔细选择患者，因为老年患者的 OS 较年轻患者低。

2. 全身治疗

一项回顾性分析表明，晚期肝细胞肝癌患者单用索拉菲尼的 3 或 4 级毒性及生存结果，≥70 岁患者与 <70 岁患者比较无差异，但≥70 岁患者的 3 或 4 级中性粒细胞减少、不适和黏膜炎发生率更高。

### （十）肾癌

（1）索拉菲尼、苏尼替尼在疗效方面，老年患者与年轻患者无差异，一些副作用如疲劳，老年患者发生率更高。

（2）依维莫司在疗效方面，老年患者与年轻患者无差异，但老年患者最常见的不良事件如口腔炎、贫血和感染发生的风险更高，但 3 或 4 级的不良事件发生率较低。

（3）干扰素不推荐用于一线治疗，与替西罗莫司比较，可增加 65 岁以上患者的毒性，包括疲乏、恶心、发热和中性粒细胞减少。

### （十一）黑色素瘤

1. 手术与放疗

老年黑色素瘤患者应该评估放疗与手术的获益，目前现有的数据认为推荐的治疗方法与特定的年龄无关。

2. 全身治疗

适用于进展期或转移性黑色素瘤。对于大于 18 岁的晚期黑色素瘤患者，与 gp100 疫苗治疗比较，伊匹木单抗可改善 OS。既往指定的亚组分析显示，伊匹木单抗可改善 65 岁以上患者的 OS。

Ⅲ期试验证实，对于晚期黑色素瘤替莫唑胺与达卡巴嗪疗效相当。既往指定的亚组分析显示，65 岁以上患者两药的疗效相当。

BRAF（V600 E 或 K）突变的晚期黑色素瘤、<65 岁和 >65 岁的患者使用维罗菲尼（BRAF 激酶抑制剂）可改善其 OS 和 PFS。对于 21 ~ 93 岁患者，达拉菲尼（BRAF 激酶抑制剂）在改善 PFS 方面优于达卡巴嗪。

曲美替尼（一种口服的选择性 MEK 抑制剂）改善 21 ~ 85 岁、V600E 黑色素瘤患者的 OS 和 PFS

优于化疗（达卡巴嗪或紫杉醇）。18～85 岁晚期黑色素瘤患者，达拉菲尼联合曲美替尼与单药达拉菲尼比较，更能改善 PFS，尽管 >65 岁的患者与年轻患者无显著性统计学差异。

### （十二）多发性骨髓瘤

1. 初始治疗

根据副作用及活动能力选择治疗方案，无论是否是高剂量治疗和自体干细胞移植的候选者，均应该进行初始评估，在移植候选患者中避免使用米尔法兰。移植标准目前还缺乏共识，无论患者是否符合移植标准，均应该对生理年龄而不是日历年龄进行评估，并且注意合并症、功能状态和适当的心脏、肺、肾、肝功能。对于既往使用过烷化剂而不能确定是否符合移植的患者，建议尽早咨询移植医师。

2. 以免疫调节剂为基础的初始治疗

老年多发性骨髓瘤患者接受 MPT 方案（米尔法兰、泼尼松、沙利度胺）化疗较 MP 方案（米尔法兰、泼尼松）化疗有更高的反应率，但毒性增加（便秘、疲乏、静脉血栓形成、神经性病变、血细胞减少和感染）。尽管研究是矛盾的和沙利度胺的使用的剂量不一致，但 MPT 方案与 MP 方案比较有更好的生存获益，MPT 方案较移植联合中等剂量的米尔法兰有更高的反应率和 OS。米尔法兰、泼尼松、来那度胺使用后以来那度胺维持治疗（MPR－R）可延长新近诊断的、符合移植条件的 65 岁或 65 岁以上老年患者的 PFS，在 65～75 岁患者中观察到了最大的 PFS 获益。

3. 静脉血栓（VTE）的预防治疗

接受免疫调节剂治疗的老年患者，建议预防静脉血栓形成。

4. 以硼替佐米为基础的初始治疗

VMP 方案（硼替佐米、米尔法兰、泼尼松）与 MP 比较，其反应率和 OS 增加，但毒性也增加（如周围神经病变、血细胞减少、疲乏），整个年龄组的患者生存均有获益。

VMP 与 VTP（硼替佐米、沙利度胺、泼尼松）有相似的反应率和 OS，但副作用不同（VMP 为血液学毒性、感染，VTP 为心脏毒性），两组的神经病变发生率相似。

使用 VMPT（硼替佐米、米尔法兰、泼尼松、沙利度胺）后以 VT（硼替佐米、沙利度胺）维持治疗与 CMP 比较，有更高的反应率，但不能改善 OS。硼替佐米的每周用法可使周围神经病变发生率降低而治疗反应率无改变。

一项研究分析（中位随访 47.2 个月）表明，与 VMP 比较，VMPT－VT 方案可显著延长 OS，特别是小于 75 岁的患者。

5. 高剂量地塞米松在老年患者中的严重毒性

与 MP 方案比较，高剂量地塞米松增加了死亡风险和严重的血液学毒性；来那度胺加低剂量的地塞米松（与来那度胺加高剂量地塞米松比较）可改善 OS、降低毒性反应。

### （十三）骨髓增生异常综合征（MDS）

（1）氮杂胞苷是高危 MDS 的标准治疗，可改善 OS，延迟向急性髓性白血病转化的时间，提高生活质量，减少输血依赖。亚组分析证实，≥65 岁与≥75 岁的患者获益相似，且发生毒性的风险没有增加。好的反应预测因子包括骨髓白血病细胞计数 <15%、核型正常、既往没有使用低剂量的阿糖胞苷治疗。

（2）对于高危的 MDS 的标准治疗是氮杂胞苷一个周期中给予 7d。一项Ⅱ期研究评价了≥65 岁患者使用 5＋2＋2（用 5d，停 2d，再用 2d）方案，该方案好像对反应率或反应持续时间没有负面影响，这些患者不推荐 5d 方案。

（3）两个大的研究评价了中危－高危 MDS 年龄更大的老年患者使用地西他滨 5d 方案，基本反应和血液学得到改善，两个研究的中位生存为 20 个月，这些结果可比得上已报道的氮杂胞苷。

（4）高危 MDS 住院患者使用超过 3d 以上的方案，与最佳支持治疗比较，没有生存优势。

（5）来那度胺可能减少低危、5q31 缺失的 MDS 住院患者红细胞输注的需求，也可能逆转这些患者细胞的异常，来那度胺也能减少其他低危 MDS 患者红细胞输注的需求。

（6）异基因造血干细胞移植。

372 例 60 ~ 75 岁恶性血液病（如急性髓性白血病、MDS、慢性淋巴细胞白血病、淋巴瘤、多发性骨髓瘤）登记了异基因造血干细胞移植临床试验，使用非清髓预处理，患者的年龄与非复发性死亡、OS、PFS 无关。因此，在确定异基因造血干细胞移植时，应该综合考虑合并症、疾病状态，而不是单一的年龄因素，有关大于 75 岁年龄患者的数据很有限。

关于老年性 MDS 移植还缺乏前瞻性数据，然而，回顾性调查证实，经选择的 MDS 老年患者进行降低强度的异基因造血干细胞移植没有增加移植相关死亡率。

**（十四）非小细胞肺癌**

1. 外科治疗

很少有前瞻性研究，回顾性分析证实对经选择的老年患者进行外科治疗其耐受性较好，但老年患者进行全肺切除必须谨慎。

2. 辅助化疗

辅助化疗的获益与年龄无关。

3. 局部晚期病变

综合治疗，有效时可进行维持治疗，老年患者（特别是那些 KPS < 90 的患者）更可能有副作用（如食管炎、肺炎、骨髓抑制）。

4. 晚期病变

与年轻患者一样，与最佳支持治疗比较，化疗可改善生活质量；现有数据证实，两药联合化疗的生存获益优于单药化疗；ECOG 4599 回顾性亚组分析和 SEER - 医疗保险数据库分析发现，对于老年患者，在卡培他滨 - 紫杉醇中增加贝伐单抗没有获益。

**（十五）小细胞肺癌**

现有数据提示，老年患者可从标准剂量的联合化疗（顺铂 + 依托泊苷）中获益；然而，治疗相关性骨髓抑制发生率较高。但减少化疗剂量可降低疗效，应该尽量避免减少剂量。

在小细胞肺癌一线治疗中，似乎顺铂与卡铂疗效相近；然而毒性方面不同，卡铂有更严重的血液毒性，顺铂则没有严重的血液学毒性。顺铂 + 依托泊苷联合同步外照射治疗的年龄相关性亚组分析证实，老年患者与年轻患者有相似的反应率，但老年患者毒性增加的风险更高（骨髓抑制、食管炎、肺炎）和治疗相关死亡率增高（NCCTG 试验中为 1% vs. 3%，INT 0096 试验中为 1% vs. 10%）。尽管如此，各年龄组的 OS 相近。

**（十六）间皮瘤**

在间皮瘤老年患者中外科治疗的数据很有限。单机构的回顾性分析证实，老年是一个负面的预后因素。178 例患者的回顾性分析，培美曲塞联合卡铂作为一线治疗的 178 例患者（48 例≥70 岁）两个Ⅱ期试验的数据合并的回顾性分析发现，老年患者有轻微的血液学毒性，但疗效和其他毒性与年轻患者相当。

**（十七）卵巢癌**

1. 概述

关于新近诊断的老年卵巢癌患者治疗的前瞻性数据很有限，来自于 SEER 数据库的 4 个研究和 1

个日内瓦登记处的研究，提供了老年卵巢癌患者的独特观点。70岁以上的卵巢癌患者是年轻患者3倍的死亡风险，肿瘤更具侵袭性、诊断时分期更晚，接受较低标准的化疗和手术；5年疾病相关生存率，老年患者为18%，而年轻患者为53%。

65岁以上的卵巢癌患者很少接受化疗以及很少完成计划的化疗疗程，尤其是伴有2个以上的合并症。在美国，不进行辅助化疗的预测因素包括年龄70岁以上、2个以上合并症、西班牙种族。对于接受化疗而言，年龄与住院治疗或其他健康服务无显著关系。

接受卵巢癌直接手术和化疗在美国有地域差异，根据地理位置，针对老年患者可提供广泛的医疗关怀。直接手术的比率有差异，从53%到83%，化疗从48%到83%。对于老年患者，提高外科手术质量可能是改善治疗结果的最大因素。

对于生命到最后的妇女而言，65岁以上患者在生命结束的最后6个月内有60%接受了临终关怀，而对美国黑人妇女和那些社会经济地位低的人不太可能提供姑息治疗服务。

2. 初始化疗

一项关于联合铂类辅助治疗卵巢癌的Ⅲ期临床试验（GOG182）（$n=620$例患者，年龄≥70岁；$n=3\ 066$例患者，年龄<70岁）报道，与年龄<70岁的患者比较，年龄≥70岁的患者完成8个周期化疗的比率较低（72% vs. 82%）、生存期更短（37个月 vs. 45个月）、毒性更明显（血细胞减少和神经性病变）。这是一项与年龄相关的前瞻性研究。

一项Ⅲ期或Ⅳ期卵巢癌患者（$n=83$例患者，年龄≥70岁）接受以铂类为基础的化疗的多中心前瞻性研究发现，严重毒性反应和差的OS风险因素随年龄而变化。ECOG PS≥2，抑郁和丧失独立生活能力与严重毒性发生相关；分期晚、抑郁和合并症增加与差的OS相关。

一项小的、有严重合并症（54%的患者有2个或2个以上合并症）、功能性依赖（30%的患者需要日常活动帮助，74%的患者需要生活工具帮助）的老年卵巢癌患者（$n=26$例，中位年龄77岁）的Ⅱ期前瞻性研究评价了卡铂（AUC2）+紫杉醇（60mg/m$^2$）每周方案的可行性和毒性，65%的患者完成了6个周期的治疗，总的毒性发生率低。

一项非常小的、接受标准剂量的卡铂/紫杉醇化疗的老年卵巢癌患者Ⅱ期前瞻性研究（$n=12$例，中位年龄82岁）发现，在完成6个周期计划前50%的患者终止了治疗。

一项Ⅲ期关于顺铂或卡铂联合紫杉醇每3周1次的标准剂量方案的回顾性分析表明，老年患者（年龄≥70岁，$n=103$例，占研究人群的13%）有类似的毒性反应（除发热性中性粒细胞减少症外，5%年龄≥70岁 vs. <1%年龄<70岁），也有较低的化疗完全缓解率。发生神经病变和对生活质量影响，老年患者与年轻患者无差异。

3. 腹腔化疗

有关老年患者腹腔化疗（IP）可行性的数据很有限，一项回顾性研究（109例中23例年龄≥70岁）发现，老年患者很少能完成制订的腹腔化疗周期数，然而年龄与腹腔化疗毒性反应或剂量调整无关，单一的年龄不是决定腹腔化疗的因素。

一个单一机构的回顾性研究（$n=100$；年龄≥65岁）表明，对经适当选择、适当的支持治疗和剂量调整的患者，进行腹腔化疗是安全的。

4. 预后因素

一项美国妇科肿瘤学组（GOG）数据分析显示，以手术联合铂类－紫杉类治疗Ⅲ期卵巢癌患者的结果中有明显的不良预后因素，包括组织学类型为黏液癌或透明细胞癌、PS>0、R2切除和年龄增大（死亡风险HR1.12），77%的、>70岁（占总数的14%）的患者能够完成6个周期的化疗。

一项前瞻性卵巢癌治疗GOG试验分析显示，与年轻患者比较，因为不符合试验条件、拒绝参加试验或研究者决定，年龄≥65岁的患者不太可能进行协议登记注册（26% vs. 35%）。

### （十八）前列腺癌

（1）去势－复发前列腺癌患者对多西他赛的疗效与年龄无关，每3周1次的方案对老年患者而言，应该密切监测其毒性。年龄≥65岁的患者应该使用细胞生长因子以降低粒细胞减少并发症发生的风险。

（2）去势－复发前列腺癌患者对卡巴他赛的疗效与年龄无关，年龄≥65岁的患者强烈推荐使用细胞生长因子以降低粒细胞减少并发症发生的风险。

（3）雄激素阻断治疗（ADT）增加了骨折的风险，注意骨健康问题。老年患者中，ADT可显著降低肌肉质量，似乎是因为虚弱而发生治疗相关性肌肉减少症，跌倒风险增加。

（4）老年患者，更新的激素疗法有替代细胞毒化疗的趋势，可用于不适宜化疗的患者。

## 七、老年患者综合评估

### （一）功能状态

（1）日常生活活动（ADL）：吃饭、穿衣、自制、打扮、交流、上厕所。

（2）日常生活活动工具使用：交通工具的使用、钱的使用管理、服药、购物、食物准备、洗衣服、家务劳动、电话使用。

（3）体能状态。

（4）跌倒：最后6个月跌倒且有经验的住院患者或对跌倒有恐惧的患者，考虑进行下列评价：使用步态评估工具（TUG），PT或OT评估，检测VitD水平，咨询老年病学医师和初级护理医师。

（5）步行速度。

### （二）合并疾病

（1）在5d内可能影响治疗决策：合并疾病可能改变治疗方案。

（2）肿瘤治疗可能因为合并症而影响功能状态或使合并症恶化，包括药物间的相互作用。因为合并症的类型和严重程度可能增加肿瘤治疗风险，合并症可能影响预期寿命，合并症可能影响治疗结果。

### （三）认知功能

（1）痴呆：细微精神状态检查（MMSE），蒙特利尔认知评估（MoCA）。

（2）抑郁：老年抑郁评分量表（GDS）。

（3）谵妄（精神错乱）：精神错乱评估方法和/或记忆混乱评估量表。

### （四）营养状态

（1）在诊断时患者严重营养不良是一种危险因素。

（2）体能状态差与死亡增加和化疗耐受力差密切相关。

（3）营养不良的肿瘤患者可使住院时间延长：高危患者营养评估考虑因素包括非有意的体重下降超过5%、体重指数（BMI）22或低于15、体重低于理想体重的80%。

（4）每次就诊时给予一样的药物，包括处方药物和非处方药物，如维生素和补充品。

（5）定期了解药物相关性问题，及时发现肿瘤治疗过程中药物初始反应或变化、合并症治疗的变化等。

（6）治疗时仔细了解药物的适应证，不推荐用于老年患者的使用剂量或种类。

（7）评价治疗的依从性。

表 5　步态评估与治疗推荐

| 评估 | 治疗推荐 |
| --- | --- |
| 肌力评估 | · 诊断和治疗潜在的病因<br>· 物理疗法评价 |
| 助行器评估 | · 对类型、状态、使用方法和可行性进行评估<br>· 参考专业/物理疗法评价 |
| 测定直立血压 | · 诊断和治疗潜在的病因<br>· 熟悉药物<br>· 食盐吸收、适当的水化物和补充策略（如升高床头、缓慢抬高、使用弹力袜） |
| 询问视力变化 | · 诊断和治疗潜在的视力变化病因<br>· 咨询眼科医生<br>· 考虑神经功能评价 |
| 对神经功能的评估 | · 如果可能，评价肿瘤和肿瘤治疗相关的因素及治疗方案调整<br>· 神经功能评价 |
| 熟悉药物 | · 见前 |
| 环境危害 | · 家庭环境评估<br>· 教育患者规避风险 |
| 鞋类评估 | · 对鞋的类型和舒适度进行评价<br>· 对步行测试 |

表 6　认知功能评估（1）

| 随时评估认知功能 | 推荐意见 | |
| --- | --- | --- |
| 认知功能损害是否影响治疗计划（如对生活期望的影响或风险/获益、对治疗依从性的影响） | 没有（所有） | 定期再评估或随时调整治疗计划 |
| 医疗团队是否了解患者的决策能力 | 有（任何一项） | 与有认知功能评估经验的临床医生（即老年医学专家、神经专家、老年精神病学专家、神经心理学专家）进行商议或初始自我评估 |
| 患者是否有近期谵妄或迟发型抑郁病史 | | |
| 医疗团队是否怀疑认知功能损害 | | |
| 患者或患者家属是否对患者认知功能损害提出建议 | | |

表 7　认知功能评估（2）

| | 轻度认知功能障碍 | 痴呆 | 谵妄 |
| --- | --- | --- | --- |
| 定义 | 正常认知功能和痴呆特征表现之间的中间状态：<br>· 主观记忆缺陷<br>· 一般认知功能还存在<br>· 日常功能未受到损害 | 病情恶化特征：<br>· 有一个或多个认知功能较既往明显减退的证据<br>· 日常功能活动受到干扰 | 注意力和意识受到干扰：<br>· 发作时间缩短（通常几小时到几天）<br>· 病情波动 |
| 鉴别特征 | · 主诉健忘和意识到记忆改变<br>· 功能保留 | 多项认知功能进行性损伤（非突发性）<br>· 独立生活能力受到影响 | · 急性发作<br>· 注意力时好时坏<br>· 与生理功能受到干扰有关 |

续表

| | 轻度认知功能障碍 | 痴呆 | 谵妄 |
|---|---|---|---|
| 鉴别诊断（混合因素） | 中枢神经系统转移瘤，精神性疾病（抑郁、焦虑、冷漠），内分泌功能失调（甲状腺），代谢原因（$B_{12}$缺乏），药物依赖性（包括酒精），药物相关性睡眠障碍，常见老年病（疼痛、感染、便秘） | | |
| 筛查工具 | 临床认知交流（Mini－Cog）和认知功能（ADL/IADL）评估 | 临床认知交流（Mini－Cog）和认知功能（ADL/IADL）评估 | 意识障碍评估方法（CAM） |
| 进一步评估 | ·定期再评估和观察主要病情变化，或任何时候均可改变治疗计划<br>·考虑咨询有认知功能评价经验的临床医生 | ·咨询有认知功能评价经验的临床医生<br>·神经心理测试<br>·评价：$B_{12}$、TSH、脑部影像学检查 | ·对所有谵妄潜在的原因进行评估与治疗<br>·考虑咨询有认知功能评价经验的临床医生 |

### （五）失眠

美国老年病学会（AGS）对失眠的诊断、评价和处理提供了推荐意见：

（1）苯二氮卓类或其他镇静催眠药物在老年患者中不应该作为失眠的一线治疗药物。

（2）首选非药物治疗方法，如睡眠卫生、认知行为教育和生活方式调整。

（3）谨慎使用催眠药物，因为大多数催眠药物含有抗组胺成分，老年患者不应该使用这些药物。

（4）如果需要使用这些药物，建议短时间、最低剂量使用，应该讨论风险与获益。

（5）妇女使用唑吡坦，建议使用即释剂，从低剂量（5～10mg）开始，其后再用缓释剂（从6.25～12.5mg开始）。

## 八、老年患者常用支持治疗药物

表8　老年患者常用支持治疗药物（1）

| 治疗分类/药物 | 副作用 | 不良影响 | 建议 | 替代选择 |
|---|---|---|---|---|
| 皮质类固醇（口服）：<br>·氢化可的松<br>·甲基泼尼松龙<br>·泼尼松<br>·泼尼松龙<br>·地塞米松 | ·可能引起体重增加、肌无力、激动、高血糖、库欣氏综合征<br>·胃肠道出血、骨折、感染和血栓栓塞风险增加 | 谵妄糖尿病骨质疏松症失眠 | ·当使用支持治疗时，仔细考虑剂量及治疗持续时间<br>·对于短疗程治疗（1～3周）尽可能使用最低剂量<br>·短期治疗作为疼痛、呕吐、脊髓压迫、颅内压增高、肠梗阻的辅助治疗是适当的（当风险超过获益） | 当风险超过获益：<br>·对于疼痛考虑使用其他辅助镇痛药物（如根据疼痛的类型和反应选择加巴喷丁、抗抑郁药、拉莫三嗪、曲马朵、局部使用利多卡因）<br>·对于恶心可使用止吐剂（如5－羟色胺拮抗剂或阿瑞匹坦） |

表9　老年患者常用支持治疗药物（2）

| 治疗分类/药物 | 副作用 | 不良影响 | 建议 | 替代选择 |
| --- | --- | --- | --- | --- |
| 苯二氮卓类：<br>·阿普唑仑<br>·艾司唑仑<br>·劳拉西泮<br>·奥沙西泮<br>·替马西泮<br>·三唑仑<br>·氯拉卓酸<br>·氯氮<br>·氯硝西泮<br>·地西泮<br>·氟西泮<br>·夸西泮 | ·老年患者对苯二氮卓类药物敏感性较强和代谢降低<br>·可能增加跌倒、认知损害和机动车事故的风险 | 跌倒、骨折、认知损害、谵妄 | ·避免治疗药物产生失眠、激动或谵妄<br>·对于癫痫、快速眼睛运动睡眠障碍，苯二氮卓类药物、酒戒断症状、严重广泛性焦虑症、临终关怀进行适当处理<br>·在化疗实施期间，减量和/或延长给药间隔时间，加强支持治疗 | ·对于焦虑考虑使用氟西汀、SSRIs或SNRIs<br>·对于睡眠，进行睡眠教育、睡眠限制或强制睡眠或认知行为治疗<br>·对于恶心考虑药物替代使用 |
| 第一代抗组胺药物：<br>·苯海拉明<br>·羟嗪<br>·异丙嗪<br>·溴苯那敏<br>·卡比沙明<br>·氯马斯汀<br>·赛庚啶<br>·右旋溴苯拉明<br>·右旋氯苯那敏<br>·苯茚胺<br>·曲普利啶 | ·强的抗胆碱能药物：增强意识混乱、口干、便秘和其他抗胆碱能药物毒性风险<br>·高龄患者清除能力下降<br>·催眠药物耐受性增加 | 谵妄认知损害尿潴留 | ·当有明确的获益时，且仅仅用于支持治疗<br>·适当用于严重过敏反应的紧急治疗 | ·对于过敏性鼻炎，使用第二代抗组胺药物（西替利嗪、地氯雷他定、非索非那定、左西替利嗪），鼻腔内给予皮质类固醇、抗组胺药物，或白三烯抑制剂<br>·对于瘙痒使用第二代抗组胺药物 |
| 止吐药物、肠动力药物：<br>·甲氧氯普胺 | ·可能引起椎体外系反应，在老年虚弱患者中风险更大 | 帕金森氏病 | ·避免使用，除非用于胃轻瘫患者<br>·如果获益超过风险，尽可能使用最低剂量，不超过5mg | ·考虑使用5-羟色胺拮抗剂（多拉司琼、格雷司琼、昂丹司琼、帕洛诺司琼、托烷司琼），短期使用皮质类固醇（地塞米松、泼尼松）或其他止吐药物 |
| 组胺-2受体阻滞剂：<br>·法莫替丁<br>·雷尼替丁<br>·西咪替丁 | ·可能加重老年患者精神错乱 | 谵妄认知功能损害痴呆 | ·对于发生精神错乱风险高的患者避免使用 | ·质子泵抑制剂（如奥美拉唑、埃索拉唑、泮托拉唑、兰索拉唑） |
| 吩噻嗪类止吐剂：<br>·普鲁氯嗪（奋乃静） | ·可使帕金森氏综合征恶化 | 帕金森氏病 | ·帕金森氏病患者避免使用 | ·使用其他止吐剂（如昂丹司琼、地塞米松、阿瑞匹坦） |

表 10　老年患者常用支持治疗药物（3）

| 治疗分类/药物 | 副作用 | 不良影响 | 建议 | 替代选择 |
| --- | --- | --- | --- | --- |
| 抗精神病药物：<br>·氯丙嗪<br>·氟奋乃静<br>·氟哌啶醇<br>·洛沙平<br>·吗茚酮<br>·奋乃静<br>·哌咪清<br>·丙嗪<br>·硫利达嗪<br>·替沃噻吨<br>·三氟拉嗪<br>·三氟丙嗪<br>·阿拉哌唑<br>·阿塞那平<br>·氯氮平<br>·伊潘立酮<br>·鲁拉西酮<br>·奥氮平<br>·帕利哌酮<br>·喹硫平<br>·利培酮<br>·齐拉西酮 | ·一些药物有较强的抗胆碱能效应（特别是氯丙嗪、氯氮平、洛沙平、奥氮平、硫利达嗪、三氟拉嗪）<br>·增加脑血管意外事件的风险<br>·增加痴呆患者死亡风险<br>·可能引起高血糖<br>·增加跌倒、骨折风险，特别是那些高风险患者<br>·关注 QT 延长，特别是那些联合使用 5－羟色胺拮抗剂、抗抑郁药和伴有潜在心脏疾病的患者 | 痴呆跌倒骨折 | ·发生精神错乱和对自身或他人产生危险，在最短时间内使用低剂量的非抗胆碱药物<br>·对化疗引起的顽固性恶心、呕吐短时间内使用此类药物是适当的<br>·对于谵妄患者短时间内使用此类药物是适当的<br>·关注 QT 延长，缓慢剂量滴定，开始时使用最低剂量，在初始治疗之前考虑基线心电图检查 | ·对于精神错乱的患者，短时间（不超过 5d）使用下列药物之一（低剂量）：<br>－氟哌啶醇（0.25～1mg，口服，直至每 8h1 次）<br>－奥氮平（2.5～5mg，口服，每天 1 次）<br>－利培酮（0.25～0.5mg，口服，每天 1 次）<br>－对于帕金森氏病人，使用喹硫平 12.5～25 口服，每日 1 次或 12h1 次<br>·如果使用抗精神病药物，尽量逐步减量，或停用其他抗精神病药物和/或作用于中枢神经系统增加跌倒或认知能力下降的风险<br>·对于恶心考虑使用其他止吐剂（如昂丹司琼、地塞米松、阿瑞匹坦） |
| 非苯二氮卓类镇静催眠药物：<br>·唑吡坦<br>·艾司佐匹克隆<br>·扎来普隆 | ·与苯二氮卓类药物副作用相似，入眠时间和持续时间有轻微改善 | 谵妄跌倒骨折 | ·每周不超过 2～3d，直到 90d<br>·避免长期使用<br>·如果使用唑吡坦，其剂量不应该超过 5mg | ·睡眠卫生教育、睡眠限制，或强制睡眠，或认知行为治疗，如果需要应采取合理的药物治疗，如曲唑酮、米氮平、雷美替胺，或其他药物，对每一个患者进行个体化治疗时应该考虑风险与获益 |

**表 11　老年患者常用支持治疗药物（4）**

| 治疗分类/药物 | 副作用 | 不良影响 | 建议 | 替代选择 |
| --- | --- | --- | --- | --- |
| SSRI（选择性5-羟色胺再摄取抑制剂）类抗抑郁药物：<br>· 氟西汀<br>· 帕罗西汀<br>· 舍曲林<br>· 西酞普兰<br>· 氟伏沙明 | · 共济失调、精神运动功能损害可导致晕厥和跌倒风险增加<br>· 特别在老年患者中可能使低钠血症恶化<br>· 特别在使用NSAIDs、阿司匹林、肝素、华法林或其他抗血栓形成药物的患者中，胃肠道出血风险增加<br>· 可能延长 QT 间期 | 跌倒抗利尿激素异常分泌综合征（SIADH）延长 QT 间期 | · 考虑舍曲林或西酞普兰作为一线使用以降低药物间的副作用<br>· 根据既往抑郁发作次数、遗留症状、目前主要临床问题和社会心理问题，在发作缓解后至少进行 6 个月的维持治疗<br>· 不再需要抗抑郁治疗的患者，逐渐减量 4 周以上，直至停药<br>· 避免患者跌倒，除非不能使用替代药物 | · 对于跌倒患者，考虑使用 SNRIs（文拉法辛、去甲文拉法辛、度洛西汀）或盐酸安非他酮<br>· 如果使用 SSRIs 必须联合 NSAIDs、阿司匹林，或抗血栓药物，应考虑使用胃肠道保护剂（质子泵抑制剂，如奥美拉唑、埃索拉唑或米索前列醇）<br>· 对于使用肝素、华法林或其他抗血栓形成药物的患者建议使用米氮平 |

（姚俊涛）

# 第七章 肿瘤相关问题

## 第一节 肿瘤姑息治疗

2015 年，美国有 166 万人被诊断为癌症，589 430 人死于癌症。全球癌症发病率与死亡率均在增加，由于对癌症患者的症状和身心障碍的治疗，使得癌症幸存者的数量也在增加。在德国，大约 16% 的癌症患者将离开医院而需要肿瘤姑息治疗，需求最大的患者是头颈部癌、黑色素瘤和脑肿瘤患者。

大样本的队列研究报道，超过 1/3 的癌症患者在他们生命的最后几周里有中度到重度的各种症状（疼痛、恶心、焦虑、沮丧、呼吸急促、困倦、食欲不振和疲劳）。姑息治疗可能有助于肿瘤患者和他们的家属所面临的挑战的解决，在临终关怀的早期就应该进行肿瘤姑息治疗。在过去的 20 年里，在晚期肿瘤发展的整个过程中，生活质量问题愈来愈受到高度关注，在某些国家已逐渐开展安宁医疗护理运动，姑息治疗得到发展，并已成为肿瘤综合治疗中不可分割的部分。

### 一、肿瘤姑息治疗的概念

姑息治疗是一种以患者 - 家属为中心的特殊医疗保健，其重点是在对疼痛和其他痛苦表现进行有效处理的同时，根据患者/家属的需求、价值观、信仰和文化背景给予社会心理和精神上的治疗。

姑息治疗的目的是预先阻止和减轻痛苦，无论疾病的分期或其他治疗的需求如何，均应尽可能地提高他们的生活质量，对他们的家属给予支持和帮助。

在诊断明确时就开始姑息治疗，应该与疾病管理、延长生命的治疗一起使用，尊重患者的自主权和选择权，帮助患者获得相关信息。

如果疾病管理、延长生命的治疗已不再有效、不充分或令人失望时，姑息治疗则成为治疗的焦点，应该由初级肿瘤学团队开展肿瘤姑息治疗，加强与由姑息治疗专家组成的多学科团队间的协作。姑息治疗促进中心（CAPC），是一个最佳的机构，在这个中心有由姑息治疗医师、护士和一起工作的其他专家，为患者提供额外支持的其他医师组成的团队。这对于任何年龄、任何分期的重大疾病患者而言是恰当的，可提供多种治疗方法。基于世界卫生组织推荐的资源分配方式，根据诊断，在治疗原发病的同时，应该提供控制症状的治疗方法。

既往姑息治疗的重点集中在临终关怀，现在姑息治疗的理念有待整合，在癌症治疗的早期即进行姑息治疗的观点愈来愈被大家接受。从诊断到患者的整个生存期中和/或临终关怀中，姑息治疗均可获益。在有临床症状时，甚至在症状出现之前就应该充分决定实施姑息治疗。当肿瘤进展和抗肿瘤治疗不太有效时，恰当的和期望得到的姑息治疗是患者和家属对持续治疗关注的主要焦点。

应该给癌症风险增加的患者提供维持治疗和降低风险的治疗。在对患者的家属和守护者丧失亲友的支持中，临终关怀应该持续到患者死亡之后。

### 二、肿瘤姑息治疗标准

（1）医疗机构应该积极将姑息治疗整合到癌症治疗中，既要成为癌症常规治疗的一部分，又要为患者提供专业的、必需的姑息治疗。

（2）在初始就诊时应该对所有癌症患者进行姑息治疗筛查，当有临床指征时，应进行充分的干预。

（3）应该告知患者和家属，姑息治疗是癌症综合治疗的一个不可分割的部分。

（4）应该给所有医疗专业人员和受训者提供教育计划，以便他们能够掌握有效的姑息治疗知识和技能。

（5）姑息治疗专家和多学科姑息治疗团队包括通过职业验证的姑息治疗内科医生、经过高级培训的护士、内科医师助手、社会工作者、牧师和药剂师，给患者和家属提供他们需求的专业知识，并进行咨询和指导。

（6）应该通过制度性质量改进方案对姑息治疗质量进行监控。

## 三、筛查

表1 筛查（1）

<table>
<tr><th>筛查</th><th>评估</th><th colspan="2">预期寿命</th><th>姑息治疗干预</th><th>再评估</th><th colspan="2">死亡后的干预</th></tr>
<tr><td rowspan="3">下列条款中1个或1个以上：<br>·不能控制的症状<br>·与癌症诊断和治疗相关的中度到重度痛苦<br>·严重的并发症和社会心理问题<br>·预期寿命≤6个月<br>·实体肿瘤转移<br>·患者和家属对疾病程度和决策的关心<br>·患者和家属对姑息治疗的需求</td><td rowspan="2">有</td><td rowspan="2">·抗肿瘤治疗的获益/负担<br>·个人目标/价值观/期望<br>·症状<br>·社会心理或精神困扰<br>·教育和信息的需求<br>·文化因素对治疗的影响<br>·向姑息治疗专家咨询的标准</td><td rowspan="2">几年<br>几年到几月<br>几月到几周<br>几周到几天（临近死亡）</td><td rowspan="2">·抗肿瘤治疗<br>·对并发症和心理进行充分治疗<br>·与其他医疗服务者协调<br>·症状处理<br>·制订临终照顾计划<br>·社会心理和精神支持<br>·充分人文关怀<br>·资源管理/社会支持<br>·向姑息治疗专家咨询<br>·临终关怀转诊<br>·对停止治疗请求的应对<br>·对加速死亡请求（要求医师帮助死亡和安乐死）的应对<br>·即将死亡患者的关怀<br>·姑息镇静</td><td>可接受：<br>·患者对抗肿瘤治疗满意<br>·充分的疼痛和症状处理<br>·患者/家属痛苦减轻<br>·可接受的控制感<br>·照料者负担减轻<br>·加强了人际关系<br>·最佳的生活质量<br>·个人信心增强</td><td>死亡</td><td>家属和照顾者：<br>·立即进行死亡后的料理<br>·亲友帮助医疗团队对癌症风险评估和修订：<br>·一般支持<br>·死亡后的支持</td></tr>
<tr><td>不可接受</td><td>·加强姑息治疗干预<br>·向姑息治疗专家咨询服务</td><td>再评估</td></tr>
<tr><td>没有</td><td colspan="6">·向患者和家属告诉姑息治疗服务：<br>预期症状的预防措施和讨论，讨论预防治疗计划，下次就诊再筛查</td></tr>
</table>

表2 筛查（2）

<table>
<tr><th>筛查</th><th colspan="2">肿瘤学团队评估</th></tr>
<tr><td rowspan="2">·不能控制症状，或<br>·与癌症诊断和治疗相关的中度到重度痛苦，或<br>·严重的并发症和社会心理问题，或<br>·实体肿瘤转移，或<br>·预期寿命≤6个月，包括下列指征：<br>ECOG≥3或KPS≤50，顽固的高钙血症，脑或脑脊液转移，谵妄，上腔静脉综合征，脊髓受压，恶病质，恶性积液，姑息性支架置入或胃造瘘。或<br>·患者和家属对疾病程度和决策的关心，或<br>·患者和家属对姑息治疗的需求</td><td>有</td><td>·抗肿瘤治疗的获益/负担<br>·症状<br>·社会心理困扰<br>·个人目标/价值观/期望<br>·教育和信息的需求<br>·文化因素对治疗的影响<br>·向姑息治疗专家咨询的标准</td></tr>
<tr><td>没有</td><td>·向患者和家属告诉姑息治疗服务：<br>预期症状的预防措施和讨论，讨论预防治疗计划，下次就诊再筛查</td></tr>
</table>

## 四、肿瘤多学科团队评估

表 3 肿瘤多学科团队评估

| 患者本身的评估 | 疾病相关评估 |
| --- | --- |
| 抗肿瘤治疗的获益/负担 | ·特定肿瘤的自然历程<br>·对进一步治疗的潜在反应<br>·治疗相关的潜在毒性<br>·患者对疾病预后的理解<br>·患者和家属对抗肿瘤治疗的目标和意愿<br>·重要器官的伤害<br>·体能状态<br>·严重的并发症 |
| 个人目标/价值观/期望 | ·个人目标/价值观/期望：预防治疗计划<br>·家属目标/价值观/期望<br>·姑息治疗的优先权：抗肿瘤治疗的目标和意愿，生活质量<br>·临终关怀的需求 |
| 症状 | ·疼痛<br>·呼吸困难<br>·厌食/恶病质<br>·恶心/呕吐<br>·便秘<br>·腹泻<br>·恶性肠梗阻<br>·疲劳/虚弱/衰弱<br>·失眠/镇静<br>·谵妄 |

## 五、姑息治疗评估

表 4 姑息治疗评估

<table>
<tr><td colspan="2">社会心理困扰</td><td>·社会心理/精神病学：抑郁/焦虑，与疾病相关的悲痛<br>·精神的或存在的危机感<br>·社会支持问题：家属、家族、社区<br>·资源问题：经济状况</td></tr>
<tr><td colspan="2">·教育和信息的需求<br>·文化因素对治疗的影响</td><td>·患者/家属的价值观和对信息与沟通的选择权<br>·患者/家属对疾病状态的了解</td></tr>
<tr><td>向姑息治疗专家咨询的标准</td><td>患者特征评估</td><td>·有限的抗肿瘤治疗选择<br>·对疗效差的疼痛高危因素或对传统治疗抵抗的疼痛的评估：神经病理性疼痛，爆发性疼痛，与社会心理和家属相关的悲痛，快速增加阿片类药物剂量，对多种止痛药物“过敏”或有多种不良反应，对症状的处理干预，药物滥用或酗酒史</td></tr>
</table>

续表

| | | |
|---|---|---|
| | | ・严重的症状负担，特别是非疼痛症状对传统治疗的抵抗<br>・姑息性支架置入或胃造瘘<br>・频繁就诊或再入院<br>・病情复杂，入住 ICU（涉及多器官衰竭或持续很久的人工呼吸）<br>・极度痛苦评分（ >4 分）<br>・交流障碍：语言，读写，运动障碍<br>・对进行预期治疗计划和现在的治疗计划有抵抗<br>・对明确治疗目标的需求<br>・功能快速衰退或体能状态持续下降<br>・认知损害<br>・严重并发症<br>・对加速死亡的请求 |
| | 社会环境或可预料的亲友死亡问题 | ・家属/照顾者的局限性<br>・社会支持不充分<br>・强烈的依赖性<br>・经济有限<br>・治疗方法有限<br>・家属不和<br>・患者对家属的依赖<br>・精神或生存的危机感<br>・不能解决的或以前的多种损失<br>・居住在家的 18 岁以下孩子 |
| | 工作人员问题 | ・在多个治疗团队之间复杂的治疗协调问题<br>・同情心疲乏<br>・精神上的悲痛<br>・倦怠 |

## 六、肿瘤多学科团队的干预与再评估

**表 5　肿瘤多学科团队的干预与评估**

<table>
<tr><th>肿瘤多学科团队的干预</th><th colspan="4">再评估</th></tr>
<tr><td rowspan="2">・与姑息治疗专家/团队商议<br>・与其他医疗专业人员协作<br>・充分咨询其他医疗专业人员：心理卫生和社会服务，牧师关怀，卫生保健，其他<br>・社区支持动员：宗教、学校、社区机构<br>・在适当的时候，加强临终关怀服务</td><td colspan="2">可接受的：<br>・患者对抗肿瘤治疗满意<br>・对疼痛和症状进行充分的处理<br>・患者/家属悲痛减轻<br>・可接受的控制感<br>・看护者的负担减轻<br>・人际关系加强<br>・最佳的生活质量<br>・个人自信和意愿增强<br>・预先制订临终照顾计划</td><td>再评估，进行患者与医疗人员信息沟通</td><td rowspan="2">持续再评估</td></tr>
<tr><td>不能接受的</td><td colspan="2">・加强姑息治疗干预<br>・与心理医生商议，评价和治疗未确诊的精神疾病、药物滥用和不充分的治疗方法</td></tr>
</table>

## 七、抗肿瘤治疗的获益/负担

表 6 抗肿瘤治疗的获益/负担

<table>
<tr><th>预期寿命</th><th>干预措施</th><th colspan="3">再评估</th></tr>
<tr><td>几年到几月</td><td>· 讨论抗肿瘤治疗是姑息性治疗还是根治性治疗<br>· 讨论抗肿瘤治疗的负担，包括可能对生活质量的影响<br>· 明确预后与治疗目标<br>· 按照规范提供充分的抗肿瘤治疗<br>· 充分预防抗肿瘤治疗所致的症状（副作用）<br>· 充分进行姑息治疗<br>· 对可能出现疾病进展预先给予患者心理准备</td><td rowspan="2">可接受：<br>· 充分的疼痛和症状的处理<br>· 减轻患者和家属的悲痛<br>· 可接受治疗方法<br>· 减轻照顾者的负担<br>· 加强人际交往<br>· 最佳的生活质量<br>· 增强个人信心和愿望</td><td rowspan="2">继续进行抗肿瘤治疗和姑息治疗</td><td rowspan="3">持续再评估</td></tr>
<tr><td>几月到几周</td><td>· 确认患者对肿瘤不能治愈的理解，并提供最好的支持治疗，包括姑息治疗或临终关怀<br>· 基于可能的预后和预期寿命，再次确认是否能达到他们的目标和愿望<br>· 对患者提供疾病预期进程的信息<br>· 考虑终止抗肿瘤治疗</td></tr>
<tr><td>几周到几天（临近死亡）</td><td>· 终止抗肿瘤治疗<br>· 在死亡前加强姑息治疗<br>· 对预期死亡进程提供指导<br>· 将症状处理和舒适感作为姑息治疗的重点<br>· 要求姑息治疗或临终关怀团队参与</td><td>不可接受</td><td>· 改变抗肿瘤治疗方法或终止抗肿瘤治疗<br>· 评估患者对抗肿瘤治疗的愿望和想法<br>· 加强姑息治疗的干预<br>· 讨论进一步治疗计划<br>· 与姑息治疗专家或临终关怀人员一起商议</td></tr>
</table>

## 八、疼痛干预

表 7 疼痛

<table>
<tr><th>预期寿命</th><th>干预措施</th><th colspan="2">再评估</th></tr>
<tr><td>几年，1 年到几月，几月到几周</td><td>根据规范处理疼痛（见成人癌痛全程管理流程实践指南）</td><td></td><td></td></tr>
<tr><td rowspan="2">几周到死亡（即将死亡）</td><td rowspan="2">· 根据规范处理疼痛<br>另外：<br>· 对于单一的血压下降、呼吸减慢，或意识水平下降，阿片类药物无需减量；对疼痛或呼吸困难进行充分处理，使用阿片类药物是适当的<br>· 维持镇痛治疗，剂量滴定以达到最舒适的状态<br>· 识别和处理阿片类药物所致的神经毒性，包括肌振挛和痛觉过敏<br>· 如果有阿片类药物减量的指征，可以 24h 内减量 25% ~50%，以避免产生急性阿片类药物戒断症状或疼痛的风险，避免使用阿片类药物拮抗剂<br>· 必要时更改给药途径（口服，皮下，舌下，透皮贴剂）</td><td>可接受：<br>· 充分的疼痛和症状处理<br>· 减轻患者和家属的悲痛<br>· 可接受的治疗方法<br>· 减轻照顾者的负担<br>· 加强人际交流<br>· 最佳的生活质量<br>· 增强个人信心和愿望</td><td>· 持续治疗和监测症状和生活质量</td></tr>
<tr><td>不可接受</td><td>· 持续规范处理疼痛<br>· 与姑息治疗专家或临终关怀人员一起商议</td></tr>
</table>

## 九、呼吸困难干预

表 8 呼吸困难干预（1）

| 预期寿命 | 干预措施 | 再评估 | | |
|---|---|---|---|---|
| 几年，1 年到几月，几月到几周 | ·评估症状的程度<br>·对潜在的病因/合并症进行治疗：<br>放疗/化疗，治疗心包、胸腔和腹腔积液，支气管镜治疗；支气管扩张剂、利尿剂、类固醇、抗生素或补液，肺栓塞使用抗凝剂<br>·减轻症状：<br>对有症状的缺氧进行吸氧治疗；对患者和家属进行教育、社会心理和情感支持；非药物治疗，包括崇拜、散热、缓解压力、放松疗法和舒适的物理治疗；如果未用过阿片类药物，必要时吗啡 2.5 ~ 10mg，口服，每 2h 1 次，或必要时吗啡 1 ~ 3mg 静脉注射，每 2h 1 次；如果通过使用阿片类药物没有缓解呼吸困难，且与焦虑有关，可增加苯二氮卓类药物（如果没有使用过，必要时给予劳拉西泮 0.5 ~ 1mg，口服，4h 1 次）；如果有临床指征，进行非侵袭性持续正压通气 | 可接受：<br>·充分处理呼吸困难和其他症状<br>·减轻患者和家属悲痛<br>·可接受的自我控制<br>·减轻照顾者的负担<br>·加强人际交流<br>·最佳的生活质量<br>·增强自信心和意愿 | 对症状和生活质量进行持续治疗和监测 | 进行再评估 |
| | | 不可接受 | ·加强姑息治疗干预<br>·与姑息治疗专家或临终关怀人员一起商议 | |
| 几周到几天（临近死亡） | ·评估呼吸困难程度：无法交流的患者的呼吸困难或有其他呼吸困难的体征<br>·关注舒适度：充分继续治疗潜在的疾病<br>·缓解症状：如果缺氧和/或根据主观缓解情况进行吸氧，非药物治疗，教育、社会心理和情感支持<br>·如果是液体负荷过多所引起：减少或停用肠内或肠外补液，考虑使用小剂量利尿剂<br>·如果未使用过阿片类药物，必要时吗啡 2.5 ~ 10mg，口服，每 2h 1 次，或必要时 1 ~ 3mg，静脉注射，每 2h 1 次<br>·如果使用长效阿片类药物，剂量增加 25%<br>·苯二氮卓类（如果没有使用过苯二氮卓类药物，必要时使用劳拉西泮 0.5 ~ 1mg，口服，每 4h 1 次）<br>·使用东莨菪碱减少过多的分泌物，必要时 0.4mg 皮下给药，每 4h 1 次；1.5mg 片剂，1 ~ 3 片，3d。或必要时 1% 阿托品滴眼液 1 ~ 2 滴，每 4h 1 次。或吡咯糖 0.2 ~ 0.4mg，静脉注射或皮下给药，每 4h 1 次<br>·当有临床指征时，考虑有时限的人工呼吸：告诉患者和家属选择权、预后和呼吸衰竭的可疑性，必要时给予镇静剂<br>·对患者/家属进行临死时呼吸衰竭的先期指导<br>·提供情感和社会支持 | 可接受：<br>·充分处理呼吸困难和其他症状<br>·减轻患者和家属悲痛<br>·可接受的自我控制<br>·减轻照顾者的负担<br>·加强人际交流<br>·最佳的生活质量<br>·增强自信心和意愿 | 对症状和生活质量进行持续治疗和监测 | 持续评估 |
| | | 不可接受 | ·加强姑息治疗干预<br>·提供饮食咨询<br>·考虑临床试验 | |

## 十、食欲下降的干预

表 9　食欲下降的干预

<table>
<tr><th>预期寿命</th><th>干预措施</th><th colspan="2">再评估</th></tr>
<tr><td rowspan="2">几月到几周，几周到几天（临近死亡）</td><td rowspan="2">· 评价厌食和恶病质的意义<br>· 考虑增加食欲：醋酸甲地孕酮，400～800mg/d，奥氮平5mg/d，地塞米松2～8mg/d，考虑使用大麻素<br>· 关注患者的目标和选择权<br>· 要求家属轮换照顾患者<br>· 提供情感支持<br>· 如果存在抑郁，给予治疗（米氮7.5～30mg）<br>· 向患者和家属提供有关停止营养支持治疗的情感方面的教育和帮助<br>· 告知患者和家属疾病的自然病程，包括以下几点：<br>在临近死亡的患者中，缺乏饥饿和口渴感<br>在晚期癌症患者中，营养支持药物可能不能被代谢<br>与营养品相关的危险因素包括负荷过重、感染和加速死亡<br>应该对出现口干症状进行局部治疗（即口腔护理、饮用少量液体）<br>减少或停止使用营养品是符合伦理的，但可改善一些症状</td><td>可接受的：<br>· 充分处理厌食和恶病质<br>· 减轻患者/家属悲痛<br>· 可接受的自我控制<br>· 减轻照顾者的负担<br>· 加强人际关系<br>· 最佳生活质量<br>· 增强自信心和意愿</td><td>对症状和生活质量进行持续治疗和监测</td></tr>
<tr><td>不可接受</td><td>· 加强姑息治疗干预<br>· 与姑息治疗专家或临终关怀人员一起商议</td></tr>
</table>

## 十一、恶心和呕吐的干预

表 10　恶心和呕吐的干预

| 预期寿命 | 干预措施 | |
|---|---|---|
| 几年，1年到几个月，几个月到几周，几周到几天（临近死亡） | · 化疗/放疗所致的<br>· 严重便秘/大便嵌塞<br>· 胃瘫（甲氧氯普胺5～10mg，口服，3次/d，饭前及睡前30min）<br>· 肠梗阻<br>· 中枢神经系统受侵：类固醇（地塞米松4～8mg，2～3次/d），姑息性放射治疗<br>· 因腹腔肿瘤或肝转移所致胃出口梗阻：考虑使用类固醇、质子泵抑制剂和甲氧氯普胺，内镜下支架置入，胃肠置管减压<br>· 慢性胃炎/胃食管反流：质子泵抑制剂和H2阻滞剂<br>· 代谢异常：高钙血症、尿毒症、脱水 | · 药物诱导：停止使用任何不必要的药物，检测必需药物的血液浓度（如地高辛、苯妥英钠、卡马西平、三环类抗抑郁药物），处理药物所致的胃病（如质子泵抑制剂和甲氧氯普胺），考虑转换和/或减少阿片类药物的需求，使用没有恶心副作用的复方镇痛剂或过程干预<br>· 精神心理：如果患者饮食失调、躯体症状、恐惧或恐慌症所致的恶心呕吐，考虑心理咨询<br>· 不明原因的恶心呕吐：初始可使用多巴胺受体拮抗剂（如氟哌啶醇、甲氧氯普胺、普鲁氯嗪、奥氮平），如果是焦虑引起的恶心呕吐必要时考虑增加劳拉西泮0.5～1mg，每4h 1次；如果不能口服，考虑舌下含服，直肠、皮下、静脉注射止吐药物；考虑非药物治疗，如针灸、催眠和认知行为治疗；考虑使用大麻素 |

## 十二、顽固性恶心和呕吐的干预

表 11 顽固性恶心和呕吐的干预

<table>
<tr><th colspan="3">干预措施</th></tr>
<tr><td rowspan="2">·如果恶心呕吐仍不能缓解，增加 5-HT3 拮抗剂（如昂丹司琼）± 抗胆碱能药物（如东莨菪碱）± 抗组胺剂（如硫利达嗪）± 大麻素<br>·如果仍不能缓解，且没有使用过，可增加皮质类固醇（如地塞米松）± 奥氮平<br>·如果仍不能缓解，考虑持续性静脉点滴/皮下注射止吐药物；如果患者正在使用阿片类药物，考虑转换阿片类药物</td><td>可接受的：<br>·充分处理恶心呕吐症状<br>·减轻患者/家属悲痛<br>·可接受的自我控制<br>·减轻照顾者的负担<br>·加强人际交流<br>·最佳生活质量</td><td>对症状和生活质量进行持续治疗和监测</td></tr>
<tr><td>不可接受的</td><td>·加强姑息治疗干预<br>·与姑息治疗专家或临终关怀人员一起商议<br>·姑息性镇静</td></tr>
</table>

注：

（1）对多巴胺受体拮抗剂（如普鲁氯嗪、氟哌啶醇、甲氧氯普胺、奥氮平）进行剂量滴定，以达到最大获益并能耐受。

（2）如果仍不能缓解，增加 5-HT3 拮抗剂（如昂丹司琼）± 抗胆碱能药物（如东莨菪碱）± 抗组胺剂（如硫利达嗪）± 大麻素。

（3）如果仍不能缓解，且没有使用过，可增加皮质类固醇（如地塞米松）± 奥氮平。

（4）如果仍不能缓解，考虑持续性静脉点滴/皮下注射止吐药物；如果患者正在使用阿片类药物，考虑转换阿片类药物。

## 十三、便秘的干预

表 12 便秘的干预

<table>
<tr><th colspan="2">预期寿命</th><th colspan="2">干预措施</th><th colspan="2">再评估</th></tr>
<tr><td rowspan="2">几年，1年到几月，几月到几周，几周到几天</td><td rowspan="2">预防措施<br>·增加液体<br>·如果患者有足够的液体摄入和体力活动可增加食用纤维<br>·如果有必要，加强锻炼<br>·使用预防治疗药物：<br>刺激性泻药 ± 大便软化剂（番泻叶 ± 多库酯钠，每晚 2 片）；每 1~2d 非压迫性肠运动 1 次，可增加刺激性泻药 ± 大便软化剂剂量（番泻叶 ± 多库酯钠，每次 2~3 片，2~3 次/d）</td><td rowspan="2">如果出现便秘：<br>·评估便秘的原因和严重程度：<br>停止使用任何非必需的促使便秘的药物<br>·排除肠管受压，特别是如果腹泻伴有便秘（从挤压周围溢出）<br>·排除肠梗阻（体格检查、腹部 X 线拍片/考虑胃肠道检查）<br>·对其他原因进行处理（如高钙血症、低钾血症、甲减、糖尿病、药物所致）<br>·每 1~2d 非压迫性肠运动 1 次者，增加双酯苯啶并进行剂量滴定，10~15mg，1~3 次/d<br>·如果肠管受压：甘油栓剂 ± 矿物油保留灌肠，使用镇痛剂 ± 抗焦虑药物前解除大便嵌塞</td><td rowspan="2">如果持续便秘：<br>·评估便秘的原因和严重程度<br>·对肠管受压或梗阻进行再次检查<br>·考虑增加其他泻药，如双酯苯啶栓剂（直肠给药，1~2 次/d），聚乙烯乙二醇（1 瓶盖/8 盎司水，2 次/d；乳果糖 30~60ml，2~3 次/d；山梨醇 30ml，每 2h1 次，连续 3 次，必要时再给予；氢氧化镁，30~60ml，1~2 次/d；或柠檬酸镁 8 盎司/d）<br>·对于阿片类药物引起的便秘，除外术后肠梗阻和机械性肠梗阻，考虑使用甲基纳曲酮 0.15mg/kg，皮下注射，每隔 1d 1 次，不再 1 次/d<br>·自来水清洁灌肠<br>·考虑使用维持动力药物（如甲氧氯普胺 10~20mg，口服，3 次/d）</td><td>可接受的：<br>·充分处理便秘症状<br>·减轻患者/家属悲痛<br>·可接受的自我控制<br>·减轻照顾者的负担<br>·加强人际交流<br>·最佳的生活质量</td><td>对症状和生活质量进行持续治疗和监测</td></tr>
<tr><td>不可接受</td><td>·加强姑息治疗干预<br>·与姑息治疗专家或临终关怀人员一起商议</td></tr>
</table>

## 十四、腹泻的干预

表 13 腹泻的干预

| 预期寿命 | 筛查：判定腹泻级别（加重超过基线水平） | 评估 |
| --- | --- | --- |
| 几年，1 年到几月，几月到几周 | ·1 级：大便增加，但 <4 次/d 或超过基线；与基线比较，造瘘排便轻度增加<br>·2 级：大便增加，但 4 ~ 6 次/d 或超过基线；与基线比较，造瘘排便轻度增加<br>·3 级：大便增加，但 >7 次/d 或超过基线；大便失禁，需住院治疗；与基线比较，造瘘排便明显增加；自我治疗有限；日常生活活动（ADL）受到干扰<br>·4 级：生命受到威胁需要紧急干预 | 根据腹泻级别立即进行止泻治疗：<br>·如果腹泻为化疗所致，减少下一周期化疗剂量或延迟化疗腹泻原因评估：<br>·近期抗生素的使用<br>·化疗副作用<br>·频繁引起腹泻的药物<br>·饮食改变<br>·感染<br>·如果怀疑腹泻物为挤压所致：直肠检查或 X 线检查进行确认，提前给予阿片类药物或抗焦虑药物，用手指排除嵌塞，清洁灌肠 |

## 十五、止泻剂的使用

表 14 止泻剂的使用

| 预期寿命 | 筛查 | 干预措施 |
| --- | --- | --- |
| 几年，1 年到几月，几月到几周 | 1 级 | ·口服补液和补充电解质<br>·早期使用止泻剂：洛哌丁胺 4 mg，口服 1 次，然后每次腹泻后 2mg，口服，直至 16mg/d<br>·如果患者先前没有使用阿片类药物：必要时地芬诺酯/阿托品 1 ~ 2 片，口服，每 6h 1 次，最大剂量 8 片/d<br>·清淡/ BRAT 饮食（香蕉、米饭、苹果酱、烤面包）<br>·持续口服补液和补充电解质<br>·如果腹泻为化疗所致：减少化疗药物剂量或停止使用化疗 |
| | 2 级 | ·如果患者不能耐受口服补液，则进行静脉补液<br>·早期使用上述止泻剂<br>·清淡/BRAT 饮食（香蕉、米饭、苹果酱、烤面包）<br>·持续口服补液和补充电解质<br>·考虑使用抗胆碱能药物：必要时莨菪碱 0.125mg，口服/口腔崩解片/SL，每 4h 1 次，每天最大剂量 1.5mg；阿托品 0.5 ~ 1mg，皮下、肌肉、静脉注射、SL，每 4 ~ 6h 1 次<br>·如果为感染所致：甲硝唑 500 mg，口服/静脉点滴，4 次/d，10 ~ 14d；万古霉素 125 ~ 500mg，口服，4 次/d，10 ~ 14d<br>·如果为化疗所致：延迟或停止化疗<br>·如果腹泻与伊匹木单抗有关，考虑：糖皮质激素每天 0.1 ~ 1mg/kg，英利昔单抗 5mg/kg，2 ~ 6 周 1 次 |
| | 顽固性 2 ~ 4 级 | 住院治疗（4 级需要重症监护）：如上面提到的静脉补液、使用止泻剂、抗胆碱能药物，考虑奥曲肽，每天 100 ~ 500mcg，皮下或静脉注射，每 8h 1 次，或持续静脉输注 |
| 几周到死亡（临近死亡） | ·确保上述干预措施<br>·考虑在家中静脉补液<br>·按时给予阿片类药物或增加目前阿片类药物剂量<br>·必要时考虑使用莨菪碱 0.4mg，皮下注射，每 4h 1 次<br>·考虑使用奥曲肽 100 ~ 200mcg，皮下注射，每 8h 1 次<br>·必要时考虑使用吡咯糖 0.2 ~ 0.4mg，静脉注射，每 4h 1 次 | |

## 十六、恶性肠梗阻的评估与干预

表 15 恶性肠梗阻的评估

<table>
<tr><th>预期寿命</th><th colspan="2">评估</th></tr>
<tr><td>几年，1 年到几月，几月到几周</td><td colspan="2">· 评估和治疗潜在的、可逆转的梗阻因素：肠粘连，放射治疗引起的肠管狭窄，内疝<br>· 恶性因素的评估：肿瘤较大，肿瘤转移<br>· 评估患者的治疗目标，帮助指导干预措施（如减轻恶心呕吐、允许患者进食、减轻疼痛、允许患者回家/救济院）</td></tr>
<tr><td>几周到死亡（临近死亡）</td><td>· 考虑药物治疗而不是外科治疗<br>· 评估患者的治疗目标，帮助指导干预措施（如减轻恶心呕吐、允许患者进食、减轻疼痛、允许患者回家/救济院）<br>· 对患者和家属提供教育和帮助</td><td>· 药物治疗<br>· 静脉补液<br>· 胃肠减压：对于治疗呕吐的其他方法都失败时考虑胃肠减压<br>· 内镜治疗</td></tr>
</table>

表 16 恶性肠梗阻的干预

<table>
<tr><th colspan="2">干预措施</th><th colspan="2">再评估</th></tr>
<tr><td rowspan="2">· 手术治疗：必须与患者/家属讨论手术风险，改善生活质量应该是手术治疗的主要目标<br>· 内镜治疗：经皮内镜胃造瘘置引流管，内镜支架置入<br>· 影像学引导：超声引导下胃造瘘引流<br>· 当药物治疗能维持肠道功能时：可直肠、皮下或静脉给药，阿片类药物<br>止吐药：不使用可增加胃肠蠕动的止吐剂，如甲氧氯普胺；然而该药用于不全性肠梗阻可能获益；类固醇：地塞米松 4 ~ 12mg，静脉注射，1 次/d，如果 3 ~ 5d 没有改善则停用</td><td rowspan="2">· 当肠功能不能维持时的药物处理：<br>使用抗胆碱能药物（如东莨菪碱、莨菪碱、吡咯糖）<br>奥曲肽（100 ~ 300mcg，皮下注射，2 ~ 3 次/d，或每小时 10 ~ 40mcg 皮下注射或持续静脉输注）；如果预计生存期 >8 周，考虑使用长效缓释型奥曲肽<br>· 静脉补液：如果有脱水证据，考虑补液<br>· 鼻饲管或胃肠减压管引流：通常感觉不舒服，增加吸气不顺的风险，仅对其他减轻呕吐方法失败的情况下进行有限的使用<br>· 全肠道外营养（TPN）：仅用于期望改善生活质量和预期生存为几个月到几年</td><td>可接受的：<br>· 对于恶心肠梗阻症状进行充分处理<br>· 减轻患者/家属悲痛<br>· 可接受的自我控制<br>· 减轻照顾者的负担<br>· 加强人际交流<br>· 最佳生活质量<br>· 增强自信心</td><td>对症状和生活质量进行持续治疗和监测</td></tr>
<tr><td colspan="2">不可接受的：<br>· 加强姑息治疗干预<br>· 与姑息治疗专家或临终关怀人员一起商议</td></tr>
</table>

## 十七、睡眠/唤醒干预（包括失眠和镇静）

表 17 睡眠/唤醒干预

| 预期寿命 | 干预措施 | | 再评估 | |
| --- | --- | --- | --- | --- |
| 几年，1 年到几月，几月到几周 | ·评估睡眠/苏醒干扰的类型/严重程度，包括日间影响（如睡眠评分表）<br>·有关对死亡/疾病的恐惧和焦虑<br>·提供卫生睡眠的指导<br>·提供认知行为治疗：包括刺激控制，渐进肌肉放松<br>·如果有睡眠呼吸紊乱病史，考虑多导睡眠监测<br>·治疗相关因素：疼痛，抑郁，焦虑，谵妄，恶心；处理药物副作用或戒断综合征（如类固醇，阿片类药物，抗癫痫药物，咖啡因，性激素，草药，巴比妥类药物，苯二氮卓类药物，含酒精饮料，三环类抗抑郁药）；主要睡眠干扰，如阻塞性睡眠呼吸暂停和周期性肢体运动障碍（CPAP/BiPAP）；下肢不宁综合征考虑试用下列药物：罗匹尼罗、普拉克索联合普瑞巴林、卡比多巴－左旋多巴 | ·对难治性睡眠/苏醒干扰提供药物治疗：<br>失眠症：曲唑酮 25～100mg，口服，睡前；唑吡坦 5mg，口服，睡前；米氮平 7.5～30mg，口服，睡前；氯丙嗪 25～50mg，口服，睡前；喹硫平 2.5～5mg 口服，睡前；劳拉西泮 0.5～1mg 口服，睡前<br>日间镇静：咖啡因 100～200mg，口服，每 6h 1 次，最后 1 次下午 4 时；哌甲酯首次剂量 2.5～20mg，口服，2 次/d，第 2 次剂量不迟于睡前 6h；右旋安非他命 2.5～10mg 口服，2 次/d，第 2 次剂量不迟于睡前 12h；莫达非尼 100～400mg，口服，每天早晨 | 可接受的：<br>·对症状进行充分处理<br>·减轻患者/家属悲痛<br>·可接受的自我控制<br>·减轻照顾者的负担<br>·加强人际交流<br>·最佳生活质量<br>·增强自信心 | 对症状和生活质量进行持续治疗和监测 |
| | | | 不可接受 | ·再次评估病因<br>·改变睡眠习惯或抗镇静治疗<br>·加强姑息治疗干预<br>·与姑息治疗专家或临终关怀人员一起商议<br>·参照多导睡眠监测图 |

## 十八、谵妄的干预

表 18 谵妄的干预

<table>
<tr><th colspan="4">预期寿命</th><th colspan="2">干预措施</th><th colspan="2">再评估</th></tr>
<tr><td rowspan="3">几年，1年到几月，几月到几周</td><td rowspan="3">·评估谵妄（如DSM标准）：活动过度，活动减退<br>·对潜在的、可逆转的因素进行筛查与治疗：代谢因素，脱水，未减轻的疼痛，缺氧，肠梗阻/顽固性便秘，感染，中枢神经系统事件</td><td rowspan="3">膀胱出口梗阻药物作用或停用影响（如苯二氮卓类药物、阿片类药物、抗胆碱能药物）<br>·评估、筛查，最大限度地使用非药物干预措施（如再定位，认知刺激，睡眠卫生）</td><td rowspan="2">严重谵妄（烦乱）</td><td rowspan="2">·尽可能地减轻或消除谵妄，包括药物（甾体药物、抗胆碱能药物、苯二氮卓类药物）<br>·必要时考虑使用氟哌啶醇 0.5 ~ 2 mg，静脉注射，每1 ~ 4h 1 次<br>·考虑下列药物交替使用：必要时奥氮平 2.5 ~ 7.5mg，口服/SL，每 2 ~ 4h 1 次（最大剂量 30mg/d）；对卧床患者必要时给予氯丙嗪 25 ~ 100mg，口服/静脉注射，每 4h 1 次</td><td rowspan="2">·对于使用高剂量神经松弛剂后烦乱仍顽固，考虑增加劳拉西泮 0.5 ~ 2mg，皮下/静脉注射，每 4h 1 次<br>·滴定最佳、最低有效剂量<br>·考虑阿片类药物减量或转换<br>·帮助照顾者</td><td>可接受的：<br>·充分处理谵妄症状<br>·减轻患者/家属悲痛<br>·可接受的自我控制<br>·减轻照顾者的负担<br>·加强人际交流<br>·最佳生活质量<br>·增强自信心</td><td>对症状和生活质量进行持续治疗和监测</td></tr>
<tr><td>不可接受</td><td>·加强姑息治疗干预<br>·与姑息治疗专家或临终关怀人员一起商议</td></tr>
<tr><td>轻度/中度谵妄</td><td colspan="4">·使用氟哌啶醇 0.5 ~ 2mg，口服，2 ~ 3 次/d<br>·交替使用下列药物：利培酮 0.5 ~ 1mg，口服，2 次/d；奥氮平 5 ~ 20mg，口服，1 次/d；或富马酸喹硫平 25 ~ 200mg，口服/SL，2 次/d<br>·滴定最佳、最低有效剂量</td></tr>
<tr><td rowspan="3">几周到死亡（临近死亡）</td><td rowspan="3">对医源性因素评估</td><td>医源性</td><td colspan="5">如果可能进行病因治疗和缓解症状</td></tr>
<tr><td rowspan="2">疾病进展</td><td rowspan="2">·停止使用不必要的药物和管道等<br>·根据肝肾功能减少药物剂量<br>·集中处理症状：考虑疼痛治疗过度或不及可能使谵妄恶化，当有潜在的谵妄因素存在时，检查膀胱挤压或膨胀<br>·考虑阿片类药物转换</td><td colspan="2" rowspan="2">·适当提高氟哌啶醇、利培酮、奥氮平或喹硫平的滴定剂量<br>·对于尽管使用了高剂量的神经松弛剂但谵妄仍顽固的患者可提高劳拉西泮的滴定剂量<br>·考虑直肠给药或静脉注射氟哌啶醇或氯丙嗪 ± 劳拉西泮<br>·关注家庭支持和应对措施<br>·指导家属和照顾者</td><td>可接受的：<br>·充分处理谵妄症状<br>·减轻患者/家属悲痛<br>·可接受的自我控制<br>·减轻照顾者的负担<br>·加强人际交流<br>·最佳生活质量<br>·增强自信心</td><td>对症状和生活质量进行持续治疗和监测</td></tr>
<tr><td>不可接受的</td><td>·加强姑息治疗干预<br>·咨询姑息治疗专家或心理学家<br>·考虑姑息性镇静</td></tr>
</table>

## 十九、社会支持/资源管理

表 19 社会支持/资源管理

<table>
<tr><th>预期寿命</th><th colspan="2">干预措施</th><th colspan="2">再评估</th></tr>
<tr><td rowspan="2">几年，1 年到几月，几月到几周</td><td rowspan="2">·确保可得到的照顾者<br>·确保安全的家庭环境<br>·确保充足的交通工具<br>·确保充足的经费<br>·需要得到家庭及社会和财政资源的社会服务<br>·对照顾者和家庭成员进行帮助和教育指导：咨询服务，儿童生活服务，支援组织</td><td rowspan="2">·关注特定照顾者的负担和压力<br>·评估丧失亲友的痛苦<br>·讨论与疾病和预后相关的个人、精神和文化方面的问题<br>·必要时，得到与患者和家属无关的医学解释/翻译人员的帮助<br>·帮助家属/照顾者临时看护患者</td><td>可接受的：<br>·充分的社会支持和资源管理<br>·减轻患者/家属的悲痛<br>·可接受的自我控制<br>·减轻照顾者的负担<br>·加强人际交流<br>·最佳生活质量<br>·增强自信心</td><td>再次评估，加强患者、照顾者、家属和医疗团队之间的交流</td></tr>
<tr><td>不可接受的</td><td>·尽力告知患者的姑息治疗选择权<br>·考虑咨询心理学家或精神病学家以评估和治疗心理障碍</td></tr>
<tr><td rowspan="2">几周到死亡（临近死亡）</td><td rowspan="2">·使用与患者、照顾者、家属一致的语言告诉预后情况<br>·评估和满足患者对舒适度的要求<br>·对患者、照顾者、家属解释死亡过程和预期的事件<br>·回应特定照顾者的需求<br>·再评估丧失亲友的痛苦<br>·确保照料与文化、精神/宗教一致</td><td rowspan="2">·提供精神支持和干预任何患者与家属或家属成员之间的冲突：如果可能，为儿童提供生活服务<br>·当患者、家属和/或专业团队在干预措施获益/有效性方面没有获得一致意见的时候，考虑姑息治疗磋商以便冲突的解决<br>·必要时，得到与患者和家属无关的医学解释/翻译人员的帮助<br>·对有专业姑息治疗或临终关怀需求的患者应迅速确定计划</td><td>可接受的：<br>·充分的社会支持和资源管理<br>·减轻患者/家属悲痛<br>·可接受的自我控制<br>·减轻照顾者的负担<br>·加强人际交流<br>·最佳的生活质量<br>·增强自信心和意愿</td><td>继续评估，加强患者与医疗团队之间的交流</td></tr>
<tr><td>不可接受</td><td>·对患者和家属进行评估<br>·加强姑息治疗的干预<br>·磋商或咨询专业性姑息治疗服务者、临终关怀者或伦理委员会<br>·考虑咨询心理学家或精神病学家以评估和治疗心理障碍</td></tr>
</table>

## 二十、患者和家属的目标/价值观/期望，教育和信息需求，文化因素

表 20　患者和家属的目标/价值观/期望等

<table>
<tr><th>预期寿命</th><th colspan="2">干预措施</th><th colspan="2">再评估</th></tr>
<tr><td rowspan="2">几年，1 年到几月，几月到几周</td><td rowspan="2">·评估患者/家属对疾病预期结果的理解<br>·评估患者的能力和需求，确定一个代理决策人<br>·明确患者希望获得多少信息和能给家属提供多少信息：渴望得到死亡处理办法的信息，提供关于死亡过程和所需的预期治疗的信息：提供有关临终处理的预期指导<br>·确定患者和家属的选择权/风俗习惯：与患者的目标、价值观和家属的期望一致<br>·了解患者关于生活质量的价值观和选择权<br>·明确既往临终关怀的经验<br>·说明文化习惯和信仰<br>·容易得到的预期治疗计划</td><td rowspan="2">·鼓励患者了解和修改个人选择权、确认未完成的事情、和解人际关系和有序处理事务<br>·明确患者对专业姑息治疗或临终关怀的需求<br>·满足现实的愿望<br>·根据目前情况，提供清楚的、与患者和家属相一致的意见<br>·尊重患者和家属关于临终处理的目标与要求<br>·考虑患者和家属的需求<br>·对预期性悲伤提供帮助和临终教育</td><td colspan="2">可接受的：<br>·减轻患者/家属悲痛<br>·可接受的自我控制<br>·减轻照顾者的负担<br>·加强人际交流<br>·最佳的生活质量<br>·增强自信心和意愿</td></tr>
<tr><td colspan="2">不可接受的：<br>·对患者和家属再评估<br>·加强姑息治疗的干预<br>·咨询专业性姑息治疗服务者、临终关怀者</td></tr>
<tr><td rowspan="2">几周到几天（临近死亡）</td><td colspan="2" rowspan="2">·评估患者/家属对临终处理的理解<br>·对患者/家属进行临终处理指导<br>·患者死亡前的准备<br>·预期进行哀伤关怀工作<br>·确保初级护理医师和肿瘤学团队的参与<br>·尊重患者和家属关于临终处理的目标与要求<br>·提供精神支持<br>·根据个人选择权、文化习惯和信仰，为葬礼/追悼会制订计划</td><td colspan="2">可接受的：<br>·减轻患者/家属悲痛<br>·可接受的自我控制<br>·减轻照顾者的负担<br>·加强人际交流<br>·最佳的生活质量<br>·增强自信心和意愿</td></tr>
<tr><td>不能接受的</td><td>·对患者和家属在评估<br>·加强姑息治疗的干预<br>·咨询专业性姑息治疗服务者、临终关怀者</td></tr>
</table>

## 二十一、预定临终照顾计划

表 21　预定临终照顾计划

<table>
<tr><th>预期寿命</th><th>干预措施</th><th colspan="3">再评估</th></tr>
<tr><td rowspan="2">几年，1年到几个月</td><td rowspan="2">·如果患者生前有遗嘱，要求患者签写医疗授权书、指定医疗代理人：<br>如果没有，鼓励患者拟定一个人<br>·观察患者对死亡的恐惧和焦虑<br>·评估患者对确定代理人的要求和能力<br>·尽早讨论临终关怀的选择权和个人价值观<br>·在病情处于较轻的时候，如果患者的个人价值观和目标都很清楚，医师应该向患者推荐未来的治疗计划<br>·在医学记录资料中容易得到患者价值观、选择权和决策权的证明文件<br>·鼓励患者与家属/代理人讨论预期治疗计划<br>·在适当情况下，尽早讨论姑息治疗选择<br>·在适当情况下，姑息治疗团队介入</td><td colspan="2">可接受的：<br>·适当的预期治疗计划<br>·减轻患者/家属悲痛<br>·可接受的自我控制<br>·减轻照顾者的负担<br>·加强人际交流<br>·最佳的生活质量<br>·增强自信心和意愿</td><td>继续再评估，加强患者与医疗团队之间的交流</td></tr>
<tr><td colspan="3">不可接受的：<br>·观察患者不愿意进行预期治疗计划<br>·观察患者对疾病的恐惧和焦虑<br>·如果患者参加预期照顾计划讨论有困难，可咨询姑息治疗专家<br>·咨询心理医生以评估心理卫生问题</td></tr>
<tr><td rowspan="2">几月到几周，几周到几天（临近死亡）</td><td rowspan="2">·制订几年到几月的干预措施计划<br>·让患者和家属选择患者死亡的地点<br>·根据患者的地位不同判断患者的价值观和决策<br>·如果以前没有做，为满足患者的价值观和目标推荐进行恰当的治疗<br>·如果可行，确保在病历记录中有完整的预期照顾计划，包括 MOLST/POLST；在整个照料中，对于所有照顾者可确保这些计划容易施行<br>·观察家属对患者计划的担心，寻找患者与家属在目标和愿望方面存在的矛盾的解决方法<br>·当患者、家属和医疗团队的意见不一致时，可考虑咨询姑息治疗专家，以帮助矛盾的解决<br>·观察患者对未来的恐惧和提供情感支持</td><td colspan="2">可接受：<br>·适当的预期照顾计划<br>·减轻患者/家属悲痛<br>·可接受的自我控制<br>·减轻照顾者的负担<br>·加强人际交流<br>·最佳的生活质量<br>·增强自信心和意愿</td><td>继续再评估，加强患者与医疗团队之间的交流</td></tr>
<tr><td>不可接受</td><td colspan="2">·观察患者不愿意进行预期治疗计划<br>·观察患者对疾病的恐惧和焦虑<br>·如果患者参加预期照顾计划讨论有困难，可咨询姑息治疗专家<br>·咨询心理医生以评估心理卫生问题</td></tr>
<tr><td>几周到几天（临近死亡）</td><td colspan="4">·确保完成上述所有条款<br>·按照预期计划实施<br>·如果有必要，明确和确认患者和家属对维持生命的治疗意见，包括心肺复苏（CPR）<br>·明确患者对器官捐献和/或尸检的意愿<br>·鼓励患者和家属使用 DNR/DNAR/AND 进行有限的心肺复苏（CPR）</td></tr>
</table>

## 二十二、姑息性镇静

（1）在紧急死亡的时候，确认患者有难治性症状：难治性症状是指，尽管采取了综合的、学科间的姑息治疗仍然不能充分处理，不能控制患者的意识；紧急死亡的患者在几小时到几天内有预兆，如果考虑姑息性镇静，应该通过两位医师对预兆进行确认。

（2）获得患者和/或代理人/家属的知情同意书：与患者和/或代理人讨论患者的目前病情、治疗目标、预后和预期结果；明确镇静可能将持续给药，会导致患者无意识状态。与患者/代理人/家属和医疗团队讨论使用镇静的伦理学问题：根据国家法律法规，考虑伦理学咨询。对镇静的解释说明，必须附有以下内容：终止延长生命的治疗，停止心肺复苏。

（3）因为个人或职业价值观和信仰的不同，只要患者照料可以安全转移到其他有医疗专业人员的机构，允许对不能提供镇静治疗的医疗人员进行再分配。

（4）根据患者对最近和目前治疗的反应，选择一种适当的镇静治疗计划。肠外输注姑息性镇静的标准药物为：

咪达唑仑：初始输注速率为0.4 ~0.8mg/h，范围20 ~102mg/h。

异丙酚：初始输注速率为5 ~10mcg/kg/min，并进行剂量滴定。

（5）必要时，继续当前疼痛和其他症状的干预处理，进行剂量滴定。

（6）定时监测患者的症状，根据治疗反应、药物相互作用对镇静药物和其他药物剂量滴定，维持可缓解患者顽固性症状的镇静药物浓度。

（7）对患者代理人、家属和医疗人员提供心理和精神支持。

（余国政）

## 第二节 成人癌痛全程管理临床实践指南

疼痛是肿瘤相关的最常见症状之一。国际疼痛研究协会（IASP）对疼痛下的定义是：疼痛是明显组织损伤或潜在损伤所引起的不愉快的感觉和情感体验，或对这种损伤相关的描述。

癌痛或癌症相关性疼痛与非恶性肿瘤相关性疼痛对患者的影响有所不同。一项 meta 分析显示，有59%的癌症患者在癌症治疗过程中，有64%的晚期癌症患者和有33%的治疗后的患者发生疼痛；另外，疼痛是患者最恐惧的症状之一。如果疼痛得不到缓解，将使患者感到不适，并极大地影响他们的活动、积极性、与家人和朋友的交往，以及整体生活质量。越来越多的证据显示，肿瘤患者的生存期与疼痛控制相关。可行的、有效的缓解疼痛很重要，医护人员对患者进行熟练的癌痛评估和治疗是必要的，这需要对癌痛的发病机制、疼痛评估方法、实施合理镇痛治疗时常见的障碍等非常熟悉。医护人员还应该熟悉癌痛治疗相关的药理学、麻醉学、神经外科和行为学方法。世界卫生组织（WHO）确立的癌痛治疗规范被广泛接受，它建议癌痛患者以对乙酰氨基酚或非甾体抗炎药（NSAID）作为镇痛的起始治疗；如果这些药物疗效不足，应逐步升级为如可待因等“弱阿片类药物”，后续再可升级到如吗啡等“强阿片类药物”。尽管该规范一直作为优秀的教育工具，但癌痛处理远远要比“癌痛三阶梯治疗”建议复杂得多。

### 一、疼痛的定义

国际疼痛研究协会（IASP）对疼痛下的定义是：疼痛是明显组织损伤或潜在损伤所引起的不愉快的感觉和情感体验，或对这种损伤相关的描述。

### 二、癌痛管理原则

#### （一）一般原则

越来越多的证据显示，肿瘤患者生存期与症状控制和疼痛处理相关，主要是因为生活质量的改善。要使患者能获得最好的结果，疼痛处理则是肿瘤治疗的重要组成部分，镇痛治疗应当与其他多种症状或症状群的处理联合。一般而言，癌症患者复杂的疼痛药物治疗是有规定的，需要多学科治疗团队，必须得到社会心理支持，包括情感和信息支持及技能训练；对患者和家属/照顾者必须提供特定的教育材料；要考虑疼痛对患者和他们家庭的多重“伤害”，强调在人文关怀方面对他们的尊重（见表1）。

### （二）评估

在每次就诊时，必须对所有患者疼痛进行筛查；疼痛强度必须量化，疼痛特征必须由患者描述（尽可能地根据患者的交流能力）；如果发生新的疼痛，必须进行综合全面的疼痛评估；对顽固性疼痛必须按时评估。

使用评估量表对患者疼痛评估是必要的，但也包括患者对疼痛的性质、爆发性疼痛、治疗方法对疼痛的影响、舒适度、疼痛缓解满意度等的描述，对患者功能进行充分的评估，以及与疼痛治疗相关的任何问题（见表1）。

### （三）管理/干预

癌痛管理的目标是改善患者舒适度、功能恢复和保证安全，全方位疼痛管理是必要的，这是因为绝大多数患者有多重病理生理性因素和多种症状。预防镇痛剂的副作用，特别是阿片类药物使用中出现的便秘；最优化的患者和家属教育，体能和认知训练综合干预措施；对有急性疼痛风险的患者，建议住院进行特殊疼痛的处理；顽固性癌痛常常需要按时给予镇痛剂，出现爆发痛时需要补充镇痛药物剂量（见表1）。

**表1　癌痛管理原则**

<table>
<tr><th>一般原则</th><th>评估</th></tr>
<tr><td>·越来越多的肿瘤学相关证据表明，肿瘤患者的生存与症状控制相关，疼痛的处理可以改善生活质量。最大限度地使患者康复，其疼痛的处理是肿瘤治疗的基本部分<br>·止痛治疗需要与肿瘤患者通常描述的多种症状或症状群一起进行处理，以及多种药物治疗<br>·多学科团队参与是最佳选择<br>·社会心理支持是必需的，包括情感和信息的支持以及技能的训练<br>·对患者和家属/照顾者提供特定的教育资料<br>·考虑“病痛”对患者和他们家庭造成的多重伤害，强调人文关怀</td><td>·对所有患者每一次就诊时必须进行疼痛筛查<br>·对患者的疼痛强度必须量化、疼痛性质必须明确（尽可能地根据患者的描述）<br>·如果出现新的疼痛或疼痛恶化，必须进行全面疼痛评估，对顽固性疼痛必须进行定期评估<br>·使用量表对患者的疼痛进行评估是至关重要的，而且包括患者对疼痛性质的描述、爆发性疼痛、使用的治疗方法和对疼痛的影响、患者对舒适状态的描述、与疼痛治疗相关的特殊问题等。如果有必要，给家庭/照顾者提供有关疼痛及疼痛对功能影响的额外信息<br>·评估患者对阿片类药物滥用/误用的风险</td></tr>
<tr><th colspan="2">管理/干预措施</th></tr>
<tr><td colspan="2">·最佳的疼痛管理4个标准：最优化的止痛方法、最佳的日常生活活动、最小的副作用、避免不规范用药<br>·对于大多数多重病理生理性疼痛和多种症状的患者需要对疼痛进行综合治疗（强调使用药物和非药物调节疼痛的生理和心理因素）<br>·预防止痛药物的预期副作用，特别是阿片类药物使用中出现的便秘，是有效治疗癌痛的关键<br>·对患者及家庭进行最优化的宣教，对体质和认知进行综合干预<br>·对于有急性疼痛、严重疼痛或疼痛危急风险的患者，考虑住院或门诊治疗，按特殊疼痛患者处理<br>·对于顽固性疼痛患者需要按计划定期进行止痛，对于爆发性疼痛常常需要补充止痛剂量</td></tr>
<tr><th colspan="2">再评估</th></tr>
<tr><td colspan="2">·在一定的间隔时间内必须进行疼痛强度的再评估，以确保止痛治疗选择在尽可能的情况下降低副作用而获得最大的止痛获益</td></tr>
</table>

### （四）再评估

在特定的间隔时间内必须对疼痛的强度进行再评估以确保镇痛治疗的选择是最大获益的而副作用

是尽可能最小的，其次，在这些患者处理中面临多种决策。因此，该实践指南提供了阿片类、非阿片类药物和辅助镇痛药物剂量说明，也提供了剂量滴定、转换、阿片类药物剂量增加、阿片类药物副作用处理，以及何时、如何开展癌痛其他治疗技术/介入治疗的建议（见表1）。

## 三、全面筛查与评估

### （一）癌痛综合征的病理生理分类

癌症患者可发生各种类型的疼痛，人们一直不断地尝试根据不同标准对其进行分类。癌症疼痛分类时应区分肿瘤相关性疼痛、治疗相关性疼痛以及与二者均无关的疼痛；在决定治疗方案时，还应区分急性和慢性疼痛。治疗策略取决于疼痛的病理生理学特点，可通过对患者进行检查和评估来确定。

疼痛的病理生理学机制主要有伤害感受性和神经病理性两种。伤害感受性疼痛是由躯体和内脏结构遭受伤害并最终激活伤害感受器所引起的，伤害感受器分布于皮肤、内脏、肌肉和结缔组织中，伤害感受性疼痛可进一步分为躯体痛和内脏痛。躯体伤害感受性疼痛通常能精确定位，主诉为刀割样、搏动性和压迫样疼痛，常由手术或骨转移引起。内脏伤害感受性疼痛常常更加弥散，表现为酸痛和痉挛性痛，常发生于胸腹部内脏器官受到挤压、侵犯或牵拉后。神经病理性疼痛是由外周或中枢神经系统（CNS）遭受伤害导致的，这种类型的疼痛可形容为灼痛、刀割样痛或电击样疼痛。神经病理性疼痛的范例包括椎管狭窄或糖尿病神经病变引起的疼痛，或作为化疗（如长春新碱）或放疗的副作用，或手术对神经的伤害。

### （二）与肿瘤急症相关的癌痛管理

肿瘤急症的定义是与患者肿瘤本身或肿瘤治疗直接或间接相关的、威胁生命的事件，与肿瘤急症相关的疼痛包括骨折或承重骨即将发生的骨折引起的疼痛，晚期癌症患者硬膜外或软脑膜转移引起的疼痛，感染相关性疼痛，或内脏器官梗阻或穿孔引起的疼痛。与肿瘤急症相关的疼痛，在治疗原发疾病的同时应立即治疗疼痛（见图1）。

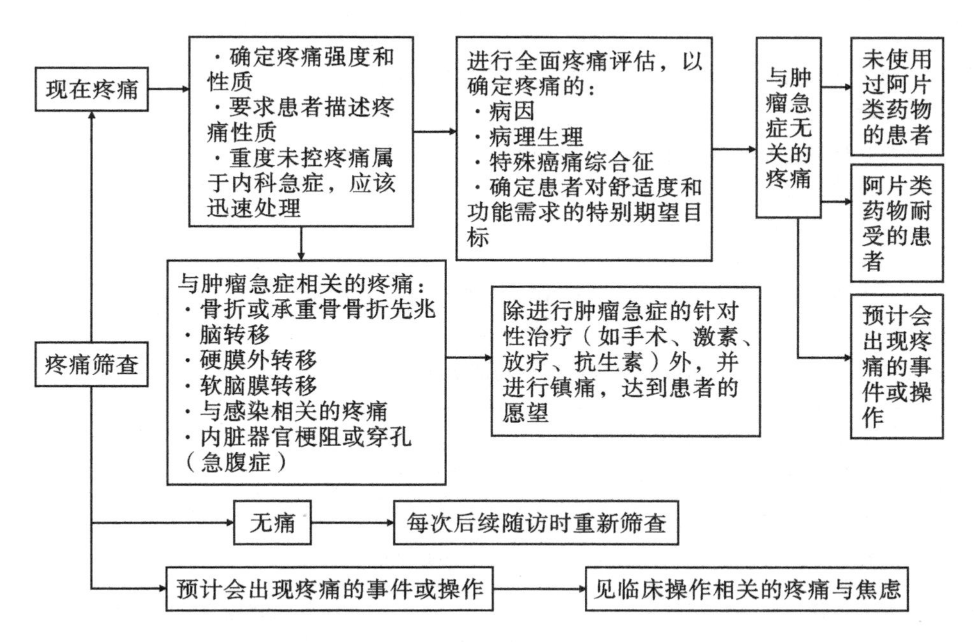


图1 疼痛筛查与全面评估

## 四、未使用过阿片类药物患者的疼痛处理

对所有疼痛患者，医护人员应当提供社会心理支持和开始进行宣传教育。社会心理支持的必要性

在于确保患者在进行相关的疼痛控制遇到障碍（如担心成瘾或副作用、无法购买阿片类药物）时或在处理其他问题时需要帮助（如抑郁、功能状态迅速下降）的情况下可得到适当的帮助，患者与家属/照顾者必须接受关于疼痛处理及其相关问题的教育。在患者每次就诊时和需要时进行再评估以满足患者对舒适度和功能恢复的要求。

尽管镇痛药物包括非阿片类药物（如 NSAIDS 或对乙酰氨基酚）、阿片类药物和辅助镇痛药物（如抗抑郁药物、抗焦虑药物、局部给药和糖皮质激素）是治疗癌症疼痛的基石，但这些药物并非总能完全控制疼痛，且存在许多副作用，因此常常需要联合其他药物或治疗方法。最优化地使用非药物干预措施（物理的、认知的和精神的）可能是镇痛药物干预的有益补充。

未使用过阿片类药物的患者（非长期使用日剂量的阿片类药物）重度疼痛（即疼痛强度为 7 ~10）应该进行短效阿片类药物快速滴定（见下面关于阿片类药物处方、滴定和维持治疗），短效阿片类药物的优势是可以快速镇痛，根据患者目前镇痛需求选择最适合的阿片类药物给药途径（口服或静脉）。

一些潜在副作用与阿片类镇痛药物相关，这些常见阿片类药物副作用的处理措施应该在阿片类药物治疗开始时同步进行，应预先考虑到阿片类药物引起的肠道功能紊乱并预防性使用泻药以促进肠蠕动，并根据需要决定是否采用大便软化剂。

对各类患者的特殊疼痛综合征应该考虑增加辅助镇痛治疗，使用辅助镇痛药物可增强阿片类药物或 NSAIDs 的疗效。

### （一）处理原则

未使用过阿片类药物的患者如果就诊时疼痛评分为 4 ~6，其治疗方案的选择与疼痛强度为 7 ~10 的患者十分类似，二者的主要区别包括治疗开始时使用的短效阿片类药物滴定更慢。未使用过阿片类药物的患者如果仅为轻度疼痛（1 ~3），则应接受 NSAIDs 或对乙酰氨基酚治疗或考虑短效阿片类药物较慢滴定（见表 2）。

表 2　未使用过阿片类药物疼痛患者的处理

| 疼痛强度 | 未使用过阿片类药物疼痛患者的处理 | |
|---|---|---|
| 对于任何程度的疼痛 | ·阿片类药物使用原则、规定、剂量滴定与维持治疗<br>·预防和治疗镇痛药物副作用<br>·对有特殊疼痛综合征的患者考虑增加辅助镇痛治疗<br>·提供社会心理支持<br>·对患者及家属进行宣教<br>·优化综合干预措施<br>·考虑使用非甾体类抗炎药物（NSAIDs）或对乙酰氨基酚<br>·对有急性疼痛、严重疼痛或疼痛危险的患者考虑住院或门诊进行紧急处理，以达到患者对舒适度和功能的要求目标 | 在每次就诊及需要时再次评估疼痛，以满足患者对舒适度、功能需求、安全的期望目标 |
| 重度疼痛：评分 7 ~10 分 | ·见上述任何程度疼痛的处理<br>·进行短效阿片类药物快速剂量滴定：开始肠内给药方案 | |
| 中度疼痛：评分 4 ~6 分 | ·见上述任何程度疼痛的处理<br>·进行短效阿片类药物剂量滴定：开始肠内给药方案 | |
| 轻度疼痛：评分 1 ~3 分 | ·见上述任何程度疼痛的处理<br>·进行短效阿片类药物剂量滴定：开始肠内给药方案 | 在每次就诊及需要时再次评估疼痛，以满足患者对舒适度、功能需求、安全的期望目标 |

使用稳定剂量的短效阿片类药物控制慢性顽固性疼痛的患者应该按时给予缓释或长效阿片类药物，给予“解救剂量”处理爆发痛或短暂的急性疼痛加重。解救剂量通常为每日总剂量的 10% ~20% 的等效剂量，当需要时每小时给予 1 次。在给予解救剂量时应该快速使用阿片类药物和缩短持续时间，当

需要时，每天可重复使用解救剂量，调整基线治疗是必要的。

**（二）初始剂量滴定与后续治疗**

未使用过阿片类药物的患者是指没有长期接受阿片类镇痛药物，因此不会发生明显的耐受性。阿片类药物耐受患者是指每日至少接受60mg吗啡、30mg口服羟考酮，或8mg口服氢吗啡酮，或其他等效剂量的阿片类药物，使用1周或1周以上（见图2）。

（监测急性和慢性副作用）

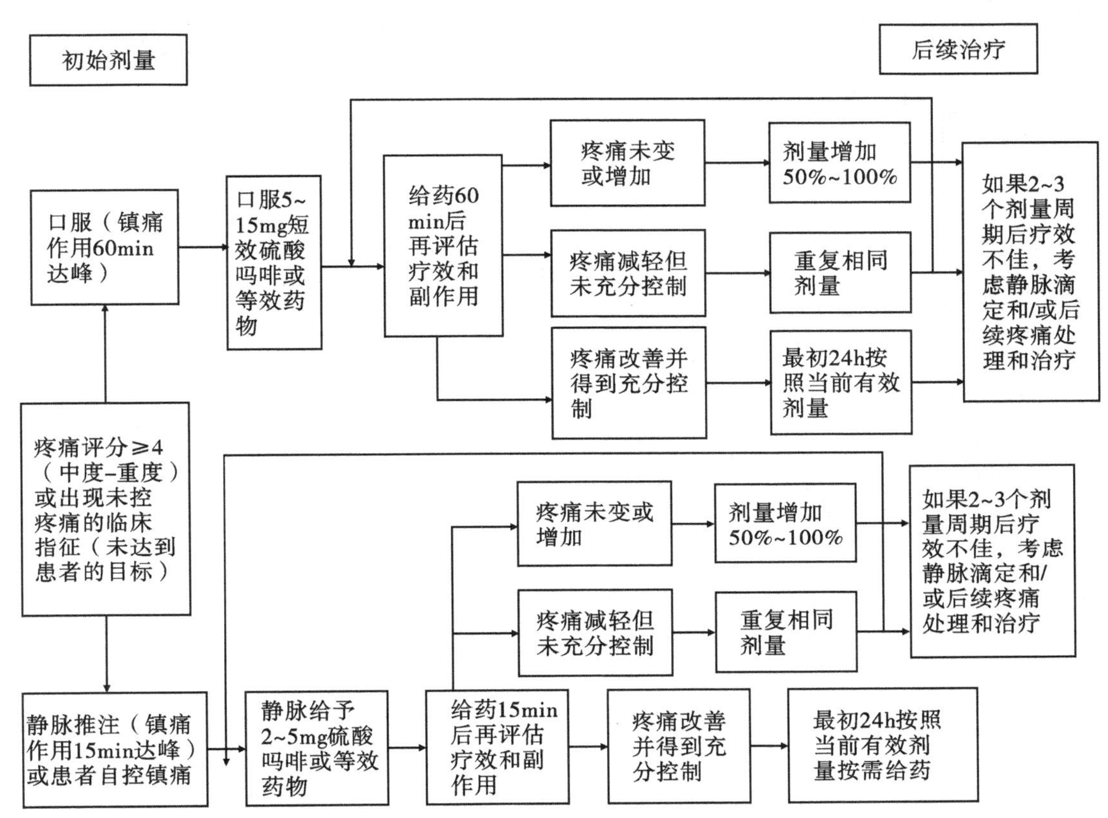


**图2　未使用过阿片类药物疼痛患者的初始短效阿片类药物治疗流程**

注：皮下注射可替代静脉注射，然而皮下注射的峰浓度通常是30min

## 五、阿片类药物耐受患者的疼痛处理

（急性和慢性副作用的监测）

阿片类药物耐受患者是指长期服用阿片类药物以缓解疼痛者，根据FDA规定，“阿片类药物耐受患者是指服用至少以下剂量药物者：口服吗啡60mg/d，芬太尼透皮贴剂25μg/h，口服羟考酮30mg/d，口服氢吗啡酮8mg/d，口服羟吗啡酮25mg/d，或等效剂量其他阿片类药物，持续1周或更长时间。”

对于阿片类药物耐受的患者，如果出现疼痛强度≥4分的爆发痛，或疼痛强度小于4分但未达到疼痛控制和功能目标，为了使疼痛得到良好控制，计算前24h内口服或静脉用阿片类药物总量，“解救”剂量增加10%～20%。

每60min评估口服阿片类药物的疗效和副作用，每15min评估静脉用阿片类药物的疗效和副反应，以确定后续剂量。根据评估，如果疼痛评分没有变化或疼痛加重，建议阿片类药物解救剂量增加50%～100%；如果疼痛减轻但未充分控制，那么重复相同剂量，口服药物60min后、静脉用药物15min后再次评估；如果2～3个剂量周期后，中、重度疼痛患者的疼痛评分无变化，那么改变给药途径，由口服改为静脉给药，或考虑改变其他治疗策略；如果疼痛评分降至0～3，最初24h按照当前有效的口服或静脉用阿片类药物剂量进行按需给药，然后再进入后续治疗（见图3）。

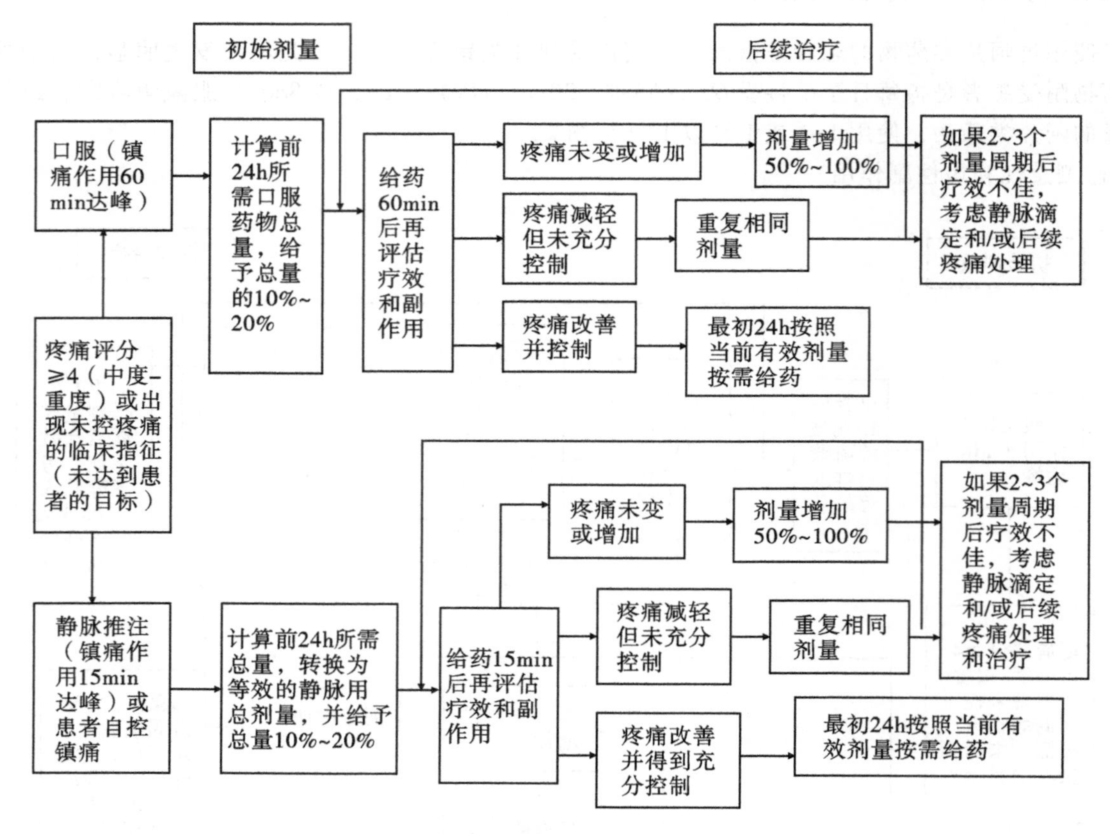


图3　阿片类药物耐受患者的疼痛处理流程

## 六、疼痛的后续处理

根据患者连续疼痛评分确定后续治疗，适用于任何疼痛强度的所有治疗方法必须包括按时给药、按需给予解救剂量、处理便秘，对患者和他们家庭给予社会心理支持与教育。

如果此时的疼痛为重度、无改变或加重，应该重新评估目前诊断，并进行综合疼痛评估。因为副作用，患者无法耐受当前阿片类药物剂量的增加，必须考虑转换阿片类药物。重新评估是否增加辅助镇痛药物，以增强阿片类药物的镇痛效果或减轻阿片类药物相关的副作用。

非阿片类药物综合干预措施的优化使用对药物干预措施是有价值的。由于癌痛具有多方面的特性，为了使疼痛获得良好的控制，对于特殊癌痛综合征可采取其他干预措施，可考虑咨询疼痛专家。如果患者为4～6分的中度疼痛，如果目前阿片类药物剂量下疼痛控制良好，那么继续目前阿片类药物滴定剂量或增加剂量。此外，与重度疼痛一样，可考虑增加辅助镇痛药物，对于特殊癌痛综合征可采取其他干预措施，必须考虑咨询疼痛专家。对于轻度疼痛患者，如果镇痛良好，但是无法耐受或不能处理副反应，应在当前剂量下减量10%～25%，应该考虑增加辅助镇痛药物（见表3）。

## 七、持续治疗

尽管需要经常评估疼痛强度以便评估是否需要增加阿片类药物的剂量，但是每次随访时应重新正式评估患者对于舒适度和功能要求的目标。如果达到患者满意的舒适度和功能，且24h阿片类药物剂量稳定，推荐转换为缓释口服药物（如果可行）或其他缓释剂型（如芬太尼透皮贴剂）。

表 3 疼痛后续处理

<table>
<tr><th>疼痛强度</th><th colspan="2">疼痛的后续处理</th><th colspan="2">治疗目标</th></tr>
<tr><td>对于任何程度的疼痛</td><td colspan="4">· 对于顽固性疼痛，必要时在阿片类药物初始治疗计划的基础上给予解救剂量<br>· 便秘的持续处理<br>· 提供社会心理支持<br>· 对患者及家属/照顾者提供教育<br>· 最佳综合干预措施<br>· 考虑增加/调整辅助镇痛药物</td></tr>
<tr><td rowspan="2">重度疼痛：<br>评分 7 ~ 10 分</td><td rowspan="2">· 见上述任何程度疼痛的处理<br>· 再次评估阿片类药物滴定<br>· 采用综合疼痛评估，再次评估当前诊断<br>· 考虑特殊疼痛综合征问题<br>· 考虑疼痛专科会诊<br>· 考虑阿片类药物转换</td><td rowspan="4">在每次就诊及需要时再次评估疼痛，以满足患者对舒适度、功能需求、安全的期望目标</td><td>达到目标</td><td></td></tr>
<tr><td rowspan="3">没有达到目标</td><td rowspan="3">· 见疼痛筛查、评估总则<br>· 考虑疼痛专科会诊<br>· 考虑采用介入治疗措施或其他治疗方法<br>· 考虑姑息治疗科会诊</td></tr>
<tr><td>中度疼痛：<br>评分 4 ~ 6 分</td><td>· 见上述任何程度疼痛的处理<br>· 继续阿片类药物滴定<br>· 考虑特殊疼痛综合征问题<br>· 考虑疼痛专科会诊<br>· 考虑阿片类药物转换</td></tr>
<tr><td>轻度疼痛：<br>评分 0 ~ 3 分</td><td>· 见上述任何程度疼痛的处理<br>· 重新评估并调整方案，使副反应最小</td></tr>
</table>

后续治疗是基于对患者持续疼痛评分，如果缓释阿片类药物无法完全缓解疼痛，在维持治疗过程中允许使用同种长效药物的短效剂型作为解救治疗。建议进行后续随访，门诊患者在每次就诊时进行随访，住院患者可根据病情或医院规定至少每天随访 1 次（见表 4）。

表 4 癌痛持续治疗

<table>
<tr><th>持续治疗</th><th colspan="2">治疗目标</th></tr>
<tr><td rowspan="2">· 从肠外给药转化为口服给药/经皮给药（如果可行），给予缓释剂或长效类药物解救剂量：如果可行，可简化止痛方案以增强患者的依从性<br>· 常规随访<br>对门诊患者，每次就诊时进行疼痛评估；对住院患者则至少每天进行评估；或频率更高，根据患者的一般状况、有关机构的标准、法规要求<br>· 监测处方止痛药物，特别是有高危因素或既往有滥用药物史的患者<br>· 提供包括处方药物在内的书面疼痛随访计划<br>· 与患者的药剂师协作<br>· 确保患者能够获得足够的处方药物，尤其是更换治疗场所时，临床医生向患者说明需持续止痛<br>· 强调制度障碍：止痛药物费用/药学获益的覆盖范围，止痛药物的有效性，地方法律/法规，获得社会服务援助<br>· 向患者说明下列内容的重要性：遵照书面疼痛处理计划执行；坚持门诊随诊；如果疼痛加重或副作用无法有效控制时，应与医生联系，包括可在非上班时间内容易获得止痛药的帮助；止痛药物的安全保管与处置<br>· 根据目前病情再评估以患者为中心的治疗目标，采用可实施的治疗手段<br>· 与镇痛医师和相关人员保持联系，尤其是在转换治疗场所时</td><td rowspan="2">在每次就诊及需要时再次评估疼痛，以满足患者对舒适度、功能需求、安全的期望目标</td><td>达到目标：<br>持续常规随访</td></tr>
<tr><td>没有达到目标：<br>· 见疼痛筛查、评估总则<br>· 考虑疼痛专科会诊<br>· 考虑采用介入治疗措施或其他治疗方法<br>· 考虑姑息治疗科会诊</td></tr>
</table>

制度相关障碍包括镇痛药物费用和缺乏获得镇痛药物的能力，特别是少数民族社区或经济条件差的患者。研究证实，由于财政负担或少数民族很少能获得癌痛治疗，这是不平等的。

必须给患者提供书面的随访计划，包括处方药物。确保患者获得足够的处方药物、保持通讯、与疼痛专家协商治疗、相关医护人员是很重要的，特别是在治疗场所变更时。应当向患者说明医生将对他（她）进行持续监护，对处方镇痛药物使用的监察同样重要，特别是那些有危险因素或滥用药物史的患者。如果患者的舒适度和功能需求未达到可接受的水平，必须进行全面的筛查和评估，考虑增加其他措施以缓解疼痛。

## 八、疼痛强度评分

（1）疼痛强度评分量表可作为全面筛查和全面疼痛评估的一部分。至少应该询问患者“当前”疼痛，以及过去24h内“最严重”“最常见”“最轻”的疼痛。对每一次疼痛评分可使用下列评分表的一种。

（2）全面评估还应包括“过去1周内最严重的疼痛程度”“静息时的疼痛程度”以及“活动时的疼痛程度”。

### （一）疼痛评估工具的选择

目前有很多评估疼痛强度的方法和工具，疼痛强度可用数字量表（即0～10）、视觉量表、分类量表或图示量表（如面部表情疼痛分级量表）。尽管常用数字或分类量表进行疼痛评估，但一些患者可能使用这些量表比较困难。面部表情疼痛分级量表对于难以使用其他量表的患者可能更加有效，如儿童、老年人，以及存在语言或文化差异或其他交流障碍的患者。如患者无法口头报告疼痛，则必须使用别的方法进行疼痛分级和评估。除了疼痛强度，还应该要求患者描述他的/她的疼痛性质（即酸痛、灼痛等）。

**表5　数字评分量表**

数字评分量表：

·口述：“描述你的疼痛数字，从0（无痛）到10（痛到极点）”

·书写：“在你描述的疼痛的数字上画圈”

| 0 | 1 | 2 | 3 | 4 | 5 | 6 | 7 | 8 | 9 | 10 |
|---|---|---|---|---|---|---|---|---|---|---|
| 不痛 | | | | | | | | | | 痛到极点 |

分类量表：

“准确描述你的疼痛”

无（0），轻度（1～3），中度（4～6），或重度（7～10）

**表6　面部表情疼痛评分量表**

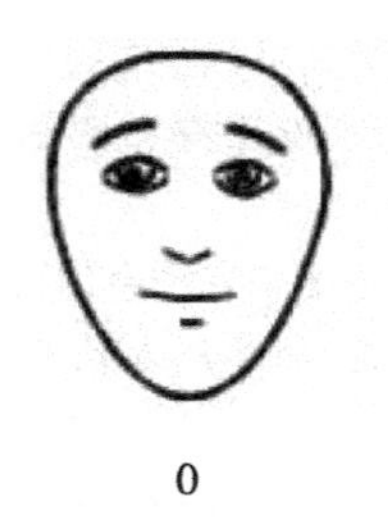
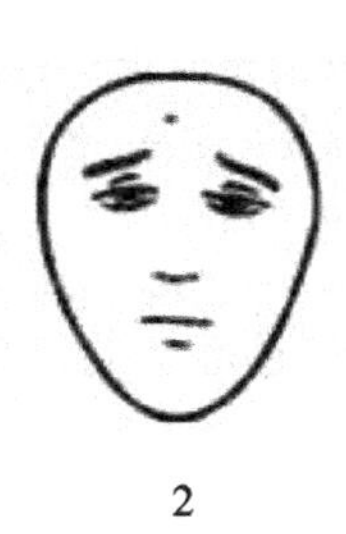
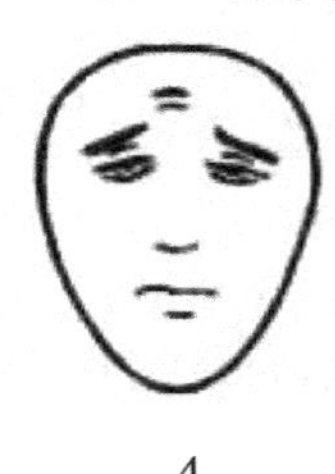
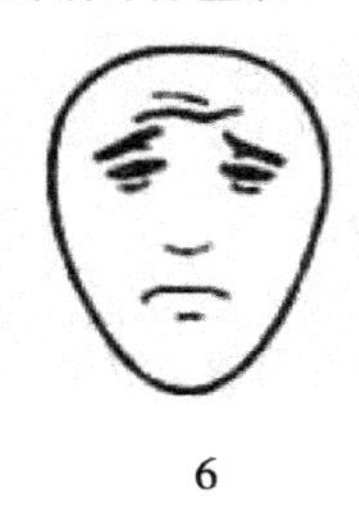
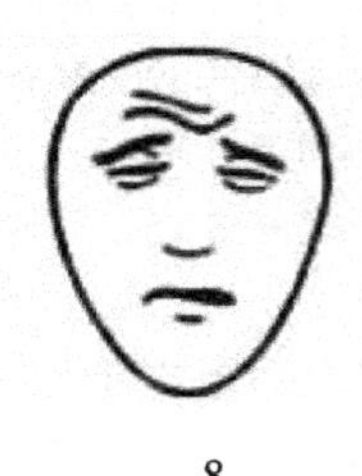
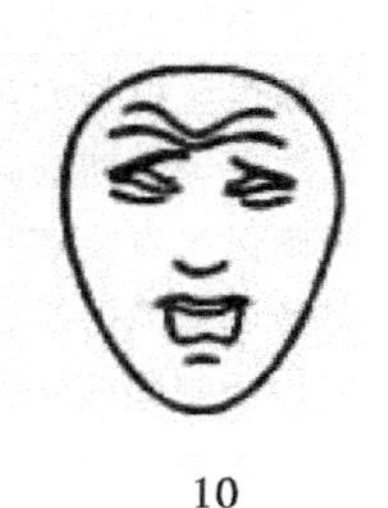

0　　2　　4　　6　　8　　10

使用说明：“这些表情反映的是疼痛程度，这张脸（指着最左边的脸）表示无痛，每张脸（指着从左向右的每一张脸）依次表示疼痛越来越重，而这张脸（指着最右边的脸）表示极痛。请指出能反映你疼痛程度的那张脸（立即）。”

### （二）无语言表达能力患者的疼痛评估

表 7　无语言表达能力患者的疼痛评估

| |
|---|
| ·由于认知或生理上的问题，无法通过语言表达其疼痛程度是这类患者疼痛评估和治疗的主要障碍。美国疼痛治疗护理学会（www. aspmn. org）开发了一套定位说明和临床操作建议可帮助临床医生处理这类患者 |
| ·对无法进行自我表达的患者，行为观察是疼痛评估的有效方法，不过也要了解其行为可能提示其他原因，如情绪压力等导致的痛苦。在决定进行疼痛治疗时，必须要考虑这些行为内含的潜在原因和背景 |
| ·建议通过多种途径进行疼痛评估，包括直接观察、家属或护理员描述、对镇痛药物和非药物治疗反应的评估 |
| ·对于晚期痴呆症患者，以下网址有对现已发表的疼痛评估方法的全面总结（http：//prc. coh. org/pain_assessment. asp）。这些方法各处于不同的开发和验证阶段，其中包括但不限于：痴呆患者不适的评估方案（ADD），非语言疼痛评估指标列表（CNPI），晚期痴呆者疼痛评估量表（PAINAD） |
| ·对插管和/或丧失意识的患者，已在某些特定情况下检测过的疼痛评估方法包括但不限于：行为疼痛评估量表（BPS）、在成人患者和加强监护下患者中检测过、重症监护患者疼痛观察工具（CPOT）、在成人患者和加强监护下患者中检测过 |
| ·鼓励临床医生关注当前正在进行中的关于开发针对自我表达困难患者疼痛评估新策略和工具的研究 |

### （三）文化和语言评估

医护人员应意识到文化和语言差异对疼痛全面筛查和评估的影响，患者对训练翻译的反应，在文化和语言上提供适当的教育材料。

## 九、与操作相关的疼痛和焦虑

临床操作相关的疼痛是一种急性、短暂的体验，可伴有明显的焦虑情绪。目前已报道的可引起疼痛的操作有骨髓穿刺、创伤护理、腰穿、皮肤和骨髓活检、静/动脉置管和中心静脉置管和注射。现有的操作相关疼痛的资料大多来源于儿童癌症患者的研究，并进一步推广到成人患者。

对操作相关疼痛的处理应该考虑操作的种类、预期疼痛的程度、患者的个人情况如年龄和身体状况。治疗时可以采用多种手段，包括药物治疗和/或非药物治疗。在处理操作相关性疼痛时可预先给予补充镇痛药物剂量，抗焦虑药物可用于与心理和身体症状相关的焦虑治疗。当可行时，抗焦虑药物应预先使用以控制临床操作相关的焦虑。局部麻醉药对操作相关疼痛的治疗效果能维持足够长时间，这类药包括利多卡因、丙胺卡因和丁卡因。物理方法如皮肤加温、激光或喷射注射、超声等能够加速皮肤麻醉药起效。也可使用镇静剂，不过深度镇静和全身麻醉仅可由专业人员实施。

另外，采用非药物干预措施可能有助于处理临床操作相关的疼痛与焦虑。非药物干预措施主要包括物理和认知疗法，增加癌痛患者控制疼痛的信心，降低无助感。当患者知道将要进行的操作时，他们通常能够更好地耐受。因此，应给患者和家属/照顾者提供镇痛的书面指导。操作前对患者进行教育十分重要，包括操作的具体细节和疼痛处理的策略。患者和家属/照顾者应获得有关疼痛处理的书面信息（见表 8）。

## 十、全面疼痛评估

全面评估对确定恰当的疼痛治疗至关重要，如果多次疼痛评估不够充分，常导致疼痛控制不佳。因此，明确疼痛的原因和确定最佳的治疗方法是很重要的。治疗决策的前提是所有癌症患者都应在初始评估、定期随访阶段以及任何新治疗开始的时候接受疼痛筛查，如果筛查时发现疼痛，患者必须（尽可能）对疼痛强度进行量化。由于疼痛具有主观性，因此患者的主诉是目前疼痛强度评估的标准方法。

**表 8　与操作相关的疼痛和焦虑的处理**

<table>
<tr><td colspan="3">·在临床操作过程中伴有疼痛和/或焦虑的情况是很常见的，应当预防和提供止痛治疗（局部的和/或全身的）和抗焦虑治疗</td></tr>
<tr><td colspan="3">·对于可能引起患者不适的事件，如诊断和治疗操作（如伤口护理、静脉给药、动脉插管、中心静脉插管、注射、推拿治疗、骨髓穿刺、腰椎穿刺、皮肤活检、骨髓活检、放射治疗）以及骨折患者的搬运和体位变换，应该预先给予镇痛处理</td></tr>
<tr><td colspan="3">·在临床操作之前进行处理是很理想的，允许患者和家属/照顾者有时间对所有信息的消化、咨询各种问题，掌握降低焦虑的方法。下面提供了关于所有止痛方法的描述</td></tr>
<tr><td rowspan="5">·干预措施应该是多方面的和可行的，包括适当选择下面一个或更多的措施</td><td>止痛剂</td><td>▲在预先止痛计划方案中应该增加止痛剂量<br>▲如果临床操作或搬运影响静脉持续输液，在临床操作/搬运之前 10min，立即给予静脉推注，并给予相当于 2h 静脉输注速率的皮下注射剂量<br>▲必要时，应该增加止痛药物和/或局部麻醉以进一步进行剂量滴定</td></tr>
<tr><td>抗焦虑药</td><td>在可行的情况下，抗焦虑药物应该提前使用</td></tr>
<tr><td>局部麻醉</td><td>▲局部表面麻醉软膏（包含利多卡因、丙胺卡因、丁卡因）用于未受损皮肤，并按照说明书上保留足够长的疗效作用时间<br>▲用 27 号针进行利多卡因皮下注射</td></tr>
<tr><td colspan="2">镇静剂/止痛药/全身麻醉必须由经过训练的人员使用</td></tr>
<tr><td colspan="2">采取综合干预措施缓解疼痛和/或焦虑</td></tr>
</table>

如果患者没有疼痛，在随后的观察或当需要时，应该进行再次筛查。这种通过反复筛查来发现疼痛的方法对实施有效的疼痛治疗非常重要。如果疼痛量表刻度在 0 分以上，需开始进行全面疼痛评估。

全面疼痛评估的重点应该包括疼痛的类型、疼痛的性质、疼痛病史（如起病时间、持续时间、过程等）、疼痛强度（即静息时疼痛的感受、活动时活动对疼痛强度的影响）、疼痛的部位、牵涉痛、放射痛、疼痛的影响因素（即活动对疼痛的影响，如工作、睡眠和人际交往）、使疼痛加重或缓解的因素、目前疼痛处理计划、患者对目前治疗的反应、既往疼痛治疗、现在的疼痛治疗方案不能控制的爆发痛、重要的社会心理因素（如患者悲痛、家庭/照顾者和其他支持，精神病史、治疗不足的危险因素等）和其他与疼痛相关的问题（如疼痛对于患者和家属的意义、文化信仰对疼痛和疼痛表达的影响、精神或宗教理念、目前的痛苦），最后还应该针对患者对疼痛治疗的目标和期望进行讨论，包括舒适度和功能需求。

另外，体格检查与相应的实验室和影像学检查对全面疼痛评估也很重要。这一评估可能有助于医护人员明确是否存在与疼痛有关，并需要特殊治疗的潜在病因。如对于可能即将出现脊髓压迫的疼痛患者，仅给予阿片类药物是不够的，如果不给予糖皮质激素和局部放疗，疼痛很可能无法得到很好的控制，患者仍将有很高的脊髓受损风险。

在预测患者方面，SOAPP 已得到应用，应该考虑到对于长期使用阿片类药物治疗在将来可能存在违规使用药物的行为，SOAPP－R 是 SOAPP 的修订版。与 SOAPP－R 类似，ORT 可用来评估药物违规使用风险，当给予高敏感性和特异性的慢性疼痛患者开阿片类药物时，需判断阿片类药物滥用的风险。SOAPP－R 和 ORT 在高风险与低风险患者中是有区别的，SOAPP－R 或 ORT 的高风险评分与滥用药物的可能性增加有关。对药物滥用或药物转交应该进行随机尿液药物检测和处方监查。

全面评估疼痛的终点是对疼痛的病因和病理生理（躯体痛、内脏痛或神经病理性疼痛）进行诊断。

**表 9 疼痛的全面评估**

<table>
<tr><td colspan="3">·患者的主诉是疼痛诊治的基础，如果患者无法口头表述其疼痛，则应采用其他方法来评估疼痛强度和疗效</td></tr>
<tr><td colspan="3">·对疼痛全面评估的目的是明确疼痛的原因、程度和最佳治疗方法，疼痛的个体化治疗是基于疼痛的性质、疼痛的原因、患者体质状况和以患者为中心的治疗目的</td></tr>
<tr><td colspan="2" rowspan="2">·应当分析疼痛的病因和病理生理，包括病史（包括社会心理学因素）、体格检查、实验室检查和影像学检查</td><td>病因可能包括肿瘤本身的直接侵犯、肿瘤治疗（化疗、放疗、手术）或临床操作，以及与肿瘤相关的或不相关的疼痛（如关节炎）</td></tr>
<tr><td>病理生理学因素可能包括伤害性感受、神经病理性、内脏性、功能的、行为的和认知能力</td></tr>
<tr><td rowspan="25">·疼痛经历（病史）</td><td colspan="2">疼痛的部位、牵涉痛的位置以及疼痛有无放射</td></tr>
<tr><td>疼痛的强度</td><td>过去 24h 和当前疼痛，静息时和活动时疼痛情况</td></tr>
<tr><td>活动对疼痛强度的影响</td><td>日常活动，情绪，步行能力，工作能力，与他人之间的关系，睡眠，爱好，以及对生活的享受</td></tr>
<tr><td>时间</td><td>发作时间、持续时间、过程、持续性还是间断性</td></tr>
<tr><td rowspan="3">描述或性质</td><td>皮肤、肌肉、骨骼的躯体性疼痛常表现为酸痛、刺痛、搏动性疼痛和压迫性痛</td></tr>
<tr><td>内脏器官的内脏性疼痛常表现为咬蚀样痛、痉挛痛、钝痛、刀割样痛</td></tr>
<tr><td>神经损伤引起的神经病理性疼痛常表现为刀割样痛、麻刺痛、伴耳鸣的耳痛、电击样痛</td></tr>
<tr><td colspan="2">加重和缓解因素</td></tr>
<tr><td colspan="2">目前其他相关症状，症候群</td></tr>
<tr><td rowspan="3">目前的疼痛处理计划，包括药物和非药物手段，如果正在用药，要明确</td><td>用什么药，处方药和/或非处方药</td></tr>
<tr><td>药量、周期（频率）</td></tr>
<tr><td>当前的处方医师</td></tr>
<tr><td rowspan="3">对目前治疗的反应</td><td>疼痛缓解程度</td></tr>
<tr><td>患者对药物治疗计划的依从性</td></tr>
<tr><td>药物副作用：便秘、过度镇静、认知功能下降、恶心，以及其他</td></tr>
<tr><td colspan="2">爆发性疼痛是一种突发性疼痛，不能用目前止痛方案所能控制（见后面爆发性疼痛的处理）</td></tr>
<tr><td>既往的镇痛治疗</td><td>用药的原因、持续时间、疗效、停药原因和副作用</td></tr>
<tr><td rowspan="7">与疼痛相关的特殊问题</td><td>疼痛对患者和家属/照顾者的影响（意义和后果）</td></tr>
<tr><td>患者和家属/照顾者对疼痛和镇痛用药相关知识的了解和看法</td></tr>
<tr><td>对疼痛表达和疼痛治疗的文化信仰</td></tr>
<tr><td>精神或宗教层面的考虑，以及目前的痛苦</td></tr>
<tr><td>患者对疼痛处理的目标和期望</td></tr>
<tr><td>对单一治疗或补充治疗的评估和对治疗之间的相互作用或副作用进行预防</td></tr>
<tr><td>对阿片类药物滥用/误用的风险进行评估</td></tr>
<tr><td colspan="2">患者悲痛（抑郁）</td></tr>
<tr><td rowspan="4">社会心理支持</td><td colspan="2">家庭和其他支持；评估影响和对照顾者的负担，适当提供相关资源</td></tr>
<tr><td colspan="2">精神病史，包括当前或既往患者、家属/照顾者或家庭成员药物滥用史</td></tr>
<tr><td>镇痛药物滥用或转移给他人的危险因素</td><td>患者因素、环境和社会因素，在初始治疗时通过对患者详细描述和/或筛查工具进行确认及药物滥用的持续监测</td></tr>
<tr><td>镇痛不足的危险因素</td><td>儿童、老年人、少数民族，或女性、交流障碍、药物滥用史、神经病理性疼痛和文化因素</td></tr>
<tr><td rowspan="2">医疗史</td><td colspan="2">肿瘤治疗史，包括目前和既往的化疗、放疗和外科手术史</td></tr>
<tr><td colspan="2">其他重大疾病与身体状况，既往所患的慢性疼痛</td></tr>
<tr><td>体格检查</td><td colspan="2"></td></tr>
<tr><td colspan="3">相关实验室和影像学检查以评估疾病进展</td></tr>
</table>

## 十一、疼痛影响的评估

疼痛调查简表（brief pain inventory，BPI）在癌症患者中评估疼痛强度有两个重要方面，即疼痛强度和疼痛对患者生活的影响。

一些研究发现，疼痛可能影响日常功能，但对癌症患者与那些慢性非癌症患者影响的程度是不同的。同样，当评估癌症患者疼痛时，疼痛影响（即疼痛对日常功能影响的大小）特别重要。

BPI 用 0 ~10 数字刻度对影响程度进行量化，基于这些数字等级，为了制订治疗计划，设置刻点，将其疼痛程度分为轻度、中度和重度疼痛。当确立患者对舒适度和功能特定需求目标时，应该考虑进行疼痛强度与疼痛对日常功能影响的评估。在 PROMIS（Problem – Oriented Medical Information System，针对问题的医学情报系统）疼痛影响（pain interference，PI）（PROMIS – PI）中另外一个评估工具是心理测量评价，早期经批准的研究发现，基于 BPI，这些方法对疼痛评估的潜在功用可用作标准评估方法的一种选择。

标记出可以描述过去（1 周/24h）疼痛对你影响程度的数字（见表 10）。

表 10　疼痛对患者生活的影响

| | | | | | | | | | | |
|---|---|---|---|---|---|---|---|---|---|---|
| 1 日常活动 | | | | | | | | | | |
| 0 | 1 | 2 | 3 | 4 | 5 | 6 | 7 | 8 | 9 | 10 |
| 无影响 | | | | | | | | | | 完全影响 |
| 2 情绪 | | | | | | | | | | |
| 0 | 1 | 2 | 3 | 4 | 5 | 6 | 7 | 8 | 9 | 10 |
| 无影响 | | | | | | | | | | 完全影响 |
| 3 行走能力 | | | | | | | | | | |
| 0 | 1 | 2 | 3 | 4 | 5 | 6 | 7 | 8 | 9 | 10 |
| 无影响 | | | | | | | | | | 完全影响 |
| 4 正常工作（包括家庭以外的工作和家务） | | | | | | | | | | |
| 0 | 1 | 2 | 3 | 4 | 5 | 6 | 7 | 8 | 9 | 10 |
| 无影响 | | | | | | | | | | 完全影响 |
| 5 与他人之间的关系 | | | | | | | | | | |
| 0 | 1 | 2 | 3 | 4 | 5 | 6 | 7 | 8 | 9 | 10 |
| 无影响 | | | | | | | | | | 完全影响 |
| 6 睡眠 | | | | | | | | | | |
| 0 | 1 | 2 | 3 | 4 | 5 | 6 | 7 | 8 | 9 | 10 |
| 无影响 | | | | | | | | | | 完全影响 |
| 7 生活享受 | | | | | | | | | | |
| 0 | 1 | 2 | 3 | 4 | 5 | 6 | 7 | 8 | 9 | 10 |
| 无影响 | | | | | | | | | | 完全影响 |

## 十二、疼痛综合征的干预治疗

癌痛综合征的治疗，其单用阿片类药物不是最理想的治疗，但可与非阿片类药物（如 NSAID）镇痛剂联合使用，或辅助镇痛剂（抗抑郁药、抗惊厥药、局部用药和类固醇）与心理治疗和物理方法联合使用。辅助治疗药物有助于处理阿片类药物副作用或增加辅助镇痛药物以增强镇痛作用，在对阿片类药物仅有部分治疗反应的患者中，这些药物是有帮助的。临床上，辅助镇痛药物的范围很广，包括抗惊厥药（如加巴喷丁、普瑞巴林）、抗抑郁药（如SSRIs、5-羟色胺-去甲肾上腺素再摄取抑制剂、三环类抗抑郁药）、皮质激素和局部麻醉药（如局部利多卡因贴剂）。

辅助镇痛药常用于辅助治疗骨痛、神经病理性疼痛、内脏痛，如果有愿望或有指征，可减少阿片类药物的全身给药量，对于治疗神经病理性疼痛尤为重要。最常用于癌痛的抗惊厥药物是加巴喷丁与普瑞巴林，它们最早是在非癌性神经病理性综合征中进行研究，已有报道，加巴喷丁可减轻放疗和化疗患者的黏膜疼痛。一个肿瘤试验分析发现，辅助镇痛药物（抗抑郁和抗惊厥）有助于阿片类药物缓解神经病理性疼痛。

使用局部麻醉剂可以阻止临床操作疼痛和缓解神经病理性疼痛，它们作用于局部，也可通过中枢抑制产生镇痛效果。它们也可与阿片类药物、抗抑郁药物和/或抗惊厥药物一起使用，局部麻醉剂包括利多卡因或双氯芬酸贴剂，利多卡因凝胶和贴剂均可减轻带状疱疹神经病理性疼痛和癌症相关性疼痛。由于糖皮质激素具有抗炎作用，故对骨痛有效，还可以减轻恶性肠梗阻。

骨转移的临床并发症包括体力减弱的骨痛，在运动时更明显，病理性骨折、脊髓压迫，神经性并发症和恶性高钙血症。骨相关事件（SREs）是指一组骨并发症事件，包括骨折，需要骨外科手术、骨骼放疗。脊髓压迫和其他一些情况，恶性高钙血症也是一种SRE。尽管骨稳定剂如双膦酸盐和RANK（核因子κB受体激动剂）配体抑制剂主要用于降低所有骨相关事件，但临床试验已经证实这些药物对各种肿瘤所引起的骨转移疼痛患者具有镇痛作用。临床试验已经证实双膦酸盐［如唑来膦酸、伊班膦酸钠和德尼单抗（RANKL抑制剂）］对骨转移相关疼痛有姑息治疗作用。最近一些随机试验提示，与唑来膦酸比较，德尼单抗对现已存在的骨痛有更好的姑息治疗疗效，对阻止骨痛进一步恶化可能更具有优势。由于存在人群和骨痛评价方法方面的差异，直接比较双膦酸盐治疗骨相关疼痛疗效的交叉研究是困难的。

**表11 癌痛综合征的干预治疗**

<table>
<tr><td>与炎症相关的疼痛</td><td colspan="2">试用NSAIDs或糖皮质激素</td></tr>
<tr><td rowspan="8">没有肿瘤急症的骨痛</td><td colspan="2">给予NSAIDs并滴定至有效止痛剂量</td></tr>
<tr><td colspan="2">考虑使用骨稳定剂（如双膦酸盐类药物、德尼单抗）</td></tr>
<tr><td colspan="2">弥散性骨痛：考虑使用激素疗法或化疗，皮质类固醇，和/或给予全身性放射性同位素治疗</td></tr>
<tr><td colspan="2">局部骨痛：考虑局部放疗或神经阻滞（如肋骨痛），椎体成形术，或射频消融</td></tr>
<tr><td colspan="2">考虑物理治疗评估</td></tr>
<tr><td colspan="2">如果可行，建议咨询整形外科进行骨稳定治疗</td></tr>
<tr><td colspan="2">考虑咨询疼痛专家或采取介入治疗策略</td></tr>
<tr style="display:none"></tr>
<tr><td rowspan="2">肠梗阻</td><td colspan="2">评估肠梗阻的原因，如果是由肿瘤引起，建议对有症状性肠梗阻进行姑息性外科手术、放疗和/或化疗</td></tr>
<tr><td colspan="2">肠梗阻的姑息性处理可能包括禁食、鼻胃管引流减压（或胃造瘘）、糖皮质激素、H2受体拮抗剂、抗胆碱能药物（即东莨菪碱、莨菪碱、吡咯糖），或奥曲肽</td></tr>
<tr><td rowspan="5">神经性疼痛</td><td colspan="2">神经压迫或炎症：试用糖皮质激素</td></tr>
<tr><td rowspan="4">神经病理性疼痛</td><td>试用抗抑郁药物</td></tr>
<tr><td>和/或试用抗惊厥药物</td></tr>
<tr><td>和/或试用局部给药</td></tr>
<tr><td>对难治性疼痛，建议咨询疼痛专家或采取介入治疗策略</td></tr>
<tr><td colspan="2">可能对抗肿瘤治疗有效的伤害性疼痛</td><td>建议试用放疗、内分泌治疗或化疗</td></tr>
<tr><td colspan="3">对于严重的顽固性疼痛或濒于死亡的病例，见“姑息治疗”</td></tr>
</table>

注：通常，癌痛按照前面描述的采用阿片类药物治疗，以上干预措施是补充处理手段。

对于骨转移骨局部疼痛的处理应该进行外科手术、放射治疗、骨稳定和阻止即将发生骨折或脊髓压迫。在某些情况下，介入方法如椎体成形术/椎体后凸成形术可能比单纯放疗更能恢复行走状态。对于减轻疼痛和阻止骨相关事件的发生，可进行消融治疗如射频（RF）消融或超声消融。已经证实，骨病灶的射频消融在骨痛处理中是成功的，特别是那些给予足够镇痛剂并非耐受性疼痛而治疗失败的患者。几个小的研究已经证实，高能聚焦超声（HIFU）对于骨病灶有姑息性治疗作用。在预防 SREs 并发症发生方面，物理治疗和专业治疗也是有益的。

在腹部或盆腔癌症患者中，恶性肠梗阻是常见的并发症。对这些患者肠梗阻的初始处理包括对梗阻的病因进行评价。对于恶性肠梗阻而言，外科手术、放疗和化疗是主要的姑息治疗方法，晚期或一般状况差的患者不能经受这些治疗，需要其他姑息治疗手段以减轻痛苦，如禁食、胃肠减压和/或奥曲肽。

## 十三、阿片类药物的用药原则、处方、滴定、维持和安全

### （一）阿片类药物使用总则

表 12　阿片类药物使用总则

| 总则 |
| --- |
| ·适当的镇痛剂量是指在整个用药期间既能充分镇痛又无不可耐受的副作用的剂量 |
| ·对于有高危因素的患者在剂量滴定时必须谨慎，如肾/肝功能下降、慢性肺疾病、上呼吸道病变、睡眠呼吸暂停和一般状况差 |
| ·一般而言，口服为最常见的给药途径；但是，有指征时也可考虑其他给药途径（静脉、皮下、直肠、经皮、经黏膜），最大限度地使患者感觉舒适 |
| ·根据前 24h 内使用阿片类药物的总剂量（按时给药以及按需给药的剂量）计算增加剂量。增加按时以及按需给药的剂量，剂量增加的速度应根据症状的严重程度、预期疼痛、疼痛持续时间而定。特别应该注意及时发现无效止痛，并迅速增加剂量 |
| ·根据 FDA 指南，如果需要更高剂量的镇痛药物，可由阿片类与其他药物（如阿司匹林或对乙酰氨基酚）组成的复方制剂转化为单纯阿片类药物，提供足够的镇痛药物以在减轻疼痛的同时需避免复方制剂中非阿片类药物成分的毒性 |
| ·当按计划给予稳定剂量的药物时应该达到稳态药物浓度水平，约在 5 个半衰期内达到稳态 |
| ·如果有愿望或有指征减少阿片类药物剂量，建议阿片类药物剂量减少 10% ~25%，后续再评估及进一步剂量调整 |
| ·如果患者出现难治的副作用和疼痛评分为 3 分（轻度），考虑阿片镇痛药减量大约 10% ~25% 进行剂量滴定，然后再评估镇痛效果，并对患者进行密切随访以确保疼痛不再加剧 |
| ·如果目前治疗疼痛控制不充分，尽管进行了适当的剂量滴定，或副反应持续存在，考虑从一种阿片类药物转换为另一种阿片类药物。阿片类药物转换的其他指征包括现款支付费用、有限的保险模式，或改变患者的条件（如吞咽困难、禁食状态、营养管的指导）；考虑咨询姑息治疗或疼痛治疗专家 |
| ·爆发痛的处理 |
| ·应该通过患者对止痛药物的使用和/或筛查工具（如 SOAPP－R、ORT）的使用对初始治疗患者的药物滥用风险进行评估 |
| ·对违规用药行为进行监测，可能包括对患者的调查工具（如 COMM） |

### （二）阿片类药物和风险评估及缓解策略（REMS）

阿片类药物是治疗中度至重度疼痛的、严格管理的镇痛剂，它们可对患者和社会造成危险。阿片

类药物滥用也增加了人们的担心。在美国，中毒是现在来自于伤害性死亡的主要原因，中毒者中 89% 的人与药物有关。根据美国疾病控制和预防中心（CDC）的数据，2010 年，所有药物相关性过量死亡中有 75%（16 651/22 134）的人死于阿片类镇痛药物。虽然对那些适合的患者持续给予阿片类药物很重要，但保证谨慎处方这些药物也是很必要。为了降低成瘾性、错误使用、滥用、过量和死亡，对于阿片类药物的选择，FDA 正在建立“风险评估和缓解策略（risk evaluation and mitigation strategy, REMS)”程序。阿片类药物 REMS 程序中主要的建议是教育提供者、患者和家庭/照顾者，在 REMS 中包括了提供者责任。

**表 13 阿片类药物和风险评估及缓解策略（REMS）**

<table>
<tr><th colspan="2">阿片类药物和风险评估及缓解策略（REMS）</th></tr>
<tr><td rowspan="5">· 阿片类药物是治疗中度至重度疼痛的处方用药，对患者和社会可造成风险。在美国，中毒是目前主要的死亡原因，中毒中 89% 的患者与药物相关。2008 年，36 500 例因为中毒死亡中，14 800（40%）例与使用阿片类镇痛药物有关，其中有因可卡因死亡者 5 100 例、海洛因 3 000 例。FDA 对“成瘾、滥用、过量和死亡”做出的反应是对所有强阿片类药物建立 REMS 流程，对提供者和患者的教育是提议阿片类药物 REMS 制度最主要的推荐</td><td>患者对阿片类药物治疗的反应应该定期评估以达到患者对治疗的要求</td></tr>
<tr><td>处方者（医生）应该对每一患者进行定期阿片类药物滥用相关危险因素的评估</td></tr>
<tr><td>处方者（医生）应该对每一患者进行阿片类药物的使用、储藏和处置的教育</td></tr>
<tr><td>处方者（医生）应该对滥用阿片类药物的患者进行常规监测，根据这些目的已经描述了不同的筛查工具，但还没有在癌症相关疼痛中进行评价。如果观察到违规使用阿片类药物的迹象，为了避免风险转移，建议限制使用</td></tr>
<tr><td>如果可行，使用国家处方药物监控程序</td></tr>
<tr><td rowspan="5">· 目前，REMS 流程适用于</td><td>所有经黏膜（口腔、鼻）芬太尼给药（对这类处方药物需要登记）</td></tr>
<tr><td>长效、缓释（extended - release，ER）剂型的阿片类药物（如氢可酮 ER、氢吗啡酮 ER、吗啡 ER、羟考酮 ER、羟吗啡酮 ER、他喷他多 ER）</td></tr>
<tr><td>美沙酮片剂和溶剂可作为镇痛药物使用</td></tr>
<tr><td>芬太尼或含丁丙诺啡透皮给药系统</td></tr>
<tr><td>对于医生而言，明确阿片类药物的使用范围以发现任何潜在的滥用行为是非常重要的</td></tr>
<tr><td rowspan="5">误用/滥用的潜在危险因素包括</td><td>有使用处方药、成瘾药或酒精依赖史的患者</td></tr>
<tr><td>有酗酒史的患者或同事</td></tr>
<tr><td>有家庭药物滥用史</td></tr>
<tr><td>有焦虑、抑郁或注意力不集中症（ADHD）的患者</td></tr>
<tr><td>有性乱史的患者可能会增加处方药物误用/滥用的风险</td></tr>
</table>

**表 14 阿片类药物使用有关名词解释**

| | |
|---|---|
| 耐受性 | 某一药物导致另一个或多个药物作用（有利的或副作用）降低，可能是药理学方面的或其他方面的原因 |
| 生理依赖性 | 为某些药物的药学特征，其生理依赖性的定义是某些药物剂量突然减少、停药或拮抗药物管理限制发生的戒断综合征 |
| 假性成瘾 | 在疼痛没有缓解的情况下，发生痛苦和寻求药物，当获得止痛治疗后这些痛苦得到减轻 |
| 误用 | 处方阿片类药物的不适当使用，无论故意的还是无意的，不管动机如何 |
| 滥用 | 不适当的阿片类药物使用导致严重的伤害和/或痛苦 |
| 成瘾性 | 违规使用药物的特征有：失去控制，有强烈的欲望；强制使用和偏见；尽管有伤害，但仍持续使用 |

## （三）阿片类药物维持治疗的原则

表 15　阿片类药物维持治疗的原则

<table>
<tr><th colspan="3">阿片类药物维持治疗的原则</th></tr>
<tr><td colspan="3">· 对于持续性疼痛，最好按时给予阿片药类物，同时补充剂量治疗爆发痛</td></tr>
<tr><td colspan="2">· 对于稳定剂量短效阿片类药物控制良好的慢性持续性疼痛，增加缓释或长效制剂，以提供控制镇痛背景</td><td>根据既往疼痛病史，转换为长效阿片类药物的初始剂量范围为每日所需量的 50% ~100%</td></tr>
<tr><td colspan="3">· 当有可能时，可使用同一种短效和缓释剂阿片类药物；当美沙酮作为长效阿片类药物使用时，考虑增加短效阿片类药物的剂量</td></tr>
<tr><td rowspan="3">· 爆发痛（疼痛控制失败或按时给药发生爆发痛）按计划给予长效阿片类药物（如缓释剂）但疼痛没有缓解，可能需要增加阿片类药物剂量；需进一步评估爆发痛对治疗的直接影响</td><td colspan="2">疼痛事件：与特定活动或事件相关的疼痛，在发生这些事件之前给予短效阿片类药物</td></tr>
<tr><td colspan="2">给药间期末出现的疼痛：在按计划给予阿片类药物间期末出现疼痛，可在原计划给药方案中增加剂量或给药次数</td></tr>
<tr><td colspan="2">未控制的顽固性疼痛：按计划给予阿片类药物而疼痛没有得到控制，可调整原阿片类药物的剂量</td></tr>
<tr><td colspan="3">· 如果患者经常需要按需给予阿片类药物，或按时给药的阿片类药物剂量在峰效应或给药结束时无法缓解疼痛，可增加缓释阿片类药物的剂量</td></tr>
<tr><td colspan="3">· 允许短效阿片类药物的解救剂量为 24h 总剂量的 10% ~20%，需要时每 1h 给药。如果需要重复多次给予解救剂量，提示需要调整常规给予的阿片类药物剂量</td></tr>
<tr><td colspan="2">· 某些短暂性急性疼痛加重并非按时给药的阿片类药物剂量不足所致，在这种情况下建议立即给予芬太尼黏膜给药（可使用各种剂型和给药途径）</td><td>尚无数据表明芬太尼透皮贴剂与其他阿片类药物或不同黏膜给药方式之间的确切等效镇痛剂量，初始剂量总是应从最低剂量开始，逐渐滴定至有效剂量（给药间期参见特定经黏膜给药处方信息）</td></tr>
<tr><td colspan="3">· 持续性监测患者/家庭误用或滥用阿片类药物</td></tr>
</table>

## （四）保持患者安全和最小的阿片类药物误用、长期使用阿片类药物滥用风险的策略

表 16　降低滥用风险之策略

<table>
<tr><td rowspan="3">· 在治疗前建议进行风险评估，使用足够有效的、可靠的预测评估工具</td><td>筛查和对阿片类药物使用的患者进行评估（SOAPP - R）</td></tr>
<tr><td>阿片类药物风险评估工具（ORT）</td></tr>
<tr><td>当前阿片类药物误用推测（COMM）</td></tr>
<tr><td rowspan="2">· 向患者说明阿片类药物治疗的潜在风险与获益</td><td>讨论评估的目的，消除顾虑，接受适当的治疗</td></tr>
<tr><td>提供有关阿片类药物转移和误用，以及处方性阿片类药物相关的潜在成瘾性方面的指导和教育</td></tr>
<tr><td colspan="2">· 一种或一种以上误用和滥用阿片类药物风险因素的高危患者与一般患者可能从额外的教育和支持服务中获益：行为和认知行为干预可能增加患者解决问题的能力和降低风险因素的影响</td></tr>
<tr><td rowspan="4">下列高危情况，考虑更密切的监控</td><td>对患者使用片剂的剂量、数量、日期、时间应进行每日记录</td></tr>
<tr><td>在疼痛治疗的日记中，查证门诊患者使用丸剂数量的信息</td></tr>
<tr><td>检测尿液药物浓度基线水平，治疗期间应该考虑提高阿片类药物治疗的依从性、检测违禁药物的使用</td></tr>
<tr><td>门诊患者应该提高随访频率，每周 1 次，如果可能和/或每次处方时减少处方药物的数量</td></tr>
<tr><td rowspan="2">教育患者安全用药、安全保管及管制药物处置，这些干预措施要延伸到社区，减少在社区误用、滥用阿片类药物</td><td>鼓励社区使用可购买的非管制药物的处置回收规程，FDA 规定不需要的阿片类药物可从便池冲洗掉</td></tr>
<tr><td>告知患者其家庭成员或朋友不能享用患者的阿片类药物</td></tr>
</table>

### （五）阿片类药物的转换

对于所有患者而言，没有哪一个单药是最好的。如果目前使用的阿片类药物的副作用明显，可更换为等效剂量的其他阿片类药物，以在镇痛和副作用之间取得平衡，这种方法被称为阿片类药物转换。重要的是，在口服和肠外途径给药之间转换时，必须考虑到相对效能，以免造成后续过量或剂量不足（见表 17）。

**表 17 根据单次剂量研究，与吗啡相比，不同阿片类药物口服及肠外给药的等效剂量以及相对效能换算表**

| 阿片受体激动剂 | 肠外剂量 | 口服剂量 | 转换系数（静脉：口服） | 镇痛持续时间 |
|---|---|---|---|---|
| 吗啡 | 10mg | 30mg | 3 | 3～4h |
| 氢吗啡酮 | 1.5mg | 7.5mg | 5 | 2～3h |
| 芬太尼 | – | – | – | – |
| 美沙酮 | – | – | – | – |
| 羟考酮 | – | 15～20mg | – | 3～5h |
| 氢考酮 | – | 30～45mg | – | 3～5h |
| 羟吗啡酮 | 1mg | 10mg | 10 | 3～6h |
| 可待因 | – | 200mg | – | 3～4h |

不推荐：哌替啶、混合性激动－拮抗剂、喷他佐辛、纳布啡、布托啡诺

注：

（1）对于肾功能不稳定的患者，可待因、吗啡、氢吗啡酮、氢考酮和羟吗啡酮应该谨慎使用，因为通过肾脏清除的、有神经性副作用的代谢产物可能会累积于体内。

（2）表中列出了长期剂量转换系数。

（3）单药剂量处方，10mg 吗啡静脉给药相当于 100μg 芬太尼静脉给药，但长期使用芬太尼的比率是 10mg 吗啡静脉给药相当于 250μg 芬太尼静脉给药。芬太尼透皮贴剂转换见后。

（4）对于半衰期长的药物，观察其蓄积和副作用，特别是第一个 4～5d。有一些患者，从几天到 2 周也不能达到稳态。美沙酮常规用法是每 8～12h 1 次。

（5）口服美沙酮转换比率是可变的，如果医生不熟悉美沙酮处方用药，可咨询疼痛或姑息治疗专家。

（6）近似数据没有得到证实。临床经验建议可将阿片类药物用于轻度疼痛，初始使用有效剂量可能有变异。即释氢吗啡酮仅仅可与对乙酰氨基酚（325mg/片）或布洛芬（200mg/片）联合使用。在所有处方药物中，FDA 已经限定了对乙酰氨基酚的含量，每个剂量单位不超过 325mg，必须监测 ASA（阿司匹林）或乙酰氨基酚的安全范围。

（7）可待因本身没有止痛效应，除非通过肝脏 CYP2D6 酶代谢为吗啡、吗啡－6－葡萄糖苷酸。CYP2D6 酶活性低的患者可能从可待因中不能获得止痛效果。在与乙酰水杨酸（阿司匹林，ASA）或乙酰氨基酚联合使用时必须监测安全范围。表中对阿片类药物所列剂量仅作参考。

（8）一般而言，短效药物可参考非肠道阿片类药物用法（缓释药物除外，因为有变异性），长效药物适用于口服。

（9）因为代谢产物的中枢神经毒性，对于癌痛治疗不推荐哌替啶。

（10）混合性激动－拮抗剂在癌痛治疗中的疗效有限；然而，它们可用作治疗阿片类药物诱导的瘙痒，不应该与阿片类药物联合使用。对阿片类药物依赖的患者，将一种激动剂换为一种混合激动－拮抗剂容易引发戒断危象。

### （六）多机制镇痛剂（含不同作用机制的药物）

曲马朵与他喷他多是非典型的阿片类药物，对阿片受体有双重作用机制和神经递质的再摄取作用（如去甲肾上腺素、5－羟色胺）。

曲马朵是一种弱的阿片 μ 受体激动剂，抑制去甲肾上腺素和 5－羟色胺的再摄取，主要用于轻度疼痛，也适度用于重度疼痛。曲马朵有即释与缓释两种剂型，在患者使用选择性 5－羟色胺再摄取抑

制剂（selective serotonin reuptake inhibitors，SSRIs）或三环类抗抑郁药物时，应该避免使用曲马朵。肝肾功能正常的成年人最大剂量为每日400mg（每次100mg，1d 4次）。对于老年人（≥75岁）和那些肝和/或肾功能不全的患者也推荐低剂量，以降低抽搐发生的风险。曲马朵比其他阿片类药物作用弱，相当于吗啡的1/10。一项非随机研究显示，在癌痛患者中，高剂量（≥300mg/d）曲马朵与低剂量（≤60mg/d）吗啡的镇痛疗效相当，但观察到便秘、神经心理方面症状和瘙痒在低剂量吗啡患者中发生率高。然而，在一个癌症患者双盲研究中显示，与氢可酮、可待因比较，曲马朵有更多的副作用，包括呕吐、头晕和乏力。

他喷他多是一种阿片类药物，与阿片μ受体结合，抑制去甲肾上腺素的再摄取，有即释与缓释两种剂型，可用于中度至重度疼痛。标准剂量是口服从50～100mg开始，必要时每4h 1次，每日最大剂量为500mg（如果使用缓释）或600mg（如果使用即释），因为还缺乏更高剂量的试验数据。在一些非癌痛患者与安慰剂和可待因的Ⅱ～Ⅲ期比较研究中，已经证实了他喷他多的有效性与安全性，这些数据显示，他喷他多比可待因胃肠道副作用发生率更低。迄今为止，非随机试验评价了他喷他多在癌症患者中的有效性。第一个数据报道来自于癌痛患者，是一个小样本、回顾性、开放性研究，有50例未使用过阿片类药物的患者，其中有39例完成了整个研究。研究结果显示，与安慰剂比较，他喷他多每日100mg剂量可以很好耐受，在降低疼痛强度方面是有效的，并可改善生活质量。

丁丙诺啡透皮贴剂是一种部分阿片μ受体激动剂，可用于慢性疼痛。尽管关于丁丙诺啡治疗癌痛的RCT数据有限，但一系列病例、回顾性、非对照研究和几个随机试验支持在癌症相关性疼痛中使用。对丁丙诺啡的研究显示，因为存在镇痛天花板效应，故在癌症姑息治疗中受到限制。如果患者当前使用高剂量阿片药物，突然停药可能发生戒断症状。最大剂量是每小时20μg，因为与QT延长相关。因为从其他阿片类药物转为丁丙诺啡很复杂，建议对复杂病例咨询疼痛专科医师。

氯胺酮是一种非竞争性N－甲基D－天冬氨酸受体拮抗剂，阻滞谷氨酸代谢，低剂量（亚麻醉）可产生镇痛作用和调节中枢敏化、痛觉过敏和阿片类药物耐受。对于癌痛处理将氯胺酮作为阿片类药物的辅助治疗的数据有限，一项双盲、随机、安慰剂对照试验发现，与安慰剂比较，对于癌痛治疗而言，二者没有显著性差异。

**表18　多种受体激动镇痛剂**

| | |
|---|---|
| 多机制药物 | ·曲马朵是一种弱阿片μ受体激动剂，可抑制去甲肾上腺素和5－羟色胺再摄取，用于轻度至中度癌痛；对于肝肾功能正常的成年人每日最大剂量为400mg（每次100mg，每天4次），对于老年（≥75岁）和那些肝肾功能不全的患者应降低剂量，以减少癫痫发作风险；即使曲马朵每次100mg，4次/d的最大剂量，也比其他阿片类药物如吗啡的作用也要弱 |
| | ·他喷他多是一种阿片μ受体激动剂，可抑制去甲肾上腺素的再吸收，用于中度至重度疼痛；常用剂量应该从50～100mg开始口服，必要时每4h 1次；每日最大剂量为500mg（如果使用缓释剂）或600mg（如果使用即释剂），因为目前还缺乏关于更高剂量的数据。一些比较数据提示，他喷他多较部分激动剂羟考酮胃肠道副作用发生率低 |
| | ·曲马朵和他喷他多应该谨慎使用，或在服用其他含血清素或单胺氧化酶抑制剂类似物（TCAs、SSRIs、MAOIs）的患者中避免使用，因为有引起血清素综合征的风险 |
| 部分激动剂 | ·丁丙诺啡透皮剂是一种部分μ受体激动剂，已批准用于慢性疼痛。尽管这个药物在癌痛治疗中的经验有限，报道很少，但一个很小的非对照回顾性研究和至少一个随机研究支持在癌症相关性疼痛中使用。由于丁丙诺啡是一种部分μ受体激动剂，因此对止痛作用存在天花板效应，如果患者当前使用高剂量阿片类药物，它可能加重戒断症状。由于与QT间期延长有关，FDA推荐的限制剂量是每小时20μg。从其他阿片类药物转换为丁丙诺啡也许是很复杂的，建议咨询疼痛专家 |
| 非阿片类药物 | ·氯胺酮是一个非竞争性阻碍谷氨酸代谢的NMDA（天门冬氨酸）受体拮抗剂，低剂量（氯胺酮）可产生镇痛作用和调节中枢敏化、痛觉过敏、阿片类药物耐受，作为癌痛阿片类药物辅助治疗使用的数据很有限 |

对于癌症患者不推荐下列药物：混合激动剂－拮抗剂（如布托啡诺、喷他佐辛）、哌替啶和安慰剂；对于癌痛患者使用阿片受体激动剂时不联合使用混合激动剂－拮抗剂；如果患者依赖纯阿片受体激动剂，从一种激动剂转换为一种混合激动剂－拮抗剂可能很快会出现戒断症状（停药风险）。

哌替啶禁用于慢性疼痛，特别是那些肾功能损害或脱水的患者，因为肾脏清除代谢产物的蓄积可引起神经毒性（抽搐）或心律失常。在疼痛处理中使用安慰剂是不符合伦理的。

### （七）从一种阿片类药物转换为另一种阿片类药物

（1）计算目前有效控制疼痛阿片类药物的24h总量。

（2）计算出新阿片类药物的等效剂量（见表17）。

（3）考虑到不同阿片类药物之间的不完全性交叉耐药，如果疼痛得到有效控制，应减量25%～50%。在第一个24h内，应充分、快速地滴定剂量以达到镇痛效果。

（4）如果之前的剂量无效，可给予100%或125%的等效镇痛剂量。

（5）最后，对于口服阿片类药物，将每天需要的新阿片类药物剂量按所需的给药次数平分（如常规口服吗啡需每4h服用1次，即分为6份；吗啡控释制剂每12h用药1次，即分为2份）。

（6）没有数据支持特定的芬太尼黏膜给药与其他阿片类药物或不同黏膜给药剂型之间的等效剂量，但总是从最低剂量开始直至滴定到有效剂量。

（7）在清除新的阿片类药物时，考虑肾功能损害（如果存在）。

举例：静脉吗啡转换为氢吗啡酮

一例正在接受吗啡8mg/h静脉给药的患者，现需要转换为氢吗啡酮静脉给药：

Ⅰ. 计算当前24h内该患者所需的静脉吗啡剂量：

$$8mg/h \times 24h = 192mg/d$$，该患者静脉用吗啡的总剂量为192mg/d

Ⅱ. 根据表17，计算静脉氢吗啡酮的等效剂量：

10mg静脉用吗啡＝1.5mg静脉用氢吗啡酮，因此192mg/d静脉用吗啡＝28.8mg/d静脉用氢吗啡酮＝1.2mg/h静脉用氢吗啡酮

$$(1.5 \times 192) \div 10 = 28.8mg/d，28.8mg/d \div 24 = 1.2mg/h$$

Ⅲ. 如果静脉用吗啡疼痛控制良好（192mg/d），静脉用氢吗啡酮的剂量减少25%～50%：

28.8mg/d－28.8mg/d×25%＝21.6mg/d静脉用氢吗啡酮＝0.9mg/h静脉用氢吗啡酮

28.8mg/d－28.8mg/d×50%＝14.4mg/d静脉用氢吗啡酮＝0.6mg/h静脉用氢吗啡酮

Ⅳ. 如果静脉用吗啡疼痛控制效果不佳，可使用100%等效剂量氢吗啡酮或加量25%：

28.8mg/d静脉用氢吗啡酮＝1.2mg/h静脉用氢吗啡酮

28.8mg/d＋28.8mg/d×25%＝36mg/d静脉用氢吗啡酮÷24＝1.5mg/h静脉用氢吗啡酮

### （八）由其他阿片类药物转换为芬太尼透皮贴剂

（1）计算当前24h内所需吗啡总量。

（2）从口服吗啡转换为芬太尼透皮贴剂，转换比率为每日200 mg口服吗啡＝ 100mcg/h芬太尼透皮贴剂。

（3）从芬太尼转化为口服吗啡，这种转换比率临床不推荐使用。

注：

（1）由于患者的个体差异，这个转换比率是一个大约数，不推荐该比率用于芬太尼转化为口服吗啡，临床判断必须根据反应进行滴定。

（2）表17是其他阿片类药物转换为吗啡的等效转换，再转换为芬太尼透皮贴剂

举例A：口服吗啡转换为芬太尼透皮贴剂

一例正在接受30mg吗啡缓释剂每12h口服治疗的患者，现需要转换为芬太尼透皮贴剂。

Ⅰ. 计算24h内目前口服吗啡的总剂量：

口服吗啡 30mg × 2 = 60mg/d 口服吗啡

Ⅱ. 使用200mg/d口服吗啡转换 = 100mcg/h 芬太尼透皮贴剂，60mg/d 口服吗啡相当于 30mcg/h 芬太尼透皮贴剂：

60mg/d × 100mcg/h ÷ 200mg/d = 30mcg/h

Ⅲ. 四舍五入，即25 mcg/h。因为芬太尼透皮贴剂每小时可用的剂量规格为12、25、50、75和100mcg；最接近等效剂量，因此从每小时25mcg开始

举例B：口服羟吗啡酮转换为芬太尼透皮贴剂

一例正在接受10mg羟吗啡酮缓释剂每12h口服治疗的患者，现需要转换为芬太尼透皮贴剂

Ⅰ. 计算24h内目前口服羟吗啡酮的总剂量：

口服羟吗啡酮 10mg × 2 = 20mg/d 口服羟吗啡酮

Ⅱ. 根据表17，转化为等效剂量的口服吗啡：

10mg口服羟吗啡酮 = 30mg 口服吗啡（1:3），20mg/d 口服羟吗啡酮 × 3 = 每日吗啡总量60mg

Ⅲ. 2mg/d 口服吗啡 = 1mcg/h 芬太尼透皮贴剂（2:1）：

60mg/d 口服吗啡 ÷ 2 = 30mcg/h 芬太尼透皮贴剂

芬太尼透皮贴剂每小时可用的剂量规格为12、25、50、75和100mcg；因此从每小时25mcg开始

**（九）关于芬太尼透皮贴剂的特别说明**

（1）使用芬太尼贴剂前，应当已经使用短效阿片类药物对疼痛进行了相对良好的控制。对于需要经常调整剂量的不稳定疼痛，不建议使用芬太尼透皮贴剂。仅阿片类药物耐受的患者使用芬太尼透皮贴剂。

（2）发热或局部热疗可加速芬太尼透皮贴剂的吸收，是使用芬太尼透皮贴剂的禁忌；芬太尼的释放与温度相关，避免暴露芬太尼透皮贴部位及周围和直接加热，否则可引起药物过量（短时间）和死亡。

（3）芬太尼透皮贴剂不能刺破或剪开。

（4）应该在需要时给予吗啡或其他短效阿片类药物的必要时（PRN）剂量，特别是在第一个8～24h内。

（5）至少在2～3d一旦达到稳定水平后，则根据所需阿片类药物每日平均稳定剂量增加透皮贴剂。贴剂的剂量是稳定的，持续发生爆发痛时要另外给药处理。

（6）当芬太尼持续性肠外给药转换为经皮给药时，直接1:1的比率是合适的（即每小时芬太尼的mcg数应该与每小时芬太尼透皮贴剂的mcg数相等）。某些患者可能需要对芬太尼透皮贴剂的剂量进行进一步滴定。

（7）芬太尼贴剂镇痛持续时间为72h，但某些患者每48h就需要更换。

**（十）关于口服美沙酮的特别说明**

（1）由于美沙酮长的和可变的半衰期特征（在患者之间有差异），在使用时应当谨慎、注意频率和仔细评估。

（2）转换率随患者长期使用吗啡（或其他阿片类药物）的剂量而变化，吗啡剂量越高，美沙酮效力越强。如果医疗人员不熟悉美沙酮使用或如果患者考虑要求尽快换药时，可咨询疼痛或姑息治疗专家。

（3）可与美沙酮发生相互作用的药物范围明显大于其他阿片类药，开始美沙酮治疗前，应观察每个患者的这类药物的相互作用。

（4）美沙酮片剂规格通常为5mg和10mg，口服溶液为1mg/mL、2mg/mL和10mg/mL。

（5）如果不咨询疼痛或姑息治疗专家，每5～7d可滴定美沙酮的剂量，通常每次增加5mg。如果

需要快速滴定，建议咨询疼痛或姑息治疗专家。

（6）在按计划给予美沙酮时，如果需要增加剂量可给予短效阿片类药物。

（7）在初始使用美沙酮前考虑进行心电图检查，对有可能增加延长 QTc 风险的患者在初始使用美沙酮前总是要考虑心电图检查。美沙酮不应用于 QTc > 500 的患者，推荐用于更换阿片类药物而于 QTc400 ~ 500 的患者。当剂量超过每日 30 ~ 40mg 和重复剂量每日 100mg 时考虑心电图检查，在初始使用美沙酮后有 QTc 延长风险的患者应进行心电图随访。

（8）表 19 中的转换率不适合由美沙酮转换为其他阿片类药物，美沙酮的转换可能是复杂的，对每一个患者必须个体化，要得到熟悉阿片类药物处方医生的帮助，推荐咨询疼痛专家。

（9）美国疼痛协会（APS）指南对美沙酮安全性使用的开始剂量推荐为等效剂量的 75% ~ 90%，每日不超过 30 ~ 45mg。

（10）对患者和家属进行美沙酮镇痛作用的教育是必要的。仅有部分患者对美沙酮的成瘾性熟悉，但对作为强阿片类药物的作用不知道。

### （十一）从口服吗啡转换为口服美沙酮

（1）计算患者口服吗啡每日总剂量（或吗啡等效剂量）。

（2）根据口服吗啡剂量，使用表 19 中适当的剂量转换率并计算美沙酮剂量。

（3）鉴于不完全交叉耐药、剂量转换率差异以及患者个体差异，计算所得的口服美沙酮等效剂量减少到至少 50%。

（4）将每日美沙酮总剂量分成 3 ~ 4 次使用。

**表 19　24h 口服吗啡总量转换为美沙酮剂量转换率**

| 口服吗啡剂量 | 剂量转换率（24h 口服吗啡：口服美沙酮） |
|---|---|
| 30 ~ 90 mg | 4:1 |
| 91 ~ 300 mg | 8:1 |
| 300 ~ 600mg | 10:1 |
| 600 ~ 800mg | 12:1 |
| 800 ~ 1 000mg | 15:1 |
| > 1 000 | 20:1 |

注：如果吗啡每日等效总剂量超过 800mg，选择更高的剂量比率是必要的，推荐剂量滴定，应该咨询疼痛或姑息治疗专家。

举例：口服吗啡转换为口服美沙酮

一例正在接受吗啡 30mg 每 4h 口服 1 次治疗的患者，现需要转换为口服美沙酮：

Ⅰ. 计算患者 24h 口服吗啡的总剂量：

30mg × 6 = 180mg/d（该患者 24h 口服吗啡的总剂量为 180mg/d）

Ⅱ. 根据表 19 计算口服美沙酮等效剂量：

180mg/d 口服吗啡时，口服美沙酮的剂量转换率为 8:1：

180mg/d 的吗啡 ÷ 8 = 22.5mg/d 的美沙酮

Ⅲ. 鉴于不完全交叉耐药、剂量转换率差异以及患者个体差异，计算所得的口服美沙酮等效剂量减少到至少 50%：

22.5mg/d 口服美沙酮 × 50% = 11.25 mg/d 口服美沙酮，约等于 15mg/d 口服美沙酮

Ⅳ. 将每日口服美沙酮的剂量分为 3 次给药：

15mg/d 的口服美沙酮 ÷ 3 次 = 5mg/次口服美沙酮，每 8h 1 次

### （十二）阿片类药物副作用的处理

与阿片类镇痛药物相关的副作用很多，便秘、恶心和呕吐、瘙痒、谵妄、呼吸抑制、运动和认知障碍以及过度镇静十分常见，尤其是多药联合使用时。对每项不良反应要进行仔细的评估和治疗，阿片类药物引起的副作用的治疗是阿片类药物治疗疼痛管理的重要部分。

阿片类药物治疗几乎均可导致便秘，甚至发展到患者不能耐受，因此建议采取肠道预防措施。然而，目前有助于我们选择最佳肠道预防措施的证据不多。有一项研究显示，增加大便软化剂，如多库酯钠联合缓泻药如番泻叶疗效差于单用缓泻药番泻叶。

就预防方法而言，推荐一种刺激性泻药联合或不联合大便软化剂，或 1 瓶盖聚乙二醇（PEG）8 盎司水口服，每日 2 次，同时维持足够的液体摄入，维持足够的食用纤维素。另外，补充医用纤维如车前草对减轻阿片类药物引起的便秘是无效的和不可能的。

便秘一旦形成，必须评估便秘的原因和严重程度，排除梗阻。对于非压迫性肠运动障碍，可给予大便软化剂和泻药，按需给药，每日 1～2 次，达到排便目的。考虑使用辅助镇痛以减少阿片类药物剂量。如果便秘持续，评估便秘的原因和严重程度，排除肠梗阻或粪便阻塞。增加刺激性泻药，如镁制剂、比沙可啶（片剂或栓剂），或渗透性泻药（如山梨醇、乳果糖、聚乙二醇）可能有帮助，可考虑阿片类药物转换为芬太尼或美沙酮。促进肠运动药物如甲氧氯普胺可增强胃窦收缩，可以用于持续性便秘。然而，长期使用甲氧氯普胺应该受到限制，因为可能发生神经系统并发症，包括迟发性运动障碍。当出现肠胀气时，用自来水、生理盐水灌肠刺激肠蠕动是有帮助的，润滑大便可促进肠蠕动。对晚期病变的患者，当对通便治疗的反应不充分时，可使用甲基纳曲酮，甲基纳曲酮是一种阿片类药物拮抗剂，作用于胃肠道受体，当明确便秘是由阿片类药物治疗引起时可皮下给予纳曲酮。为了降低副作用，可以考虑使用轴索镇痛剂、神经破坏疗法或其他介入措施以减轻疼痛和/或减少阿片类药物剂量。

对先前有过阿片类药物诱导的恶心患者，强烈推荐预防性止吐治疗。如果进展，必须评估恶心的其他原因（如便秘、中枢神经系统病理、化疗、放疗、高钙血症）；可以考虑有效的药物，包括苯二氮卓类如普鲁氯嗪或硫乙拉嗪，或多巴胺受体拮抗剂如甲氧氯普胺或氟哌啶醇；尽管按需给药而恶心仍持续存在，应按时给予止吐剂，连用 1 周，必要时调整剂量。在处理阿片类药物诱导的顽固性恶心时，可用一种止吐剂替代另一种止吐剂，增加不同作用机制的药物，可能对产生协同作用是有帮助的，增加 5－羟色胺拮抗剂如格雷司琼或昂丹司琼可能有帮助。对阿片类药物诱导的恶心和呕吐，糖皮质激素相当有益，特别是联合甲氧氯普胺和昂丹司琼疗效明显。如果恶心持续 1 周以上，需要评估恶心的原因，考虑阿片类药物转换。

瘙痒很常见且令人烦恼，在使用阿片类药物患者中有 10%～50% 的患者发生瘙痒，即使进行皮肤预防治疗，阿片类药物也可引起顽固性瘙痒。如果瘙痒进展，首选评估瘙痒的其他原因，如任何其他药物的使用所致。抗组胺药物如苯海拉明或异丙嗪是有效的。如果瘙痒持续，症状控制失败，建议更换为其他阿片类药物；如果使用抗组胺药物不能缓解瘙痒的患者，可使用阿片类药物拮抗剂。混合性激动剂/拮抗剂（如纳布啡）可用于治疗阿片类药物引起的瘙痒；μ 受体拮抗剂（如纳洛酮）也可有效地逆转阿片类药物引起的副作用，仔细剂量滴定，在没有影响镇痛药物疗效的情况下进行解救。

过度镇静可能会阻碍阿片类药物剂量滴定达到充分镇痛的水平。如果阿片类药物引起的过度镇静进展和持续 1 周以上，可以使用中枢兴奋剂，如哌甲酯、右旋安非他命，或莫达非尼，或增加咖啡因；当使用中枢兴奋剂治疗过度镇静时，应该上午和下午早些时候使用，以避免晚上失眠。

谵妄是一种以意识改变为特征的病理生理状态，认知功能障碍，精神行为受到干扰。可用很多干预措施治疗谵妄，如增加神经松弛药物如氟哌啶醇、奥氮平或利培酮或阿片类药物转换。研究显示，稳定的阿片类药物剂量（>2 周）不可能干扰精神运动和认知功能，但在使用和滴定期间应当监测这些功能。

呼吸抑制是另外一种医生和患者均担心的副作用，医生应该明确心肺储备功能有限的患者更易受到影响，在缺氧前可发生高碳酸血症。对于逆转阿片类药物引起的呼吸抑制和中枢神经系统抑制，其解毒剂纳洛酮是有用的，但在阿片类药物耐受的患者中必须谨慎使用，以免发生急性阿片类药物戒断症状。预防原则和其他阻止阿片类药物副作用的详细内容在“阿片类药物副作用”标题页中已有说明。

**表 20 阿片类镇痛药物副作用的处理（1）**

<table>
<tr><td rowspan="7">阿片类药物副作用处理原则</td><td colspan="3">· 阿片类药物副作用很常见，应该积极预防和处理</td></tr>
<tr><td colspan="3">· 要成功预防和处理疼痛、阿片类药物副作用，对患者和家属/照顾者进行教育是很必要的</td></tr>
<tr><td colspan="3">· 要认识到疼痛很难独立于癌症之外进行单独治疗，副作用可能来自其他治疗或癌症本身</td></tr>
<tr><td colspan="3">· 除便秘外，阿片类药物的其他副作用会随时间逐渐减轻。最大化使用非阿片类药物和非药物治疗进行镇痛以减少阿片类药物的剂量，并治疗阿片类药物的副作用。如果副作用持续存在，可考虑阿片类药物转换</td></tr>
<tr><td colspan="3">· 有必要进行全面、系统评估</td></tr>
<tr><td colspan="3">· 来自于患者和家属/照顾者关于副作用的信息对适当调整阿片类药物剂量和治疗副作用是很重要的</td></tr>
<tr><td colspan="3">· 长期使用阿片类药物治疗可能引起男性和女性下丘脑 - 垂体 - 肾上腺功能降低，发生性腺功能减退症</td></tr>
<tr><td rowspan="20">便秘</td><td rowspan="7">· 预防措施</td><td rowspan="3">预防药物</td><td>刺激性泻药 ± 大便软化剂（如番泻叶 ± 多库酯钠，每天晨起 2 片；番泻叶每天最多 8 ~ 12 片）</td></tr>
<tr><td>聚乙二醇 17gm = 1 大汤勺 8 盎司水，口服，2 次/d</td></tr>
<tr><td>当增加阿片类药物剂量时可增加泻药剂量</td></tr>
<tr><td colspan="2">维持足够的液体摄入</td></tr>
<tr><td colspan="2">维持足够膳食纤维摄入；复合物车前草（如美达施）似乎不能控制阿片类药物诱发的便秘，不推荐使用</td></tr>
<tr><td colspan="2">在液体充足患者中单独使用大便软化剂（多库酯钠）可能不会获益</td></tr>
<tr><td colspan="2">如果条件允许，可适当锻炼</td></tr>
<tr><td rowspan="4">· 如果便秘进展</td><td colspan="2">评估便秘原因和严重程度</td></tr>
<tr><td colspan="2">排除肠梗阻</td></tr>
<tr><td colspan="2">根据需要调整大便软化剂或泻药剂量，以保证每 1 ~ 2d 1 次肠道非强制通便</td></tr>
<tr><td colspan="2">考虑辅助镇痛治疗以减少阿片类药物的用量</td></tr>
<tr><td rowspan="9">· 如果便秘顽固</td><td colspan="2">重新评估便秘的原因和严重程度，排除肠梗阻和高钙血症，评估其他药物的潜在便秘副作用</td></tr>
<tr><td colspan="2">检查是否存在粪便嵌塞</td></tr>
<tr><td colspan="2">考虑增加其他药物，如氢氧化镁 30 ~ 60mL，1 次/d；比沙可啶 2 ~ 3 片，口服，1 次/d，或 1 次/d 直肠栓剂；乳果糖 30 ~ 60mL，1 次/d；山梨醇 30mL，每 2h × 3，然后必要时（prn），或柠檬酸镁，8 盎司，口服 1 次/d；或聚乙烯乙二醇（1 瓶盖/8 盎司水，口服 2 次/d）</td></tr>
<tr><td colspan="2">磷酸钠溶液用于急性肾功能不全的患者应非常谨慎</td></tr>
<tr><td colspan="2">磷酸钠溶液、生理盐水或自来水灌肠应该限制在 24h 以上 2 次</td></tr>
<tr><td colspan="2">中性粒细胞减少或血小板减少的患者禁用栓剂和/或灌肠</td></tr>
<tr><td colspan="2">考虑使用胃肠动力药物（如甲氧氯普胺，10 ~ 15mg 口服，4 次/d）；建议限制长期使用，不超过 3 个月，因为神经系统并发症 - 迟发性运动障碍，特别是体弱和老年患者）</td></tr>
<tr><td colspan="2">如果晚期疾病患者使用阿片类药物出现便秘，泻药疗效不佳，可考虑甲基纳曲酮 0.15mg/kg，皮下注射，最多 1 次/d。其他二线药物包括鲁比前列酮</td></tr>
<tr><td colspan="2">对顽固性长期便秘患者，建议阿片类药物转换为芬太尼或美沙酮</td></tr>
<tr><td></td><td colspan="2">考虑通过神经轴索镇痛或其他干预措施以减轻疼痛、缓解便秘和/或减少阿片类药物剂量</td></tr>
</table>

表 21　阿片类镇痛药物副作用的处理（2）

<table>
<tr><td rowspan="9">恶心</td><td rowspan="2">预防措施</td><td>始终确保患者肠道持续蠕动</td></tr>
<tr><td>对于既往使用阿片类药物出现恶心的患者，强烈推荐预防性使用止吐药物</td></tr>
<tr><td rowspan="5">如果恶心进展</td><td>评估恶心的其他原因（如便秘、中枢神经系统病变、化疗、放疗、高钙血症）</td></tr>
<tr><td>考虑使用丙氯拉嗪 10mg 口服，每 6h，必要时；或甲氧氯普胺，10～15mg 口服，每日 4 次，必要时；或氟哌啶醇 0.5～1mg 口服，每 6～8h/1 次。这些药物中任何一种长期使用可能出现迟发性运动障碍，特别是体弱和老年患者。当更换使用 5－羟色胺拮抗剂（如昂丹司琼 4～8mg，3 次/d，口服片剂或口腔崩解片；格雷司琼 2mg，1 次/d）时，引起中枢神经副作用的风险较低，但当出现便秘时谨慎使用</td></tr>
<tr><td>伴有肠梗阻的患者考虑口服奥氮平 2.5～5mg，1 次/d。奥氮平引起椎体外系反应的风险较氟哌啶醇低</td></tr>
<tr><td>尽管按需给药，如果恶心仍然存在，则应按时给止吐药，1 周后改为按需给药</td></tr>
<tr><td>可考虑使用地塞米松</td></tr>
<tr><td rowspan="2">阿片类药物诱导的恶心可能与长期用药有关，如果恶心超过 1 周以上</td><td>重新评估恶心的原因和严重程度</td></tr>
<tr><td>考虑通过神经轴索镇痛或神经损毁术和其他干预措施以尽可能减少阿片类药物剂量</td></tr>
<tr><td rowspan="7">瘙痒</td><td rowspan="3">·如果瘙痒进展</td><td>如果症状控制失败，考虑更换其他阿片类药物</td></tr>
<tr><td>评估瘙痒的其他原因（其他药物引起，等等）</td></tr>
<tr><td>如果瘙痒与皮疹或荨麻疹有关，考虑有真正的过敏和重新考虑阿片类药物的选择</td></tr>
<tr><td rowspan="4">·如果瘙痒顽固</td><td>考虑在镇痛方案中增加小剂量混合激动－拮抗剂，纳布啡 0.5～1mg，按需每 6h 静脉给药</td></tr>
<tr><td>考虑持续滴注纳洛酮每小时 0.25μg/kg，最大可调整至每小时 1μg/kg，以减轻瘙痒且不减弱镇痛效果</td></tr>
<tr><td>昂丹司琼用于恶心的治疗剂量时也可发生瘙痒</td></tr>
<tr><td>考虑使用抗组胺药物，如苯海拉明，每次 25～50mg，静脉给药，或口服，每 6h 1 次；或异丙嗪每次 12.5～25mg 口服，每 6h 1 次；或口服或肌注羟嗪</td></tr>
<tr><td rowspan="5">谵妄</td><td colspan="2">·评估谵妄的其他原因（如感染、高钙血症、中枢神经系统病变、肿瘤转移、其他作用于精神系统的药物等）</td></tr>
<tr><td colspan="2">·如果未发现导致谵妄的其他原因，考虑减少目前阿片类药物剂量或考虑更换阿片类药物</td></tr>
<tr><td colspan="2">·考虑使用非阿片类镇痛药以减少阿片类药物的剂量</td></tr>
<tr><td colspan="2">·考虑用氟哌啶醇进行初始剂量滴定，0.5～2mg，每 4～6h 口服或静脉用药；或奥氮平 2.5～5mg，每 6～8h 口服或舌下含服；或利培酮 0.25～0.5mg，1～2 次/d。由于这些药物的清除半衰期长，如果长期使用这些药物，减少剂量是必要的</td></tr>
<tr><td colspan="2">·有关谵妄的更多信息见“肿瘤姑息治疗”</td></tr>
<tr><td>运动和认知障碍</td><td colspan="2">·研究表明，稳定剂量的阿片类药物（>2 周）不太可能对精神运动和认知功能产生影响，但是在镇痛和滴定过程中应监测这些功能</td></tr>
</table>

表 22 阿片类镇痛药物副作用的处理（3）

<table>
<tr><td rowspan="7">呼吸抑制</td><td colspan="2">·心肺功能差的患者更易受影响</td></tr>
<tr><td colspan="2">·缺氧前发生高碳酸血症</td></tr>
<tr><td rowspan="3">·如果出现呼吸问题或阿片类药物诱导的镇静，建议使用纳诺酮，但必须谨慎使用这些逆转药物</td><td>用 9mL 生理盐水稀释 1 安瓿纳洛酮（0.4mg/mL），稀释后总体积为 10mL。每 30～60s 给药 1～2mL（0.04～0.08mg），直到症状改善</td></tr>
<tr><td>做好重复给药准备（阿片类药物的半衰期通常比纳洛酮要长，纳诺酮血浆半衰期为 30～80min）</td></tr>
<tr><td>如果患者在 10min 内还无反应，且纳洛酮总量达到 1mg，考虑其他导致神志改变的原因</td></tr>
<tr><td colspan="2">·如果转换为长半衰期的阿片类药物如美沙酮或持久的阿片类药物诱导的镇静，考虑纳诺酮输注</td></tr>
<tr><td colspan="2">·在转换药物期间，因阿片类药物代谢需密切监测疼痛复发</td></tr>
<tr><td rowspan="9">镇静</td><td rowspan="6">·初始治疗后或阿片类药物滴定剂量明显升高，如果明显或不可预期的镇静进一步发展和持续超过 2～3d</td><td>评估导致过度镇静的其他原因（如，中枢神经系统病变、其他可致镇静药物、高钙血症、脱水、感染、缺氧）</td></tr>
<tr><td>考虑减少每次给药剂量、增加给药频率，以降低阿片类药物峰浓度</td></tr>
<tr><td>如果疼痛可以在较低剂量情况下得到控制，可减少阿片类药物剂量</td></tr>
<tr><td>考虑阿片类药物转换</td></tr>
<tr><td>考虑使用非阿片类镇痛药以减少阿片类药物的剂量</td></tr>
<tr><td>考虑使用咖啡因，每 6h 口服 100～200mg；或哌醋甲酯，每次 5～10mg，1～3 次/d；或右旋安非他明，5～10mg 口服，1～3 次/d；或莫达非尼，100～200mg/d。如果使用中枢神经兴奋剂治疗过度镇静，则仅在早晨和午后使用，以避免夜间失眠</td></tr>
<tr><td rowspan="2">·如果在更换了阿片类药物治疗以及采取上述措施后，过度镇静仍然存在</td><td>再评估镇静的发生原因与强度</td></tr>
<tr><td>考虑通过神经轴索镇痛或神经损毁术和其他干预措施镇痛，以尽可能减少阿片类药物剂量</td></tr>
<tr><td colspan="2">·如果患者有明显的睡眠不足且与疼痛控制差有关，需调整镇痛药物以改善疼痛，可能会出现 2～3d 睡眠。因此，过度疲劳可引起嗜睡，但要与阿片类药物引起的镇静作用相鉴别是很困难的。如果与疲乏有关，患者通常可完全唤醒，尽管需要做一些努力</td></tr>
</table>

## 十四、神经性疼痛的辅助镇痛药物

辅助治疗药物有助于处理阿片类药物副作用或增加辅助镇痛药物以增强镇痛作用，在对阿片类药物仅有部分治疗反应的患者中，这些药物是有帮助的。临床上，辅助镇痛药物的范围很广，包括抗惊厥药（如加巴喷丁、普瑞巴林）、抗抑郁药（如 SSRIs、5－羟色胺－去甲肾上腺素再摄取抑制剂、三环类抗抑郁药）、皮质激素和局部麻醉药（如局部利多卡因贴剂）。辅助镇痛药常用于辅助治疗骨痛、神经病理性疼痛、内脏痛，如果有愿望或有指征，可减少阿片类药物的全身给药量，对于治疗神经病理性疼痛尤为重要。根据研究数据统计分析推断，在非癌症患者神经病理性疼痛治疗中，三环类抗抑郁药是有效的。

已知一些抗抑郁药可通过抑制细胞色素 P450 酶，尤其是 CYP2D6，可抑制肝脏药物代谢。他莫昔芬是一种雌激素受体阻断剂，通常用于激素受体阳性的乳腺癌患者。他莫昔芬主要通过肝脏代谢，因此 CYP2D6 抑制剂可能降低他莫昔芬活性代谢产物的生成，从而影响他莫昔芬的疗效。临床研究显示，接受他莫昔芬同时使用选择性 5－羟色胺再摄取抑制剂（SSRI）抗抑郁的患者，与单用他莫昔芬者相比，乳腺癌复发风险升高。如果使用他莫昔芬的患者需要服用 SSRI，应选择弱 CYP2D6 抑制剂（舍曲林、西酞普兰、文拉法辛、依地普仑），而不是中－强效 CYP2D6 抑制剂（帕罗西汀、氟西汀、氟伏沙明、安非他酮、度洛西汀）。

最常用于癌痛的抗惊厥药物是加巴喷丁与普瑞巴林，它们最早是在非癌性神经病理性综合征中进行研究，已有报道，加巴喷丁可减轻放疗和化疗患者的黏膜疼痛。一个肿瘤试验分析发现，辅助镇痛药物（抗抑郁和抗惊厥）有助于阿片类药物缓解神经病理性疼痛。使用局部麻醉剂可以阻止临床操作疼痛和缓解神经病理性疼痛，它们作用于局部，也可通过中枢抑制产生镇痛效果。它们也可与阿片类药物、抗抑郁药物和/或抗惊厥药物一起使用，局部麻醉剂包括利多卡因或双氯芬酸贴剂。利多卡因凝胶和贴剂均可减轻带状疱疹神经病理性疼痛和癌症相关性疼痛，由于糖皮质激素具有抗炎作用，故对骨痛有效，还可以减轻恶性肠梗阻（见表 23）。

表 23　神经性疼痛的辅助用药（抗抑郁药物、抗惊厥药物和局部给药）（1）

<table>
<tr><th colspan="5">辅助镇痛药物使用的原则</th></tr>
<tr><td colspan="5">· 抗抑郁药和抗惊厥药是治疗癌症相关神经病理性疼痛的一线辅助镇痛药物</td></tr>
<tr><td colspan="5">· 这类药物对使用阿片类药物仅能部分缓解疼痛的患者有所帮助</td></tr>
<tr><td colspan="5">· 肿瘤患者的辅助镇痛治疗常依据个人经验或依据非癌痛人群的数据制订的指南进行</td></tr>
<tr><td colspan="5">· 评估并明确疼痛的性质是取得良好治疗效果的前提，大多数辅助镇痛药物在处理神经病理性疼痛中可能更有效</td></tr>
<tr><td colspan="5">· 正如阿片类药物一样，辅助镇痛药物的疗效在不同类型的神经病理性疼痛以及个体患者间会有所差异</td></tr>
<tr><td colspan="5">· 一些其他症状和伴随疾病会影响辅助镇痛药物的选择，如镇静剂对有失眠的患者有益</td></tr>
<tr><td colspan="5">· 进行患者宣教时，应该强调治疗的本质就是不断摸索治疗中可能出现的错误，以免患者失去信心</td></tr>
<tr><td colspan="5">· 药物剂量需逐渐增加，直至达到有效的镇痛，或副作用无法控制，或已达常规最大用量</td></tr>
<tr><td rowspan="8">辅助镇痛药物使用举例</td><td colspan="4">· 从非癌症性神经病理性疼痛处理中进行推测</td></tr>
<tr><td colspan="4">· 抗抑郁药物和抗痉挛药物作为辅助镇痛药物在治疗神经病理性疼痛中常与阿片类药物联合使用</td></tr>
<tr><td>· 抗抑郁药</td><td colspan="3">镇痛效果和抗抑郁作用无关，有效的镇痛剂量常低于治疗抑郁所需的剂量，镇痛作用通常起效更快</td></tr>
<tr><td rowspan="4">· 对神经病理性疼痛，其辅助镇痛药物常与阿片类药物联合使用</td><td colspan="3">了解药物相互作用，需特别考虑 5－羟色胺类药物导致血清素综合征的风险</td></tr>
<tr><td colspan="2">三环类抗抑郁药（如阿米替林、丙咪嗪、去甲替林、去郁敏）</td><td>小剂量开始，如果能够耐受每 3～5d 增加 1 次剂量（如去甲替林和去郁敏初始剂量每晚 10～25mg 增加到每晚 50～150mg）。叔胺（阿米替林、丙咪嗪）较仲胺（去甲替林、去郁敏）更为有效，但仲胺耐受性更佳。抗胆碱能副作用如过度镇静、口干、尿潴留，有可能发生于阿米替林、丙咪嗪</td></tr>
<tr><td colspan="2" rowspan="2">其他</td><td>度洛西汀：初始剂量每天 20～30mg，增加至每天 60～120mg</td></tr>
<tr><td>文拉法辛：初始剂量每天 37.5mg，增加到每天 75～225mg</td></tr>
<tr><td colspan="2">· 抗惊厥药物：常作为辅助镇痛药物和阿片类药物联合治疗神经病理性疼痛</td><td>抗惊厥药物</td><td>加巴喷丁：初始剂量每晚 100～300mg，增加到每天 900～3 600mg，分 2 次或 3 次给药。每 3d 剂量增加 50%～100%。老年人、体弱者需缓慢滴定剂量，那些肾功能不全者需要剂量调整</td></tr>
</table>

表 24 神经性疼痛的辅助用药（抗抑郁药物、抗惊厥药物和局部给药）(2)

<table>
<tr><td rowspan="4">辅助镇痛药物使用举例</td><td rowspan="2">·抗惊厥药物：常作为辅助镇痛药物和阿片类药物联合治疗神经病理性疼痛</td><td rowspan="2">抗惊厥药物</td><td>普瑞巴林：初始剂量 50mg，每日 3 次，可增加到 100mg，每日 3 次。老年人和体弱者需缓慢滴定剂量，肾功能不全者需要调整剂量。普瑞巴林较加巴喷丁更容易在消化道吸收，可增加剂量至最大每日 600mg，分 2 次或 3 次给药</td></tr>
<tr><td>考虑其他抗惊厥药物，其中许多已被证实对于非癌性神经病理性疼痛有效</td></tr>
<tr><td colspan="2">·局部给药：作用于局部，常作为辅助镇痛药物与阿片类药物、抗抑郁药和/或抗惊厥药联合使用</td><td>局部给药举例：5% 利多卡因贴片，每日用于疼痛部位，全身吸收极少</td></tr>
<tr><td>·类固醇</td><td colspan="2">代表药物是地塞米松（由于有较弱的盐皮质激素作用），这类药物半衰期长，可以 1d 只用 1 次；由于兴奋效应，最好早上使用，以避免夜间失眠；用于神经或骨受侵犯时疼痛危象的急诊处理，长期使用副作用明显</td></tr>
</table>

## 十五、社会心理支持

表 25 社会心理支持

<table>
<tr><td colspan="3">·由于癌症相关性疼痛和相关性症状很复杂，在管理策略上，卫生保健提供者应该预知患者、家属对支持和教育的需要</td></tr>
<tr><td colspan="3">·在综合疼痛评估中对每一个患者的心理支持需要进行评估是很重要的</td></tr>
<tr><td rowspan="9">支持</td><td colspan="2">·告知患者和家属/照顾者，对疼痛的情绪反应是正常的，而且这将作为疼痛评估和治疗的一部分</td></tr>
<tr><td colspan="2">·对患者和家属/照顾者提供情感支持，让他们认识到疼痛是一个需要讲出来的问题</td></tr>
<tr><td colspan="2">·需要时帮助患者获得治疗</td></tr>
<tr><td colspan="2">·表明自己将与患者及其家属/照顾者共同来处理疼痛问题</td></tr>
<tr><td colspan="2">·讲解要采用的镇痛措施及预期出现疗效的时间</td></tr>
<tr><td colspan="2">·承诺你会一直关注患者直至疼痛得到较好的控制</td></tr>
<tr><td colspan="2">·告知患者及其家属/照顾者总会有可行的办法来充分地控制疼痛和其他令人烦恼的症状</td></tr>
<tr><td colspan="2">·评估疼痛对家属和其他重要相关人员的影响，必要时提供宣教和支持</td></tr>
<tr><td colspan="2">·口头重复你的关心和将采取的治疗计划</td></tr>
<tr><td rowspan="5">技能培训</td><td rowspan="4">·教会患者应对技能（与适当止痛方法一起使用而不是代替止痛方法）以缓解疼痛，增强个人控制能力，并且重新将精力集中在优化生活质量上</td><td>在疼痛管理方面咨询认知行为治疗（CBT）专家</td></tr>
<tr><td>教会患者应对急性疼痛的技巧，包括 Lamaze 型呼吸训练、分散注意力的技巧</td></tr>
<tr><td>教会患者应对慢性疼痛（非疼痛急症）的能力，包括所有上述措施以及放松技巧、引导患者想象、按照患者自身能力分配相应任务、催眠等以达到最理想的功能恢复</td></tr>
<tr><td>训练鼓励患者树立信心以达到最大舒适程度</td></tr>
<tr><td colspan="2">·对于综合疼痛评估和治疗对疼痛的影响，教育患者及其家属/照顾者明确疼痛的治疗需要团队努力是必要的。团队成员可以包括肿瘤科医师、护士、疼痛专科医师、姑息治疗医师、物理治疗医师、神经科医师、心理学医师、社会工作者、精神病科医师、理疗师和神职（牧师）人员</td></tr>
</table>

## 十六、患者和家属/照顾者教育

表 26　患者和家属/照顾者教育（1）

<table>
<tr><td colspan="2" rowspan="3">· 评估患者和家属/照顾者对疼痛治疗的教育需求，健康治疗团队应该做到</td><td>评估疼痛对患者和家属的影响和后果</td></tr>
<tr><td>评估患者和家属的文化程度，以确保其理解宣教内容</td></tr>
<tr><td>评估已有的疼痛知识和疼痛治疗，有助于制订对患者和家属的教育计划</td></tr>
<tr><td colspan="3">· 应该提供教育材料</td></tr>
<tr><td colspan="2" rowspan="3">· 对患者和家属/照顾者传达关于疼痛处理的信息</td><td>疼痛的缓解非常重要，忍受疼痛没有任何医疗益处</td></tr>
<tr><td>疼痛通常可以通过镇痛药物得到很好的控制。对于持续存在的疼痛，按时服用镇痛药物有助于疼痛控制</td></tr>
<tr><td>疼痛患者常合并其他症状（如便秘、恶心、疲乏、失眠、沮丧），需要控制这些症状，这些症状的处理有助于疼痛的控制</td></tr>
<tr><td rowspan="11">· 对患者和家属/照顾者传达关于阿片类药物镇痛的信息</td><td rowspan="3">吗啡和吗啡类药物经常用于缓解重度疼痛</td><td>如果你现在使用这些药物，将来还会有效</td></tr>
<tr><td>如果这些药物无效，许多其他阿片类药物是可以使用的</td></tr>
<tr><td>阿片类止痛药物只是用于治疗疼痛，不能用于治疗失眠、焦虑和其他情绪问题</td></tr>
<tr><td rowspan="3">为了使这些药物安全使用和充分缓解疼痛、避免明显的副作用，需要与医师保持密切联系</td><td>误用/滥用的潜在风险因素</td></tr>
<tr><td>有使用过非法药物或酒精依赖/药物滥用的患者可能会增加滥用药物的风险</td></tr>
<tr><td>有使用过阿片类药物滥用的患者可能也会增加耐受性，可能需要更高剂量的阿片类药物以控制疼痛</td></tr>
<tr><td rowspan="5">这些药物是控制性药物，使用必须谨慎</td><td>这些药物不应该与酒精或成瘾物质混合使用</td></tr>
<tr><td>强效镇痛药应由医生处方，并仅限患者本人服用；除非与医疗服务人员进行讨论并获得同意，不要擅自调整剂量或给药频率；如果疼痛未能控制，劝告患者与他们的医疗服务人员联系</td></tr>
<tr><td>镇痛药物必须放置在安全的地方，最好锁在盒子里，不要放在药柜里</td></tr>
<tr><td>对不使用和不需要的药物（特别是阿片类药物）必须正确处理：<br>根据 FDA 规定，除非可立即使用药物回收方案，其推荐是放入马桶用水冲洗过量的阿片类药物。阅读药品特别处置说明，包括缓释/长效阿片类药物</td></tr>
<tr><td>提供关于当地对于服用镇静药物期间机械操作或机动车驾驶的法规，劝告患者和家属/照顾者遵守相应法规，提供适当的医学咨询</td></tr>
<tr><td colspan="2" rowspan="5">· 患者和家属/照顾者与医疗人员保持通讯联系是很重要的，有助于满足治疗目标</td><td>必须让患者/家庭知道如何与医生/医院保持联系</td></tr>
<tr><td>向他们说明医疗服务人员无法知道你的疼痛程度，不能把疼痛描述为“怨恨”，但这些信息对保证调整治疗是很重要的</td></tr>
<tr><td>向他们说明医疗服务人员想了解你认为可能因疼痛药物治疗导致的任何问题，因为或许有很多方法来解决这些问题</td></tr>
<tr><td>告诉患者，如果难以获得镇痛药物或对服药有任何疑问，请告知医疗服务人员。他们有处理这些问题的经验，能够帮助你</td></tr>
<tr><td>期望获得最佳镇痛效果和最小的副作用。告知患者有权利期望将疼痛处理作为整体治疗的一部分</td></tr>
</table>

表 27　患者和家属/照顾者教育（2）

<table>
<tr><td rowspan="11">·必须向每个患者及其家属讲解下列内容，并提供书面文件，同时注明日期</td><td>列明每种处方药物，包括每种药物的用途，以及如何使用、何时使用</td><td>获得补充药物处方的计划，特别是强效阿片类药物，因为它们是Ⅱ级毒品，不能通过电话订购</td></tr>
<tr><td>列明这些药物潜在的副作用，以及应对策略（如果发生）</td><td>列明临床医生和/或药师姓名</td></tr>
<tr><td colspan="2">列明所有需要停止服用的药物明细</td></tr>
<tr><td rowspan="6">列明相关电话号码，当患者出现下列问题时可以联系到专业的医疗服务机构，获得专业的指导</td><td>取药或服药过程中出现任何问题</td></tr>
<tr><td>新出现的疼痛，疼痛发生变化，或现有药物不能缓解疼痛</td></tr>
<tr><td>导致一整天不能进食的恶心和呕吐</td></tr>
<tr><td>肠蠕动问题，包括 3d 未排便</td></tr>
<tr><td>患者白天容易入睡且很难唤醒</td></tr>
<tr><td>意识模糊</td></tr>
<tr><td colspan="2">随访和/或电话访问的计划，包括业余时间的援助</td></tr>
<tr><td colspan="2">适当的药品储藏和处置计划</td></tr>
</table>

## 十七、综合干预措施

因为疼痛包括身体的、社会心理的和精神方面的因素，因此癌痛本身的治疗需要包含认知行为干预的综合治疗。在药物性干预治疗中增加非药物性综合干预（物理治疗、认知和精神上的治疗）是有意义的。

物理治疗手段包括按摩、热敷或冷敷、针灸、穴位按压等。认知干预有助于增强疼痛控制的感觉或控制基础性疾病，呼吸锻炼、放松、想象/催眠和其他穴位治疗可能非常有用。应该注意社会心理支持和对患者和家庭提供教育，所有这些方法可大大增强患者对疼痛的控制意识和减轻家属/照顾者的无助感。一项关于癌痛社会心理干预作用的 Meta 分析凸显了对癌痛采用多模式综合法的重要性。物理的、社会心理的和精神方面综合应用应基于对文化的评估。

在癌症护理方面，愈来愈关注疼痛相关的精神需求和现实的担忧。很多患者有文化信仰，如治疗方式和家庭救济方法、礼仪、祈祷和其他精神训练可能最有助于减轻疼痛或处理疼痛，牧师和其他精神治疗者的参与是必要的。精神需求应该定期评估，精神治疗应该作为综合疼痛处理内容的一部分。在缓解疼痛中，以患者教育为基础的干预有重要影响。

技能训练有助于纠正患者疼痛治疗经验，帮助患者获得疼痛处理技巧，如肌肉放松。教育患者和家属/照顾者如何正确使用镇痛剂、如何讲述副作用或未减轻的疼痛。

表 28　综合干预措施

<table>
<tr><td rowspan="9">·物理方法</td><td>提供睡眠、沐浴和行走支持</td><td rowspan="7">·认知训练</td><td>念佛松弛身心</td></tr>
<tr><td>指导患者调整体位</td><td>想象/催眠</td></tr>
<tr><td>在治疗和锻炼方面应该指导</td><td>分散注意力的训练</td></tr>
<tr><td>节约体力，放慢活动步调</td><td>放松训练</td></tr>
<tr><td>按摩</td><td>积极应对训练</td></tr>
<tr><td>热敷和/冷敷</td><td>按照患者自身情况分配不同任务，设定目标、推进速度以及处理事情的优先级别</td></tr>
<tr><td>经皮神经电刺激（TENS）</td><td>认知行为训练</td></tr>
<tr><td>针灸或穴位按压</td><td colspan="2">·精神关怀</td></tr>
<tr><td>超声刺激</td><td colspan="2"></td></tr>
</table>

必要时，考虑综合干预措施与药物干预联合控制疼痛；或以患者的偏好为基础，可能会降低耐受性，在采用标准的药物干预措施的易受伤害的患者（如体弱、老年、小儿患者）中。在采用干预措施方面，应强调对疼痛进行团队处理的必要性，包括广泛的阿片类药物治疗。通过物理方法、认知训练或介入治疗可能缓解疼痛或改善机体功能。

## 十八、非阿片类镇痛剂

非阿片类镇痛药物包括 NSAIDs 和对乙酰氨基酚。对乙酰氨基酚是一种解热镇痛剂，但不具有抗炎作用。目前已经注意到对乙酰氨基酚的疗效有限且副作用明显，特别是肝脏和肾脏毒性。含有对乙酰氨基酚的各种各样阿片类药物（如氢可酮或可待因）的混合制剂和各式俱全的直销产品是令人担心的。

由于对肝脏毒性，应谨慎使用对乙酰氨基酚或不使用，在所有阿片类药物与对乙酰氨基酚的复方制剂中，不能额外增加对乙酰氨基酚的剂量。FDA 的推荐是，对乙酰氨基酚每日的最大剂量是 4 000mg，每片、每个胶囊或其他剂量单位的产品的剂量不超过 325mg，以减少对乙酰氨基酚过量引起的严重肝损害风险，不良事件可能会引起肝功能衰竭和死亡；对醉酒者 FDA 也提出警告，对乙酰氨基酚相关的严重肝损害风险患者应与医疗专业人员保持通讯。另外，要求公司对过敏反应风险增加新的警告，包括所有含对乙酰氨基酚的产品标签注明过敏反应。2014 年 1 月，FDA 建议医疗业人员“终止处方，组合药物调剂处方，每片、胶囊或其他剂量单位的对乙酰氨基酚剂量不超过 325mg”。由于肝脏毒性，建议限制对乙酰氨基酚的长期使用，每日剂量≤3 000mg。

有消化性溃疡病史、老年（>60 岁）、男性和糖皮质激素治疗的患者在使用 NSAIDs 前应该预防上消化道出血与穿孔，对 NSAID 消化道溃疡的预防，建议增加米索前列醇或质子泵抑制剂；对减轻 NSAIDs 引起的副作用推荐使用耐受性好的质子泵抑制剂。FDA 告诫，NSAID 与阿司匹林同时使用可降低阿司匹林的心肌保护作用，NSAID 与低剂量的阿司匹林（或心肌保护）同时使用可能增加消化道出血的风险。在年龄>60 岁或体液丢失的老年患者，以及肾功能不全、同时使用有肾脏毒性的药物、增加化疗药物排泄以减轻肾毒性的患者中，应当谨慎使用 NSAIDs。当出现过度镇静、认知功能障碍或其他阿片类镇痛药物治疗的中枢神经系统副作用，在阿片类药物中增加 NSAIDs，对降低阿片类药物剂量有潜在的益处。对有心脏毒性高危风险的患者，如那些有心血管病史或有心血管病危险因素或并发症的患者，在 NSAIDs 联合使用抗凝药物时，如华法林或肝素，可明显增加出血并发症的风险。如果有充血性心力衰竭或高血压进展或恶化，NSAIDs 应该停用；对有心脏毒性风险的患者，可优先选择萘普生和布洛芬。在非阿片类止痛药物（NSAID 和对乙酰氨基酚）处方中下表列出来萘普生和布洛芬的处方指南（见表 29）。

**表 29　非甾体类抗炎药物 NSAIDs 和对乙酰氨基酚处方**

| | |
|---|---|
| 对乙酰氨基酚 | ·肝功能正常成人，对乙酰氨基酚 650mg，每 4h 1 次；或 1 000mg，每 6h 1 次（每日最大剂量4 000mg）。对于长期用药患者，因为肝脏毒性，考虑限制每日最大剂量，为每日 3 000mg 或更低 |
| | ·考虑到存在肝脏毒性，为了避免对乙酰氨基酚过量，应慎用对乙酰氨基酚，或不使用阿片类药物-对乙酰氨基酚复方制剂 |
| | ·关于对乙酰氨基酚副作用和剂量的最新信息可参见美国 FDA 网站（www. fda. gov） |
| NSAIDs | ·谨慎使用 NSAIDs，特别是长期使用，因为许多肿瘤患者可能存在肾脏、消化道（上消化道手术、放疗）或心脏毒性、血小板减少或血液系统疾病的高危因素 |
| | ·注意，同时处方 NSAIDs 可能增加化疗的不良反应（特别是血管生成抑制剂），如血液学（血小板减少症、凝血障碍）、肾脏、肝脏和心血管系统毒性 |
| | ·对于这些患者，阿片类镇痛剂可能是安全和有效的，可替代 NSAIDs 镇痛 |

续表

<table>
<tr><td rowspan="6"></td><td rowspan="5">·任何患者过去使用过的、有效且耐受良好的 NASID 类药物均可使用。否则，考虑使用布洛芬直至最大量</td><td colspan="2">布洛芬，400mg，4 次/d（每天最大量 3 200mg）；或萘普生 220～500mg，每日 2～3 次（每天最大量 1 500mg）。如果有必要，考虑短期使用酮咯酸 15～30mg，静脉注射，每 6h 1 次，最长时间 5d</td></tr>
<tr><td rowspan="4">不抑制血小板聚集的药物</td><td>非乙酰基水杨酸</td></tr>
<tr><td>胆碱＋水杨酸镁复合制剂，每天 1.5～4.5g，分 3 次用药</td></tr>
<tr><td>双水杨酯，每天 2～3g，分 2 次或 3 次用药</td></tr>
<tr><td>选择 COX－2 抑制剂</td></tr>
<tr><td colspan="3">·考虑局部使用 1% 的 NSAID－双氯芬酸凝胶剂，4 次/d；或双氯芬酸贴剂 180mg，1～2 贴/d</td></tr>
</table>

表 30 非甾体类抗炎药物及毒性

<table>
<tr><td rowspan="2">·肾毒性</td><td colspan="2">肾毒性高危人群：年龄＞60 岁、体液失衡、多发性骨髓瘤、糖尿病、间质性肾炎、肾乳头坏死，同时使用其他肾毒性药物（包括环孢素、顺铂）和经肾脏排泄的化疗药物</td></tr>
<tr><td colspan="2">肾毒性的治疗：如果肾功能恶化或如果高血压进展或恶化，再次评估 NSAID 的使用</td></tr>
<tr><td rowspan="4">·胃肠道毒性</td><td colspan="2">胃肠道毒性高危人群：年龄＞60 岁，消化溃疡病或酗酒史（每天 3 杯或以上酒精饮料），重要器官功能障碍，包括肝功能衰竭、长期使用大剂量 NSAID、联合使用类固醇</td></tr>
<tr><td rowspan="3">治疗</td><td>如果患者出现胃部不适或恶心，考虑停用 NSAID 或改用选择 COX－2 抑制剂。COX－2 抑制剂的胃肠道不良反应发生率更低，不会抑制血小板聚集，但是尚未证实这些药物的肾脏不良反应低于其他 NSAID</td></tr>
<tr><td>为了预防 NSAID 所致的消化性溃疡，考虑增加米索前列醇或质子泵抑制剂；如果出现消化道溃疡或出血，停用 NSAID</td></tr>
<tr><td>如果肝功能检查提示高于正常值上限 1.5 倍，停用 NSAID</td></tr>
<tr><td rowspan="2">·心脏毒性</td><td colspan="2">心脏毒性高危人群：心血管病史或心血管疾病或并发症高危患者，NSAID 与抗凝药物合用，如华法林或肝素，可显著增加出血风险</td></tr>
<tr><td colspan="2">心脏毒性治疗：如果出现充血性心力衰竭或高血压或高血压恶化，停用 NSAID。对于有心脏毒性高危因素的患者而言，萘普生和布洛芬是比较好的 NSAIDs</td></tr>
<tr><td rowspan="2">·对 NSAID 毒性的监测</td><td colspan="2">基础血压、BUN、肌酐、肝功能（碱性磷酸酶、LDH、SGOT、SGPT）、全血细胞计数（CBC）和大便潜血</td></tr>
<tr><td colspan="2">每 3 个月重复 1 次检查以保证安全性</td></tr>
<tr><td rowspan="6">·关于 NSAID 的进一步建议</td><td colspan="2">如果连续使用两种 NSAID 药物都无效，则换用其他镇痛方法</td></tr>
<tr><td colspan="2">如果 NSAID 治疗有效，但疗效受到毒性反应的限制，且这种毒性反应又不非常严重时，考虑试用其他 NSAID</td></tr>
<tr><td colspan="2">如果无法全身给药，考虑局部给予 NSAID 制剂，以代替口服 NSAIDs</td></tr>
<tr><td colspan="2">抗肿瘤治疗的毒性可能增加抗感染治疗的风险</td></tr>
<tr><td colspan="2">NSAID 与预防性阿司匹林联合使用可能会降低阿司匹林的疗效。因此，应避免使用或可分开使用</td></tr>
<tr><td colspan="2">在预防性用药或治疗性抗凝方面避免使用 NSAID</td></tr>
</table>

## 十九、对改善疼痛处理的专科会诊

应该持续进行疼痛评分，在病历上做记录，以确保患者的疼痛仍处于良好的控制状态和达到的治疗目标。特别是咨询介入专家可有助于解决难治性疼痛问题。咨询专业服务人员的主要目的是有可能减轻疼痛或对患者日常功能活动有帮助，由专业人员提供治疗方式，疼痛处理达到个体化目标，然后提供特定的治疗方法和对患者进行教育。专业治疗包括物理治疗/职业治疗，社会心理支持服务，精神病学咨询，疼痛和姑息治疗服务；如果有与药物滥用或运送有关的问题/担心，应该进行药物滥用咨询，抑郁/悲伤咨询，精神心理治疗咨询或社会服务（见表31）。

表31　专科会诊（1）

<table>
<tr><td>· 主要的转诊指征</td><td colspan="2">通过会诊，由专业人员提供的、可缓解的疼痛或改善机体功能的建议，注意提供这些服务的专业人员在不同的治疗机构可能有所差别</td></tr>
<tr><td rowspan="9">· 疼痛和姑息治疗专科会诊</td><td colspan="2">考虑介入治疗策略</td></tr>
<tr><td colspan="2">处理初始治疗无效的症状</td></tr>
<tr><td colspan="2">处理睡眠障碍</td></tr>
<tr><td colspan="2">诊断和治疗的基础条件</td></tr>
<tr><td colspan="2">对其他镇痛药物无效的疼痛，考虑口服或静脉使用氯胺酮</td></tr>
<tr><td colspan="2">对顽固性疼痛考虑姑息性镇静</td></tr>
<tr><td colspan="2">通过初始治疗团队/肿瘤学专家调整药物与剂量</td></tr>
<tr><td colspan="2">处理复杂的心理问题，包括异常药物反应</td></tr>
<tr><td colspan="2">明确治疗目标，特别是有关疼痛和药物副作用</td></tr>
<tr><td>· 精神病学咨询</td><td colspan="2">药物治疗和心理治疗</td></tr>
<tr><td colspan="3">· 抑郁/痛苦专科会诊</td></tr>
<tr><td rowspan="6">· 心理咨询</td><td rowspan="6">认知训练</td><td>想象/催眠</td></tr>
<tr><td>分散注意力训练</td></tr>
<tr><td>放松训练</td></tr>
<tr><td>积极应对训练</td></tr>
<tr><td>按照患者自身情况分配不同任务，设定目标、推进速度以及处理事情的优先级别</td></tr>
<tr><td>认知行为训练</td></tr>
<tr><td rowspan="2">· 社会服务咨询</td><td colspan="2">照顾者负担和支持的需要</td></tr>
<tr><td colspan="2">推荐利用社区保健资源</td></tr>
<tr><td rowspan="3">· 如果怀疑或担心有药物滥用或误用、转移的风险存在，则进行相应咨询</td><td colspan="2">评估药物滥用情况</td></tr>
<tr><td colspan="2">协助制定治疗协议，设定限制，必要时有单一供药者/药房</td></tr>
<tr><td colspan="2">对如何达到疼痛完全缓解但又可避免误用/滥用、转移药物进行交流</td></tr>
<tr><td rowspan="2">· 精神关怀咨询</td><td colspan="2">确认其对患者和家庭的重要性及目前能够获得的精神支持有效性</td></tr>
<tr><td colspan="2">处理精神心理与担忧</td></tr>
<tr><td rowspan="8">· 物理治疗/职业治疗，康复专业人员/行动训练专业人员</td><td rowspan="8">物理治疗（理疗）</td><td>提供睡眠、沐浴和行走支持</td></tr>
<tr><td>指导患者调整体位</td></tr>
<tr><td>节约体能，放慢活动步调</td></tr>
<tr><td>按摩</td></tr>
<tr><td>热敷和/或冷敷</td></tr>
<tr><td>经皮神经电刺激</td></tr>
<tr><td>针灸或穴位按压</td></tr>
<tr><td>超声刺激</td></tr>
<tr><td colspan="3">· 淋巴水肿处理</td></tr>
</table>

## 二十、介入治疗策略

一些患者尽管采用药物治疗但疼痛未得到充分控制，或因为副作用不能耐受阿片类药物滴定方案；一些患者更喜欢用介入治疗替代长期药物治疗。在一些病例中已经证实，介入治疗可以消除或明显减轻疼痛，和/或显著减少全身镇痛剂量（见表32）。

表32 介入专科会诊

<table>
<tr><td rowspan="2">·转诊的主要指征</td><td colspan="2">疼痛可能通过神经阻滞（例如，胰腺/上腹部疼痛可以进行腹腔神经丛阻滞，下腹部疼痛可以进行上腹下神经丛阻滞，其他还有肋间神经阻滞）得到缓解</td><td rowspan="11">·如果这些介入方法是适当的</td><td rowspan="4">评估局部疼痛可以被缓解</td></tr>
<tr><td colspan="2">无法在能够耐受副作用的前提下达到充分的镇痛效果（可能通过鞘内用药、神经阻滞、脊髓刺激或破坏性神经外科手术来处理）</td></tr>
<tr><td rowspan="14">·常用介入方法</td><td rowspan="3">局部输注（需要输液泵）</td><td>硬膜外：易于放置，需要使用外置导管/泵；可以输注阿片类药物、局部麻醉药以及可乐定，适用于急性术后疼痛；因为导管移位和感染，使用不超过几天或几周</td></tr>
<tr><td>鞘内：输液泵易于内置；可以输注阿片类药物、局部麻醉药、可乐定以及齐考诺肽；植入输液泵可能花费大，且需要专业人员操作</td></tr>
<tr><td>局部神经丛：用于输注局部麻醉药进行单个肢体麻醉；因为导管移位和感染，使用不超过几天或几周</td><td rowspan="7">证实介入技术将有足够的获益：如果介入治疗能够成功施行，患者明显需要减少全身阿片类药物用量</td></tr>
<tr><td colspan="2">经皮椎体成形术/椎体后凸成形术</td></tr>
<tr><td rowspan="8">神经损毁疗法用于定位准确的疼痛综合征（更常使用椎管内镇痛药）</td><td>头部和颈部：外周神经松解术与感觉和/或运动缺陷有关</td></tr>
<tr><td>上肢：臂丛神经松解术</td></tr>
<tr><td>胸壁：硬膜外神经松解术、肋间神经松解术，或背根神经节神经松解术</td></tr>
<tr><td>上腹痛（内脏痛）：腹腔神经丛阻滞、胸腔内脏神经切除术</td></tr>
<tr><td>盆腔中线疼痛：上腹下神经丛阻滞</td></tr>
<tr><td>直肠痛：鞘内神经松解术、脊髓后正中切开术或上腹下神经丛阻滞，或奇神经节阻滞</td><td colspan="2" rowspan="5">·如果以上介入方法是不适当的：再评估治疗计划，如果介入治疗能够成功施行，患者明显需要减少全身阿片类药物用量</td></tr>
<tr><td>单侧痛综合征：脊髓前侧柱切断术</td></tr>
<tr><td>考虑鞘内腰/骶（L/S）苯酚阻滞</td></tr>
<tr><td colspan="2">神经刺激疗法用于癌症相关症状（如外周神经痛、神经痛、复杂的局部疼痛综合征）</td></tr>
<tr><td colspan="2">对骨病灶进行射频消融</td></tr>
</table>

在减轻癌痛治疗方面可采用介入治疗，包括神经阻滞、椎体成形术、椎体后凸成形术、镇痛药物局部输注、射频消融和其他方法。介入治疗的主要适应证为很可能通过神经阻滞缓解疼痛的患者（如腹腔神经丛阻滞缓解胰腺/上腹部疼痛，上腹下神经丛阻滞缓解下腹部疼痛，肋间神经阻滞或外周神经阻滞）和/或无不可耐受副反应，但疼痛控制不佳的患者。如不耐受阿片类药物或疼痛未充分控制的胰腺癌患者，可选择腹腔神经丛阻滞；腹腔神经丛阻滞在疼痛控制方面的疗效优于全身镇痛药物，但通常是在减轻副作用方面；镇痛药的局部输注（硬膜外、鞘内和局部神经丛）可使镇痛药物与脑内受体

的结合降至最低，从而可能避免全身给药的不良反应。

对于无法耐受由于阿片类药物全身用药导致的过度镇静、精神错乱和/或疼痛未充分控制的患者，应考虑鞘内给药。这种方法对各种局部解剖部位（如头部和颈部、上肢和下肢、躯干）的疼痛能起到明显的改善作用。然而，由于导管移位和感染风险，建议仅使用几天时间。经皮椎体成形术/椎体后凸成形术可用于溶骨性椎体转移的处理或椎体受压骨折或脊柱不稳定不易进行外科手术或没有外科适应证的患者。在减轻疼痛和神经症状时，椎体成形术/椎体后凸成形术有助于机械性稳定的恢复。

消融技术对接受药物治疗不能充分镇痛的患者进行疼痛处理是有帮助的。此外，应该考虑一些患者不喜欢这些方法或没有指征接受附加的药物干预或放射治疗。神经毁损操作可以用于精确定位的疼痛综合征（如骶髂关节病引起的背痛，腹腔或盆腔恶性肿瘤引起的内脏痛），针对骨病灶的消融治疗（如射频消融、超声消融）有助于减轻疼痛。神经刺激操作可用于化疗引起的周围神经病变、神经痛、复杂的区域疼痛综合征，等等。

如果患者不愿意或患者存在感染、凝血障碍或预期寿命很短的患者上述介入治疗方法是不适合的。同时，必须注意到任何患者正在服用的、可能增加出血风险的药物（即抗凝剂：华法林、肝素，抗血小板药物：氯吡格雷、双嘧达莫，抗血管生存药物：贝伐单抗），在这些情况下，开始疼痛介入治疗前，患者应停止使用这些药物一段时间，疼痛介入治疗后，经过一段时间后才能重新开始使用这些药物。如果医生技术不熟练不应进行介入治疗。

**表 33　常见药物相互作用：化学治疗药物、镇痛药物和其他常见处方药物**

| | 美沙酮 | | 地塞米松 | 细胞色素 P450 2D6 |
|---|---|---|---|---|
| 相互作用 | 潜在增加美沙酮疗效 | 潜在延长 QTc | 潜在降低化疗疗效 | 潜在增加他莫昔芬疗效 |
| 相互作用药物与严重程度 | 吉非替尼（中等）<br>伊马替尼（中等）<br>帕唑怕尼（大部分）<br>索拉非尼（中等） | 阿巴瑞克（严重）<br>达沙替尼（严重）<br>地加瑞克（大部分）<br>多柔吡星（大部分）<br>表柔吡星（大部分）<br>拉帕替尼（严重）<br>帕唑帕尼（大部分）<br>苏尼替尼（严重）<br>托瑞米芬（严重） | 厄洛替尼（大部分）<br>吉非替尼（中等）<br>Ibrutinib（较小）<br>拉帕替尼（大部分）<br>帕唑帕尼（大部分）<br>Ruxolitinib（中等）<br>索拉菲尼（大部分）<br>苏尼替尼（大部分）<br>坦西莫司（大部分） | 潜在的细胞色素 P450 2D6 抑制剂：<br>氟西汀<br>帕罗西汀<br>奎尼丁中等细胞色素 P450 2D6 抑制剂：<br>安非他<br>度洛西汀<br>舍曲林 |

（廖子君）

## 第三节　化疗/放疗诱导呕吐的诊治流程

### 一、概述

接受化疗或放疗或化放疗患者恶心和/或呕吐发生率和严重程度受很多因素的影响，包括特定的化学治疗药物、药物的剂量、药物使用的计划和给药途径，放射治疗的靶标（如全身、上腹部），以及患者个体差异（如年龄、性别、既往化疗、饮酒史）。

接受高度致吐性化疗药物，90% 以上的患者可发生呕吐；然而在使用高度致吐性化疗药物之前对呕吐进行预防，那么这些患者中只有 30% 的人发生呕吐。尽管通过使用预防性止吐药物，呕吐可以预防或大幅度减轻，但控制恶心是很困难的。

全身治疗诱导的或放疗诱导的呕吐和恶心对患者的生活质量有显著影响，可引起患者对化疗或放疗的依从性更差。另外，恶心和呕吐可能引起代谢失常、自我护理的能力退化、营养丢失、厌食、患者的体能状态和精神状态下降、伤口裂开、食管撕裂，以及降低抗癌治疗的潜在获益或治愈的可能性。

接受化疗或放疗或化放疗患者恶心和/或呕吐发生率和严重程度受很多因素的影响，包括特定化学治疗药物的使用、药物的剂量、药物使用的计划和给药途径，放射治疗的靶标（如全身、上腹部），以及患者个体差异（如年龄、性别、既往化疗、饮酒史）。

## 二、呕吐的病理生理

呕吐是由于受大脑控制的一个多级反射途径的刺激所引起的，由化学感受器触发区（CTZ）、咽部及胃肠道（通过迷走神经传入纤维）以及大脑皮层的传入冲动传至呕吐中枢（位于延髓）时，呕吐就被激发。然后，当传出冲动从呕吐中枢传至唾液腺、腹肌、呼吸中枢及颅神经时，呕吐就发生了。CTZ、呕吐中枢和胃肠道内有着大量神经递质受体，化疗药或其代谢产物激活这些受体可能产生呕吐。

与呕吐反应有关的主要神经受体包括5－羟色胺受体（即5－HT3受体）和多巴胺受体，其他与呕吐相关的神经受体包括乙酰胆碱、皮质类固醇、组胺、大麻素、阿片和神经激肽－1受体（NK－1受体），位于大脑的呕吐和前庭中枢。止吐药物能阻断不同的神经通路，在呕吐的不同作用点发挥它们的作用，或对其他止吐药起到协同作用从而加强止吐效果。每一种止吐药，当给予某一浓度时，主要阻断一种受体。奥氮平是一个例外，作用于呕吐通路的多个受体。目前呕吐的最后通路还未被确认，因此尚没有一种单药能够在不同的化疗催吐阶段提供完全的保护。

在接受致吐的化学治疗患者中，恶心较呕吐更常见，可使用有效的止吐剂。呕吐与恶心密切相关。然而，它们的发生可能有不同的机制。一般而言，年轻患者比老年患者更易发生恶心。年轻乳腺癌患者接受化疗时比其他人群更易出现恶心。延迟性恶心比急性恶心更常见、更严重，对治疗更易产生抵抗。

## 三、恶心和/或呕吐的类型

### （一）化疗诱导的恶心和/或呕吐

化疗诱导的恶心和/或呕吐通常分为急性、延迟性、预期性、爆发性和难治性，急性恶心和/或呕吐一般发生在给药数分钟至数小时，多在第一个24h内缓解。急性呕吐的强度在给药后5～6h达高峰。急性呕吐的发生率受患者年龄和性别（女性和年龄<50岁的患者更易发生呕吐）、化疗环境、是否有慢性饮酒史（可降低呕吐发生率）或晕动病、早孕反应病史、既往恶心呕吐发作的情况、致吐药物的剂量以及止吐方案的有效性等的影响。延迟性恶心和/或呕吐是在化疗后24h发生。常见于使用顺铂、卡铂、环磷酰胺和/或阿霉素时，如顺铂引起的呕吐反应是在给药后48～72h达高峰，并且可持续6～7d之久。

预期性恶心和/或呕吐是指在患者接受下一周期化疗之前发生的恶心呕吐，它主要被认为是一种条件反射，典型的预期性呕吐是由既往化疗呕吐所产生的负面影响而引起的。预期性恶心和/或呕吐的发生率为18%～57%，恶心比呕吐常见。年轻的患者更易发生恶心和呕吐，因为他们通常接受更强烈的化疗，并且控制呕吐的能力比老年人差。

暴发性呕吐是指即使进行了预防性止吐处理但仍出现的呕吐，并需要进行“解救性治疗”。难治性CINV是指在上一化疗周期中预防性和/或解救性的止吐治疗失败，在接下来的化疗周期中再次出现的呕吐。

### （二）放疗诱导的恶心和/或呕吐

接受全身或上腹部放疗的患者极有可能发生恶心和/或呕吐，胃肠道内（尤其是小肠）含有快速分裂（增殖）细胞，这种细胞对放疗特别敏感。另外，放疗的分割剂量越高、总剂量越大、受照射的组织越多，发生恶心呕吐的可能性就越大。骨髓移植前给予全身放疗，常常会引起恶心和/或呕吐。

## 四、化疗致吐

化疗诱发的呕吐发生率主要取决于所使用的特定化疗药物的致吐潜能，许多学者已提出多种分类方法来界定化疗药的致吐潜能，但是，目前尚没有一种被普遍接受的方法。Hesketh 及其同事提出了一种分类方法，分为抗癌化学治疗药物和联合化疗方案的急性致吐，这种分类方法最近被 Grunberg 及其同事进行了修订，根据患者在未采取预防性止吐治疗的情况下发生急性呕吐的百分比，将化疗药物分为 4 个致吐水平。NCCN 指南对静脉给药致吐潜能分为 4 类，与 Grunberg 分类一致。

高度致吐风险：≥90% 的患者发生急性呕吐；中度致吐风险：30% ~90% 的患者发生急性呕吐；低度致吐风险：10% ~30% 的患者发生急性呕吐；轻微致吐风险：<10% 的患者发生急性呕吐。

## 五、止吐治疗药物的类型

一般而言，为了取得最大的抗化疗致吐的效果，止吐治疗应在化疗开始前给予。止吐治疗的持续时间也应与化疗药物的使用时间相一致。然而，对于一些长期服用的抗肿瘤药物（如伊马替尼、厄洛替尼、吉非替尼），不推荐每日给予止吐药物。止吐药可经口、直肠、静脉以及肌肉或经皮途径给予，当给予适当剂量的 5 - HT3 拮抗剂时，其口服给药与静脉给药等效。对于化疗诱发的恶心呕吐的患者或因为呕吐不能吞咽或不能消化片剂，应该静脉给予止吐药物；对经选择的不能吞咽的患者，经皮给药可能也有价值。尽管研究表明，大多数人对止吐药物有相同的疗效，但是个别患者仍可能有不同的反应。因此，药物的选择应个体化。

### （一）5 - HT3 受体拮抗剂

已经表明，5 - HT3 受体拮抗剂（如多拉司琼甲磺酸、格雷司琼、昂丹司琼和帕洛诺司琼）在控制癌症患者化疗所引起的急性恶心和/或呕吐是有效的。多拉司琼甲磺酸、格雷司琼、昂丹司琼是第一代 5 - HT3 受体拮抗剂，许多临床试验已经对多拉司琼甲磺酸、格雷司琼、昂丹司琼与帕洛诺司琼进行了比较，这些试验使用了不同剂量、给药途径和治疗方案。

一个 meta 分析没有发现第一代 5 - HT3 受体拮抗剂之间存在疗效差异，几个昂丹司琼与格雷司琼比较研究的 meta 分析已经证实，第一代 5 - HT3 受体拮抗剂在控制急性和延迟性恶心和呕吐方面的疗效和安全性相似。最近几个随机、对照研究的 meta 分析表明，帕洛诺司琼与第一代 5 - HT3 受体拮抗剂比较，帕洛诺司琼在预防高致吐化疗（HEC）和中度致吐化疗（MEC）方面有更好的疗效。基于该 meta 分析和临床实践，一些专家认为，对于预防 HEC 和 MEC，帕洛诺司琼是首选的 5 - HT3 受体拮抗剂。昂丹司琼、格雷司琼和多拉司琼对急性呕吐有效，而对延迟性呕吐疗效较差。一个对一些随机对照研究的 meta 分析发现，对于预防延迟性呕吐，地塞米松增加 5 - HT3 受体拮抗剂并不能增加地塞米松的止吐疗效。另外一个研究发现，对于延迟性呕吐预防，5 - HT3 受体拮抗剂（除帕洛诺司琼未研究外）与普鲁氯嗪（奋乃静）比较，没有显示出更好的疗效。对于延迟性和急性呕吐静脉给予单药帕洛诺司琼似乎有效。

几项最近研究已经评价了在接受中度致吐化疗患者的呕吐处理中，使用帕洛诺司琼、地塞米松与 NK - 1 拮抗剂阿瑞匹坦三药联合的疗效。然而，这些研究没有提供当含 NK - 1 拮抗剂方案用于 MEC 治疗时，帕洛诺司琼单药比第一代 5 - HT3 受体拮抗剂疗效更好的证据。

### （二）神经激肽 - 1（NK - 1）受体拮抗剂

基于临床试验数据和 FDA 批准，推荐用于预防 HEC 和 MEC 的方案包括含 NK - 1 拮抗剂方案和含奥氮平方案。NK - 1 拮抗剂方案包括阿瑞匹坦、福沙匹坦、罗拉匹坦或奈妥匹坦。

(1) 阿瑞匹坦/福沙匹坦：阿瑞匹坦可选择性阻止 P 物质与中枢神经系统的 NK-1 受体结合，因此，阿瑞匹坦与其他上市的止吐剂有不同的、互补的机制。已有研究表明，阿瑞匹坦可增强 5-HT3 受体拮抗剂和类固醇地塞米松对预防急性和延迟性顺铂诱发的呕吐的治疗疗效。在一个随机Ⅲ期试验中比较了标准止吐方案（昂丹司琼 32mg，iv 加口服地塞米松）加或不加阿瑞匹坦治疗接受高剂量顺铂化疗患者呕吐的疗效（$n=521$ 可评价），结果显示，与对照组两药比较，增加阿瑞匹坦组对急性（CR89% vs. 78%；$P<0.001$）和延迟性（CR75% vs. 56%；$P<0.001$）呕吐的疗效更好。另外一个类似的随机Ⅲ期试验研究（$n=523$ 可评价）也表明，昂丹司琼和地塞米松增加阿瑞匹坦比单独两药联合对急性（CR83% vs. 68%；$P<0.001$）和延迟性（CR68% vs. 47%；$P<001$）呕吐的控制有显著的获益。两个 III 期试验数据的合并分析发现，阿瑞匹坦方案在改善接受联合止吐治疗阿霉素和/或环磷酰胺、高剂量顺铂呕吐的 CR 方面有很大的获益。一个 meta 分析（含 7 个随机对照试验）发现，在接受高致吐性化疗的患者中，单用 NK-1 受体拮抗剂或联合标准治疗对急性呕吐或恶心不能提高预防疗效；然而，与对照组比较，对于延迟性呕吐和恶心，NK-1 受体拮抗剂可显著增加预防作用。

一个大的 meta 分析（含 17 个随机对照试验）评价了接受中度或高度致吐化疗的患者采用标准止吐治疗加与不加 NK-1 受体拮抗剂的止吐疗效，在标准化疗后 0~120h 的整个时间段里，与标准止吐治疗（CR72% vs. 54%；$P<0.001$）比较，加 NK-1 受体拮抗剂可显著改善 CR（没有呕吐发生和没有使用解救药物）。还观察到对急性呕吐和延迟性呕吐，增加 NK-1 受体拮抗剂可显著增加 CR。来自于 3 个试验报道的感染并发症数据，与标准治疗比较，NK-1 受体拮抗剂的严重感染发生率要高（6% vs. 2%；$P<0.001$），发热性中性粒细胞减少或其他血液毒性的发生风险没有增加。

一项随机Ⅲ期试验（$n=866$）表明，对预防接受中度致吐化疗（非顺铂为基础的方案）患者的呕吐，在初始化疗后 120h 内，含阿瑞匹坦方案比标准方案更有效（CR51% vs. 43%，$P=0.015$）。然而，大约 40% 的患者（接受两药治疗）仍然有显著的恶心。阿瑞匹坦方案含阿瑞匹坦、昂丹司琼和地塞米松，标准方案含昂丹司琼和地塞米松。帕洛诺司琼、地塞米松、阿瑞匹坦三药联合方案对接受高致吐化疗患者的疗效的研究已经完成。一项 II 期研究评价了帕洛诺司琼（0.25mg，iv，d1）、阿瑞匹坦（125mg，d1；80mg，d2、3）、地塞米松（20mg，静脉注射，d1；4mg，口服，d2、3）三药联合使用对预防接受含顺铂的高致吐化疗方案（$n=222$）疗效，结果显示，在整个观察阶段（0~120h），70% 的患者获得 CR（没有呕吐发生和没有使用解救药物）。另外，93% 的患者没有呕吐和 60% 的患者没有恶心，便秘不常见（39%）。

一项Ⅱ期研究，评价了高剂量的帕洛诺司琼（0.75mg，静脉注射，d1）联合阿瑞匹坦（125mg，d1；80mg，d2、3）、地塞米松（10mg，口服，d1；8mg，口服，d2~4）预防治疗接受高致吐的肺癌患者（$n=63$）的疗效，整个观察阶段（0~120h）CR 为 81%，急性和延迟性呕吐的 CR 分别为 97%、81%。另外，54% 的患者在整个观察阶段没有发生恶心。1 或 2 级便秘最常见。

一项Ⅲ期试验评价了在口服格雷司琼、口服地塞米松的标准方案中增加了口服阿瑞匹坦以治疗接受中度致吐化疗的患者疗效。数据显示，与格雷司琼联合地塞米松比较，增加阿瑞匹坦后可改善恶心、呕吐的控制和生活质量。一项 II 期研究（$n=58$）发现，帕洛诺司琼（0.25mg，静脉注射，d1）、阿瑞匹坦（125mg，d1；80mg，d2、3）和地塞米松（12mg，d1；8mg，d2、3）的联合方案对接受多种化疗方案（中度、高致吐）发生的急性和延迟性呕吐、恶心是有效的，整个治疗时间内（0~120h）CR 为 78%（没有呕吐发生和没有使用解救药物）。一项随机双盲 III 研究，接受中度致吐性化疗患者 585 例，对昂丹司琼（8mg，口服，2 次/d，d1）、阿瑞匹坦（125mg，d1；80mg，d2、3）和地塞米松（12mg，d1）联合方案与标准方案昂丹司琼（8mg，口服，2 次/d，d1~3）、地塞米松（20mg，d1）进行疗效比较，两组中地塞米松仅在第 1d 给药，与标准治疗组比较，在开始化疗后 0~120h 内的整个观察期间，含阿瑞匹坦的三药联合组有很高的疗效比例（76% vs. 62%；$P<0.001$）。另外，在整个观察期间，含阿瑞匹坦组有很高的 CR（69% vs. 56%；$P<0.001$）。在急性和延迟性呕吐阶段，观察到阿

瑞匹坦组止吐作用（没有呕吐及没有使用解救药物）明显改善，三药联合方案有很好的耐受性，各组间副作用发生率没有差异。

FDA 已批准口服阿瑞匹坦用于使用高致吐性（如含顺铂方案）和中度致吐性化疗方案患者的恶心和呕吐的预防，阿瑞匹坦的口服剂量是第 1d（化疗前）125mg，第 2、3d（化疗后）为 80mg。

阿瑞匹坦的静脉剂型（福沙吡坦二甲葡胺）仅在第 1d 给予，也被 FDA 批准。化疗前 30min 静脉给予福沙吡坦，仅在第 1d 使用，按照包装说明书使用。如果在第 1d 使用高剂量福沙吡坦（150mg，iv），在第 2、3d 没有必要给予口服阿瑞匹坦。需要说明的是，当按照包装说明书使用高剂量福沙吡坦（150mg，iv）时，第 3、4d（8mg，口服，每天 2 次）地塞米松的剂量稍有不同。

一项随机研究表明，福沙吡坦单次剂量 150mg 静脉给药的疗效不低于 3d 口服阿瑞匹坦方案。目前还没有研究显示长期使用阿瑞匹坦的有效性和安全性，随着长期用药，可能出现药物间的相互作用。

阿瑞匹坦同时是一个底物，温和的诱导物和温和的细胞色素 P450 酶 3A4（CYP3A4）的抑制物，也可诱导 CYP2C9 酶。因此，阿瑞匹坦可以改变某些药物的代谢及血浆浓度（即 AUC）。由于首过代谢的影响，这些药物口服使用比静脉给药的相互作用更明显。阿瑞匹坦不能与匹莫齐特、特非那定、阿司咪唑或西沙比利联合使用，这些联合使用是禁忌的，因为它们可能引起“严重或威胁生命的反应”。

已知通过 CYP3A4 代谢的化疗药物包括多西他赛、紫杉醇、依托泊苷、伊利替康、异环磷酰胺、伊马替尼、长春瑞滨、长春碱和长春新碱。临床试验中，阿瑞匹坦与依托泊苷、长春瑞滨或紫杉醇同时使用；在 III 期试验中，尽管化疗药物剂量没有调整，但因为潜在药物间的相互作用，在任何需 CYP3A4 代谢的化疗药物使用时必须谨慎使用阿瑞匹坦。研究表明，阿瑞匹坦与几种非化疗药物之间有相互作用（包括华法林、地塞米松、甲泼尼松、口服避孕药），因为药物首过代谢的影响，另外，这些药物口服给药方式比静脉给药方式的相互作用更明显。阿瑞匹坦对华法林代谢影响可能使其 INR（国际标准化率）的价值显著降低，特别是那些正在进行华法林治疗的患者（与预防药比较）。这些变化，尽管持续时间短，但也需要增加对患者的监测。

阿瑞匹坦可减少口服避孕药的 AUC，因此，在使用阿瑞匹坦最后一次剂量后的 1 个月内，应该使用另外一种节育方法。此外，某些药物可影响阿瑞匹坦的 AUCs，同时使用 CYP3A4 酶抑制剂（如酮康唑、伊曲康唑、红霉素）可减少阿瑞匹坦的 AUCs，而同时使用 CYP3A4 酶促进剂（如卡马西平、利福平、苯妥英钠）可能降低阿瑞匹坦的疗效。

（2）奈妥匹坦：奈妥匹坦是一种高度选择性的、CINV 中血清素和 P 物质通路的 NK－1 拮抗剂，口服奈妥匹坦可与帕洛诺司琼联合使用（NEPA），基于几个随机试验，FDA 已经标准 NEPA 用于接受 HEC 和 MEC 患者的恶心和呕吐的预防。与阿瑞匹坦、福沙匹坦和罗拉匹坦相似，当与传统的止吐方案比较，奈妥匹坦可改善延迟性呕吐的控制。对于接受 HEC 和 MEC 的患者，预防呕吐的方案均可选择，根据随机研究结果和 FDA 批准，NEPA 与地塞米松联合也推荐用于急性和延迟性呕吐的预防（2A 类推荐）。一项随机试验评价了地塞米松加 3 个不同剂量水平的 NEPA 与口服帕洛诺司琼加地塞米松对于接受 HEC 患者的疗效，数据显示，与帕洛诺司琼单药比较，口服含奈妥匹坦 300mg 的 NEPA 固定剂量方案可减轻急性、延迟性和整个治疗期间的恶心和呕吐。NEPA300 组的 CR 是 89.6%，帕洛诺司琼单药组的 CR 是 76.5%（$P<0.05$）。一项Ⅲ期试验，MEC 患者，NEPA 加地塞米松与帕洛诺司琼加地塞米松（对照组）比较，与对照组比较，在延迟性呕吐控制方面，NEPA 组的 CR 更优（6.9% vs. 69.5%，$P=0.001$）。另外，NEPA 组在整个治疗阶段（0～120h）的 CR（74.3% vs. 66.6%；$P=0.001$）和急性阶段（0～24h）的 CR（88.4% vs. 85%；$P=0.047$）均优于对照组。奈妥匹坦也抑制 CYP3A4，为避免药物间的相互作用，当与通过 CYP3A4 代谢的药物合用时需谨慎，与某些特定的 CYP3A4 强烈诱导剂（如利福平）合并使用属于禁忌。

（3）罗拉匹坦：罗拉匹坦是另一个经 FDA 批准用于 HEC 和 MEC 预防的 NK－1 拮抗剂。一个Ⅲ期试验，评价了含罗拉匹坦方案预防 HEC 的疗效，仅第 1d 口服罗拉匹坦 180mg，所有患者第 1d 接受格雷司琼（10mcg/kg，静脉注射）、地塞米松（20mg，口服），第 2～4d 再口服地塞米松 8mg，2 次/d。与接受格雷司琼/地塞米松组比较，对于延迟性呕吐，含罗拉匹坦方案的 CR 更高（合并研究：71% vs. 60%；优势率 1.6；95% CI，1.3～2.1；$P=0.0001$）。对于接受 HEC，几个预防止吐方案均为 1 类推荐；基于 FDA 批准和Ⅲ期随机试验，5－HT3 拮抗剂、地塞米松和口服罗拉匹坦也推荐用于急性和延迟性呕吐的预防。

### （三）其他非 5－HT3 受体拮抗剂

在 5－HT3 受体拮抗剂问世以前，可使用的止吐剂包括吩噻嗪类、苯甲酰胺类、抗组胺类、丁酰苯、皮质类固醇、苯二氮卓类、大麻类。过去常用于预防化疗引起的恶心呕吐反应的药物有多巴胺受体拮抗剂、5－羟色胺受体拮抗剂及其他拮抗剂。其他药物如加巴喷丁作为止吐方案的一部分已进行了评价，一般而言，联合止吐方案的疗效优于单药止吐方案。

在一个接受环磷酰胺、阿霉素和/或顺铂化疗患者（$n=30$）的Ⅱ期试验中，发现奥氮平对急性和延迟性呕吐均有效，其他研究也表明了奥氮平在延迟性和难治性呕吐和恶心治疗中的价值。几个研究已经证实了奥氮平联合 5－HT3 受体拮抗剂、地塞米松在化疗致吐的患者中控制呕吐的作用。一项 II 期研究评价了奥氮平联合帕洛诺司琼、地塞米松治疗接受高致吐性或中度致吐性化疗患者（$n=40$）呕吐的疗效，在整个观察期间（0～120h）接受高致吐性化疗患者（$n=8$）的 CR 为 75%，急性呕吐（0～24h）和延迟性呕吐（24～120h）的 CR 分别为 100%、75%，接受中度致吐性化疗患者（$n=32$）的 CR 分别为 72%、97%、75%。更近的一项随机 III 期研究评价了奥氮平的疗效，接受高致吐性化疗（顺铂、环磷酰胺、阿霉素）患者 251 例，比较奥氮平（10mg，PO，d1～4）与阿瑞匹坦（125mg，PO，d1；80mg PO，d2、3）对预防急性和延迟性呕吐的疗效，两组治疗方案包括 5－HT3 受体拮抗剂帕洛诺司琼（0.25mg，iv，d1）和地塞米松。结果表明，奥氮平与阿瑞匹坦对急性（97% vs. 87%）和延迟性（77% vs. 73%）呕吐的 CR（没有呕吐、没有解救）相近，在急性期两组没有恶心的比例相近（均为 87%），但在延迟性阶段，与阿瑞匹坦比较，奥氮平有更高的恶心控制率（69% vs. 38%）。然而，在老年患者中（见包装警告/说明书中精神错乱相关死亡，对于 II 型糖尿病和高血糖的警告和预防）应谨慎使用奥氮平。

加巴喷丁是一种与镇痛药物和抗癫痫药物联合使用的抗惊厥药物，用于成年人疱疹后的神经痛和癫痫部分发作的辅助治疗。

最近一项随机、双盲对照研究评价了在止吐方案（昂丹司琼、地塞米松、雷尼替丁）中增加加巴喷丁的有效性和安全性（与安慰剂对照），入组患者 80 例，接受中度致吐或高致吐性化疗，在本研究期间（1～5d），与安慰剂组比较，奥氮平组的 CR（对呕吐或恶心的完全预防）要高（62.5% vs. 40%）；另外，达到 CR 的患者在急性期、延迟性阶段（化疗后 24～120h）奥氮平的 CR 也有改善（89% vs. 61%）。

## 六、癌症患者呕吐控制原则

呕吐控制的目标是阻止恶心和/或呕吐的发生。止吐方案的选择应基于化疗方案中最高致吐风险的药物、既往止吐的经验和患者特殊风险因素。

在整个呕吐风险期间要对患者呕吐进行自始至终的预防治疗，对使用高致吐性风险药物者至少需要在最后 1 次化疗给药后 3d，中度致吐风险药物者需要 2d 的抗呕吐治疗。

在增加使用止吐治疗时，可调整患者的饮食习惯和采取其他生活方式以减轻恶心和呕吐，其建议包括少食多餐，不能太饱，给予充足的流质饮食，进食室温下的食物，避免进食那些可引起恶心的食物（见表 1）。

**表 1　呕吐控制原则**

| | |
|---|---|
| ·预防恶心/呕吐是主要目标 | 接受高度和中度致吐风险化学治疗所致的恶心/呕吐风险，从化疗的最后一次给药算起，高致吐风险者至少持续 3d，中度致吐风险者至少持续 2d，这些患者需要得到全程保护 |
| ·当使用适当剂量时，5－HT3 拮抗剂口服给药与静脉给药疗效相当 | |
| ·需要考虑特定止吐剂的毒性反应 | |
| ·止吐剂使用的选择应该基于治疗的呕吐风险、既往使用止吐剂的经验和患者因素 | |
| ·肿瘤患者其他潜在致吐因素，可能包括 | 不完全性或完全性肠梗阻 |
| | 前庭功能障碍 |
| | 脑转移 |
| | 电解质平衡失调：高血钙、高血糖或低钠血症 |
| | 尿毒症 |
| | 伴随的药物治疗，包括阿片类药物 |
| | 胃轻瘫：肿瘤或化疗所致（如长春新碱），或其他因素所致（如糖尿病） |
| | 恶性腹水 |
| | 心理因素：焦虑，预期性恶心/呕吐 |
| ·与放疗和/或化疗无关的恶心/呕吐的止吐剂使用 | |
| ·对于多药化疗，止吐治疗的选择是基于化疗药物中最高致吐风险药物的使用 | |
| ·考虑使用 H2 阻滞剂或质子泵抑制剂以阻止消化不良可能引起的恶心 | |
| ·良好的生活方式可能有助于缓解恶心/呕吐，如少食（小块肉）、多餐，选择健康食品，控制食物消耗量，进食室温食物。进行饮食咨询是有益的 | |

## 七、潜在致吐的静脉注射抗肿瘤药物

潜在致吐性（即高致吐性、中度致吐性、低度致吐性和轻微致吐性）的预防措施应该在化疗前进行，静脉给药的高致吐性药物包括：卡莫司汀（$>250mg/m^2$）、顺铂（任何剂量）、环磷酰胺（$>1\ 500mg/m^2$）、达卡巴嗪、阿霉素（$\geq 60mg/m^2$）、表柔比星（$\geq 90mg/m^2$）、异环磷酰胺（每次剂量$\geq 2g/m^2$）、氮芥、链脲霉素，或蒽环类加环磷酰胺（AC）联合方案（如阿霉素或表柔比星联合环磷酰胺）。

**表 2　呕吐风险分级及静脉注射致吐药物**

| 风险级别 | 药物/方案 |
|---|---|
| 高度致吐风险（呕吐频率>90%） | （1）AC 方案（阿霉素或表柔比星联合环磷酰胺）<br>（2）卡莫司汀 $250mg/m^2$　（3）环磷酰胺 $>1\ 500mg/m^2$<br>（4）异环磷酰胺每次剂量 $\geq 2g/m^2$　（4）阿霉素 $\geq 60mg/m^2$<br>（5）表柔比星 $>90mg/m^2$<br>（6）顺铂　（7）达卡巴嗪　（8）氮芥　（9）链佐星 |
| 中度致吐风险（呕吐频率 30%～90%） | （1）阿地白介素 >1 200 万～1 500 万 $IU/m^2$　（2）氨磷汀 $>300mg/m^2$<br>（3）环磷酰胺 $\leq 1\ 500mg/m^2$　（4）阿糖胞苷 $>200mg/m^2$<br>（4）阿霉素 $<60mg/m^2$　（5）表柔比星 $\leq 90mg/m^2$<br>（6）异环磷酰胺每次剂量 $<2g/m^2$　（7）干扰素－α≥1 000 万 $IU/m^2$<br>（7）甲氨蝶呤 $\geq 250mg/m^2$　（8）三氧化二砷<br>（9）氮杂胞苷　（10）苯达莫司汀　（11）白消安<br>（12）卡铂　（13）卡莫司汀　（14）克罗拉滨<br>（15）放线菌素 D　（14）柔红霉素　（16）伊达比星<br>（17）伊立替康　（18）米尔法兰　（19）奥沙利铂　（20）替莫唑胺 |

续表

| 风险级别 | 药物/方案 |
| --- | --- |
| 低度致吐风险（呕吐频率10%～30%） | (1) Ado－曲妥珠单抗 emtansine（TDM1）　(2) 氨磷汀≤300mg/m²<br>(3) 阿地白介素≤1 200 万 IU/m²　(4) Brentuximab vedotin<br>(5) 阿糖胞苷（低剂量）100～200 mg/m²　(6) 干扰素－α 500 万～1 000 万 IU/m²<br>(7) 甲氨蝶呤 50～250mg/m²　(8) 白蛋白结合的紫杉醇<br>(9) 卡巴他塞　(10) 来那度胺　(11) 多西他赛　(12) 艾日布林<br>(13) 依托泊苷　(14) 氟尿嘧啶　(15) 吉西他滨　(16) 伊沙匹隆<br>(17) 丝裂霉素　(18) 米托蒽醌　(19) 高三尖杉酯碱　(20) 紫杉醇<br>(21) 培美曲塞　(22) 喷司他丁　(23) 普那曲沙　(24) 罗米酯肽<br>(25) 塞替派　(26) 拓扑替康　(27) 阿柏西普 |
| 轻微呕吐风险（呕吐频率＜10%） | (1) 阿糖胞苷＜100mg/m²　(2) 干扰素－α≤500 万 IU/m²<br>(3) 甲氨蝶呤≤50mg/m²　(4) 聚乙二醇干扰素<br>(5) 阿仑单抗　(6) 天冬酰胺酶　(7) 贝伐单抗　(8) 博莱霉素<br>(9) 硼替佐米　(10) 西妥昔单抗　(11) 克拉屈滨　(12) 地西他滨<br>(13) 地尼白介素　(14) 右丙亚胺　(13) 氟达拉滨　(15) 伊匹单抗<br>(16) 奈拉滨　(17) 奥法木单抗　(18) 帕尼单抗　(19) 培门冬酶<br>(20) 帕妥珠单抗　(21) 利妥昔单抗　(22) 曲妥珠单抗　(23) 戊柔比星<br>(24) 长春碱　(25) 长春新碱　(26) 长春新碱脂质体　(27) 长春瑞滨 |

注：

(1) 应该考虑抗肿瘤药物/止吐治疗与其他各种药物之间的相互作用。

(2) 有呕吐经历的患者目前还缺乏有效的预防呕吐方法。

## 八、潜在致吐的口服抗肿瘤药物

**表 3　口服致吐药物**

| 风险级别 | 药物/方案 |
| --- | --- |
| 中度－高度致吐 | (1) 白消胺（≥4mg/d）　(2) 环磷酰胺（≥100mg/m²/d）<br>(3) 替莫唑胺（＞75 mg/m²/d）　(4) 六甲蜜胺　(5) 克唑替尼<br>(6) 雌二醇氮芥　(7) 依托泊苷　(8) 洛莫司汀<br>(9) 米托坦　(10) 丙卡巴肼　(11) 维莫德吉 |
| 轻微－中度致吐 | (1) 苯丁酸氮芥（＜100mg/m²/d）　(2) 替莫唑胺（＜75mg/m²/d）<br>(3) 白消胺（＜4mg/d）　(4) 阿西替尼　(5) 贝沙罗汀　(6) 伯舒替尼<br>(7) 卡伯替尼　(8) 卡培他滨　(9) 达沙替尼　(10) 达拉非尼<br>(11) 厄洛替尼　(12) 依维莫司　(13) 氟达拉滨　(14) 吉非替尼<br>(15) 羟基脲　(16) 伊马替尼　(17) 拉帕替尼　(18) 来那度胺<br>(19) 米尔法兰　(20) 巯嘌呤　(21) 甲氨蝶呤　(22) 尼洛替尼<br>(23) 帕唑帕尼　(24) 泊马度胺　(25) 帕纳替尼　(26) 瑞戈非尼<br>(27) 可替尼　(28) 索拉非尼　(29) 苏尼替尼　(30) 沙利度胺<br>(31) 硫鸟嘌呤　(32) 拓扑替康　(33) 曲美替尼　(34) 维 A 酸<br>(35) 维罗非尼　(36) 伏立诺地 |

注：当替莫唑胺≤75mg/m²/d 与放疗联合时应归为中度致吐剂。

## 九、高致吐风险静脉化疗－急性和延迟性呕吐的预防

表 4　高致吐化疗呕吐预防

| 第 1d：选择 A、B、C（化疗前开始） | | | |
|---|---|---|---|
| A 方案 | NK－1 拮抗剂含下列药物的联合方案（奈妥匹坦，见 B 方案）：从下面每一组中选择一个药物（任一个 NK－1 拮抗剂＋5－HT3＋皮质类固醇：1 类推荐） | | |
| | ·NK－1 拮抗剂 | | 阿瑞匹坦 125mg，口服，1 次 |
| | | | 福沙匹坦 150mg，静脉注射，1 次 |
| | | | 罗拉匹坦 180mg，口服，1 次 |
| | 联合 | ·5－HT3 拮抗剂 | 多拉司琼 100mg，口服，1 次 |
| | | | 在第一次化疗给药前 24～48h，格雷司琼 2mg，1 次；或 0.01mg/kg（最大剂量 1mg），静脉注射，1 次；或经皮给药 3.1mg/24h |
| | | | 昂丹司琼 16～24mg，口服，1 次；或 8～16mg，静脉注射，1 次 |
| | | | 帕洛诺司琼 0.25mg，静脉注射，1 次 |
| | | 类固醇 | 地塞米松 12mg，口服/静脉注射，1 次 |
| B 方案 | 含奈妥匹坦的方案 | | 奈妥匹坦 300mg/帕洛诺司琼 0.5mg，口服，1 次 |
| | | | 地塞米松 12mg，口服/静脉注射，1 次 |
| C 方案 | 含奥氮平方案 | | 奥氮平 10mg，口服 |
| | | | 帕洛诺司琼 0.25mg，静脉注射，1 次 |
| | | | 地塞米松 20mg，静脉注射，1 次 |

| 第 2、3、4d | | |
|---|---|---|
| A 方案 | ·如果第 1d 给予阿瑞匹坦口服，然后 | 阿瑞匹坦 80mg，d2～3 |
| | | 联合：地塞米松 8mg，口服/静脉注射，1 次/d，d2～4 |
| | ·如果第 1d 给予福沙匹坦口服，然后 | 第 2、3d 勿需使用 NK－1 拮抗剂 |
| | | 联合：地塞米松 8mg，口服/静脉注射，第 2d，1 次；8mg，口服/静脉注射，第 3、4d，每日 2 次 |
| | ·如果第 1d 给予罗拉匹坦口服，然后 | 第 2、3d 勿需使用 NK－1 拮抗剂 |
| | | 联合：地塞米松 8mg，口服/静脉注射，2 次/d，d2～4 |
| B 方案 | 地塞米松 8mg，口服/静脉注射，1 次/d，d2～4 | |
| C 方案 | 奥氮平 10mg，口服，1 次/d，d2～4 | |

注：

（1）止吐方案应该根据致吐风险最高的药物和患者特定呕吐风险因素而进行选择。

（2）可联合或不联合劳拉西泮，需要时 0.5～2mg，口服或静脉注射或舌下含服，每 6h1 次，第 1～4d；联合或不联合 H2 阻滞剂或质子泵抑制剂。

（3）如果第 1d 不给予 NK－1 拮抗剂，则推荐第 1d 给予地塞米松 20mg，口服/静脉注射，1 次，随后第 2、3、4d，8mg，口服/静脉注射，2 次/d（2B 类推荐）。

（4）地塞米松的使用剂量需根据患者个体情况而定。

## 十、中度致吐风险静脉化疗－呕吐的预防

表 5 中度致吐化疗呕吐预防

<table>
<tr><th colspan="4">第 1d：选择 A、B、C（化疗前开始）</th></tr>
<tr><td rowspan="9">A方案</td><td colspan="3">5－HT3 拮抗剂＋类固醇（1 类推荐） ±NK－1 拮抗剂（奈妥匹坦，见 B 方案）</td></tr>
<tr><td colspan="2" rowspan="4">·5－HT3 拮抗剂（选择一个）</td><td>多拉司琼 100mg，口服，1 次</td></tr>
<tr><td>在第一次化疗给药前 24～48h，格拉司琼 2mg 口服，1 次；或 0.01mg/kg（最大剂量 1mg）静脉注射，1 次；或经皮给药 3.1mg/24h</td></tr>
<tr><td>昂丹司琼 16～24mg，口服，1 次；或 8～16mg，静脉注射，1 次</td></tr>
<tr><td>帕洛诺司琼 0.25mg，静脉注射，1 次（首选）</td></tr>
<tr><td>联合</td><td>类固醇</td><td>地塞米松 12mg，口服/静脉注射，1 次</td></tr>
<tr><td rowspan="3">联合或不联合</td><td rowspan="3">NK－1 拮抗剂</td><td>阿瑞匹坦 125mg，口服，1 次</td></tr>
<tr><td>福沙匹坦 150mg，静脉注射，1 次</td></tr>
<tr><td>罗拉匹坦 180mg，口服，1 次</td></tr>
<tr><td rowspan="2">B方案</td><td colspan="2" rowspan="2">含奈妥匹坦的方案</td><td>奈妥匹坦 300mg/帕洛诺司琼 0.5mg，口服，1 次</td></tr>
<tr><td>地塞米松 12mg，口服/静脉注射，1 次</td></tr>
<tr><td rowspan="3">C方案</td><td colspan="2" rowspan="3">含奥氮平方案</td><td>奥氮平 10mg，口服</td></tr>
<tr><td>帕洛诺司琼 0.25mg，静脉注射，1 次</td></tr>
<tr><td>地塞米松 20mg，静脉注射，1 次</td></tr>
</table>

<table>
<tr><th colspan="4">第 2、3、4d</th></tr>
<tr><td rowspan="7">A方案</td><td rowspan="4">·如果第 1d 没有给予 NK－1 拮抗剂</td><td rowspan="3">·5－HT3 拮抗剂单药治疗（选择 1 个）</td><td>多拉司琼 100mg，口服，1 次/d，d2～3</td></tr>
<tr><td>格雷司琼 1～2mg，口服，1 次/d；或 1mg，口服，2 次/d；或 0.01mg/kg（最大剂量 1mg），静脉注射，1 次/d，d2～3</td></tr>
<tr><td>昂丹司琼 8mg，口服，2 次/d；或 16mg，口服 1 次/d；或 8～16mg，静脉注射，1 次/d，d2～3</td></tr>
<tr><td colspan="2">或类固醇单药治疗：地塞米松 8mg，口服/静脉注射，1 次/d，d2～3</td></tr>
<tr><td rowspan="3">·如果第 1d 给予 NK－1 拮抗剂</td><td colspan="2">·如果第 1d 给予阿瑞匹坦，然后：阿瑞匹坦 80mg，口服，1 次/d，d2～3，±帕洛诺司琼 0.5mg，口服，1 次</td></tr>
<tr><td colspan="2">·如果第 1d 给予福沙匹坦，然后：第 2、3d 无需给予 NK－1 拮抗剂±地塞米松</td></tr>
<tr><td colspan="2">·如果第 1d 给予罗拉匹坦，然后：第 2、3d 无需给予 NK－1 拮抗剂±地塞米松</td></tr>
<tr><td>B方案</td><td colspan="3">帕洛诺司琼 0.5mg，口服，1 次/d，d2～4</td></tr>
<tr><td>C方案</td><td colspan="3">奥氮平 10mg，口服，1 次/d，d2～4</td></tr>
</table>

## 十一、低度和轻微致吐风险静脉化疗－呕吐的预防

表 6 低度致吐化疗呕吐预防

<table>
<tr><td rowspan="6">低度</td><td rowspan="6">每天重复的多天化疗，化疗前开始（顺序不意味优选）</td><td colspan="2">地塞米松 12mg，口服/静脉注射，每天 1 次</td></tr>
<tr><td colspan="2">或甲氧氯普安 10～20mg，口服，或静脉注射，然后每 6h 1 次（必要时）</td></tr>
<tr><td colspan="2">或普氯鲁嗪 10mg，口服/静脉注射，然后每 6h 1 次（必要时，最大剂量 40mg/d）</td></tr>
<tr><td rowspan="3">5－HT3 拮抗剂（选择一个）</td><td>多拉司琼 100mg，口服，1 次/d</td></tr>
<tr><td>格雷司琼 1～2mg（总量），口服，1 次/d</td></tr>
<tr><td>昂丹司琼 8～16mg，口服，1 次/d</td></tr>
<tr><td>轻微</td><td colspan="3">没有常规预防方法</td></tr>
</table>

## 十二、口服化疗－呕吐预防

表7　口服化疗呕吐预防

<table>
<tr><td rowspan="3">高度至中度致吐风险</td><td colspan="3" rowspan="3">化疗前开始和每日持续给药（顺序不意味优选）<br>·5－HT3拮抗剂（选择1个）</td><td colspan="2">多拉司琼100mg，口服，1次/d</td></tr>
<tr><td colspan="2">格雷司琼1～2mg（总剂量），口服，1次/d；或3.1mg/24h，每7d 1张透皮药贴</td></tr>
<tr><td colspan="2">昂丹司琼16～24mg（总量），口服，每天1次</td></tr>
<tr><td rowspan="6">低度至轻微致吐风险</td><td rowspan="6">必要时的推荐</td><td rowspan="6">恶心/呕吐</td><td rowspan="6">化疗前开始和每日持续给药（顺序不意味优选）</td><td colspan="2">甲氧氯普安10～20mg，口服，每4h或必要时每6h 1次</td></tr>
<tr><td colspan="2">或普鲁氯嗪10mg，口服，然后必要时每6h 1次（最大剂量40mg/d）</td></tr>
<tr><td colspan="2">或氟哌啶醇1～2mg，口服，每4h或必要时每6h 1次</td></tr>
<tr><td rowspan="3">或5－HT3拮抗剂（选择一个）</td><td>必要时，多拉司琼100mg，口服，每天1次</td></tr>
<tr><td>必要时，格雷司琼1～2mg（总量），口服，每天1次</td></tr>
<tr><td>必要时，昂丹司琼8～16mg（总量），口服，每天1次</td></tr>
</table>

## 十三、化疗诱导的爆发性恶心/呕吐的治疗

暴发性呕吐是一个很棘手的问题，难治性、持续性恶心和/或呕吐常常是对逆转治疗的一种挑战。一般而言，预防恶心和/或呕吐比治疗更容易。因此，对预防呕吐，强烈建议按时给予止吐药物，而不是PRN（必要时）给药。

爆发性呕吐治疗的总原则是当需要时增加一种不同类型的止吐药物，对于爆发性呕吐而言，没有一种单一治疗比其他治疗更好，一些患者可能需要使用几种不同作用机制的药物。因为持续性的呕吐而口服给药是不可行的，因此，常常需要直肠或静脉给药。对于爆发性呕吐治疗，多种药物（如氟哌啶醇、甲氧氯普胺、奥氮平、东莨菪碱贴剂）、皮质类固醇和劳拉西泮等药物可以联合使用（见表8）。

表8　爆发性呕吐的治疗

<table>
<tr><th colspan="2">任何恶心/呕吐</th><th colspan="2">对爆发性呕吐治疗的反应</th><th>随后周期</th></tr>
<tr><td colspan="2">爆发性呕吐治疗的一般原则是在现行方案中加入另一种药物（顺序不意味优选）</td><td rowspan="6">恶心、呕吐已控制</td><td rowspan="6">按计划进行持续性爆发性呕吐治疗，没有必要时</td><td rowspan="14">考虑下一个周期更改止吐治疗方案，进行更高水平的初始治疗</td></tr>
<tr><td>·非典型的抗精神病药物</td><td>奥氮平：10mg，口服，每天1次</td></tr>
<tr><td>·苯二氮卓类药物</td><td>劳拉西泮：0.5～2mg，口服/SL/静脉注射，每6h 1次</td></tr>
<tr><td rowspan="2">·大麻酚类药物</td><td>屈大麻酚：5～10mg，口服，每3～6h 1次</td></tr>
<tr><td>大麻隆：1～2mg，口服，2次/d</td></tr>
<tr><td rowspan="3">·其他</td><td>氟哌啶醇：0.5～2mg，口服/静脉注射，每4～6h 1次</td></tr>
<tr><td>甲氧氯普安：10～20mg，口服/静脉注射，每4～6h 1次</td><td rowspan="8">恶心和/或呕吐没有控制</td><td rowspan="8">再次评估和考虑剂量调整和/或转换为其他不同药物治疗</td></tr>
<tr><td>东莨菪碱透皮贴剂：72h 1贴</td></tr>
<tr><td rowspan="2">·吩噻嗪类</td><td>普鲁氯嗪：25mg，栓剂，每12h 1次；或10mg，口服，每6h 1次</td></tr>
<tr><td>异丙嗪：25mg，栓剂，每6h 1次；或12.5～25mg口服/静脉注射，每4～6h 1次</td></tr>
<tr><td rowspan="3">·5－HT3拮抗剂</td><td>多拉司琼：100mg，口服，1次/d</td></tr>
<tr><td>格雷司琼：1～2mg，口服，1次/d；或1mg，口服，1次/d；或3.1mg/24h，每7d 1张透皮药贴</td></tr>
<tr><td>昂丹司琼：16mg，口服/静脉注射，1次/d</td></tr>
<tr><td>·类固醇</td><td>地塞米松：12mg，口服/静脉注射，1次/d</td></tr>
</table>

## 十四、爆发性呕吐的处理原则

表 9　爆发性呕吐的处理原则

<table>
<tr><td colspan="3">·爆发性呕吐很难处理，对难治性、进行性恶心/呕吐的逆转是目前经常面临的挑战；但一般而言，预防恶心/呕吐远比肿瘤本身治疗容易</td></tr>
<tr><td colspan="3">·爆发性呕吐一般治疗原则是增加不同类型的药物，对于爆发性呕吐的治疗而言，没有一种药物有明显优势，方案的选择应该基于对现在预防策略的评价。一些患者可能需要接受几种不同作用机制的药物</td></tr>
<tr><td colspan="3">·应该强烈建议使用连续不断的治疗程序而不是必要时</td></tr>
<tr><td colspan="3">·因为持续性的呕吐，所以口服给药是不可行的，因此经常需要直肠或静脉给药</td></tr>
<tr><td colspan="3">·同时使用几种药物，或许几种方案交替使用，或给药途径交替，这些可能是必要的；可能需要给予多巴胺拮抗剂（如甲氧氯普胺、氟哌啶醇）、类固醇和劳拉西泮</td></tr>
<tr><td colspan="3">·确保足够的水合物或补充液体，同时检查和纠正任何可能的电解质紊乱</td></tr>
<tr><td colspan="2" rowspan="3">·对下一个化疗周期前的患者应该进行再评估，对于本周期爆发性呕吐非化疗相关原因的各种可能均应该给予注意</td><td>脑转移</td></tr>
<tr><td>电解质紊乱</td></tr>
<tr><td>其他并发症</td></tr>
<tr><td rowspan="7">·下一个周期化疗前，对第 1d 和化疗后止吐剂进行疗效评价；在本周期治疗期间，对患者没有进行预防，考虑替代治疗（没有建议优先选择）</td><td colspan="2">如果以前没有使用过 NK－1 拮抗剂，可加入 NK－1 拮抗剂</td></tr>
<tr><td colspan="2">考虑将含 NK－1 拮抗剂的方案转换为含奥氮平的方案</td></tr>
<tr><td colspan="2">如果可行，可联合使用其他止吐剂（如多巴胺拮抗剂甲氧氯普胺或氟哌啶醇）</td></tr>
<tr><td colspan="2">也可以调整 5－HT3 拮抗剂的剂量，即增加强度或使用频率。实际上，根据患者的经验（体会），化疗药物所致的呕吐比其他普通药物更强</td></tr>
<tr><td colspan="2">或可转换为不同的 5－HT3 拮抗剂，尽管可能不一定有效，但有趣的和有限的数据认为有时可能有效</td></tr>
<tr><td colspan="2">如果化疗的目的是非治愈的，如果可能的话，建议选择其他合适的化疗方案，均可减轻呕吐</td></tr>
<tr><td colspan="2">在止吐方案中加入抗焦虑药物可能是有益的</td></tr>
<tr><td colspan="3">·如果患者伴有消化不良，建议使用抗酸治疗（H2 阻滞剂或质子泵抑制剂）</td></tr>
</table>

## 十五、放疗诱导的呕吐预防/治疗

放疗引起的恶心呕吐的主要预防措施的制定是依据放疗的部位和是否联合化疗，若放疗联合化疗，预防性止吐治疗方案则是依据化疗药的催吐潜能。全身放疗是呕吐风险最大的因素，上腹部放疗是中度呕吐风险因素。

进行全身放疗的患者可以使用昂丹司琼或格雷司琼进行止吐预防治疗，这两种药物可加或不加地塞米松。放疗引起的爆发性呕吐治疗与化疗诱发的呕吐治疗相似，没有进行初始预防治疗和经历过爆发性恶心和/或呕吐的患者可用昂丹司琼进行治疗，与初始预防相似（见表 10）。

表 10　放疗所致呕吐预防与治疗

<table>
<tr><th>放疗诱导的恶心/呕吐</th><th colspan="2">治疗</th></tr>
<tr><td rowspan="3">放疗－上腹部/局部病灶</td><td rowspan="3">每天放疗前开始（顺序不意味优选）</td><td>·格雷司琼 2mg，po，1 次/d</td></tr>
<tr><td>·昂丹司琼 8mg，po，2 次/d</td></tr>
<tr><td>·±地塞米松 4mg，po，1 次/d</td></tr>
<tr><td rowspan="3">全身放疗</td><td rowspan="3">每天放疗前开始（顺序不意味优选）</td><td>·格雷司琼 2mg，po，1 次/d</td></tr>
<tr><td>·昂丹司琼 8mg，po，2～3 次/d</td></tr>
<tr><td>·±地塞米松 4mg，po，1 次/d</td></tr>
<tr><td>化放疗联合</td><td colspan="2">见化疗诱导的恶心/呕吐的预防</td></tr>
</table>

## 十六、预期性呕吐的预防/治疗

大约20%的患者可出现预期性恶心和/或呕吐，然而，随着目前有效的止吐治疗方案的使用，预期性恶心和/或呕吐发生率似乎在下降。治疗预期性恶心和/或呕吐最有效的办法是在每个治疗周期期间使用最好的止吐治疗方法进行预防。

对于预期性恶心和/或呕吐患者也可使用行为疗法，系统脱敏疗法也是有帮助的，指导性想象催眠是另外一种行为技巧，研究已经表明这种方法是成功的。

抗焦虑药物劳拉西泮和阿普唑仑已经联合用于预期性恶心和/或呕吐的止吐治疗，治疗焦虑阿普唑仑通常开始剂量为0.25～0.5mg口服，3次/d，治疗前的晚上开始使用。对于老年患者、体弱患者和晚期肝脏病患者的焦虑治疗而言，阿普唑仑通常开始剂量为0.25mg，口服，每天2次或3次，如果需要，这个剂量可以逐步增加。需要说明的是，老年患者对苯二氮卓类的作用特别敏感（见表11）。

**表11　预期性呕吐预防与治疗**

| 预防是关键 | 在每一个治疗周期时使用最理想的止吐治疗方法 |
|---|---|
| ·行为治疗 | 放松/脱敏 |
| | 催眠/意向引导 |
| | 音乐治疗 |
| ·针刺/穴位按压 | |
| ·考虑抗焦虑治疗 | 举例：阿普唑仑0.5～1mg，或劳拉西泮0.5～2mg，治疗的前一晚上和第2d化疗开始前1～2h口服 |

## 十七、多日化疗呕吐的处理原则

接受多日化疗的患者有发生急性和延迟性恶心呕吐反应的风险，这种风险高低取决于所用化疗药的催吐潜能和使用的顺序。在化疗的整个阶段，这两种反应会重叠发生，因此很难推荐每一天特定的止吐方案。延迟性呕吐反应的持续时间取决于各个不同的化疗方案，以及方案中最后一种化疗药的催吐潜能。对于多药化疗，其止吐治疗的选择应该基于化疗方案中致吐风险最高的药物（见表12）。

多日化疗（如含顺铂的方案）呕吐的止吐预防措施是以5－HT3受体拮抗剂联合地塞米松为标准治疗，中度或高度致吐性化疗的患者应该每日给予地塞米松口服或静脉1次，化疗后第2、3d很可能发生明显的延迟性呕吐。然而，当化疗方案已经包括糖皮质激素时就不应该再加地塞米松，当使用含白介素、阿地白介素和干扰素时应该避免使用类固醇。在中度或高度致吐性化疗第1次给药前应该每日给予一种5－HT3受体拮抗剂，3d化疗方案开始前静脉使用帕洛诺司琼可以替代多日口服或静脉5－HT3受体拮抗剂。重复使用帕洛诺司琼（0.25 mg iv）可能是安全的。在多日化疗止吐中，需要重复使用帕洛诺司琼，但还不清楚是每日使用还是使用频率更低。有研究发现，对于多日化疗而言，帕洛诺司琼/地塞米松方案似乎比昂丹司琼/地塞米松更有效；对于爆发性呕吐的患者使用两次剂量的帕洛诺司琼，既往发生过恶心和呕吐的患者中有67%的患者有效。

阿瑞匹坦可用于高致吐性和延迟性高风险恶心、呕吐的多日化疗患者的止吐治疗。阿瑞匹坦应该在第1d化疗前1h口服125mg，同时联合使用5－HT3受体拮抗剂和地塞米松。化疗开始后的第2、3d阿瑞匹坦80mg与地塞米松同时使用。重复使用阿瑞匹坦需超过以顺铂为基础化疗的多周期数，这是可行的和可耐受的。重要的是，在致吐性化疗后续治疗周期中，应该持续进行预防呕吐和明显的恶心。

在第1d给予福沙匹坦150mg静脉给药并联合地塞米松，第2～3d无需口服阿瑞匹坦和推荐的地塞米松剂量，对于高致吐性化疗而言是一种选择。

**表12　多日化疗呕吐处理**

<table>
<tr><td rowspan="3">概要</td><td colspan="3">·基于任何时间给予化疗药物和后续治疗均有呕吐的可能性，因此接受多天化疗的患者有发生急性和延迟性恶心/呕吐的风险。对每一天推荐特定的止吐药物是很困难的，特别是由于急性呕吐和延迟性呕吐可能会从化疗的第一天持续到化疗的最后一天</td></tr>
<tr><td colspan="3">·化疗结束后，延迟性呕吐风险的时间段也依赖于特定的化疗方案和方案中最后给予的化疗药物的潜在的致吐性</td></tr>
<tr><td colspan="3">·当设计一个止吐方案时，有些实际情况需要考虑，如需考虑到治疗模式（如住院患者与门诊患者），首选的治疗路径（静脉给药、口服、经皮给药），5－TH3拮抗剂作用的持续时间与给药的间隔时间，每日对止吐药（如类固醇）的耐受性，以及依从性</td></tr>
<tr><td rowspan="13">总原则</td><td rowspan="2">类固醇</td><td colspan="2">对于中度致吐或高度致吐的化疗，地塞米松应该每天给予1次（口服或静脉注射），因为化疗后2～3d可能会出现明显的延迟性呕吐</td></tr>
<tr><td colspan="2">·当化疗方案已经含有类固醇时，则地塞米松应该减量或不用</td></tr>
<tr><td rowspan="5">5－TH3拮抗剂</td><td colspan="2">·在第一次（和后续）中度或高度致吐化疗之前应该使用5－TH3拮抗剂，5－TH3拮抗剂重复使用的频率依赖于方案和给药途径（静脉给药、口服、经皮给药）的选择</td></tr>
<tr><td rowspan="4">·帕洛诺司琼</td><td>3d的化疗方案开始前，给予单药帕洛诺司琼0.25mg静脉注射可能足够了，可以替代其他口服或静脉使用5－TH3拮抗剂</td></tr>
<tr><td>当一种止吐方案中不含NK－1拮抗剂而将帕洛诺司琼作为止吐药物之一时，帕洛诺司琼是首选的5－TH3拮抗剂</td></tr>
<tr><td>基于目前证据，重复使用帕洛诺司琼0.25mg静脉注射可能是安全的</td></tr>
<tr><td>在多日化疗计划中，其有效性目前的数据还有限</td></tr>
<tr><td rowspan="6">NK－1拮抗剂</td><td colspan="2">·NK－1拮抗剂可用于中度或高度致吐的多日化疗患者，以及延迟性恶心和呕吐风险很高的患者</td></tr>
<tr><td colspan="2">·1类证据是：对于一天的化疗方案，仅阿瑞匹坦口服（与3d方案一样）联合5－TH3拮抗剂、类固醇药物</td></tr>
<tr><td colspan="2">·如果选择口服阿瑞匹坦方案，有限的数据支持多日化疗后第4、5d给予阿瑞匹坦</td></tr>
<tr><td colspan="2">·来自于一个小的III期随机研究数据支持在生殖细胞肿瘤以顺铂为基础的5d化疗方案的患者中使用阿瑞匹坦（阿瑞匹坦125mg第3d、80mg第4～7d）联合5－HT3拮抗剂（第1～5d）、地塞米松（20mg第1、2d）</td></tr>
<tr><td colspan="2">·研究数据提示，不重复使用福沙匹坦、奈妥匹坦和罗拉匹坦</td></tr>
<tr><td colspan="2">·福沙匹坦、奈妥匹坦和阿瑞匹坦可抑制地塞米松的代谢，可能导致地塞米松的浓度升高；罗拉匹坦不抑制地塞米松的代谢</td></tr>
</table>

## 十八、止吐剂处方的药学注意事项

为确保止吐治疗的有效性和安全性，应根据患者的情况制定治疗计划，包括药物治疗的使用情况，合并用药的筛查，治疗的目标，对副作用处理的说明，依从性的评估（见表13）。

表 13　止吐药物使用注意事项

| 类别 | 药物 | 注意事项 |
| --- | --- | --- |
| NK－1 拮抗剂 | | ·福沙匹坦、奈妥匹坦和阿瑞匹坦可抑制地塞米松的代谢，因此，当合并使用时应该增加地塞米松血清浓度水平；罗拉匹坦与地塞米松之间没有相互作用 |
| | | ·化疗诱导的恶心/呕吐（CINV），其重点是预防而不是治疗，在延迟性 CINV 的处理中获益最大 |
| 5－HT3 拮抗剂 | | ·多拉司琼、格雷司琼和昂丹司琼可增加心电图中 QT 间期延长的风险 |
| | | ·FDA 对昂丹司琼静脉单用最大推荐剂量是 16mg |
| | | ·没有镇静的副作用，最常见的副作用是头痛和便秘；最佳疗效是按规定用药，而不是必要时用药 |
| 类固醇 | | ·类固醇不推荐作为阿地白介素、干扰素、伊匹单抗、nivolumab、pembrolizumab 的止吐使用 |
| | | ·副作用与地塞米松延长使用相关，应当谨慎 |
| | | ·地塞米松可能会增加血糖，在治疗前和有临床指征时监测 |
| | | ·地塞米松可能会引起消化不良，有临床症状时考虑使用 H2 拮抗剂或质子泵抑制剂 |
| | | ·对于延迟性呕吐的患者，有临床症状时，可适当延长地塞米松的使用，上午用药，以减少失眠 |
| 非典型抗精神病药物 | ·奥氮平 | 避免与甲氧氯普胺或氟哌啶醇同时使用，过量的多巴胺阻滞剂可能会增加椎体外系综合征（EPS）发生的风险 |
| | | 肠外使用奥氮平不能与肠外苯二氮卓类药物合并使用 |
| | | 监测肌张力反应 |
| | | 奥氮平可引起糖调节异常，在治疗前和有临床指征时监测血糖 |
| | | CNS 抑郁患者，谨慎使用奥氮平，有引起跌倒的风险（如老年患者、体弱患者） |
| | | 当用于预防 CINV 时，考虑剂量为 5mg，如果先前给予了 10mg 可引起过度镇静 |
| 非典型抗精神病药物 | 苯二氮卓类药物 | ·CNS 抑郁患者，谨慎使用，有引起跌倒的风险（如老年患者、体弱患者） |
| | | ·可用于 CINV 的预防，或伴有焦虑的爆发性 CINV |
| | | ·异丙嗪不经肠道给药可能发生严重的组织损伤 |
| | | ·避免与普鲁氯嗪、异丙嗪、甲氧氯普胺或氟哌啶醇中任何一种药物联合使用 |
| | | ·过量的多巴胺阻滞剂可能会增加椎体外系综合征（EPS）发生的风险 |
| | | ·监测肌张力反应 |
| | | ·异丙嗪阻滞多巴胺的作用较普鲁氯嗪更强，因此更易发生镇静 |
| 其他 | ·甲氧氯普胺 | 可能引起迟缓的运动障碍，随着累积量的增加和治疗持续时间延长其风险增加 |
| | | 避免与奥氮平、吩噻嗪类药物、氟哌啶醇同时使用，过量的多巴胺阻滞剂可能会增加椎体外系综合征（EPS）发生的风险 |
| | | 有跌倒风险的患者（如老年患者、体弱患者）EPS 风险增加，需谨慎使用 |
| | | 监测 QT 间期延长 |
| | | 监测肌张力反应 |
| | | 可增强胃肠动力和可能引起腹泻 |
| | ·氟哌啶醇 | CNS 抑郁患者，谨慎使用，有引起跌倒的风险（如老年患者、体弱患者） |
| | | 避免与奥氮平、吩噻嗪类药物、氟哌啶醇同时使用，过量的多巴胺阻滞剂可能会增加椎体外系综合征（EPS）发生的风险 |
| | | 监测 QT 间期延长。超过推荐剂量和静脉使用氟哌啶醇与 QT 间期延长的风险相关 |
| | | 监测肌张力反应 |
| | | 一般而言，与镇静比较，产生止吐疗效只需低剂量的氟哌啶醇 |
| | ·东莨菪碱 | CNS 抑郁患者，谨慎使用，有引起跌倒的风险（如老年患者、体弱患者） |
| | | 当体位改变、运动或分泌物过多引起恶心/呕吐时考虑使用 |
| | ·大麻素 | CNS 抑郁患者，谨慎使用，有引起跌倒的风险（如老年患者、体弱患者）；有依赖性或直立性低血压或潜在的精神障碍风险 |

（赵　征）

# 第四节　癌症和化疗诱导的贫血

贫血很常见，30% ~90% 的癌症患者可发生贫血。通过治疗潜在的病因或支持治疗如输注红细胞（PRBC）或红细胞生成药物（ESAs）联用或不联用铁剂可以达到纠正贫血的目的。

## 一、贫血的评估

表 1　贫血的评估

<table>
<tr><th colspan="2">血红蛋白浓度对贫血的评价</th><th colspan="3">贫血的评估</th></tr>
<tr><td rowspan="2">Hb ≤ 11g/dL 或基线以下 ≥ 2g/dL</td><td rowspan="2">· 血细胞计数<br>· 血细胞形态学</td><td rowspan="2">评估贫血可能的原因：<br>· 首先检查：网织红细胞计数和平均血球体积（MCV）<br>· 然后考虑：出血（由甲基邻苯二酚检测大便隐血，内镜检查），溶血（Coombs 试验、弥散性血管内凝血 DIC 检测、结合珠蛋白、间接胆红素、乳酸脱氢酶），营养状态（铁、总结合铁量、铁蛋白、$B_{12}$、叶酸），遗传（病史、家族史），肾功能障碍（GFR < $60mL/min/1.73m^2$，低 Epo），放射引起的骨髓抑制</td><td colspan="2">有指征时进行治疗</td></tr>
<tr><td>原因不明</td><td>考虑慢性炎症性贫血或化疗导致骨髓抑制引起的贫血</td></tr>
<tr><td colspan="3">骨髓恶性肿瘤或急性淋巴细胞白血病</td><td colspan="2">见相应实践指南</td></tr>
<tr><td colspan="3">骨髓发育不良综合征</td><td colspan="2">见相应实践指南</td></tr>
</table>

## 二、在紧急状态下输血指征的评估

表 2　在紧急状态下输血指征的评估

<table>
<tr><th>原发疾病</th><th>评估</th><th>处理</th></tr>
<tr><td rowspan="3">慢性炎症性贫血或化疗导致骨髓抑制引起的贫血和淋巴恶性肿瘤、实体肿瘤</td><td>没有症状和明显的并发症→ 观察→定期再评估</td><td></td></tr>
<tr><td>有症状和并发症或有高危因素<br>· 并发症：心脏病变，包括输血相关的循环负荷过大（TACO）和冠心病、慢性肺疾病、脑血管病变<br>· 高危因素：近期强烈化疗或放疗发生进行性 Hb 下降</td><td>考虑输注红细胞</td></tr>
<tr><td>有症状<br>· 生理性：代偿性心动过速、呼吸急促、胸痛、呼吸困难、头晕目眩、晕厥，严重疲劳影响工作和日常活动</td><td>输注红细胞</td></tr>
</table>

## 三、红细胞生成药物与红细胞输注的风险比较

如果贫血不是绝对的或功能性铁缺乏所致，目前仅有两种改善血红蛋白的方法，即红细胞生成药物与红细胞输注。

**表 3　红细胞生成药物与红细胞输注的风险比较**

<table>
<tr><th colspan="2">癌症患者使用红细胞生成药物</th><th>红细胞输注</th></tr>
<tr><td>风险因素</td><td>· 增加血栓形成事件<br>· 可能降低生存期<br>· 缩短肿瘤进展的时间</td><td>· 输血反应（即溶血、发热、非溶血性肺损伤）<br>· TACO（输血相关的循环负荷过大）<br>· 病毒传播（肝炎病毒、HIV）<br>· 细菌感染<br>· 铁超负荷<br>· 增加血栓形成事件<br>· 可能降低生存期</td></tr>
<tr><td>目的</td><td>· 避免输血<br>· 逐渐改善贫血相关症状</td><td>· 快速增加血红蛋白（Hb）和提高血细胞比容水平<br>· 快速改善贫血相关症状</td></tr>
</table>

**表 4　考虑使用红细胞生成药物的特定种类**

<table>
<tr><td>· 癌症和慢性肾脏疾病（中等至严重）</td><td>对慢性肾病患者考虑使用 ESAs，按说明书调整剂量，签写知情同意书</td></tr>
<tr><td>· 正在进行姑息治疗的患者</td><td>基于患者偏好考虑：<br>· 考虑使用 ESAs，按说明书调整剂量，签写知情同意书<br>· 红细胞输注</td></tr>
<tr><td>· 化疗所致的贫血患者，不伴有其他明确的贫血因素</td><td>基于患者偏好考虑：<br>· 使用 ESAs，按说明书调整剂量，签写知情同意书<br>· 红细胞输注<br>· 临床试验</td></tr>
<tr><td>· 有效的化疗所致贫血：化疗有效的肿瘤，如分期早的乳腺癌、霍奇金淋巴瘤、非霍奇金淋巴瘤、睾丸肿瘤、早期非小细胞肺癌、小细胞肺癌，等等</td><td rowspan="2">不推荐使用 ESAs</td></tr>
<tr><td>· 不能接受主要治疗或姑息性治疗，或那些不引起骨髓抑制的治疗</td></tr>
</table>

## 四、缺铁评估

**表 5　缺铁评估**

<table>
<tr><th>评估</th><th>铁状态</th><th colspan="3">处理</th></tr>
<tr><td rowspan="4">铁检查：铁全套检查（血清铁、总铁含量、铁蛋白）</td><td rowspan="2">绝对铁缺乏的定义（铁蛋白 < 30ng/mL 和 TSAT（转铁蛋白饱和度）< 20%）</td><td rowspan="2">考虑静脉或口服补充铁制剂</td><td>4 周后血红蛋白增加</td><td>定期评估（重复检查铁蛋白和 TSAT）</td></tr>
<tr><td>4 周后血红蛋白没有增加</td><td>见下面功能性铁缺乏</td></tr>
<tr><td>接受 ESAs 治疗的功能性铁缺乏的定义（铁蛋白 <30 ~ 800ng/mL 和 TSAT（转铁蛋白饱和度 < 20% ~50%））</td><td colspan="3">考虑静脉补充铁剂联合红细胞生成治疗</td></tr>
<tr><td>没有铁缺乏的定义（铁蛋白 >800ng/mL 或 TSAT ≥50%）</td><td colspan="3">没有必要进行静脉或口服补充铁剂</td></tr>
</table>

注：

（1）铁蛋白的水平可提示铁缺乏，其检查是实验室特殊检查。

（2）一般而言，低的铁蛋白水平，其真正的铁缺乏性贫血的可能性更高。然而，在癌症患者中，要注意慢性炎症状态，它可能对血清铁水平产生错误判断。另外，如果患者在禁食期间不要检测铁，可能其水平不真实。如果铁和TSAT不一致，低水平的铁，应该优先判定静脉补充铁剂是否获益。

（3）在临床试验方案中，对TSAT<20%的患者使用静脉补铁加ESA，可观察到较高的反应率。对接受静脉补铁的TSATs>20%的患者，静脉补铁的反应率降低和延长，TSAT可从20%增加到50%。因此，应该保留其中部分患者提供静脉补铁的决策，其女性患者的获益超过其风险。

（4）静脉补铁具有卓越的疗效，应该考虑使用。

（5）口服补铁非常普遍，但疗效差。

（6）尽管至少在一个性别、评价静脉补铁联合ESA的随机对照试验中进行血清铁和TSAT联合检测，对血清铁和TSAT合格标准检测的通常范围分别为>10到<900ng/mL和>15%到<60%。

（7）对于功能性缺铁性贫血常规推荐静脉补铁作为单药治疗不联合ESA的试验数据还不充分。

## 五、癌症患者红细胞输注的适应证

（1）目的：预防或治疗血液运氧能力不足。

（2）无症状性贫血：血流动力学稳定的慢性贫血，输注红细胞的目的是维持Hb7~9g/dL。

（3）有症状的贫血：

①急性出血伴有血液动力学不稳定或运氧能力不足：输注红细胞以纠正不稳定的血液动力学和维持足够的运氧能力。

②有症状性贫血（Hb<10g/dL）（包括心动过速、呼吸急促、体位性低血压）：输注红细胞的目的是维持Hb8~10g/dL，必要时预防症状出现。

③急性冠状动脉综合征或急性心肌梗死的贫血：输注红细胞的目的还不清楚，目前正在评价中，可根据临床和已公布的指南进行处理。

## 六、红细胞生成治疗的剂量与滴定

表6 初始剂量与没有反应的剂量滴定、有反应的剂量滴定

<table>
<tr><th></th><th>初始剂量</th><th>没有反应的剂量滴定</th><th>有反应的剂量滴定</th></tr>
<tr><td rowspan="4">药品剂量用法说明书</td><td>α-重组人红细胞生成素150units/kg，每周3次，皮下注射</td><td>增加α-重组人红细胞生成素剂量到300units/kg，每周3次，皮下注射</td><td rowspan="9">·对每一个患者应该进行剂量调整，以维持最低的Hb水平，并尽量避免红细胞输注<br>·如果在任一一个2周时间内Hb达到了避免输注或增加>1g/dL所需要的水平，按25%减少红细胞生成素剂量和40%减少α-达贝泊汀剂量</td></tr>
<tr><td>α-重组人红细胞生成素40 000 units，每周1次，皮下注射</td><td>增加α-重组人红细胞生成素剂量到60 000 units，每周1次，皮下注射</td></tr>
<tr><td>α-达贝泊汀（Darbepoetin）2.25 mcg/kg，每周1次，皮下注射</td><td>增加α-达贝泊汀剂量到4.5mcg/kg，每周1次，皮下注射</td></tr>
<tr><td colspan="2">α-达贝泊汀500mcg，每3周1次，皮下注射</td></tr>
<tr><td rowspan="5">替代方案</td><td>α-达贝泊汀100mcg，固定剂量，每周1次，皮下注射</td><td>增加α-达贝泊汀剂量到150~200mcg，固定剂量，每周1次，皮下注射</td></tr>
<tr><td>α-达贝泊汀200mcg，固定剂量，每2周1次，皮下注射</td><td>增加α-达贝泊汀剂量到300mcg，固定剂量，每2周1次，皮下注射</td></tr>
<tr><td>α-达贝泊汀300mcg，固定剂量，每3周1次，皮下注射</td><td>增加α-达贝泊汀剂量到500mcg，固定剂量，每3周1次，皮下注射</td></tr>
<tr><td colspan="2">α-重组人红细胞生成素剂量80 000units，每2周1次，皮下注射</td></tr>
<tr><td colspan="2">α-重组人红细胞生成素剂量120 000units，每3周1次，皮下注射</td></tr>
</table>

## 七、红细胞生成治疗的副作用

### （一）对癌症患者的生存影响

（1）有研究报道，癌症患者接受纠正贫血的红细胞生成药物治疗可能缩短生存。有关癌症住院患者的8个研究发现，接受纠正贫血的红细胞生成药物治疗的患者和Hb＞12g/dL的患者生存期缩短，有一个没有接受积极治疗的研究发现，使用ESAs治疗的患者生存期缩短。因此，除非有新的证据证实在获益方面有改变：应该建议内科医师进行风险评估，对癌症化疗治疗期之外的患者不使用ESAs（α－达贝泊汀、α－重组人红细胞生成素）。治疗期贫血的定义是初始化疗后和全程化疗后约6周内持续发生的贫血。

（2）有3个关于生存的meta分析表明，使用ESAs增加了死亡风险；2个meta分析显示，使用ESAs对死亡率或疾病进展没有明显影响。

（3）最近药物安全监视试验报道，诱导化疗患者接受ESAs治疗的患者对生存没有负面影响。

（4）缩短生存和肿瘤进展的风险不包括Hb＜12g/dL时使用ESAs。

（5）另外，前瞻性临床试验设计和预测癌症患者生存期的研究正在进行中，将提供合理使用红细胞生成药物的临床数据。

（6）鉴于以上情况，医师应该向患者告知ESA与红细胞输注的风险与获益方面的信息。

### （二）血栓形成

（1）重组人红细胞生成素早期试验报道，发现高血细胞比容（42%±3%）增加了血管（动脉和静脉）事件。

（2）红细胞生成素有潜在的血栓形成风险，但不依赖Hb水平。以前即有血栓形成的危险因素的患者使用ESAs时，有更高的血栓形成风险。如果考虑使用ESAs，应该对血栓形成的风险因素进行评估：血栓栓塞病史、遗传性变异、高凝状态、化疗前高血小板计数、高血压、类固醇、长期不运动、近期外科手术，特定治疗如多发性骨髓瘤、激素替代疗法，等等。

（3）有5个meta分析报道，使用ESAs的相关性血栓事件风险从48%增加到了69%。与对照组比较，使用ESAs治疗的患者绝对静脉血栓栓塞率为7.5%，对照组为4.9%。

（4）一项在慢性肾疾病患者中的临床试验证实，α－达贝泊汀的相关性卒中风险为92%（绝对风险5% vs. 2.6%）。

### （三）高血压/癫痫

（1）在使用红细胞生成药物之前所有患者的血压应该得到控制，对治疗中的患者必须定期监测。

（2）有在慢性肾功能不全的患者中使用红细胞生成药物发生癫痫的报道。

（3）对有高血压和癫痫风险的患者应该监测Hb水平。

### （四）ESA－中和抗体（纯红细胞再生障碍性贫血，PRCA）

（1）1998—2000年，报道使用红细胞生成素的患者有197例发生PRCA（纯红细胞再生障碍性贫血）。在美国之外，有超过90%的患者使用了红细胞生成素及其产品。对红细胞生成药物没有反应的患者应该评价其发生PRCA的可能性，如果发生PRCA，所有红细胞生成药物均应该停用。

（2）2005年，FDA贫血相关性中和抗体的解释包括PRCA和严重的贫血。自2005起，FDA安全数据库包括发生新的PRCA相关性抗体30例，主要与皮下使用红细胞生成素和α－达贝泊汀相关，FDA对所有的ESAs说明书进行了修改。其毒性报道主要表现在慢性肾功能不全、使用ESAs皮下注射的患者。任何对ESA突然发生无反应的患者，伴有严重的贫血和低的网织红细胞计数，应该对无效的原因进行评估，包括对红细胞生成素产生中和抗体。如果怀疑为抗－红细胞生成素抗体相关性贫血，应停用ESAs，对中和抗体试验进行评价，补充血浆。对于抗体介导的贫血患者应该永远不使用ESAs，当发生抗体交叉反应的患者不应该转换为其他ESA产品。

## 八、对红细胞刺激药物（ESAs）的风险评估和缓解策略

（1）FDA规定ESAs为处方药物，在风险管理流程下，需进行风险评估和确定缓解策略（REMS），以确保患者了解治疗的风险和获益，记录患者签名。

（2）将ESAs作为REMs的一部分：

①对癌症患者开写ESAs处方的卫生保健提供者需要登记ESA报告（对供应商和癌症患者提供使用ESA的安全信息）。

②开写ESAs处方的卫生保健提供者应该在给予每一个新的ESA治疗之前告诉患者该药物的风险和获益。

③患者或患者代理人必须签写一个ESA告知治疗计划书：在患者开始使用ESA治疗前必须在（知情）表上签字，必须给每一个患者提供一份签名表，卫生保健提供者或医疗机构应该保存完整的签名表，为了审查，必须提供ESA告知计划。

（3）使用ESA的癌症患者应该：

①明白使用ESA的相关风险，这些风险包括：ESA可能使肿瘤生长加快，ESA可能导致某些患者短时间内死亡，ESA可能导致某些患者血栓形成和严重的心脏问题，如心脏病发作、心衰或卒中。

②卫生保健提供者必须进行癌症患者使用ESAs的专业培训。

③在使用ESAs时仔细阅读药物说明书或指南，明确其获益与风险。

④关于使用ESAs的任何问题均可与卫生保健专业人员进行交谈。

## 九、肠外补充铁

表7 肠外铁制剂的用法推荐

| | 低分子右旋糖酐铁，葡萄糖铁酸盐，蔗糖铁 | | |
|---|---|---|---|
| | 必须剂量 | 调整剂量 | 调整剂量 |
| 测试剂量 | 25mg缓慢静脉推注，给予剩余剂量前等待1h | 25mg缓慢静脉推注或输注 | 25mg缓慢静脉推注 |
| 用量 | 100mg静脉注射超过5min：<br>·重复剂量，每周1次，连续10次，总剂量达到1g或<br>·给予总剂量输注需超过几个小时 | 125mg静脉输注超过60min<br>·重复剂量，每周1次，连续8次<br>·根据已发布试验的结果，不推荐个体剂量超过125mg<br>·总治疗剂量＝1 000mg | 200mg静脉输注超过60min：<br>·重复剂量，每2～3周1次，或200mg静脉注射2～5min<br>·重复剂量，每1～4周1次<br>·不推荐个体剂量超过300mg<br>·总治疗剂量＝ 1 000mg |
| 给药途径 | 静脉输注，不推荐肌肉注射 | 静脉注射/输注 | 静脉注射/输注 |

注：

（1）三价静脉补铁药物没有进行前瞻性评价，因此，仅仅在其他肠外补铁剂无效的情况下考虑使用。

（2）当不能忍受口服铁剂或治疗反应很有限的成年患者可以考虑使用三价静脉补铁药物。

（3）非透析的慢性肾病患者也可使用三价静脉补铁药物。

（4）FDA核准的肠外铁剂副作用包括低血压、高血压、恶心、呕吐、腹泻、疼痛、发热、呼吸困难、瘙痒、头痛和眩晕。

（5）与低分子右旋糖酐铁相关的副作用可能延迟到24～48h出现。

（6）因为测试剂量可能有严重的反应，因此在给予静脉铁剂测试剂量之前进行预防性抗过敏反应。

（7）剂量（mL）＝0.044 2（期望的Hgb－实测的Hgb）×LBW＋（0.26×LBW）；剂量（mg）＝剂量（mL）×50mg/mL

LBW＝Lean Body Weight（去脂体重）（kg）；Hgb＝血红蛋白（g/dL）。

（8）如果剂量超过1 000mg，血红蛋白没有明显上升，剩余剂量在4周后给予。

(1) 癌症患者可进行下列肠外铁补充：低分子右旋糖酐铁、葡萄糖酸铁、蔗糖铁、静脉补铁药物。

(2) 6个研究中有5个研究显示，肠外铁剂可改善接受ESAs治疗的绝对性或功能性贫血患者的Hb反应率，6个研究中没有一个研究提供在已经给予了初始累积剂量后怎样或何时重复给予铁剂。一般而言，不推荐在3～4内进行重复给药。如果当平均红细胞体积（MCV）<80fL，外周血中可见血红蛋白过少的红细胞，临床医生可考虑重复补充铁剂。如果4～6周后铁剂治疗失败，已经给予了总的预期剂量，可以考虑重复给药。对有铁过量证据的患者应该密切监测，包括体征和症状，如心肌病、内分泌病和肝脏毒性。如果有铁过量的证据，不能再静脉补充铁剂。如果血清铁超过1 000ng/mL或TSAT超过50%，后续铁剂量应该停用。

(3) 对于低分子右旋糖酐铁而言，测试剂量是必须剂量，但对葡萄糖酸铁、蔗糖铁或三价静脉补铁药物则不是。如果患者对低分子右旋糖酐铁或其他静脉铁剂敏感，或如果患者对多种药物过敏，则对于葡萄糖酸铁、蔗糖铁强烈推荐使用测试剂量。

(4) 不推荐使用高分子右旋糖酐铁。

(5) 活动性感染患者不应该接受静脉铁剂治疗。

（南　媛）

## 第五节　癌症相关性疲劳

疲劳是癌症患者常见症状，几乎所有接受细胞毒化疗、放射治疗、骨髓移植或生物反应调节剂的患者均可出现疲劳。根据对1 569例癌症患者的调查，接受化疗和/或放疗的患者中80%人有疲劳的体验，在转移性患者中有超过75%的人出现癌症相关性疲劳（cancer－related fatigue，CRF）。使用≥4个截点为中等疲劳、≥7个截点为重度疲劳之标准，正在进行积极的门诊治疗2 177个患者中有983个患者（占45%）为中等度/重度疲劳，这些患者为乳腺癌、前列腺癌、结直肠癌和肺癌，515例患者中有150人获得完全缓解（占29%）。癌症幸存者叙述在治疗结束后几个月或甚至几年都有明显的疲劳感觉。

尽管疲倦、疲劳和衰弱在概念上有所不同，但在实践中对它们不能加以区别。

感觉疲劳是患者与肿瘤相关的、痛苦的、治疗所致的症状，甚至比疼痛或通常由药物引起的恶心、呕吐更痛苦。医师对于癌症患者疲劳的叙述、诊断和治疗常常不重视，顽固的癌症相关性疲劳（CRF）可影响患者生活质量（QOL）。医疗专业人员在尽可能地努力帮助患者缓解痛苦、减轻症状方面面临挑战，由于目前在癌症治疗方面获得了很大成功，医疗专业人员现在可能能够观察到治疗相关的疲劳状态延长的患者。与残疾相关的问题是目前面临的挑战，特别是那些肿瘤已经治愈但仍持续性疲劳的患者。

尽管癌症相关性疲劳很普遍，其特定的病理生理学机制目前还不清楚，可能的机制包括致炎细胞因子、下丘脑垂体肾上腺（HPA）轴调节异常、生理节律失调、骨骼肌肉萎缩和遗传性调节异常，然而，支持这些观点的证据有限。

### 一、癌症相关性疲劳的定义

癌症相关性疲劳是一种痛苦的、顽固的、身体的、情感的和/或有感知的或衰弱的，与癌症或与癌症治疗相关的主观感觉，且与近期活动和日常运动无关。

### 二、儿童/青少年和成人癌症相关性疲劳的治疗标准

(1) 疲劳很少是一种孤立症状，经常和其他症状一起出现，如疼痛、悲伤和睡眠障碍等症候群。因此，应该对患者的多种症状进行筛查，且这些症状可随诊断、治疗和疾病分期的不同而变化。

(2) 疲劳是一种主观体验，应该根据患者自述和其他数据来源进行全面、系统评估。

(3) 根据临床实践指南，应该对疲劳进行筛查、评估和处理。

(4) 在初始诊疗时，应该对所有患者进行疲劳筛查；在癌症治疗和随访期间和有临床指征时，将

疲劳作为一种生命体征进行定期筛查。

（5）在进行肿瘤治疗之前、治疗期间和治疗后随访中，应该对所有年龄组、所有疾病分期的患者的疲劳高度重视，并对疲劳进行评估、监测和治疗。

（6）应该将疲劳的处理方法告知患者和家属，这是整个医疗保健不可分割的一部分，应该对疲劳进行持续的后续治疗。

（7）在疲劳评估和处理方面有经验的医疗专业人员应该对患者给予及时咨询和指导。

（8）对疲劳处理指南的执行最好通过能够对每一个患者的需求选择合适的方法的多学科间协作的团队来完成，可以咨询合适的专家或支持治疗提供者。

（9）应该实施相关的教育和培训计划，以确保医疗专业人员具有疲劳评估和处理等的知识和技能。

（10）在临床医疗疗效研究中应该包括癌症相关性疲劳，将其作为一个独立的变量和治疗结果指标。

（11）在疲劳管理质量上，应在制度上制订持续性质量改进方案。

（12）医疗合同中应该包括疲劳管理费用报销的内容。

（13）残疾保险应该覆盖疲劳持续治疗的保险范围。

## 三、筛查

表1　筛查

<table>
<tr><td rowspan="2">将每一个患者的疲劳作为一种生命体征进行定期筛查<br>·年龄＞12岁：<br>严重程度：0～10刻度（0＝没有疲劳，10＝你可能想象的最严重的疲劳），或没有、温和、中等、重度<br>·年龄7～12岁：严重程度：1～5刻度（1＝没有疲劳，5＝最严重疲劳）<br>·年龄5～6岁：使用“有疲劳”或“无疲劳”</td><td>·年龄＞12岁：没有－温和（0～3）<br>·年龄7～12岁：（1～2）<br>·年龄5～6岁：（没有疲劳）</td><td>教育，咨询，对疲劳采取一般的处理策略</td><td>继续评估</td></tr>
<tr><td>·年龄＞12岁：中等（4～6）或重度（7～10）<br>·年龄7～12岁：中等（3）或重度（4～5）<br>·年龄5～6岁：（有疲劳）</td><td>教育，咨询，对疲劳采取一般的处理策略</td><td>见下</td></tr>
</table>

## 四、初始评估疲劳分数：中等或重度疲劳

年龄＞12岁（4～10），年龄7～12岁（3～5），或年龄5～6岁（有疲劳）

表2　初始评估

<table>
<tr><th>重点病史</th><th colspan="3">可治疗的影响因素评估</th><th colspan="2">患者临床状态</th></tr>
<tr><td rowspan="9">·疾病状态和治疗：<br>考虑疾病复发和/或进展处方药物/ OTCs和补充品<br>·系统回顾<br>·全面的疲劳史：<br>发作情况、方式、持续时间、变动性相关或缓解因素对功能的影响<br>·社会支持状态/照顾者的有效性<br>·经济状态和可获得有形资源</td><td rowspan="9">·疼痛<br>·情感抑郁：沮丧，焦虑<br>·贫血<br>·睡眠障碍/睡眠卫生条件差（即失眠、发作性嗜睡病、阻塞性睡眠呼吸暂停综合征、下肢不宁综合征）<br>·营养缺乏/营养不平衡：体重/热量吸收的改变<br>电解质紊乱：钠、钾、钙、镁<br>·功能状态下降：体力活动水平<br>去适应作用（指长期失重后，心血管机能的一种改变）</td><td rowspan="9">·药物/副作用（即镇静）<br>·并发症：<br>饮酒/药物滥用<br>心功能障碍<br>内分泌功能紊乱（即潮热、甲状腺功能减退、性机能减退、肾上腺功能不全）<br>胃肠道功能紊乱<br>肝功能损害<br>感染<br>神经功能障碍<br>肺功能障碍<br>肾功能不全</td><td rowspan="9">并发症和可治疗的影响因素的处理</td><td>药物/副作用</td><td rowspan="4">积极治疗</td></tr>
<tr><td>疼痛</td></tr>
<tr><td>情感抑郁</td></tr>
<tr><td>贫血</td></tr>
<tr><td>睡眠障碍/睡眠卫生条件差</td><td rowspan="4">治疗后随访（除激素治疗外的非积极治疗）</td></tr>
<tr><td>营养缺乏/营养不平衡</td></tr>
<tr><td>功能状态下降</td></tr>
<tr><td>并发症</td></tr>
<tr><td>没有其他因素</td><td>生命终止</td></tr>
</table>

## 五、对积极治疗患者的疲劳干预

表 3 对积极治疗患者的干预

| 对患者/家庭进行教育 | 对疲劳管理的一般策略 | | 非药物作用 | | 药物作用 |
|---|---|---|---|---|---|
| 了解治疗期间和后续治疗中疲劳发生方式的相关信息：<br>·再次确保治疗相关性疲劳不是疾病进展的必然指征 | ·疲劳程度的自我监测<br>·节约能量：<br>抓住重点和现实期望步法委托人<br>在峰值能量时的活动时间表<br>节省体力的方案<br>延缓不重要的活动<br>有限的小睡 < 1h，直到不影响夜间睡眠质量<br>规律的日常生活<br>注意每日一次活动 | ·分散注意力（即游戏、音乐、阅读、社交）<br>·寻找目前有意义的活动：<br>强调有意义的交流<br>提升患者的尊严<br>·考虑咨询合适的专家或支持治疗的提供者 | ·体力活动（1 类）：<br>保持最佳的活动水平<br>考虑制订开始及持续运动计划，视医疗服务人员、忍耐力（散步、慢跑或游泳）和抵抗力（轻量级）而定考虑参考康复医学：物理疗法<br>职业疗法警示：下列情况谨慎使用物理疗法：骨转移，血小板减少症，贫血，发热，或活动性感染，其他合并症 | ·物理疗法：推拿疗法（1 类）<br>·社会心理干预：<br>认知行为治疗（CBT）/行为治疗（BT）（1 类）<br>心理教育治疗/教育治疗（1 类）<br>善于表达的支持治疗<br>·营养咨询<br>·睡眠的 CBT：<br>刺激控制睡眠限制<br>睡眠卫生 | ·在排除其他疲劳因素的情况下，考虑使用精神兴奋剂（哌甲酯）<br>·对疼痛、抑郁和有症状的贫血进行治疗<br>·对睡眠障碍、营养缺乏/不平衡和并发症进行最优化的治疗 |

## 六、对患者治疗后的疲劳干预

表 4 特定的干预措施

| 对患者/家庭进行教育 | 对疲劳管理的一般策略 | 非药物作用 | | 药物作用 |
|---|---|---|---|---|
| 了解治疗期间和后续治疗中疲劳发生方式的相关信息 | ·监测疲劳程度<br>·节约能量：<br>抓住重点和现实期望，步法在峰值能量时的活动时间表有限的小睡 < 1h，直到不影响夜间睡眠质量，规律的日常生活<br>注意每日一次活动<br>·分散注意力（即游戏、音乐、阅读、社交）<br>·寻找目前有意义的活动：<br>强调有意义的交流，提升患者的尊严 | ·体力活动（1 类）：<br>保持最佳的活动水平<br>考虑依据忍耐力制订开始及持续运动计划<br>考虑参考康复医学：物理疗法，职业疗法，物理医学<br>警示：治疗的晚期效应（即心肌病） | ·社会心理干预（1 类）<br>CBT/BT（1 类）注意松弛身心（1 类）<br>心理教育治疗/教育（1 类）<br>善于表达的支持治疗（1 类）<br>·营养咨询<br>·睡眠的 CBT（1 类）：<br>刺激控制睡眠限制<br>睡眠卫生 | ·在排除其他疲劳因素的情况下，考虑使用精神兴奋剂（哌甲酯）<br>·对疼痛、抑郁和有症状的贫血进行治疗<br>·对睡眠障碍、营养缺乏/不平衡和并发症进行最优化的治疗 |

## 七、对临终患者的疲劳干预措施

表5　特定的干预措施

| 对患者/家庭进行教育 | 对疲劳管理的一般策略 | | 非药物作用 | 药物作用 |
|---|---|---|---|---|
| 了解治疗期间和后续治疗中疲劳发生方式的相关信息：<br>·预期的临终时症状<br>·在程度方面可能有变化 | ·节约能量：<br>抓住重点和现实期望，步法，委托人<br>在峰值能量时的活动时间表<br>节省体力的方案（包括轮椅、步行器、洗脸台）<br>取消不重要的活动<br>规律的日常生活<br>注意每日一次活动<br>节省能量以进行有价值的活动 | ·分散注意力（即游戏、音乐、阅读、社交）<br>·寻找目前有意义的活动：<br>强调有意义的交流<br>提升患者的尊严 | ·体力活动：<br>最佳的活动水平（程度），下列情况需进行活动限制：<br>骨转移，血小板减少症，贫血，发热或活动性感染，安全问题评估（如跌倒风险、稳定性）<br>·社会心理干预 | ·在排除其他疲劳因素的情况下，考虑使用精神兴奋剂（哌甲酯）：<br>考虑使用类固醇药物（泼尼松或地塞米松）<br>·对疼痛、抑郁和有症状的贫血进行治疗<br>·对睡眠障碍和并发症进行最优化的治疗 |

（薛　妍）

# 第六节　癌症患者忧伤管理

据估计，2015 年美国有新发癌症患者 1 658 370 人和癌症死亡患者 589 430 人。所有的癌症患者，尽管其分期不同，他们都有一些与肿瘤诊断、治疗相关的痛苦体验。这种痛苦可能来自整个疾病过程中（包括生存期间）对各种各样的癌症诊断、检查的反应。临床上，不同的患者其痛苦的程度也不一样，但对痛苦的确认和处理是非常重要的。

使用“忧伤/痛苦”这一概念是因为较“精神病”“社会心理”或“情感”更易接受，没有“诬蔑”感和令人尴尬的，可以自我描述和判断。

## 一、癌症患者忧伤的定义

忧伤是心理上（即认知的、行为的、情感的）、社会的和/或精神上多种不愉快的情感体验，可能影响肿瘤治疗疗效、相关临床体征处理和治疗选择。

忧伤是持续的，可从正常、普遍的脆弱、悲伤、恐惧地感觉到发生能力丧失、抑郁、焦虑、恐慌、与社会隔绝及生存与精神危机。

## 二、对忧伤管理的关怀标准

（1）在疾病的整个阶段和所有处理中，应该对忧伤进行重视、监测、记录和迅速治疗。

（2）应该对忧伤的程度和原因进行评估和筛查。

（3）所有患者在初诊时、适当的间隔时间内和有临床表现时，特别是疾病状态（即疾病缓解、复发、进展、治疗相关性并发症）发生变化时，均应该对忧伤进行筛查。

（4）根据该临床实践指南对忧伤进行评估和管理。

（5）应该成立跨学科专业委员会以执行忧伤管理。

（6）应该制订教育和培训计划，以确保医疗专业人员和有资质的牧师在评估和处理忧伤时具有相关的知识和技能。

（7）应该有容易咨询的、被批准的、在癌症社会心理方面有经验的心理健康专业人员和有资质的牧师。

（8）医疗护理协议应该包括由心理健康专业人员提供服务的偿还。

（9）临床检查指标应该包括社会心理评估方面的内容（如生活质量、患者和家属的满意度）。

（10）告诉患者、家属和治疗团队，忧伤管理是整个医疗不可分割的一部分，提供有关在治疗中心和社区社会心理服务的信息。

（11）忧伤管理计划/服务项目的质量应该包括制度上的持续质量改进（CQI）内容。

## 三、评估和处理程序

表 1　评估与处理

<table>
<tr><th colspan="2">筛查</th><th colspan="2">评估</th><th colspan="2">处理</th></tr>
<tr><td rowspan="5">·筛查工具<br>·问题列表</td><td rowspan="3">中等到重度忧伤的临床证据，或用筛查工具筛查得分4分或4分以上</td><td colspan="2" rowspan="3">包括肿瘤学家、护士、社会工作者对临床进行评估（包括临床谈话、对焦虑和抑郁的评分/筛查工具的确认）：<br>·高危患者：心理脆弱时期，忧伤的危险因素<br>·现实问题<br>·家庭问题<br>·精神/宗教诉求<br>·生理问题<br>·社会问题<br>·情感问题，包括焦虑和抑郁</td><td rowspan="3">转诊</td><td>心理医疗专业人员</td></tr>
<tr><td>社会工作和咨询服务</td></tr>
<tr><td>牧师关怀</td></tr>
<tr><td colspan="5">没有缓解的临床症状，按特定疾病进行治疗或支持治疗</td></tr>
<tr><td colspan="2">轻微的临床忧伤证据或筛查评分≤4分</td><td colspan="3">初始肿瘤治疗团队＋可供利用的资源</td></tr>
</table>

## 四、可预期的忧伤症状处理

表 2　可预期的忧伤症状处理

<table>
<tr><th>可预期的忧伤症状</th><th>干预措施</th><th colspan="3">再评估</th></tr>
<tr><td rowspan="2">·可增加患者忧伤的危险因素<br>·对未来和不确定性的恐惧和担忧的体征和症状：<br>对疾病本身的担忧<br>对失去一般健康的悲伤情感失去控制，愤怒<br>睡眠差，食欲下降，注意力差<br>对疾病和死亡高度关注<br>疾病或治疗副作用<br>担忧社会责任（即作为父亲、母亲）</td><td rowspan="2">·确认悲伤<br>·明确诊断、治疗选择和副作用：<br>确信患者了解疾病和治疗选择，向患者提供适当的教育资料<br>·告知患者转换治疗场所可能增加其心理脆弱<br>·建立信任<br>·确保治疗的延续性<br>·组织资源<br>·对症状考虑药物治疗：止痛药物，抗焦虑药物，催眠药物，抗抑郁药物<br>·支援团体和/或独立心理咨询机构<br>·家庭支持和心理咨询<br>·放松，静思，创新性治疗（如艺术、舞蹈、音乐）<br>·精神支持<br>·锻炼</td><td rowspan="2">每次就诊时对功能水平进行监测和评估</td><td>忧伤稳定或减轻</td><td>持续性监测和支持</td></tr>
<tr><td>忧伤加重或顽固性忧伤</td><td>见下面处理</td></tr>
</table>

## 五、忧伤程度测量表

在过去的 1 周内包括当天在内的患者忧伤体验程度数字（0～10），0 没有忧伤，10 严重忧伤（与癌痛数字评分方法类似）。

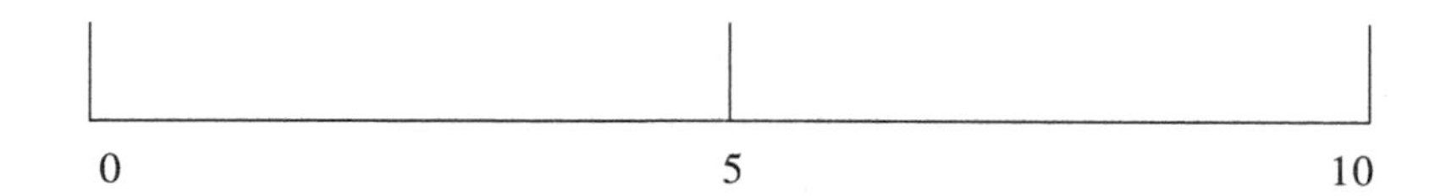


## 六、问题列表（调查表）

指明在过去的 1 周内包括当天在内的下列问题，确定每一项“是”或“否”。

表 3　问题调查表

| 是 | 否 | 现实问题 | 是 | 否 | 家庭问题 | 是 | 否 | 身心障碍 | 是 | 否 | 身心障碍 |
|---|---|---|---|---|---|---|---|---|---|---|---|
| | | 儿童照顾 | | | 对小孩的处理 | | | 外观 | | | 消化不良 |
| | | 居住情况 | | | 对配偶的处理 | | | 洗浴/穿衣 | | | 记忆力/注意力 |
| | | 保险/经济状况 | | | 生育能力 | | | 呼吸 | | | 口腔溃疡 |
| | | 交通情况 | | | 家庭健康问题 | | | 排尿改变 | | | 恶心 |
| | | 工作/学习 | | | | | | 便秘 | | | 鼻腔干燥/阻塞 |
| | | 治疗决策 | | | | | | 腹泻 | | | 疼痛 |
| 是 | 否 | 情感问题 | | | 精神/宗教需求 | | | 进食 | | | 性生活障碍 |
| | | 抑郁 | | | | | | 疲劳 | | | 皮肤干燥/瘙痒 |
| | | 恐惧 | | | | | | 水肿 | | | 睡眠 |
| | | 紧张不安 | | | | | | 发热 | | | 药物滥用 |
| | | 悲伤 | | | 其他问题 | | | 附近活动 | | | 手/足麻木 |
| | | 对日常活动失去兴趣 | | | | | | | | | |

## 七、社会心理忧伤患者的特征

表 4　社会心理忧伤患者的特征

| 忧伤风险增加的患者 | 心理脆弱增加的时间段 |
|---|---|
| ·有精神障碍/药物滥用病史<br>·有抑郁/自杀倾向病史<br>·认知功能损害<br>·沟通障碍<br>·严重的合并性疾病<br>·社会问题：家庭/照料者冲突，社会支持不足，独居，经济困境，医疗服务有限，年轻或失依儿童，年龄较小，女性，药物滥用史（生理上的、性方面的），其他压力因素<br>·精神/宗教需求<br>·没有控制的症状 | ·发现可疑的症状时<br>·在诊断检查期间<br>·诊断明确时<br>·等待治疗期间<br>·改变治疗方式时<br>·明显与治疗相关的并发症<br>·治疗结束时<br>·出院后的治疗<br>·转换为幸存者<br>·医疗随访和监测<br>·治疗失败<br>·复发/进展<br>·癌症晚期<br>·临终 |

## 八、心理/精神治疗指导

**表 5　心理/精神治疗指导**

<table>
<tr><td>由肿瘤学团队转为心理治疗团队</td><td>评估：<br>·悲伤　·行为症状　·精神病史/药物治疗情况　·疼痛及组织的控制<br>·身体意象/性欲　·体力损害　·安全感　·心理/精神障碍<br>·药物原因（咨询初始肿瘤治疗团队）</td></tr>
</table>

## 九、神经认知障碍（NCD）：痴呆

**表 6　神经认知障碍**

<table>
<tr><th colspan="3">神经认知障碍（NCD）：痴呆</th><th colspan="3">评估</th></tr>
<tr><td rowspan="6">癌症患者痴呆症状与体征</td><td rowspan="6">神经和精神状态检查±神经心理学测试</td><td rowspan="2">没有损伤</td><td rowspan="2">对抑郁症进行评估</td><td colspan="2">阴性：观察</td></tr>
<tr><td colspan="2">阳性：见后</td></tr>
<tr><td rowspan="4">有损伤</td><td rowspan="4">评估：<br>·NCD：谵妄<br>·NCD：痴呆<br>·安全评估<br>·对决策能力的评估</td><td colspan="2">NCD：谵妄</td></tr>
<tr><td colspan="2">NCD：痴呆</td></tr>
<tr><td>决策能力和安全受损</td><td>证明文件和查阅制度性工作准则和工作规程</td></tr>
<tr><td>思维障碍/精神疾病</td><td>为持续的精神病初始治疗做准备</td></tr>
</table>

**表 7　神经认知障碍（NCD）：痴呆，治疗与随访**

<table>
<tr><th>神经认知障碍（NCD）：痴呆</th><th colspan="3">治疗</th><th>随访</th></tr>
<tr><td rowspan="2">·评估，诊断性研究，相关因素的修正：癌症，治疗，药物，医疗原因，撤药状态，疼痛，疲乏，睡眠问题，其他问题<br>·安全评估<br>·家庭/照料者资源评估</td><td rowspan="2">认知功能康复±药物治疗</td><td>没有治疗反应</td><td>·再评估<br>·注意患者安全<br>·考虑患者决策能力<br>·社会服务<br>·考虑交替护理水平</td><td rowspan="2">随访，与初始肿瘤治疗团队、家庭/照顾者保持交流</td></tr>
<tr><td colspan="2">有治疗反应</td></tr>
</table>

## 十、神经认知障碍（NCD）：谵妄

**表 8　谵妄**

<table>
<tr><th>NCD：谵妄</th><th>评估</th><th colspan="4">治疗</th><th>随访</th></tr>
<tr><td rowspan="4">癌症患者谵妄症状与体征</td><td rowspan="4">·评估，诊断性研究，相关因素的修正：癌症，治疗，药物，医疗原因，撤药状态，疼痛，其他问题<br>·安全评估<br>·决策能力评估</td><td rowspan="4">抗精神病药物+家庭支持/教育环境</td><td colspan="3">有治疗反应</td><td rowspan="2">随访，与初始肿瘤治疗团队、家庭/照顾者保持交流</td></tr>
<tr><td rowspan="3">没有治疗反应</td><td rowspan="3">·继续增加药物治疗：支持，教育，安全<br>·决策能力评估<br>·对谵妄原因再评估</td><td>有治疗反应</td></tr>
<tr><td rowspan="2">没有治疗反应</td><td>考虑 NCD：痴呆</td></tr>
<tr><td>再评价</td></tr>
</table>

## 十一、抑郁症

**表 9　抑郁症**

<table>
<tr><th colspan="2">抑郁症</th><th>评估</th><th>治疗</th><th colspan="2">随访</th></tr>
<tr><td rowspan="4">癌症患者抑郁症的症状与体征包括：<br>·与疾病相关的抑郁症<br>·严重抑郁症<br>·心境恶劣</td><td rowspan="3">对自身或其他人没有危险</td><td rowspan="3">·评估，诊断性研究，相关因素的修正：癌症，治疗，药物，医疗原因，撤药状态，疼痛，疲乏，失眠，厌食，兴趣缺乏，活动兴趣下降，期望死亡，自杀意念，情绪波动<br>·考虑心理/精神关怀<br>·决策能力评估<br>·安全评估<br>·家庭成员/家庭环境评估</td><td rowspan="2">·心理治疗<br>·精神药物治疗（1 类推荐）</td><td colspan="2">没有/部分治疗反应</td></tr>
<tr><td>有治疗反应</td><td>随访，与初始肿瘤治疗团队、家庭/照顾者保持交流</td></tr>
<tr><td>·精神治疗和随访<br>·考虑转为社会工作服务或牧师关怀</td><td colspan="2"></td></tr>
<tr><td>对自身或其他人有危险</td><td colspan="2">·患者安全评估：<br>考虑精神科咨询，加强监管，考虑移除危险物体<br>·考虑住院治疗</td><td colspan="2">精神病治疗和随访</td></tr>
<tr><td colspan="2" rowspan="2">对癌症患者抑郁症症状与体征的治疗没有反应或部分反应</td><td rowspan="2">·当有临床指征时进行诊断和治疗<br>反应/治疗药物调整再评估 ± 心理治疗</td><td>没有/部分治疗反应</td><td>·考虑增加剂量或更换药物<br>·考虑电惊厥治疗<br>·考虑咨询其他人员的意见</td><td rowspan="2">随访，与初始肿瘤治疗团队、家庭/照顾者保持交流</td></tr>
<tr><td colspan="2">有治疗反应</td></tr>
</table>

## 十二、双向情感和应激相关障碍（躁郁症）

**表 10　双向情感和应激相关障碍**

<table>
<tr><th colspan="2">躁郁症</th><th>评估</th><th>治疗</th><th colspan="2">随访</th></tr>
<tr><td rowspan="3">癌症患者双向情感和应激相关障碍的症状与体征包括：<br>·由疾病引起的双向情感和应激相关障碍<br>·双向情感障碍Ⅰ、Ⅱ<br>·循环性情绪障碍</td><td rowspan="2">对自身或其他人没有危险</td><td rowspan="2">·评估，诊断性研究，相关因素的修正：癌症，治疗，药物，医疗原因，撤药状态，疼痛，疲乏，失眠，厌食，兴趣缺乏，活动兴趣下降，期望死亡，自杀意念，情绪波动<br>·考虑心理/精神关怀<br>·决策能力评估<br>·安全评估<br>·家庭成员/家庭环境评估</td><td rowspan="2">·心理治疗<br>·精神药物治疗（1 类推荐）</td><td colspan="2">没有/部分治疗反应</td></tr>
<tr><td>有治疗反应</td><td>随访，与初始肿瘤治疗团队、家庭/照顾者保持交流</td></tr>
<tr><td>对自身或其他人有危险</td><td colspan="3">·患者安全评估：<br>考虑精神科咨询，加强监管，考虑移除危险物体<br>·考虑住院治疗</td><td>精神病治疗和随访</td></tr>
<tr><td colspan="2" rowspan="2">对癌症患者双向情感和应激相关障碍症状与体征的治疗：没有/部分反应</td><td rowspan="2">·当有临床指征时进行诊断和治疗<br>反应/治疗药物调整再评估 ± 心理治疗</td><td>没有/部分治疗反应</td><td>·考虑增加剂量或更换药物<br>·考虑电惊厥治疗<br>·考虑咨询其他人员的意见</td><td rowspan="2">随访，与初始肿瘤治疗团队、家庭/照顾者保持交流</td></tr>
<tr><td colspan="2">有治疗反应</td></tr>
</table>

## 十三、精神分裂症和其他精神疾病

表 11　精神分裂症和其他精神疾病

<table>
<tr><th colspan="2">精神分裂症和其他精神疾病</th><th colspan="4">评估</th></tr>
<tr><td rowspan="8">癌症患者有精神病症状和体征或有精神分裂症/精神障碍病史</td><td rowspan="8">・获取精神病/精神分裂症/情感性精神病的病史资料<br>・获取使用皮质类固醇的历史资料<br>・神经病学和心理状态检查</td><td>没有明显的精神错乱征象</td><td colspan="3">随访，与初始肿瘤治疗团队、家庭/照顾者保持交流</td></tr>
<tr><td rowspan="7">通过神经病学和心理状态检查有精神错乱征象（特别是幻觉/妄想/思维障碍）</td><td rowspan="7">・评估：<br>NCD：谵妄<br>类固醇诱导的精神错乱药物滥用和成瘾<br>新诊断的精神障碍或精神障碍复发<br>抑郁症<br>双向情感和应激相关障碍<br>NCD：痴呆<br>抗精神病药物或止吐药物引起的躁动<br>・决策能力评估<br>・安全评估<br>・家庭成员/家庭环境评估</td><td colspan="2">NCD：痴呆</td></tr>
<tr><td colspan="2">NCD：谵妄</td></tr>
<tr><td colspan="2">抑郁症</td></tr>
<tr><td colspan="2">双向情感和应激相关障碍</td></tr>
<tr><td colspan="2">精神分裂症和其他精神疾病</td></tr>
<tr><td colspan="2">药物滥用和成瘾</td></tr>
<tr><td>决策能力和安全受损</td><td>证明文件和查阅制度性工作准则和工作规程</td></tr>
</table>

表 12　精神分裂症和其他精神疾病

<table>
<tr><th>精神分裂症和其他精神疾病</th><th colspan="3">治疗</th><th>随访</th></tr>
<tr><td rowspan="2">・评估，诊断性研究，相关因素的修正：<br>癌症，治疗，药物治疗（特别是类固醇）<br>NCD：谵妄<br>NCD：痴呆<br>撤药状态或药物滥用<br>新诊断的精神障碍<br>精神障碍复发（如没有维持抗精神病药物治疗）：评估药物治疗障碍<br>・安全评估<br>・决策能力的评估<br>・家庭/照顾者资源评估，包括住院精神治疗和与社区心理治疗团队的信息沟通</td><td rowspan="2">・确保安全<br>・考虑抗精神病药物治疗（如果有必要，紧急使用）<br>・考虑药物治疗稳定情绪<br>・考虑转诊到精神病机构/医院<br>・精神抑郁症/躁狂症、紧张症</td><td>没有治疗反应</td><td>・再评估<br>・注意患者安全<br>・考虑患者决策能力<br>・与慢性精神障碍/精神治疗服务团队保持信息沟通<br>・考虑交替护理水平</td><td rowspan="2">随访，与初始肿瘤治疗团队、家庭/照顾者保持交流</td></tr>
<tr><td colspan="2">有治疗反应</td></tr>
</table>

## 十四、焦虑症

表 13　焦虑症

<table>
<tr><th>焦虑症</th><th>评估</th><th colspan="4">治疗</th><th>随访</th></tr>
<tr><td rowspan="3">癌症患者焦虑症的症状与体征：<br>・由一般医疗引起的焦虑症<br>・一般焦虑症<br>・恐慌症<br>・恐惧症<br>・条件反射性恶心/呕吐</td><td rowspan="3">・评估，诊断性研究，相关因素的修正：<br>癌症，治疗，恶心/呕吐，药物治疗，医疗因素，撤药状态，疼痛，注意力差，失眠，焦虑或无端恐惧，过度紧张，恐惧，易怒<br>・安全评估<br>・决策能力评估<br>・家庭成员/家庭环境评估</td><td rowspan="3">心理治疗±抗焦虑治疗±抗抑郁治疗（1类推荐）</td><td rowspan="2">没有治疗反应</td><td rowspan="2">对药物治疗再评估（考虑使用精神病药物）、心理治疗、支持、教育</td><td>没有治疗反应</td><td rowspan="2">对抑郁症和其他精神并发症进行评估</td></tr>
<tr><td>有治疗反应</td></tr>
<tr><td colspan="3">有治疗反应</td><td>随访，与初始肿瘤治疗团队、家庭/照顾者保持交流</td></tr>
</table>

## 十五、创伤–和紧张性刺激–应激性相关障碍

表 14　创伤–和紧张性刺激–应激性相关障碍

<table>
<tr><th>创伤–和紧张性刺激–应激性相关障碍</th><th>评估</th><th colspan="4">治疗</th><th>随访</th></tr>
<tr><td rowspan="3">癌症患者创伤–和紧张性刺激–应激性相关障碍的症状和体征：<br>· 创伤后应激障碍<br>· 调节障碍</td><td rowspan="3">· 评估，诊断性研究，相关因素的修正：<br>癌症，治疗，恶心/呕吐，药物治疗，医疗因素，疼痛，注意力差，失眠，焦虑或无端恐惧，过度紧张，恐惧，易怒<br>· 安全评估<br>· 决策能力评估<br>· 家庭成员/家庭环境评估</td><td rowspan="3">心理治疗 ± 抗焦虑治疗 ± 抗抑郁治疗（1 类推荐）</td><td rowspan="2">没有治疗反应</td><td rowspan="2">对药物治疗再评估（考虑使用抗精神病药物）、心理治疗、支持、教育</td><td>没有治疗反应</td><td>对抑郁症和其他精神并发症进行评估</td></tr>
<tr><td>有治疗反应</td><td rowspan="2">随访，与初始肿瘤治疗团队、家庭/照顾者保持交流</td></tr>
<tr><td colspan="3">有治疗反应</td></tr>
</table>

表 15　创伤–和紧张性刺激–应激性相关障碍：调节障碍

<table>
<tr><th>创伤–和紧张性刺激–应激性相关障碍：调节障碍</th><th>评估</th><th colspan="3">治疗</th><th>随访</th></tr>
<tr><td rowspan="5">癌症患者调节障碍的症状和体征（混合性焦虑和抑郁症状）</td><td rowspan="4">对自身或其他人没有危险</td><td rowspan="2">中度/重度调节障碍：药物治疗和/或心理治疗</td><td>没有治疗反应</td><td>调整药物/剂量</td><td>见后</td></tr>
<tr><td colspan="2">有治疗反应</td><td rowspan="2">随访，与初始肿瘤治疗团队、家庭/照顾者保持交流</td></tr>
<tr><td rowspan="2">轻度调节障碍：不需药物治疗</td><td rowspan="2">早期进行心理治疗/心理咨询</td><td>有治疗反应</td></tr>
<tr><td>没有治疗反应</td><td>见后</td></tr>
<tr><td>对自身或其他人有危险</td><td colspan="3">· 对患者安全评估：<br>考虑精神科会诊，加强监管，考虑移除危险物<br>· 考虑住院</td><td>对住院患者及门诊患者随访</td></tr>
<tr><td rowspan="2">对中度/重度调节障碍患者药物/剂量调整后再评估</td><td>有治疗反应</td><td colspan="4">随访，与初始肿瘤治疗团队、家庭/照顾者保持交流</td></tr>
<tr><td>没有治疗反应</td><td colspan="4">没有人格障碍的其他障碍、人格障碍、对持续性治疗再评估</td></tr>
<tr><td colspan="3">对轻度调节障碍患者心理治疗/心理咨询后再评估</td><td colspan="3">适应障碍，没有人格障碍的其他障碍，人格障碍</td></tr>
</table>

## 十六、强迫症及应激性相关障碍

表 16　强迫症及应激性相关障碍

<table>
<tr><th>强迫症及应激性相关障碍</th><th>评估</th><th colspan="4">治疗</th><th>随访</th></tr>
<tr><td rowspan="3">癌症患者强迫症及应激性相关障碍的症状和体征：<br>· 强迫症</td><td rowspan="3">· 评估，诊断性研究，相关因素的修正：癌症，治疗，药物治疗，医疗因素，撤药状态，注意力差，失眠，焦虑或无端恐惧，过度紧张，恐惧，易怒<br>· 安全评估<br>· 决策能力评估<br>· 家庭成员/家庭环境评估</td><td rowspan="3">心理治疗±抗焦虑药±抗抑郁药（1类推荐）</td><td rowspan="2">没有治疗反应</td><td rowspan="2">对药物治疗再评价（考虑抗精神病药物治疗、心理治疗），支持治疗，教育</td><td>没有治疗反应</td><td>对抑郁和其他精神疾病合并症进行评估</td></tr>
<tr><td>有治疗反应</td><td rowspan="2">随访，与初始肿瘤治疗团队、家庭/照顾者保持交流</td></tr>
<tr><td colspan="3">有治疗反应</td></tr>
</table>

## 十七、药物使用和成瘾性障碍

表 17　药物使用和成瘾性障碍

<table>
<tr><th>药物使用和成瘾性障碍</th><th>评估</th><th colspan="4">治疗</th></tr>
<tr><td rowspan="2">症状，体征，依赖性病史，药物滥用或成瘾</td><td rowspan="2">药物滥用病史<br>· 毒理学筛查<br>· 当有临床指征时进行实验室检查<br>· 对癌症患者治疗影响的评估</td><td colspan="2">当前有药物滥用的依赖性</td><td colspan="2">· 处理症状<br>· 药物滥用管理计划</td></tr>
<tr><td colspan="2">有药物滥用史</td><td>· 讨论缩减药物策略的风险<br>· 建议参考缩减药物风险或药物管理计划<br>· 对再发症状或体征进行监测</td><td>持续监测</td></tr>
<tr><td colspan="6">随访</td></tr>
<tr><td rowspan="2">对适当的解毒方法进行随访</td><td>没有治疗反应</td><td>继续评价药物滥用</td><td colspan="3">治疗团队对其他精神疾病合并症进行评估</td></tr>
<tr><td>有治疗反应</td><td>心理教育±心理治疗±药物治疗</td><td colspan="2">咨询专家维持治疗计划或讨论预防药物滥用策略</td><td>随访及与初始治疗专家、家庭/照顾者保持联系</td></tr>
</table>

## 十八、人格障碍

表 18　人格障碍

<table>
<tr><th>人格障碍</th><th>评估</th><th colspan="2">治疗</th><th>随访</th></tr>
<tr><td rowspan="2">癌症患者人格障碍的症状和体征：<br>· 与药物或治疗相关的人格改变<br>· 临界性<br>· 戏剧性<br>· 精神分裂型人格<br>· 强迫症<br>· 偏执狂<br>· 反社会<br>· 自恋</td><td rowspan="2">· 评估，诊断性研究与下列相关因素的修正：肿瘤，治疗，药物治疗，医疗因素，撤药状态，疼痛，易控制的行为，愤怒，威胁行为，戏剧性行为，恐惧<br>· 安全评估<br>· 决策能力评估</td><td rowspan="2">由接受过专业教育的医疗团队对行为、心理进行协调和对疼痛进行处理（行为管理±药物治疗）</td><td>有治疗反应</td><td>随访及与初始治疗专家、家庭/照顾者保持联系</td></tr>
<tr><td>无治疗反应</td><td>对其他精神疾病合并症或药物滥用进行再评估</td></tr>
</table>

## 十九、社会福利工作和咨询服务

**表 19 社会福利工作和咨询服务**

<table>
<tr><th>服务</th><th colspan="2">类别</th><th>问题类型</th><th colspan="3">社会福利工作和咨询服务干预</th></tr>
<tr><td rowspan="4">由肿瘤学团队提供社会福利工作和咨询服务</td><td rowspan="4">评估患者/家庭</td><td rowspan="2">现实问题</td><td rowspan="2">·与疾病相关的问题<br>·具体的需求，包括居住、食物、经济援助、日常生活援助和交通<br>·就业/上学职业关注<br>·文化/语言问题<br>·家庭/照顾者的可用性</td><td>严峻的/中等的</td><td>·患者和家庭咨询/心理治疗<br>·社区资源动员与连接<br>·指导问题解决<br>·加强患者/家庭教育</td><td rowspan="4">随访及与初始治疗专家、家庭/照顾者保持联系</td></tr>
<tr><td>轻度的</td><td>·患者/家庭教育<br>·教育/援助小组研讨<br>·资源清单</td></tr>
<tr><td rowspan="2">社会心理问题</td><td rowspan="2">·调理问题<br>·家庭/社会冲突/孤立<br>·治疗决策、生活质量问题和转诊中的监护问题<br>·预先指示<br>·滥用和忽视<br>·应对/沟通<br>·包括身体意象和性欲功能在内的改变<br>·临终/死亡<br>·人文关怀<br>·监护问题（看护者的支持）</td><td>严峻的/中等的</td><td>·患者/家庭咨询/心理治疗，性指导，或悲伤开导<br>·社区资源动员<br>·指导问题解决<br>·加强患者/家庭教育<br>·教育/援助小组研讨<br>·保护性服务<br>·考虑社会心理/精神疾病治疗<br>·考虑咨询牧师</td></tr>
<tr><td>轻度的</td><td>患者/家庭教育<br>·教育/援助小组研讨<br>·资源清单<br>·性指导<br>·悲伤开导</td></tr>
</table>

## 二十、牧师关怀

**表 20 肿瘤学团队咨询牧师关怀：牧师资质评估**

<table>
<tr><td rowspan="2">证据/证明：<br>·悲伤<br>·对死亡和来世的担忧<br>·与信仰体系的冲突或挑战<br>·信仰丧失<br>·关心生活的意义/目的<br>·对神有关的问题的关注</td><td rowspan="2">·心理咨询<br>·阅读材料（精神的、哲学的）<br>·祷告<br>·参加宗教仪式</td><td rowspan="2">担忧解除</td><td>是：继续支持</td></tr>
<tr><td>否：考虑咨询精神病专家</td></tr>
</table>

**表 21 牧师关怀：与宗教社区隔离**

<table>
<tr><td rowspan="4">孤立证据</td><td rowspan="2">现有宗教社区成员</td><td rowspan="2" colspan="2">·精神心理评估/咨询<br>·建立患者与宗教社区联络</td><td>参与宗教社区活动</td></tr>
<tr><td>参加本地圣会</td></tr>
<tr><td rowspan="2">目前没有宗教社区成员</td><td rowspan="2">精神心理评估</td><td rowspan="2">帮助患者获得精神心理支持</td><td>参加本地圣会或咨询有资质的牧师</td></tr>
<tr><td>咨询精神专家</td></tr>
</table>

表 22　牧师关怀：愧疚

<table>
<tr><td rowspan="3">表述愧疚</td><td>出现严重的抑郁症状和/或自杀意念</td><td>·为进一步评估、干预和随访，建议咨询精神专家<br>·精神心理咨询</td><td>达到了宗教调和愿望</td><td>进行宗教调和</td><td colspan="2">愧疚解除</td></tr>
<tr><td rowspan="2">没有严重的抑郁症状和/或自杀意念</td><td rowspan="2">精神心理咨询</td><td colspan="2" rowspan="2">没有达到宗教调和愿望</td><td rowspan="2">愧疚没有解除</td><td>精神心理咨询</td></tr>
<tr><td>咨询精神专家</td></tr>
</table>

表 23　牧师关怀：绝望

<table>
<tr><td rowspan="2">表述绝望</td><td>出现严重的抑郁症状和/或自杀意念</td><td>·为进一步评估、干预和随访，建议咨询精神专家<br>·精神心理咨询，姑息/支持治疗咨询</td><td>症状解除</td><td>症状解除</td><td rowspan="2">继续支持</td></tr>
<tr><td>没有严重的抑郁症状和/或自杀意念</td><td>精神心理咨询，姑息/支持治疗咨询</td><td>症状没有解除</td><td>精神心理咨询和/或咨询精神专家</td></tr>
</table>

表 24　牧师关怀：宗教信仰与推荐治疗冲突

<table>
<tr><td rowspan="4">宗教信仰与推荐治疗冲突的证据</td><td rowspan="4">医师会诊讨论以明确治疗选择和治疗目标</td><td rowspan="4">评估决策能力，咨询精神专家</td><td rowspan="3">目前有决策能力</td><td rowspan="3">精神心理咨询</td><td colspan="3">冲突已解决</td><td rowspan="2">继续支持</td></tr>
<tr><td rowspan="2">冲突没有解决</td><td rowspan="2">伦理/姑息治疗咨询</td><td>冲突已解决</td></tr>
<tr><td>冲突没有解决</td><td rowspan="2">精神心理咨询</td></tr>
<tr><td colspan="3">目前没有决策能力</td><td colspan="2">咨询精神专家</td></tr>
</table>

## 二十一、关怀标准的制度评估

表 25　关怀标准的制度评估

<table>
<tr><th colspan="2">干预措施</th><th colspan="2">结果</th></tr>
<tr><td>·学科间的委员会修订制度标准<br>·筛查工具（0～10）：门诊与住院患者<br>·问题列表<br>·肿瘤初始治疗团队查房，与护士和社会志愿者建立联系等的培训、教育<br>·明确资源存取（心理学的、社会的、宗教的）<br>·CQI 研究</td><td>问卷调查</td><td>专业人员：对评估知识的看法</td><td>患者：满意度（CQI 调查影响）</td></tr>
</table>

（吴剑秋）

# 第七节　肿瘤相关性静脉血栓栓塞症

血栓栓塞性疾病主要包括动脉血栓栓塞性疾病，如急性冠脉综合征、心房颤动、动脉缺血发作、卒中等；静脉血栓栓塞性疾病，如静脉血栓栓塞症（venous thromboembolism，VTE），包括深静脉血栓（deep venous thrombosis，DVT）和肺血栓栓塞症（pulmonary thromboembolism，PTE）等。

静脉血栓栓塞症（VTE）是肿痛的重要并发症之一，发生率为 4%～20%，亦是导致肿瘤患者死亡的原因之一。肿瘤患者发生 VTE（包括深静脉血栓形成－DVT 和肺栓塞－PE）的风险较非肿瘤患者高数倍。住院和接受积极治疗的肿痛患者是 VTE 发生的高危人群，循证医学研究发现，肿瘤患者伴血栓形成风险升高4.1倍，而化疗则升高6.5倍。在所有VTE患者中，肿瘤患者占20%，其中接受化疗的患者占所有VTE患者人数约13%。

## 一、凝血及抗凝血机制

血液凝固是无活性的凝血因子（酶原）被有序地、逐级放大地激活，转变为有蛋白降解活性的凝血因子的系列性酶反应过程。凝血的最终产物是血浆中的纤维蛋白原（FIB）转变为纤维蛋白。

凝血活酶的生成一般分为外源性凝血途径和内源性凝血途径，外源性凝血途径是指血管损伤时，其内皮细胞表达组织因子（TF）并释放入血流。TF与Ⅶ因子或Ⅶa因子在钙离子（$Ca^{2+}$）存在的条件下，形成TF－Ⅶ因子或TF－Ⅶa因子复合物，这两种复合物均可激活X因子。内源性凝血途径一般从Ⅻ因子的激活开始，血管内膜下组织特别是带负电荷的胶原纤维，与Ⅻ因子接触，可使Ⅻ因子激活成Ⅻa，Ⅻa可激活前激肽释放酶使之成为激肽释放酶；后者反过来又能激活Ⅻ因子，这是一种正反馈，可使Ⅻa因子大量生成。Ⅻa又激活Ⅺ因子成为Ⅺa。由Ⅻ因子激活到Ⅺa形成为止的步骤，称为表面激活。表面激活所形成的Ⅺa再激活Ⅸ因子生成Ⅸa，这一步需要有$Ca^{2+}$（即Ⅳ因子）存在。Ⅸa再与Ⅷ因子和血小板3因子（PF3）及$Ca^{2+}$组成Ⅷ因子复合物，即可激活X因子生成Xa。在$Ca^{2+}$存在的条件下，Xa因子、V因子与PF3形成复合物，此即凝血活酶。

血浆中无活性的凝血酶原在凝血活酶的作用下，转变为蛋白分解活性极强的凝血酶。凝血酶是凝血连锁反应中的关键酶，它将裂解FIB，产生纤维蛋白。在凝血酶作用下，FIB依次裂解，释放出肽A、肽B，形成纤维蛋白单体，单体自动聚合，形成不稳定性纤维蛋白，再经XⅢa因子的作用，形成稳定性交联纤维蛋白。

## 二、诊断与检查

**表1 深静脉血栓（DVT）与浅静脉血栓（SVT）诊断与检查**

<table>
<tr><th>症状、体征</th><th>检查</th><th colspan="2">结果</th><th colspan="4">处理</th></tr>
<tr><td rowspan="7">临床可疑DVT或SVT：<br>·单侧肢体肿胀<br>·肢体沉重感<br>·肢体疼痛<br>·原因不明的持续小腿抽筋<br>·面部、颈部或锁骨上区肿胀<br>·X线检查无症状患者<br>·导管功能障碍（如果放置导管）</td><td rowspan="7">·病史与体检<br>·CBC与血小板计数<br>·PT<br>·aPTT<br>·血清肌酐<br>·静脉超声检查</td><td rowspan="2">SVT形成</td><td>周围导管相关性</td><td colspan="2">拆除导管</td><td colspan="2" rowspan="2">·对症治疗，包括热敷、抗感染治疗和抬高患肢<br>·如果症状进展，重新评估</td></tr>
<tr><td>非导管相关性</td><td colspan="2">不接近深静脉系统</td></tr>
<tr><td>DVT</td><td></td><td colspan="2">接近深静脉系统</td><td colspan="2">抗凝治疗，至少4周</td></tr>
<tr><td rowspan="4">阴性或不确定</td><td rowspan="4">持续临床可疑DVT</td><td colspan="4">见后</td></tr>
<tr><td rowspan="2">是</td><td colspan="2" rowspan="2">静脉成像：<br>·重复静脉超声检查<br>·CT检查<br>·磁共振静脉造影（MRV）<br>·静脉造影</td><td>DVT阳性：见后</td></tr>
<tr><td rowspan="2">DVT阴性：<br>·确认阴性<br>·评估其他原因</td></tr>
<tr><td colspan="3">否</td></tr>
</table>

## 三、肺栓塞（PTE）

PTE指来自静脉系统或右心的血栓阻塞肺动脉或其分支所致疾病，以肺循环和呼吸功能障碍为其主要临床和病理生理特征。

典型的临床症状包括不明原因的呼吸急促、胸痛、心动过速、情绪不安、呼吸急促、晕厥、氧饱和度下降，但并非所有PTE都存在这些临床典型症状。

不推荐 D－Dimer 检验用于肿瘤患者的 PTE 诊断，应进行 PC（蛋白 C）的监测。X 线胸片或心电图都不足以敏感或特异地诊断 PE。但 X 线胸片有助于诊断合并症和有相似临床表现的疾病，也有助于解释肺通气/灌注扫描的结果。心电图（ECG）可提供有关现有心脏疾病和 PTE 相关性改变的信息。而且，大面积 PTE 患者可见胸前导联 T 波倒置。建议 CT 血管造影（CTA）检查作为初步诊断 PTE 的首选成像方法，它能够间接评价肺血管。

PTE 诊断的影像替代方法包括肺通气/灌注扫描、肺血管造影。肺通气/灌注扫描结果正常基本上能够排除 PTE。根据中等概率的肺通气/灌注扫描结果，老年患者比年轻患者更有可能得到确诊。中等和低概率的肺通气/灌注扫描结果缺乏诊断功效，应考虑为不确定性。高概率的肺通气/灌注扫描并不保证能在治疗开始之前得到进一步的确诊。如果肺通气/灌注扫描结果不能确诊 PTE，应评估患者 DVT 的可能性，如前面所述，最好使用超声检查。如果超声结果为阴性，而且 PTE 的临床疑似性较低，则 PTE 也不太可能。曾作为诊断 PTE 金标准的传统的有创性肺血管造影（直接肺血管造影）现今已不常用。少数情况下，这种方法可以联合血栓提取或溶栓治疗。

**表 2　肺栓塞（PTE）诊断与检查**

<table>
<tr><th>症状、体征</th><th>检查</th><th>进一步检查</th><th>结果</th></tr>
<tr><td rowspan="5">临床可疑 PE：<br>·有 DVT 病史或新发 DVT<br>·原因不明的呼吸急促、胸痛、心动过速、情绪不安<br>·昏厥<br>·氧饱和度下降<br>·无症状患者的 X 线检查</td><td rowspan="5">·病史与体检<br>·CBC 与血小板计数<br>·PT<br>·aPTT<br>·血清肌酐<br>·胸部 X 线检查<br>·EKG<br>·蛋白细胞[①]</td><td rowspan="2">·CT 血管造影<br>·肺血管造影[②]</td><td>阴性：评估其他原因</td></tr>
<tr><td>阳性：见后</td></tr>
<tr><td rowspan="3">·Vq 扫描（肺扫描）[③]</td><td>阳性：见后</td></tr>
<tr><td>非诊断性：临床判断</td></tr>
<tr><td>阴性：评估其他原因</td></tr>
</table>

注：

①对于肿瘤患者，D－二聚体的诊断效力有限，可加入蛋白细胞，如蛋白细胞下降为高凝。

②肺血管造影很少使用，除非与血块取出术或溶栓治疗相结合。

③如果患者肾功能不全或对造影剂有无法纠正的过敏反应时可考虑肺扫描。

## 四、肿瘤与 VTE

恶性肿瘤本身即为 VTE 的重要高危因素。恶性肿瘤细胞及其产物与宿主细胞相互作用产生高凝状态，引起机体防御血栓形成的功能减低。恶性肿瘤患者多有凝血机制异常，表现为 FDP 增高、血小板增多、血小板聚集功能亢进、纤维蛋白溶解低下和高 FIB 血症等。肿瘤患者发生 VTE 的风险较非肿瘤患者至少增加 4～6 倍，并导致其存活率显著下降。

有报道，若无有效的预防措施，因肿瘤而行外科手术的患者中，DVT 和近端 DVT 的发生率分别高达 40%～80% 和 10%～20%。而肿瘤大手术患者中 PTE 的发生率为 4%～10%，致命性 PTE 的发生率为 1%～5%。同时，恶性肿瘤患者如应用化疗可引起血管内皮细胞的毒性反应及损伤，某些化疗药物如环磷酰胺、甲氨蝶呤、丝裂霉素等可使 PC 缺乏，ATⅢ减少；而某些抗血管生成抑制治疗（如贝伐单抗、沙利度胺、来那度胺、恩度）的 VTE 发病率升高。尽管原因尚未明确，肿瘤压迫血管腔、患者长期卧床等因素也可以促使血栓形成。

VTE 的高风险因素包括不完全手术切除、术后抗血管生成药物的使用、EGFR－TKI 的应用及术前 D－Dimer 水平增高。

表 3 静脉血栓栓塞症的风险评估模型

| 风险因素 | 风险评分 | 优势比（95% CI） |
| --- | --- | --- |
| 胃癌或胰腺癌 | 2 | 4.3（1.2～15.6） |
| 肺、淋巴、妇科、膀胱或睾丸肿瘤 | 1 | 1.5（0.9～2.7） |
| 血小板计数≥$350\times10^9$/L | 1 | 1.8（1.1～3.2） |
| 血红蛋白＜100g/L | 1 | 2.4（1.4～4.2） |
| 白细胞计数＞$11\times10^9$/L | 1 | 2.2（1.2～4） |
| 体重指数≥35 | 1 | 2.5（1.3～4.7） |

## 五、诊断与检查要点

表 4 诊断与检查要点

| 类别 | 主要症状、体征 | 检查要点 |
| --- | --- | --- |
| 深静脉血栓形成（DVT） | ·典型的临床症状包括疼痛、静脉血栓形成的同侧下肢远端水肿和沉重或锁骨上区水肿，但并非所有病例均存在上述症状<br>·如果出现任何急性深静脉血栓形成的明显的临床症状/体征，临床上应高度怀疑 DVT，提高对 DVT 的认识 | ·D－二聚体检验用于肿瘤患者的 DVT 诊断可靠性有限，肿瘤患者 D－二聚体均升高。这时应考虑应用蛋白 C，如蛋白 C 下降应该考虑高凝的可能<br>·多普勒静脉超声检查是初步诊断 DVT 的首选静脉影像学方法<br>·如果超声检查结果阴性或不确定，并且临床上持续高度怀疑 DVT，推荐：<br>（1）增强 CT<br>（2）磁共振（MRI，MR 血管造影）<br>（3）静脉造影（DVT 诊断的金标准） |
| 浅表血栓性静脉炎 | 主要临床症状为触痛、红斑，浅静脉相关性坚硬条索 | 超声检查 DVT 的阴性 |
| 肺栓塞 | 典型的临床症状包括不明原因的呼吸急促、胸痛、心动过速、情绪不安、呼吸急促、晕厥、氧饱和度下降，但并非所有 PTE 都存在这些临床典型症状 | ·CBC 与血小板计数<br>·PT<br>·aPTT<br>·血清肌酐<br>·胸部 X 线检查<br>·蛋白细胞 |

## 六、预防

表 5 肿瘤住院患者静脉血栓栓塞症的预防

| 危险人群 | 首次诊断检查 | 预防 | | |
| --- | --- | --- | --- | --- |
| ·成年患者<br>·诊断肿瘤或临床可疑肿瘤 | ·病史与体检<br>·全血细胞计数（CBC）<br>·血小板计数<br>·凝血酶原时间（PT）<br>·活化部分促凝血酶原激酶时间（aPTT）<br>·血清肌酐 | 抗凝治疗是否禁忌 | 否 | 预防性抗凝治疗（1 类）±间隙式气压装置（IPC）±分级加压弹力袜（GCS） |
| | | | 是 | 机械性预防：间隙式气压装置（IPC）±分级加压弹力袜（GCS） |

注：应适当监测患者弹力袜压力并监测不良反应，特别是周围神经病活动受限的患者。

表 6　出院后患者、下床活动的高危患者

| 危险人群 | 类别 | 预防 |
| --- | --- | --- |
| ·成年患者<br>·诊断肿瘤<br>·住院期间接受 VTE 预防性治疗的患者<br>·计划出院的肿瘤住院患者<br>·可下床活动的高危患者 | 肿瘤外科手术患者 | 推荐院外 VTE 一级预防，直至术后 4 周（特别是高风险的腹部或盆腔肿瘤手术患者） |
| | 内科肿瘤患者 | 推荐高风险情况下进行 VTE 预防性治疗，其他高危肿瘤患者应考虑 VTE |

注：

（1）高风险的腹部/盆腔肿瘤手术患者包括行消化道恶性肿瘤手术的患者、静脉血栓栓塞病史的患者、麻醉时间超过 2h、卧床休息超过 4d、晚期肿瘤和年龄大于 60 岁的患者。

（2）对于接受具有高度血栓形成的抗血管生成治疗的特殊患者，如接受沙利度胺/来那度胺和高剂量（≥480mg/月）地塞米松，或阿霉素，或多药联合化疗的多发性骨髓瘤患者，或伴有两个或两个以上独立的骨髓瘤高风险因素的患者，推荐的预防治疗是预防性使用低分子肝素或华法林；对于伴有一个独立的骨髓瘤高风险因素的患者，可使用阿司匹林 75～325mg，每天 1 次。

## 七、治疗

对于不合并抗凝禁忌证的肿痛患者，一旦确诊静脉血栓栓塞症，应立即开始治疗（疗程 5～7d），可以使用低分子肝素、普通肝素（静脉给药）或磺达肝癸钠。对于合并静脉血栓栓塞的肿瘤患者，低分子肝素长期治疗效果更佳，因此急性期治疗采用低分子肝素更加可取，除非急性期存在使用禁忌证。如果将采用华法林作为长期用药，那么应该有一个短期的、至少 5 ～7d 的过渡期，在此期间，联合使用注射用抗凝药物（如普通肝素、低分子肝素或磺达肝癸钠）与华法林，直至 INR≥2。

深静脉血栓形成的肿瘤患者，应接受 3～6 个月以上的低分子肝素或华法林治疗，而合并肺栓塞的患者应接受 6～12 个月以上的治疗。推荐低分子肝素单药治疗（不联合华法林）用于近端深静脉血栓形成或肺栓塞的长期治疗，和无抗凝禁忌证的晚期或转移性肿瘤患者的复发性 VTE 的预防性治疗。对于活动性肿痛或持续高危的患者，应考虑无限期抗凝治疗。

肿瘤患者下肢 DVT 推荐 LMWH 治疗，其优于维生素 K 拮抗剂（VKA）治疗；不能应用 LMWH 治疗，建议以 VKA 进行长期治疗。处于癌症活动期的下肢 DVT，若出血风险不高，推荐延长抗凝时间优于 3 个月抗凝；若有高出血风险，建议延长抗凝时间。

急性 PTE 患者的初始抗凝治疗推荐初始胃肠外抗凝（LMWH、磺达肝癸钠、静脉或皮下注射 UFH）。处于肿瘤活动期的 PTE 患者，如果出血风险为低中度，推荐延长抗凝时间，优于仅 3 个月抗凝治疗；如果出血风险为高度，建议延长抗凝时间。应注意所有延长抗凝治疗的患者，需定期评估是否继续抗凝（如每年 1 次）。肿瘤合并 PTE 患者，建议应用 LMWH，优于 VKA；若不应用 LMWH，建议长期应用 VKA，优于达比加群和利伐沙班。VTE 患者应用达比加群或利伐沙班，与应用 VKA、LMWH 相比，除了减少患者负担，还可能获得较好的临床疗效。

### （一）浅表血栓性静脉炎的治疗

推荐消炎药、热敷及抬高患肢作为浅表性血栓性静脉炎的初期治疗。对于血小板计数小于20 000～50 000/μL 或严重血小板功能障碍的患者，应避免使用阿司匹林和非甾体抗炎药（NSAID）。

抗炎药物只推荐用于浅表性血栓性静脉炎的对症治疗，而不作为深静脉血栓形成的预防性治疗。对于简单的、自限性浅表血栓性静脉炎，不建议预防性抗凝治疗。对于症状恶化的浅表血栓性静脉炎患者或累及邻近大隐静脉与股总静脉交界处大隐静脉近心端的患者，应考虑抗凝治疗（如至少 4 周静脉注射普通肝素或低分子肝素）。静脉用药紧急治疗后可以选择过渡到华法林治疗（INR2－3）。

## （二）深静脉血栓的治疗

表 7 深静脉血栓的治疗

<table>
<tr><th>部位</th><th colspan="2">禁忌证判定</th><th colspan="4">治疗</th></tr>
<tr><td rowspan="3">· 盆腔/髂/下腔静脉<br>· 股静脉</td><td rowspan="3">是否存在抗凝治疗禁忌证</td><td>否</td><td colspan="4">· 抗凝治疗<br>· 合适的大面积 DVT 患者，考虑直接导管药物联合溶栓治疗<br>· GCS</td></tr>
<tr><td rowspan="2">是</td><td rowspan="2">下腔静脉（IVC）滤器</td><td rowspan="2">禁忌证是否持续存在</td><td colspan="2">否：抗凝治疗，考虑滤器拆除</td></tr>
<tr><td colspan="2">是：如有临床必要，可重新评估</td></tr>
<tr><td rowspan="5">小腿</td><td rowspan="5">是否存在抗凝治疗禁忌证</td><td>否</td><td colspan="4">抗凝治疗</td></tr>
<tr><td rowspan="4">是</td><td rowspan="3">· 追踪最初一周的 DVT 进展情况</td><td rowspan="2">进展</td><td rowspan="2">禁忌证是否持续存在</td><td>否：抗凝治疗</td></tr>
<tr><td>是：IVC 滤器</td></tr>
<tr><td>无进展</td><td colspan="2"></td></tr>
<tr><td colspan="4">· 抗凝治疗，继续临床随访<br>· 合适的大面积 DVT 患者，考虑直接导管药物联合溶栓治疗</td></tr>
<tr><td rowspan="2">· 上肢<br>· 上腔静脉（SVC）</td><td rowspan="2">是否存在抗凝治疗禁忌证</td><td>否</td><td colspan="4">同“小腿－是”的处理</td></tr>
<tr><td>是</td><td colspan="4">随访至禁忌证消除或 DVT 进展</td></tr>
</table>

注：

（1）导管直接溶栓治疗的标准治疗方案包括尿激酶 12 万～18 万单位/h，重组瑞替普酶（rtPA）0.5～1mg/h，或替奈普酶 0.25～0.5mg/h。

（2）治疗疗程：DVT 至少 3～6 个月，PE 至少 6～12 个月。

（3）若发生导管相关性血栓，则需在导管放置期内持续抗凝，抗凝期至少 3 个月。

## （三）肺栓塞的治疗

在无抗凝治疗相对禁忌证的患者，一旦确诊肺栓塞，应立即启动抗凝治疗；诊断肺栓塞的同时或一旦获得相关数据，应立即进行风险评估。当评估了肺栓塞高危患者的肿瘤状况后，医生应考虑溶栓治疗和/或肺部取栓术，并同时评估患者的出血风险。此外，这类患者可以考虑使用下腔静脉滤器。

表 8 肺栓塞的治疗

<table>
<tr><th>肺栓塞严重程度指数评分（PESI）</th><th colspan="2">检查与判断</th><th colspan="3">处理</th></tr>
<tr><td rowspan="3">PESI 评分≤86（低风险）</td><td rowspan="3">有无抗凝治疗禁忌</td><td rowspan="2">是</td><td rowspan="2">IVC 滤器</td><td rowspan="2">频繁随访临床状态或抗凝禁忌的变化</td><td>缓解：抗凝治疗管理</td></tr>
<tr><td>未缓解：频繁随访</td></tr>
<tr><td>否</td><td colspan="3">抗凝治疗管理，考虑截肢术治疗或短期住院</td></tr>
<tr><td rowspan="3">PESI 评分＞86（高风险）</td><td rowspan="3" colspan="2">入院时：<br>· 肌钙蛋白<br>· 右心室扩张者，超声心动图（ECHO）或评估 CT/CT 血管造影术</td><td rowspan="2">正常</td><td rowspan="2">有无抗凝治疗禁忌</td><td>是：IVC 滤器</td></tr>
<tr><td>否：抗凝治疗管理</td></tr>
<tr><td>异常</td><td colspan="2">评估肿瘤状态并考虑：<br>· 大面积 PE 或次大面积 PE 伴中重度右心室扩张症或功能不全者，溶栓治疗<br>· 栓子切除术（导管或手术）<br>· IVC 滤器</td></tr>
</table>

注：

（1）阿替普酶（rtPA）50mg 或 100mg，静脉输注 2h 以上，是适合溶栓治疗的 PE 患者的推荐溶栓疗法。

（2）若发生导管相关性血栓，则需在导管放置期内持续抗凝，抗凝期至少 3 个月。

## 八、高危评分及相应的预防建议

表9 高危评分及相应的预防建议

| 评分 | 预防建议 |
| --- | --- |
| 2～3 | 间歇性气囊加压装置 |
| 3～4 | 间歇性气囊加压装置；普通肝素，低分子肝素，FXaI |
| 5～8 | 间歇性气囊加压装置；普通肝素，低分子肝素，FXaI，7～10d |
| >8 | 间歇性气囊加压装置；普通肝素，低分子肝素，FXaI，30d |

注：FXaI为活化X因子抑制剂

## 九、VTE Caprini 高危评分

表10 VTE高危评分

| 评分 | 病史 | 实验室检查 | 手术 |
| --- | --- | --- | --- |
| 1 | 年龄41～60岁 | | 计划手术 |
| | 肥胖（BMI>25） | | |
| | 不明原因死产，习惯性流产（≥3次）早产伴新生儿毒血症或发育受限 | | |
| | 妊娠期或产后（1月内） | | |
| | 口服避孕药物或激素替代疗法 | | |
| | 卧床的内科患者 | | |
| | 炎症性肠病史 | | |
| | 下肢水肿 | | |
| | 静脉曲张 | | |
| | 严重的肺部疾病（含肺炎，1月内） | | |
| | 肺功能异常，COPD | | |
| | 急性心肌梗死 | | |
| | 充血性心力衰竭（1月内） | | |
| | 败血症（1月内） | | |
| | 大手术史（1月内） | | |
| | 其他高危因素 | | |
| 2 | 年龄61～74岁 | | |
| | 石膏固定（1月内） | | |
| | 患者需要卧床72h以上 | | |
| | 恶性肿瘤（既往或新诊断） | | |

续表

| 评分 | 病史 | 实验室检查 | 手术 |
|---|---|---|---|
| 3 | 年龄≥75 岁 | 抗心磷脂抗体阳性 | 中心性静脉置管 |
| | 深静脉血栓/肺栓塞病史 | 凝血酶原 20210A 阳性 | 腹腔镜手术（>45min） |
| | 血栓家族病史 | | 大手术（>45min） |
| | 肝素引起的血小板减少 HIT | 狼疮抗凝物阳性 | 关节手术 |
| | 未列出的先天或后天血栓形成 | 血清同型半胱氨酸升高 | |
| 4 | 脑卒中 | | 择期下肢关节置换术 |
| | 急性脊髓损伤（截瘫，1 月内） | | 髋关节、骨盆或下肢骨折 |
| | | | 多发性创伤（1 月内） |

表 11 手术患者 30d 内发生 VTE 的概率

| 高危评分 | 发生 VTE 的概率（95% CI） |
|---|---|
| 0～1 | 0 |
| 2 | 0.70% |
| 3～4 | 0.97% |
| 5～6 | 1.33% |
| 7～8 | 2.58% |
| 9 及以上 | 6.51% |

## 十、肺栓塞严重程度指数

表 12 肺栓塞严重程度指数

| 预测因素 | 评分 |
|---|---|
| 年龄，每岁 | 年龄，每岁 |
| 男性 | +10 |
| 心力衰竭病史 | +10 |
| 慢性肺病病史 | +10 |
| 脉搏≥110 次/min | +20 |
| 呼吸频率≥30 次/min | +20 |
| 体温<36℃ | +20 |
| 动脉氧饱和度<90% | +20 |
| 收缩压<100mmHg | +30 |
| 癌症病史 | +30 |
| 精神状态改变 | +30 |
| 总分 | |
| 低风险（≤85 分） | 90d 的死亡率是 2% |
| 高风险（≥86 分） | 90d 的死亡率是 19% |

## 十一、肿瘤患者 VTE 预防和治疗药物及逆转药物

表 13 肿瘤患者 VTE 预防和治疗药物及逆转药物

| 药物名称 | VTE 预防 | VTE 治疗 | 逆转药物 |
| --- | --- | --- | --- |
| 普通肝素 | 5 000IU，皮下注射，每8h 1 次 | 静脉给药负荷剂量 80 IU/kg，继以每小时 18IU/kg 输注。治疗目标为使 aPTT 达到 2 ~ 2.5 倍正常值 | ·鱼精蛋白 1mg/100 单位肝素（考虑到 UFH - 1h 的半衰期），缓慢静脉输入（不能超过 5mg/min）<br>·密切监测 aPTT<br>·最大剂量 50mg（如果患者在推注 5 000 单位普通肝素后立即出血，则给予 50mg 鱼精蛋白。患者每小时给予 1 250 单位时出现出血，则给予 24mg 鱼精蛋白，以逆转最后 4h 输注的残留肝素的作用） |
| 低分子肝素（LMWH） | 2 000 ~ 5 000IU，皮下注射，1 次/d；或 2000 ~ 2500IU，皮下注射，3 次/d | 80 ~ 100IU/kg，皮下注射，每 12h 1 次 | ·如果在给药后 8h 内，给予 1mg 鱼精蛋白/100 单位那屈肝素，或 1mg/mg 依诺肝素，或 1mg/100 单位达肝素<br>·如果在给药后 >8h，给予 0.5mg 鱼精蛋白/100 单位那屈肝素，或 0.5mg/mg 依诺肝素，或 0.5mg/100 单位达肝素<br>·如果在给药后 >12h，则根据临床情况（如 LMWH 剂量、肾功能、出血严重程度）决定是否有鱼精蛋白用药指征<br>·鱼精蛋白给药为缓慢静脉输注（不能超过 5mg/min），最大剂量 50mg |
| 磺达肝癸钠 | 2.5mg，皮下注射，1 次/d | 50 ~ 100kg：7.5mg，1 次/d<br><50kg：5mg，1 次/d<br>>100kg：10mg，1 次/d | 用重组人七因子（rhFVⅡa）90g/kg，静脉给药，逆转治疗剂量的磺达肝癸钠的作用 |
| 华法林 |  | 5 ~ 10mg，口服，1 次/d，调整剂量使 INR 为 2 ~ 3，用于长期治疗预防复发 | 华法林的半衰期为 20 ~ 60h<br>（1）INR <5，无出血，或 INR5 - 9，无出血：<br>·暂停华法林给药<br>·高危出血的患者考虑小剂量口服维生素 $K_1$ 1 ~ 2.5mg<br>（2）密切监测 INR：INR >9，无出血：<br>·暂停华法林给药<br>·考虑小剂量口服维生素 $K_1$ 1 ~ 2.5mg，特别是高危出血患者<br>（3）密切监测 INR：严重出血无论（INR 为何值）或威胁生命的出血：<br>·暂停华法林给药<br>·给予维生素 $K_1$ 10mg，静脉输注，60min<br>·给予浓缩凝血酶原复合物（PCC）20 ~ 50 单位/kg + 新鲜冷冻血浆（FFP）2 ~ 3 单位，或 15mL/kg（如果没有 PCC）或 rhFVⅡa20g/kg 静脉给药<br>·密切监测 INR，必要时重复给予 PCC 或 FFP |

表 14　肿瘤患者 VTE 风险因素

| 类别 | 相关因素 |
| --- | --- |
| 一般性风险因素 | · 肿瘤进展期<br>· 晚期癌症<br>· 风险更高的癌症类型：胰腺癌、胃癌、膀胱癌、前列腺癌、脑肿瘤、妇科癌症（宫颈癌、卵巢癌）、肺癌、淋巴瘤、骨髓增殖性疾病、睾丸癌、食管癌、肝癌<br>· 局部大面积淋巴结病变伴外部血管压迫<br>· 家族性和/或获得性高凝状态（包括妊娠）<br>· 内科合并症：感染、肾病、肺病、充血性心力衰竭、动脉血栓栓塞症<br>· 体力状态差<br>· 高龄 |
| 治疗相关性风险因素 | · 大型手术<br>· 中心静脉插管/外周静脉插管化疗，特别是使用贝伐单抗、沙利度胺和/或来那度胺加高剂量地塞米松<br>· 外源性雌激素复合物，激素替代治疗（HRT），避孕药，他莫昔芬/雷洛昔芬，己烯雌酚，抗血管生成抑制剂恩度 |
| 可调整的风险因素 | 吸烟、烟草，肥胖，活动水平和/或运动量 |
| 门诊化疗高风险患者包含因素 | · 活动性癌症：胃癌、胰腺癌、肺癌、淋巴瘤、妇科癌症、膀胱癌和睾丸癌<br>· 化疗前血小板计数 $>300\times10^9/L$<br>· 化疗前白细胞计数 $>10\times10^9/L$<br>· 血红蛋白 $<100g/L$<br>· 使用促红细胞生成素<br>· 体重指数 $\geqslant35$<br>· 曾患 VTE |
| 多发性骨髓瘤因素 | M 蛋白 $>16g/L$，进展性，高黏状态 |

## 十二、肿瘤患者 VTE 预防性或治疗性抗凝治疗的禁忌证

（1）近期中枢神经系统出血、颅内或脊髓高危出血病灶。

（2）活动性出血（大出血）：24h 内输血超过 2 个单位。

（3）慢性、有临床意义的可测量出血 $>48h$。

（4）血小板减少症（血小板 $<50\times10^9/L$）。

（5）血小板严重功能障碍（尿毒症、用药、再生障碍性贫血）。

（6）近期进行性出血风险很高的大型手术。

（7）凝血障碍基础性疾病。

（8）凝血因子异常（如Ⅷ缺乏症、严重肝病）。

（9）PT 或 aPTT 升高（狼疮抑制剂除外）。

（10）腰麻/腰椎穿刺。

（11）高危跌倒（头部创伤）。

## 十三、凝血机制检测指标

### （一）凝血酶原时间

凝血酶原时间（prothrombin time，PT）是检查外源性凝血因子（Ⅱ、Ⅴ、Ⅶ、Ⅹ）的一种过筛试验。正常参考值为12～16s。在一般口服抗凝剂的过程中，以简单维持患者PT在正常对照的1～2倍最为适宜。

### （二）国际标准化比值

国际标准化比值（international normalized ratio，INR）是患者PT与正常对照PT之比（即PT比值，PTR）的ISI次方（ISI：国际敏感度指数，试剂出厂时由厂家标定），即 $INR = PTR^{ISI}$。考虑到同一份检测标本在不同的实验室，用不同的ISI试剂检测，其PT值结果可差异很大，但如检测的结果以INR值表示则数值相同，从而使检测结果具有可比性。

目前，国际上强调用INR来监测口服抗凝剂的用量，WHO规定应用口服抗凝剂来预防静脉血栓形成时，INR的允许范围：非髋部外科手术前，1.5～2.5；髋部外科手术前，2～3；DVT，2～3；治疗PE，2～4；预防动脉血栓形成，3～4；人工瓣膜手术，3～4。

### （三）活化部分凝血活酶时间

活化部分凝血活酶时间（activated partial thromboplatin time，APTT）是检查内源性凝血因子（Ⅷ、Ⅸ、Ⅺ）的一种过筛试验。正常参考值为24～36s。由于APTT的高敏感度和肝素的作用途径主要是内源性凝血途径，所以APTT成为监测普通肝素（UFH）的首选指标。

### （四）纤维蛋白原

纤维蛋白原（FIB，即凝血因子Ⅰ）是凝血过程中的主要蛋白质，正常参考值为2～4 g/L。FIB增高除了生理情况下的应激反应和妊娠晚期外，主要出现在急性感染、烧伤、动脉粥样硬化、急性心肌梗死、自身免疫性疾病、多发性骨髓瘤、糖尿病、妊高症及急性肾炎、尿毒症等；FIB减少主要见于弥散性血管内凝血（DIC）原发性纤溶亢进、重症肝炎、肝硬化和溶栓治疗时。

### （五）D－二聚体

当机体发生凝血时，凝血酶作用于FIB，使其转变为交联纤维蛋白，同时，纤溶系统被激活，降解交联纤维蛋白形成各种纤维蛋白降解产物（FDP）碎片。由于γ链的交联，便产生了由γ链相连的2个D片段，即D－二聚体（D－Dimer）。

D－Dimer测定是诊断活动性纤溶较好的指标，对血栓形成性疾病有重要的诊断价值。血浆D－Dimer水平正常可以排除DVT或PTE的存在，在急诊科具有很高的阴性预测价值。但住院后，多数患者已经显示D－Dimer浓度升高。同时高龄、近期手术、感染、癌症和妊娠都可使血浆D－Dimer的水平升高，从而限制了阳性结果的意义。

### （六）凝血酶时间

凝血酶时间（thrombin time，TT）是指在血浆中加入标准化的凝血酶原后血液凝固的时间。正常范围16～18s，超过正常对照3s以上为异常。TT是检测凝血、抗凝及纤维蛋白溶解系统功能的一个简便试验。

（雷光焰）

# 第八节 癌症相关感染的预防和治疗

感染是癌症患者发病和死亡的主要原因。在某些情况下，恶性肿瘤本身可能会促使患者感染加重或反复感染。数十年来均认为，接受化疗患者的中性粒细胞减少是感染发生的主要危险因素，有效的策略是预防和处理中性粒细胞减少患者的感染并发症。由于抗菌治疗的进展，现在，急性白血病或接受干细胞移植的患者在中性粒细胞减少的阶段而发生死亡的情况已经很少见。尽管中性粒细胞减少是感染的关键因素，而免疫功能低下也同样是高危因素。接受异基因造血干细胞移植中性粒细胞恢复的患者因“移植－宿主疾病（GVHD）”而需要进行强烈的免疫抑制治疗，对于这种非中性粒细胞减少的患者而言，普通菌、病毒和机会感染是较高的危险因素。

## 一、癌症患者感染危险因素分级

表1 癌症患者感染危险因素分级

| 癌症患者所有感染危险因素 | 疾病/治疗举例 | 发热，中性粒细胞减少风险分类 | 抗菌预防方法 |
|---|---|---|---|
| 低风险 | ·大多数实体肿瘤化疗<br>·预期中性粒细胞减少不超过7d | 低发生率 | ·细菌：不需要<br>·真菌：不需要<br>·病毒：不需要（除非以前有单纯疱疹病毒－HSV感染） |
| 中等风险 | ·自体HSCT<br>·淋巴瘤<br>·多发性骨髓瘤<br>·慢性淋巴细胞白血病（CLL）<br>·嘌呤类似物治疗（即氟达拉滨、氯法拉滨、克拉屈滨、奈拉滨）<br>·预期中性粒细胞减少7～10d | 通常为高发生率，可能存在显著变化 | ·细菌：考虑使用氟喹诺酮预防<br>·真菌：在中性粒细胞减少期间和预期可能发生黏膜炎时考虑使用氟康唑<br>·病毒：在中性粒细胞减少期间和根据危险程度考虑 |
| 高风险 | ·异基因HSCT<br>·急性白血病：诱导治疗与巩固治疗阶段<br>·阿仑单抗治疗期间<br>·GVHD使用高剂量类固醇治疗（每日>20mg）<br>·预期中性粒细胞减少超过10d | 通常为高发生率，可能存在显著变化 | ·细菌：考虑使用氟喹诺酮预防<br>·真菌：见后<br>·病毒：在中性粒细胞减少期间和根据危险程度考虑 |

注：

（1）CLL＝慢性淋巴细胞白血病，GVHD＝移植物抗宿主病，HSCT＝造血干细胞移植，HSV＝单纯疱疹病毒。

（2）风险分类是基于以下几个因素，包括后面提到的恶性疾病接受化疗和强烈的免疫抑制治疗后，无论这些疾病是否缓解，持续中性粒细胞减少。

（3）高风险患者，增加预防感染的治疗是必要的，如异基因HSCT伴有GVHD的患者考虑使用青霉素和甲氧苄啶（TMP）/磺胺甲基异恶唑（SMX）。

## 二、抗真菌预防方法

表 2　抗真菌预防方法

| 癌症患者所有感染危险因素 | 疾病/治疗举例 | 抗真菌预防方法 | 持续时间 |
|---|---|---|---|
| 中等至高风险 | ALL | 考虑：<br>· 氟康唑<br>· 两性霉素 B（2B 类） | 直至中性粒细胞恢复正常 |
| | MDS（中性粒细胞减少）<br>AML（中性粒细胞减少） | 考虑：<br>· 泊沙康唑（1 类）<br>· 伏立康唑（2B 类）<br>· 氟康唑（2B 类）<br>· 两性霉素 B（2B 类） | |
| | 自体 HSCT 伴黏膜炎 | 考虑：<br>· 氟康唑（1 类）<br>· 米卡芬静（1 类） | |
| | 自体 HSCT 不伴黏膜炎 | 不考虑预防治疗（2B 类） | |
| | 异基因 HSCT（中性粒细胞减少） | 考虑：<br>· 氟康唑（1 类）<br>· 米卡芬静（1 类）<br>· 依曲康唑（2B 类）<br>· 伏立康唑（2B 类）<br>· 泊沙康唑（2B 类）<br>· 两性霉素 B（2B 类） | 中性粒细胞减少期间及移植后至少 75d |
| | 明显的 GVHD | 考虑：<br>· 泊沙康唑（1 类）<br>· 伏立康唑（2B 类）<br>· 棘白霉素（2B 类）<br>· 两性霉素 B（2B 类） | 直至明显的 GVHD 缓解 |

## 三、抗病毒预防方法

表3 抗病毒预防方法

| 癌症患者所有感染危险因素 | 疾病/治疗举例 | 病毒性感染或病毒再激活 | 抗病毒预防方法 | 最短的持续时间 |
|---|---|---|---|---|
| 低风险 | 实体肿瘤的标准化疗 | HSV | 不需要，除非既往感染过 HSV | 在积极治疗期间包括中性粒细胞减少阶段 |
| 中等风险 | ·自体 HSCT<br>·淋巴瘤<br>·多发性骨髓瘤<br>·CLL<br>·嘌呤类似物（如氟达拉滨） | HSV，VZV | 阿昔洛韦，泛昔洛韦，伐昔洛韦 | ·在积极治疗期间和 HSCT 后至少 30d<br>·异基因 HSCT 后考虑 VZV 预防治疗至少 1 年，自体 HSCT 后至少 6～12 个月的预防治疗 |
| 高风险 | 急性白血病：<br>诱导治疗与巩固治疗阶段 | HSV | 阿昔洛韦，泛昔洛韦，伐昔洛韦 | 在积极治疗期间包括中性粒细胞减少阶段 |
| | 蛋白酶体抑制剂 | VZV | 阿昔洛韦，泛昔洛韦，伐昔洛韦 | 在积极治疗期间包括中性粒细胞减少阶段 |
| | ·阿仑单抗治疗<br>·异基因 HSCT<br>·GVHD 需要类固醇治疗 | HSV，VZV | 阿昔洛韦，泛昔洛韦，或伐昔洛韦预防 HSV | ·VZV 预防治疗：异基因 HSCT 治疗后考虑至少 1 年的阿昔洛韦预防治疗<br>·HSV 预防治疗：阿仑单抗治疗后最少 2 年直至 CD ≥ 200cells/mcL；在积极治疗期间包括中性粒细胞减少阶段和 HSCT 后至少 30d |

注：
VZV：水痘带状疱疹病毒

## 四、巨细胞病毒（CMV）再激活或该病的预防治疗

表4 巨细胞病毒（CMV）再激活或该病的预防治疗

| 癌症患者所有感染危险因素 | 疾病/治疗举例 | 定期监测 | 预防治疗 | |
|---|---|---|---|---|
| 存在 CMV 高危因素 | 异基因造血干细胞移植的患者 | ·移植治疗后 1～6 个月<br>·GVHD 需要治疗的时间内 | 一线治疗缬更昔洛韦（口服）或更昔洛韦（静脉） | 膦甲酸钠（静脉）或西多福韦（静脉） |
| | 阿仑单抗 | 阿仑单抗治疗后至少 2 个月 | | |

## 五、乙型肝炎病毒（HBV）、丙型肝炎病毒（HCV）和人类免疫缺陷病毒（HIV）再激活或该病的预防治疗

表5 HBV、HCV、HIV 再激活或该病的预防治疗

| 病毒类型 | 高危因素举例 | 治疗考虑 | 抗病毒治疗 | 监测 |
| --- | --- | --- | --- | --- |
| HBV | ·异基因干细胞移植<br>·抗 CD20 或 CD52 单克隆抗体 | 身份确认以确定可能的抗病毒预防方法：如果为活动性感染，考虑延迟移植 | ·恩替卡韦<br>·替诺福韦<br>·拉米夫定<br>·阿德福韦<br>·替比夫定 | 治疗结束后至少 6～12 个月 |
| HCV | ·异基因干细胞移植<br>·抗 CD20 单克隆抗体<br>·类固醇 | 身份确认以评估肿瘤治疗同步或序贯抗病毒治疗 | 参考相关丙肝治疗 | ·每 1～2 周监测 ALT 水平，治疗期间每月监测 HCV RNA1 次<br>·其后每 6～12 个月每月监测 1 次 HCV RNA |
| HIV | ·化疗<br>·靶向治疗 | 同步治疗时，身份确认以调整剂量和方案 | 抗逆转录病毒治疗 | 治疗期间每月 1 次和有临床表现时 |

## 六、肺孢子菌性肺炎高危患者的预防治疗

表6 肺孢子菌性肺炎高危患者的预防治疗

| 癌症患者感染风险 | 疾病/治疗举例 | 预防治疗的持续时间 | 抗肺孢子菌性肺炎预防治疗方法 |
| --- | --- | --- | --- |
| 肺孢子菌性肺炎高危患者 | 异基因造血干细胞移植者（1类） | 至少 6 个月和接受免疫抑制治疗期间 | 如果可耐受，可使用 TMP/SMX（1类），或阿托伐醌、氨苯砜、戊烷脒（雾化或静脉） |
| | 急性淋巴细胞白血病（1类） | 整个抗白血病治疗期间 | |
| | 阿仑单抗使用者 | 阿仑单抗治疗后至少 2 个月，直至 CD4 计数 >200cells/mcL | |
| | 考虑（2B 类证据）：<br>·接受嘌呤类似物治疗和其他使 T 细胞减少的药物<br>·延迟类固醇治疗或接受替莫唑胺 + 放射治疗的患者<br>·自体造血干细胞患移植 | 直至 CD4 计数 >200cells/mcL<br>移植后 3～6 个月 | |

## 七、疫苗接种计划之推荐

表 7 疫苗接种计划之推荐

| | | HCT 后推荐的时间 | 总次数 |
|---|---|---|---|
| 灭活疫苗 | DTaP（Daptacel = 破伤风/白喉/无细胞百日咳） | 6 ~ 12 个月 | 3 |
| | B 型流感嗜血杆菌（Hib） | 6 ~ 12 个月 | 3 |
| | 肺炎球菌接种疫苗：<br>・结合 3 价疫苗<br>・直至完成小儿疫苗系列，然后使用肺炎球菌多糖疫苗 | 6 ~ 12 个月≥12 个月 | 31 |
| | Hep A | 6 ~ 12 个月 | 2 |
| | Hep B | 6 ~ 12 个月 | 2 |
| | 脑膜炎球菌结合疫苗 | 6 ~ 12 个月 | 1 |
| | 流感疫苗（可注射的） | 4 ~ 6 个月 | 1，1 次/年 |
| 活菌苗 | 麻疹/流行性腮腺炎/风疹（MMR） | ≥24 个月（如果存在 GVHD 或正在进行免疫抑制治疗和患者对麻疹/流行性腮腺炎和/或风疹血清反应阴性） | 1 ~ 2 |
| | 带状疱疹疫苗 | ≥24 个月（如果存在 GVHD 或正在进行免疫抑制治疗和患者对水痘疫苗血清反应阴性） | 1 |

## 八、癌症患者接种疫苗附加推荐

（1）年龄≥6 月的血液恶性肿瘤或实体恶性肿瘤患儿，除外接受抗 B 细胞抗体或密集化疗，如急性白血病诱导化疗或巩固化疗，应该接受每年 1 次的流感灭活疫苗（IIV）。

（2）对于新诊断的成人血液或实体恶性肿瘤患者应该给予肺炎球菌结合疫苗；对于儿童恶性肿瘤患者，应评估每一患儿的免疫状态，根据不同具体情况给予肺炎球菌结合疫苗；对于成人和≥2 岁的儿童，在肺炎球菌结合疫苗达到有效剂量后至少 8 周给予肺炎球菌多糖疫苗。

（3）对接受维持化疗的、具有免疫能力的儿童考虑在疾病预防控制中心（CDC）进行每年 1 次的灭活疫苗（IIV 以上）计划。然而，在肿瘤化疗期间不应该考虑使用有效剂量的疫苗，除非有保护抗体水平的证据。

（4）化疗期间不使用活病毒疫苗。

（5）化疗后 3 个月可使用灭活疫苗和水痘活疫苗，麻疹、腮腺炎和风疹的混合疫苗（MMR）。抗 B 细胞抗体药物应该在疫苗使用后推迟至少 6 个月使用。

## 九、发热、中性粒细胞减少的评估

表8　发热、中性粒细胞减少评估

| 临床表现 | 对发热和中性粒细胞减少进行初始评估 | 微生物评估 |
| --- | --- | --- |
| 发热：<br>·单次相当于口腔温度达到≥38.3℃或<br>·相当于口腔温度达到≥38℃超过1h<br>中性粒细胞减少：<br>·<500中性粒细胞/mcL，或<1 000中性粒细胞/mcL，和预计下降到≤500中性粒细胞/mcL超过下一个48h | 特定的病史和体格检查包括：<br>·血管内装置（置管）<br>·皮肤<br>·肺和鼻窦<br>·消化道<br>·阴道/直肠周围<br>·泌尿道<br>补充病史信息：<br>·主要合并疾病<br>·末次化疗到现在的时间<br>·既往感染病史<br>·最近抗生素治疗/预防<br>·药物使用情况<br>·暴露情况：与症状相似的家庭其他人员，宠物，旅行，与肺结核人员接触最近使用血液制品<br>使用大麻实验室/放射科评估：<br>·全血细胞计数及分类，血小板，BUN，电解质，肌酐，肝功能<br>·考虑胸部X线检查、尿液分析、血氧饱和度<br>·对所有有呼吸系统症状的患者进行胸部X线检查 | ·血培养2次，选项包括：1次外周血（末梢血）+1次导管血（首选），或2次评估，或2次导管血（如果不能获得外周血）<br>·尿培养（如果有症状，留置导尿管，尿液分析异常）<br>·特定培养：<br>腹泻（梭状芽孢杆菌检测，肠道病原菌筛查）<br>皮肤（皮肤病灶抽吸物/组织活检检查）<br>经皮血管通路装置处炎症（考虑常规细菌/真菌/分枝杆菌培养）<br>·病毒诊断：PCR和DFA为基础的检验<br>皮肤或黏膜水泡/溃疡病灶检验<br>对呼吸道病毒进行咽喉或鼻咽部检查，特别是在流行期间 |

## 十、中性粒细胞减少症患者的发热

表9　对中性粒细胞减少症患者发热的初始风险评估

| 对中性粒细胞减少症患者发热的初始风险评估 | | 治疗场所 | 治疗选择 |
| --- | --- | --- | --- |
| 初始评估 | 低危（没有一个高危因素和下列大多数因素）：<br>·门诊患者偶尔发热<br>·没有急性相关性合并症，仅提示需住院治疗或密切观察<br>·预计严重中性粒细胞减少的持续时间短（≤100cells/mcL，持续时间<7d）<br>·好的体能状态（ECOG 0～1）<br>·没有肝功能不全<br>·没有肾功能不全<br>·MASCC风险指数≤21 | ·对经选择的低危患者可进行适当的门诊治疗<br>·或考虑在流动诊所治疗<br>·或住院治疗 | 见后 |
| | 高危因素（下列因素中任意一个）：<br>·MASCC风险指数<21<br>·住院患者偶尔发热<br>·重要的合并症或病情不稳定<br>·预计严重中性粒细胞减少的持续时间长（≤100cells/mcL，持续时间≥7d）<br>·肝功能不全（转氨酶为正常上限值的5倍）<br>·肾功能不全（肌酐清除率<30mL/min）<br>·无法控制的/进展的癌症<br>·临床表现为肺炎或其他混合感染<br>·阿仑单抗或<br>·3～4级黏膜炎 | 住院治疗 | 静脉治疗或连续静脉/口服治疗 |

表 10　低危患者的门诊治疗（1）

| 指征 | 评估 | 管理 |
| --- | --- | --- |
| 根据发热和中性粒细胞减少分类为低危的患者 | · 仔细检查<br>· 复核实验室检查结果<br>· 评论家庭治疗的社区标准：<br>患者同意家庭治疗，24h 照顾着的可获得性；家庭电话容易获得的急救设备，适当的家庭环境，距医学中心或治疗医师办公室约 1h 的距离<br>· 对口服抗生素治疗的评估：<br>没有恶心、呕吐<br>可以耐受口服药物<br>以前没有使用氟喹诺酮预防 | 观察时期（2～12h）（2B 类）以便：<br>· 确认低危状态并确保病情稳定<br>· 观察和对抗生素首次剂量进行管理，对反应进行监测<br>· 制定出院计划和随访<br>· 患者教育<br>· 12～24h 内电话随访 |

表 11　低危患者的门诊治疗（2）

| 治疗选择 | 随访 |
| --- | --- |
| · 在家里静脉给予抗生素<br>· 每日静脉使用长效抗生素 ± 口服抗生素：家里或办公室<br>· 仅仅口服治疗：<br>环丙沙星＋阿莫西林/克拉维酸（1 类）<br>左氧氟沙星<br>莫西沙星（1 类） | · 应每日监测<br>· 每日评估（诊所或家庭访视），第一个 72h 评估治疗反应、毒性和依从性；如果有治疗反应，其后每日电话随访<br>· 回到诊所的特定原因：<br>患者叙述新的症状/体征<br>持续发热或再次发热 3～5d<br>没有能力继续获得处方抗生素药物（即口服不能耐受）<br>到诊所进行静脉输注抗生素 |

表 12　对发热和中性粒细胞减少进行初始经验性治疗

<table>
<tr><td rowspan="2">基于以下情况应进行初始抗生素治疗：<br>· 感染风险评估<br>· 广谱抗生素要具有抗铜绿假单胞菌活性<br>· 潜在的感染菌包括多药耐药菌（MDROs）<br>· 目前感染或既往感染过耐药金黄色葡萄球菌（MRSA）<br>· 感染部位<br>· 当地抗菌药物敏感性试验<br>· 器官功能不全/药物过敏<br>· 既往抗生素治疗<br>· 杀菌力</td><td>简单的<br>· 静脉单一抗生素治疗（选择一种）：头孢吡肟（1 类），亚胺培南（1 类），哌拉西林/他唑巴坦（1 类），头孢他啶（2B 类）<br>· 对低危患者口服抗生素（两药联合）：环丙沙星＋阿莫西林/克拉维酸（1 类），莫西沙星（1 类）<br>如果使用喹诺酮预防感染不推荐使用口服抗生素药物</td></tr>
<tr><td>复杂的<br>· 单一抗生素静脉给药（首选）<br>· 联合抗生素静脉给药，尤其是耐药患者</td></tr>
</table>

## 十一、初始临床表现评估与经验用药

表 13　初始临床表现评估（1）

<table>
<tr><th>初始临床表现（d0）</th><th>检查发现</th><th>评估</th><th>附加初始经验用药：<br>所有中性粒细胞减少性发热患者应该接受广谱抗生素</th></tr>
<tr><td rowspan="4">口腔/黏膜</td><td rowspan="2">坏死、溃疡</td><td>·病毒诊断：<br>单纯性疱疹病毒（HSV）<br>·培养与革兰氏染色：<br>真菌<br>考虑白血病浸润</td><td>·确保足够的厌氧活性治疗<br>·考虑抗 HSV 治疗<br>·考虑全身抗真菌治疗</td></tr>
<tr><td>·可疑病灶活检</td><td></td></tr>
<tr><td>口疮</td><td></td><td>·抗真菌治疗：<br>氟康唑为一线治疗<br>如果对氟康唑耐药，可选择伏立康唑、泊沙康唑，或棘白霉素</td></tr>
<tr><td>水泡病灶</td><td>病毒诊断</td><td>抗 HSV 治疗（1 类）</td></tr>
<tr><td>食管</td><td>·胸骨后烧灼感<br>·吞咽困难/吞咽疼痛</td><td>·病毒诊断<br>·可疑口腔病损物培养：真菌<br>·如果对治疗无反应，考虑内镜检查<br>·在巨细胞病毒（CMV）感染患者中考虑巨细胞病毒食管炎</td><td>·根据临床发现进行初始治疗（如口疮或口周围 HSV 感染）<br>·对口疮进行抗真菌治疗：<br>氟康唑为一线治疗<br>如果对氟康唑耐药，可选择伏立康唑、泊沙康唑，或棘白霉素<br>·可能为 HSV 感染考虑使用阿昔洛韦</td></tr>
<tr><td>鼻窦/鼻腔</td><td>·鼻窦敏感<br>·眶周蜂窝组织炎<br>·鼻腔溃疡<br>·单侧眼睛流泪</td><td>·鼻窦高分辨率 CT/眼眶 MRI 检查<br>·耳鼻喉科（ENT）/眼科紧急检查<br>·培养、染色/活检</td><td>·如果有明显的眶周蜂窝组织炎增加万古霉素<br>·对于 CT/MRI 可疑发现的高危患者中，增加脂质体两性霉素 B 以预防曲霉菌病和毛霉菌病的发生</td></tr>
</table>

表 14　初始临床表现评估（2）

| 初始临床表现（d0） | 评估 | 附加初始经验用药：<br>所有中性粒细胞减少性发热患者应该接受广谱抗生素 |
|---|---|---|
| 腹部疼痛 | ·腹部 CT（首选）或超声<br>·碱性磷酸酶、转氨酶、胆红素、淀粉酶、脂肪酶 | ·如果 C. difficile 分析可疑，口服万古霉素、非达霉素或甲硝唑<br>·确保足够的厌氧活性治疗 |
| 直肠周围疼痛 | ·直肠周围检查<br>·考虑腹部/盆腔 CT | ·确保足够的厌氧活性治疗<br>·考虑覆盖肠球菌<br>·考虑局部治疗（坐浴、软化大便） |

续表

| 初始临床表现（d0） | 评估 | 附加初始经验用药：所有中性粒细胞减少性发热患者应该接受广谱抗生素 |
|---|---|---|
| 腹泻 | · C. difficile（艰难梭菌检测）分析<br>· 考虑对轮状病毒和诺瓦克病毒进行检测；如果有旅行史/生活方式或社区爆发有接触征象，考虑粪培养和/或寄生虫检查<br>· 考虑腺病毒检测 | 如果 C. difficile 高度可疑或已经证实，口服万古霉素、非达霉素或甲硝唑是首选 |
| 尿路症状 | · 尿培养<br>· 尿液分析 | 无需附加治疗，直至发现特定的病原菌 |
| 肺浸润 | · 血、痰培养<br>· 根据下列风险因素考虑：<br>对呼吸道病毒进行鼻腔冲洗并快速检测<br>军团杆菌尿液抗原检测<br>在有真菌感染风险的患者中进行血清半乳甘露聚糖或 β - 葡聚糖检测<br>胸部 CT 检查以便明确肺部浸润<br>如果对初始治疗没有反应或表现为弥漫性浸润，考虑 BAL<br>考虑诊断性肺活检 | · 增加阿奇霉素或氟喹诺酮以覆盖非典型细菌<br>· 考虑增加有抑制真菌活性的抗真菌药物在流感爆发期间进行抗病毒治疗<br>如果病理学考虑肺孢子虫可能，使用甲氧苄啶（TMP）/磺胺甲恶唑（SMX）<br>如果金黄色葡萄球菌（MRSA）可疑，使用万古霉素或利奈唑胺<br>· 对于某些特定患者可考虑辅助治疗 |

**表 15 初始临床表现评估（3）**

<table>
<tr><th>初始临床表现（d0）</th><th colspan="2">评估</th><th>附加初始经验用药：所有中性粒细胞减少性发热患者应该接受广谱抗生素</th></tr>
<tr><td>蜂窝组织炎/皮肤和软组织感染</td><td colspan="2">考虑抽吸物或活检组织培养</td><td>增加具有抗革兰氏阳性杆菌活性的药物</td></tr>
<tr><td rowspan="2">血管内装置（VAD）</td><td>入口处炎症</td><td>· 用棉签拭取入口处引流物（首选）进行培养<br>· 每一个 VAD 端口进行血培养</td><td>初始治疗使用万古霉素，或如果经验治疗 48h 后没有治疗反应再增加万古霉素</td></tr>
<tr><td>初始治疗使用万古霉素，或如果经验治疗 48h 后没有治疗反应再增加万古霉素</td><td>每一个 VAD 端口进行血培养</td><td>· 移除导管和创口处拭取物培养<br>· 增加万古霉素</td></tr>
<tr><td>水泡病灶</td><td colspan="2">抽吸物或刮擦物进行 VZV 或 HSV PCR 检测，或直接荧光抗体（DFA）检测，如果不能进行 PCR 检测，进行疱疹病毒培养</td><td>考虑阿昔洛韦、泛昔洛韦或伐昔洛韦</td></tr>
<tr><td>播散性丘疹或其他病损</td><td colspan="2">用抽吸物或活检组织进行细菌、真菌、分枝杆菌培养和组织学病理，以评价 VZV</td><td>· 考虑万古霉素<br>· 在高危患者中考虑使用抑制真菌活性的抗真菌药物</td></tr>
<tr><td>中枢神经系统症状</td><td>· CT 和/或 MRI<br>· 腰椎穿刺（如果可能）<br>· 神经病理学会诊</td><td colspan="2">· 经验性治疗直到传染病（ID）会诊讨论为止<br>· 可疑性脑膜炎的治疗应包括一种很容易进入脑脊液（CSF）的抗铜绿假单胞菌药物（如头孢吡肟、头孢他啶、美罗培南）加万古霉素、氨苄青霉素（覆盖李斯特氏菌）；如果使用美罗培南，增加氨苄青霉素就没有必要<br>· 对于病毒性脑炎，增加高剂量的阿昔洛韦，补充液体，监测肾功能</td></tr>
</table>

## 十二、随访原则与治疗

表 16　随访原则与治疗

<table>
<tr><th colspan="2">每日随访原则</th><th colspan="4">随访治疗</th></tr>
<tr><td rowspan="5">·每日对特定部位进行检查和病史询问<br>·每日对实验室检查和培养结果进行复习：对菌血症、真菌血症进行再次血培养以明确是否清除<br>·对治疗（3～5d 内）反应和药物毒性进行评价：发热动态，感染的症状、体征<br>·对药物毒性评价包括终末器官毒性（每周至少 2 次肝功能和肾功能检测）</td><td rowspan="3">治疗反应/临床上病情稳定：<br>·发热趋势下降<br>·感染症状体征稳定或改善<br>·患者血液动力学稳定</td><td rowspan="4">初始经验治疗药物没有更改。如果一开始就出现革兰氏阳性杆菌对药物有一定的耐药性，可继续原药物治疗。初始抗生素的使用至少持续到中性粒细胞计数≥500 个细胞/mcL 并逐渐升高</td><td colspan="2">证实感染</td><td></td></tr>
<tr><td rowspan="2">发热解除，原因不明</td><td>中性粒细胞计数 ≥ 500 个细胞/mcL</td><td>终止治疗</td></tr>
<tr><td>中性粒细胞计数 < 500 个细胞/mcL</td><td>继续原药物治疗直至中性粒细胞减少消除</td></tr>
<tr><td>顽固性发热/血液动力学稳定</td><td colspan="2">→</td><td rowspan="2">·对经验性抗菌治疗而发热持续≥4d 考虑使用具有抑制真菌活性的抗真菌药物<br>·根据治疗疗程、中性粒细胞恢复情况、毒性和传染病专家会诊意见确定治疗时间</td></tr>
<tr><td>没有治疗反应/临床上病情不稳定：<br>·顽固性发热或间隙性发热<br>·感染症状体征没有改善<br>·患者血液动力学可能稳定<br>·顽固性血液培养阳性</td><td colspan="3">·当有临床指征时，广谱抗生素应覆盖厌氧菌、顽固性革兰氏阴性菌和顽固性革兰氏阳性菌<br>·考虑 CT 再评价<br>·考虑增加 G－CSF 或 GM－CSF（2B 类）<br>·确保覆盖念珠菌<br>·ID 会诊</td></tr>
</table>

表 17　对有治疗反应的疾病的随访治疗

<table>
<tr><th colspan="2">对有治疗反应的疾病的随访治疗</th><th>对已证实的感染建议最短的治疗持续时间：<br>这是一般原则，对具体患者可能需要修改</th></tr>
<tr><td>已证实的感染</td><td>·一般而言，初始治疗，抗生素应该用至中性粒细胞计数≥500 个细胞/mcL 并逐渐升高<br>·抗生素治疗的持续时间应该个体化，并依据：中性粒细胞恢复情况，迅速退热，感染的特定部位，病原菌种类，患者潜在的疾病</td><td>·皮肤/软组织：7～14d<br>·血行感染（简单的）：<br>革兰氏阴性菌：10～14d<br>革兰氏阳性菌：7～14d<br>金黄色葡萄球菌：至少在第一次血培养阴性后继续使用 2 周，血管内感染的患者延长治疗是必要的<br>酵母菌：第一次血培养阴性后继续使用 2 周以上<br>念珠菌、金黄色葡萄球菌、绿脓杆菌、杰氏棒杆菌、不动杆菌、芽孢杆菌、非典型分枝杆菌、酵母菌、真菌、耐万古霉素肠球菌和嗜麦芽寡养单胞菌所致的血性感染考虑移除导管<br>·细菌性鼻窦炎：7～14d<br>·败血症、导管感染：移除导管<br>·细菌性肺炎：7～14d<br>·真菌（真菌和酵母菌）：<br>念珠菌：第一次血培养后至少 2 周<br>·真菌（如曲霉属真菌）：最少 12 周<br>·病毒：<br>HSV/VZV：7～10d（1 类），阿昔洛韦、伐昔洛韦或泛昔洛韦（简单的，皮肤局部病变）<br>流感：基于其他免疫功能正常的健康人群的数据，奥司他韦使用 5d 的用法已被 FDA 批准；对于强烈的免疫抑制患者考虑长疗程（至少 10d）治疗，直至体征完全消除为止</td></tr>
</table>

## 十三、经验性抗革兰氏阳性菌活性药物

表 18 抗菌药物：经验性抗革兰氏阳性菌活性药物

| 抗革兰氏阳性菌药物 | 剂量 | 谱系 | 注释/注意事项 |
| --- | --- | --- | --- |
| 万古霉素 | 15mg/kg，静脉给药，每 12h 1 次；C. difficile：125mg，口服，每 6h 1 次 | 革兰氏阳性菌，耐万古霉素肠球菌（VRE）和一些罕见的革兰氏阳性菌除外 | ·除非特定的危险因素，对于中性粒细胞减少和发热应该进行常规治疗<br>·剂量个体化并监测 |
| 达托霉素 | 每日 6mg/kg，静脉给药 | ·革兰氏阳性菌<br>·具有体外抗 VRE 活性，但没有被 FDA 批准用于 VRE | ·对于横纹肌溶解症需每周检测 1 次肌酸激酶（CPK）<br>·由于肺表面活性物质失去活性，没有显示对肺炎有效<br>·肌肉发炎是一种潜在的毒性<br>·如果使用达托霉素超过 6mg/kg 时，需考虑 ID 专家会诊 |
| 利奈唑胺 | 600mg，口服/静脉，每 12h 1 次 | 革兰氏阳性菌，包括 VRE | ·血液学毒性（典型的是使用时间超过 2 周的患者）可能发生，血小板减少是最常见的（0.3% ~10%）<br>·血清素综合征很少见，使用 SSRIs 时需谨慎<br>·尽管长期使用可能影响中性粒细胞和血小板的恢复，但在发热和中性粒细胞减少时也不常规使用<br>·选择性用于 VRE 和 MRSA<br>·长期使用可发生外周神经/视神经病变 |

## 十四、抗假单胞菌药物

表 19 抗菌药物：抗假单胞菌药物

| 抗假单胞菌药物 | 剂量 | 谱系 | 注释/注意事项 |
| --- | --- | --- | --- |
| 头孢吡肟 | 2g，静脉注射，每 8h 1 次 | ·对大多数革兰氏阳性菌和革兰氏阴性菌都有广谱抗菌作用<br>·对大多数厌氧菌和肠球菌 spp 无活性 | ·可用于可疑/已经证实的易感菌的 CNS 感染<br>·在一些中心，革兰氏阴性杆菌的耐药频率增高<br>·对中性粒细胞减少的发热可经验性用药（1 类） |
| 头孢他啶 | 2g，静脉注射，每 8h 1 次 | ·对革兰氏阳性菌活性较差<br>·已报道的严重链球菌感染<br>·对大多数厌氧菌和肠球菌 spp 无活性 | ·可用于可疑/已经证实的易感菌的 CNS 感染<br>·在一些中心，革兰氏阴性杆菌的耐药频率增高<br>·对中性粒细胞减少的发热可经验性用药（2B 类；由于某些革兰氏阴性杆菌耐药） |

续表

| 抗假单胞菌药物 | 剂量 | 谱系 | 注释/注意事项 |
| --- | --- | --- | --- |
| 亚胺培南/西司他丁纳 | 500mg 静脉注射，每6h 1次 | ·对大多数革兰氏阳性菌、革兰氏阴性菌和厌氧菌有广谱活性<br>·抗超广谱 β－内酰胺酶（ESBL）和严重的肠杆菌感染之首选<br>·碳青霉烯类耐药革兰氏阴性杆菌感染在一些中心在逐渐增加 | ·可用于可疑的腹腔内感染<br>·对于可疑/已经证实的 CNS 感染美罗培南优于亚胺培南<br>·碳青霉烯类抗生素用于 CNS 恶性肿瘤或感染或合并肾功能不全的患者时可能有较低的癫痫发作域<br>·在医院获得性肺炎和腹腔感染中有效<br>·对中性粒细胞减少性发热可经验性用药（1类）<br>·尽管数据有限，但我们期望多利培南如同美罗培南一样作为一种有效的抗假单胞菌 β－内酰胺药物 |
| 美罗培南 | 1g 静脉注射，每8h 1次（对于脑膜炎患者2g，静脉注射，每8h 1次） | | |
| 多利培南 | 500mg，静脉注射，每8h 1次 | | |
| 哌拉西林/他唑巴坦 | 4.5g，静脉注射，每6h 1次；有些机构使用3.375g，静脉注射，每8h 1次 | ·对大多数革兰氏阳性菌、革兰氏阴性菌和厌氧菌有广谱活性 | ·可用于可疑的腹腔内感染<br>·不推荐用于脑膜炎<br>·可导致半入甘露聚糖假阳性<br>·对中性粒细胞减少性发热可经验性用药（1类） |

## 十五、其他抗菌药物

表20 其他抗菌药物

| 其他抗菌药物 | 剂量 | 谱系 | 注释/注意事项 |
| --- | --- | --- | --- |
| 氨基糖甙类：<br>·阿米卡星<br>·庆大霉素<br>·妥布霉素 | 危重患者使用单一负荷剂量，个体化监测 | ·主要对革兰氏阴性菌有活性 | 病情严重的患者或血液动力学不稳定的患者常可作为经验用药 |
| 环丙沙星与阿米卡星/克拉维酸联合使用 | 500～750mg，口服，每12h 1次；或400mg，静脉注射，每8～12h；阿米卡星/克拉维酸，500mg，每8h 1次 | ·对革兰氏阴性菌和非典型（如军团菌）细菌有良好的活性<br>·抗革兰氏阳性菌的活性低于氟喹诺酮<br>·对厌氧菌没有活性 | ·如果患者最近使用氟喹诺酮预防感染，则应避免经验性治疗<br>·许多中心革兰氏阴性菌耐药在增加<br>·对于低危患者口服联合抗生素（与阿米卡星/克拉维酸或克林霉素联合） |
| 左氧氟沙星 | 500～750mg，口服，或静脉注射，1次/d | ·对革兰氏阴性菌和非典型（如军团菌）细菌有良好的活性<br>·与环丙沙星比较，可提高对革兰氏阳性菌的活性<br>·左氧氟沙星对厌氧菌没有活性<br>·莫西沙星杀菌活性有限<br>·中性粒细胞减少患者可预防使用 | ·预防用药可能增加细菌耐药和双重感染<br>·发热和中性粒细胞减少症进行经验性治疗的研究有限 |
| 莫西沙星 | 400mg，口服，或静脉注射，1次/d | | |
| 甲氧苄啶/磺胺甲恶唑（TMP/SMX） | 预防：单药或两药1次/d；或两药强度增加3倍，每周1次治疗：15mg/kg，每日分次使用 | 对 P. jiroveccii 有活性 | ·在高危患者中，抗 P. jiroveccii 预防是很有效的<br>·监测骨髓抑制、肝脏毒性和高钾血症 |

## 十六、抗真菌药物：唑类

表 21 抗真菌药物：唑类

| 唑类抗真菌药物 | 剂量 | 谱系 | 注释/注意事项 |
| --- | --- | --- | --- |
| 氟康唑 | 肾功能正常的成年人：400 mg，静脉注射/口服，每日1次 | ·对念珠菌有活性<br>·对球孢子菌和新型隐球菌有活性 | ·体外研究发现，光滑念珠菌与多变的耐药有关，克柔念珠菌总是耐药<br>·对真菌没有活性<br>（如曲霉属真菌、结合菌） |
| 伊曲康唑 | 口服，400mg，每日1次 | ·对念珠菌、曲霉属真菌和一些少见真菌有活性<br>·对双态性真菌和新型隐球菌有活性 | ·伊曲康唑有负性肌力作用，有明显心脏收缩功能不全的患者禁用 |
| 泊沙康唑 | ·预防：口服片剂，300mg，第1d 2次；然后300mg口服，每日1次。300mg，静脉注射，第1d 12h 1次；然后300mg，静脉注射，每日1次。200mg，每日3次口服 | ·可有效用于骨髓增生异常综合征患者、急性髓系白血病和接受造血干细胞移植（HSCT）伴有明显移植物宿主病（GVHD）的患者中性粒细胞减少之感染预防<br>·对念珠菌、曲霉属真菌和一些少见真菌有活性<br>·对双态性真菌和新型隐球菌有活性 | ·在几个顽固性深部真菌感染疾病（FDA没有批准）中对其进行了评价<br>·关于泊沙康唑作为深部真菌感染初始治疗的数据是有限的<br>·传统治疗模式是应给予足够的全膳食或液体营养或酸性碳酸饮料；新的治疗模式应更好地采纳，应加强饮食营养<br>·对于不能进食正餐或不能耐受口服营养补充品的患者，应该考虑选择另一种抗真菌治疗药物<br>·质子泵抑制剂可降低泊沙康唑的血浆浓度 |
| 伏立康唑 | ·6mg/kg，静脉注射，每12h 1次，连用2次，然后4mg/kg，每12h 1次；或200mg，口服，每日2次（针对侵袭性曲霉菌病）<br>·对于非中性粒细胞减少的念珠菌菌血症患者给予6mg/kg，静脉注射，然后3mg/kg，每12h 1次 | ·对念珠菌、曲霉属真菌和一些少见真菌有活性<br>·对双态性真菌和新型隐球菌有活性<br>·作为侵袭性曲霉病初始治疗的标准治疗（1类）<br>·对非中性粒细胞减少的念珠菌菌血症患者有效 | ·对接合菌活性差<br>·对既往已有肾功能不全的患者在静脉给药时需谨慎<br>·长期代谢紊乱并发症可能增加鳞状细胞癌和高磷血症的发生风险<br>·为预防毒性和骨/肌肉疼痛反应，应该检测氟含量 |

## 十七、抗真菌药物：经验性使用两性霉素 B

表 22　抗真菌药物：经验性使用两性霉素 B

| 两性霉素 B | 剂量 | 谱系 | 注释/注意事项 |
|---|---|---|---|
| 两性霉素 B 脱氧胆酸盐（AmB－D） | 根据临床指征而定，一般每日 0.5～1.5mg/kg | 抗真菌活性谱包括念珠菌、曲霉属真菌 sp.（不包括土曲菌）、接合菌、少见真菌、新型隐球菌和双态性真菌 | ·大量液体输注和肾脏毒性，包括电解质丢失<br>·盐负荷可能降低肾毒性<br>·可使用解热剂、抗组胺药物和哌替啶（针对寒战患者）来处理输液毒性 |
| 两性霉素 B 脂质复合物（ABLC） | 对侵袭性真菌感染，每日 5mg/kg，静脉注射 | | 与 AmB－D 比较可减少输液和减轻肾毒性 |
| 两性霉素 B 脂质体（L－AMB） | 每日 ≥3 mg/kg，静脉注射 | | 与 AmB－D 比较可减少输液和减轻肾毒性 |

## 十八、抗真菌药物：棘白菌素类

表 23　抗真菌药物：棘白菌素类

| 棘白菌素类 | 剂量 | 谱系 | 注释/注意事项 |
|---|---|---|---|
| 阿尼芬净 | 200mg，静脉注射，1 次，然后每日 100mg，静脉注射 | 对念珠菌和曲霉属真菌有活性，对其他真菌的疗效不可靠或无效 | ·用于念珠菌和侵袭性念珠菌的初始治疗（1 类）<br>·作为念珠菌和侵袭性念珠菌的初始治疗而言，其疗效优于氟康唑<br>·安全性很高 |
| 卡泊芬净 | ·70mg，静脉注射，1 次，然后 50mg，静脉注射，1 次/d（对中等发热患者 35mg，静脉注射，1 次/d）<br>·对曲霉菌病患者一些研究者给予 70mg，静脉注射，1 次/d | | ·用于念珠菌和侵袭性念珠菌的初始治疗（1 类）<br>·用于侵袭性和顽固性曲霉菌病的治疗；与 AmB－D 比较，作为侵袭性和顽固性曲霉菌病的治疗，疗效相当，但毒性更低<br>·作为侵袭性和顽固性曲霉菌病治疗的成功率为 45%<br>·对于顽固性中性粒细胞减少性发热的经验性治疗，与 L－AMB 比较疗效相当，但毒性更低<br>·安全性很高 |
| 米卡芬净 | ·对念珠菌血症 100mg/d，静脉注射；预防治疗 50～100mg/d，静脉注射<br>·一些中心对曲霉属真菌感染使用每天 150mg，静脉注射 | | ·用于念珠菌和侵袭性念珠菌的初始治疗（1 类）<br>·与卡泊芬净、L－AMB 比较，对于念珠菌和侵袭性念珠菌的初始治疗，疗效相当<br>·安全性很高 |

## 十九、抗病毒药物

表 24 抗病毒药物（1）

| 药物 | 用法 | 谱系 | 注释/注意事项 |
| --- | --- | --- | --- |
| 阿昔洛韦 | ·预防：HSV（400～800mg，口服，2 次/d）<br>VZV 自体 HSCT 接受者（800mg，口服，2 次/d）；CMV 自体 HSCT 接受者（800mg，口服，4 次/d）。对不能耐受口服的患者，250mg/m²，静脉注射，每 12h 1 次<br>·VZV 暴露后的预防：800mg，口服，5 次/d<br>·治疗：明显的黏膜皮肤 HSV（5mg/kg，静脉注射，每 8h1 次，连用 7～10d）<br>单一的皮肤 VZV（800mg，口服，5 次/d，或 10mg/kg，静脉注射，每 8h 1 次，连用 7～10d）；播散性 HSV 或 VZV 包括病毒性脑炎（10mg/kg，静脉注射，每 8h 1 次） | HSV<br>VZV | ·当使用高剂量时，注意水化，避免结晶性肾病<br>·根据体重确定剂量 |
| 泛昔洛韦 | 预防：HSV 或 VZV（250mg，口服，2 次/d）；治疗：HSV（250mg，口服，3 次/d）或 VZV（500mg，口服，3 次/d） | HSV<br>VZV | 没有肿瘤相关预防的数据 |
| 更昔洛韦 | ·对 CMV 的提前治疗：5mg/kg，每 12h 1 次，连用 2 周；如果 CMV 监测残留，需要邀请 ID 专家会诊<br>·CMV 预防治疗：5～6mg/kg，静脉注射，1 次/d，每周连用 5d，从移植开始到 HSCT 后 100d<br>·治疗：CMV 疾病（5mg/kg，每 12h 1 次，连用 2 周，随后，5～6mg/kg，1 次/d，至少额外增加 2～4 周，以及所有症状缓解）；对 CMV 肺炎，考虑增加静脉注射用丙种球蛋白（IVIG） | CMV<br>HSV<br>VZV<br>HHV－6 | 可能会引起骨髓抑制 |
| 伐昔洛韦 | ·预防：HSV 或 VZV（500mg，口服，2 次/d 或 3 次/d），CMV 自体 HSCT 接受者（2gm，口服，4 次/d）<br>·治疗：HSV 或 VZV（1gm，口服，3 次/d） | HSV<br>VZV | |
| 缬昔洛韦 | ·预防 CMV：900mg，1 次/d<br>·提前治疗 CMV：900mg，口服，2 次/d，连续 2 周；检测阴性后至少 7d 900mg，口服，1 次/d | CMV<br>HSV<br>VZV<br>HHV－6 | 可能会引起骨髓抑制 |
| 西多福韦 | 治疗：西多福韦 5mg/kg，静脉注射，每周 1 次，连用 2 周；随后西多福韦 5mg/kg，每 2 周 1 次，联合丙磺舒 2gm，口服，该剂量前 3h 静脉水化；随后 1gm，口服，该剂量前 2h 静脉水化；1gm 口服，该剂量前 8h 静脉水化 | CMV<br>HZV<br>VZV<br>腺病毒 | 眼睛毒性、骨髓毒性，水化和需要使用丙磺舒以减轻肾毒性，CMV 为三线用药 |
| 磷钾酸钠 | CMV 预防：60mg/kg，静脉注射，每 8～12h 1 次，连用 7d，随后 90～120mg/kg，静脉注射，1 次/d，直至 HSCT 后 100d。CMV 提前治疗：诱导治疗 2 周，60mg/kg，静脉注射，每 8h 1 次，或 90mg/kg，静脉注射，每 12h 1 次，治疗：阿昔洛韦耐药的 HSV（40mg/kg，每 8h 1 次，连用 7～10d）；CMV 病（90mg/kg，每 12h 1 次，连用 2 周；随后 120mg/kg，1 次/d，至少增加 2～4 周以及所有症状完全消除）；对 CMV 肺炎增加 IVIG | HSV<br>VZV<br>CMV<br>HHV－6 | 选择性用于阿昔洛韦耐药的 HSV 和 VZV、更昔洛韦耐药的 CMV；肾毒性，监测电解质 |
| 奥司他韦 | 预防：75mg，口服，1 次/d；治疗：75mg，2 次/d（可考虑高剂量 150mg，2 次/d） | 流感 A&B | 可能引起恶心 |
| 扎那米韦 | 预防：1 次/d，口服 2 个吸入剂（5mg/1 个吸入剂）；治疗：2 次/d，口服 2 个吸入剂（5mg/1 个吸入剂） | 流感 A&B | 自然暴露而持续性影响（不间断的与时间有限的），可能引起支气管痉挛 |

表 25　抗病毒药物（2）

| 药物 | 治疗 | 谱系 | 注释/注意事项 |
| --- | --- | --- | --- |
| 静脉用免疫球蛋白（IVIG） | IVIG 使用剂量在不同的研究和不同的病毒性疾病中是不同的，对小 DNA 病毒 B19 相关疾病常用剂量是 400～500mg/kg，1 次/d，连用 5d。对于 CMV 肺炎和 RSV 疾病，通常的用法是辅助性 IVIG 治疗（400mg/kg），每隔 1d 1 次，3～5 次。最佳剂量方案目前还不确定 | RSV<br>小 DNA 病毒 B19<br>CMV | ·可考虑使用特定病原菌的免疫球蛋白或单克隆抗体<br>·CMV－特定的 IVIG 不比标准的 IVIG 的疗效更好 |
| 利巴韦林 | RSV 疾病的治疗：（6gm，持续性雾化吸入，每天 12～18h 1 次，连用 7d；或 2g，每次 2h 以上，3 次/d），与 IVIG 联合使用（400～500mg/kg，隔日 1 次） | RSV | ·在免疫功能低下的 RSV 成年人中的治疗经验是有限的，但应考虑到与 RSV 感染相关的潜在的发病率和死亡率<br>·利巴韦林可致畸，在治疗期间需注意防范 |
| 阿德福韦 | 10mg，口服，1 次/d | HBV | ·对 HBV 潜在耐药性：<br>拉米夫定：强（特别是单药治疗）<br>替诺福韦：迄今还没有报道<br>阿德福韦：中等<br>恩替卡韦：低<br>替比夫定：强<br>·根据肾脏损坏而调整剂量<br>·使用核苷类似物有乳酸血症和严重的脂肪变性肝脏肿大的报道<br>·替诺福韦和阿德福韦：潜在的肾毒性，对肾功能进行监测<br>·替比夫定：可增加周围神经病变的风险，特别是当与 α－干扰素联合使用时；另外，对于 HBV 肌肉病变，通常首选恩替卡韦和替诺福韦单药治疗；然而，所有 5 个抗病毒治疗药物均可用于 HBV 的治疗。药物的选择受患者总体状况、肾功能不全和化疗计划的严重影响。通常不推荐联合治疗，除非病毒负荷量特别大 |
| 恩替卡韦 | 0.5 mg，口服，1 次/d（肝功能代偿性肝病的核苷治疗）；或 1mg，口服，1 次/d（拉米夫定耐药或已知拉米夫定或替比夫定耐药基因突变或肝功能失代偿肝病） | | |
| 拉米夫定 | 100mg，口服，1 次/d | | |
| 替比夫定 | 600mg，口服，1 次/d | | |
| 替诺福韦 | 300mg，口服，1 次/d | | |

## 二十、风险评估资源

（1）采用“多国癌症支持治疗学会（MASCC）风险指数评分”法：

①使用视觉计分法，在初始临床评价时即应评估患者的疾病负荷。没有症状或体征，或轻微的症状或体征评分为 5 分，中等强度的症状或体征评分为 3 分。这些是互相排斥的，对严重的症状或体征或垂死的患者没有评分。

②根据患者年龄、病史、目前临床特征和治疗场所（住院/门诊发热），对其他因素进行评分。

（2）疾病负荷。

患者目前的疾病状态如何？

←————————————————————————→

没有症状或体征　轻微的症状或体征　中等症状或体征　严重的症状或体征　垂死的

注：在评估疾病负荷时需考虑所有并发症

**表 22　MASCC 风险 – 指数评分/模型**

| 特征 | 负荷 |
|---|---|
| ·疾病负荷 | |
| 没有或轻微体征 | 5 |
| 中等程度的体征 | 3 |
| ·没有低血压 | 5 |
| ·没有慢性阻塞性肺病（COPD） | 4 |
| ·实体肿瘤或血液恶性肿瘤，既往没有真菌感染 | 4 |
| ·没有脱水 | 3 |
| ·门诊患者状态 | 3 |
| ·年龄 <60 岁 | 2 |

（刘理礼）

# 附 件

## 一、体能状态评分

Karnofsky 和 Burchenal 将患者的体能状态（performance status，PS）定为0～100分，Zubrod 等则将患者体能状态分为0～5级。

表1 体能状态评分

| Zubrod－ECOG－WHO（ZPS）评分法 | | Karnofsky 评分法（KPS，百分法） | |
|---|---|---|---|
| 分值 | 定义 | 分值 | 定义 |
| 0 | 活动能力完全正常，与发病前活动能力无任何差异 | 100 | 正常，无症状及体征 |
| | | 90 | 能正常活动，有轻微症状及体征 |
| 1 | 能自由走动及从事轻体力活动，包括一般家务或办公室工作，但不能从事较重的体力活动 | 80 | 勉强可进行正常活动，有些症状或体征 |
| | | 70 | 生活可自理，但不能维持正常生活或工作 |
| 2 | 能耐受肿瘤所致的症状，能自由走动及生活自理，但已丧失工作能力，但白天卧床时间不超过50% | 60 | 有时需人扶助，但大多数时间可自理 |
| | | 50 | 常需人照顾及给予药物治疗 |
| 3 | 肿瘤相关症状严重，白天卧床或坐轮椅时间超过50%，但还能起床站立，仅部分生活自理 | 40 | 生活不能自理，需特别照顾及治疗 |
| | | 30 | 生活严重不能自理，有入院指征，尚不到病重 |
| 4 | 病重卧床不起，生活不能自理 | 20 | 病重，需住院给予积极支持治疗 |
| 5 | 死亡 | 10 | 病危，临近死亡 |
| | | 0 | 死亡 |

## 二、实体肿瘤分期概念

一般而言，只有根据肿瘤分期才能制订合理的治疗方案、客观地评估疗效及正确判断预后，因此肿瘤准确分期十分重要。实体肿瘤的分期与血液淋巴系肿瘤分期有很大差异，而实体肿瘤之原发肿瘤（T）的分期因肿瘤部位不同而其描述有所差异，如有的肿瘤（如肺癌、乳腺癌等）是以大小分期，而有的肿瘤（如胃肠道肿瘤）是以侵犯深度分期，而肾癌、睾丸肿瘤是以侵犯范围分期。甲状腺乳头状癌或滤泡状癌患者的年龄是分期的一个重要依据。

手术前的分期为临床分期（cTNM 分期），手术后的分期为病理分期（pTMN）。

表2 实体肿瘤 TNM 分期定义

| TNM | 定义 | TNM | 定义 |
|---|---|---|---|
| T | 原发肿瘤大 | N | 区域淋巴结 |
| Tx | 原发肿瘤无法估计 | Nx | 区域淋巴结无法评估 |
| T0 | 无原发肿瘤的证据 | N0 | 没有区域淋巴结转移 |
| Tis | 原位癌 | N1、N2、N3 | 累及的局部淋巴结数目逐渐增多 |
| T1 | 小肿瘤 | M | 远处转移 |
| T2、T3 | 中等大小的肿瘤 | Mx | 远处转移无法评估 |
| T4 | 大肿瘤或伴周围组织器官侵犯 | M0 | 没有远处转移 |
| | | M1 | 有远处转移 |

## 三、实体肿瘤治疗疗效评价相关概念及标准

### 总生存期

总生存期（overall survival，OS）是评价肿瘤药物疗效的“金标准”，临床试验中一般指患者从入组至任何原因死亡的时间（年或月），常用整组患者的中位OS（mOS）表示。

中位OS（mOS）是50%的死亡概率对应的生存期，用Kaplan－Mier法曲线表示。

### 无进展生存期

无进展生存期（progression free survival，PFS）在临床试验中，一般指患者从入组至有记录的疾病进展或任何原因死亡的时间。

PFS与OS一般为正相关的关系，在某些研究中被用来作为OS的替代指标（交叉治疗、伦理学因素等原因，临床试验可能无法得到OS阳性结果）。

### 至进展时间

至进展时间（time to progression，TTP）指患者从入组至有记录的疾病进展的时间，不包括疾病进展前发生死亡。

### 无病生存期

无病生存期（disease free survival，DFS）是指从入组至疾病复发或任何原因死亡的时间，亦称RFS（relapse free survival）或无病间期（disease free interval，DFI）。

在早期肿瘤的辅助治疗的研究中，由于术后已无病灶存在，不适用RECIST标准的评价，故常用无病生存期作为指标。

### RECIST疗效评价标准（1.1版）

1999年，美国ASCO会议首次介绍RECIST1.0，2009年颁布新版RECIST1.1，具有循证性，但仍以基于肿瘤的解剖成像为标准。

· 病灶分类

表3　病灶分类

| 病灶分类 | | 定义 |
|---|---|---|
| 可测量病灶（至少需具有一个可测量病灶） | 肿瘤病灶 | CT扫描肿瘤直径长度≥10mm（CT扫描层厚不大于5mm） |
| | 恶性淋巴结 | CT扫描短径淋巴结≥15mm（CT扫描层厚不大于5mm） |
| 不可测量病灶 | 小病灶 | 常规技术长径＜10mm或短径＜15mm的淋巴结 |
| | 确实不可测量的病灶 | 包括骨病灶、软脑膜病变、腹水、胸水、心包积液、炎症乳腺癌、皮肤或肺的癌性淋巴管炎等 |
| 目标病灶 | · 在整个研究期间，最多选择5个目标病灶（每个脏器最多选择2个）进行测量。为了鉴定为目标病灶，被定义为可测量病灶的病理性淋巴结必须满足CT扫描所得短轴≥15mm的标准。这些目标病灶的分布必须代表患者病情整体状态。应根据病灶大小（直径最长的病灶）选择目标病灶，用影像技术或其他方法（如临床检查）准确重复测量这些目标病灶的适用性<br>· 计算所有目标病灶的直径之和（非结节病灶采用最长直径，结节病灶采用短轴），并报告为基线直径之和。将基线直径之和用作参考值，用以表示客观肿瘤反应 | |

续表

| 病灶分类 | 定义 |
| --- | --- |
| 非目标病灶 | ・应将所有其他病灶（或患病部位），包括任何未被选为目标病灶的可测量病灶、短轴≥10mm但<15mm的病理性淋巴结鉴定为非目标病灶<br>・在整个研究过程中，还应记录并定量评估可测量的非目标病灶、不可测量的非目标病灶，并随访这些病灶 |

・测量方法

CT：胸腹盆腔用5mm及以下层面连续扫描，目前最好并可重复随诊，某些情况下也可应用MRI，表浅病灶照片、内窥镜、超声等应用限制较多。

偶尔也采用FDG正电子发射断层扫描（PET）进行评估，用横断面影像技术（CT或MRI）评估，测定某研究方案的CR、PR或SD等反应，但PET无助于反应评估。不过，可采用PET鉴别新增病灶。

表4　疗效评估

| 分类 | | 定义 |
| --- | --- | --- |
| 目标病灶 | CR（完全缓解） | 所有目标病灶消失，任何病变淋巴结（不论是目标病灶还是非目标病灶）的短径必须减小到10mm以下 |
| | PR（部分缓解） | 目标病灶的直径总和相对于基线减少≥30% |
| | SD（病变稳定） | 肿瘤有缩小，但没到PR程度；肿瘤长大，还没到PD程度 |
| | PD（病变进展） | 目标病灶的直径总和相对于基线增加≥20%，或有新的肿瘤出现 |
| 非目标病灶 | CR（完全缓解） | 所有病灶消失和肿瘤标志物正常 |
| | SD（病变稳定） | 1个或多个病灶和/或标志物异常 |
| | PD（病变进展） | 1个或多个新病灶或/和非目标病灶进展 |
| 疗效确认 | | 肿瘤评价频率：每2周期（6~8周）评价1次，在首次评价CR/PR者至少4周后复核，SD者治疗后6~8周至少有1次SD |

表5　有或无非目标病灶的评估

| 目标病灶 | 非目标病灶 | 新病灶 | 总体评价 |
| --- | --- | --- | --- |
| CR | CR | 无 | CR |
| CR | 非CR/非PD | 无 | PR |
| CR | 不可评估 | 无 | PR |
| PR | 非PD或未全部评估 | 无 | PR |
| SD | 非PD或未全部评估 | 无 | SD |
| 未全部评估 | 非PD | 无 | NE |
| PD | 任何 | 有或无 | PD |
| 任何 | PD | 有或无 | PD |
| 任何 | 任何 | 有 | PD |

表 6 仅有非目标病灶的评估

| 非目标病灶 | 新病灶 | 总体评价 |
| --- | --- | --- |
| CR | 无 | CR |
| 非 CR/非 PD | 无 | 非 CR/非 PD |
| 未全部评估 | 无 | NE |
| 明确 PD | 有或无 | PD |
| 任何 | 有 | PD |

## 四、药物治疗安全性评估

药物治疗的毒性可通过不良反应的发生率和严重程度来评估，评估方法常用 NCI 毒性分级 CTCAE V3.0/4.0，根据毒性严重程度分为 0～5 级。

表 7 药物治疗毒性分级

| 分级 | 定义 |
| --- | --- |
| 0 级 | 正常，无毒性 |
| 1 级 | 轻度毒性（有症状但不需治疗） |
| 2 级 | 中度毒性（有症状且需医学处理：减量、对症处理） |
| 3 级 | 重度毒性（需要比原来更剧烈的医学干预：减量/停药、加药治疗） |
| 4 级 | 威胁生命或导致卧床不起的严重毒性 |
| 5 级 | 死亡 |

表 8 NCI－CTC 常见毒性分级标准（CTCAE：版本 4.0）（1）

| 不良事件 | 1 级 | 2 级 | 3 级 | 4 级 | 5 级 |
| --- | --- | --- | --- | --- | --- |
| 贫血 | 血红蛋白＜正常值下限 10g/dL | Hgb＜8～10g/dL | Hgb＜8g/dL，需输血治疗 | 危及生命的后果，需要紧急干预措施 | 死亡 |
| 白细胞降低 | ＜正常值下限 $3\times10^9/L$ | ＜（2～3）$\times10^9/L$ | ＜（1～2）$\times10^9/L$ | $<1\times10^9/L$ | |
| 中性粒细胞计数降低 | ＜正常值下限 $1.5\times10^9/L$ | ＜（1～1.5）$\times10^9/L$ | ＜（0.5～1）$\times10^9/L$ | $<0.5\times10^9/L$ | |
| 血小板计数下降 | ＜正常值下限 $75\times10^9/L$ | ＜（50～75）$\times10^9/L$ | ＜（25～50）$\times10^9/L$ | $<25\times10^9/L$ | |
| 恶心 | 食欲降低，不伴进食习惯改变 | 经口摄食减少，不伴明显的体重下降、脱水或营养不良 | 经口摄入能量和水分不足；需要鼻饲，全肠外营养或者住院 | | |
| 呕吐 | 24h 内发作 1～2 次（间隔 5min） | 24h 内发作 3～5 次（间隔 5min） | 24h 内发作≥6 次（间隔 5min），需要鼻饲，全肠外营养或住院治疗 | 危及生命，需要紧急治疗 | 死亡 |

表9 NCI－CTC 常见毒性分级标准（CTCAE：版本4.0）（2）

| 不良事件 | 1级 | 2级 | 3级 | 4级 | 5级 |
| --- | --- | --- | --- | --- | --- |
| 腹泻 | 大便次数增加每天＜4次，造瘘口排出物轻度增加 | 大便次数增加每天4～6次，造瘘口排出物中度增加 | 大便次数增加每天≥7次，大便失禁，需要住院治疗，造瘘口排出物重度增加 | 危及生命，需要紧急治疗 | 死亡 |
| 口腔黏膜炎 | 无症状或轻症，无需治疗 | 中度疼痛，不影响经口摄食，需要调整饮食 | 重度疼痛，影响经口摄食 | 危及生命，需要紧急治疗 | 死亡 |
| 天冬氨酸氨基转移酶升高 | ＞（1～3）倍正常值上限 | ＞（3～5）倍正常值上限 | ＞（5～20）倍正常值上限 | ＞20倍正常值上限 | |
| 血胆红素升高 | ＞（1～1.5）倍正常值上限 | ＞（1.5～3）倍正常值上限 | ＞（3～10）倍正常值上限 | ＞10倍正常值上限 | |
| 肌酐升高 | ＞（1～1.5）倍正常值下限 | ＞（1.5～3）倍正常值下限 | ＞（3～6）倍正常值下限 | ＞6倍正常值下限 | |
| 射血分数下降 | | 静止时射血分数（40～50）%，比基线下降（19～20）% | 静止时射血分数（20～39）%，比基线下降＞20% | 静止时射血分数＜20% | |
| 高尿酸血症 | ＞正常值上限10mg/d（0.59mmol/L）不伴生理学改变 | | ＞正常值上限10mg/d（0.59mmol/L）伴生理学改变 | ＞10mg/dL，0.59 mmol/L 危及生命的后果 | 死亡 |
| 低白蛋白血症 | ＜正常值下限30g/L | ＜（20～30）g/L | ＜20g/L | 危及生命的后果，需要紧急干预措施 | 死亡 |
| 输液部位渗漏 | | 红斑，伴相关症状（如水肿、疼痛、硬结、静脉炎） | 溃疡形成或坏死，严重的组织损伤，需要手术治疗 | 危及生命，需要紧急治疗 | 死亡 |
| 疼痛 | 轻度疼痛 | 中度疼痛，工具性ADL受限 | 剧痛，自理性ADL受限 | 难治性疼痛 | |
| 上呼吸道感染 | | 中度症状，需要口服药物治疗（如抗生素、抗真菌药、抗病毒药） | 需要静脉使用抗生素、抗真菌或抗病毒药治疗，需要介入放射、内窥镜或手术治疗 | 危及生命的后果，需要紧急干预措施 | 死亡 |
| 脱水 | 需要经口补充液体，黏膜干燥，皮肤肿胀减轻 | 需要静脉输＜24h | 需要输液或住院治疗 | 危及生命的后果，需要紧急干预措施 | 死亡 |
| 高钾血症 | ＞正常值上限5.5 mmol/L | ＞(5.5～6) mmol/L | ＞(6～7) mmol/L，需要住院治疗 | 7mmol/L，危及生命的后果 | 死亡 |

（阮之平）